DK

SURVIVAL GUIDE

DIESES BUCH KÖNNTE IHR LEBEN RETTEN

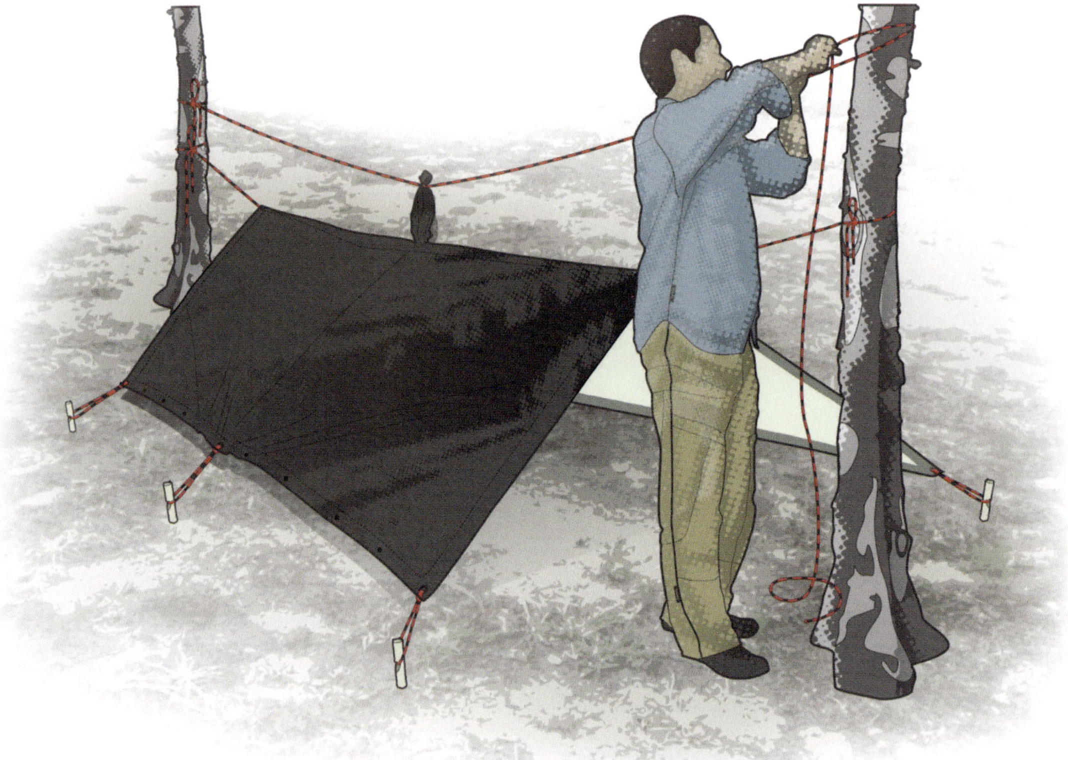

DK

SURVIVAL GUIDE

DIESES BUCH KÖNNTE IHR LEBEN RETTEN

DK London / Delhi

Vierte Ausgabe
Lektorat Jonathan Metcalf, Liz Wheeler, Sai Prasanna, Rose Blackard-Ord, Shatarupa Chaudhuri, Gareth Jones, Kingshuk Ghoshal
Gestaltung und Bildredaktion Karen Self, Lee Griffiths, Govind Mittal, Vikas Chauhan, Daksheeta Pattni, Bimlesh Tiwary
Umschlaggestaltung Tanya Mehrotra, Sophia MTT
Herstellung Robert Dunn, Rachel Ng

Dritte Ausgabe
Lektorat Kate Taylor, Bob Bridle, Chris Hawkes,Philip Morgan, Gill Pitts, Clare Weber, Nishtha Kapil, Nicky Munro, Richard Gilbert, Rohan Sinha
Gestaltung und Bildredaktion Michael Duffy, Gillian Andrews, Renata Latipova, Sarah-Anne Arnold, Katie Eke, Phil Gamble, Sharon Spencer, Sonakshi Singh, Anjana Nair, Harish Aggarwal
Umschlaggestaltung Surabhi Wadhwa, Saloni Singh
Herstellung Bimlesh Tiwary, Balwant Singh
Illustrationen Mike Garland, Darren Awuah, Phil Gamble, Peter Liddiard, Tim Loughead, Mark Walker

Für die deutsche Ausgabe:
Projektbetreuung Carola Wiese
Herstellungskoordination Claudia Rode
Herstellung Christine Rühmer

Titel der englischen Originalausgabe:
The Survival Handbook

Übersetzung Dörte Fuchs, Jutta Orth
Redaktion Barbara Buchter, extratour, Neuenbürg
Satz Roman Bold & Black, Köln

ISBN 978-3-8310-4114-5
5902-318462-21900-05

Druck und Bindung Leo Paper Products, China

www.dk-verlag.de

Wichtiger Hinweis
Die Informationen und Ratschläge in diesem Buch sind von den Autoren und vom Verlag sorgfältig erwogen und geprüft, dennoch kann eine Garantie nicht übernommen werden. Einige der dargestellten Techniken, z.B. zum Jagen von Tieren, sind in Teilen der Welt oder überall verboten, also nur für den äußersten Notfall, in dem es um das Überleben geht, geeignet. Informieren Sie sich immer über die rechtlichen Bestimmungen, die im jeweiligen Land bzw. der jeweiligen Region gelten und respektieren Sie Privatgrund. Eine Haftung der Autoren bzw. des Verlags und seiner Beauftragten für Personen-, Sach- und Vermögensschäden ist ausgeschlossen.

INHALT

2 UNTERWEGS

3 IM CAMP

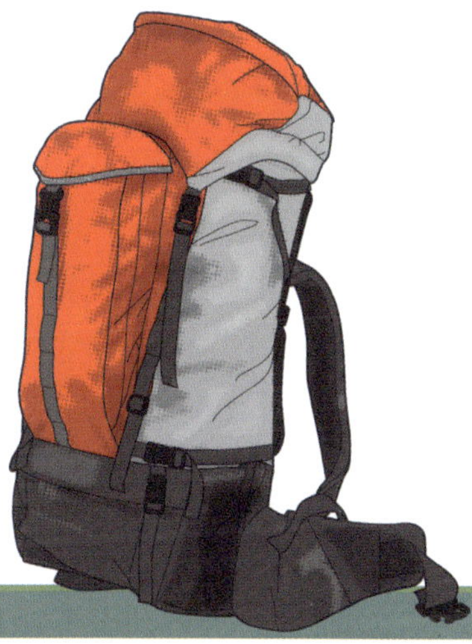

4 SCHUTZ SUCHEN

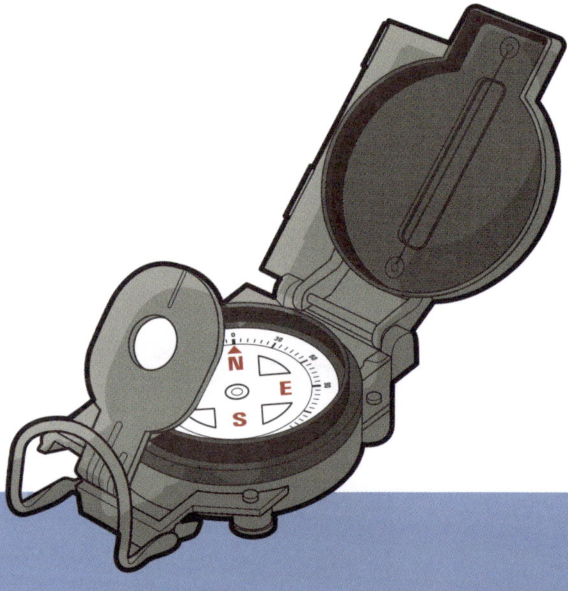

5 VERPFLEGUNG

6 VERHALTEN IN NOTSITUATIONEN

7 ERSTE HILFE

ANHANG

EINLEITUNG

MEINE LANGJÄHRIGE ERFAHRUNG ALS SURVIVAL-TRAINER hat mich gelehrt, dass vier Voraussetzungen gegeben sein müssen, damit eine lebensbedrohliche Situation überstanden werden kann: Wissen, Können, Überlebenswille und Glück. Während Wissen und Können erlernt bzw. trainiert werden können, ist der Wille zu überleben untrennbar mit unserem Lebenstrieb verbunden. Vielleicht sind wir uns nicht einmal bewusst, dass wir einen solchen besitzen, bis wir auf die Probe gestellt werden. Es gibt Beispiele von Menschen, die gut trainiert und bestens ausgerüstet waren und in keineswegs aussichtsloser Situation die Hoffnung aufgaben, während andere mit weniger guten Voraussetzungen entgegen jeder Wahrscheinlichkeit überlebten, weil sie sich weigerten aufzugeben.

» **Versuchen Sie** stets, mit dem geringstmöglichen **Energieaufwand** ein maximales **Ergebnis** zu erzielen. «

Jeder, der in die Wildnis aufbricht – ob zu einer zweitägigen Campingtour oder zu einer längeren Expedition –, sollte die grundlegenden Survival-Prinzipien kennen. Wenn Sie wissen, wie man in einer bestimmten Situation überlebt, können Sie die richtigen Vorbereitungen treffen, die passende Ausrüstung auswählen, lernen, wie man sie benutzt, und die nötigen Fähigkeiten trainieren. Wie bringen Sie z. B. ein Feuer in Gang, wenn Ihr Feuerzeug nicht funktioniert? Eine Übernachtung im

» Behandeln Sie die **Natur** mit **Respekt**: Hinterlassen Sie nur Ihre **Fußspuren** und nehmen Sie nichts mit außer **Fotos**. «

Biwakzelt ist keine große Sache, aber wo schlafen Sie, wenn Sie Ihren Rucksack verloren haben? Wer über das nötige Wissen verfügt und entsprechende Überlebenstechniken erlernt hat, kann seine Situation einschätzen, kennt seine Bedürfnisse und kann improvisieren, wenn notwendige Ausrüstungsgegenstände fehlen.

Dieses Wissen und diese Fähigkeiten müssen unter realistischen Bedingungen erworben und geübt werden. Bei gutem Wetter mit trockenem Material Feuer zu machen, wird Sie also nicht weiterbringen. Es geht vielmehr darum zu verstehen, warum ein Feuer *nicht* in Gang kommt, und eine Lösung für dieses Problem zu finden. Je mehr Sie üben, desto mehr lernen Sie. Obwohl ich seit über 30 Jahren Überlebenstechniken unterrichte – vor allem für Angehörige der britischen Armee –, habe ich noch bei jedem Kurs, den ich gegeben habe, von einem meiner Schüler etwas Neues gelernt.

Im militärischen Bereich gelten Schutz, Ortung, Wasser und Nahrung als Grundprinzipien des Überlebens. »Schutz« heißt, in der Lage zu sein, sich vor (weiteren) Verletzungen sowie vor Naturgewalten zu schützen. »Ortung« verweist auf die Notwendigkeit, die eigene Rettung zu ermöglichen, indem man andere wissen lässt, wo man sich befindet. Die Versorgung mit Wasser muss jederzeit, auch kurzfristig, sichergestellt werden können, damit man überhaupt fähig ist, für Schutz und Ortung zu sorgen. Nahrung hat keine kurzfristige Priorität, wird aber immer wichtiger, je länger die lebensbedrohliche Situation andauert. Beim Militär lehren wir diese vier Prinzipien in der genannten Reihenfolge, doch natürlich können sich die Prioritäten abhängig von der Umgebung, dem Zustand des oder der Überlebenden und der Situation, in der er oder sie sich befindet, auch verschieben.

»Seine **Umgebung** genau zu kennen, hilft dabei, die **beste Ausrüstung** zu wählen, die **besten Techniken** anzuwenden und **wichtige Fähigkeiten** zu erlernen.«

Militärangehörigen, die von ihrer Truppe getrennt werden könnten, z. B., weil sie hinter den feindlichen Linien operieren, bringen wir außerdem einige fortgeschrittene Survival-Techniken bei. Auch hier bleibt es bei vier Grundprinzipien, nur dass wir »Ortung« durch »Entkommen« ersetzen. Im militärischen Kontext ist das gleichbedeutend mit der Fähigkeit, sein Überleben in feindlichem Gebiet zu sichern, ohne entdeckt zu werden. Dazu muss man wissen, wie man einen unsichtbaren Unterstand baut, ein Feuer unterhält, ohne seine Position zu verraten, und seiner Truppe den eigenen Standort übermittelt, ohne dass der Gegner dies mitbekommt.

Beim Militär wird ebenso wie bei der Vorbereitung einer Expedition mit der Ausrüstung trainiert, die an die Erfordernisse einer bestimmten Umgebung ideal angepasst ist. Wer im Dschungel von Belize unterwegs ist, benötigt z. B. keine warme Kleidung, und die Teilnehmer einer Arktis-Expedition können darauf verzichten, das Aufhängen einer Dschungelhängematte zu üben. Diese Aufgabe, Ausrüstung und Training an die Umgebung anzupassen, kann sich als echte Herausforderung erweisen. So hatte ich zweimal das Glück, ein aus Richard Branson, Per Lindstrand und dem inzwischen für tot erklärten Steve Fossett bestehendes Team auf eine Erdumrundung im Ballon vorzubereiten – eine ebenso einzigartige wie Furcht einflößende Aufgabe. Der Ballon würde bis auf 9 000 m steigen und gemäßigte Klimaregionen, Wüsten, tropische Regenwälder, Dschungel und offenes Meer überfliegen. Zwar war es unwahrscheinlich, dass der Ballon bis in polare Regionen geweht werden würde, aber immerhin flogen wir – nach einer kurzen, ungeplanten China-Exkursion – über den Himalaja.

» Je besser man versteht, **wie und warum** etwas funktioniert, desto besser kann man **improvisieren,** wenn es **kaputt** ist oder **verloren** geht. «

Wir mussten auch für den schlimmstmöglichen Fall trainieren: ein Feuer in der Ballonkapsel. Sollte dieser eintreten, hätten die drei Piloten keine andere Wahl, als ausgerüstet mit einer Sauerstoffflasche abzuspringen, wahrscheinlich aus großer Höhe, vielleicht nachts und über egal welcher Region, ob Land oder Meer. Die Chancen, unter solchen Umständen nahe beieinander zu landen, wären äußerst gering, deshalb brauchte jeder der drei nicht nur das nötige Equipment, um in jeder Umgebung zu überleben, sondern musste auch wissen, wie man mit dieser Ausrüstung sicher umgeht. Also bekam jeder Pilot Survival-Sets für verschiedene Umgebungstypen, ein Ein-Mann-Rettungsboot (das nicht nur auf See, sondern auch in der Wüste Zuflucht bieten würde) und ein realitätsnahes Training im Umgang mit der Ausrüstung. Sobald der Ballon von einer Landschaftszone in eine andere wechselte, wurde auch die Ausrüstung gewechselt und die Piloten erhielten ein Auffrischungstraining.

» Manchmal verläuft nur ein **schmaler Grat** zwischen der **Begeisterung** für die Schönheit der Natur und dem Gefühl, ihr **ausgeliefert** zu sein. «

Wenn Sie dieses Buch lesen und die darin vorgestellten Fähigkeiten und Techniken erlernen und anwenden möchten, werden Sie vermutlich ebenfalls für eine ganz bestimmte Umgebung trainieren. Es ist wichtig, dass Sie diese Umgebung genau verstehen. Informieren Sie sich also nicht nur darüber, was es an Ihrem Reiseziel zu sehen gibt, sondern auch, wie Sie dort überleben können. Manchmal ist es nur ein schmaler Grat zwischen der Begeisterung angesichts der Schönheit der Natur und dem Gefühl, ihr auf Gedeih und Verderb ausgeliefert zu sein. Je besser

Sie diese beiden Seiten einer natürlichen Umgebung einschätzen können, umso besser werden Sie in der Lage sein, die passende Ausrüstung zusammenzustellen und einzusetzen, wenn dies notwendig werden sollte.

Gleichgültig, wie gut Ihre Survival-Ausrüstung ist und wie weit Ihr Wissen und Ihre Fähigkeiten reichen: Unterschätzen Sie niemals die Gewalt der Natur. Wenn eine Tour nicht läuft wie geplant, legen Sie einen Stopp ein, um Ihre Lage und Ihre Ziele neu einzuschätzen. Kehren Sie notfalls unbedingt um und versuchen Sie es später noch einmal. Vergessen Sie nicht, dass die wirkungsvollste Methode, einer lebensbedrohlichen Situation zu begegnen, darin besteht, gar nicht erst in eine solche zu geraten.

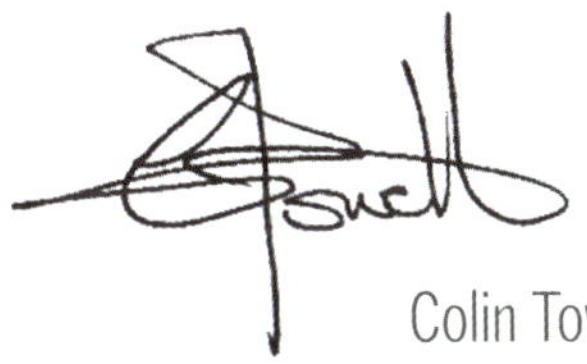

Colin Towell

»In zwanzig Jahren wirst du eher die Dinge **bereuen,** die du **nicht gemacht** hast, als die, die du **gemacht** hast.«

MARK TWAIN

1

VOR DEM AUFBRUCH

BEREITEN SIE SICH VOR

Lebensbedrohliche Situationen entstehen in der Regel entweder, weil Sie in eine Lage geraten, die Sie nicht selbst herbeigeführt oder verschuldet haben und die Sie nicht kontrollieren können, oder – was häufiger vorkommt – entwickeln sich aus einer Folge von Ereignissen, die hätten vermieden werden können, wenn man die Gefahrenzeichen erkannt und sofort darauf reagiert hätte. Leider resultieren die meisten lebensbedrohlichen Situationen, in die Menschen geraten, jedoch aus Ignoranz, Arroganz, einer Überschätzung der eigenen Fähigkeiten oder der Tatsache, dass Kräfte der Natur unterschätzt wurden. Soldaten bereiten sich auf solche Situationen vor, indem sie die Survival-Prinzipien verinnerlichen und Überlebenstechniken erlernen und üben, bis sie ihnen in Fleisch und Blut übergegangen sind. Je mehr Sie eine bestimmte Technik trainieren, desto besser verstehen Sie, wie und warum sie funktioniert, und desto besser lernen Sie Ihre Stärken und Schwächen kennen. Helikopter-Besatzungen, die auf dem Wasser not-

In diesem Abschnitt ERFAHREN SIE ...

- warum es so **wichtig** ist, **körperlich fit** zu bleiben.
- warum eine **positive Einstellung** so wichtig ist.
- dass dort, wo ein (Überlebens-)**Wille** ist, auch ein **Weg** ist.
- was **Bewältigungsstrategien** und was **erschwerende Faktoren** sind.
- was bei der **Organisation** einer Tour keinesfalls **fehlen** darf.
- warum ein **Notfallplan** Ihnen das **Leben retten** kann.

landen mussten, berichten z. B. häufig, dass sie sich nicht erinnern können, wie sie aus dem Hubschrauber und in ihr Rettungsboot gekommen sind. Dank intensiven Trainings konnten sie instinktiv und ohne bewusstes Überlegen das Richtige tun.

Ob Sie eine Zweitagestour oder ein Jahr in Afrika planen: Je besser Sie auf die Herausforderungen vorbereitet sind, die in der jeweiligen Umgebung auf Sie warten, desto besser sind Sie in der Lage, eine kritische Situation zu meistern.

Es ist ein Irrtum anzunehmen, die Intensität der Vorbereitung auf eine Tour stünde in direktem Verhältnis zu ihrer Länge oder den möglicherweise zu erwartenden Gefahren.

EIN UNFALL KANN überall geschehen. Zu den wichtigsten Maßnahmen, die Sie selbst ergreifen können, um Ihre Überlebenschancen zu erhöhen, gehört, dass Sie anderen mitteilen, wo Sie hingehen und wann Sie zurück sein werden. Hinterlassen Sie bei Familie oder Freunden einen Tourenplan und vereinbaren Sie, wann Sie sich melden werden.

Häufig kann schon das Mitführen eines Mobiltelefons Schlimmeres verhindern. Bei Moab in den USA glitt 2006 eine Sportlerin, die mit ihrem Hund unterwegs war, auf dem Eis aus, stürzte rund 18 m tief und brach sich das Becken. Ihr Handy lag im Auto. Sie überlebte zwei Nächte in der eiskalten Einöde, bevor die Rettungskräfte, angeführt von ihrem Hund, sie schließlich fanden.

Bei einem Unfall, der sich 2008 in England ereignete, geriet ein Landarbeiter mit dem Arm in eine Maschine. Er hatte kein Handy und keine Möglichkeit, Hilfe herbeizurufen. Als die Maschine in Brand geriet, musste er sich entscheiden: verbluten, verbrennen oder den Arm mit dem Taschenmesser amputieren? Er wählte die dritte Möglichkeit.

» Glauben Sie nicht, die Intensität der **Vorbereitung** auf eine Tour stünde in direktem Verhältnis zu ihrer Länge oder den **zu erwartenden Gefahren**. «

KÖRPERLICH FIT SEIN

FÜR JEDE SURVIVAL-SITUATION GILT: Ihre körperliche, seelische und geistige Verfassung wird sich ab dem Moment, in dem Sie in diese Notlage geraten, bis zu Ihrer Rettung kontinuierlich verschlechtern – durch Schlaf-, Nahrungs- und Wassermangel. Wenn Sie körperlich fit sind, werden Sie mit diesen Herausforderungen besser fertig.

DIE EIGENEN GRENZEN KENNEN
Wenn Sie, bevor Sie in die Wildnis aufbrechen, wissen, wie fit Sie sind und was Sie erreichen können, sind Sie fähig, sich realistische Ziele zu setzen – dies schützt Sie zugleich vor Gefahren.

WARUM SPORT WICHTIG IST

Regelmäßiges Training führt zum Abbau von Übergewicht und zu einer besseren Haltung, steigert Kraft und Beweglichkeit und sorgt für mentale Ausdauer – wichtige Voraussetzungen in einer Notlage.

WIE FIT SIND SIE?

Ein trainiertes Herz arbeitet langsamer und effizienter als ein untrainiertes. Die Herzen von Frauen, Kindern und älteren Menschen schlagen schneller als die junger Männer. Der Puls, den Sie morgens vor dem Aufstehen messen, ist der sogenannte Ruhepuls. Je rascher Ihr Puls nach sportlicher Belastung auf die Höhe des Ruhepulses absinkt, desto fitter sind Sie. Das Zeichen < in der Tabelle bedeutet »weniger als«, das Zeichen > heißt »mehr als«.

ALTER	20-29	30-39	40-49	50+
WERTUNG	RUHEPULS			
MÄNNER				
Gut	< 69	< 71		< 75
Mittel	70-85	72-87	74-89	76-91
Schlecht	> 85	> 87	> 89	> 91
FRAUEN				
Gut	< 77	< 79	< 81	< 83
Mittel	78-94	80-96	82-98	84-100
Schlecht	> 94	> 96	> 98	> 100

ALTER	20-29	30-39	40-49	50+
WERTUNG	PULS NACH BELASTUNG			
MÄNNER				
Gut	< 85	< 87	< 89	< 91
Mittel	86-101	88-102	90-105	92-107
Schlecht	> 101	> 102	> 105	> 107
FRAUEN				
Gut	< 93	< 95	< 97	< 99
Mittel	94-110	96-112	98-114	100-116
Schlecht	> 110	> 112	> 114	> 116

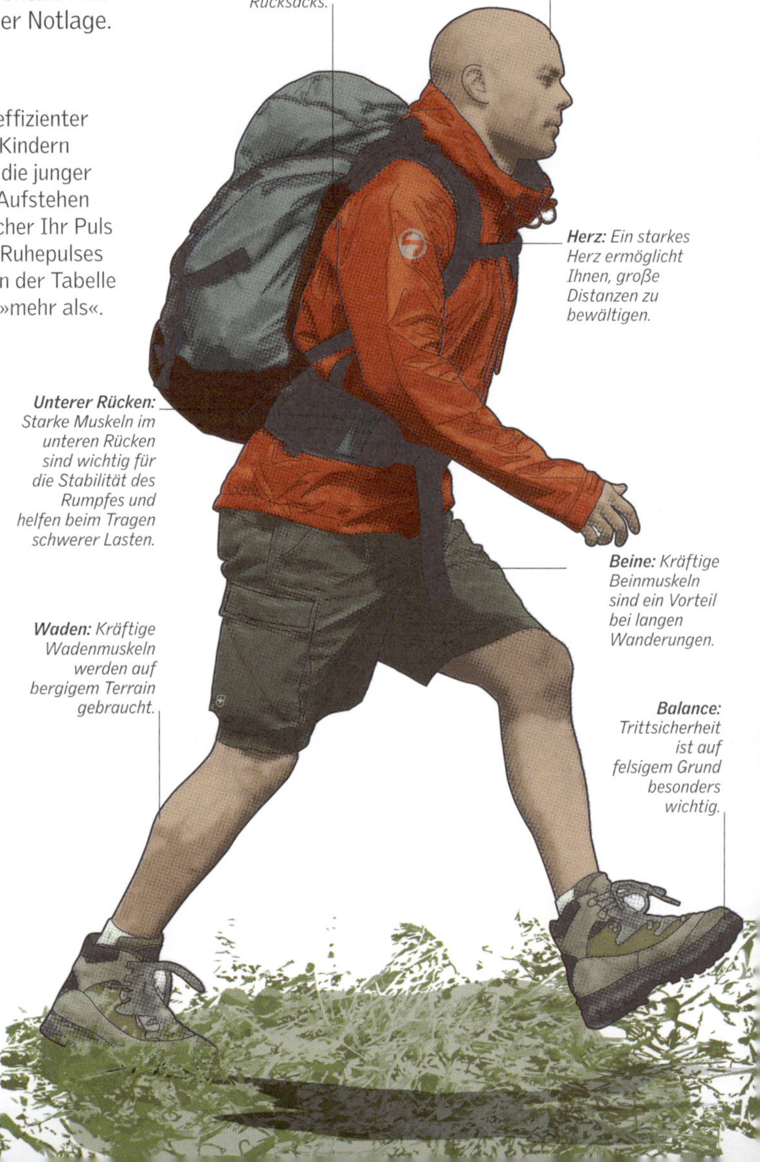

Rücken: Starke Rückenmuskeln erleichtern das Tragen des Rucksacks.
Gehirn: Die Konzentrationsfähigkeit steigt mit zunehmender Fitness.
Herz: Ein starkes Herz ermöglicht Ihnen, große Distanzen zu bewältigen.
Unterer Rücken: Starke Muskeln im unteren Rücken sind wichtig für die Stabilität des Rumpfes und helfen beim Tragen schwerer Lasten.
Beine: Kräftige Beinmuskeln sind ein Vorteil bei langen Wanderungen.
Waden: Kräftige Wadenmuskeln werden auf bergigem Terrain gebraucht.
Balance: Trittsicherheit ist auf felsigem Grund besonders wichtig.

FIT FÜR ALLE FÄLLE

Survival-Fitness bedeutet nicht, 100 m in 10 Sekunden laufen zu können, sondern ausreichende Ausdauer zu erwerben und seine körperlichen Grenzen zu kennen. Sie sollten sich klarmachen, dass Sie diese Grenzen vielleicht überschreiten müssen und dass eine positive Einstellung das oberste Gebot ist – häufig gibt die Psyche auf, lange bevor der Körper an seine Grenzen kommt. Bedenken Sie, dass in einer kritischen Situation jede Aufgabe an Ihren Kräften zehrt.

REGELMÄSSIG TRAINIEREN

Ein wirksames Trainingsprogramm umfasst mindestens drei 45-Minuten-Einheiten pro Woche. Dabei sollte die Herzfrequenz bei mehr als 120 Schlägen pro Minute liegen.

SO WERDEN SIE FIT

Um mit einem schweren Rucksack unwegsames Gelände zu erkunden, benötigen Sie Kraft und Ausdauer. Beginnen Sie also rechtzeitig mit dem Training im Fitnessstudio, um Herz, Lunge, Bein- und Rückenmuskeln zu kräftigen und so Ihr Durchhaltevermögen unterwegs zu erhöhen.

- Holen Sie sich nach Möglichkeit fachlichen Rat und Unterstützung.
- Beginnen Sie langsam und steigern Sie Ihr Pensum nach und nach.
- Bei Verletzungen sollten Sie pausieren und ärztlichen Rat einholen.
- Stellen Sie sich ein Fitnessprogramm zusammen. Es gibt viele Anbieter, die detaillierte Trainingspläne für unterschiedlichste Aktivitäten – vom Urwaldtrekking bis zum Mountainbiken auf dem Appalachian Trail – bereitstellen.
- Setzen Sie sich beim Fitnesstraining ähnlichen Belastungen aus, wie sie unterwegs auftreten werden, um festzustellen, wie Ihr Körper auf unterschiedliche Anforderungen und Bedingungen reagiert. Je genauer Sie wissen, was Sie zu leisten vermögen, desto passgenauer können Sie Ihre Ausrüstung zusammenstellen.

WARM-UP UND COOL-DOWN

Das Aufwärmen vor und die Cool-down-Phase nach dem Training steigern die Ausdauer und beschleunigen die Regeneration. Gewöhnen Sie sich also an, Ihr Training mit fünfminütigem leichtem Joggen zu beginnen und zu beenden.

MACHEN SIE EINEN GESUNDHEITSCHECK

Auch wenn die meisten Menschen regelmäßige Gesundheitschecks für verzichtbar halten und glauben, dass man einen Arzt oder Zahnarzt erst dann aufsuchen sollte, wenn es Probleme gibt: Vergewissern Sie sich unbedingt, dass Sie in bester Verfassung sind, bevor Sie zu einem Trip ins Ungewisse aufbrechen, und vereinbaren Sie vor dem Start einen Termin bei Ihrem Hausarzt und Ihrem Zahnarzt.

HAUSARZT

- Teilen Sie Ihrem Hausarzt alle Erkrankungen mit, an denen Sie in den letzten zwölf Jahren gelitten haben.
- Informieren Sie Ihren Arzt über Ihr Reiseziel und fragen Sie ihn, welche Impfungen oder Medikamente Sie benötigen bzw. mitnehmen sollten.

ZAHNARZT

- Lassen Sie Ihre Zähne kontrollieren und gegebenenfalls behandeln. Auch ein noch so kleines Zahnproblem wird sich genau dann zu heftigem Zahnschmerz auswachsen, wenn Sie es am wenigsten brauchen können.

NÜTZLICHE ÜBUNGEN

Wenn Sie bereits regelmäßig Sport treiben, sind Sie einer lebensbedrohlichen Situation weit besser gewachsen als Menschen, die überwiegend sitzen. Zum vorbereitenden Training für eine größere Tour sollten Dehnübungen, Ausdauersport und Krafttraining mit Gewichten gehören.

OBERKÖRPER UND RÜCKEN DEHNEN

Dehnübungen für Arme, Nacken, Brust und Schultern trainieren die Kernmuskulatur des Körpers – wichtig für Kletterpartien und den effektiven Einsatz von Trekkingstöcken. Ein regelmäßiges Dehnprogramm für den Rücken lockert die Rückenmuskeln und macht sie geschmeidig und weniger anfällig für Verletzungen. Ihr Rücken wird beweglicher und kräftiger.

BEINMUSKELN DEHNEN

Weil die Beinmuskeln am meisten arbeiten müssen, sind schwere, schmerzende und steife Beine am Ende eines langen Wandertages ein häufiges Problem. Dehnübungen sorgen für mehr Beweglichkeit, verbessern die Durchblutung und entspannen die Muskeln.

CARDIOTRAINING

Cardio- oder Herz-Kreislauf-Training bewirkt, dass Herz, Blutgefäße und Lunge den Organismus bei länger andauernder körperlicher Belastung effizienter mit Sauerstoff und Nährstoffen versorgen. Regelmäßiger Ausdauersport wie Schwimmen, Joggen oder Radfahren verbessert nicht nur die Durchblutung und die Kondition, sondern senkt auch das Risiko für Herzerkrankungen und Bluthochdruck. Außerdem wirken Sie damit Übergewicht entgegen.

KRAFTTRAINING

Kräftige, gut ausgebildete Muskeln erleichtern sämtliche Alltagsaktivitäten wie Heben, Tragen oder Gehen. Regelmäßiges Kraft- oder Widerstandstraining sorgt für eine gute Körperhaltung, verstärkt die schützenden Muskeln um Gelenke und Knochen, verbessert das Gleichgewicht, macht widerstandsfähiger gegen Stress, sorgt für einen tiefen, erholsamen Schlaf und senkt das Verletzungsrisiko. Zudem hat die Forschung gezeigt, dass regelmäßiges Krafttraining den Grundumsatz um bis zu 15 Prozent erhöht und so auch das Abnehmen erleichtert.

MENTALE KRISEN

OB SIE DURCH ABGELEGENE GEGENDEN wandern oder eine Tagestour in Ihrer Heimat unternehmen: Überall kann es zu Situationen kommen, die sich krisenhaft zuspitzen. Die Auseinandersetzung mit völlig neuen Bedingungen verursacht erheblichen psychischen Stress und kann zum »psychogenen Schock« führen. Das Wissen um diese Zusammenhänge hilft Ihnen, besser damit umzugehen.

INDIVIDUELLE REAKTIONEN AUF KATASTROPHEN

Menschen reagieren unterschiedlich auf lebensbedrohliche Situationen, auch wenn sich bei Katastrophenopfern bestimmte wiederkehrende Reaktionsmuster finden lassen. Folgende Reaktionen können während oder nach einem lebensbedrohlichen Ereignis separat oder in Kombination auftreten:

WIE DIE PSYCHE AUF KATASTROPHEN REAGIERT

Die psychische Reaktion auf eine Katastrophe kann über Leben und Tod entscheiden. 95 Prozent der Menschen, die an einem psychischen Trauma sterben, sterben laut Statistik in den ersten drei Tagen. Die größte Gefahr besteht darin, den Lebenswillen zu verlieren oder aufgrund psychischer Störungen nicht mit den körperlichen Belastungen fertig zu werden. Dies gefährdet Ihre Überlebenschancen.

PHASEN DER REAKTION

Zu wissen, wie Menschen im Allgemeinen auf eine lebensbedrohliche Situation reagieren, kann helfen, sich auf solche Situationen vorzubereiten und ihre psychischen Auswirkungen zu begrenzen. Die normale psychische Reaktion auf eine Katastrophe lässt sich in vier Phasen unterteilen: die Bedrohungsphase, die Akutphase während der Katastrophe, die Verarbeitungs- und die Post-Trauma-Phase (s. rechts). Panikreaktionen treten weit seltener auf, als man vermuten würde, können, wenn sie auftreten, jedoch ansteckend sein.

ERSCHWERENDE FAKTOREN	HUNGER	DURST
Emotionale Reaktionen auf Katastrophen können aus dem psychischen Trauma selbst resultieren – dies ist z. B. bei schweren Schockzuständen der Fall –, aber auch durch weitere Faktoren verursacht oder verschlimmert werden. Die Kenntnis dieser Faktoren und ihrer möglichen Auswirkungen kann helfen, solche Probleme zu vermeiden oder zumindest besser zu bewältigen. Die wichtigsten erschwerenden Faktoren sind Hunger, Durst, Erschöpfung, Seekrankheit und Unterkühlung.	Hunger wird nicht sofort zum Problem, doch ein längerfristiger Nahrungsmangel führt durchaus zu psychischen Veränderungen, z. B. zu ▪ Apathie ▪ Reizbarkeit ▪ Depression ▪ Konzentrationsstörung	Durst ist ein ernstes Problem, vor allem bei Überlebenden auf dem Meer oder in der Wüste, und führt schneller als Hunger zu Beeinträchtigungen. Neben starker Unruhe treten auch folgende Symptome auf: ▪ Irrationales Verhalten (s. Kasten rechts) ▪ Wahnvorstellungen ▪ Optische Halluzinationen

BEWÄLTIGUNGSSTRATEGIEN	TRAINING	MOTIVATION
Man kann vieles tun, um sich psychisch auf eine lebensbedrohliche Situation vorzubereiten – z. B. herausfinden, mit was man rechnen muss, wenn der schlimmstmögliche Fall eintritt. Wie bei allen anderen Survival-Kompetenzen ist auch hier Wissen der Schlüssel zu erfolgreichem Handeln. Die Hauptfelder der psychologischen Vorbereitung sind Training, Motivation, Bindung, Hoffnung, Akzeptanz und Helfen. Bewältigungsstrategien zu entwickeln ist eine wichtige Überlebenstechnik.	Wer gut vorbereitet ist, seine Umgebung und die eigene Ausrüstung kennt und weiß, was ihn in einer lebensbedrohlichen Situation erwartet, wird sehr viel effektiver damit fertig. Ausreichendes Training und Üben mit der Ausrüstung trägt dazu bei, dass man im Notfall automatisch richtig reagiert. Wissen ist ein Schlüssel zum Überleben.	Zur Motivation gehören die – »Überlebenswille« genannte – Weigerung, den Tod zu akzeptieren, und der feste Glaube, dass man nicht hier, jetzt und auf diese Weise sterben soll. Dazu gehört auch, die mit Extremsituationen verbundenen emotionalen und körperlichen Unannehmlichkeiten zu bewältigen. Damit verbunden ist die Fähigkeit, sich Ziele zu setzen, Schritte zum Erreichen dieser Ziele zu planen und sie dann in die Tat umzusetzen.

PANIK
Panik resultiert meist aus der Angst vor dem, was passieren *könnte*. Zu Panik kommt es oft bei Eingeschlossenen oder wenn kaum Zeit zur Rettung bleibt.

HYPERAKTIVITÄT
Hyperaktive Opfer sind leicht ablenkbar, reden viel und haben viele, oft wenig hilfreiche, Ideen. Dieser Zustand kann auf eine Depression folgen.

SCHULDGEFÜHLE
Manche fühlen sich schuldig, weil sie überlebt haben und meinen, nicht genug für andere getan zu haben, oder machen sich für die Katastrophe verantwortlich.

DEPRESSION
Menschen mit einer Depression sitzen mitten im Chaos und starren ins Leere. Sie sind oft nicht ansprechbar, realisieren ihre Lage nicht und können sich nicht selbst helfen.

WUT
Aggression, Wut und Feindseligkeit sind verbreitete Reaktionen auf traumatische Ereignisse. Sie sind häufig irrational und können sich auch gegen die Rettungskräfte richten.

SELBSTMORD
Manche Katastrophenopfer haben sich unmittelbar nach ihrer Rettung umgebracht, selbst wenn sie bereits im Krankenhaus waren. Deshalb sollten Gerettete sorgfältig überwacht werden.

Bedrohungsphase
Diese Phase hat zwei Stadien:
- Bedrohung: Die Gefahr ist für alle, die sie wahrnehmen, klar erkennbar. Andere reagieren mit Leugnung und Passivität.
- Warnhinweise: Die Gefahr ist jetzt für alle offensichtlich; die wahrscheinliche Reaktion ist Überaktivität.

Akutphase
Diese Phase birgt die größten Gefahren. Laut Statistik treten folgende drei Reaktionsweisen auf:
- 10–20 Prozent der Betroffenen bleiben ruhig und haben sich unter Kontrolle.
- Bis zu 75 Prozent zeigen Schockreaktionen und sind unfähig zu rationalem Handeln.
- 10–25 Prozent reagieren extrem, z. B. mit Schreien.

Verarbeitungsphase
Die Verarbeitungsphase folgt unmittelbar auf die Akutphase, z. B., wenn Schiffbrüchige das sinkende Schiff verlassen und ein Rettungsboot erreicht haben. Diese Phase kann bis zu drei Tage dauern und ist in der Regel durch die allmähliche Rückkehr zu logischem Denken, klarem Bewusstsein und dem Ausdruck von Gefühlen charakterisiert.

Posttraumatische Phase
Wenn das Trauma nicht erfolgreich verarbeitet wird, können psychische Störungen auftreten. Die ganze Tragweite des Ereignisses wird jetzt realisiert. Symptome können sein: Schuldgefühle, Depression, Angst, Gefühle der Sinnlosigkeit und des Verlusts. Dies wird auch Posttraumatische Belastungsstörung genannt.

ERSCHÖPFUNG
Vielfach tritt körperliche Erschöpfung von Anfang an auf, in anderen Fällen ist sie eine Folge von Schlafmangel und körperlicher Anstrengung. Die meisten Überlebenden berichten von überwältigender Müdigkeit bei gleichzeitiger Unfähigkeit zu schlafen – sie können sich einfach nicht mehr entspannen. Erschöpfung führt zu mentalen und körperlichen Beeinträchtigungen, gefolgt von psychischer und physischer Schwäche.

SEEKRANKHEIT
Seekrankheit bringt oft das überwältigende Verlangen mit sich, sich schicksalsergeben irgendwo zusammenzurollen. Diesem Drang darf man nicht nachgeben. Hilfe bei Seekrankheit:
- Fixieren Sie einen festen Punkt, z. B. den Horizont.
- Trinken Sie kleine Schlucke Wasser (kein Salzwasser), sofern Sie genügend haben – in Notsituationen müssen Sie das vorhandene Wasser allerdings rationieren.

UNTERKÜHLUNG
Unterkühlung (Hypothermie, s. S. 273) hat physische und psychische Auswirkungen – die psychischen treten früh auf und führen zu
- Konzentrationsstörungen
- Gedächtnisverlust
- motorischen Störungen
- falschen Entscheidungen
- irrationalem Verhalten

IRRATIONALES VERHALTEN
Irrationales Verhalten kann in vielen Formen auftreten, wie z. B. bei Erdbebenopfern, die Blumen pflückten, statt Verletzten zu helfen. Berühmt geworden ist das Bordorchester der *Titanic*, das, statt sich zu retten, weiterspielte, während das Schiff sank.

BINDUNG
Einer der stärksten Motivationsfaktoren ist das Bedürfnis, die wichtigsten Bezugspersonen wiederzusehen. Dazu gehören
- Ehemann bzw. -frau
- Partner
- Kinder
- Eltern
- Enkelkinder
- Enge Freunde

HOFFNUNG
Zu hoffen heißt, die Vorstellung zu hegen, dass eine verzweifelte Lage sich bessern kann. In einer lebensbedrohlichen Situation ist es wichtig, die Hoffnung nicht zu verlieren, auch wenn alle Informationen oder Wahrnehmungen dagegensprechen. Positives Denken hilft, ein psychisches Trauma abzuwenden. In einer Gruppe fällt es meist leichter, optimistisch zu sein, als wenn man auf sich allein gestellt ist.

AKZEPTANZ
Das Unvermögen, eine Situation oder den eigenen Zustand zu akzeptieren, führt zu Frustration, Ärger und irrationalem Verhalten. Diese Reaktionen gilt es in lebensbedrohlichen Situationen zu vermeiden. Akzeptanz bedeutet keineswegs, sich aufzugeben. Menschen, die die Fähigkeit zur Akzeptanz besitzen und wissen, wann sie aktiv werden müssen und wann es angebracht ist, passiv zu bleiben, haben langfristig bessere Überlebenschancen.

ANDEREN HELFEN
Prüfen Sie zunächst Ihren eigenen Zustand und ob Sie der Aufgabe gewachsen sind. Finden Sie dann heraus, wer traumatisiert ist und keine normalen Reaktionen zeigt. Psychologische Erste Hilfe brauchen nur diejenigen, die das Erlebte nicht verarbeiten können. Oft lösen schon einfache Worte des Trostes und der Anteilnahme Menschen aus der Erstarrung. Traumatisierte sollten überwacht werden. Geben Sie möglichst keine Beruhigungsmittel.

EINE TOUR PLANEN

OB SIE EINE TAGESWANDERUNG VORHABEN oder eine mehrwöchige Expedition im Geländewagen: Immer ist sorgfältige Planung vonnöten. Natürlich wird die Planung für eine Tageswanderung weniger detailliert ausfallen als die für eine ausgedehnte Expedition, aber sie ist genauso wichtig. Es bietet sich an, eine Art »Basisplan« zu erstellen, der sich nach Bedarf erweitern lässt.

»HÄTTE ICH DOCH BLOSS ...«

Natürlich kann man nicht jede Eventualität vorplanen, aber man kann dafür sorgen, dass man sich in einer kritischen Situation nicht inständig wünscht, etwas anders gemacht zu haben. Am besten verringert man das Risiko für eine »Hätte-ich-doch-bloß«-Situation bereits in der Planungsphase. Überlegen Sie, welche potenziellen Probleme und Risiken es bei der geplanten Tour gibt und wie Sie sie vermeiden wollen, und erwerben Sie das nötige Wissen und/oder die passende Ausrüstung für den Fall der Fälle.

ACHTUNG!
Sitten und Gebräuche können sich von Land zu Land erheblich unterscheiden. Kulturelle Besonderheiten liegen meist in der kulturellen oder religiösen Geschichte eines Landes begründet und werden oft sehr ernst genommen. Sie zu ignorieren oder gar zu verletzen, kann Konsequenzen von bloßen Peinlichkeiten bis zu Gefängnisstrafen nach sich ziehen. In manchen Ländern müssen z. B. weibliche Reisende ihre Arme und Beine bedecken. Beschäftigen Sie sich also vor der Abreise gründlich mit der Kultur Ihres Ziellandes.

DAS A UND O

Gute Planung und Vorbereitung sind das A und O für das Gelingen jeder Tour. Untersuchungen haben gezeigt, dass die Wahrscheinlichkeit, dass eine lebensbedrohliche Situation eintritt, sinkt, je länger und komplizierter eine Tour ist. Das liegt daran, dass komplexe Touren meist besonders gut organisiert und potenzielle Probleme schon im Voraus bedacht werden, sodass sie entweder ganz vermieden oder besser bewältigt werden können. Oft kann allein schon das Wissen, wie man mit einer Situation umgeht und welche Grundprinzipien für das Überleben gelten, verhindern, dass aus einem kleinen Problem eine Katastrophe wird. Dieses Wissen, kombiniert mit der Fähigkeit zu improvisieren, kann im Notfall darüber entscheiden, ob Sie überleben oder in der Opferstatistik auftauchen.

PRIORITÄTEN SETZEN

Bei der Planung einer Tour sollten Sie stets mit dem Wichtigsten beginnen – also den Voraussetzungen, die erfüllt sein müssen, damit Ihr Vorhaben überhaupt stattfinden bzw. weitergehen kann. Wenn Sie sich anschließend zu den Dingen vorarbeiten, die Ihre Tour angenehmer und bequemer machen, ergibt sich der Rest in der Regel von selbst. Im Kasten rechts finden Sie das Wichtigste, um das Sie sich kümmern müssen, bevor Sie aufbrechen.

GRUNDVORAUSSETZUNGEN	
GELD	▪ Abgedeckt sein sollte der tägliche Bedarf. Dazu eine Reserve für Notfälle einplanen. ▪ Achten Sie auf die richtige Währung. ▪ Erkundigen Sie sich, ob Ihre Scheck- oder Kreditkarte im Zielland akzeptiert wird. ▪ Sorgen Sie für eine sichere Aufbewahrungsmöglichkeit.
PASS	▪ Ist Ihr Reisepass noch gültig? Falls nötig, rechtzeitig verlängern lassen. ▪ Manche Länder verlangen, dass ein Pass noch einige Monate nach Reiseende gültig ist. ▪ Notieren Sie die Passnummer mehrfach, u. a. in Ihrer Survival-Box. ▪ Bewahren Sie Ihren Pass sicher und wassergeschützt auf.
VISA	▪ Erkundigen Sie sich nach den für Ihr/e Ziel/e geltenden Visabestimmungen. ▪ Finden Sie heraus, wann Sie ein Visum wo und wie beantragen müssen und welche anderen Dokumente Sie zur Einreise benötigen. ▪ Bewahren Sie Visa sicher und wassergeschützt auf.
IMPFUNGEN	▪ Erkundigen Sie sich nach den Impfbestimmungen des Ziellandes. ▪ Planen Sie genügend Zeit für Impfungen und Auffrischungsimpfungen ein. ▪ Mancher Impfschutz reicht nur sechs Monate, sodass Sie bei längeren Reisen Nachimpfungen benötigen. Diese bekommen Sie in der Regel in Krankenhäusern vor Ort.
TICKETS	▪ Haben Sie alle notwendigen Tickets für Ihre Reise? ▪ Lesen Sie die Tickets und prüfen Sie, ob Namen, Daten und Adressen stimmen. ▪ Bewahren Sie Tickets sicher auf, falls Sie Ihre Route belegen müssen. Häufig gilt dasselbe Ticket auch für die Rückreise.
VERSICHERN	▪ Es ist sinnvoll, eine Reiserücktrittsversicherung abzuschließen. ▪ Prüfen Sie, welche Behandlungskosten Ihre Krankenversicherung übernimmt, wenn Sie auf Ihrer Tour verletzt werden oder erkranken. In vielen Fällen ist der Abschluss einer Auslandsreisekrankenversicherung zu empfehlen.

TIPPS FÜR TEAMS

Wer mit einer Gruppe reist, sollte bedenken, dass die Gruppendynamik einen großen Einfluss auf den Verlauf einer Tour haben kann. Belastende oder gar lebensbedrohliche Situationen können die besten, aber auch die schlimmsten Seiten eines Menschen zum Vorschein bringen. Wenn Sie eine längere Gruppenreise planen, ist es gut, vorab kürzere gemeinsame Touren zu unternehmen. Das hilft Ihnen zum einen zu entscheiden, welche Ausrüstung Sie benötigen, und gibt Ihnen Gelegenheit, den Umgang damit zu üben. Zum anderen können Sie aber auch das Team besser einschätzen und organisieren.

GEMISCHTGESCHLECHTLICHE GRUPPEN

Wenn Männer und Frauen zur Reisegruppe gehören, sollte das bei der Planung berücksichtigt werden. Z.B. werden entsprechende Schlaf- und Waschgelegenheiten benötigt. Wer trägt was? Wer ist für was verantwortlich? Solche Fragen sollten möglichst detailliert besprochen werden. Gehen Sie keineswegs einfach davon aus, dass die Frauen fürs Kochen und die Männer für den Bau der Unterkunft zuständig sind.

ALTERSGEMISCHTE GRUPPEN

Bedenken Sie, dass die Fitness der Mitglieder altersgemischter Gruppen deutlich variieren kann. Das wird das Tempo der ganzen Gruppe beeinflussen. Ältere Mitglieder mögen vielleicht langsamer sein, verfügen dafür aber oft über mehr Erfahrung.

DIE RICHTIGE VORBEREITUNG

Die Empfehlung, sich geistig und körperlich gründlich auf eine Tour vorzubereiten und die Handhabung der Ausrüstung zu üben, mag banal und selbstverständlich klingen, aber oft wird gerade das Selbstverständliche übersehen. Sie haben viel mehr von Ihrer Tour, wenn Sie jetzt schon alles dafür tun, um sich später im Rahmen Ihrer Fähigkeiten und Ihrer »Komfortzone« bewegen zu können.

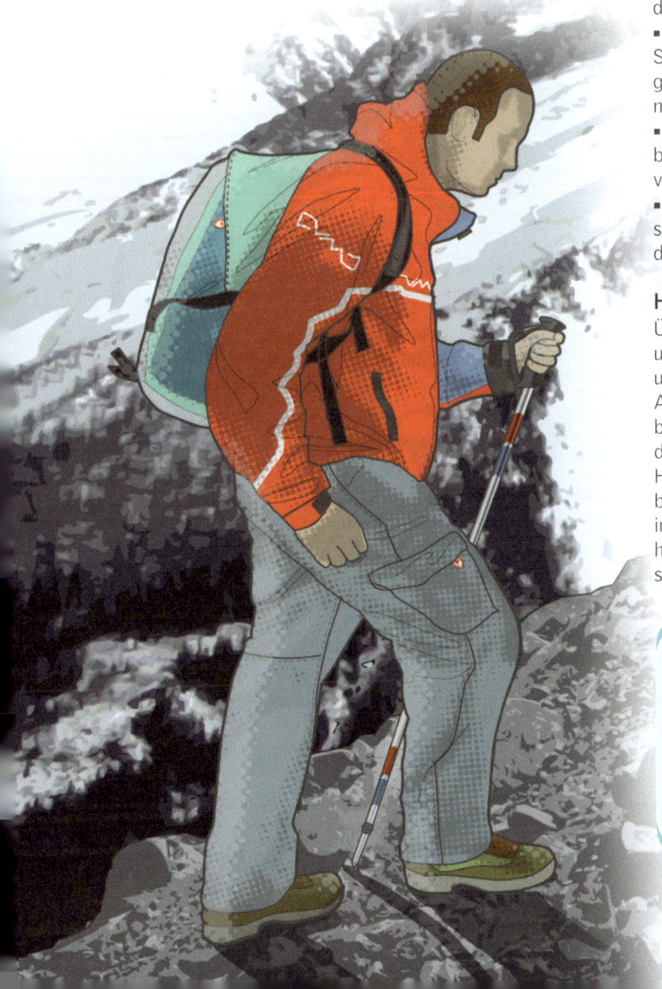

TRAINING

Richten Sie Ihr Training an den Anforderungen Ihrer Tour aus. Bauen Sie Ihr Trainingsprogramm über Wochen und Monate schrittweise aus und berücksichtigen Sie dabei folgende Hinweise:

- **Klima:** Finden Sie heraus, mit welchen Wetterbedingungen Sie es zu tun haben werden. Wichtig sind nicht nur monatliche Durchschnittstemperaturen, sondern auch Extreme. In Wüstengebieten z.B., in denen tagsüber große Hitze herrscht, können die Temperaturen nachts unter den Gefrierpunkt sinken.
- **Gewicht:** Trainieren Sie das Gehen mit Rucksack und erhöhen Sie nach und nach das Gewicht, bis es dem Gewicht Ihres Tourgepäcks entspricht. Das bewirkt meist auch, dass man nur das mitnimmt, was wirklich wichtig ist.
- **Strecken:** Wenn Sie auf der geplanten Tour pro Tag eine bestimmte Entfernung zurücklegen müssen, probieren Sie vorher aus, ob die Etappen realistisch sind.
- **Sprache:** Falls Sie ein Land besuchen, in dem Ihre Muttersprache nicht verstanden wird, sollten Sie sich wichtige Sätze in der Landessprache aneignen.

HANDHABUNG DER AUSRÜSTUNG

Üben Sie den Umgang mit Ihrer Ausrüstung, sooft Sie können, und zwar unter möglichst realistischen Bedingungen (s. Kasten unten). Dabei werden nicht nur die Stärken und Schwächen der Ausrüstung zutage treten; Sie lernen auch, Ihre Fähigkeiten besser einzuschätzen. Es kann sich z.B. herausstellen, dass der Kompass zwar perfekt funktioniert, aber dass Sie seine Handhabung nicht sicher beherrschen und noch mehr Übung brauchen. Und wer nachts bei strömendem Regen oder mitten in einem Moskitoschwarm herausfinden muss, wo sich Wagenheber und Ersatzrad seines Mietwagens befinden, wird sich sicher wünschen, den Umgang damit vorher geübt zu haben.

ÜBEN UNTER REALISTISCHEN BEDINGUNGEN

Neue Ausrüstung sollte immer unter möglichst realistischen Bedingungen erprobt werden. Wer bei eisiger Kälte ein GPS-Gerät bedienen muss, sollte testen, ob dies auch mit den gewählten Handschuhen möglich ist. Und haben Sie alle notwendigen Teile zum Aufstellen Ihres Zelts und können Sie es auch im Dunkeln und bei Regen aufbauen?

PLANUNG FÜR DEN NOTFALL

LEIDER KANN ES SELBST bei einer noch so sorgfältig geplanten, ausgerüsteten und durchgeführten Tour zu unvorhergesehenen Schwierigkeiten kommen. Nicht vorhergesagte starke Winde könnten Sie zwingen, mit Ihrem Kajak auf einer Insel zu übernachten, oder Sie verstauchen sich den Knöchel und können von den Felsen, die Sie mühelos erklommen haben, nicht wieder herunterklettern.

UMGANG MIT DEM NOTFALLPLAN

Ein Notfallplan sollte aktuelle Informationen über Ihre Person enthalten. Vieles wird sich über die Jahre kaum verändern, erstellen Sie daher am besten ein Standardformular, das Sie bei Bedarf ändern oder ergänzen können.

IN SCHWIERIGKEITEN

Wenn Sie in Schwierigkeiten geraten, ist es wichtig, dass Sie vorgesorgt und alles getan haben, um sich erstens selbst helfen zu können und um zweitens Rettungsversuche von Dritten zu ermöglichen oder zu erleichtern. Die Rettungskräfte können sehr viel schneller und effektiver arbeiten, wenn sie Zugang zu allen wichtigen Informationen haben. Leider kommen diese Informationen in vielen Fällen zu spät. Es ist daher immens wichtig, andere laufend über Ihren Standort und Ihre nächsten Ziele zu informieren, damit sie gegebenenfalls Rettungskräfte alarmieren können.

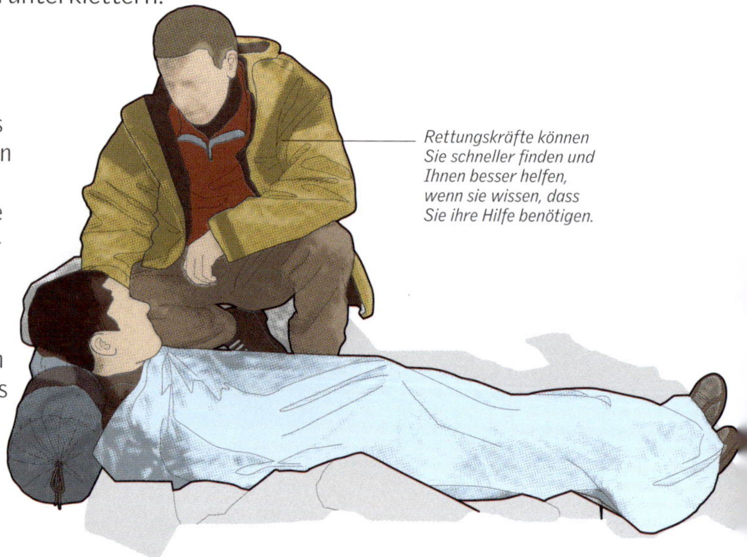

Rettungskräfte können Sie schneller finden und Ihnen besser helfen, wenn sie wissen, dass Sie ihre Hilfe benötigen.

WORST-CASE-SZENARIO

Beim Militär ist es üblich, für jeden Einsatz, vor allem an Kriegsschauplätzen, ein Worst-Case-Szenario auszuarbeiten. Jede Phase des Einsatzes wird genauestens geplant. Das Team füllt ein Formular aus, in dem festgehalten wird, was unternommen werden soll, falls in den einzelnen Phasen etwas passiert.

IM SCHLIMMSTEN FALL

Wenn es ein solches Worst-Case-Szenario gibt, müssen Rettungskräfte nicht lange rätseln, was das Team im Notfall wohl tun wird: Sie haben eine klare Vorstellung von dessen Vorgehen und können mit diesen Informationen effektiv arbeiten. Auf diese Weise wird das Team schneller gefunden. Es ist sehr zu empfehlen, dieses Prinzip auch für private Touren zu übernehmen.

ANDERE INFORMIEREN

Um andere über Ihren jeweiligen Aufenthaltsort zu informieren, erarbeiten Sie am besten eine detaillierte Übersicht, die auch Informationen zu Ihrer geplanten Route enthält, und verteilen Kopien an Ihre Freunde und Angehörigen, damit diese die Rettungsdienste alarmieren können, wenn Sie Ihren Zielort nicht zum vorgesehenen Zeitpunkt erreichen. Jeder, der in die Wildnis aufbricht, sollte einen Notfallplan (s. rechte Seite) erstellen, vergleichbar mit dem »Worst-Case-Szenario« beim Militär (s. Kasten links). Wenn möglich, sollten Sie vor Ort Parkaufsichts- oder Forstbehörden über Ihre Tourenpläne unterrichten. Vergessen Sie nicht, Ihre Kontaktpersonen zu benachrichtigen, wenn Sie Ihr Ziel erreicht haben.

EINEN NOTFALLPLAN AUFSTELLEN

Um zu entscheiden, welche Angaben Ihr Plan enthalten soll, denken Sie sich das schlimmstmögliche Szenario aus. Fragen Sie sich, welche Informationen Ihre Angehörigen in diesem Fall über Sie und Ihr Vorhaben benötigen würden, um Ihre Rettung organisieren zu können. Sollten Sie vermisst werden, benötigen die Rettungskräfte insbesondere im Ausland zudem ein aktuelles Foto, Ihre Passdaten, eine Liste der wichtigsten Ausrüstungsgegenstände, die Sie mit sich führen, Auskünfte über die Sprachen, die Sie beherrschen, und Angaben über sonstige wichtige Fähigkeiten. Je mehr Informationen über Sie, Ihre Fähigkeiten und Pläne bekannt sind, desto leichter wird es, Ihnen zu helfen. Und je mehr Informationen Ihre Angehörigen haben, desto aktiver können sie sich an Ihrer Rettung beteiligen.

NOTFALLPLAN-FORMULAR

Vollständiger Name:
Markus Manuel

Geburtsdatum:
(TT/MM/JJ)
28/05/80

Größe: *178 cm*
Gewicht: *76 kg*
Haarfarbe: *braun*

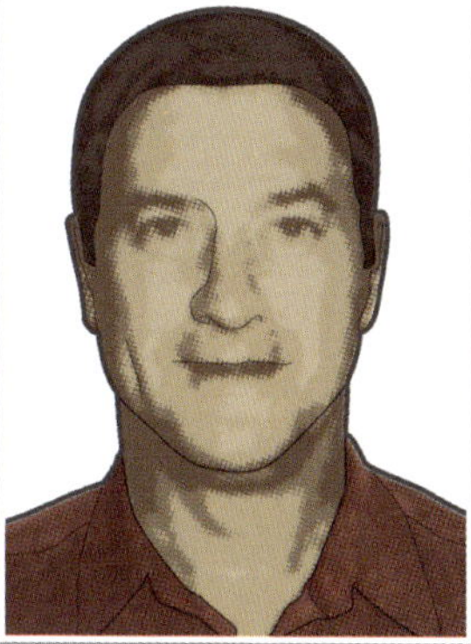

Passnummer:
6654709282D
Gültig bis:
11.03.25

Führerscheinnummer:
A5603578791
Ausgestellt am:
20.06.98

Besondere Kennzeichen (Narben, o. Ä.):
Kleine Narbe – Stirnmitte
Große Narbe – rechter Mittelfinger
Tätowierung (Drache) – rechter Arm

Sprachkenntnisse:
Deutsch (Muttersprache)
Englisch (fließend)
Französisch (Grundkenntnisse)

Medikamente:
Anti-Malaria-Tabletten

Allergien:
Amoxicillin

Schwimmfähigkeit: *Guter Schwimmer*
Sonstige Outdoor-Erfahrungen/-Kenntnisse:
Survival-Training (Bundeswehr)
Mehrere Survival-Kurse
Expeditionserfahrung

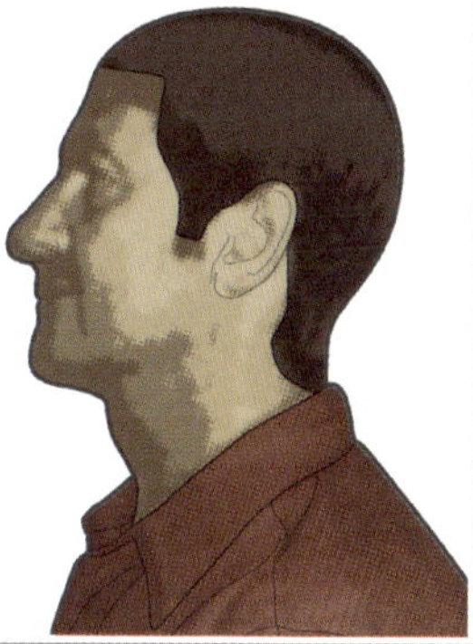

Angehörige/r 1: *Vater*
Siegfried Schmidt
Kreuzstr. 38
D-79010 Freiburg
Germany

Tel.: *(0049) 761 5553571*

E-Mail: *sschmidt@internet.de*

Angehörige/r 2: *Bruder*
Andreas Schmidt
Lilienweg 24
D-33102 Paderborn
Germany

Tel.: *(0049) 5251 8760042*

E-Mail: *andresch@internet.de*

Tourdetails:
Lagerplatz 1: Koordinate 456654
Lagerplatz 2: Koordinate 654987
Fahrzeuge: Geländewagen 1: weiß, Kennzeichen MH 55 555
Geländewagen 2: blau, Kennzeichen MH 56 555
Gruppe: Ralph Wagner, Kim Smith und ich
Tag 1: Wagen 2 bei Zeltplatz 2 parken und mit Wagen 1 zu Zeltplatz 1 fahren
Tag 2: Derwent Line Trail, gut ausgebauter Weg, Ziel: Zelten bei Koordinate 4561559.
Tag 3: Weiter auf dem Derwent Line Trail, Ziel: Ankunft Zeltplatz 2 am Nachmittag. Dort übernachten.
Tag 4: Mit Geländewagen 2 zum Zeltplatz 1 fahren, Abholung von Wagen 1.

Vorhersehbare Probleme:
Tag 1: Keine.
Tag 2: Keine. Treffpunkt im Notfall: Ranger Station 18, Koordinate 555555, (Tel.: 666 6666).
Tag 3: Keine. Treffpunkt im Notfall: Ranger Station 19, Koordinate 666666, (Tel. 555 5555).
Tag 4: Keine.

Geplante Kontaktaufnahme:
Ich werde Vater an Tag 1 morgens und wenn möglich auch während der Wanderung anrufen. Es könnte aber Empfangsprobleme geben. Also keine Sorgen machen, wenn ich nichts von mir hören lasse. Werde Vater wieder anrufen, wenn wir an Tag 3 Zeltplatz 2 erreicht haben.

Mein Handy: *0171 555555*
Meine E-Mail: *hwschmidt@internet.de*
Weitere Nummer: *Ralph 0515 55555*
Weitere Nummer: *Kim 0616 666666*
Weitere Nummer: *Zeltplatz 1: 0555 5555*
Weitere Nummer: *Zeltplatz 2: 0555 6666*

Datum: *23. September 2020*

DIE UMGEBUNG KENNENLERNEN

Dass die Gattung Mensch überlebt hat, ist ihrer Fähigkeit zu verdanken, sich an die jeweilige Umwelt anzupassen. Vieles, was unsere frühesten Vorfahren noch konnten, beherrschen wir heute nicht mehr, doch wir haben uns immer wieder neue Fähigkeiten angeeignet, wenn diese notwendig wurden. Tatsächlich ist festzustellen, dass die Kluft zwischen früheren und heutigen Fähigkeiten umso größer wird, je mehr wir uns auf die moderne Technik verlassen. Deshalb ist es so wichtig, dass Sie sich vor Ihrem Aufbruch gründlich auf die Zielumgebung vorbereiten. Finden Sie heraus, wie sich die Menschen in dieser Region kleiden, wie sie arbeiten und was sie essen, denn ihre Lebensgewohnheiten sind an ihre Lebensbedingungen angepasst. Dieses Wissen kann Ihnen helfen, sich mit dem passenden Equipment auszurüsten und geeignete Techniken und Fähigkeiten zu erlernen. Das kann lebensrettend sein – schließlich entwickeln sich die meisten kritischen Situationen aus Ereignissen, die sich hätten vermeiden lassen.

In diesem Abschnitt ERFAHREN SIE ...

- den Unterschied zwischen **Tundra** und **Taiga**.
- warum Sie Ihren **Survival-Fußabdruck** vergrößern sollten.
- wann man **Schneefeldern** und **Sümpfen** besser aus dem Weg geht.
- wie Sie sich im **Permafrost** verhalten sollten.
- wie Sie es schaffen, sich an der **Spitze der Nahrungskette** zu halten.
- warum man sich auch **unter tropischen Schmetterlingen** wohlfühlen kann.
- wie Sie mit einem **Überlebensanzug** so richtig auffallen können.

Die vier Grundprinzipien des Überlebens sind:

Schutz, Ortung, Wasser, Nahrung. In den meisten Survival-Situationen ist dies zugleich die Rangfolge ihrer Bedeutung.

S SCHUTZ Sie müssen sicherstellen, dass Sie in der Verfassung sind, sich aktiv um Ihr Überleben und Ihre Rettung zu kümmern. Physisch sollten Sie sich vor Verletzungen, Naturgewalten und wilden Tieren schützen, psychisch vor Gefühlen, die Ihnen den Lebenswillen rauben könnten, z. B. Angst, Schuldgefühle, Verzweiflung und Depression. Die beste Methode, um beides zu erreichen, ist das Anfachen und Unterhalten eines Feuers. Es bietet nicht nur Schutz vor Kälte und Raubtieren, sondern vermittelt auch ein Gefühl der Sicherheit und Vertrautheit, das in vielen Situationen sehr hilfreich ist.

O ORTUNG Am zweitwichtigsten ist die Prüfung des Standorts auf Überlebens- und Rettungschancen. In der Regel haben Sie zwei Optionen: Bleiben oder Gehen. Wenn möglich, sollten Sie bleiben, wo Sie sind, und alles nutzen, was Sie haben, um Ihren Standort zu markieren, damit Rettungskräfte Sie schnellstmöglich finden können. Wenn Sie an Ihrem aktuellen Standort nicht bleiben können (z. B. weil Sie dort in akuter Gefahr sind), müssen Sie sich wohl oder übel an einen Ort mit besseren Überlebens- und/oder Rettungschancen begeben. Wählen Sie eine Ortungshilfe, die in Ihrer aktuellen Umgebung am besten wahrgenommen werden kann.

W WASSER Um es auf den Punkt zu bringen: Ohne Wasser kein Leben. Sie können zwar durchaus einige Tage ohne Wasser überleben, doch bereits nach 24 Stunden wird Ihre Fähigkeit, selbst einfachste geistige oder körperliche Aufgaben auszuführen, dramatisch nachlassen. Wenn Sie verletzt sind, bei großer Hitze oder bei sehr schwerem Gepäck könnte das Zeitfenster für Ihr Überleben ohne Wasser sogar auf wenige Stunden beschränkt sein. Prägen Sie sich ein, auf welche Weisen Sie in der spezifischen Umgebung, in der Sie unterwegs sein werden, an Wasser kommen können und wie sich ein Wassermangel bemerkbar macht.

N NAHRUNG Wie wichtig Nahrung ist, hängt davon ab, wie lange Sie sich in einer lebensbedrohlichen Situation befinden. Bei mäßiger körperlicher Aktivität kann man durchaus bis zu sieben Tage ohne Nahrung auskommen. Natürlich haben Sie Hunger, werden müde und langsam, und Ihr Körper büßt außerdem seine Regenerationsfähigkeit ein. Die Wahrscheinlichkeit, innerhalb einer Woche zu verhungern, ist aber gering – vorausgesetzt, Sie sind nicht bereits unterernährt, bevor Sie in eine Notsituation geraten. Da der Körper zur Verdauung auch Wasser benötigt, sollte die Beschaffung von Wasser aber immer Priorität haben.

» Wir hängen von der **Technik** ab: Wasser kommt aus dem **Hahn**, Wärme aus dem **Heizkörper** und unsere Nahrung wird von anderen **angebaut und geerntet**. «

GEMÄSSIGTE REGIONEN

DIE GEMÄSSIGTE ZONE umfasst die Gebiete zwischen dem Wendekreis des Krebses und dem nördlichen Polarkreis und die Gebiete zwischen dem Wendekreis des Steinbocks und dem südlichen Polarkreis. Sie zeichnet sich durch ausgeprägte Jahreszeiten mit heißen Sommern, kalten Wintern und ganzjährigen Niederschlägen aus. Das Spektrum der Landschaftsformen reicht von Wäldern und verschneiten Berggipfeln bis zu Graslandschaften und Wüsten. Obwohl die meisten gemäßigten Regionen dicht besiedelt sind, können auch hier gefährliche Situationen auftreten.

ACHTUNG!
Braunbären leben in ausgedehnten Revieren der nördlichen gemäßigten Zone und sind dort die gefährlichsten Tiere. Insbesondere der nordamerikanische Grizzlybär greift auch Menschen an.

MERKMALE

Obwohl gemäßigte (oder temperierte) Regionen eine große Bandbreite an Landschaftsformen aufweisen, ist ihr typisches Merkmal Wald – von winterkahlem Laubwald bis zu immergrünem Nadelwald. Wo die Wälder gerodet wurden, herrscht Grasland vor; in höher gelegenen Gebieten gibt es Hügel und Berge. Dank der reichlichen Niederschläge sind Flüsse und Seen häufig. In Gebieten mit entsprechender Bodenfeuchte kommen Sümpfe und Feuchtwiesen vor.

BASISWISSEN

Klima und Geländebeschaffenheit in temperierten Regionen können stark variieren:

- Unterschätzen Sie die gemäßigte Zone nicht. Obwohl die Mehrheit der Weltbevölkerung dort lebt, erfordert die große Bandbreite der Terrain- und Wetterbedingungen eine vielseitige Ausrüstung und ein breit gefächertes Wissen.
- Das Wetter kann schnell umschlagen. Hören Sie den lokalen Wetterbericht, bevor Sie aufbrechen, und nehmen Sie einen kleinen Weltempfänger mit.
- Planen Sie eine realistische Route und erstellen Sie einen Notfallplan (s. S. 24–25). Möglicherweise müssen Sie Ihre Route unterwegs ändern.
- Nehmen Sie Kleidung für jedes Wetter mit.
- Packen Sie eine Survival-Box (s. S. 60–61), Messer, Notfallausrüstung, Handy und Erste-Hilfe-Set (s. S. 260–261) in Ihren Rucksack, und üben Sie den Umgang damit.
- Nehmen Sie genügend Wasser mit, außerdem Ausrüstung zum Sammeln und Aufbereiten von Wasser.
- Auch bei einer Tagestour sollten Sie alles für eine Notübernachtung im Gepäck haben.
- Gehen Sie nie ohne Karte und Kompass los. Auch ein Navigationsgerät ist nützlich.

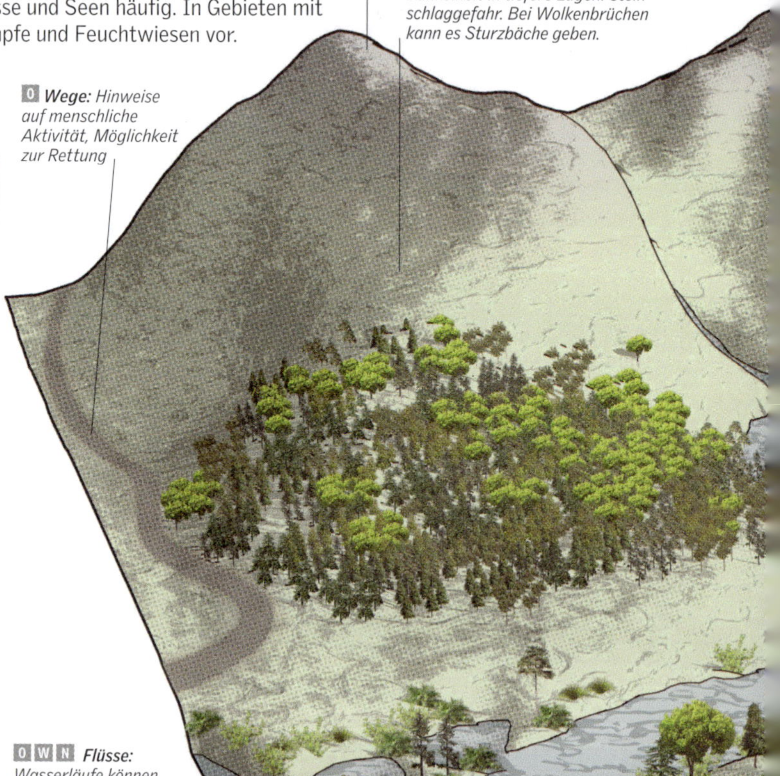

O ***Hochland:*** *Hoch gelegene Gebiete bieten Übersicht über die Umgebung und können zeigen, welcher Ort die besten Überlebens- oder Rettungschancen bietet.*

S O ***Hochland:*** *Hier sinken die Temperaturen nachts am stärksten. Begeben Sie sich vor Einbruch der Dunkelheit in tiefere Lagen. Steinschlaggefahr. Bei Wolkenbrüchen kann es Sturzbäche geben.*

O ***Wege:*** *Hinweise auf menschliche Aktivität, Möglichkeit zur Rettung*

O W N ***Flüsse:*** *Wasserläufe können ein Fluchtweg sein, wenn Sie ein Floß haben oder sich eines bauen (s. S. 106–107). Sie liefern außerdem Frischwasser zum Trinken, Kochen und Waschen und eventuell Fische.*

VORKOMMEN GEMÄSSIGTER REGIONEN

Laubabwerfende Wälder finden sich in der gesamten gemäßigten Zone. Die größten befinden sich im Osten Nordamerikas, in Westeuropa und Ostasien. Ausgedehnte Nadelwälder gibt es im Norden Nordamerikas und Eurasiens. Graslandschaften kommen vor allem im Inneren der Kontinente vor.

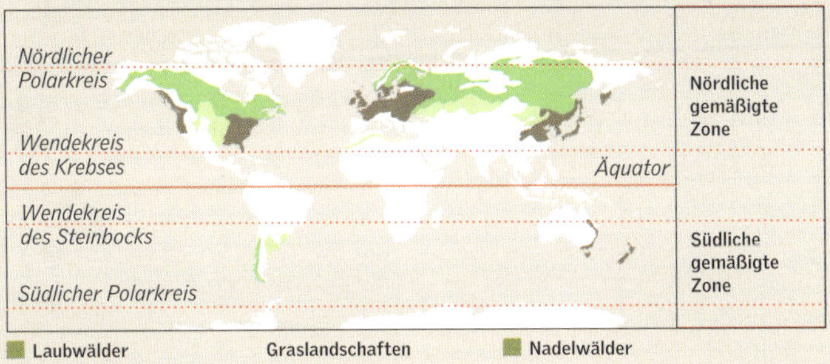

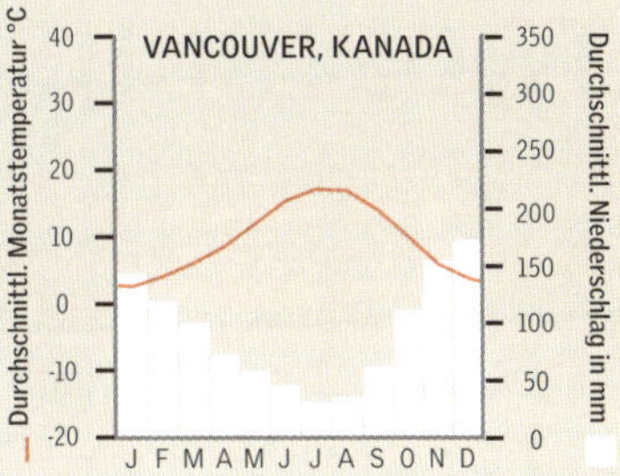

TYPISCHES KLIMA

Vancouver liegt an der kanadischen Pazifikküste und hat ein für die gemäßigte Zone typisches Klima mit warmen Sommern und kühlen, nassen Wintern.

ÜBERLEBEN IN GEMÄSSIGTEN REGIONEN

Die meisten temperierten Gebiete haben ein recht mildes Klima und verfügen über reichhaltige natürliche Ressourcen. Damit bieten sie beste Bedingungen auch für langfristiges Überleben. In der Regel findet man überall Wasser, reichlich Holz für den Bau eines Unterschlupfs und zum Feuermachen sowie das ganze Jahr über essbare Pflanzen und Tiere – vorausgesetzt, man weiß, wo man suchen muss. Die größte Gefahr ist Unterkühlung (s. S. 272–273), die bei Kälte, Nässe und Wind leicht auftreten kann, insbesondere in Winternächten.

PFLANZEN UND TIERE

Gemäßigte Regionen besitzen meist eine reichhaltige Flora und Fauna. Diese bieten wertvolle Nahrungsquellen, sind aber auch eine potenzielle Gefahr. Viele Gräser, Blätter, Wurzeln, Nüsse und Beeren sind essbar, sollten aber nur dann verzehrt werden, wenn man sie sicher identifiziert oder dem Essbarkeitstest unterzogen hat (s. S. 206). Kleine Säugetiere, Vögel, Insekten, Reptilien und Fische sind zwar vorhanden, aber teilweise schwer zu fangen und zuzubereiten. Auch mit giftigen Schlangen, Spinnen und Skorpionen muss man rechnen; Bären, Wölfe und Pumas sind zwar selten, können aber, wenn sie sich bedroht fühlen, angreifen.

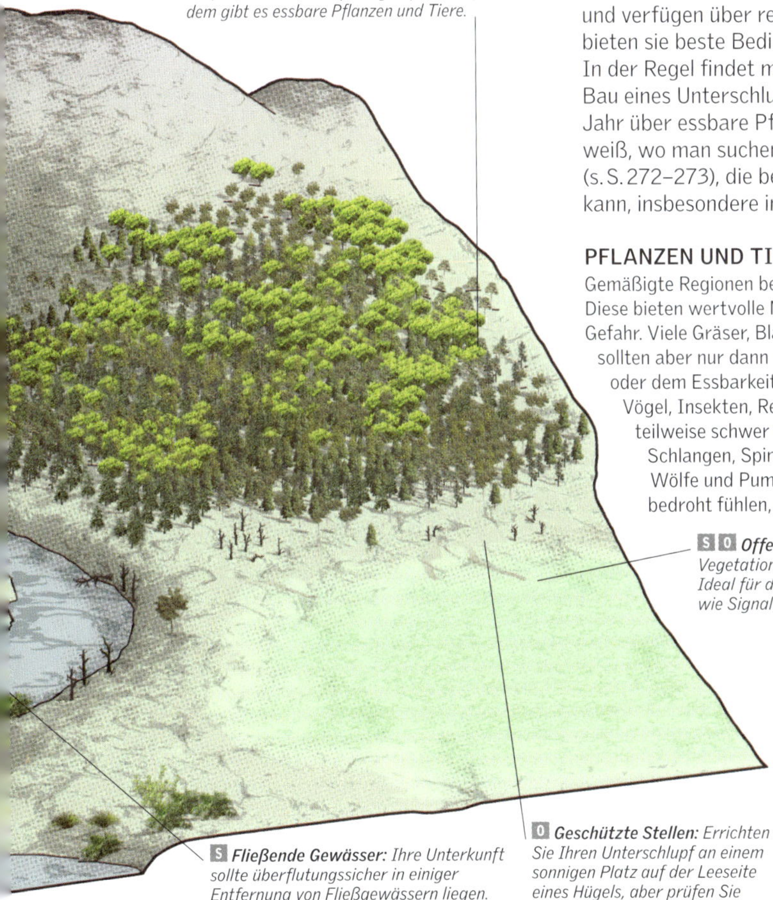

S O N ***Wald:*** *Bäume bieten Schutz vor den Elementen und liefern Holz zum Unterschlupfbau, zum Kochen und für Signalfeuer. Außerdem gibt es essbare Pflanzen und Tiere.*

S O ***Offenes Gelände:*** *In Gebieten ohne Vegetation sind Gefahren sofort sichtbar. Ideal für den Einsatz von Ortungshilfen wie Signalfeuer.*

S ***Fließende Gewässer:*** *Ihre Unterkunft sollte überflutungssicher in einiger Entfernung von Fließgewässern liegen. Insekten und andere Tiere werden von Wasser angelockt, und Sie könnten Tiere oder Rettungskräfte überhören.*

O ***Geschützte Stellen:*** *Errichten Sie Ihren Unterschlupf an einem sonnigen Platz auf der Leeseite eines Hügels, aber prüfen Sie zuvor, ob Sie dort noch Funkempfang haben.*

MEHR INFORMATIONEN ...

S **SCHUTZ Unterkunft** S. 156–165, 178–181 **Feuer** S. 118–133, 204–205 **Gefahren** S. 242–249, 300–305

O **ORTUNG Navigation** S. 66–77 **Fortbewegung** S. 86–89 **Signale** S. 236–241

W **WASSER Finden** S. 188–191 **Reinigen** S. 200–201

N **NAHRUNG Pflanzen** S. 206–207, 280–281 **Tiere** S. 208–213, 216–229, 290–299

TROPISCHE REGIONEN

DIE TROPISCHE ZONE erstreckt sich vom Wendekreis des Krebses bis zum Wendekreis des Steinbocks. Ihre Landschaftsformen reichen von feuchten, artenreichen tropischen Regenwäldern bis hin zu tropischen Trockensavannen mit spärlicher Vegetation. Mit guter Vorbereitung und genügender Vorsicht kann man in den Tropen längere Zeit ohne Hilfe überleben, denn der Dschungel z. B. ist zwar gefährlich, aber auch reich an Ressourcen.

ACHTUNG!
Moskitos gehören zu den größten Gefahren in tropischen Regionen. Sie übertragen eine ganze Reihe von Krankheiten, darunter Malaria und Gelbfieber, an denen jedes Jahr Millionen von Menschen sterben.

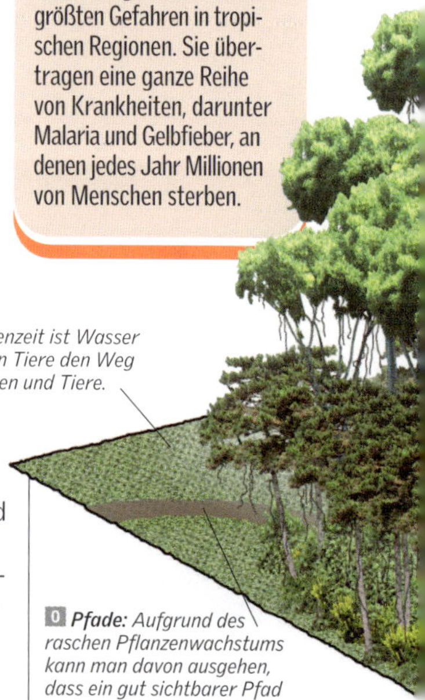

W N ***Tropische Savanne:*** *In der Regenzeit ist Wasser kein Problem, in der Trockenzeit zeigen Tiere den Weg zu einer Quelle. Es gibt essbare Pflanzen und Tiere.*

O ***Pfade:*** *Aufgrund des raschen Pflanzenwachstums kann man davon ausgehen, dass ein gut sichtbarer Pfad erst vor Kurzem angelegt wurde und in die rettende Zivilisation führt.*

S O ***Tropische Savanne:*** *Schatten und Material für Feuer und Unterkunft ist vorhanden. Wilde Tiere können zur Gefahr werden. In der Regenzeit kann die Sicht durch wuchernde Pflanzen eingeschränkt sein.*

BASISWISSEN

Regenwälder enthalten alles, was man zum Überleben benötigt. Beherzigen Sie jedoch folgende Tipps:

- Der Dschungel ist zwar voller Raubtiere (Großkatzen, Krokodile, Schlangen), doch die meisten gehen Menschen aus dem Weg und lassen sich durch Geräusche vertreiben. Tropische Kleinlebewesen hingegen können einem das Leben zur Hölle machen.
- Die hohe Luftfeuchte begünstigt Infektionen. Schützen Sie sich mit langen Ärmeln und waschen Sie sich sooft wie möglich.
- Schlafen Sie grundsätzlich auf einer erhöhten Plattform.
- Wasser sollte abgekocht oder entkeimt werden. Wasser, das man in Pflanzen findet, ist meist unbedenklich – erscheint es gelb, milchig oder sonstwie zweifelhaft, sollte es behandelt werden.
- Viele Pflanzen sondern zu ihrer Verteidigung beißende oder brennende Substanzen ab. Wenn Sie eine Pflanze nicht kennen, lassen Sie sie stehen.
- Zunder kann rar werden. Sammeln Sie allen Zunder, auf den Sie stoßen, und halten Sie ihn trocken.
- Suchen Sie sich für ein Signalfeuer einen weniger dicht bewachsenen Platz, z. B. an einer Flussbiegung.
- Die Navigation ist durch die geringe Sichtweite erschwert. Ermitteln Sie Ihren Standort, indem Sie ein kurzes Stück bis zu einer Landmarke auf Ihrem Kurs gehen, oder wenden Sie die Technik des Schrittzählens an (s. S. 72–73).
- Flussabwärts Richtung Küste trifft man in der Regel eher auf Siedlungen.
- Lassen Sie sich auf den Rhythmus des Dschungels ein und arbeiten Sie mit ihm statt gegen ihn.

MERKMALE

Tropischer Regenwald kommt beiderseits des Äquators bis zum zehnten Breitengrad vor und ist die vorherrschende Vegetationsform der Tropen. Doch wenige Breitengrade entfernt kann die Landschaft schon ganz anders aussehen.

FRUCHTBARER REGENWALD

Tropische Regenwälder wachsen in immerfeuchten Regionen mit gleichmäßigen Temperaturen. Die jährliche Niederschlagsmenge kann bei bis zu 3000 mm liegen. Tags wird es bis zu 30 °C warm, nachts sinkt die Temperatur auf rund 20 °C. Monsunwald (oder regengrüner Feuchtwald) tritt in Gebieten mit einer feuchten und einer trockenen Jahreszeit auf, Gebirgsregenwald (oder Wolkenwald) in Bergregionen.

SAVANNEN UND SÜMPFE

Die Vegetation tropischer Dornsavannen besteht größtenteils aus gruppenweise wachsenden niedrigen Dorn- und Trockenbüschen, dazwischen gibt es lückenhafte Grasfluren. Gräser und Kräuter verdorren in der Trockenzeit, Laub wird abgeworfen. Auch Sümpfe sind ein typisches Element tropischer Landschaften. Süßwassersümpfe mit dichtem Unterholz, Schilf, Gräsern, wenigen niedrigen Palmen und Inseln kommen in tief gelegenem Binnenland vor. Die Salzwassersümpfe der Küstengebiete sind häufig mit Mangroven bewachsen. Dort gibt es Ebbe und Flut, daher durchquert man sie am besten im Boot. Süß- wie Salzwassersümpfe sind sehr unübersichtlich und erschweren das Fortkommen.

ÜBERLEBEN IM REGENWALD

Zwar bietet der tropische Regenwald natürliche Ressourcen im Überfluss, doch Hitze, Feuchtigkeit, eine Vielzahl von Tieren und eine überbordende Vegetation können einen Aufenthalt im Dschungel recht ungemütlich machen. Es gibt Wasser, Material zum Bau eines Unterstands und zum Feuermachen, außerdem essbare Pflanzen, allerdings auch etliche giftige Arten. Zum Schutz vor Schlangen, Spinnen und anderen Tieren ist der Bau einer erhöhten Schlafplattform unerlässlich. Die größte Gefahr besteht jedoch darin, sich zu verlaufen. Dichtes Unterholz erschwert die Orientierung und Retter haben es schwer, Sie im dichten Urwald zu finden.

MEHR INFORMATIONEN ...

S SCHUTZ Unterkunft S. 158–161, 166–171
Feuer S. 118–133, 204–205 **Gefahren** S. 167, 242–249

O ORTUNG Navigation S. 66–77
Fortbewegung S. 106–107 **Signale** S. 236–241

W WASSER Finden S. 192–193
Reinigen S. 200–201

N NAHRUNG Pflanzen S. 206–207, 284–285
Tiere S. 208–213, 224–229, 292–299

S O W N ***Regenwald:*** *Holz zum Kochen, für Signalfeuer und Unterstände ist vorhanden. Achten Sie aber auf Fallholz und andere Gefahren. Es gibt Regen- und Flusswasser sowie essbare Pflanzen und Tiere.*

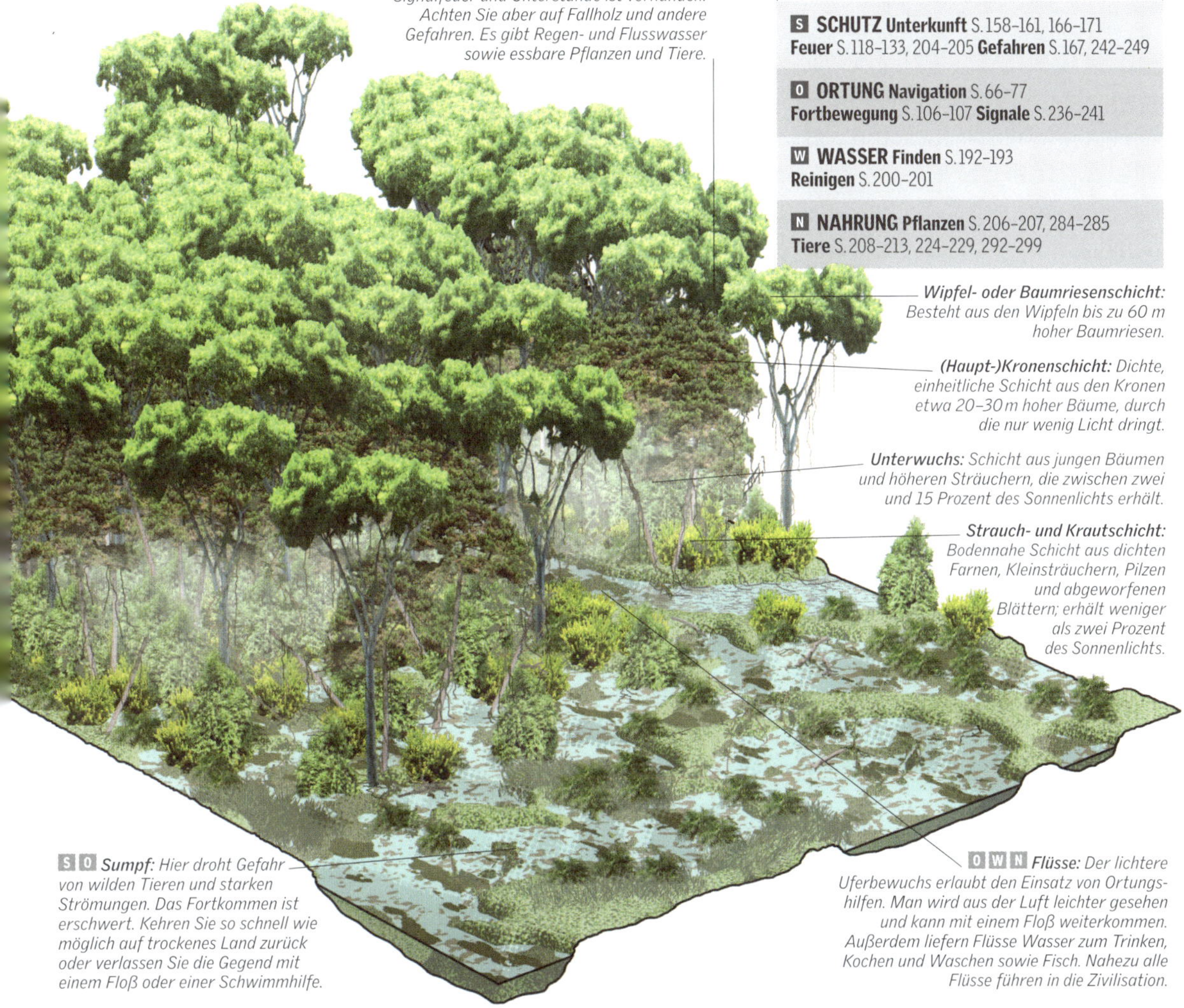

Wipfel- oder Baumriesenschicht: *Besteht aus den Wipfeln bis zu 60 m hoher Baumriesen.*

(Haupt-)Kronenschicht: *Dichte, einheitliche Schicht aus den Kronen etwa 20–30 m hoher Bäume, durch die nur wenig Licht dringt.*

Unterwuchs: *Schicht aus jungen Bäumen und höheren Sträuchern, die zwischen zwei und 15 Prozent des Sonnenlichts erhält.*

Strauch- und Krautschicht: *Bodennahe Schicht aus dichten Farnen, Kleinsträuchern, Pilzen und abgeworfenen Blättern; erhält weniger als zwei Prozent des Sonnenlichts.*

S O ***Sumpf:*** *Hier droht Gefahr von wilden Tieren und starken Strömungen. Das Fortkommen ist erschwert. Kehren Sie so schnell wie möglich auf trockenes Land zurück oder verlassen Sie die Gegend mit einem Floß oder einer Schwimmhilfe.*

O W N ***Flüsse:*** *Der lichtere Uferbewuchs erlaubt den Einsatz von Ortungshilfen. Man wird aus der Luft leichter gesehen und kann mit einem Floß weiterkommen. Außerdem liefern Flüsse Wasser zum Trinken, Kochen und Waschen sowie Fisch. Nahezu alle Flüsse führen in die Zivilisation.*

VORKOMMEN TROPISCHER REGIONEN

Tropische Regenwälder gibt es vor allem in Äquatornähe. Die größten Gebiete befinden sich in Mittel- und Südamerika, in Afrika südlich der Sahara, in Südostasien, Nordaustralien und auf einigen Pazifikinseln.

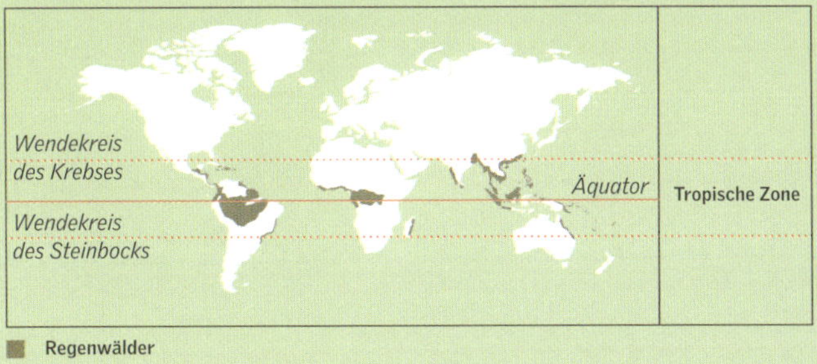

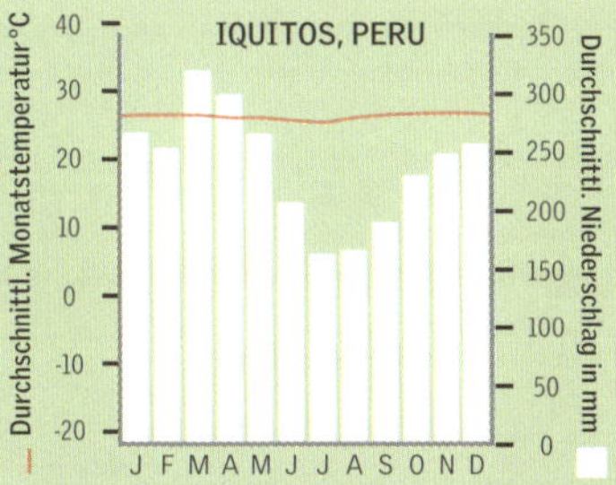

TYPISCHES KLIMA

Iquitos liegt am Amazonas, im Herzen des peruanischen Regenwalds südlich vom Äquator und hat ein für die Tropen typisches heißes, feuchtes Klima.

GEBIRGSREGIONEN

EIN GEBIRGE ist als hochgelegenes Gebiet von größerer Ausdehnung mit mindestens 500 m Höhenunterschied zwischen Fuß und Gipfel definiert. Die Wahrscheinlichkeit für Kälte und schlechte Wetterbedingungen steigt mit zunehmender Höhe – und damit auch das Risiko für Unterkühlung, Erfrierungen und Höhenkrankheit. Schnee, Eis und abschüssiges Terrain stellen weitere Gefahren dar. Kurz: Ihr Überleben kann davon abhängen, dass Sie es schaffen, in Regionen mit besseren Überlebens- und Rettungschancen abzusteigen.

MERKMALE

Oberhalb der Baumgrenze besteht das Terrain typischerweise aus kahlen Felsen, Felsbrocken, Geröll, Schnee und Eis – Letztere schmelzen in großer Höhe auch im Sommer nicht ab. Weiter unten findet man Nadelwälder, durchschnitten von Bächen und Flüssen, die von Schmelzwasser gespeist werden. Zur typischen Gebirgstopografie gehören Geröllhänge, Kliffs, Schluchten, Blockfelder, schneebedeckte Hänge und Gletscher.

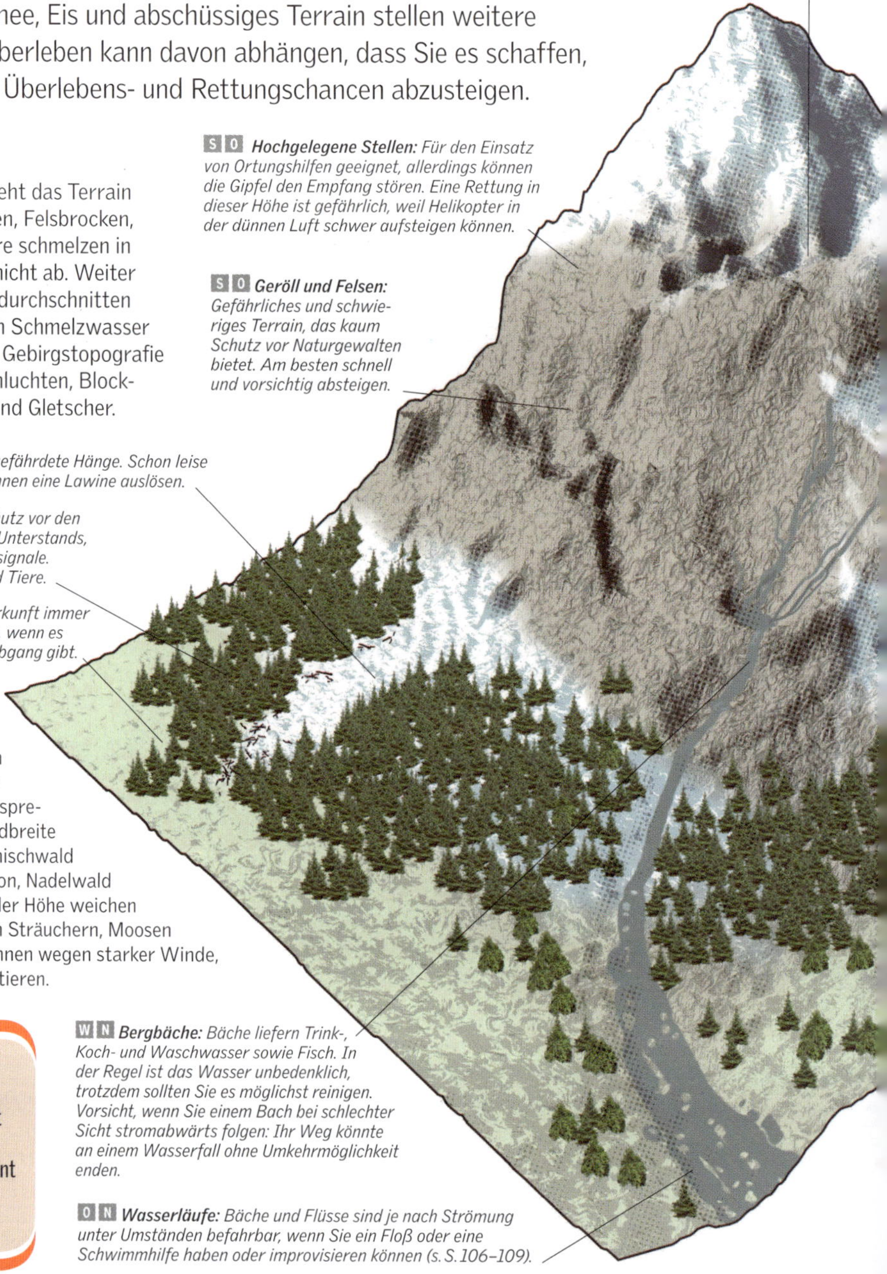

S O ***Gipfelregion:*** *Unterschlupfmöglichkeiten sind begrenzt, außerdem drohen plötzliche Wetterumschwünge und Steinschlag. Spezialausrüstung und -kenntnisse können erforderlich sein.*

S O ***Hochgelegene Stellen:*** *Für den Einsatz von Ortungshilfen geeignet, allerdings können die Gipfel den Empfang stören. Eine Rettung in dieser Höhe ist gefährlich, weil Helikopter in der dünnen Luft schwer aufsteigen können.*

S O ***Geröll und Felsen:*** *Gefährliches und schwieriges Terrain, das kaum Schutz vor Naturgewalten bietet. Am besten schnell und vorsichtig absteigen.*

S ***Schneehänge:*** *Meiden Sie lawinengefährdete Hänge. Schon leise Geräusche oder kleine Bewegungen können eine Lawine auslösen.*

S O N ***Wald:*** *Waldgebiete bieten Schutz vor den Elementen, Material für den Bau eines Unterstands, zum Kochen, Feuermachen und für Notsignale. Außerdem gibt es essbare Pflanzen und Tiere.*

S ***Unterkunft:*** *Errichten Sie Ihre Unterkunft immer abseits von Lawinengebieten, vor allem, wenn es Anzeichen für einen früheren Lawinenabgang gibt.*

HÖHENSTUFEN

In Gebirgen finden sich sehr unterschiedliche Ökosysteme, denn die Pflanzen- und Tierwelt variiert abhängig von der Höhe stark – entsprechend unterschiedlich fällt die Bandbreite natürlicher Ressourcen aus. Laubmischwald wächst vorwiegend in der Fußregion, Nadelwald in mittleren Lagen. Mit zunehmender Höhe weichen Nadelgehölze Gräsern, vereinzelten Sträuchern, Moosen und Flechten. In der Gipfelzone können wegen starker Winde, Schnee und Eis keine Pflanzen existieren.

W N ***Bergbäche:*** *Bäche liefern Trink-, Koch- und Waschwasser sowie Fisch. In der Regel ist das Wasser unbedenklich, trotzdem sollten Sie es möglichst reinigen. Vorsicht, wenn Sie einem Bach bei schlechter Sicht stromabwärts folgen: Ihr Weg könnte an einem Wasserfall ohne Umkehrmöglichkeit enden.*

O N ***Wasserläufe:*** *Bäche und Flüsse sind je nach Strömung unter Umständen befahrbar, wenn Sie ein Floß oder eine Schwimmhilfe haben oder improvisieren können (s. S. 106–109).*

ACHTUNG!

Zu den gefährlichsten Bewohnern der Bergregionen Amerikas gehört der Puma, der auch Silber- oder Berglöwe heißt. Mehr als 20 Prozent aller Puma-Angriffe enden tödlich.

ÜBERLEBEN IM GEBIRGE

In tieferen Lagen liefern Bäume Holz für Unterstände und Feuer, es gibt Trinkwasser aus Flüssen sowie essbare Pflanzen und Tiere. In größerer Höhe ist die Vegetation spärlicher, daher gibt es weniger Bau- und Feuerholz und weniger Nahrungsquellen. Wasser kann aus Bächen oder Schnee gewonnen werden. An schneebedeckten Hängen besteht Lawinengefahr, auf Gletschern muss mit Gletscherspalten gerechnet werden. Kältebedingte Erkrankungen und Verletzungen (s. S. 270–271, 273) stellen die größte Bedrohung dar.

GEFAHREN IN GROSSER HÖHE

Die größte Gefahr für das Überleben sind kältebedingte Erkrankungen und Verletzungen. Unterkühlung (Hypothermie) bedeutet, dass die Kerntemperatur des Körpers unter 35 °C fällt. Ein Absinken auf 30 °C kann tödlich sein. Bei Frost und kaltem Wind kann es außerdem zu Erfrierungen an den Extremitäten kommen, die dauerhafte Gewebeschäden zur Folge haben können. Die Höhenkrankheit, die ab 2500 m zum Risiko wird, kann zu Lungen- und Gehirnödemen und im Extremfall auch zum Tod führen.

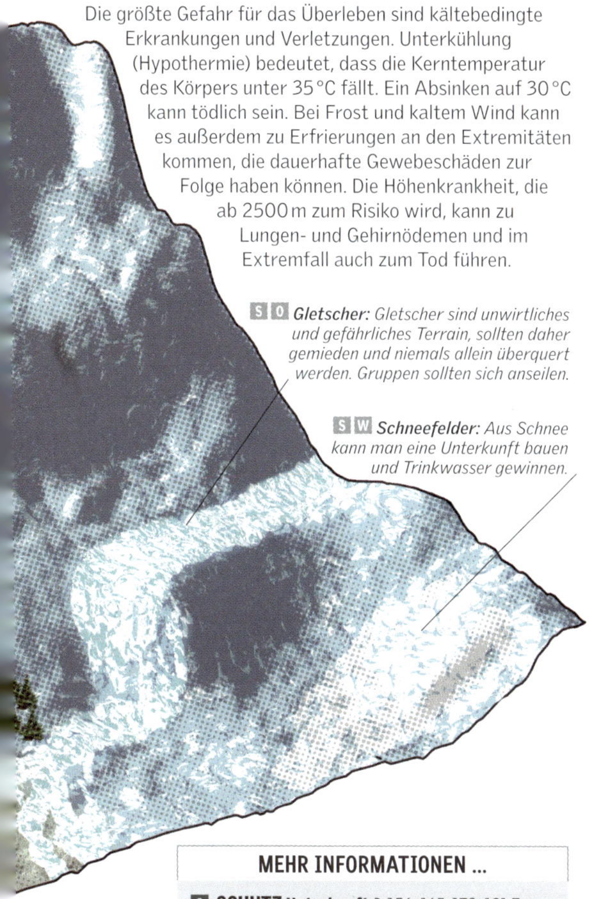

S O ***Gletscher:*** *Gletscher sind unwirtliches und gefährliches Terrain, sollten daher gemieden und niemals allein überquert werden. Gruppen sollten sich anseilen.*

S W ***Schneefelder:*** *Aus Schnee kann man eine Unterkunft bauen und Trinkwasser gewinnen.*

MEHR INFORMATIONEN ...

S SCHUTZ Unterkunft S. 156–165, 178–181 **Feuer** S. 118–133, 204–205 **Gefahren** S. 242–249, 300–301

O ORTUNG Navigation S. 66–77 **Fortbewegung** S. 90–91, 94–97 **Signale** S. 236–241

W WASSER Finden S. 188–191, 194–195 **Reinigen** S. 200–201

N NAHRUNG Pflanzen S. 206–207, 280–281, 286–287 **Tiere** S. 208–213, 216–223, 290–297

VORKOMMEN VON GEBIRGEN

Gebirge gibt es auf allen Kontinenten. Die größten Gebirgszüge sind der Himalaja und der Karakorum in Asien, die Anden in Südamerika, die Rocky Mountains in Nordamerika und die Alpen und die Pyrenäen in Europa.

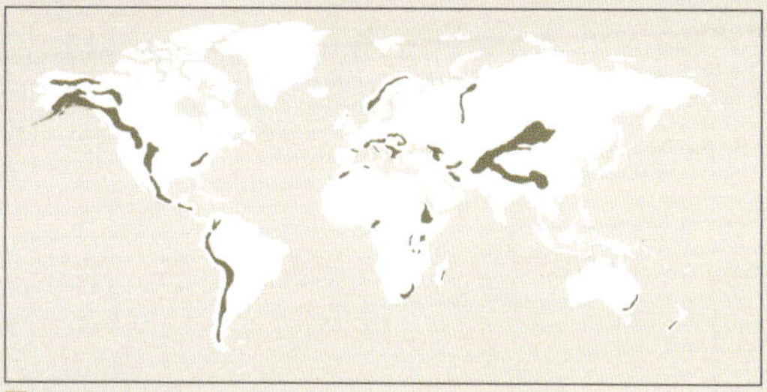

■ Gebirgszüge

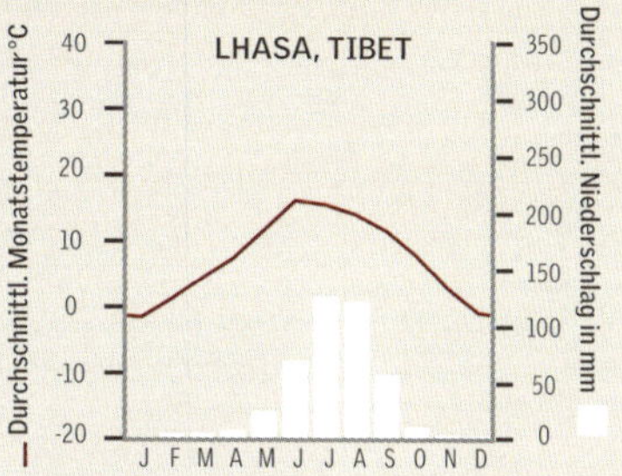

TYPISCHES KLIMA

Lhasa ist die Hauptstadt Tibets und liegt 3649 m hoch auf der tibetischen Hochebene, dem »Dach der Welt«. In dieser Höhe sind die Winter kalt und die Niederschlagsmengen recht gering, da Niederschläge meist als Schnee fallen, dessen Dichte 90 Prozent geringer ist als die von Regen.

BASISWISSEN

Die große Höhe und der niedrigere Sauerstoffgehalt der Luft fordern selbst einen trainierten Körper. Außerdem benötigt man im Gebirge spezielle Ausrüstung.

- Respektieren Sie die Natur und seien Sie vorsichtig – Berge verzeihen keinen Fehler und Rettungsaktionen sind schwierig.
- Planen Sie eine möglichst sichere Route und erstellen Sie einen Notfallplan (s. S. 24–25).
- Kleiden Sie sich nach dem Zwiebelprinzip (s. S. 46–47), um bei Bedarf Schichten an- oder ausziehen zu können.
- Tragen Sie eine Mütze und Handschuhe: ein Großteil der Körperwärme geht über den Kopf verloren und kalte Finger sind sehr hinderlich
- Binden Sie Unbenutztes (Mütze, Handschuhe u. Ä.) fest – ein verlorener Handschuh kann die Hand oder das Lebens kosten.
- Nehmen Sie eine Taschenlampe mit, falls Sie wegen eines Wetterumschwungs oder anderer Probleme bei Dunkelheit oder schlechter Sicht noch im Gebirge sind.
- Für den Fall, dass Sie übernachten müssen, sollten Sie zumindest Biwaksack und Schlafsack dabeihaben.
- Hören Sie den Lawinenbericht und führen Sie ein LVS-Gerät zur Verschüttetensuche mit sich.
- Schützen Sie Ihre Kleidung vor Schnee und Nässe.

WÜSTENREGIONEN

WÜSTEN BIETEN wegen ihrer Temperaturextreme und der Wasserknappheit schlechte Überlebensbedingungen. Die meisten Wüsten sind entweder heiß und trocken oder kalt und trocken. Die Jahresniederschlagsmengen liegen in der Regel bei unter 250 mm. Sowohl Hitzeerschöpfung als auch Unterkühlung drohen, und Trockenheit kann von flutartigen Überschwemmungen abgelöst werden. Kurz: In eine Wüstenregion sollte man sich nur nach sorgfältiger Vorbereitung wagen.

ACHTUNG!
In Wüsten leben zahlreiche Giftschlangen – in Ost- und Südafrika z. B. die Schwarze Mamba, die hochgiftig und durch ihre Angriffslust für Menschen besonders gefährlich ist.

MERKMALE

Die meisten Menschen stellen sich unter »Wüste« eine trockene Sandlandschaft unter sengender Sonne vor. Solche Wüsten gibt es auch, doch das Spektrum dieses Landschaftstyps ist viel größer und umfasst auch die Kälte- und Eiswüsten der Polar- und Hochgebirgsregionen sowie Salz-, Fels- und Steinwüsten mit Trockentälern (Wadis).

HEISSE, TROCKENE WÜSTEN

Tropische Wüsten und Wüsten der gemäßigten Zone sind gewöhnlich heiß und trocken, weil dort hohe Tagestemperaturen mit geringen Niederschlägen und hoher Verdunstung herrschen. Manchmal vergehen Monate oder sogar Jahre, bis es regnet – meist plötzlich und heftig. Der Regen läuft durch die Wadis (Trockentäler) sehr schnell ab oder verdunstet schon in der Luft bzw. beim Auftreffen auf dem heißen Boden. Weil kaum Wasser in den Grund sickert, müssen die wenigen vorhandenen Pflanzen jeden Tropfen sammeln und festhalten, z. B. über weit verzweigte Wurzelsysteme, wachsartige Blätter und wasserspeichernde Sprossachsen. Nachts, im Winter und in größerer Höhe können Fröste auftreten.

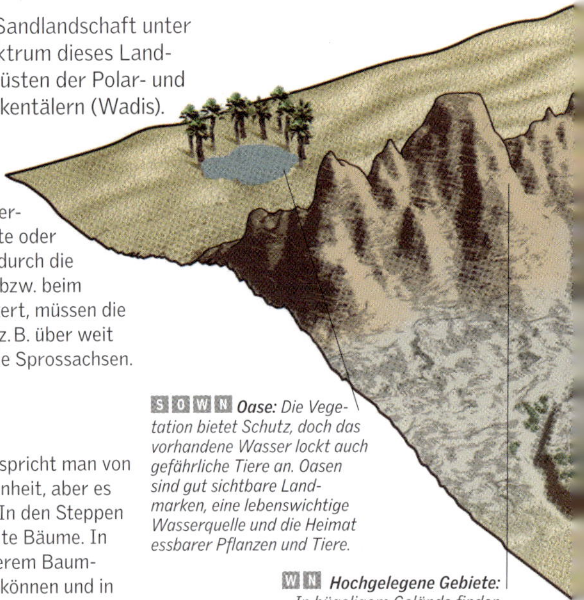

S O W N ***Oase:*** *Die Vegetation bietet Schutz, doch das vorhandene Wasser lockt auch gefährliche Tiere an. Oasen sind gut sichtbare Landmarken, eine lebenswichtige Wasserquelle und die Heimat essbarer Pflanzen und Tiere.*

W N ***Hochgelegene Gebiete:*** *In hügeligem Gelände finden sich oft Pfützen mit Regenwasser und essbare Tiere.*

STEPPEN UND SAVANNEN

Im Randbereich von Wüsten findet man häufig Steppen (in den Tropen spricht man von Savannen). Auch dort herrscht den größten Teil des Jahres über Trockenheit, aber es gibt eine Regenzeit, die für stärkere und vielfältigere Vegetation sorgt. In den Steppen der gemäßigten Zone wachsen Gräser, niedrige Sträucher und vereinzelte Bäume. In tropischen Savannen ist die Vegetation abwechslungsreicher, mit dichterem Baumbestand, Büschen und Gräsern, die in der Regenzeit recht hoch werden können und in der Trockenzeit verdorren. Es gibt viele Tiere, auch Raubtiere. In der Trockenzeit können sich Brände ausbreiten, die den Boden mit fruchtbarer Asche düngen.

VORKOMMEN VON WÜSTEN

Wüsten gibt es auf allen Kontinenten. Die größte Hitzewüste der Welt ist die Sahara in Nordafrika. Sie ist Teil eines Wüstenbandes, das sich durch den mittleren Osten bis nach Süd- und Zentralasien zieht.

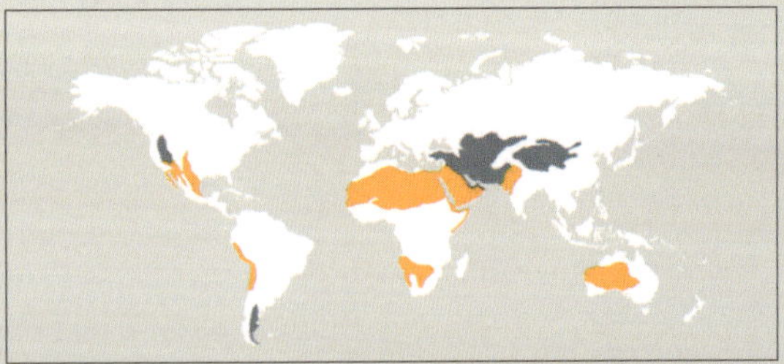

Hitzewüsten   Kältewüsten

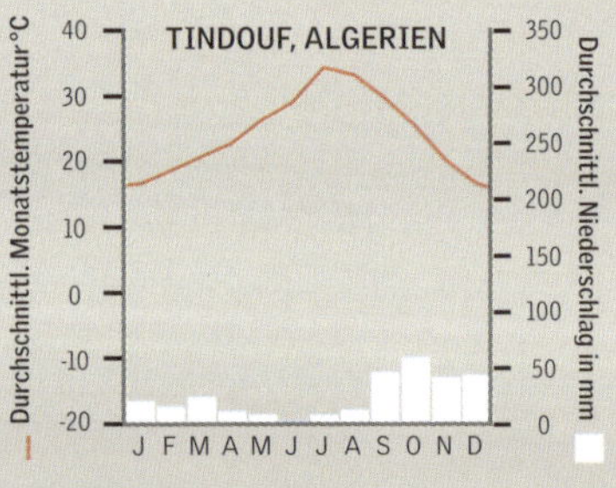

TYPISCHES KLIMA

Tindouf liegt im Herzen der Sahara und hat ein für Hitzewüsten typisches Klima: Es gibt praktisch keinen Regen; das Temperaturmaximum wird im Sommer erreicht.

ÜBERLEBEN IN WÜSTENREGIONEN

Extreme Temperaturen und der Mangel an natürlichen Ressourcen mindern die Überlebenschancen in der Wüste. Wasser und geschützte Plätze sind rar bis nicht vorhanden, essbare Pflanzen gibt es kaum. Wadis, Steppen und höhere Lagen sind günstiger. Zu den größten Gefahren zählen Dehydration und Hitzeerschöpfung (s. S. 272–273). In der afrikanischen Savanne leben große, gefährliche Säugetiere. Begegnungen mit Großkatzen, Flusspferden, Nashörnern, Elefanten und Krokodilen können tödlich enden.

S O W ***Sanddünen:*** *Kaum Schutz vor den Elementen, aber gute Sicht und gute Einsatzbedingungen für Ortungshilfen. Tierpfade und Vogelflugbahnen können zu Wasserstellen führen.*

S O ***Bergregionen:*** *Bergige Regionen sind kälter und mit Risiken behaftet, aber die Einsatzbedingungen für Ortungshilfen und Kommunikationstechnik sind gut.*

S ***Wadis:*** *An Stellen, wo sich nach Regenfällen Wasser sammelt, z. B. unter Felsüberhängen, wachsen oft Pflanzen, die Schutz bieten und Brennmaterial liefern. Hüten Sie sich in solchen Trockenflusstälern vor plötzlichen Fluten.*

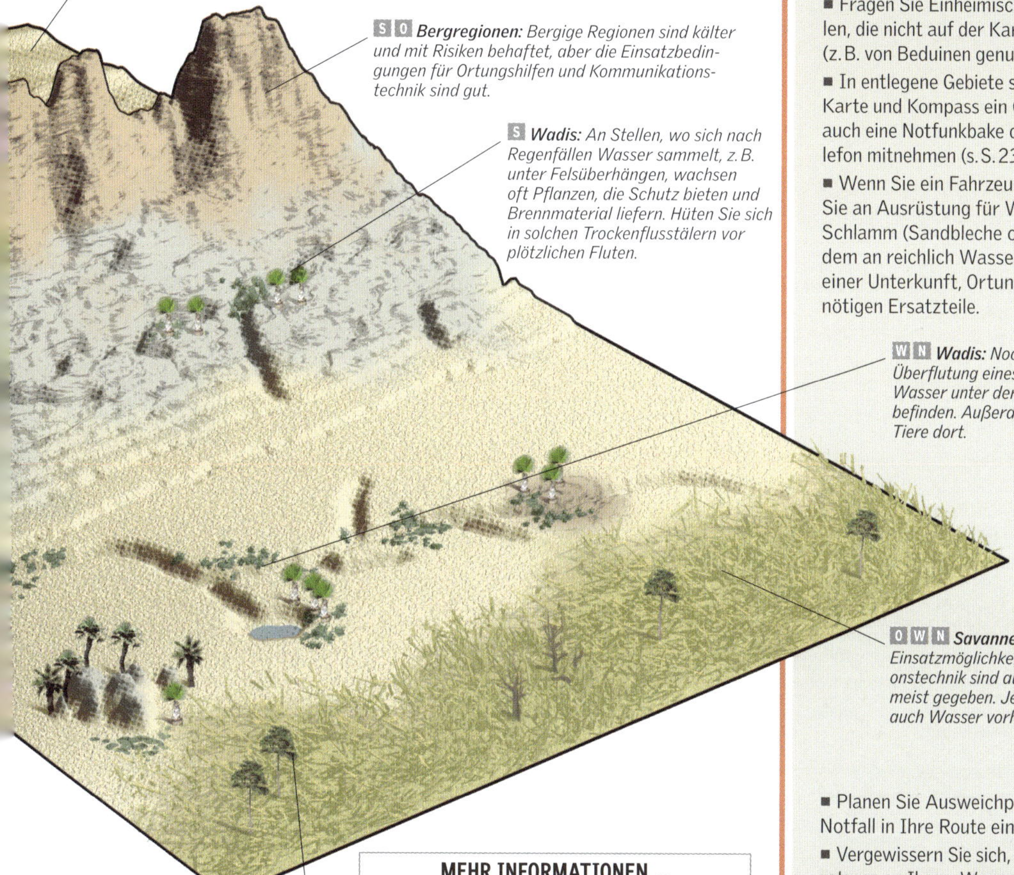

W N ***Wadis:*** *Noch lange nach der Überflutung eines Wadis kann sich Wasser unter der Bodenkruste befinden. Außerdem leben essbare Tiere dort.*

O W N ***Savanne:*** *Gute Sicht und Einsatzmöglichkeiten für Kommunikationstechnik sind außer in der Regenzeit meist gegeben. Je nach Jahreszeit ist auch Wasser vorhanden.*

S ***Savanne:*** *Die Savanne bietet kaum Schutz, aber in der Regenzeit Material für einen Unterschlupf. Hitzschlag und Dehydration sind tödliche Gefahren. Suchen Sie während der heißesten Stunden Schatten. Achten Sie dort aber auf Schlangen und Skorpione. Weitere Gefahren sind Großkatzen, andere große Säuger und nächtliche Tieraktivität.*

MEHR INFORMATIONEN ...

S **SCHUTZ Unterkunft** S. 156–161, 174–175 **Feuer** S. 118ff., 204f. **Gefahren** S. 242ff., 300ff.

O **ORTUNG Navigation** S. 66–77 **Fortbewegung** S. 100–101 **Signale** S. 236–241

W **WASSER Finden** S. 192–193 **Reinigen** S. 200–201

N **NAHRUNG Pflanzen** S. 206–207, 282–283 **Tiere** S. 216–221, 224–229, 292–295

BASISWISSEN

Überleben unter den extremen Bedingungen der Wüste ist ohne gründliche Vorbereitung unmöglich. Hier einige Tipps:

- Erstellen Sie einen Notfallplan und informieren Sie andere über Ihre Pläne, bevor Sie in eine Wüste aufbrechen (s. S. 24–25).
- Nehmen Sie genügend Wasser mit, außerdem Hilfsmittel, mit denen Sie Wasser aufspüren und aufbereiten können (Fernglas, Schläuche, Filterpumpe).
- Fragen Sie Einheimische nach Wasserquellen, die nicht auf der Karte verzeichnet sind (z. B. von Beduinen genutzte Brunnen).
- In entlegene Gebiete sollte man neben Karte und Kompass ein GPS-Gerät, eventuell auch eine Notfunkbake oder ein Satellitentelefon mitnehmen (s. S. 236–237).
- Wenn Sie ein Fahrzeug benutzen, denken Sie an Ausrüstung für Weichsand und Schlamm (Sandbleche oder Leitern), außerdem an reichlich Wasser, Material zum Bau einer Unterkunft, Ortungshilfen und alle nötigen Ersatzteile.
- Planen Sie Ausweichpunkte für den Notfall in Ihre Route ein.
- Vergewissern Sie sich, dass Sie Notreparaturen an Ihrem Wagen ausführen können.
- Fragen Sie Einheimische nach Gefahrenstellen wie unpassierbare Straßen, in die Irre führende Pfade und Weichsandzonen.
- Eine zur Bergung aus Weichsand benutzte Leiter am Heck festbinden, damit sie mitgezogen wird und eingeholt werden kann, sobald Sie festen Grund erreicht haben.
- Bleiben Sie im Falle einer Panne bei Ihrem Fahrzeug, solange dies sicher und machbar ist. Rettungskräfte werden zuerst nach Ihrem Wagen suchen.

KALTE REGIONEN

AUCH BEI SEHR NIEDRIGEN TEMPERATUREN ist ein Überleben möglich, solange es gelingt, die eigene Körperwärme zu konservieren. Die Polarregionen der Arktis und der Antarktis, die subpolare Tundra und Taiga sowie im Winter Teile der meisten temperierten Zonen können als kalte Regionen klassifiziert werden. Bei Nässe und Wind wird selbst mäßige Kälte schnell zur Bedrohung, weil das Risiko der Unterkühlung (Hypothermie) – die gefährlichste kältebedingte Erkrankung – steigt.

ACHTUNG!
Die Arktis ist die Heimat des Eisbärs, des größten Landraubtiers der Erde. Hungrige Eisbären greifen auch Menschen an – meist mit tödlichen Folgen.

MERKMALE

Neben den winterkalten Regionen der gemäßigten Zone zählen die eisbedeckten Polargebiete, die Tundra mit Permafrost (dauergefrorenem Boden), Sträuchern, Moosen und Flechten und die Taiga mit ihren ausgedehnten Nadelwäldern zu den kalten Regionen. Durch den Einfluss kalter Luftströme (s. S. 78–83) gehört fast die Hälfte der Landmasse der Nordhalbkugel zur polaren und subpolaren Zone. Auch Meeresströmungen und Höhe können Kälte bewirken.

POLARGEBIETE

Das Nordpolargebiet liegt im Nordpolarmeer und besteht daher größtenteils aus Meereis von veränderlicher Ausdehnung und Dicke. Weil fester Grund fehlt, ist schmelzendes Eis eine echte Gefahr. Die südliche Polarregion liegt über dem Kontinent Antarktika und umfasst das größte Eisschild der Erde. In beiden Regionen gibt es Schelfeis – Gletschereis, das sich ins Meer geschoben hat. Wenn die Ränder dieser Eisplatten abbrechen, entstehen Eisberge.

TUNDRA UND TAIGA

Auf den an die Polarregionen anschließenden Breitengraden liegen Tundrengebiete mit spärlicher, artenarmer Vegetation auf Permafrostböden. In der angrenzenden Taiga sind die Temperaturen hoch genug, um Nadelbäumen eine Lebensgrundlage zu bieten.

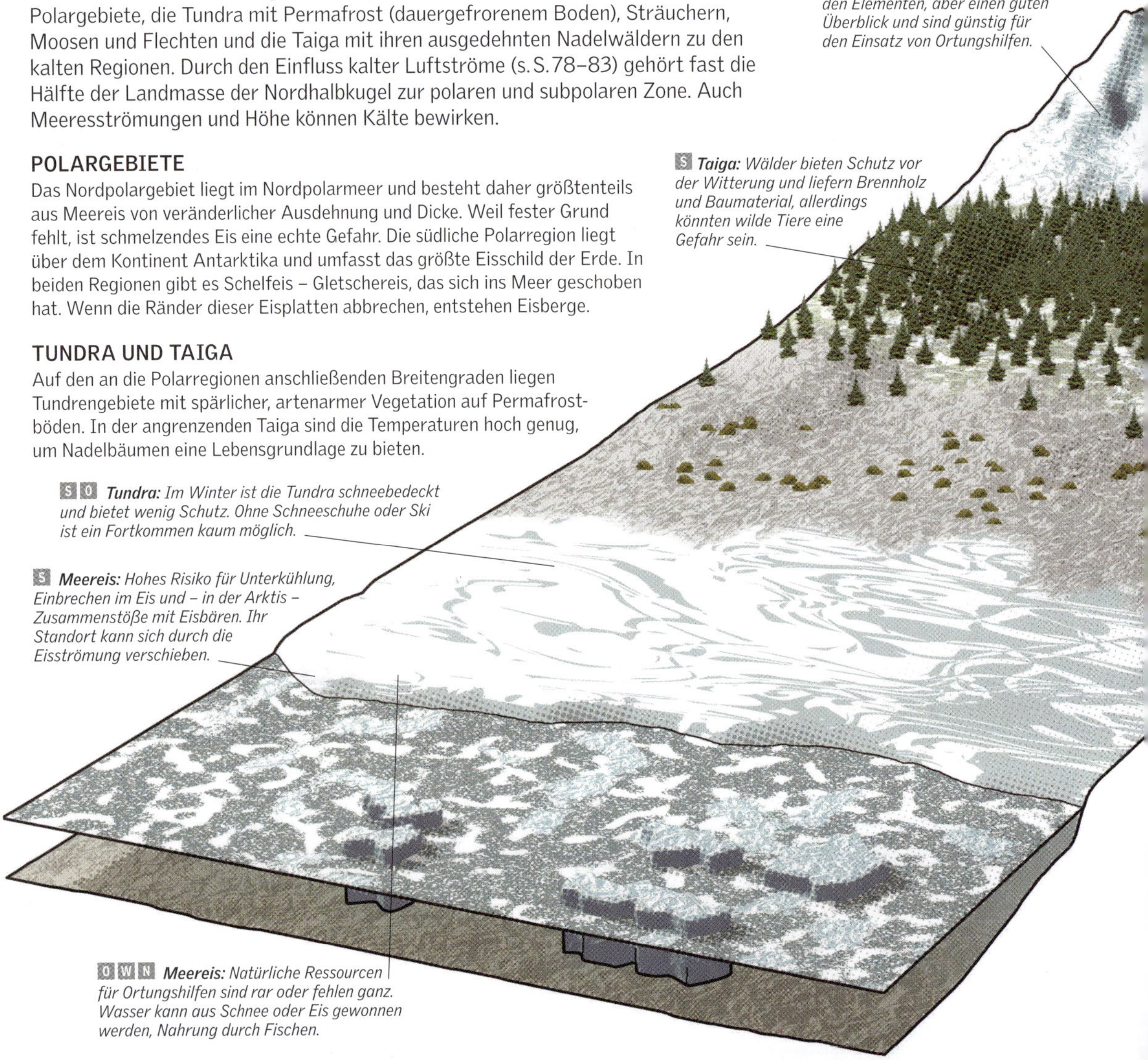

ÜBERLEBEN IN KALTEN REGIONEN

In kalten Regionen sind natürliche Ressourcen Mangelware – das bedeutet, dass Ihr Überleben wesentlich von Ihrer Ausrüstung und Ihren Vorräten abhängt. Zum Schutz vor der eisigen Kälte können Sie sich im Schnee eingraben. Brennmaterial ist in den Polarregionen und in der Tundra allerdings rar. Bessere Überlebensbedingungen bietet die Taiga, wo es genügend Brenn- und Bauholz, frisches Wasser und essbare Pflanzen und Tiere gibt. Die größten Gefahren sind Hypothermie (s. S. 272–273) und – in der Arktis – Eisbären.

GEFÄHRLICHER WÄRMEVERLUST

Den Wärmeverlust so gering wie möglich zu halten, ist eine wichtige Voraussetzung für das Überleben in der Kälte. Weil beim Schwitzen Körperwärme verloren geht, sollte jede Überanstrengung vermieden werden. Tragen Sie eine Kopfbedeckung und mehrere Schichten Kleidung, um die Wärme besser speichern zu können. Bei Kontakt der Haut mit einer kühleren Oberfläche verliert der Körper Wärme, besonders bei Nässe, weil Wasser Wärme 25-mal schneller leitet als Luft. Deshalb ist es wichtig, isolierende, wasserdichte Kleidung zu tragen. Wärme geht außerdem über die Atmung verloren, weil die kalte Luft in der Lunge angewärmt und befeuchtet werden muss. Bedecken Sie Nase und Mund mit Skimaske oder Schal, und halten Sie sich möglichst oft am Feuer oder im warmen Unterschlupf auf.

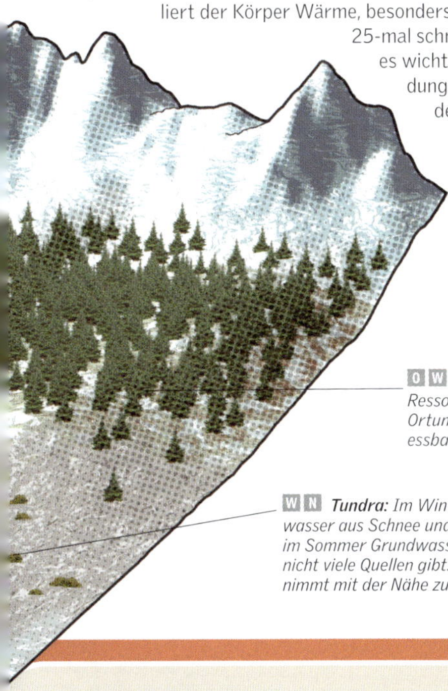

O W N *Taiga: Es gibt natürliche Ressourcen zur Herstellung von Ortungshilfen, Wasser sowie essbare Tiere und Pflanzen.*

W N *Tundra: Im Winter ist Schmelzwasser aus Schnee und Eis verfügbar, im Sommer Grundwasser, auch wenn es nicht viele Quellen gibt. Die Vegetation nimmt mit der Nähe zur Baumgrenze zu.*

BASISWISSEN

Die Hauptgefahren in kalter Umgebung sind Unterkühlung und Erfrierungen. Berücksichtigen Sie folgende Hinweise:

- Ziehen Sie mehrere Schichten Kleidung übereinander (s. S. 46–47), vermeiden Sie Überhitzung. Kleidung trocken halten.
- Kalte Hände nicht anhauchen, sondern unter den Achseln wärmen.
- Prüfen Sie exponierte Körperstellen (Gesicht, Zehen, Hände, Ohren) regelmäßig auf Anzeichen von Erfrierungen (s. S. 272).
- Schützen Sie sich so gut es geht vor Wind, besonders, wenn Sie sich bereits in einer kritischen Situation befinden.
- Sorgen Sie dafür, dass die Luftlöcher Ihres Unterschlupfs auch bei starkem Schneefall offen bleiben.
- Meiden Sie den Kontakt mit kaltem Boden, Schnee und Eis. Setzen Sie sich auf Ihren Rucksack oder bauen Sie sich aus Ästen eine Schlafplattform.
- Wenn Feuer Ihre Hauptwärmequelle ist, verdreifachen Sie den Materialvorrat – Sie brauchen über Nacht viel Holz.

MEHR INFORMATIONEN ...

S **SCHUTZ Unterkunft** S. 156–165, 178–179 **Feuer** S. 118–133, 204–205 **Gefahren** S. 242–249

O **ORTUNG Navigation** S. 66–67 **Fortbewegung** S. 94–97 **Signale** S. 236–241

W **WASSER Finden** S. 194–195 **Reinigen** S. 200–201

N **NAHRUNG Pflanzen** S. 206–207, 286–287 **Tiere** S. 208–213, 216–223, 290–291, 296–297

VORKOMMEN KALTER REGIONEN

Die arktischen und antarktischen Polargebiete sind die kältesten Regionen der Erde und befinden sich am weitesten entfernt vom Äquator. An die Polarregionen grenzt die Tundra an, in Nordeurasien und Nordamerika folgt auf die Tundra die Taiga.

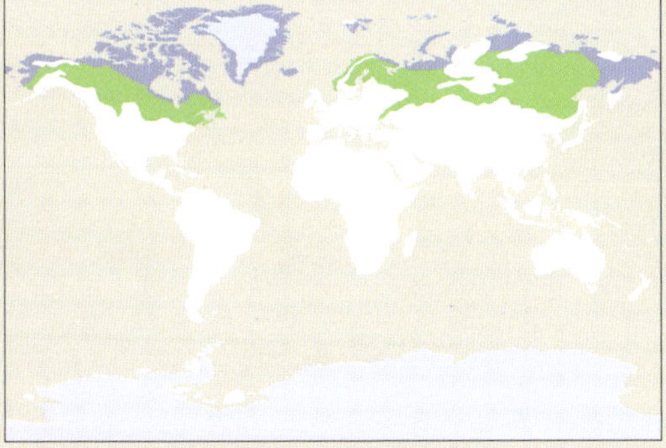

Polarregion · Tundra · Taiga

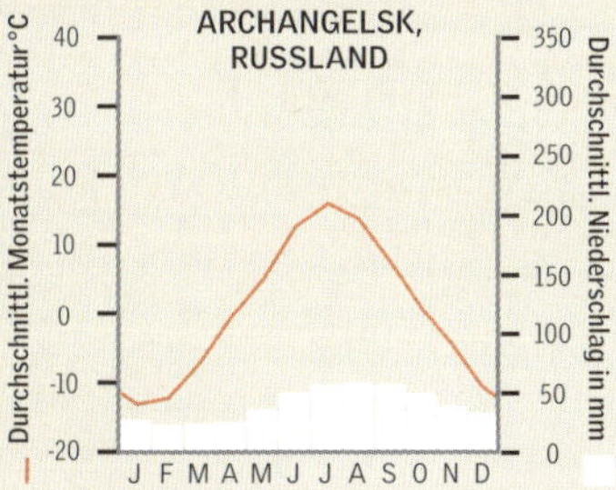

TYPISCHES KLIMA

Archangelsk ist eine russische Hafenstadt in der Taiga. Es gibt dort wenig Niederschläge und das halbe Jahr über herrschen Minusgrade.

MEERESREGIONEN

DAS MEER IST WOHL DIE UNWIRTLICHSTE UMGEBUNG, die es gibt, weil die wichtigste Voraussetzung für menschliches Leben fehlt – Trinkwasser. Etwa 70 Prozent der Erdoberfläche sind mit Salzwasser bedeckt: von den eisbedeckten, windgepeitschten Polarmeeren bis zu den warmen Meeren der Tropen. Hier entscheiden Winde und Strömungen über Ihr Fortkommen, es gibt wenig Schutz und praktisch keine natürlichen Ressourcen. Ihr Überleben hängt davon ab, dass Sie Land erreichen.

ACHTUNG!
Haie sind in allen Meeren vertreten. Es gibt Hunderte Arten, etwa 20 davon haben schon Menschen angegriffen. Zu den gefährlichsten Arten zählen der Weiße Hai, der Tigerhai und der Bullenhai.

MERKMALE

Zur Meeresregion gehören sowohl die küstennahen, bis zu 200 m tiefen Randzonen, in denen eine Vielzahl von Pflanzen und Tieren lebt, als auch der offene Ozean, der stellenweise eine Tiefe von über 10000 m erreicht.

GESCHÜTZTE KÜSTEN, OFFENES MEER

Die meisten tierischen und pflanzlichen Meeresbewohner leben an den Küsten. Die Küste selbst gliedert sich in einen Landbereich (Ufer und Gezeitenzonen) – und einen Wasserbereich (das Meer bis zum Rand des Festlandsockels). Die Landschaftsformen reichen von Sand-, Stein- und Kiesstränden über Dünen, Klippen, Flussmündungen und Watt bis zu Mangroven, Lagunen, Tangwäldern und Korallenriffen. Das offene Meer ist eine wesentlich kargere Umgebung. Dort wird Ihr Überleben von Ihrer Ausrüstung, Ihren Vorräten und Ihrem Einfallsreichtum abhängen.

AUF DEM MEER

Auf offener See müssen Sie sich mit allen möglichen Wetterverhältnissen von stechender Sonne bis zu kalten Winden mit hohem Seegang auseinandersetzen. Am schwierigsten sind die Bedingungen im Südpolarmeer, wo das ganze ahr über starke Winde wehen (»Roaring Forties« genannt) und sich im Winter viel Meereis bildet. Außerdem können schwere ahreszeitlich bedingte Stürme auftreten: Hurrikane im Karibischen Meer und im Golf von Mexiko, Taifune im Westpazifik. Im indischen und südostasiatischen Raum gibt es außerdem schwere Unwetter in der Monsunzeit.

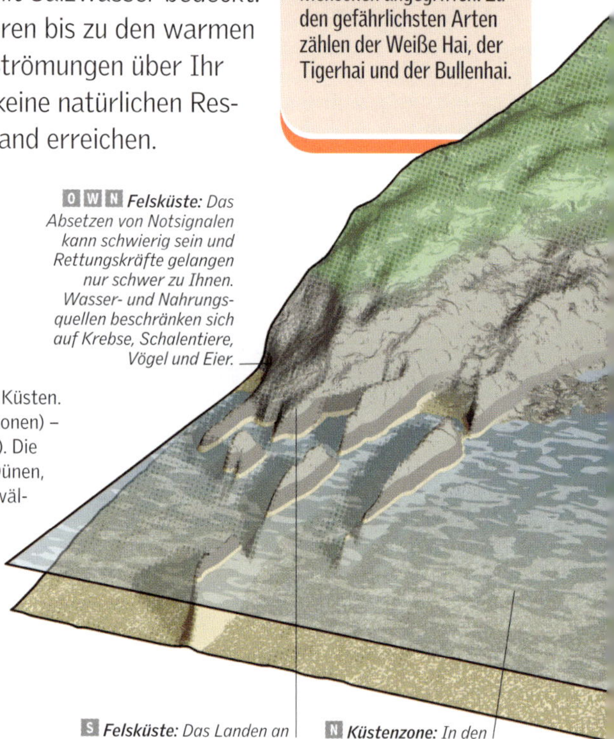

O W N ***Felsküste:*** *Das Absetzen von Notsignalen kann schwierig sein und Rettungskräfte gelangen nur schwer zu Ihnen. Wasser- und Nahrungsquellen beschränken sich auf Krebse, Schalentiere, Vögel und Eier.*

S ***Felsküste:*** *Das Landen an Felsküsten ist schwierig und mit Verletzungsrisiken verbunden. Felsen und glitschige Steine können das Fortkommen behindern oder unmöglich machen. Es gibt wenig Schutz vor den Elementen und den Gezeiten.*

N ***Küstenzone:*** *In den Uferbereichen und bis zu einer Wassertiefe von 200 m finden sich die meisten Pflanzen und Tiere.*

WINDE UND STRÖMUNGEN

Luft- und Meeresströmungen folgen bestimmten Mustern. Wenn Sie ungefähr wissen, wo Sie sind, können Sie berechnen, wo Sie hingetragen werden. Bei einer Drift von 1 Knoten kann ein Boot nach 24 Stunden 38 km von der letzten bekannten Position entfernt sein. Die seitliche Abdrift kann in Relation zur Windrichtung bis zu 35° betragen, d. h., das Suchgebiet erweitert sich schon in den ersten 24 Stunden auf mehr als 1000 km². Mithilfe günstiger Strömungen kann man schneller Richtung Land treiben.

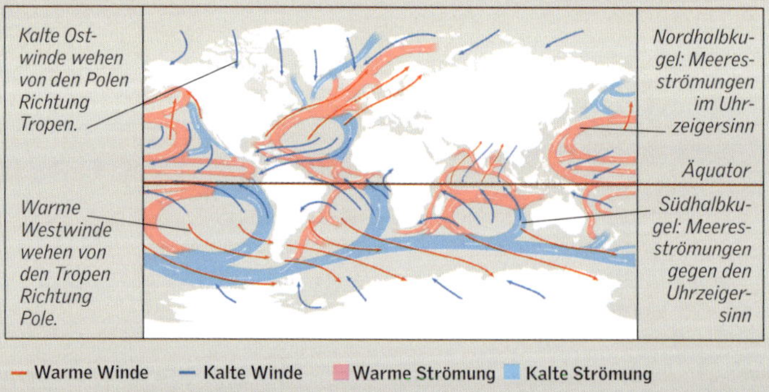
Kalte Ostwinde wehen von den Polen Richtung Tropen.
Warme Westwinde wehen von den Tropen Richtung Pole.
Nordhalbkugel: Meeresströmungen im Uhrzeigersinn
Äquator
Südhalbkugel: Meeresströmungen gegen den Uhrzeigersinn
Warme Winde
Kalte Winde
Warme Strömung
Kalte Strömung

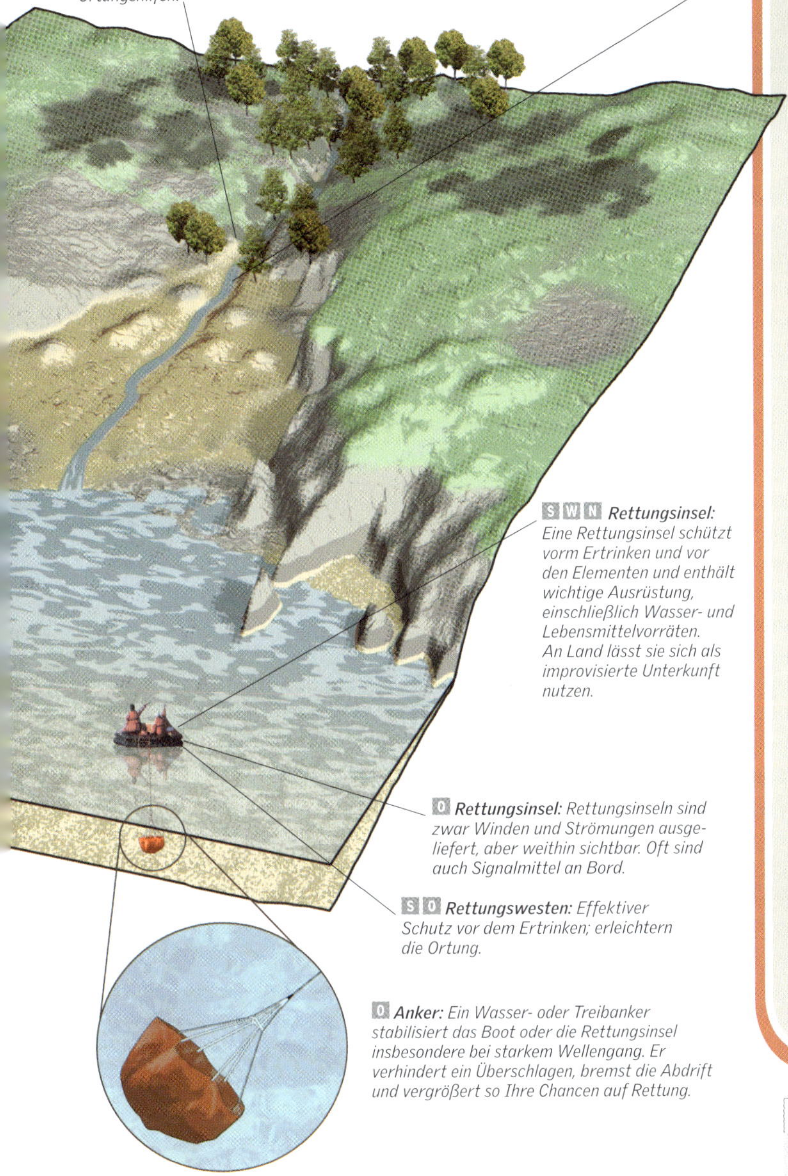

S O *Strand: Oberhalb der Flutlinie bieten Strände oft Schutz vor Wind und Regen sowie Material für den Bau von Unterkünften, zum Feuermachen und für improvisierte Ortungshilfen.*

W N *Bachlauf: Wasserläufe können Wasser zum Trinken, Kochen und Waschen liefern. Häufig findet man dort auch essbare Pflanzen und Tiere.*

S W N *Rettungsinsel: Eine Rettungsinsel schützt vorm Ertrinken und vor den Elementen und enthält wichtige Ausrüstung, einschließlich Wasser- und Lebensmittelvorräten. An Land lässt sie sich als improvisierte Unterkunft nutzen.*

O *Rettungsinsel: Rettungsinseln sind zwar Winden und Strömungen ausgeliefert, aber weithin sichtbar. Oft sind auch Signalmittel an Bord.*

S O *Rettungswesten: Effektiver Schutz vor dem Ertrinken; erleichtern die Ortung.*

O *Anker: Ein Wasser- oder Treibanker stabilisiert das Boot oder die Rettungsinsel insbesondere bei starkem Wellengang. Er verhindert ein Überschlagen, bremst die Abdrift und vergrößert so Ihre Chancen auf Rettung.*

ÜBERLEBEN AUF SEE

Weil es auf dem offenen Meer so gut wie keine natürlichen Ressourcen gibt, sind Sie auf Ausrüstung und Vorräte angewiesen. Gerade in kleinen Rettungsbooten kann Seekrankheit den Lebenswillen beeinträchtigen und zur Austrocknung führen. Bei der Wasserversorgung sind Sie auf Regen oder Entsalzungsgeräte angewiesen – das Trinken von Urin oder Meerwasser würde die Austrocknung beschleunigen. Ihre Rettungschancen steigen, wenn Sie Land oder einen Schifffahrtsweg erreichen.

BASISWISSEN

Ihre Überlebenschancen auf dem Meer stehen und fallen mit gründlicher Vorbereitung. Beherzigen Sie folgende Tipps:

- Packen Sie unbedingt die notwendige Survival-Ausrüstung ein. In anderen Umgebungen können Sie improvisieren, auf dem Meer ist dies nicht möglich.
- Nehmen Sie einen Überlebensanzug mit – er ist Schutz und Schwimmhilfe zugleich und hilft Rettungskräften, Sie zu orten.
- Sicherheitshalber sollten Sie stets eine Notfunkbake mit sich führen.
- Rüsten Sie sich mit Geräten zur Trinkwassergewinnung aus: z. B. einer Umkehrosmosepumpe, die Salzwasser in Trinkwasser verwandelt, einem Entsalzungsgerät, einer Solardestille und Regenauffanghilfen.
- Eine Notfalltasche mit Erste-Hilfe-Set, Umkehrosmosepumpe, Notfunkbake, Solardestille, Wasser, Signalmitteln und Angelausrüstung (s. S. 250) sollte stets zur Hand sein.
- Verlassen Sie ein sinkendes Schiff erst im letztmöglichen Moment und bleiben Sie in der Nähe, es sei denn, Ihre Sicherheit ist bedroht. Alles, was Ihnen einen größeren »Survival-Fußabdruck« verleiht, vergrößert auch Ihre Rettungschancen. Außerdem können Sie eventuell noch Vorräte vom Schiff holen.
- Wenn schnelle Rettung unwahrscheinlich ist, müssen Sie Ihre Wasservorräte rationieren. Prüfen Sie, wie viel Wasser Sie haben und wie viel Sie beschaffen oder gewinnen können, und schätzen Sie ab, wie hoch das Risiko ist, seekrank zu werden (führt zu Dehydration), und wie hoch Ihre Rettungschancen sind.
- Schützen Sie sich vor Sonne, Wind, Kälte, Hitze und Salz, so gut Sie können.
- Die See kann dem Lebenswillen vor allem bei schlechtem Wetter stärker zusetzen als jede andere Umgebung. Seekrankheit zehrt buchstäblich: man verliert Wasser, Energie und Motivation. Aus diesem Grund sollten Sie sofort mit der Einnahme von Medikamenten gegen Seekrankheit beginnen.

MEHR INFORMATIONEN ...

S **SCHUTZ Unterkunft** S. 156–161, 176–177 **Feuer** S. 118ff., 204f. **Gefahren** S. 250ff., 300ff.

O **ORTUNG Fortbewegung** S. 106–107 **Signale** S. 236–241

W **WASSER Finden** S. 196–197 **Reinigen** S. 200–201

N **NAHRUNG Pflanzen** S. 206–207, 288–289 **Tiere** S. 208–213, 224–229, 292–299

DIE RICHTIGE AUSRÜSTUNG

Die Auswahl der passenden Kleidung und Ausrüstung erfordert Überlegung und Sorgfalt, ob Sie sich für eine Expedition oder für eine Tagestour rüsten. Es wäre denkbar ungünstig, gerade dann, wenn Ihr Leben von Ihrer Ausrüstung abhängt, feststellen zu müssen, dass diese den Anforderungen nicht genügt.

Am besten gehen Sie zunächst von einem Worst-Case-Szenario aus: Überlegen Sie, was für Ihr Überleben unerlässlich wäre, wenn der schlimmste denkbare Fall einträte. Dies ist Ihre Kernausstattung, die Sie immer bei sich haben sollten. Sie besteht aus der unbedingt nötigen Kleidung, Ihrer Survival-Box und weiteren essenziellen Dingen, die sich am Gürtel befestigen lassen (s. S. 43, 61).

Anschließend überlegen Sie, welche weiteren Ausrüstungsgegenstände zwar nicht lebenswichtig, aber für eine gelungene Tour doch recht wesentlich sind: In diese Kategorie gehören z. B. Zelt, Schlafsack, Kochausrüstung, Proviant und etwas, worin Sie all das transportieren können. In diesem

In diesem Abschnitt ERFAHREN SIE ...

- was unbedingt **an den Mann** oder **an die Frau** gehört.
- warum **Teilen** bei Gruppentouren eine so nützliche **Tugend** ist.
- welcher **Rucksack** am besten zu Ihrem **Vorhaben** passt.
- warum Sie Ihre **Schuhe** schon zu Hause **einlaufen** sollten.
- wie man **schläft** wie eine **Mumie**.
- was **Studentenfutter** ist und wann Sie es **essen** sollten.

Stadium der Planung sollten Sie testen, ob die Ausrüstung in Ihren Rucksack passt und ob Sie diesen bequem tragen können.

Zum Schluss kann freier Platz für entbehrlichen »Luxus« wie eine selbstaufblasende Luftmatratze, Kissen, MP3-Player oder ein Buch genutzt werden. Prüfen Sie nochmals, ob Ihre Ausrüstung funktionstüchtig ist und ob Sie damit umgehen können. Wenn Sie verstehen, wie etwas funktioniert, können Sie leichter improvisieren, wenn es beschädigt wird oder verloren geht.

Mit jeder Tour wird Ihr Selbstvertrauen und Ihr Vertrauen in die Funktionalität Ihrer Ausrüstung steigen. Vielleicht finden Sie ja sogar Geschmack am Ultralight-Camping.

Ultralight-Camping bedeutet, das Gewicht der drei größten und schwersten Teile einer Tourausrüstung auf ein Minimum zu reduzieren. Standardzelt, Rucksack und Schlafsack wiegen zusammen normalerweise etwa 9 kg. Mit Ultralight-Ausrüstung lässt sich das Gewicht der »großen Drei« halbieren.

- Nehmen Sie statt eines normalen Zelts ein Biwakzelt und wählen Sie einen dünneren Schlafsack (dafür behalten Sie nachts Ihre Kleider an).
- Weil Zelt und Schlafsack weniger Platz benötigen, brauchen Sie einen kleineren Rucksack.

Mit weniger Ausrüstung unterwegs zu sein, gibt Ihnen mehr Freiheit, die Natur zu genießen. Ein leichterer Rucksack bedeutet, dass Sie sich weniger anstrengen müssen und längere Strecken schaffen. Ultraleicht-Wandern ist eine sichere Sache, wenn man den gesunden Menschenverstand einsetzt und bei seiner Ausrüstung keine Kompromisse eingeht. Tipp:

- Benutzen Sie einen extrem leichten Trockenbrennstoffkocher zum Kochen und Wassererhitzen.
- *Ein* Topf genügt zum Wasserkochen und zur Essenszubereitung.
- Naturmaterialien als »Matratze« nutzen.

» Es wäre denkbar **ungünstig**, gerade dann, wenn **Ihr Leben** von Ihrer Ausrüstung **abhängt**, feststellen zu müssen, dass diese den **Anforderungen** nicht genügt. «

AUSWAHL DER AUSRÜSTUNG

VORAUSSCHAUENDE PLANUNG ist nötig, wenn es um die Auswahl der Ausrüstung geht. Sie müssen Ihre persönlichen Bedürfnisse ebenso einschätzen wie die mutmaßlichen Klima- und Geländebedingungen und Ihre Transportkapazitäten. Mit guter Planung werden Sie für jede Situation bestmöglich ausgerüstet sein.

PACKEN

Zunächst müssen Sie Ihren Bedarf und die Möglichkeiten und Grenzen des gewählten Transportmittels (s. unten) gegeneinander abwägen. Anschließend müssen Sie Ihre Ausrüstung organisieren und Prioritäten setzen (s. gegenüberliegende Seite), damit alles zur Hand ist, was Sie benötigen, wenn Sie in eine kritische Situation geraten.

WICHTIGE PACK-TIPPS

- Was Sie als Erstes brauchen, packen Sie zuletzt in den Rucksack.
- Verstauen Sie alles, was Sie täglich benötigen, gut erreichbar in Seiten- oder Deckelfächern.
- Rollen Sie Gurte zusammen, damit Sie nirgends hängen bleiben.
- Benutzen Sie einen wasserdichten Innensack im Rucksack.
- Schließen Sie alle Fächer sorgfältig.
- Trocknen Sie nasse Ausrüstung bei der ersten Rast an der Luft.

PRIORITÄTEN SETZEN

Unabhängig davon, wie viel Ausrüstung Sie mitnehmen, sollten Sie sie entsprechend ihrer Bedeutung in einer Survival-Situation in drei Kategorien einteilen: unerlässliche, wichtige und weniger wichtige Ausrüstung. Es ist sehr unwahrscheinlich, dass Sie Ihre gesamte Ausrüstung ständig mit sich herumtragen, und in einer Notsituation fehlt Ihnen möglicherweise die Zeit, alles zusammenzupacken. Setzen Sie schon jetzt Prioritäten, dann haben Sie alle wichtigen Gegenstände am Körper oder in greifbarer Nähe, wenn es auf jede Sekunde ankommt.

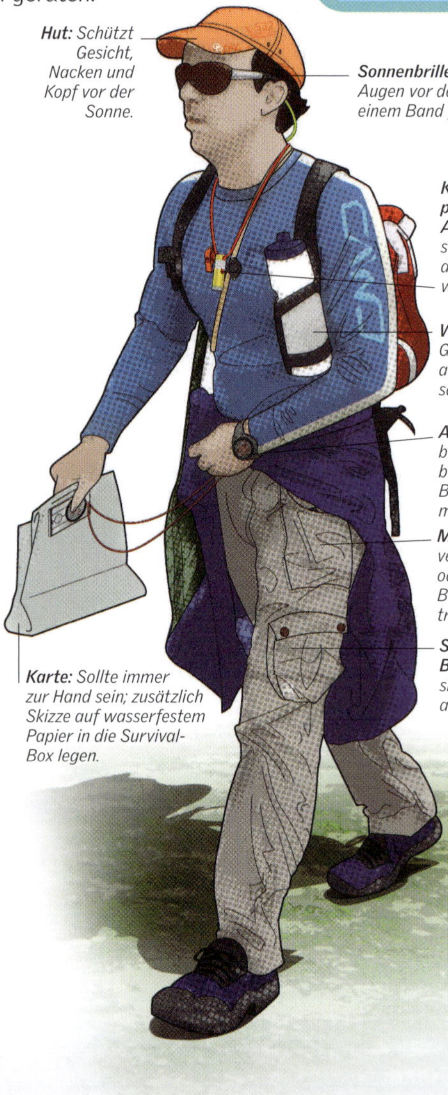

Hut: *Schützt Gesicht, Nacken und Kopf vor der Sonne.*

Sonnenbrille: *Schützt die Augen vor der Sonne; sollte mit einem Band gesichert werden.*

Kompass, Trillerpfeife, Lampe, Anzünder: *Wichtig, sollten am Band um den Hals getragen werden.*

Wasserflasche: *Gut zugänglich am Tagesrucksack befestigen.*

Armbanduhr: *Am besten mit eingebautem Kompass und Barometer/Höhenmesser.*

Mobiltelefon: *In verschlossener Tasche oder wasserdichtem Beutel um den Hals tragen.*

Survival-Box: *In einer sicheren Tasche aufbewahren.*

Karte: *Sollte immer zur Hand sein; zusätzlich Skizze auf wasserfestem Papier in die Survival-Box legen.*

SO WIRD'S LEICHTER

Wer zu Fuß unterwegs ist, sollte alles daransetzen, Gewicht und Volumen seiner Ausrüstung zu reduzieren. Je größer und schwerer Ihr Rucksack, desto anstrengender werden Sie die Tour finden. Selbst wenn Sie nur das Allernötigste mitzunehmen planen, können Sie sich das Leben unterwegs noch ein wenig leichter und angenehmer machen, indem Sie von den drei größten Packstücken – Zelt, Schlafsack und Rucksack – möglichst leichte Varianten einpacken. Statt eines normalen Zelts könnten Sie ein Biwakzelt oder ein Tarp mitnehmen. Es gibt Schlafsäcke, die nicht mehr als 900 g wiegen, und Rucksackmodelle mit sehr leichten Gestellen.

UNERLÄSSLICHE AUSRÜSTUNG

Unerlässlich ist all das, was Sie unbedingt zum Überleben brauchen (s. rechts). Wenn etwas schiefgeht und Sie Ihr Gepäck zurücklassen müssen, um sich selbst in Sicherheit zu bringen, haben Sie nur noch das, was Sie am Leib tragen. Zur unerlässlichen Ausrüstung zählen also die wichtigsten Kleidungsstücke und sämtliche Hilfsmittel, die Sie zur Navigation und für Ihre Sicherheit benötigen: z. B. Fahrtenmesser, Zündstahl und Gürteltasche (s. S. 60–61). Sie müssen die Risiken Ihrer Lage einschätzen und Ihre Notfallausrüstung entsprechend anpassen, wenn sich die Bedingungen ändern – das kann täglich der Fall sein. Seien Sie sich darüber im Klaren, dass ein Kleidungsstück, das Sie ausziehen und in den Rucksack packen, nicht mehr Teil der Notfallausrüstung ist.

WICHTIGE AUSRÜSTUNG

Wichtig ist alles, was man für seine Sicherheit unter normalen Umständen täglich benötigt. Wichtige Ausrüstungsgegenstände können in einen kleinen Tagesrucksack oder in Gürteltaschen gepackt werden. Ein Kletterer könnte z. B. vor der Bezwingung eines Gipfels beschließen, seine weniger wichtige Ausrüstung zurückzulassen, um schneller und leichter voranzukommen. Seine Sicherheit ist gewährleistet, solange er die wichtige Ausrüstung noch bei sich hat. Unter diese Kategorie fallen z. B.:

- Kleidung zum Wechseln, Biwaksack und Seile
- Notproviant und Erste-Hilfe-Set (s. S. 260)
- Trockenbrennstoffkocher (s. S. 58–59) und Zutaten für heiße Getränke
- Streichholzloses Feuerset (s. S. 118) und Metallbecher
- Tragbares Solar-Ladegerät/Powerbank

HANDY

Obwohl es kein Ersatz für Wissen und Erfahrung ist, kann ein Handy das wichtigste Teil Ihrer Ausrüstung sein. Es ist sehr nützlich, wenn es Empfang und einen vollen Akku hat, was beides nachlassen kann. Ein Solar-Ladegerät kann die Akkulaufzeit verlängern; selbst ohne Empfang kann ein Handy hilfreich sein.

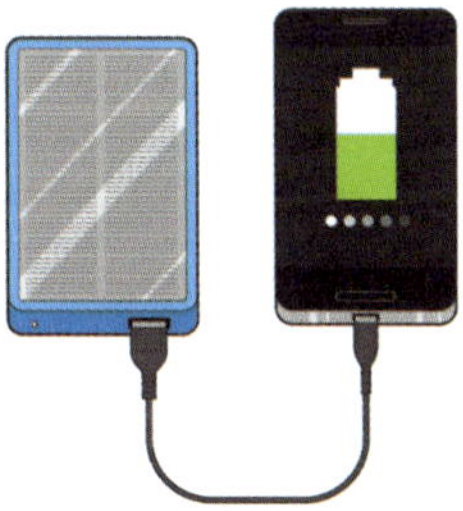

HANDY-EINSATZMÖGLICHKEITEN	
MIT EMPFANG	■ Jemanden kontaktieren, der helfen kann – durch Anruf, Textnachricht, Social Media oder eine App. ■ Via GPS eine sichere Route planen oder Ihren Standort mit anderen teilen. ■ In Echtzeit Informationen wie Wetterprognosen oder lokale Nachrichten erhalten.
OHNE EMPFANG	■ Bereits heruntergeladene Landkarten ansehen ■ Kompass oder Taschenlampe verwenden ■ Bereits heruntergeladene Survival-Apps verwenden ■ Musik oder Podcasts anhören (Dies kann in einer stressigen Situation beruhigen oder das Gefühl der Isolation verringern.)

LED-LAMPEN

Eine Taschenlampe gehört zur unerlässlichen Ausrüstung, auch wenn Sie eigentlich nicht planen, im Dunkeln unterwegs zu sein. Moderne LED-Lampen sind klein, leicht, leuchtstark und sehr effizient. Wählen Sie ein Stirnlampenmodell, damit Sie die Hände frei haben, und befestigen Sie Ersatzbatterien griffbereit am Stirnband. Legen Sie außerdem zwei Mini-LED-Lampen in Ihre Survival-Box (s. S. 60–61).

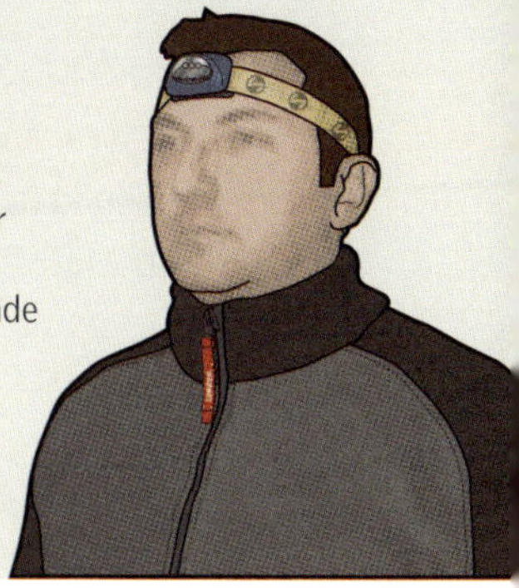

WENIGER WICHTIGE AUSRÜSTUNG

Zur dritten Ausrüstungskategorie gehört all das, was Sie brauchen, um langfristig zu überleben und arbeitsfähig zu bleiben. Wie umfangreich dieser Teil Ihrer Ausrüstung ausfällt, hängt von Ihren Transportmöglichkeiten ab. Als weniger wichtige Ausrüstung gelten z. B.:

- Zelt oder Tarp
- Kocher und Kochgeschirr
- Rucksack
- Lebensmittel
- Schlafsack und Isomatte
- Größere Wasser- oder Flüssigkeitsbehälter
- Wasch- und Körperpflegeutensilien

ZUSÄTZLICHE INFORMATION

Bewahren Sie Ihr Mobiltelefon so sicher wie möglich auf. Schützen Sie es mit einer Hülle in einer hellen, auffälligen Farbe, sodass Sie es einfach finden können, wenn Sie es verloren haben. Verwenden Sie ein wasserdichtes Etui oder einen verschließbaren Plastikbeutel, um Ihr Handy trocken zu halten. Falls Ihr Handy kaputt geht, werfen Sie es nicht weg, da es immer noch viele Einsatzmöglichkeiten gibt:

- Der Akku kann kurzgeschlossen werden, indem Sie einen dünnen Draht über beide Pole legen (s. S. 126). Dadurch entstehen Funken, die ein Feuer entfachen können.
- Reflektierende Teile des Handys können als Signalspiegel benutzt werden.
- Sie können den magnetischen Teil des Lautsprechers benutzen, um Metallteile zu magnetisieren und einen Kompass zu improvisieren (s. S. 74–75).
- Die Kante der Platine kann an einem Felsen geschliffen werden, um eine Schneidekante oder eine Waffe zu formen.

DER PASSENDE RUCKSACK

EIN RUCKSACK SOLL Wanderern das bequeme Tragen auch größerer Lasten ermöglichen. Rucksäcke werden aus verschiedenen, meist wasserdichten Materialien hergestellt. Trotzdem sollten Sie immer zusätzlich einen wasserdichten Innensack benutzen, denn in einer Survival-Situation sind ein nasser Schlafsack und nasse Ersatzkleidung nutzlos.

NUR DAS NÖTIGSTE MITNEHMEN
Egal, wie groß Ihr Rucksack ist: Sie müssen ihn tragen. In einer Gruppe kann vieles geteilt bzw. Ausrüstung auch gemeinsam genutzt werden. So benötigt eine Verergruppe z. B. nur eine statt vier Tuben Zahnpasta.

WAS BRAUCHEN SIE?

Welches Rucksackmodell sich für Sie und Ihr Vorhaben eignet, hängt von einer Vielzahl von Faktoren ab: Wie lange dauert Ihre Tour? Wie viel *wollen* Sie mitnehmen? Welche Ausrüstung *müssen* Sie mit sich führen? Die Antworten auf diese Fragen entscheiden über das benötigte Packvolumen. Es gibt Tagesrucksäcke, die 30 Liter fassen, und Tourenmodelle mit einem Volumen von 80 Litern und mehr.

RUCKSACKGESTELLE

Bei mittelgroßen bis großen Rucksäcken kann man zwischen Modellen mit Außengestell und mit integriertem Gestell wählen.

INTEGRIERTE GESTELLE

Rucksäcke mit integriertem Gestell sind schmaler und meist auch höher als Modelle mit Außengestell. Sie haben ein oder zwei Innenfächer und wenige Außentaschen. Der Rahmen ist in den Rucksack integriert und besteht aus Metallstreben oder -schienen bzw. (zusätzlichen) Kunststoff- oder Karbonplatten. Der Umfang lässt sich mithilfe von Kompressionsriemen verringern. So kann das Gepäck nicht verrutschen und Sie aus dem Gleichgewicht bringen.

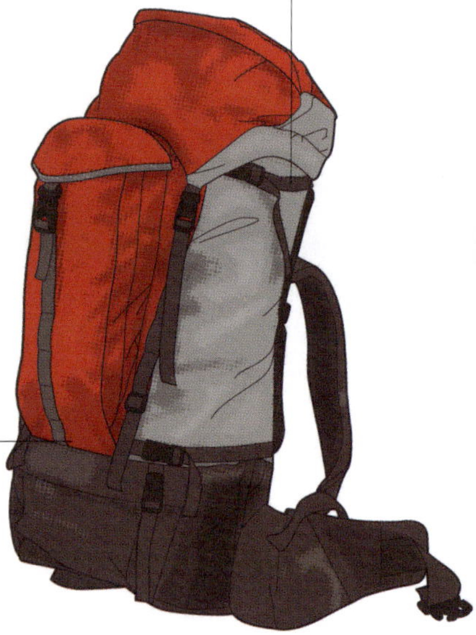

Mit Kompressionsriemen lässt sich der Inhalt komprimieren und fixieren.
Leicht zugängliches Zusatzfach, z. B. für Regenkleidung

TAGESRUCKSACK

Auch auf einer Tagestour kann man in Schwierigkeiten kommen, z. B., weil die nötige Wetterschutzausrüstung fehlt. Ein Tagesrucksack (auch »Daypack« genannt) fasst alles Wichtige wie Proviant, Wasser, Karten, Kompass und warme Kleidung bzw. Regenschutz.

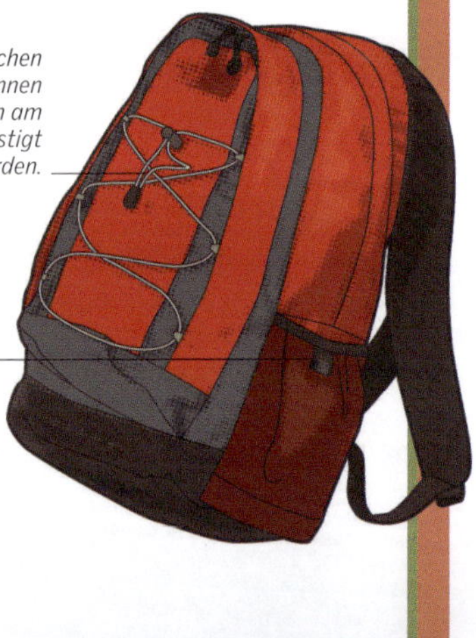

Mit elastischen Zugbändern können Dinge außen am Rucksack befestigt werden.
In der Seitentasche ist Platz für eine Wasserflasche.

AUSSENGESTELLE

Bei Außengestell-Modellen ist ein Packsack auf einem meist aus Aluminium gefertigten Gestänge befestigt. Rucksäcke mit Außengestell eignen sich besonders für schwere Lasten, weil sie gerade auf den Hüften sitzen, und für heiße Regionen, weil die Luft besser zwischen Rücken und Rucksack zirkulieren kann. Rucksäcke mit Außengestell haben meist viele Außentaschen, sodass Sie Ihr Gepäck besser organisieren können. Sie finden Benötigtes leichter und müssen nicht den ganzen Rucksack auspacken. Mit Brust- und Hüftgurten kann der Rucksack individuell angepasst werden.

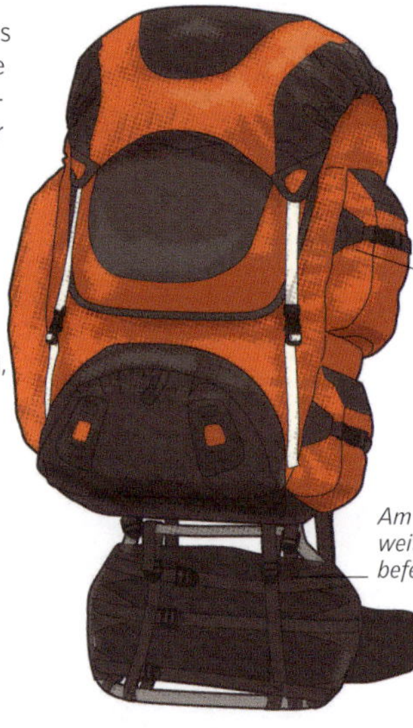

Außentaschen bieten zusätzlichen Stauraum.
Am Gestell können weitere Gegenstände befestigt werden.

ANPASSEN EINES RUCKSACKS

Wenn Sie den passenden Rucksack gefunden haben, müssen Sie ihn so einstellen, dass er gut sitzt. Dafür brauchen Sie einen Helfer. Hier finden Sie einige Tipps, die Ihnen das Tragen Ihres Rucksacks so bequem wie möglich machen sollen.

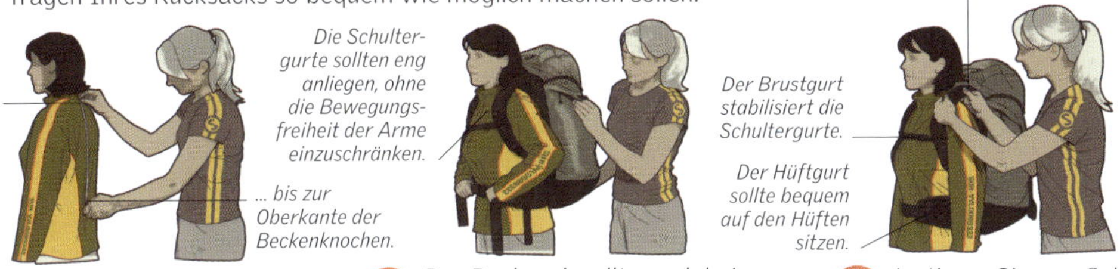
Man misst vom Dornfortsatz des 7. Halswirbels ...
... bis zur Oberkante der Beckenknochen.
Die Schultergurte sollten eng anliegen, ohne die Bewegungsfreiheit der Arme einzuschränken.
Der Brustgurt stabilisiert die Schultergurte.
Der Hüftgurt sollte bequem auf den Hüften sitzen.
Durch Anziehen der Lagekontrollriemen verlagern Sie mehr Gewicht auf die Schultern.

1 Vermessen Sie zunächst Ihren Rücken und wählen Sie ein für Ihre Rückenlänge passendes Modell.

2 Der Rucksack sollte auch bei weiteren Kleidungsschichten noch bequem sitzen.

3 Justieren Sie zum Schluss Hüftgurt und Schultergurte für den perfekten Sitz.

RICHTIG PACKEN

Was zuerst gebraucht wird, sollte immer zuletzt in den Rucksack wandern. Schwere Gegenstände nah am Rücken unterbringen, damit der Rucksack nicht nach hinten gezogen wird.

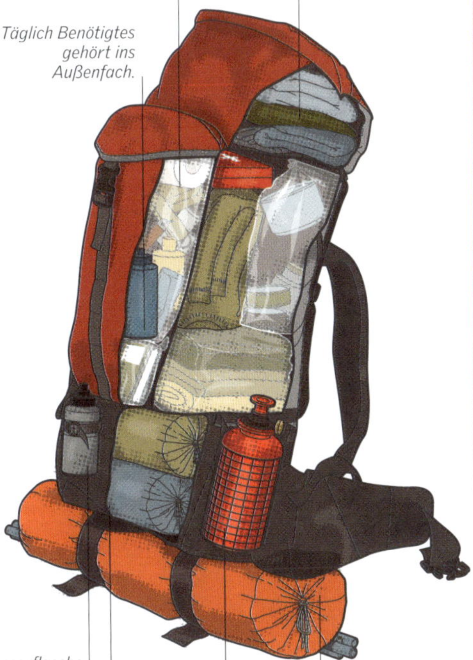
Stoffbeutel für persönlichen Kleinkram
Regenkleidung gehört ins Deckelfach.
Täglich Benötigtes gehört ins Außenfach.
'asserflasche aufrecht und griffbereit befestigen
Schlafsack und Isomatte ins Bodenfach packen
Wasserreserven in Außentaschen verstauen
Das Zelt kann am Boden festgeschnallt werden.

BAU EINES TRAGEGESTELLS

Wenn Sie in eine Notsituation geraten, kann ein Gestell zum Transport der Ausrüstung eine große Hilfe sein. Sie brauchen dafür nur ein Messer, einen gegabelten Ast, Schnur und ein Stück Plane.

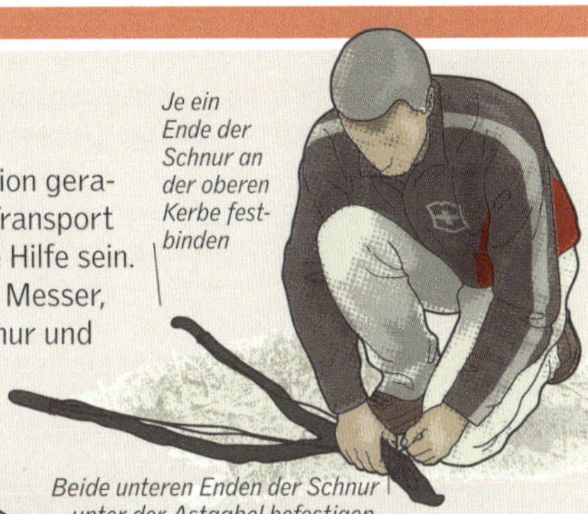
Je ein Ende der Schnur an der oberen Kerbe festbinden
Beide unteren Enden der Schnur unter der Astgabel befestigen.

1 Schneiden Sie einen leichten Ast etwa 30 cm unterhalb und 1 m oberhalb der Gabelung ab.

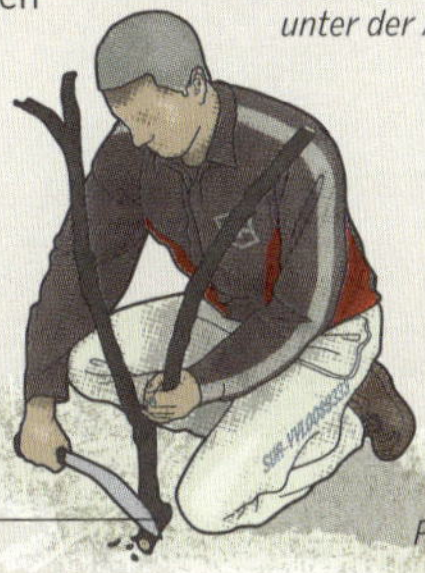
Störende Astknoten entfernen

2 Schnitzen Sie Kerben in alle drei Arme. Binden Sie doppelt gelegte Schnur als Schultergurte an den Kerben fest.

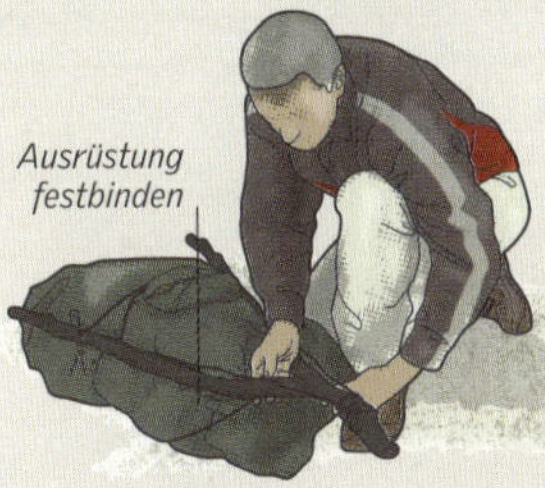
Ausrüstung festbinden

3 Schlagen Sie Ihre Ausrüstung in eine Plane oder ein Regencape ein und binden Sie sie möglichst weit oben am Gestell fest.

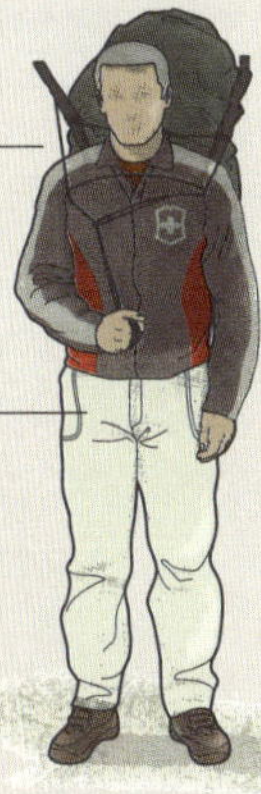
Prüfen Sie, ob das Gepäck richtig festgebunden ist.
Schulterriemen von den Schultern wegziehen, damit sie nicht scheuern.

4 Obwohl ein solcher Behelfsrucksack recht stabil ist, sollten Sie ihn nicht überladen.

DIE RICHTIGE KLEIDUNG

MODERNE OUTDOOR-KLEIDUNG besteht aus High-Tech-Fasern und genügt höchsten Ansprüchen. Dank neuartiger Materialien und innovativer Macharten ist Outdoor-Bekleidung heute extrem leicht, strapazierfähig und vielseitig. Kombinieren Sie Materialien und Kleidungsstücke entsprechend den Wetterverhältnissen.

DIE KÖRPERWÄRME REGULIEREN
Ziehen Sie sich nicht zu dick an. Wenn Sie schwitzen, sind Sie bei einem plötzlichen Temperaturwechsel anfällig für Unterkühlung. Halten Sie Ihre Körpertemperatur mithilfe des Zwiebelprinzips konstant.

DAS ZWIEBELPRINZIP

Das Schicht- oder Zwiebelprinzip ist simpel: Mehrere dünne Schichten sind besser als eine dicke. Indem Sie einzelne Schichten an- oder ablegen, können Sie Ihre Körpertemperatur leicht regulieren. Geben Sie gut isolierenden Materialien wie Wolle, Fleece, Mikrofaser und Daunen den Vorzug.

SO FUNKTIONIERT ES

Das Schicht- oder Zwiebelprinzip ist deshalb so effektiv, weil zwischen den einzelnen Lagen Luft gespeichert wird, die den Körper warm hält. In der richtigen Reihenfolge übereinander gezogen, leiten die Schichten Schweiß von der Haut weg, halten Feuchtigkeit von außen ab und isolieren gegen Kälte. Saugfähige Materialien eignen sich für Hitze wie für Kälte.

SCHICHT FÜR SCHICHT

Die oberste (äußere) Schicht lässt Regenwasser abperlen, die unterste Schicht leitet den Schweiß nach außen ab. Die mittleren Schichten halten den Körper warm.

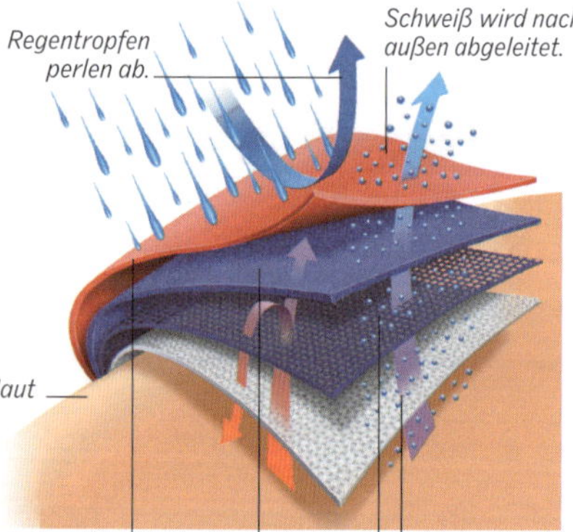

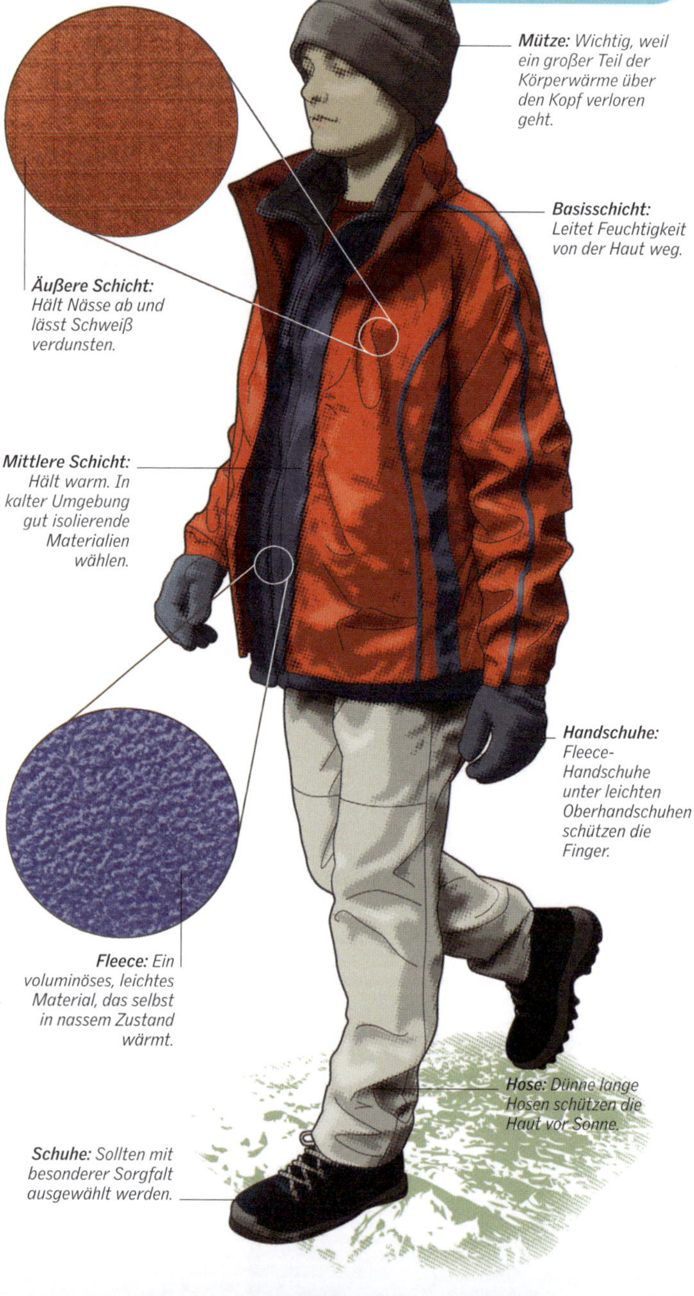

KLEIDUNG BEI HITZE

Es ist wichtig, den Körper bei Hitze kühl zu halten, um Hitzeerschöpfung und Hitzschlag (s. S. 272) vorzubeugen. Ein Übermaß an Sonne kann zu Sonnenbrand und Dehydration führen. Hitzeausschlag verschlimmert sich, wenn der Schweiß nicht verdunsten kann. Atmungsaktive Kleidung hält Sie kühl und schützt vor der Sonne. Trinken Sie genug und tragen Sie eine Kopfbedeckung.

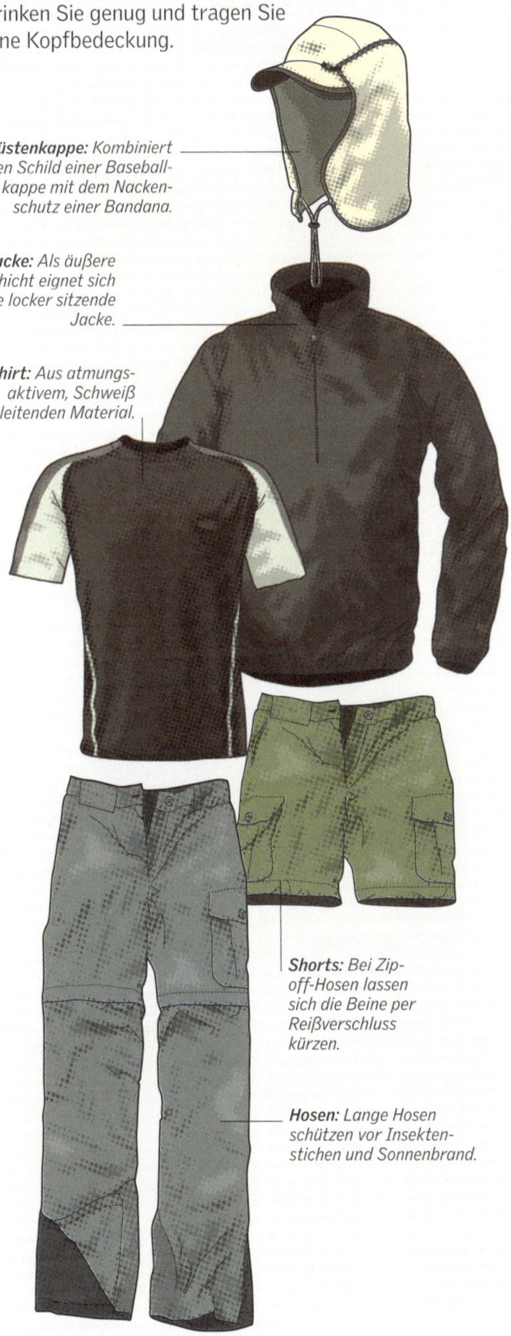
Wüstenkappe: *Kombiniert den Schild einer Baseballkappe mit dem Nackenschutz einer Bandana.*
Jacke: *Als äußere Schicht eignet sich eine locker sitzende Jacke.*
T-Shirt: *Aus atmungsaktivem, Schweiß ableitenden Material.*
Shorts: *Bei Zip-off-Hosen lassen sich die Beine per Reißverschluss kürzen.*
Hosen: *Lange Hosen schützen vor Insektenstichen und Sonnenbrand.*

KLEIDUNG BEI KÄLTE

In kalter Umgebung bewährt sich das Zwiebelprinzip besonders: Wählen Sie eine leichte Basisschicht aus Materialien, die Feuchtigkeit von der Haut wegleiten, mehrere Schichten warme, isolierende Kleidung und eine wind- und wasserdichte äußere Schicht. Durch An- oder Ausziehen einzelner Kleidungsstücke können Sie Ihre Körpertemperatur konstant halten. Vermeiden Sie es, ins Schwitzen zu kommen.

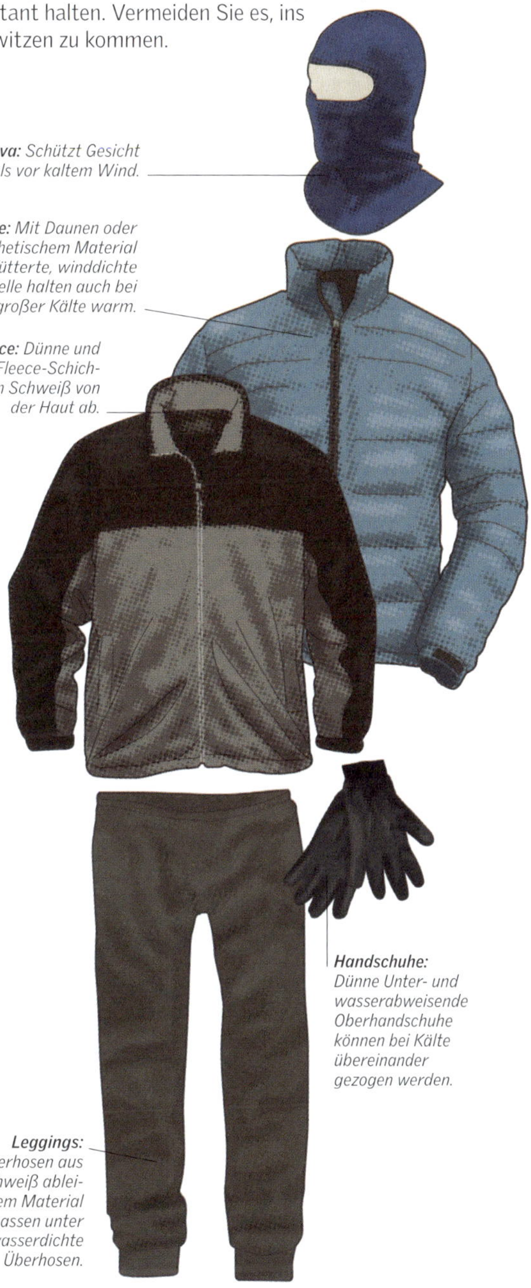
Balaklava: *Schützt Gesicht und Hals vor kaltem Wind.*
Jacke: *Mit Daunen oder synthetischem Material gefütterte, winddichte Modelle halten auch bei großer Kälte warm.*
Fleece: *Dünne und dickere Fleece-Schichten leiten Schweiß von der Haut ab.*
Handschuhe: *Dünne Unter- und wasserabweisende Oberhandschuhe können bei Kälte übereinander gezogen werden.*
Leggings: *Unterhosen aus Schweiß ableitendem Material passen unter wasserdichte Überhosen.*

KLEIDUNG BEI NÄSSE

Ein plötzlicher Regenschauer kann Sie fast überall überraschen. Den besten Schutz bei nasser Witterung bieten atmungsaktive und dampfdurchlässige, aber wasserdichte Kleidungsstücke. Das wohl bekannteste Material mit diesen Eigenschaften ist Gore-Tex®. Nehmen Sie immer Kleidung mit, die Sie warm und trocken hält, und verstauen Sie sie griffbereit – das kann für Ihr Wohlbefinden entscheidend sein.

WIE ATMUNGSAKTIVE REGENKLEIDUNG FUNKTIONIERT

Atmungsaktive wasserdichte Kleidung besteht aus drei Schichten: Zwischen zwei Schichten Nylon befindet sich eine dünne Membran mit Mikroporen. Der Durchmesser dieser Poren ist 50-mal kleiner als der eines menschlichen Haars und damit durchlässig für Schweiß (Wasserdampf), aber nicht für Regentropfen.

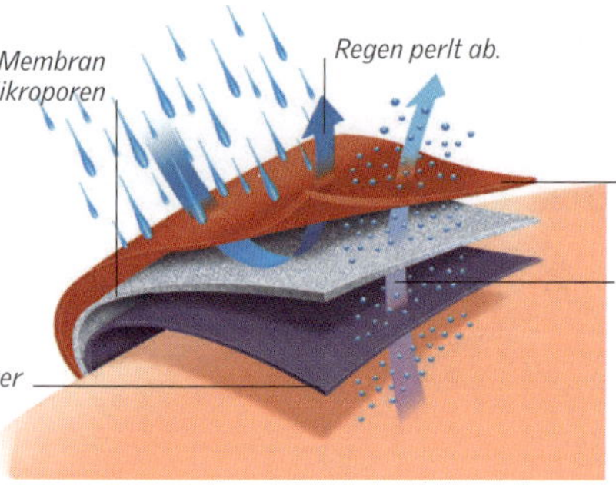

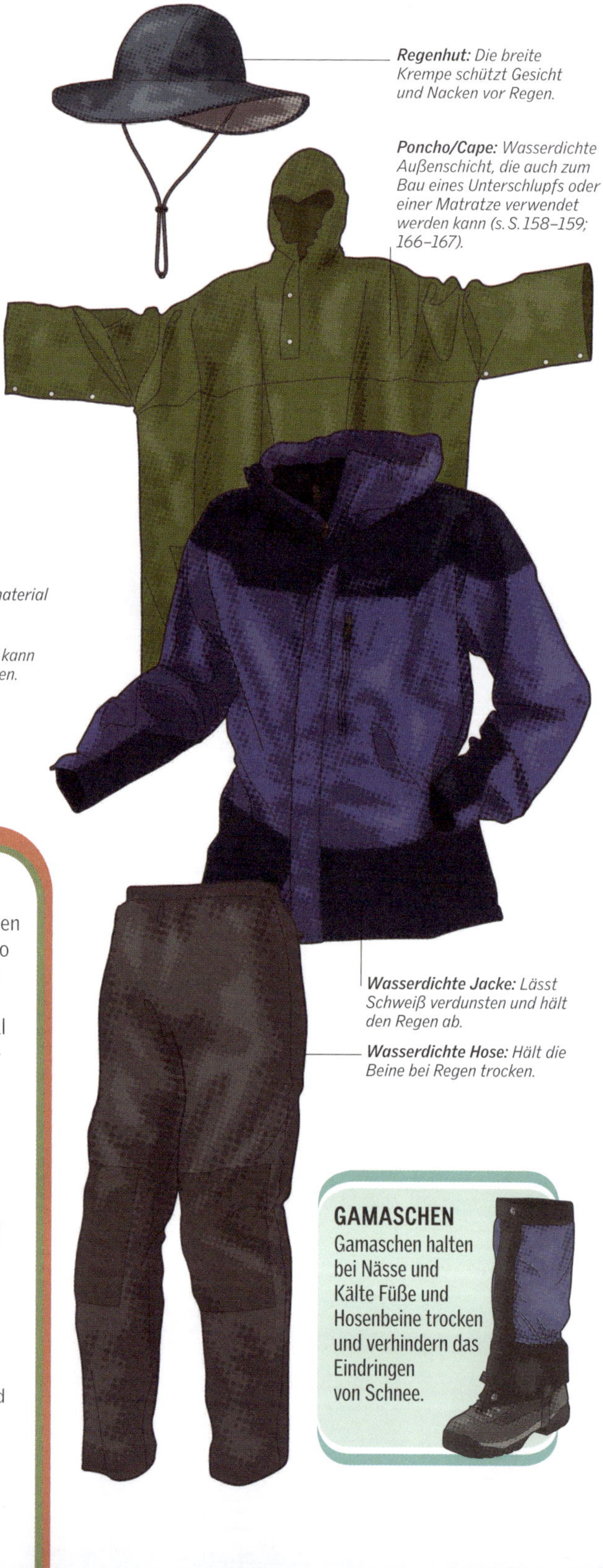

Regenhut: Die breite Krempe schützt Gesicht und Nacken vor Regen.
Poncho/Cape: Wasserdichte Außenschicht, die auch zum Bau eines Unterschlupfs oder einer Matratze verwendet werden kann (s. S. 158–159; 166–167).
Wasserdichte Jacke: Lässt Schweiß verdunsten und hält den Regen ab.
Wasserdichte Hose: Hält die Beine bei Regen trocken.

SOCKEN

Socken sind ein wichtiger Teil der Fußbekleidung und haben eine Doppelfunktion: Sie polstern den Fuß und schützen so vor Druckstellen und Blasen, und sie halten ihn warm und trocken, indem sie Schweiß von der Haut ableiten. Funktionssocken aus atmungsaktivem wasserdichtem Material können mit normalen Schuhen, jedoch nicht mit atmungsaktiven wasserdichten Schuhen kombiniert werden.

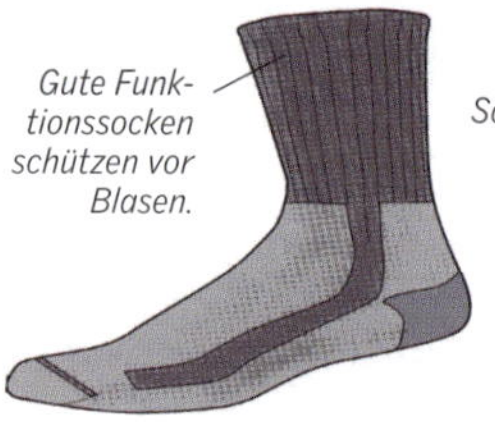

Gute Funktionssocken schützen vor Blasen.

FUNKTIONSSOCKE

Dünne Unterziehsocken leiten Schweiß ab und scheuern nicht.

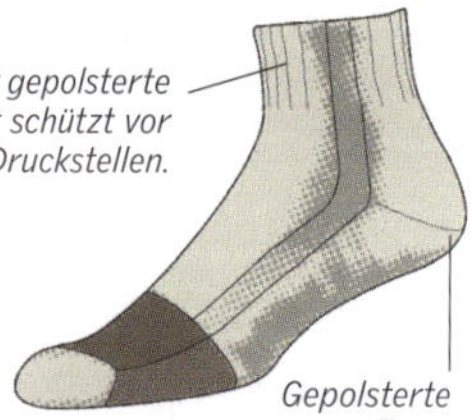

TREKKINGSOCKE

In dicken Wandersocken sind die Füße optimal gepolstert und geschützt.

GAMASCHEN

Gamaschen halten bei Nässe und Kälte Füße und Hosenbeine trocken und verhindern das Eindringen von Schnee.

SCHUHWERK

Welche Schuhe die richtigen für Sie sind, hängt von verschiedenen Faktoren ab. Zunächst müssen sie natürlich gut passen und den individuell benötigten Halt bieten. Außerdem sollten Sie berücksichtigen, wie lange und auf welchem Terrain Sie unterwegs sein werden. Ein weiteres Kriterium ist der Preis: Es gibt relativ preiswerte bis extrem teure Modelle. Wenn Sie viel Zeit in der Natur verbringen, zahlt sich die Investition in bequemes, robustes Schuhwerk in jedem Falle aus.

SCHUHE EINLAUFEN

Ihre Schuhe und Ihre Füße sollten unterwegs gut zusammenpassen. Tragen Sie neue Wanderschuhe oder -stiefel daher zunächst im Haus und bei kürzeren Spaziergängen, um sie einzulaufen.

AUFBAU EINER SCHUHSOHLE

Die Sohle eines Wanderschuhs besteht aus mehreren Schichten, die den Fuß schützen und stützen. Profil und gute Polsterung sind besonders wichtig.

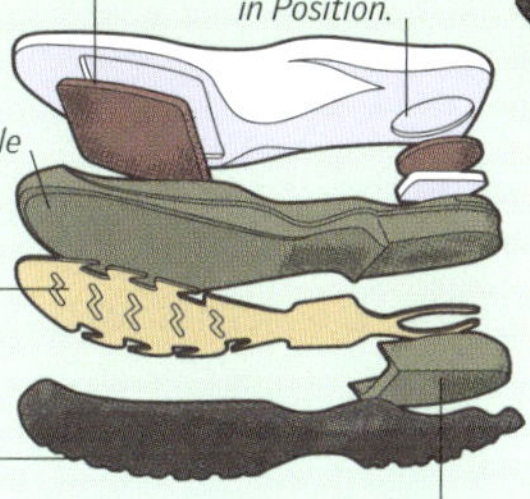

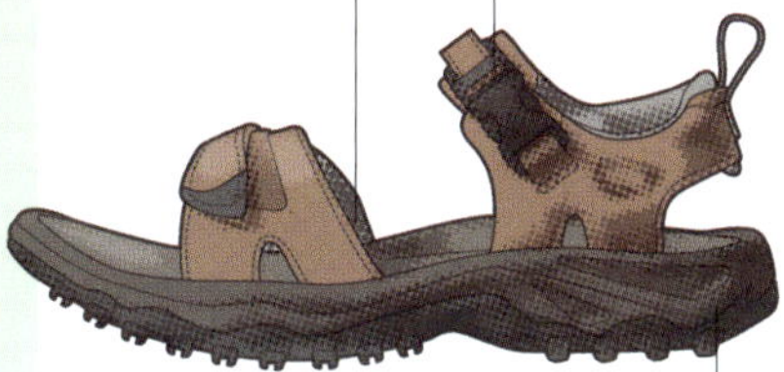
Riemen bieten festen Halt auf jedem Untergrund.
Ein verstellbarer Verschluss sorgt für perfekten Sitz.
Moderne Sandalen haben stabile Profilsohlen.

SANDALEN

Moderne Trekkingsandalen bieten sicheren Halt und gute Belüftung und sind sehr bequem.

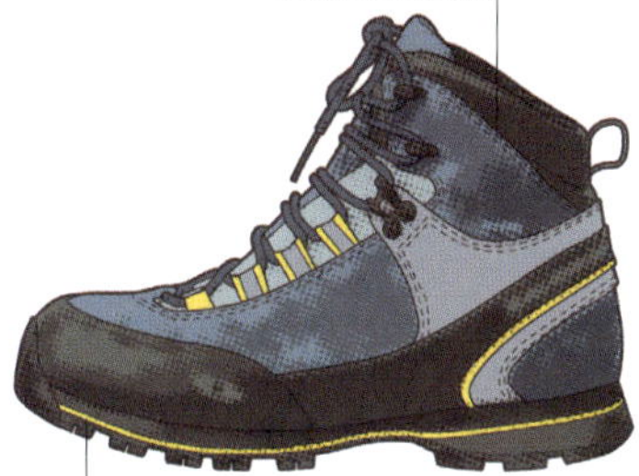
Das flexible Gewebe ist atmungsaktiv und trocknet schnell.
Stoßabsorbierende Sohlen garantieren auch auf harten Böden Tragekomfort.

LEICHTE TREKKINGSTIEFEL

Trekkingstiefel aus Leder und atmungsaktivem Gewebe vereinen die Vorteile schwerer Wanderstiefel (Halt und Bodenhaftung) mit der Flexibilität von Sportschuhen. So entsteht weniger Reibung.

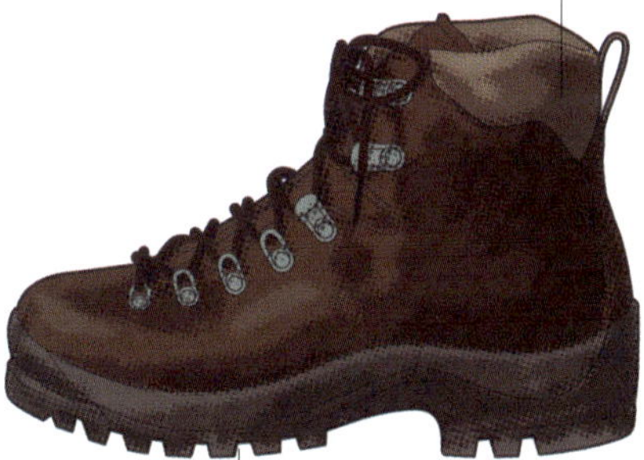
Der gepolsterte Schaft stabilisiert den Fußknöchel.
Die rutschfeste Profilsohle sorgt für festen Tritt im Gelände.

WANDERSTIEFEL

Allround-Wanderstiefel mit robuster Gummiprofilsohle und wasserabweisendem Oberleder bieten stabilen Halt und sind ein guter Kompromiss zwischen schweren Bergstiefeln und leichten Trekkingstiefeln.

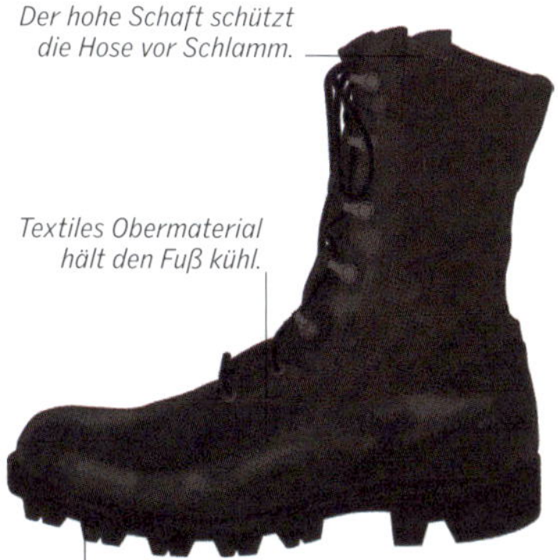
Der hohe Schaft schützt die Hose vor Schlamm.
Textiles Obermaterial hält den Fuß kühl.
Ein ausgeprägtes Profil bietet auch auf nassem Untergrund Trittsicherheit.

DSCHUNGELSTIEFEL

Dieser Stiefel mit hohem Schaft und vorgeformter Sohle ist aus verrottungsfestem Leder und Baumwollgewebe. Luftlöcher sorgen für gute Zirkulation und halten die Füße trocken.

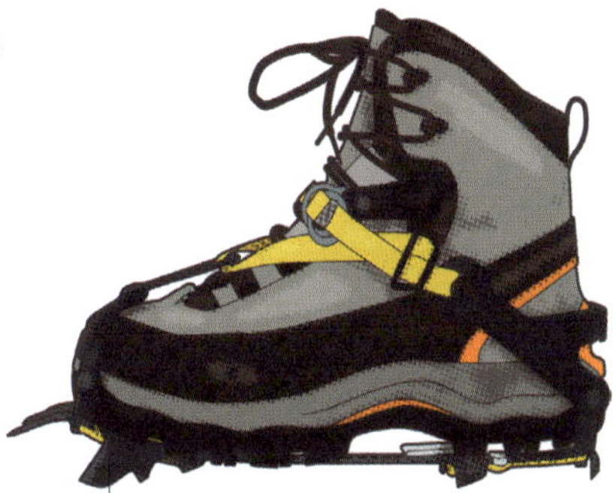
Beim Wandern durch Schnee und Eis geben Steigeisen sicheren Halt.

KLETTERSTIEFEL

Moderne, steigeisentaugliche Kletterstiefel sind leichter und flexibler als traditionelle Bergstiefel und halten die Füße auch bei extremen Kältegraden noch warm.

ERFAHRUNGSBERICHT

ÜBERLEBT – IN DER WILDNIS

NÜTZLICHE AUSRÜSTUNG

- Trekkingstöcke/Wanderstock
- Taschensäge
- Trillerpfeife, Taschenlampe, Signalspiegel
- Abwehrspray
- Wasserentkeimungstabletten
- Mini-Weltempfänger
- Karte, Kompass, GPS-Gerät
- Survival-Box, Fahrtenmesser
- Mobil-/Satellitentelefon
- Regenponcho/Biwaksack

BLAKE STANFIELD, 38, UND SEIN 65-JÄHRIGER VATER Neil gerieten unter Flusseis, begegneten Bären und verbrachten vier Tage und Nächte ohne Nahrungsmittel in der Wildnis Alaskas. Ihr Überleben verdanken sie guten Survival-Techniken, ihren Ortskenntnissen und dem reichen Vorrat an Wasser und Feuerholz.

Am Freitag, den 6. Juni 2003, setzte ein Schwimmerflugzeug Vater und Sohn am Koyukuk River tief im Innern Alaskas ab. Die beiden Männer planten eine siebentägige Rafting-Tour, die sie etwa 145 km weit bis nach Bettles bringen sollte. Sie hatten kaum abgelegt, als ihr Boot gegen eine massive Eisplatte krachte. Vater und Sohn wurden ins eiskalte Wasser geschleudert und von der starken Strömung unter das Eis gezogen. Irgendwie wurde Blake ans Ufer gespült. Mit einem Ast zog er seinen Vater aus dem Wasser.

Blake merkte, dass Neil einer Unterkühlung nahe war. Mit einer wasserfesten Zündhilfe brachte er ein Feuer aus Stöcken und Kiefernnadeln in Gang. Ihre Aussichten waren düster: Rettung war weit und breit nicht in Sicht, die Vorräte waren verloren, und niemand rechnete in den kommenden sechs Tagen mit ihrer Rückkehr. Als es dunkel wurde, bauten sie sich einen Unterschlupf.

»UNSER BOOT KRACHTE MIT VOLLER GESCHWINDIGKEIT IN EINE EISPLATTE.«

Am nächsten Morgen beschloss Blake, 105 km bis nach Bettles zu wandern, um Hilfe zu holen. Am Sonntag stieß er auf den Zusammenfluss zweier großer Flüsse, Tinayguk und Koyukuk. Blake wusste, dass diese Stelle auf einer Fluglinie lag, auf der Versorgungsflugzeuge das Landesinnere ansteuerten. Er entfachte ein Signalfeuer und wartete. Zwei Tage später entdeckte ihn ein Pilot, der Blakes Position an einen Armeestützpunkt im 320 km entfernten Fairbanks funkte und ein Funksprechgerät und Proviant abwarf. Flussaufwärts stieß der Pilot auf Neil, warf einen Schlafsack, ein Zelt und Proviant ab und gab auch Neils Position durch. Am folgenden Tag wurden beide Männer gerettet – erschöpft, hungrig und der Unterkühlung nah, aber am Leben.

WAS TUN?

SIND SIE IN GEFAHR?

NEIN → In einer Gruppe helfen Sie anderen, die in Gefahr sind.

JA → Schützen Sie sich vor:
der Witterung – Unterschlupf suchen oder improvisieren.
Tieren – Konfrontationen und Gefahrenzonen meiden.
Verletzungen – Zustand stabilisieren und Erste Hilfe leisten.

SCHÄTZEN SIE IHRE LAGE EIN
Siehe S. 234–235

WERDEN SIE VERMISST ODER WEISS JEMAND, WO SIE SIND?

NEIN → Wenn niemand Sie vermisst oder Ihren Aufenthaltsort kennt, müssen Sie andere mit allen Mitteln auf Ihre Notlage aufmerksam machen.

JA → Wenn Sie vermisst werden, wird sehr wahrscheinlich ein Rettungsteam aufbrechen und Sie suchen.

HABEN SIE EIN KOMMUNIKATIONSMITTEL BEI SICH?

NEIN → Sie müssen eine unbestimmte Zeit durchhalten – bis Sie gefunden werden oder sich selbst retten können.

JA → Wenn Sie ein Mobil- oder Satellitentelefon haben, nutzen Sie es. Wenn Sie glauben, dass Ihre Lage eine Notrettung rechtfertigt und Sie über eine Notfunkbake verfügen, nutzen Sie diese Option.

KÖNNEN SIE DORT, WO SIE SIND, ÜBERLEBEN?*

NEIN → Wenn Sie dort, wo Sie sind, nicht überleben können und körperlich in der Lage sind, weiterzugehen, müssen Sie einen Ort mit besseren Überlebens- und/oder Rettungschancen aufsuchen.

JA → Folgen Sie den Survival-Prinzipien: Schutz, Ortung, Wasser, Nahrung.

STANDORT VERLASSEN**

UNBEDINGT

- Finden Sie heraus, wo Ihre Perspektiven besser sind, z. B., indem Sie eine höher gelegene Stelle aufsuchen, von der aus Sie einen guten Überblick über die Umgebung haben.
- Regulieren Sie die Körperwärme mithilfe des Zwiebelprinzips.
- Benutzen Sie einen (Wander-)Stock, um Stürze zu vermeiden.
- Bauen Sie dort, wo Sie bleiben, einen Unterschlupf.
- Führen Sie die Route an potenziellen oder bekannten Wasserquellen vorbei. Filtern und entkeimen Sie Wasser, wenn möglich.
- Setzen Sie unterwegs und wenn Sie irgendwo bleiben, Ortungshilfen ein.

NIEMALS

- Das Feuer vergessen – achten Sie immer auf trockenen Zunder und Brennholz.
- Schneller gehen als die langsamste Person in der Gruppe.
- Unachtsames Bergabgehen – ein verstauchter Knöchel kann das Aus bedeuten.
- Zu dünne oder dicke Kleidung. Starten Sie mit leichter Kleidung und ziehen Sie bei Bedarf etwas an oder aus.

AM STANDORT BLEIBEN**

UNBEDINGT

- Bevor Sie einen Unterschlupf bauen, die Stelle auf Risiken wie Überflutung, Steinschlag, wilde Tiere und Fallholz prüfen.
- Machen Sie eine Liste Ihrer Vorräte und rationieren Sie sie.
- Halten Sie Ihr Feuer in Gang – zur Wasseraufbereitung, als Wärmespender und für Rauchsignale.
- Füllen Sie Plastiktüten oder Kleidung mit trockenem Laub, um sich mit diesen »Matratzen« und »Kissen« vor Bodenfeuchte/-kälte zu schützen.
- In einer Gruppe sollten alle, eine Aufgabe bekommen – Beschäftigung lindert Ängste.

NIEMALS

- Proviant im Lager lassen – das könnte Raubtiere anlocken.
- Zu tief im Wald lagern, auch wenn dieser Schutz bietet. Sie sollten geortet werden können.
- Verzehren von nicht sicher identifizierter Nahrung – eine Erkrankung würde Ihre Lage weiter verschlimmern. Nahrung wird erst längerfristig wichtig.

* Wenn Sie dort, wo Sie sind, nicht überleben können, aber aus irgendwelchen Gründen nicht weiterkönnen, müssen Sie alles tun, um auf sich aufmerksam zu machen.
** Wenn Ihre Lage sich ändert und Sie doch bleiben bzw. doch weiterziehen, gelten die alternativen »Unbedingt« und »Niemals«.

SCHLAFSYSTEME

SCHLAFEN IST FÜR DAS ÜBERLEBEN SO WICHTIG wie Nahrung. Im Notfall können einige Stunden erholsamen Schlafs Stress und Angst deutlich reduzieren. Eine geeignete Unterkunft und der richtige Schlafsack können wichtige Überlebensfaktoren sein.

SCHLAFSACKMODELLE

Schlafsäcke sind in vielen verschiedenen Formen und Ausführungen erhältlich. Wichtig ist, dass das gewählte Modell Sie auch dann warm hält, wenn Sie kein Zelt haben. Ein Schlafsack darf niemals nass werden und sollte daher stets wasserdicht – im Packbeutel oder einem Biwaksack – aufbewahrt werden. Testen Sie den Schlafsack vor dem Kauf. Ist er zu eng, wärmt er nicht gut.

TIPPS FÜR DEN SCHLAFSACKKAUF

Um den am besten geeigneten Schlafsack zu finden, sollte man folgende Hinweise beachten:

- Der Temperaturbereich des Schlafsacks sollte auch die niedrigste zu erwartende Temperatur im Zielgebiet abdecken.
- Synthetikschlafsäcke sind billiger und leichter zu reinigen als Daunenmodelle und isolieren selbst in nassem Zustand.
- Daunenschlafsäcke sind teurer als Synthetikmodelle, wärmen aber im Verhältnis zu ihrem Gewicht besser und sind haltbarer.
- Mumienschlafsäcke isolieren besser als rechteckige Modelle, bieten aber weniger Bewegungsspielraum.

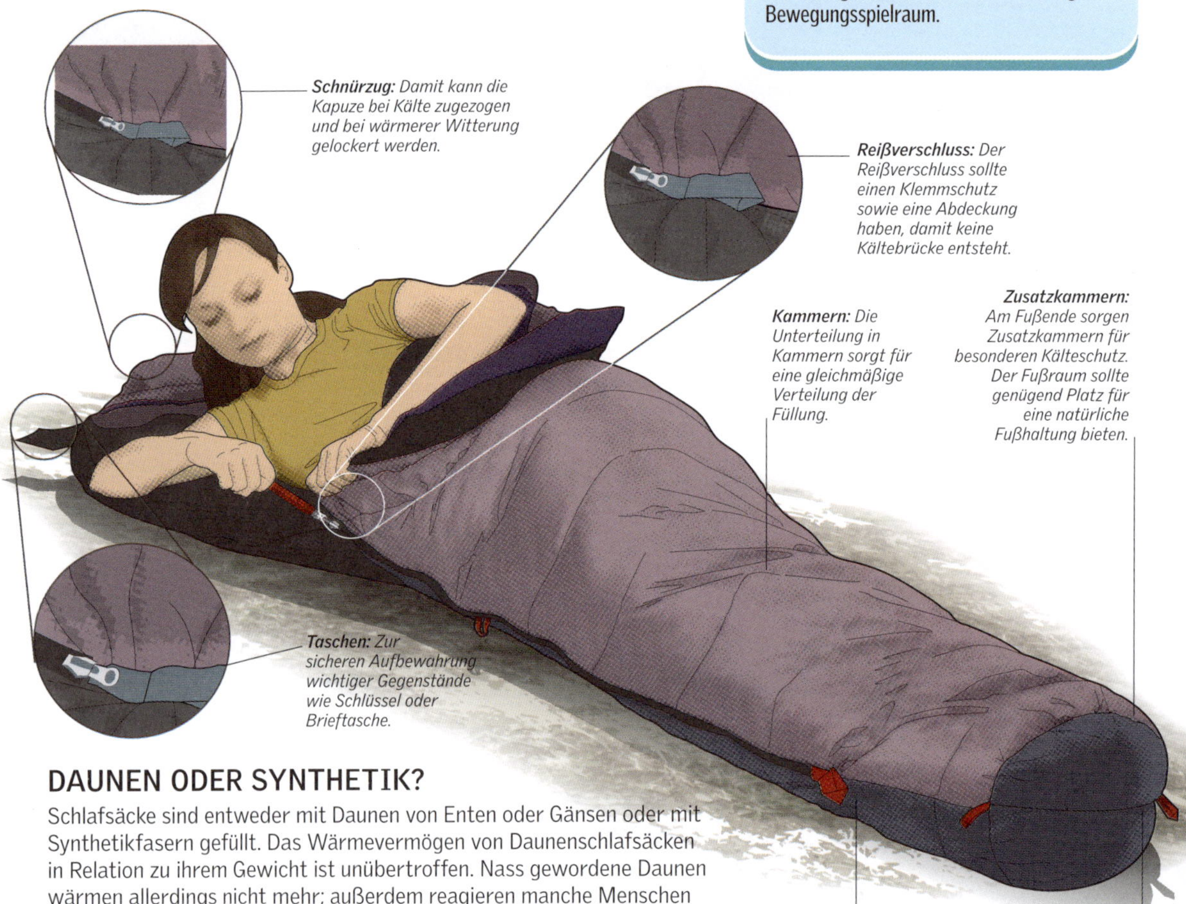

DAUNEN ODER SYNTHETIK?

Schlafsäcke sind entweder mit Daunen von Enten oder Gänsen oder mit Synthetikfasern gefüllt. Das Wärmevermögen von Daunenschlafsäcken in Relation zu ihrem Gewicht ist unübertroffen. Nass gewordene Daunen wärmen allerdings nicht mehr; außerdem reagieren manche Menschen allergisch auf Daunen. Synthetikschlafsäcke, die mit einfachen Hohlfasern oder komplexen Hightech-Fasern gefüllt sein können, isolieren hingegen selbst in nassem Zustand noch einigermaßen.

TEMPERATURBEREICHE

Weil es bislang kein standardisiertes Verfahren zur Ermittlung der Wärmeleistung von Schlafsäcken gibt, begnügt man sich mit Näherungswerten. Die meisten Hersteller geben einen Komfort- und einen Extrembereich für ihre Modelle an, auch »Jahreszeiten-Rating« genannt. Diese Angaben lassen Schlüsse auf die Leistung eines Schlafsacks zu.

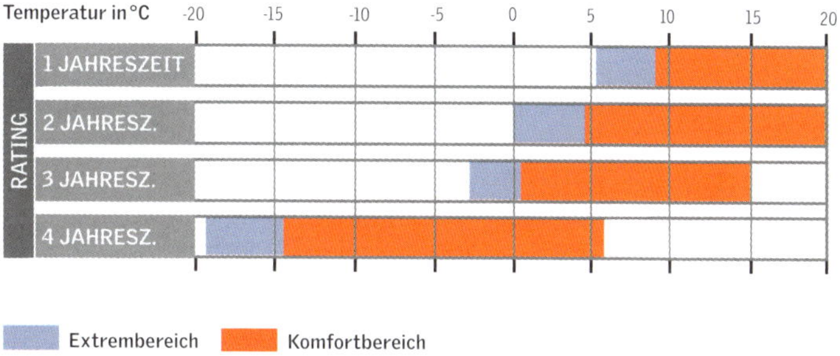

AUFBAU

Das Grundprinzip ist bei allen Schlafsäcken dasselbe: Luft wird gespeichert und am Zirkulieren gehindert. Der Körper erwärmt die gespeicherte Luft, und die warme Luft hält wiederum den Körper warm.

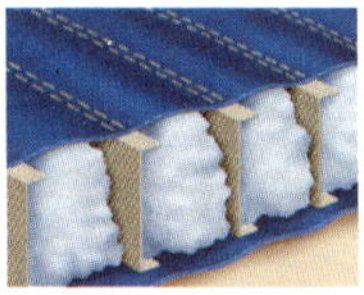

H-KAMMERN

Stege zwischen Innen- und Außengewebe verhindern ein Verklumpen der Füllung und Kältebrücken.

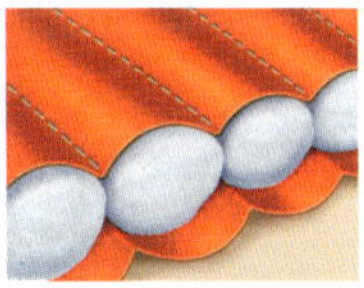

DURCHGENÄHT

Die Füllung liegt in ovalen Kammern. Durch die Nähte geht allerdings Wärme verloren.

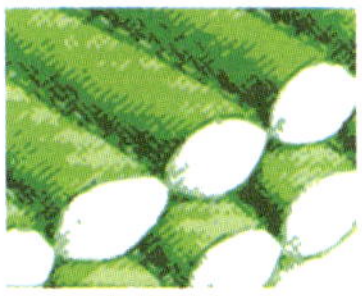

DOPPELLAGIG

Durch die doppellagige Füllung in versetzten Kammern kann keine Wärme über die Nähte verloren gehen.

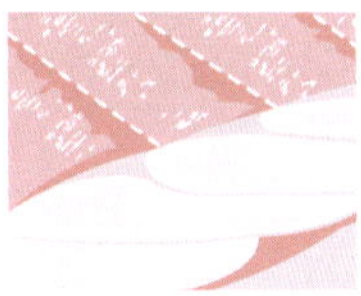

SCHINDELN

Zwischen den diagonal vernähten Lagen bildet sich eine isolierende Luftschicht.

GEBRAUCH DES SCHLAFSACKS

Suchen Sie Ihren Schlafsack vor Gebrauch nach Spinnen und Ähnlichem ab und schütteln Sie ihn gut auf. Wenn es Ihnen zu warm wird, öffnen Sie den Reißverschluss etwas, oder nutzen Sie den Schafsack als Decke. Bei Kälte sind zusätzlich wärmere Nachtkleidung, ein Innenschlafsack oder ein wasserdichter Biwaksack zu empfehlen. Lüften Sie den Schlafsack nach jeder Benutzung.

SCHLAFZUBEHÖR

Zusätzlich zu Ihrem Schlafsack benötigen Sie auch eine Unterlage, um bequem und trocken zu schlafen. Weiteres Zubehör wie Biwaksack, Innenschlafsack oder ein aufblasbares Kissen sorgt für mehr Komfort.

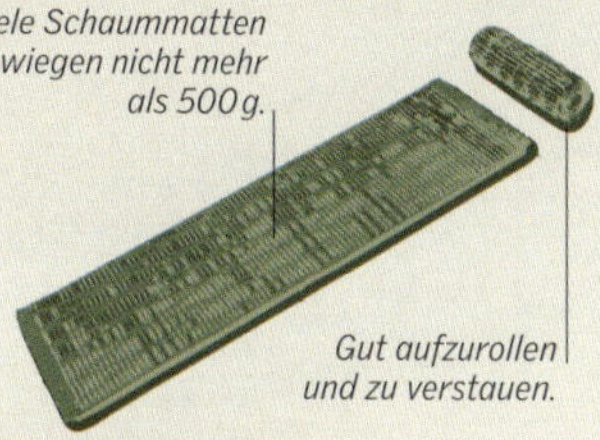

SCHAUMMATTE

Die leichteste und schlichteste Form der Schlafunterlage; für weichen Boden wie Sand oder Kiefernnadeln.

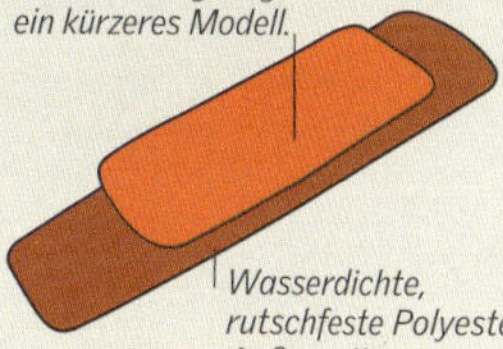

THERMOMATTEN

Schwerer und teurer als Schaummatten, isolieren aber besser und bieten deutlich mehr Komfort.

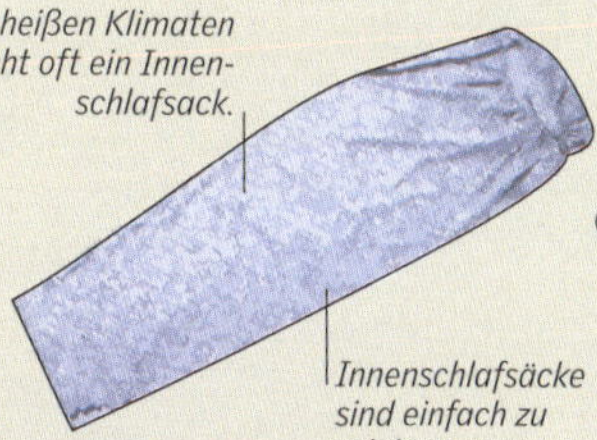

INNENSCHLAFSACK

Inlets aus Baumwolle oder Seide lassen eine Luftschicht zwischen Körper und Schlafsack entstehen.

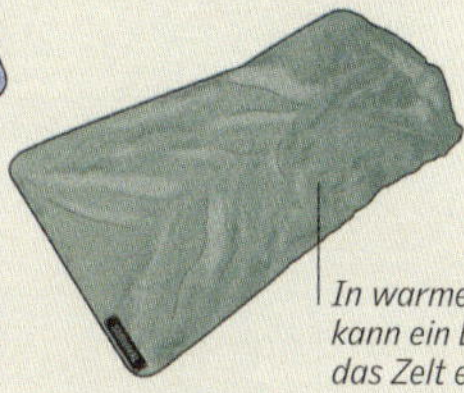
In warmen Regionen kann ein Biwaksack das Zelt ersetzen.

BIWAKSACK

Eine einfache wasserdichte Hülle, in der der Schlafsack trocken bleibt. Kann auch als Unterschlupf dienen.

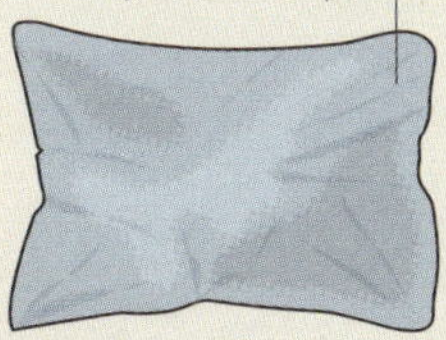

AUFBLASBARES KISSEN

Ein aufblasbares Kissen erhöht den Schlafkomfort. Alternative: einen Packsack mit Kleidung füllen.

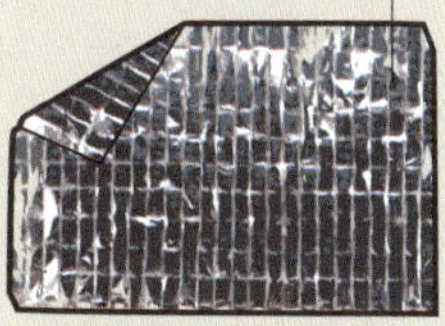
Die Wärme reflektierende Metallbeschichtung schützt vor Unterkühlung.

RETTUNGSDECKE

Die leichte, für Rettungseinsätze gedachte Spezialfolie kann auch als Schutzdach dienen.

SCHUTZ FÜR DIE NACHT

Um auf Dauer im Freien überleben zu können, benötigt man nachts Schutz vor der Witterung. Auch dafür gibt es eine Vielzahl von Produkten. Welchen Sie den Vorzug geben sollten, ist abhängig von den Bedingungen vor Ort und davon, wie viel Gepäck Sie transportieren können. Hängematten und Biwaksäcke sind leicht, traditionelle Zelte sind schwerer, bieten aber bis zu acht Schlafplätze.

BEFESTIGUNG EINER HÄNGEMATTE

Mit einer Hängematte können Sie selbst auf schlammigem, felsigem Grund oder an einem Hang übernachten. Der große Vorteil von Hängematten ist ihr geringes Gewicht. Außerdem lassen sie sich nahezu überall befestigen. Moderne Hängematten haben einen integrierten Wetterschutz.

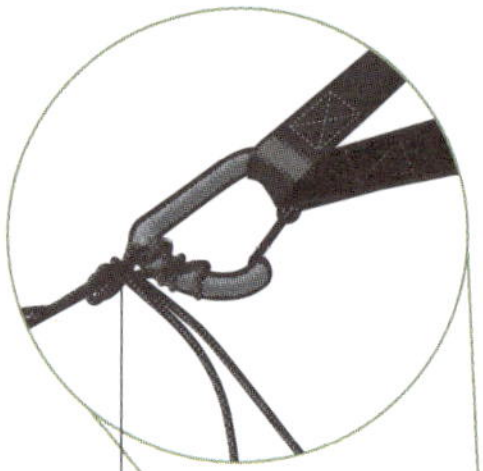

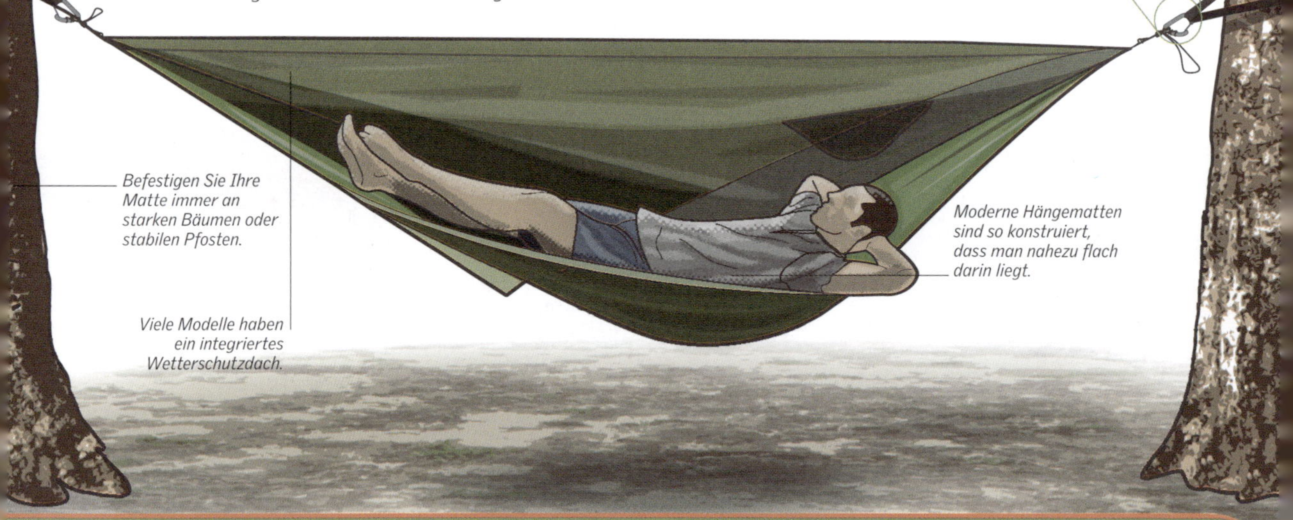
Befestigen Sie Ihre Matte immer an starken Bäumen oder stabilen Pfosten.
Moderne Hängematten sind so konstruiert, dass man nahezu flach darin liegt.
Viele Modelle haben ein integriertes Wetterschutzdach.

TARPZELT

Ein Tarpzelt ist eine Kreuzung aus Plane (Tarp) und Zelt und eine sehr vielseitige und extrem leichte Unterkunft, die sich auch unter extremen Bedingungen bewährt hat. Für optimalen Schutz sorgt eine zusätzliche Bodenplane. Wichtig ist auch ein geeigneter Schlafsack. Die leichtesten Ein-Personen-Tarpzelte wiegen 500 g.

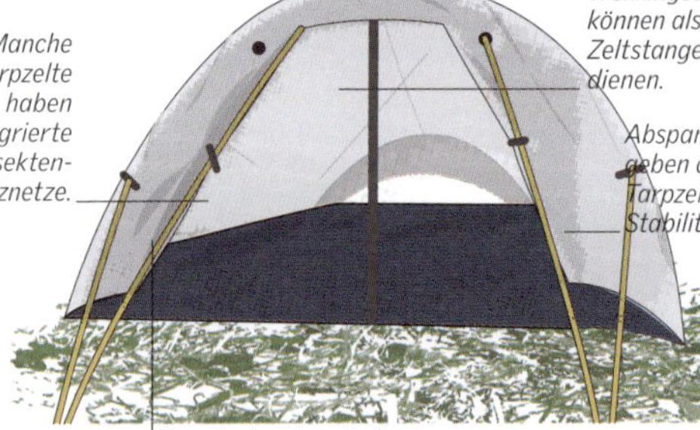
Manche Tarpzelte haben integrierte Insektenschutznetze.
Trekkingstöcke können als Zeltstangen dienen.
Abspannleinen geben dem Tarpzelt Stabilität.
Eine Bodenplane isoliert gegen kalten, nassen Untergrund.

BIWAKZELT

Ein Biwakzelt ist im Grunde ein zum Ein-Personen-Zelt erweiterter wasserfester, atmungsaktiver Biwaksack mit Schlaufen für Heringe und einer Apsis mit Gestängebogen, in der auch der Rucksack Platz findet. Häufig gehört eine strapazierfähige Bodenplane dazu. Ein Biwakzelt kann in wenigen Minuten auf- oder abgebaut werden.

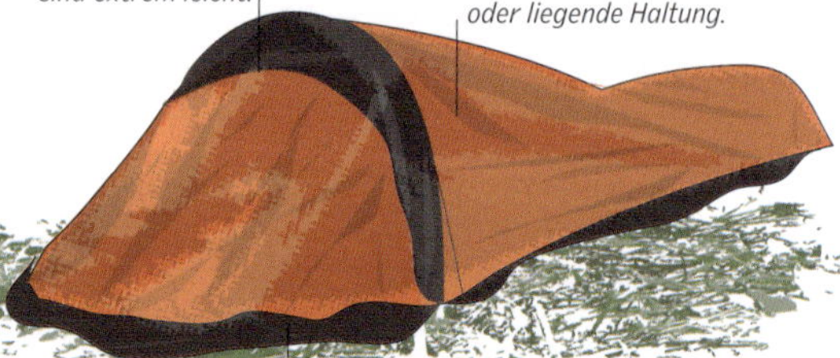
Biwakzelte bieten wenig Platz, lassen sich aber sehr klein packen und sind extrem leicht.
Die geringe Höhe erlaubt nur hockende oder liegende Haltung.
In der kleinen Apsis findet die Ausrüstung Platz.

ZELTE

Zelte schützen vor Wind und Regen und halten die Körperwärme zurück. Das Außenzelt sollte robust, dicht und straff sein und auch stärkerem Wind standhalten. Das Innenzelt besteht aus leichtem, durchlässigem Material, durch das die Luft gut zirkulieren kann. Innen- und Außenzeltwände dürfen sich nicht berühren, sonst entstehen Kältebrücken oder es bildet sich Kondenswasser, das an den Innenwänden des Außenzelts herunterläuft.

ACHTUNG!
Bei schwierigen Wetterverhältnissen, z. B. starkem Wind, Sturm oder heftigem Schneefall, genügen Gestänge und Abspannleinen möglicherweise nicht, um das Zelt sicher zu befestigen. Damit es nicht wegfliegt – was katastrophale Folgen haben kann –, sollte es gegebenenfalls mit Steinen oder Holzklötzen gesichert werden.

DREI-JAHRESZEITEN-ZELT

Drei-Jahreszeiten-Zelte eignen sich für viele Witterungsverhältnisse. Das Innenzelt aus leichtem Material schützt vor Insekten und lässt die Luft gut zirkulieren. Außenzelt und Boden sind aus wasserdichtem Gewebe. Der Boden sollte allseitig etwa 10 cm hochgezogen sein.

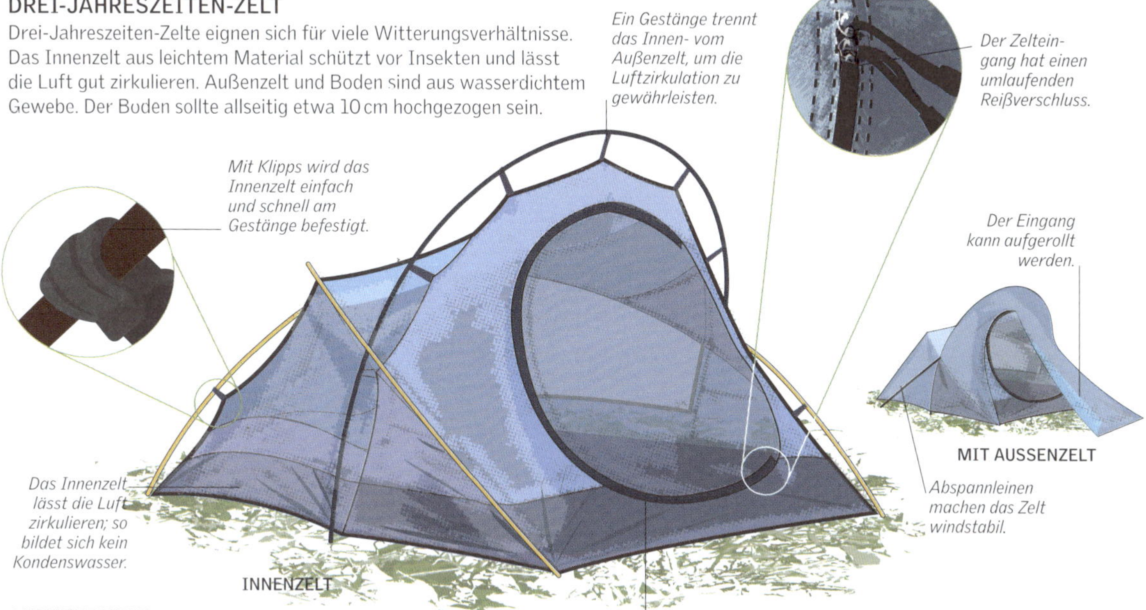
Ein Gestänge trennt das Innen- vom Außenzelt, um die Luftzirkulation zu gewährleisten.
Der Zelteingang hat einen umlaufenden Reißverschluss.
Mit Klipps wird das Innenzelt einfach und schnell am Gestänge befestigt.
Der Eingang kann aufgerollt werden.
MIT AUSSENZELT
Abspannleinen machen das Zelt windstabil.
Das Innenzelt lässt die Luft zirkulieren; so bildet sich kein Kondenswasser.
INNENZELT
Das feinmaschige Insektenschutzgitter lässt Licht ins Zelt.

WINTERZELT

Zelte für das Campen im Winter oder in kalten Regionen sind recht schwer, weil sie ein besonders stabiles Gestänge, Sturmfenster und Taschen zum Verstauen der Ausrüstung haben müssen. Das kuppelförmige Dach lässt Schnee gut abrutschen und widersteht selbst starkem Wind.

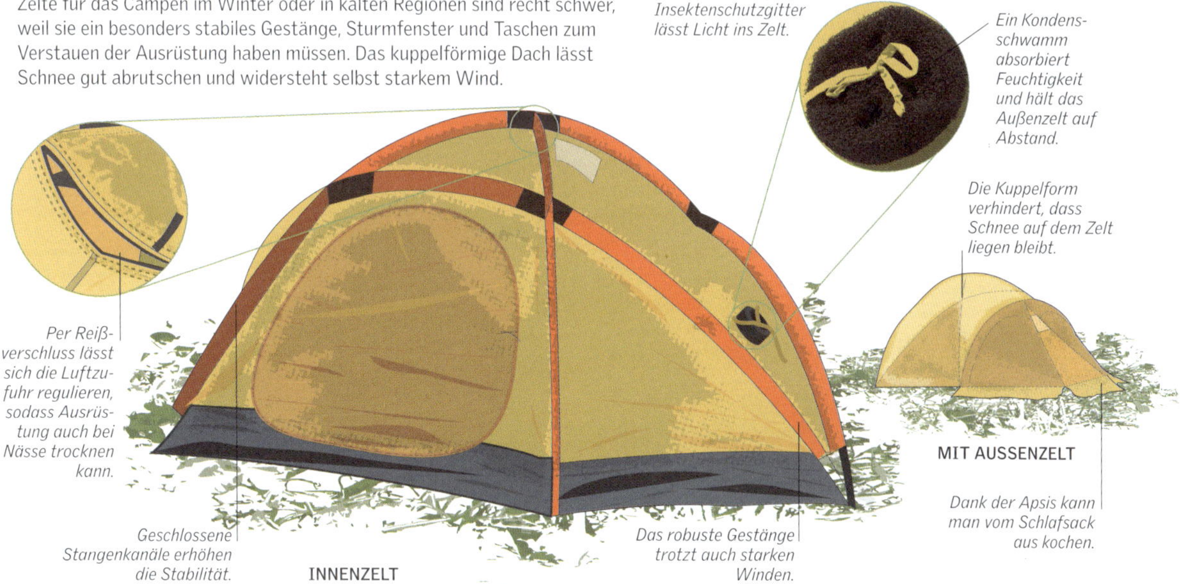
Ein Kondensschwamm absorbiert Feuchtigkeit und hält das Außenzelt auf Abstand.
Die Kuppelform verhindert, dass Schnee auf dem Zelt liegen bleibt.
Per Reißverschluss lässt sich die Luftzufuhr regulieren, sodass Ausrüstung auch bei Nässe trocknen kann.
MIT AUSSENZELT
Dank der Apsis kann man vom Schlafsack aus kochen.
Geschlossene Stangenkanäle erhöhen die Stabilität.
INNENZELT
Das robuste Gestänge trotzt auch starken Winden.

ERNÄHRUNG UNTERWEGS

WAS SIE ESSEN, ist von entscheidender Bedeutung für die Leistungsfähigkeit Ihres Körpers. Dies ist bei einer Tour, bei der Sie an Ihre physischen und psychischen Grenzen gehen, natürlich von besonderer Bedeutung.

LEBENSMITTEL

Der Körper benötigt Energie für die Arbeit der Muskeln und als Brennstoff für biochemische Prozesse. Diese Energie und weitere Nährstoffe (s. unten) holt er sich aus der Nahrung.

KÖRPERFETT ALS RESERVE

Wer körperlich fit und aktiv ist, bleibt kräftig und hat ein geringeres Verletzungsrisiko. Leichtes Übergewicht kann in einer Notlage jedoch von Vorteil sein: Ein Pfund Körperfett entspricht umgerechnet ca. 3500 kcal – der Energiemenge, die Sie bei einer Tour im Durchschnitt täglich brauchen.

NÄHRSTOFF	Z. B. ENTHALTEN IN	BEDEUTUNG
KOHLENHYDRATE	▪ Reis, Nudeln, Brot und Müsli ▪ Frisch- und Trockenobst ▪ Wurzelgemüse ▪ Schokolade und Süßigkeiten	▪ Wichtige Energiequelle, weil Kohlenhydrate schnell zu Glukose, dem Hauptbrennstoff des Körpers, abgebaut werden können.
PROTEINE	▪ Fleisch und Geflügel ▪ Fisch, z. B. Thunfisch und Lachs ▪ Eier und Milchprodukte ▪ Hülsenfrüchte, Kerne und Samen	▪ Wichtig für Muskelaufbau und -regeneration. ▪ Steigern die Ausdauer, geben Energie und schützen vor Müdigkeit. ▪ Erhöhen das Sättigungsgefühl nach dem Essen.
FETTE	▪ Nüsse, Kerne und Samen ▪ Milchprodukte, z. B. Butter und Käse ▪ Fleisch, z. B. Frühstücksspeck und Wurst ▪ Öle, Kochfett	▪ Gute Energiequelle. ▪ Erhöhen das Sättigungsgefühl nach dem Essen.
BALLASTSTOFFE	▪ Frisch- und Trockenobst, besonders die Schalen ▪ Gemüse, Hülsenfrüchte, Samen ▪ Vollkorngetreideflocken ▪ Vollkornbrot, Vollkornnudeln, Naturreis	▪ Fördern die Verdauung. ▪ Fördern das Sättigungsgefühl.
VITAMINE UND MINERALSTOFFE	▪ Frisch- und Trockenobst ▪ Gemüse und Salat ▪ Fleisch und Fisch ▪ Nüsse, Kerne und Samen	▪ Wichtig für Aufbau und Regeneration von Körpergewebe. ▪ Wichtig für gesunde Zähne und Augen. ▪ Fördern Blutzirkulation und Energiegewinnung.

SO STIMMT DIE ENERGIEBILANZ

Wir müssen die Energie, die wir täglich verbrauchen, ersetzen, indem wir essen. Die in der Nahrung enthaltene Energie wird in Kalorien gemessen. Wenn wir weniger Kalorien zu uns nehmen, als wir verbrauchen, nehmen wir ab. Sind es zu viele, nehmen wir zu, was langfristig zu gesundheitlichen Problemen führen kann. Wie hoch Ihr Kalorienbedarf ist, hängt von vielen Faktoren ab, z. B. davon, wie alt und wie aktiv Sie sind (s. rechts). Wenn Sie verbrauchte Energie nicht ersetzen, aber weiter aktiv sind, zapft Ihr Körper seine in Form von Fett gespeicherten Reserven an.

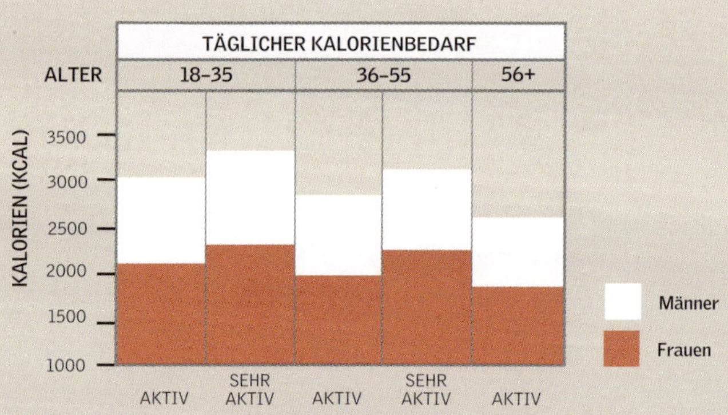

OUTDOOR-SPEISEPLAN

Auch wenn Sie nur eine Kurzwanderung planen, brauchen Sie Proviant, z. B. Obst und Schokolade, um Energieverluste auszugleichen. Auf längeren Touren sollten Sie Ihren Speiseplan möglichst abwechslungsreich gestalten, damit die Nährstoffbilanz stimmt.

ACHTUNG!
Essen Sie im Notfall in den ersten 24 Stunden nur das Nötigste. Nahrung unbedingt rationieren, da die Verdauung auch Wasser verbraucht.

NAHRUNGSMITTEL	BEISPIELE	BEDEUTUNG
FRÜHSTÜCKSFLOCKEN UND TROCKENFRÜCHTE	▪ Studentenfutter ▪ Müslimischung oder Knusperflocken ▪ Haferflocken ▪ Trockenfrüchte	▪ Liefern lebenswichtige Kohlenhydrate, Vitamine und Mineralstoffe für einen guten Start in den Tag. ▪ Enthalten verdauungsfördernde Ballaststoffe.
KLEINE SNACKS	▪ Kekse und Cracker ▪ Energie- und Müsliriegel ▪ Obst, z. B. Äpfel, Birnen, Orangen ▪ Nüsse, Samen und Kerne	▪ Reich an Kohlenhydraten, halten den Energiespiegel konstant. ▪ Dämpfen Hungergefühle zwischen den Mahlzeiten.
HOCHKALORISCHE SNACKS	▪ Gefriergetrocknete Eiscreme (Astronautennahrung) ▪ Schokolade ▪ Bonbons ▪ Puddingmischungen	▪ Liefern bei Bedarf rasch Energie. ▪ Trostspender, die die Stimmung heben, auch wenn ihr Nährwert gering ist.
FERTIGGERICHTE	▪ Kochbeutelgerichte: in großer Auswahl erhältlich; fünf bis sieben Minuten kochen. ▪ Gefriergetrocknete und dehydrierte Fertiggerichte: kochendes Wasser zugießen, umrühren und fünf Minuten warten. Extrem leicht, wenig Platzbedarf. ▪ Konserven: in großer Auswahl erhältlich. Aber: hohes Gewicht, hoher Platzbedarf.	▪ Enthalten ausgewogene Mengen an Nährstoffen, Vitaminen und Mineralstoffen, die der Körper nach einem anstrengenden Tag braucht. ▪ Einfach und schnell zuzubereiten. ▪ Viele Fertiggerichte lassen sich mit wenig Brennstoff und Wasser zubereiten. ▪ Anreicherung mit Hülsenfrüchten und Getreide. ▪ Konserven haben oft Aufreißverschlüsse.
FLEISCH, FISCH UND KÄSE	▪ Fischkonserven, z. B. Sardinen oder Thunfisch ▪ Pökelfleisch, Salami, luftgetrocknetes Rindfleisch ▪ Hartkäse, z. B. Cheddar oder Parmesan	▪ Gute Protein- und Fettquellen. ▪ Leicht zu lagern und haltbar, allerdings relativ schwer.
HÜLSENFRÜCHTE UND GETREIDE	▪ Linsen, Trockenerbsen und -bohnen ▪ Gerstengraupen ▪ Reis und Nudeln ▪ Couscous	▪ Können zur Anreicherung von Hauptgerichten verwendet werden und sättigen gut. ▪ Wichtige Quellen für Kohlenhydrate. ▪ Liefern außerdem Ballaststoffe und Proteine.
BASISZUTATEN	▪ Mehl ▪ Salz ▪ Zucker ▪ Hartfett oder Schmalz	▪ Aus Mehl und Salz lässt sich Brotteig herstellen. ▪ Zucker und Salz machen Notnahrung aus der Wildnis genießbar. ▪ Durch Fettzugabe werden Mahlzeiten kalorienreicher.
WÜRZMITTEL	▪ Tütensuppen ▪ Tomatenmark ▪ Soßenpulver ▪ Brühwürfel	▪ Verleihen Speisen die richtige Würze und sorgen für Abwechslung. ▪ Besonders nützlich bei der Zubereitung von Wildpflanzen und -tieren.
GETRÄNKE	▪ Tee ▪ Kaffee ▪ Trinkschokolade ▪ Milchpulver	▪ Spenden Wärme und Trost, auch wenn ihr Nährwert gering ist. ▪ Trinkschokolade liefert viele Kohlenhydrate. ▪ Milchpulver ist ein guter Kalziumlieferant.

CAMPINGKOCHER

OBWOHL KAUM ETWAS an ein zünftiges Lagerfeuer heranreicht, sind Campingkocher wegen ihrer Zuverlässigkeit und bequemen Handhabung ein wichtiger Teil der Kochausrüstung, vor allem dort, wo offenes Feuer nicht erlaubt ist.

VORTEILE VON CAMPINGKOCHERN

Moderne Campingkocher sind sehr leicht und extrem Platz sparend zu verpacken. Gaskocher sind am weitesten verbreitet, aber auch Kocher für Flüssigbrennstoffe sind geeignet. Beide Systeme haben Stärken und Schwächen (s. unten). Ausschlaggebend für Ihre Wahl sollten Platz- und Gewichtsbeschränkungen, die Dauer Ihrer Tour und die Bedingungen in der Zielregion sein. In Survival-Situationen haben sich Trockenbrennstoffkocher bewährt (s. gegenüberliegende Seite).

GAS- ODER FLÜSSIGBRENNSTOFFKOCHER?

Gaskocher sind sicher, sauber, leicht und bedienungsfreundlich, arbeiten aber nicht so effizient und eignen sich nicht für kalte Regionen und große Höhen. Flüssigbrennstoffkocher sind stabiler, arbeiten ökonomisch und mit mehreren Brennstoffarten, müssen aber regelmäßig gereinigt und zudem vorgeheizt werden.

BRENNSTOFFTRANSPORT

Für den sicheren Transport von Brennstoff sind folgende Hinweise zu beachten:

- Bei jeder Form von Brennmaterial gilt: Brennstoffbehälter stets aufrecht (z.B. in der Mitte des Rucksacks) lagern und beispielsweise mit Kleidung vor Stößen schützen. Bei der Ankunft am Lagerplatz sollte der Brennstoff leicht zugänglich sein.
- Flaschen mit Flüssigbrennstoff so markieren, dass sie nicht mit Getränkeflaschen verwechselt werden können.
- Vor längeren Touren vorher prüfen, welcher Brennstoff vor Ort verfügbar ist und wie leere Kartuschen entsorgt werden können.

	GASBETRIEBENE KOCHER		
ART DES KOCHERS	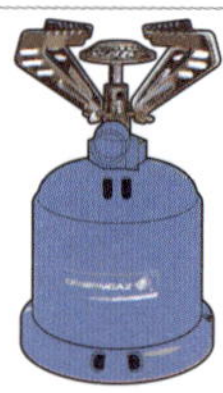 BUTAN-/ISOBUTANKOCHER	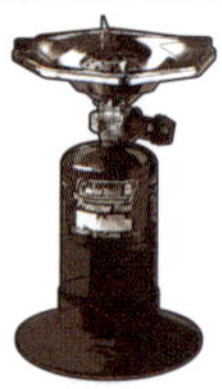 PROPANGASKOCHER	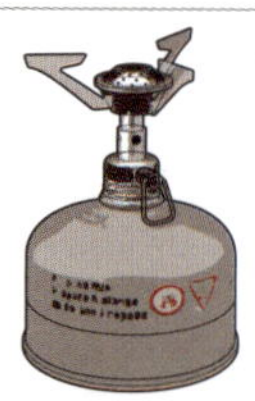 KOCHER FÜR GASGEMISCHE
INFORMATION	▪ Beide Brennstoffe werden in Einmalkartuschen verkauft.	▪ Propangas wird in Einmalkartuschen verkauft. ▪ Propan ist der am häufigsten verwendete Brennstoff für Campingkocher und -grills.	▪ Das Gasgemisch wird in Einmalkartuschen verkauft. ▪ Es besteht aus Butan, Propan und/oder Isobutan.
VORTEILE	▪ Leichte versiegelte Brennstoffbehälter. ▪ Butan hat einen hohen Brennwert und ist sehr effizient. ▪ Isobutan ist noch effizienter und vor allem für kalte Umgebungen zu empfehlen.	▪ Leichte, fest verschlossene Brennstoffbehälter. ▪ Brennt mit großer, gleichmäßiger Hitze und fast ohne Rußentwicklung. ▪ Funktioniert auch bei Kälte sehr gut.	▪ Leichte versiegelte Brennstoffbehälter. ▪ Gasgemisch ist sicherer als reines Propan und bei Kälte effizienter als reines Butan oder Isobutan. ▪ Isobutanmischung hat hohen Brennwert.
NACHTEILE	▪ Höhere Kosten und geringere Heizleistung im Vergleich zu Flüssigbrennstoffen. ▪ Mit zunehmender Höhe weniger effizient. ▪ Bei Temperaturen unter 10 °C ist Butan weniger effizient als Isobutan.	▪ Höhere Kosten und geringere Heizleistung im Vergleich zu Flüssigbrennstoffen. ▪ Mit zunehmender Höhe weniger effizient. ▪ Leicht entzündlich, daher weniger sicher als andere Brennstoffe.	▪ Höhere Kosten und geringere Heizleistung im Vergleich zu Flüssigbrennstoffen. ▪ Mit zunehmender Höhe weniger effizient.

SICHERER UMGANG MIT KOCHERN

Lassen Sie beim Verstauen des Brennstoffs und bei der Bedienung des Kochers stets Vorsicht walten. Verwenden Sie nur den vom Hersteller angegebenen Brennstoff und prüfen Sie vor jedem Einsatz Leitungen und Verbindungen. Wichtig:

- Säubern Sie den Kochbereich von vertrockneten Pflanzen und Blättern – für den Fall, dass Sie Brennstoff verschütten oder der Kocher umfällt.
- Stellen Sie den Kocher auf eine ebene, stabile Unterlage.
- Schützen Sie den Brennstoff vor Flammen und Funken, vor allem beim Befüllen des Kochers. Prüfen Sie vor dem Befüllen, ob die Flamme aus und der Kocher vollständig abgekühlt ist.
- Benutzen Sie den Kocher nur in gut belüfteten Räumen. Alle Kocher verbrauchen lebenswichtigen Sauerstoff, und Flüssigbrennstoffe können giftige Gase wie Kohlenmonoxid abgeben.
- Kochen Sie wegen der Brandgefahr nie im Zelt. Innerhalb weniger Minuten kann Ihr Zelt in Flammen aufgehen und vollständig vernichtet werden. Wenn Sie es nicht schaffen, sich rechtzeitig in Sicherheit zu bringen, können Sie schwere Verbrennungen erleiden.
- Lassen Sie einen brennenden Kocher niemals unbeaufsichtigt. Er könnte umfallen und die Umgebung in Brand setzen. Wenn die Flamme ausgeht, reicht ein Funke, um die Brennstoffdämpfe zu entzünden und eine Explosion auszulösen.

TROCKENBRENNSTOFFKOCHER

Ein sehr nützlicher Bestandteil der Notfallausrüstung ist ein Trockenbrennstoff- oder Esbit-Kocher, der mit Hexamethylentetramin-Tabletten oder Brennpaste betrieben wird und sich klein zusammenklappen lässt. Der Kocher ist Windschutz und Kochplatte in einem und der Brennstoff ist ein zuverlässiges Hilfsmittel zum Feuermachen bei jedem Wetter. Die Tabletten bzw. die Brennpaste verbrennen rauchfrei und ohne Ascherückstände.

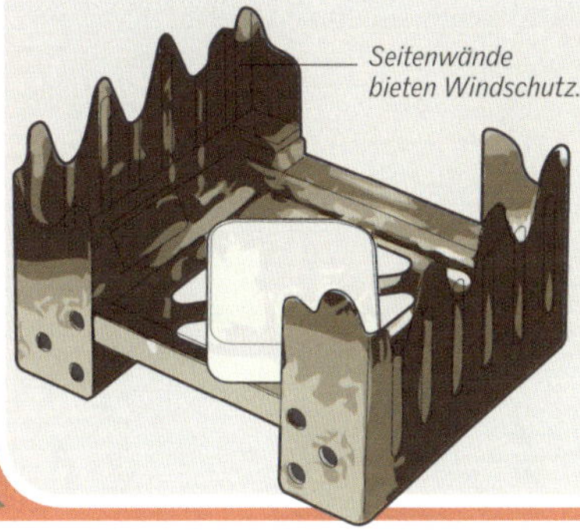

	KOCHER MIT ANDEREN BRENNSTOFFEN		
ART DES KOCHERS	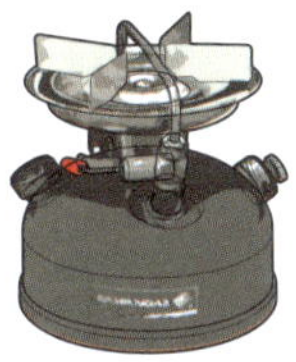 REINBENZINKOCHER	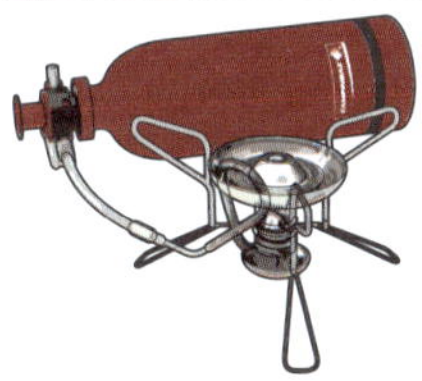 MEHRSTOFF-/MULTIKOCHER	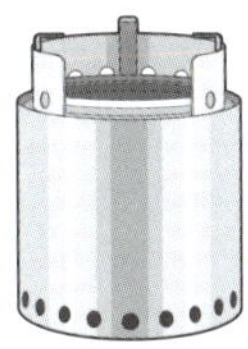 HOLZVERGASER-CAMPINGKOCHER
INFORMATION	▪ Der Brennstoff (Kocher- oder Reinbenzin) wird in Einmalbehältern verkauft.	▪ Mehrstoffkocher können mit unterschiedlichen, fast überall erhältlichen Brennstoffen von bleifreiem Benzin über Kerosin und Reinbenzin bis hin zu Diesel, Petroleum und Spiritus betrieben werden.	▪ Holzverbrennender Ofen, der über eine sekundäre Verbrennung verfügt. ▪ Der Ofen kann zum Transport platzsparend innerhalb des Topfes verstaut werden.
VORTEILE	▪ Brennt auch bei niedrigen Temperaturen, in großer Höhe und bei fast allen Wetterverhältnissen. ▪ Brennt mit sauberer Flamme.	▪ Der Kocher arbeitet mit vielen Brennstoffen. ▪ Brennstoff steht nicht unter Druck; Aufbewahrung in jedem luftdichten Behälter möglich. ▪ Mehrstoffkocher arbeiten zuverlässig, effizient, schnell und mit heißer Flamme.	▪ Leichtgewicht ▪ Verbrennt effizient Zweige, Stöcke, Moos und sogar trockene Tannenzapfen. ▪ Brennstoff muss nicht mitgebracht werden, sondern kann bei Bedarf gesammelt werden. ▪ Umweltfreundlich
NACHTEILE	▪ Vor dem Kochen muss in der Benzinflasche Druck aufgebaut werden. ▪ Benzinkocher müssen vorgeheizt werden.	▪ Gefahr des Verschüttens von Brennstoff. ▪ Vor dem Kochen muss Druck aufgebaut werden. ▪ Der Kocher muss vorgeheizt werden. ▪ Gefahr von Ruß und giftigen Dämpfen.	▪ Brennstoff muss trocken sein. ▪ Erzeugt nicht so viel Hitze wie mit Gas oder Flüssigbrennstoffen betriebene Kocher. ▪ Die mit Holz befeuerte Flamme kann Kohlerückstände auf dem Topf hinterlassen.

IHRE SURVIVAL-BOX

EINE SURVIVAL-BOX sollte auf keiner Outdoor-Expedition fehlen. Sie sollte so kompakt sein, dass man sie immer bei sich tragen kann, und ihr Inhalt sollte sich an den Grundprinzipien des Überlebens – Schutz, Ortung, Wasser, Nahrung – ausrichten.

ZUSAMMENSTELLUNG

Sie brauchen zunächst eine wasserfeste und dicht schließende Dose (gekaufte Notfallsets müssen Ihren Bedürfnissen und den Anforderungen der jeweiligen Umgebung angepasst werden). Der Inhalt Ihrer Survival-Box sollte von guter Qualität und multifunktional sein – schon die Box könnten Sie z. B. als Tasse, kleinen Kochtopf oder sogar als Signalspiegel nutzen. Ihre Box sollte Folgendes enthalten:

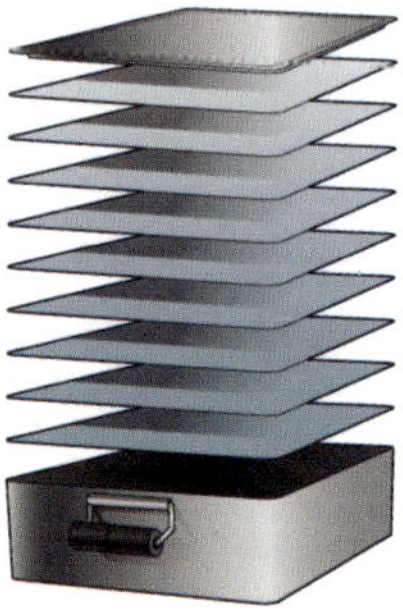

SCHICHTEN DER SURVIVAL-BOX

SCHICHT 1 (BODEN)

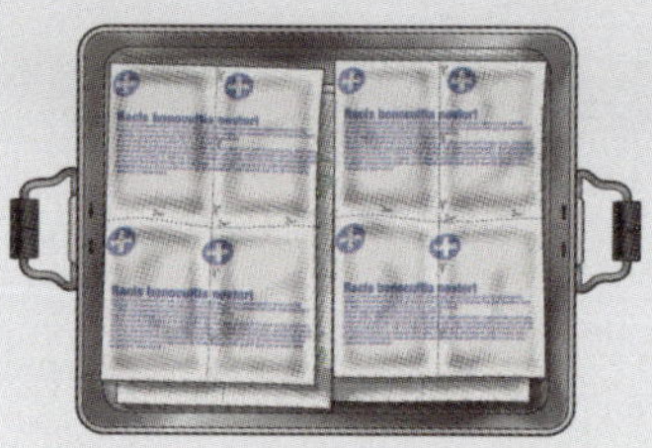

- **Pflaster und Blasenpflaster:** Für kleine Schnittverletzungen und Blasen. Ihr Set sollte wasserfeste und textile Pflaster in verschiedenen Größen enthalten. Wasserfestes Pflaster kann auch zum Flicken von Zelten und Tarps verwendet werden.

SCHICHT 2

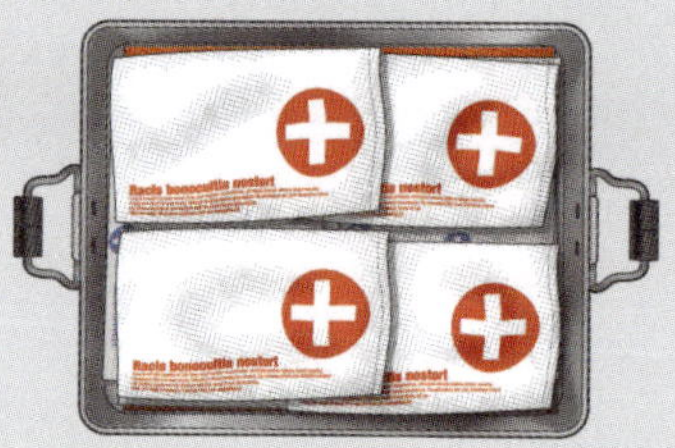

- **Antiseptische Tücher:** Zur Behandlung von Wunden und Bissverletzungen. Die Tücher können mit einem Funken entzündet und zum Feuermachen benutzt werden.

SCHICHT 3

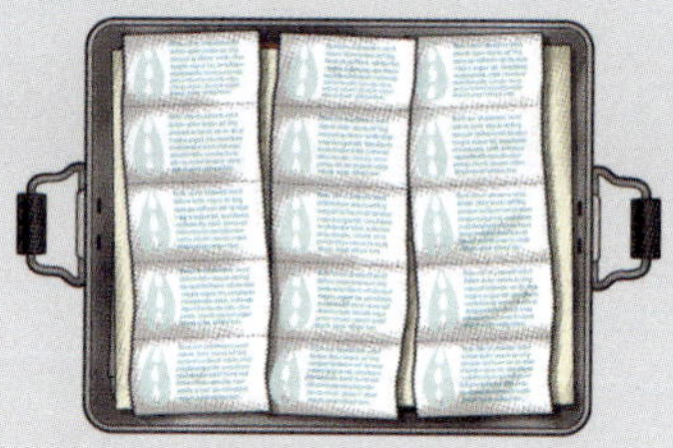

- **Wasseraufbereitungstabletten:** Entweder auf Chlor- oder auf Jodbasis (wer auf Jod oder Schalentiere allergisch reagiert, sollte auf jodhaltige Tabletten verzichten). Das Wasser muss vor der Aufbereitung gefiltert werden.

SCHICHT 6

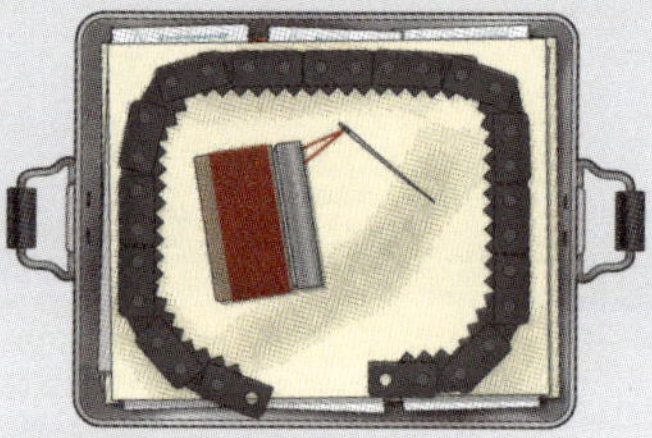

- **Draht- oder Taschen-Kettensäge:** Kann zusammengerollt oder notfalls halbiert werden, wenn der Platz knapp ist.
- **Einseitige Rasierklinge:** Für viele Zwecke, z. B. zum Häuten von Tieren oder Durchtrennen von Seilen. In der Verpackung aufbewahren.
- **Nadel und Nähgarn:** Am besten gewachster Zwirn, gebrauchsfertig eingefädelt.

SCHICHT 7

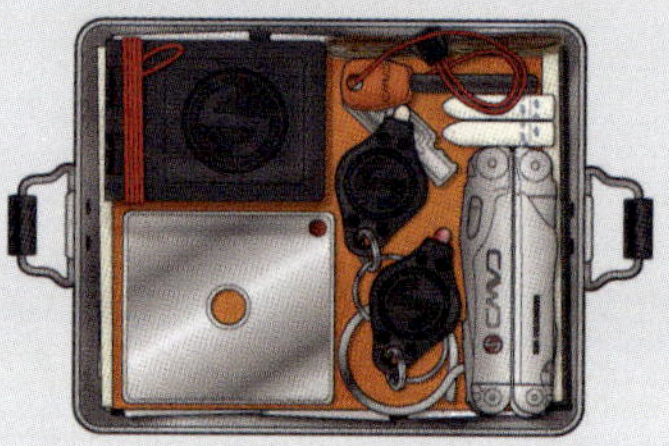

- **LED-Lampen:** Zwei Mini-LED-Lampen (weiß, rot); Schalter in »Aus«-Position festkleben.
- **Kleines Multi-Tool:** Siehe rechte Seite.
- **Sägegriffe:** Für die Taschensäge.
- **LED-Leuchtkarte, Signalspiegel:** Ortung!
- **Kompass:** Im Notfall unverzichtbar.
- **Zündstein, Tampons:** Zum Feuermachen.
- **Drahtschlinge:** Für Fallen.

SCHICHT 8

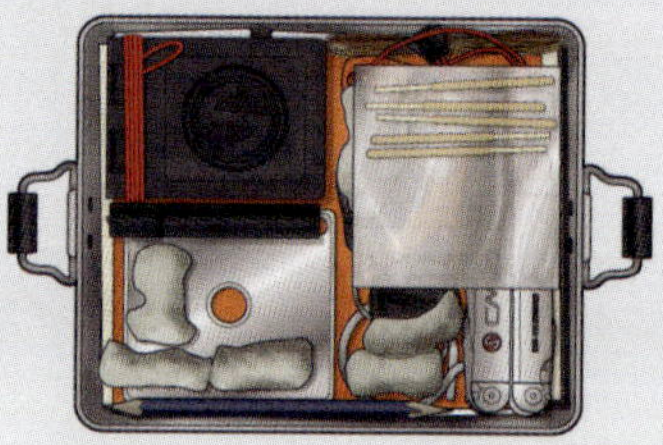

- **Wasserfeste Streichhölzer, Zunderbällchen:** Zum Feuermachen. Streichhölzer in einem verschließbaren Plastikbeutel aufbewahren.
- **Bleistift:** An beiden Enden gespitzt.
- **Kaliumpermanganat:** Stark verdünnt zum Sterilisieren von Wasser; im Notfall auch zum Reinigen von Wunden. Zusammen mit Zucker zum Feuermachen geeignet. In wasserfestem Behälter aufbewahren.

MULTIFUNKTIONSTOOL

Multifunktionswerkzeuge, meist für einen bestimmten Aufgaben- oder Hobbybereich gedacht, können auch in kritischen Situationen hilfreich sein. Sie enthalten so nützliche Elemente wie Zangen, Sägen und Klingen. Das Werkzeug sollte von guter Qualität und Ihren Bedürfnissen entsprechend zusammengestellt sein, gut in der Hand liegen und aus Sicherheitsgründen arretierbare Klingen haben. Bewahren Sie es in einer sicheren (Gürtel-)Tasche auf. Für Ihre Survival-Box gibt es Miniversionen. Ein Multifunktionstool ist kein Ersatz für ein Fahrtenmesser (s. S. 146).

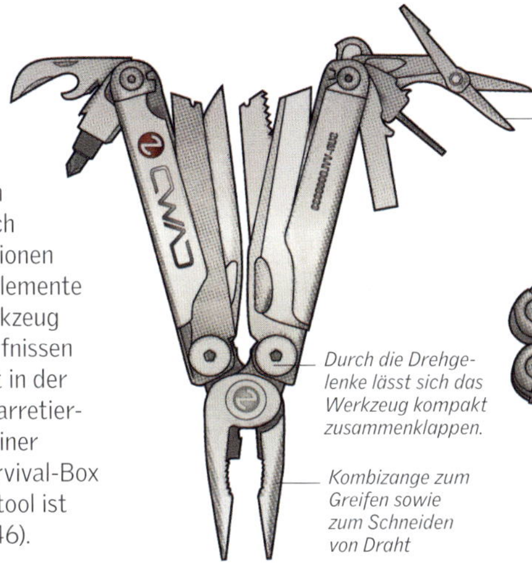

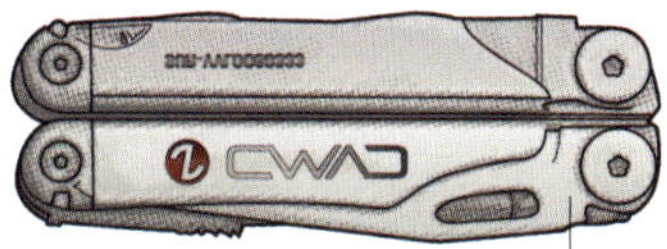

SCHICHT 4

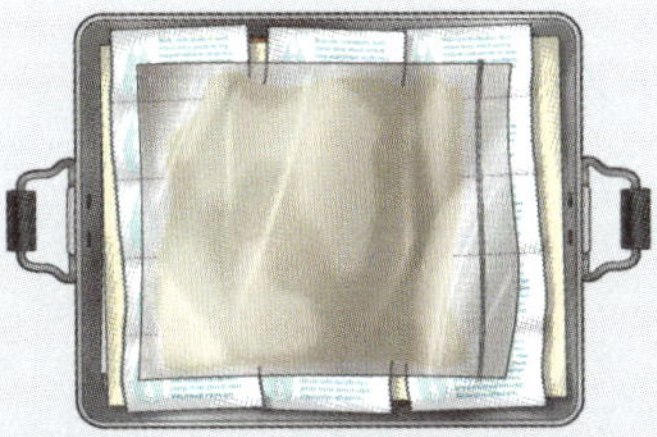

- **Vaseline:** Zum Auftragen auf aufgesprungene Lippen, Ausschläge und wunde Stellen. Ein mit Vaseline bestrichener Tampon brennt länger. In einem verschließbaren kleinen Plastikbeutel aufbewahren.

SCHICHT 5

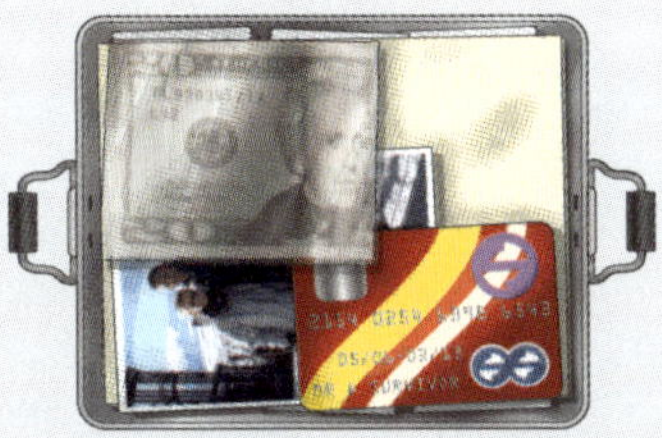

- **Wasserfestes Papier:** Zum Zeichnen von Karten oder Hinterlassen von Botschaften.
- **Fotos von Angehörigen:** Als psychologische Unterstützung in Survival-Situationen.
- **Kreditkarte:** Zum schnellen Entfernen von Insektenstacheln (s. S. 266–267).
- **Geld:** In Zellophan eingeschlagen.

SCHICHT 9

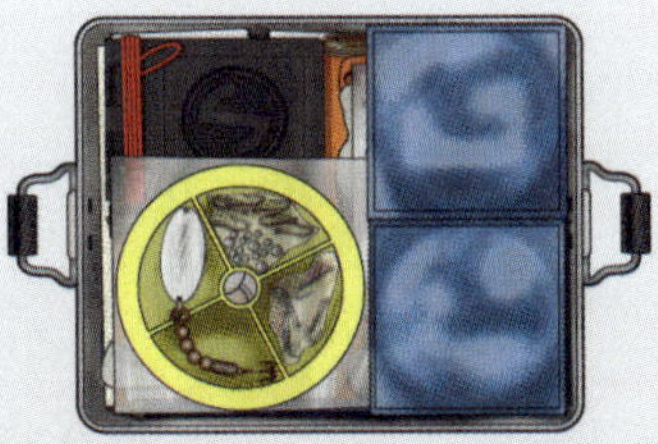

- **Unbeschichtete Kondome:** Als Wasserbehälter und als wasserfeste Hülle für kleinere Gegenstände (z. B. Ihr Handy).
- **Mini-Angelset:** Mit verschiedenen Haken, Fliegen, Schwimmern und Spaltblei. Fische sind leichter zu fangen und zuzubereiten als Säugetiere. Angelschnur ist auch für andere Zwecke nützlich.

DECKELINNENSEITE (MIT KLEBEBAND)

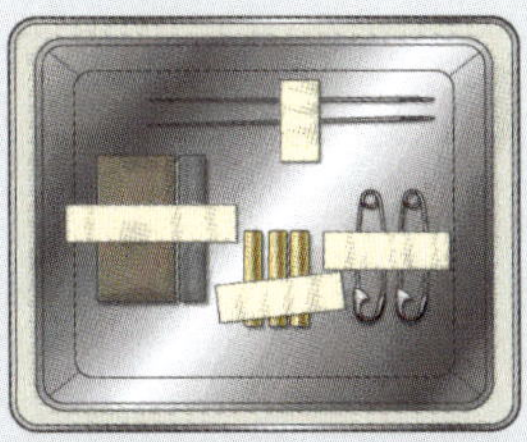

- **Segelmachernadeln:** Mit möglichst großem Öhr; multifunktional, z. B. als Pfeilspitzen und zum Flicken von Zelten und Tarps.
- **Sicherheitsnadeln:** Zum Reparieren von Kleidung, Schlafsack und Zelt.
- **Mini-Knicklichter:** Als Notfallleuchtmittel und Ortungshilfe.
- **Einseitige Rasierklinge:** Für viele Zwecke (s. Schicht 6); in der Hülle aufbewahren.

WEITERE NÜTZLICHE DINGE

Dinge, die zur unerlässlichen Ausrüstung (s. S. 43) gehören, aber nicht in Ihre Survival-Box passen, können am Gürtel oder in einer Gürteltasche Platz finden.

- **Rettungsdecke oder Alufolie:** Für Notsignale, zum Bau eines Unterschlupfs, zum Transportieren, Lagern und Aufbewahren von Wasser oder als »Kochtopf«. Manche Decken haben zwei Seiten: eine silberfarbene und eine grüne (zur Tarnung) oder orangefarbene (Leuchtfarbe).
- **Plastikbeutel:** In beliebiger Menge. Viele Einsatzmöglichkeiten, z. B. als Wasserbehälter oder zum Sammeln von Kondenswasser.
- **Medikamente (z. B. Schmerzmittel, Antibiotika):** Können kein Erste-Hilfe-Set ersetzen, stellen aber eine Notversorgung sicher, wenn Ihre Ausrüstung nicht greifbar ist.
- **Teelicht:** Einmal angezündet, brennt es verlässlich, hilft auch beim Feuermachen.
- **Nylonstrümpfe:** Als Wärmespender, improvisierter Wasserfilter, Moskito- oder Anglernetz.
- **Mini-Weltempfänger:** Batterie- oder solarbetrieben.
- **Medizinischer Schlauch:** Um Wasser aus unzugänglichen Felsspalten zu holen.
- **Feuerdose/streichholzloses Feuerset:** Wenn keine Streichhölzer und kein natürlicher Brennstoff verfügbar sind.

2

UNTERWEGS

RICHTIGE ORIENTIERUNG

Bevor Sie zu einer Tour aufbrechen, sollten Sie sich grundlegende Kenntnisse im Kartenlesen und in der Handhabung eines Kompasses aneignen. Wer Karten lesen kann, ist in der Lage, schon bei der Vorbereitung wichtige und fundierte Entscheidungen zu treffen. Wenn Sie eine Vorstellung von den Umgebungs- und Terrainmerkmalen Ihres Zielortes haben, werden Sie sich weniger leicht verirren und Ihr Fortkommen besser einschätzen können. Wenn nötig, lässt sich dann schnell umdisponieren. Mit einer Karte können Sie darüber hinaus die sicherste und beste Route planen, Wasserläufe und Übernachtungsplätze sowie Gebiete lokalisieren, in denen der Einsatz von Ortungshilfen am vielversprechendsten ist.

In einer lebensbedrohlichen Situation sind eine Reihe schwieriger Entscheidungen zu treffen. Unter Umständen stellt sich die Frage, ob es sicherer ist, an Ort und Stelle auf Hilfe zu warten, oder ob man seine Überlebens- und Rettungschancen durch einen Ortswechsel verbessern kann. Die Fähigkeit zu navigieren – ob mit Karte, Kompass oder

ERFAHREN SIE ...

- wie man **Karten liest**, um das **Gelände** zu beurteilen.
- dass ein **Streckenabschnitt** genauso lang wie ein **Stück Kordel** ist.
- den Unterschied zwischen **Hochwert** und **Rechtswert**.
- wieso ein **Umweg** direkt zum **Ziel** führen kann.
- wie **Haare** beim **Navigieren** helfen.
- warum ein **Amboss-Kumulonimbus kein schönes Wetter** verheißt.

anhand landschaftlicher Merkmale –, spielt bei der Beantwortung dieser Frage eine wichtige Rolle.

Ein GPS-Gerät (Global Positioning System) kann eine große Hilfe sein – solange die Batterien gefüllt sind und die Technik funktioniert.

Schließlich helfen auch meteorologische Kenntnisse unterwegs bei der Beurteilung äußerer Bedingungen. Wer die eigene Lage richtig beurteilen kann und seine Pläne darauf abstimmt, kann viele potenziell lebensbedrohliche Situationen von vornherein vermeiden.

Wer peilen (s. S. 68–71) und durch das Zählen seiner Schritte (s. S. 72) navigieren kann, hat in einer Survival-Situation einen entscheidenden Vorteil.

ANHAND DER FOLGENDEN ÜBUNG können Sie ausprobieren, wie genau Sie einer Peilung folgen und inwiefern Sie eine vorgegebene Distanz mit Schritten ausmessen können. Wenn Sie alles richtig machen, werden Sie am Schluss wieder am Ausgangspunkt landen. Wählen Sie ein Gelände, das Ihnen in alle Richtungen mindestens 100 m Bewegungsfreiheit bietet. Lassen Sie sich nicht dazu hinreißen zu schummeln, indem Sie auf Ihre Markierungen zugehen.

1. Markieren Sie eine Stelle am Boden. Peilen Sie mit dem Kompass eine Richtung an (hier 110°).
2. Folgen Sie Ihrer Peilung, zählen Sie dabei die Schritte, bis Sie 100 m erreicht zu haben glauben.
3. Addieren Sie 120° zur ersten Peilung hinzu. Peilen Sie diese Richtung (hier 230°) mit dem Kompass an.
4. Gehen Sie weitere 100 m nach der neuen Peilung.
5. Addieren Sie dazu noch einmal 120°. Peilen Sie mit dem Kompass diese Richtung (hier 350°) an.
6. Wenn Sie nun 100 m in die angepeilte Richtung gehen, sollten Sie Ihren Ausgangspunkt erreichen.

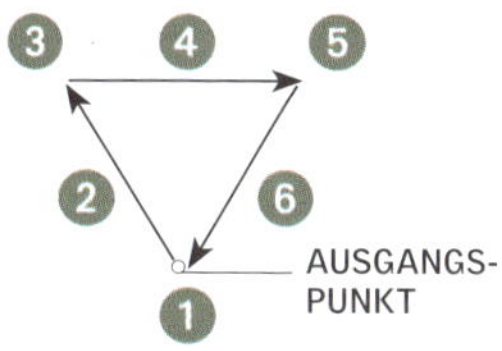

»Unterschätzen Sie nicht, was mit Karte, Kompass, GPS und Wissen **möglich ist** – vielleicht **hängt** einmal **Ihr Leben davon ab.**«

KARTEN LESEN

EINE LANDKARTE IST eine zweidimensionale Darstellung eines dreidimensionalen Geländes. Man kann aus ihr z. B. Entfernungen und Höhen ermitteln. Wer Karten lesen kann, erleichtert sich das Navigieren und hat schon vorab eine ungefähre Vorstellung davon, wie ein Gebiet aussieht. Ihre Karte ist sehr wichtig, verstauen Sie sie also immer sicher.

WIE INTERPRETIERE ICH EINE KARTE?

Es gibt vielerlei Kartentypen in den unterschiedlichsten Maßstäben. Zum Wandern sind topografische Karten am besten geeignet. Sie zeigen markante Geländepunkte wie Flüsse, Straßen, Gleise, Pfade, Gebäude und Wälder. Anhand der Höhenlinien (s. rechts) lässt sich darüber hinaus auf das Aussehen einer Region schließen.

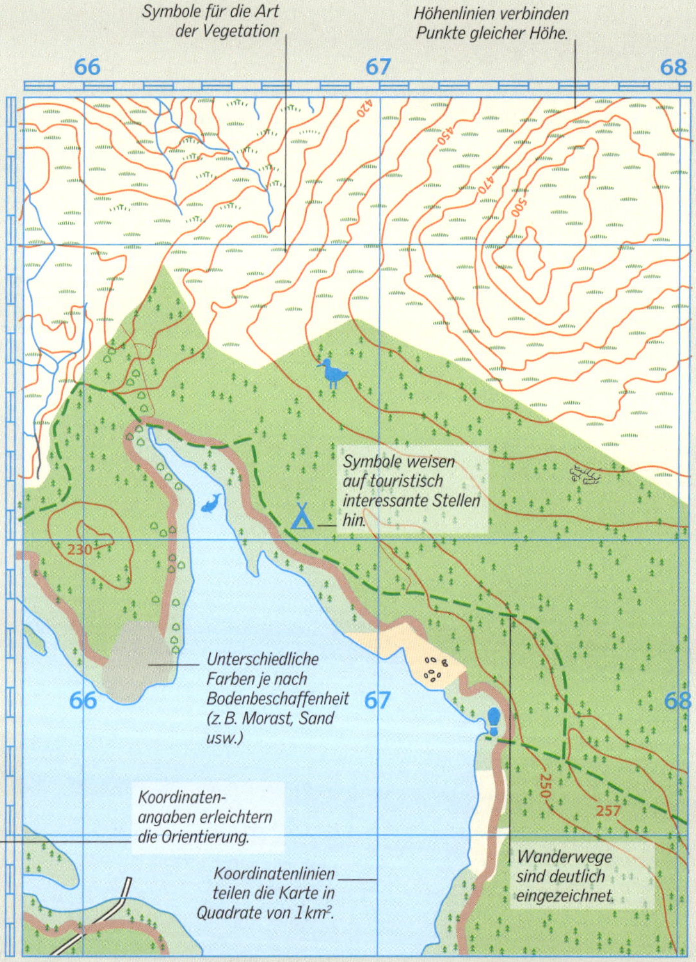
Symbole für die Art der Vegetation
Höhenlinien verbinden Punkte gleicher Höhe.
66
67
68
96
95
94
420
450
470
500
230
250
257
Symbole weisen auf touristisch interessante Stellen hin.
Unterschiedliche Farben je nach Bodenbeschaffenheit (z. B. Morast, Sand usw.)
Koordinaten-angaben erleichtern die Orientierung.
Koordinatenlinien teilen die Karte in Quadrate von 1 km².
Wanderwege sind deutlich eingezeichnet.

DIE LEGENDE

Jede topografische Karte hat eine Legende, die symbolische Darstellungen erläutert. Machen Sie sich mit den Symbolen vertraut, damit Sie sich vorstellen können, wie das entsprechende Gelände aussieht. Im Folgenden einige Beispiele:

HÖHE UND BESCHAFFENHEIT

Wasser *Morast*

Sand; Sand und Kies

Felswand/Klippe

Einzelne Felsen *Felsbrocken* *Felsnase* *Geröll*

VEGETATION

Nadelwald

Laubwald

Niederwald

Obstplantage

Buschland

Farn, Heide oder Grasland

Marschland, Schilf oder Watt

TOURISTISCHE INFORMATIONEN

Naturreservat *Campingplatz*

Angelgebiet *Wanderwege*

DER MASSSTAB

Auf Wanderkarten ist immer der Maßstab eingetragen. Er gibt das Verhältnis zwischen der abgebildeten und der tatsächlichen Größe eines Gebietes an. Der Maßstab 1:25000 – 4 cm auf der Karte entsprechen 1 km in der Realität – ist für Wanderer ideal. Karten in kleinerem Maßstab – 1:50000 z. B. – eigen sich eher für den allgemeinen Überblick.

DIE ENTFERNUNG MESSEN

Karten stellen die Wirklichkeit maßstabsgerecht dar, sodass sich Distanzen genau ermitteln lassen. Das ist wichtig, um die direkteste – und damit zugleich meist energiesparendste – Route auszuarbeiten. In einer Survival-Situation ist Energiesparen lebenswichtig. Je kürzer die zurückzulegende Strecke, umso besser.

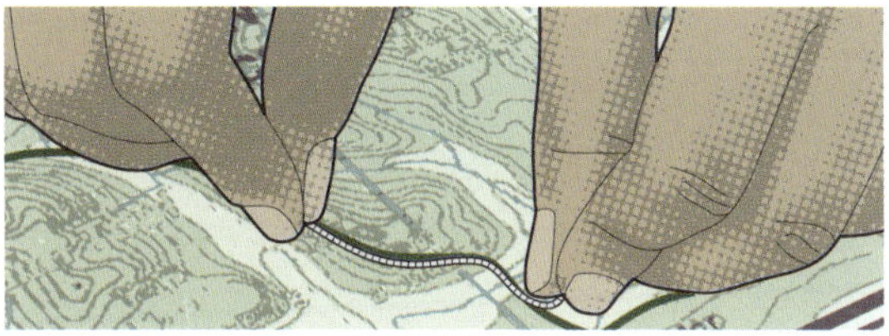

KOORDINATENLINIEN

Am einfachsten lassen sich Entfernungen mithilfe der Koordinatenlinien ermitteln. Auf einer Karte mit dem Maßstab 1:25 000 entspricht jedes Quadrat 1 km² (die Diagonale beträgt etwa 1,5 km). Sie können Start- und Zielpunkt auch auf ein Stück Papier pausen, beide mit einer Linie verbinden und diese an die Maßstabsskala anlegen.

SCHNUR ODER LÖTDRAHT

Wanderwege führen selten geradeaus, sondern haben Kurven und Biegungen. Es ist daher sinnvoll, die Route mit einer Schnur nachzulegen und die ermittelte Schnurlänge dann anhand des Maßstabs in Kilometer umzurechnen. Mit Lötdraht lassen sich noch genauere Ergebnisse erzielen, denn er behält beim Legen die Form.

HÖHENLINIEN

Jede topografische Karte enthält Höhenlinien. Eine Höhenlinie verbindet Punkte gleicher Höhe miteinander. Der Verlauf dieser Linien vermittelt geübten Kartenlesern detaillierte Informationen über die Geländebeschaffenheit. Die Größe der Intervalle ist in der Legende angegeben; im Maßstab 1:25000 beträgt sie meist 5 m, in Gebirgsregionen häufig auch 10 m. Es dauert eine Weile, bis man gelernt hat, Höhenlinien zu interpretieren und sich das entsprechende Gelände vorzustellen, doch es lohnt sich. Mithilfe von Höhenlinien erhält man durch eine Karte einen dreidimensionalen Eindruck des Geländes .

HÖHENLINIEN FOLGEN

Zu wissen, wie steil ein Gelände ist, erleichtert die Routenplanung (s. S. 73) erheblich. Einen Berg zu überwinden kostet eine Menge Energie. Oft ist es besser, den Höhenlinien zu folgen und einen Berg zu umgehen.

Die Zahl gibt die Höhe über dem Meeresspiegel in Metern an.

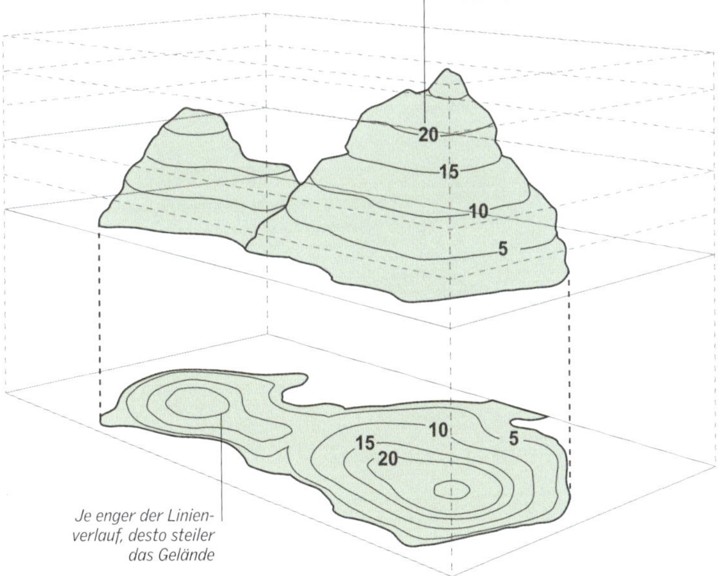

Je enger der Linienverlauf, desto steiler das Gelände

UTM-GITTER

Viele Karten enthalten Gitternetzlinien nach dem Universal-Transverse-Mercator-System (UTM-System), die das Lokalisieren von Punkten erleichtern. Die vertikalen Linien heißen Hochwert, die horizontalen Rechtswert. Das Gitternetz entsteht durch Kreuzung dieser Linien. Die Kreuzungspunkte werden als Koordinaten bezeichnet.

KOORDINATEN BESTIMMEN

Koordinaten werden anhand der Rechts- und Hochwerte bestimmt, beginnend mit dem Rechtswert. Beim Maßstab 1:25000 entsprechen die Gitternetzlinien einer Entfernung von je 1 km. Die dunkle Zone im Ausschnitt unten hat die Koordinate 2046. Das Gebiet ist 1 km² groß. Noch akkurater sind sechsstellige Koordinaten. Man unterteilt die Quadrate zusätzlich in Zehnerschritte und ergänzt den entsprechenden Wert (hier 5); das Kreuz hat dann die Koordinate 185445.

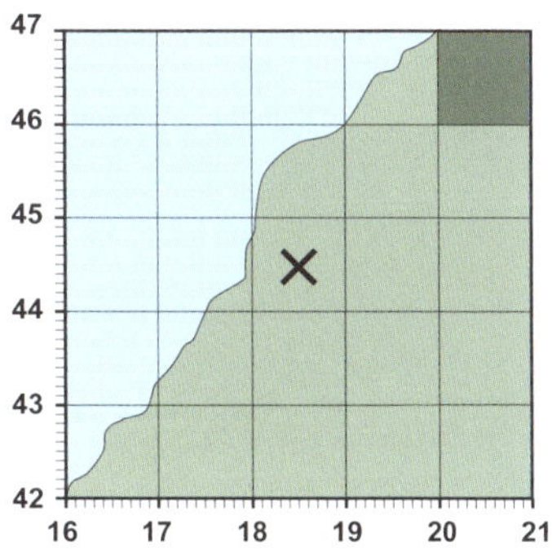

EIN ZIEL ANPEILEN

MIT KARTENLESEN ALLEIN ist es nicht getan. Um sich unterwegs orientieren zu können, muss man wissen, wie man die Karte im Gelände halten muss. Manchmal bietet die Landschaft genügend visuelle Anhaltspunkte, oft benötigt man jedoch eine verlässlichere Methode – sprich: einen Kompass – zum Navigieren. Haben Sie Ihr Ziel erst einmal angepeilt, können Sie die Karte danach ausrichten.

> **DIE HIMMELSRICHTUNGEN**
> Die vier Himmelsrichtungen des Kompasses:
> - Norden (N) - 0°/360°
> - Osten (E) - 90°
> - Süden (S) - 180°
> - Westen (W) - 270°

DER KOMPASS

Eine Kompassnadel ist eine Magnetnadel, die sich selbstständig auf den magnetischen Nordpol ausrichtet, wenn sie frei rotieren kann. Den Kompass immer waagerecht halten!

STANDARDKOMPASS

Dieser Kompass von Silva eignet sich gut zum Wandern. Sie können damit Ihre Karte einnorden und Entfernungen ermitteln.

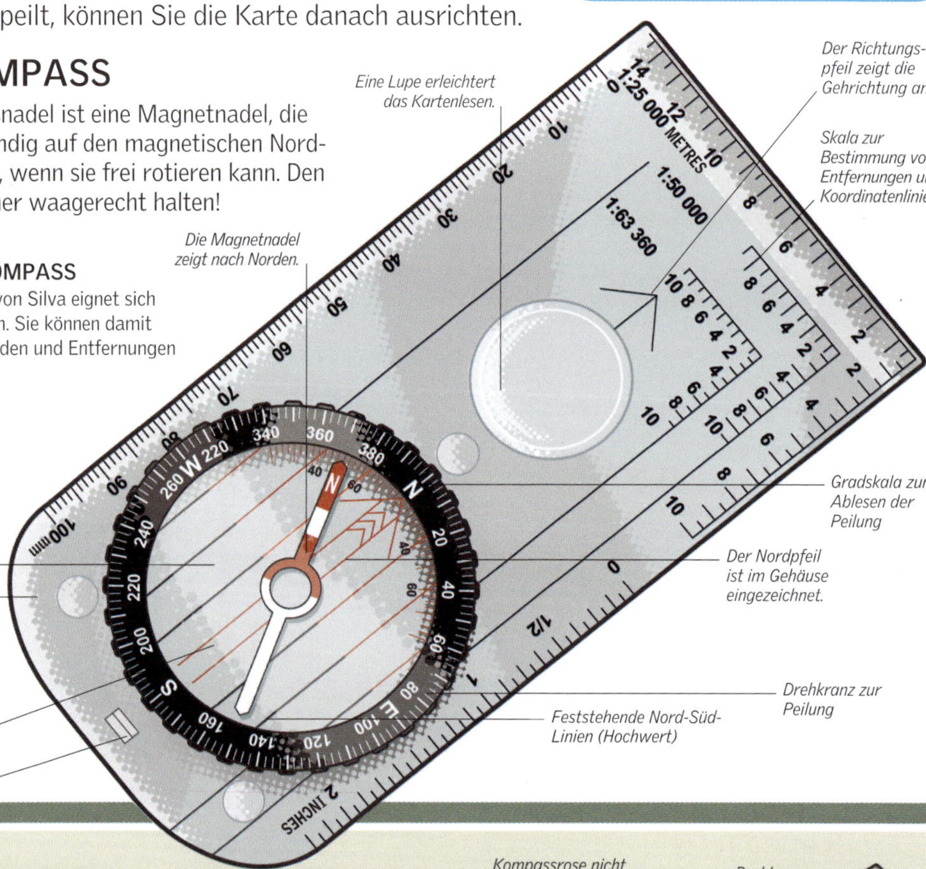

WEITERE KOMPASSTYPEN

Es gibt viele Kompasstypen, vom einfachen Knopfkompass bis zum Linsenkompass mit Spiegel. Achten Sie beim Kauf darauf, dass der Kompass Ihrer Wahl Ihren Ansprüchen genügt. Nehmen Sie zur Sicherheit zusätzlich einen einfachen Ersatzkompass mit.

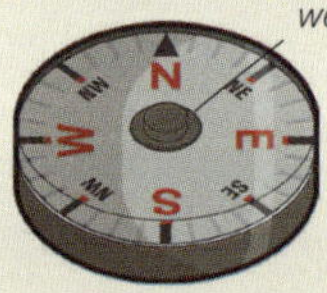

KNOPFKOMPASS

Der einfachste Kompass überhaupt – klein, einfach und ideal geeignet als Ersatzkompass.

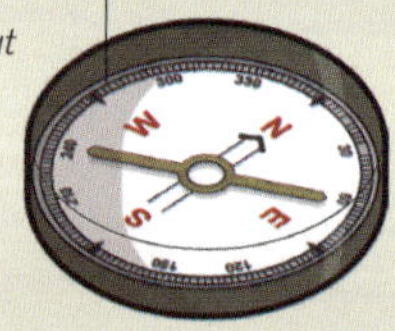

EINFACHER KOMPASS

Ein Kompass mit zusätzlich Nordpfeil und Gradangaben. Die Rose lässt sich nicht drehen.

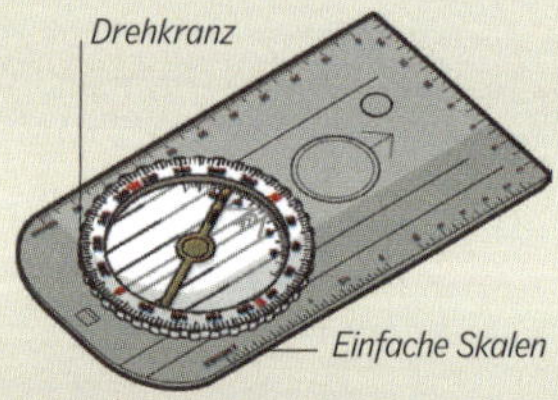

ORIENTIERUNGSKOMPASS

Standardkompass mit Drehkranz. Einfache Variante, daher ideal für Anfänger.

EINNORDEN DER KARTE

Wer sich anhand einer Karte orientiert, kann Geländepunkte und -beschaffenheit unterwegs mit den eingezeichneten Symbolen abgleichen. Sollten Sie vom Weg abkommen, werden Sie das auf diese Weise schnell merken. Bei guter Sicht und einer gewissen Ortskenntnis können Sie die Karte einfach so drehen, dass die eingezeichneten Geländepunkte auf die natürlichen Geländepunkte ausgerichtet sind. Allerdings erlaubt der Kompass eine viel genauere Peilung.

1 Drehen Sie den Drehkranz so, dass die Nordmarke über dem Nordpfeil liegt. Legen Sie die Karte flach auf den Boden. Die Nadel darf nicht abgelenkt werden (s. Kasten unten).
- Legen Sie den Kompass mit dem Rand parallel zu einer vertikalen Linie auf die Karte.

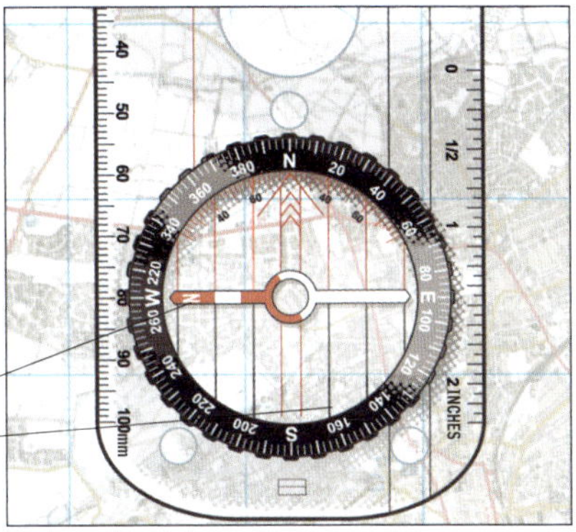

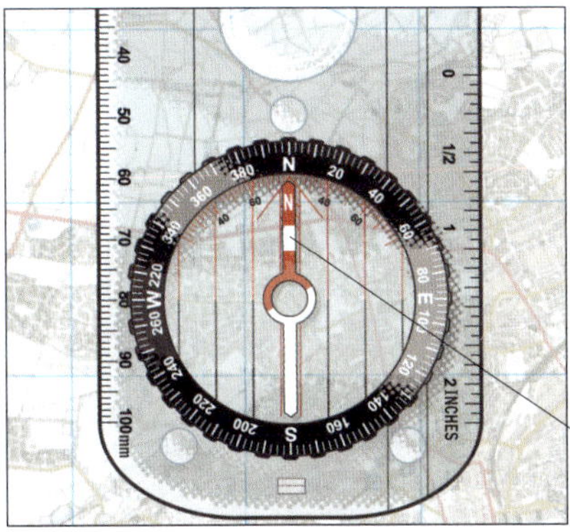

2 Drehen Sie, ohne den Kompass zu verschieben, die Karte so lange, bis die Magnetnadel sich mit dem Nordpfeil deckt. Die Karte ist nun eingenordet. Markante Geländepunkte sollten auf einer Linie mit den auf der Karte eingezeichneten Punkten liegen.
- Nadelabweichungen von mehr als 5° entsprechend korrigieren, wie rechts beschrieben.

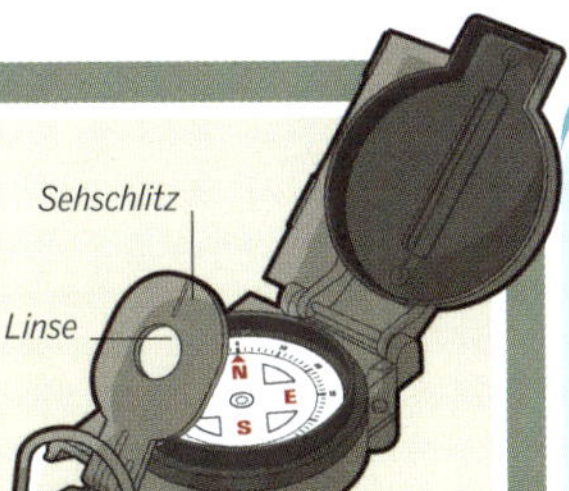

LINSENKOMPASS

Mit diesem gut ausgestatteten Kompass lassen sich sehr präzise Peilungen vornehmen.

GENAUES ABLESEN

Halten Sie den Kompass immer waagerecht, damit die Nadel sich frei bewegen kann. Sie kann von Stromleitungen oder magnetischen Gegenständen abgelenkt werden. Verwenden Sie einen Kompass nie in der Nähe von:
- Metall oder magnetischen Gegenständen
- Elektrischen Leitungen, etwa Hochspannungsleitungen
- Gebäuden und Fahrzeugen – deren Metallteile oder Elektrizität können den Kompass ebenfalls ablenken.

MISSWEISUNG

Die Kompassnadel zeigt zum magnetischen, die Nordmarkierung der Karte zum »echten« geografischen Nordpol. Die Differenz zwischen beiden nennt man Missweisung. Da die vertikalen Gitternetzlinien der Karte parallel zum Hauptmeridian verlaufen, existiert auch zwischen geografisch Nord und Gitter-Nord ein Winkel, die sogenannte Meridiankonvergenz. Die Missweisung innerhalb eines bestimmten Gebietes ist auf topografischen Karten angegeben.

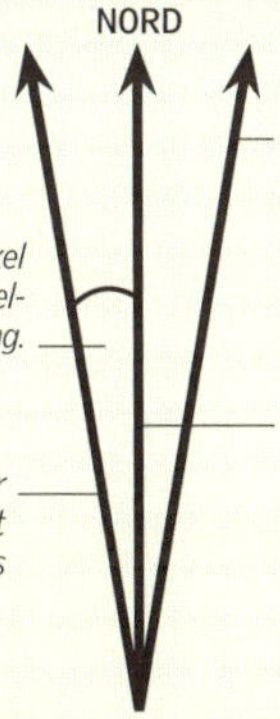

KORREKTUR

Bei der Übertragung einer Kompasspeilung auf die Karte oder umgekehrt muss die Missweisung korrigiert werden. In westliche Richtung: von Kompass zu Karte = subtrahieren, von Karte zu Kompass = addieren.
In östliche Richtung ist es umgekehrt.

1 Die Missweisung ist ortsabhängig (entweder östlich oder westlich von Gitter-Nord) und wird auf der Karte angegeben.

2 Bei einer Abweichung von 0° zeigt der Kompass keine Missweisung und es ist keine Korrektur nötig.

3 Eine westliche Abweichung des Kompasses von 12° bei einer Peilung bedeutet –12° von Gitter-Nord, eine östliche Abweichung +12°.

4 Beim Übertragen der Kartenkoordinaten auf die magnetische Peilung: bei 12° Abweichung nach Westen +12°, nach Osten –12°.

PEILEN

Bei der Arbeit mit dem Kompass sollten Sie sich immer konzentrieren. Überhastete Peilungen führen häufig zu Fehlern. Schlimmstenfalls können Sie sich völlig verirren.

ORIENTIERUNG MIT DER KARTE

Von der Karte abzulesen, in welche Richtung man gehen muss, ist einfach. Verwenden Sie Ihren Kompass, um Ihr Ziel anzupeilen und als Orientierungshilfe.

RÜCKWÄRTSEINSCHNITT

Um Ihre Position zu bestimmen, können Sie einen Rückwärtseinschnitt vornehmen. Dazu richten Sie den Kompass zunächst an einem Punkt aus und addieren oder subtrahieren anschließend 180°. Die Peilung lässt sich genau gegenüber der Nordmarke ablesen. Damit kann man an einem Fluss oder Weg den genauen Standpunkt bestimmen (s. unten und S. 71).

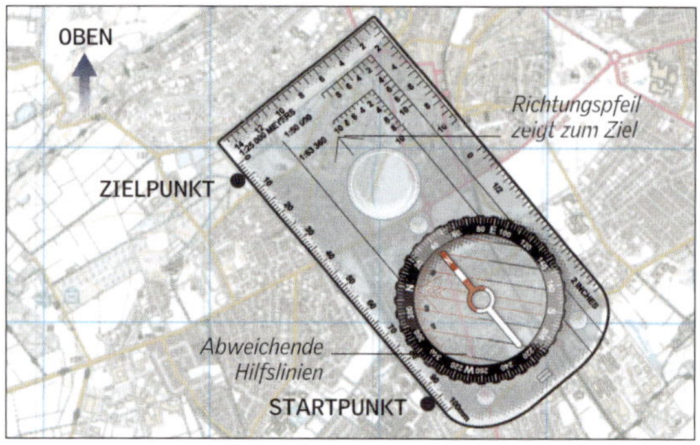

1 Legen Sie die Karte auf einen ebenen Untergrund. Achten Sie darauf, dass die Kompassnadel nicht durch magnetische Störfelder abgelenkt wird (s. Kasten S. 69).

- Legen Sie die Anlegekante des Kompasses an Start- und Zielpunkt an.
- Der Richtungspfeil muss in die Richtung zeigen, die Sie einschlagen möchten.

MARKANTE GELÄNDEPUNKTE NUTZEN

Möglicherweise peilen Sie einen Ort an, den Sie aufgrund der Geländebeschaffenheit unterwegs aus dem Blick verlieren. Dann müssen Sie nach Kompass gehen. Sie können das Ergebnis Ihrer Peilung auch auf der Karte einzeichnen, um die eigene Position zu bestimmen (s. rechts und ganz rechts).

LANDMARKEN ANPEILEN

Richten Sie Ihren Kompass auf den Geländepunkt, halten Sie die Grundplatte fest, und drehen Sie den Drehkranz, bis Richtungspfeil und Nordmarke übereinanderstehen. Die Kompasszahl gibt den Kurswinkel an.

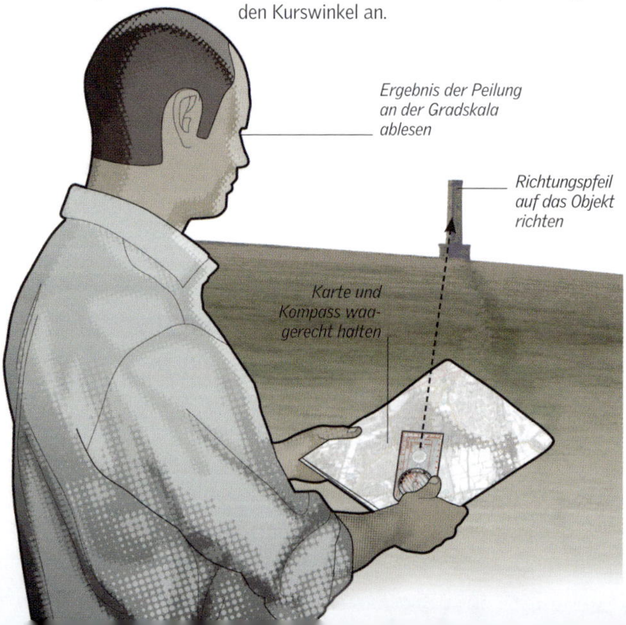

NADELABWEICHUNG KORRIGIEREN UND ÜBERTRAGEN

Es ist wichtig zu wissen, wie man eine Peilung auf eine Karte überträgt. In unserem Beispiel beträgt die Nadelabweichung 12° West.

- Peilen Sie ein Objekt Ihrer Wahl an (s. links). In diesem Fall beträgt der Richtungswinkel 45°.
- Wenn Sie diese Peilung auf die Karte übertragen wollen, müssen Sie die Nadelabweichung (12°) von der magnetischen Peilung (45°) abziehen (= 33°).
- Korrigieren Sie den Drehkranz Ihres Kompasses entsprechend.

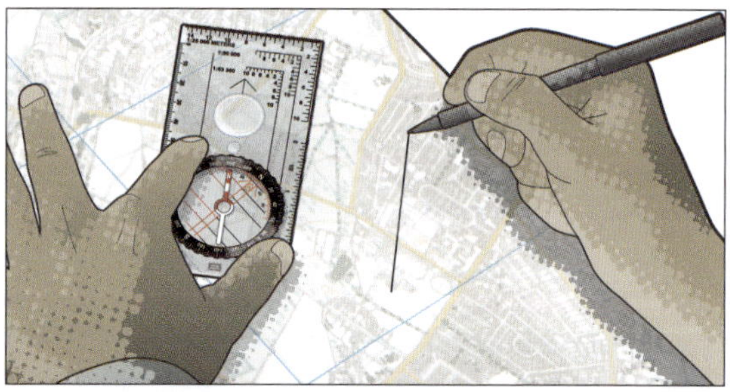

PEILUNG AUF DIE KARTE ÜBERTRAGEN

Legen Sie die linke obere Ecke der Grundplatte am angepeilten Geländepunkt auf Ihrer Karte an. Drehen Sie, ohne die Ecke der Grundplatte zu verschieben, den ganzen Kompass, bis die Hilfslinien parallel zu den vertikalen Gitternetzlinien verlaufen. Ziehen Sie an der linken Kante der Grundplatte eine Linie.

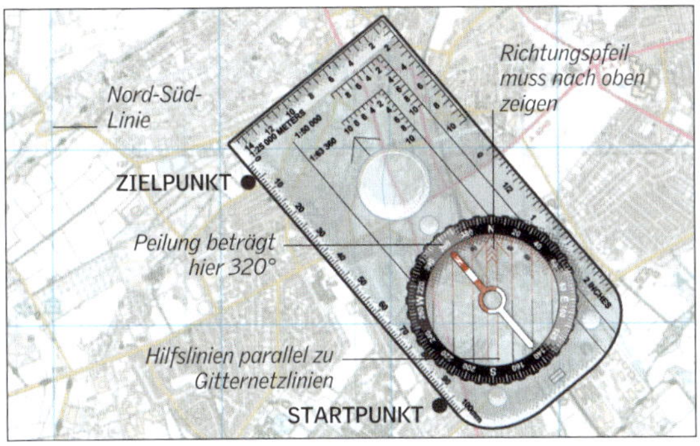

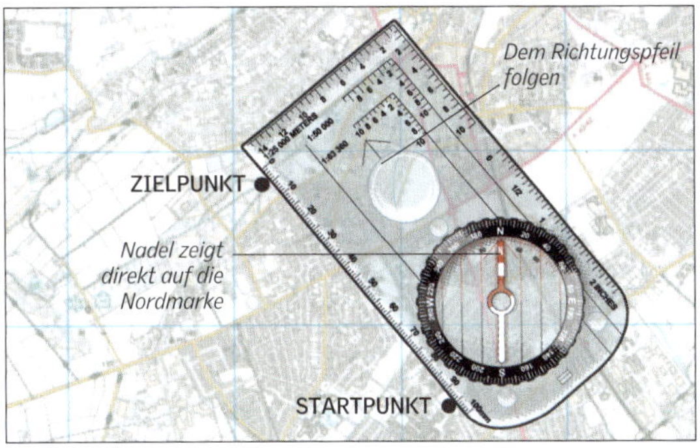

2 Drehen Sie den Drehkranz, bis Nordmarke und Nordpfeil parallel zu den Gitternetzlinien auf der Karte verlaufen. Lesen Sie die Kompasszahl (Winkel zwischen Richtungspfeil/Gehrichtung und magnetisch Nord) ab.

- Je nach Standpunkt müssen Sie die Nadelabweichung korrigieren. Sie ist in der Regel auf der Karte angegeben (s. S. 69). Addieren oder subtrahieren Sie die angegebene Zahl und korrigieren Sie den Drehkranz entsprechend.

3 Um peilgenau zu gehen, müssen Sie den Kompass richtig ausrichten.

- Halten Sie den Kompass waagerecht in einer Höhe, in der Sie von oben direkt auf ihn hinabblicken können (z. B. nahe am Körper in Brusthöhe).
- Drehen Sie sich so lange um sich selbst, bis die Kompassnadel sich mit dem Nordpfeil deckt. Der Richtungspfeil gibt an, wohin Sie gehen müssen.

DEN STANDORT BESTIMMEN

Wenn Sie nicht genau wissen, wo Sie sich befinden, aber Orientierungspunkte identifizieren können, die auch in Ihrer Karte eingezeichnet sind, können Sie diese Punkte mit dem Kompass anpeilen und die Ergebnisse auf die Karte übertragen (s. links und ganz links), um Ihren genauen Standort festzustellen. Dieses Verfahren wird als »Kreuzpeilung« bezeichnet. Nadelabweichungen müssen ggf. korrigiert werden.

ANHALTSPUNKTE NUTZEN

Wenn Sie sich an einem Fluss, einer Straße oder einem Wanderweg befinden, die auf der Karte eingezeichnet sind, und einen anderen markanten Punkt sehen, können Sie diesen anpeilen und auf die Karte übertragen. Wo die eingezeichnete Linie den Fluss, die Straße oder den Weg kreuzt, ist Ihr Standpunkt. Im Beispiel unten peilen Sie mithilfe einer Kirche.

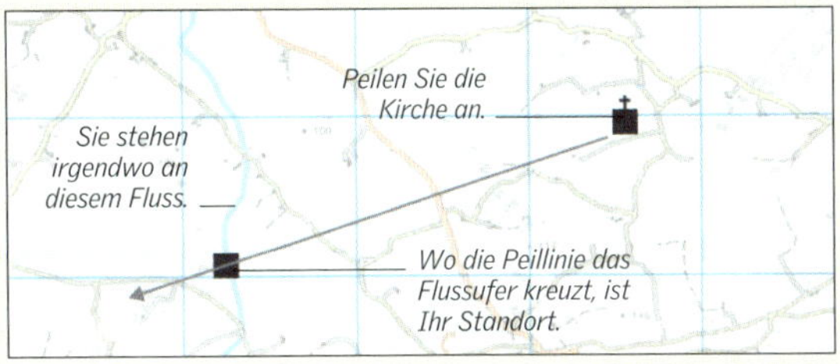

STANDORT OHNE ANHALTSPUNKT

Wenn Sie sich in völlig unbekanntem Gelände befinden, aber markante, auf der Karte eingezeichnete Geländepunkte ausmachen können, peilen Sie diese Punkte an und übertragen Sie sie auf die Karte. Die Punkte müssen mindestens 1 km entfernt sein und so weit auseinander liegen, dass die Peillinien einen 40-Grad-Winkel bilden. An deren Schnittpunkt befindet sich Ihr Standort. Ein noch genaueres Ergebnis erhalten Sie, wenn Sie eine dritte Peilung vornehmen. Ihr Standort befindet sich dann innerhalb des entstehenden Dreiecks.

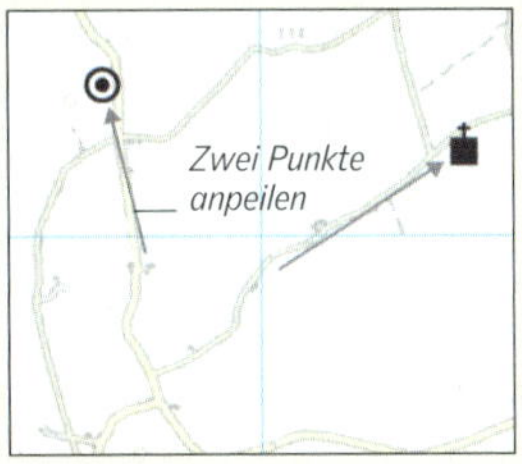

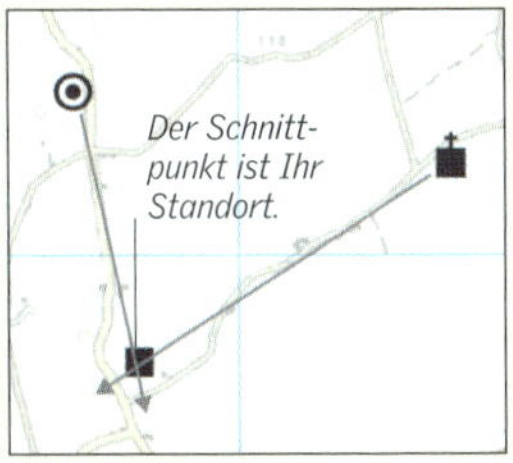

1 Peilen Sie mit Ihrem Kompass zwei Geländepunkte an.

- Nehmen Sie einen Rückwärtseinschnitt vor (s. ganz links) und übertragen Sie die Peillinien auf die Karte.

2 Verlängern Sie die Peillinien, bis sie einander kreuzen.

- Der Schnittpunkt ist Ihr Standort.
- Noch exakter wird das Ergebnis mit einer dritten Peilung.

DIE ORIENTIERUNG

OB SIE SICH EINE BESTIMMTE ROUTE vorgenommen haben oder sich in einer lebensbedrohlichen Situation befinden und sich zu einem sichereren Ort durchschlagen müssen – Kenntnisse im Kartenlesen und im Berechnen von Entfernungen zahlen sich aus, denn sie können darüber entscheiden, ob Sie ungeplant in freier Natur übernachten müssen oder nicht.

ROUTENPLANUNG
Unterteilen Sie den Weg in kleine Abschnitte. Dadurch wird die Gesamtdistanz überschaubarer. Wenn Sie in der Gruppe unterwegs sind, vereinbaren Sie für jeden Abschnitt einen Notfall-Treffpunkt – falls jemand den Anschluss verliert, sollten sich alle dorthin begeben. Planen Sie möglichst eine Wasserstelle und ein sicheren Ort auf Ihrer Route ein.

ENTFERNUNGEN BERECHNEN

Es gibt unterschiedliche Methoden zur Berechnung von Entfernungen. Erfahrene Wanderer wenden immer mindestens zwei gleichzeitig an.

SCHRITTE ZÄHLEN

Für dieses Verfahren müssen Sie wissen, wie viele Schritte Sie brauchen, um eine bestimmte Distanz zurückzulegen. Beim Wandern zählen Sie dann Ihre Schritte. Die Methode ist recht genau. Die meisten Menschen brauchen für 100 m etwa 120 Schritte. Es gibt folgende Möglichkeiten:

- Schneiden Sie 10 Kerben in einen Stock und schieben Sie ein Gummiband alle 100 m um eine Kerbe nach unten.
- Machen Sie in eine Schnur in der Mitte einen Knoten. Mit 9 Perlen am oberen Teilstück zählen Sie jeweils 100 m, indem Sie sie verschieben, mit 4 am unteren die Kilometer.
- Stecken Sie 10 kleine Steine in die eine Hosentasche. Alle 100 m stecken Sie einen davon in die andere Tasche.

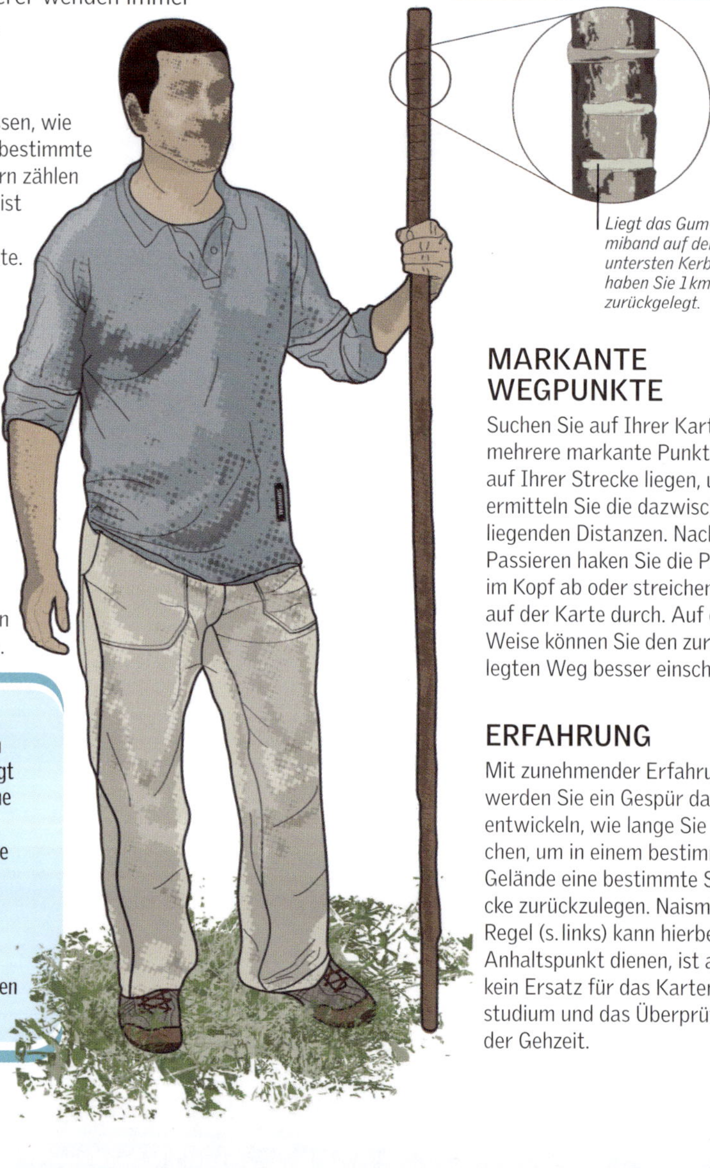

Liegt das Gummiband auf der untersten Kerbe, haben Sie 1 km zurückgelegt.

NAISMITHS REGEL
Nach dieser einfachen Regel lassen sich Gehzeiten abschätzen. Sie berücksichtigt sowohl Distanzen als auch topografische Gegebenheiten.

- Für 5 km berechnen Sie etwa 1 Stunde Gehzeit.
- Pro 300 m Aufstieg addieren Sie 30 Minuten.
- Pro 300 m Abstieg ziehen Sie 10 Minuten ab. Bei sehr steilen Abstiegen addieren Sie pro 300 m 10 Minuten.

MARKANTE WEGPUNKTE

Suchen Sie auf Ihrer Karte mehrere markante Punkte, die auf Ihrer Strecke liegen, und ermitteln Sie die dazwischen liegenden Distanzen. Nach dem Passieren haken Sie die Punkte im Kopf ab oder streichen sie auf der Karte durch. Auf diese Weise können Sie den zurückgelegten Weg besser einschätzen.

ERFAHRUNG

Mit zunehmender Erfahrung werden Sie ein Gespür dafür entwickeln, wie lange Sie brauchen, um in einem bestimmten Gelände eine bestimmte Strecke zurückzulegen. Naismiths Regel (s. links) kann hierbei als Anhaltspunkt dienen, ist aber kein Ersatz für das Kartenstudium und das Überprüfen der Gehzeit.

NAVIGATIONSTECHNIKEN

Die Gefahr, sich zu verirren, sinkt, wenn man Ziele direkt anpeilen und ansteuern kann. Leider ist das nicht immer möglich. Seen oder Sümpfe lassen sich oft nicht einfach durchqueren. Oft ist es besser, Hindernisse zu umgehen, als zu versuchen, sie zu passieren.

GRUNDLAGEN
Sie sollten immer wissen,
- wo Sie gestartet sind.
- in welche Richtung Sie gegangen sind.
- wie weit Sie gegangen sind.

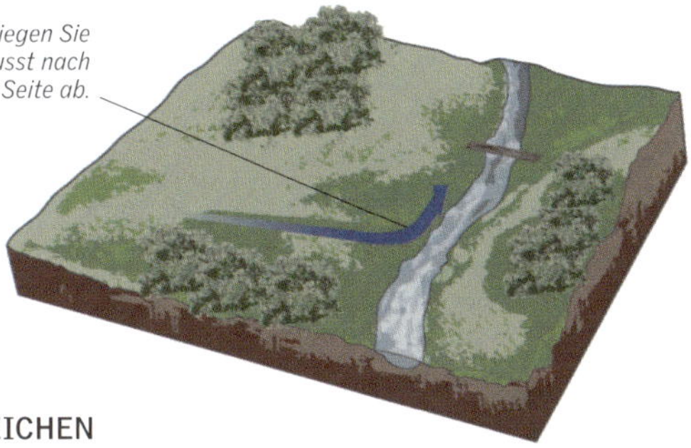

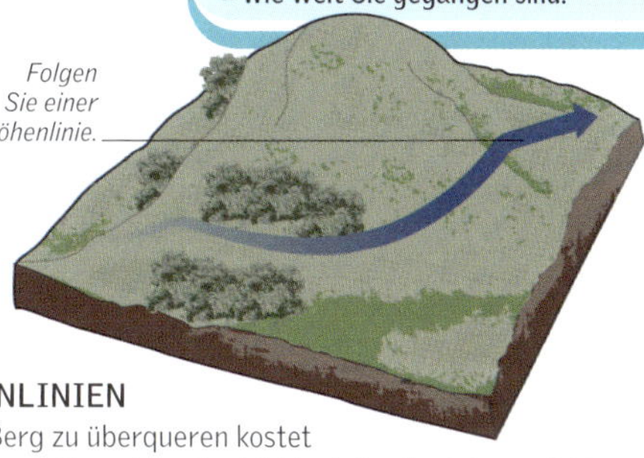

ABWEICHEN

Manchmal kommt man unterwegs etwas vom Kurs ab. Wenn Sie z. B. auf eine Brücke zusteuern, aber nicht dort landen, müssen Sie wissen, ob Sie sich am Ufer rechts oder links davon befinden. Weichen Sie bewusst kurzzeitig in eine andere Richtung aus, wissen Sie später genau, wie Sie zurück zur Route kommen.

HÖHENLINIEN

Einen Berg zu überqueren kostet eine Menge Energie und erleichtert das Navigieren nicht unbedingt. Um Energie zu sparen, können Sie sich stattdessen an einer Höhenlinie orientieren und mit dieser am Hang entlang den Gipfel umgehen.

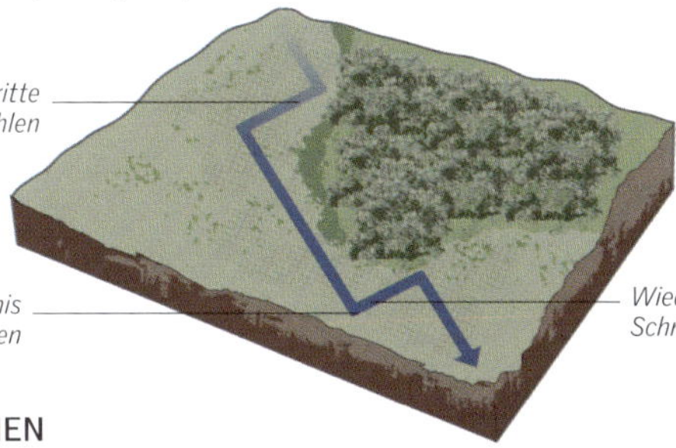

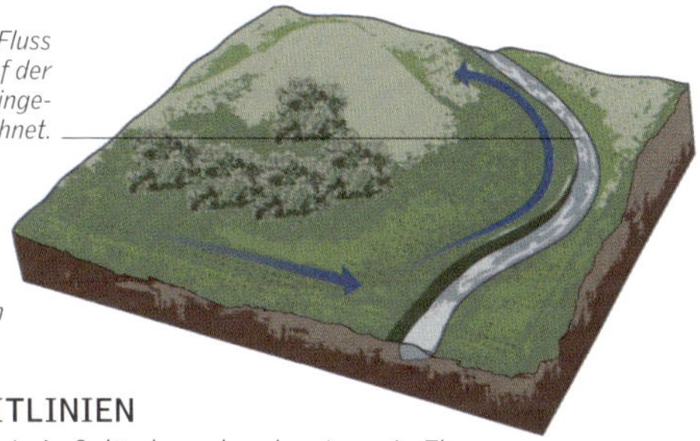

UMGEHEN

Liegt ein Hindernis auf Ihrem Weg, umgehen Sie es, indem Sie mithilfe des Kompasses im rechten Winkel von Ihrer Route abweichen und später genauso wieder zu ihr zurückkehren. Zählen Sie die Schritte des ersten und des dritten Abschnitts. Mit der gleichen Schrittzahl müssten Sie wieder Ihre Route erreichen.

LEITLINIEN

Führt ein Geländemerkmal – etwa ein Fluss, eine Straße oder ein Pfad – in die Nähe des Ziels, lohnt es sich oft, diesem zu folgen und eventuell einen kleinen Umweg in Kauf zu nehmen. So lässt es sich erheblich leichter navigieren und der richtigen Richtung folgen als mit dem Kompass.

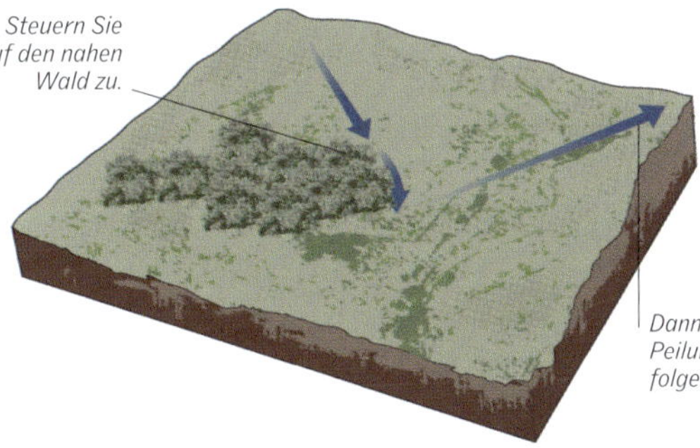

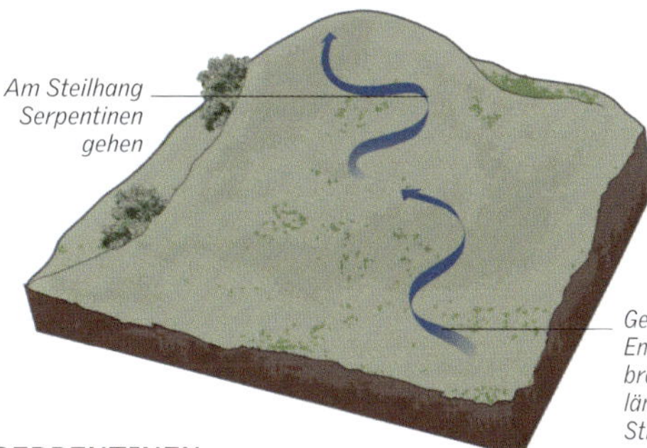

NAHZIEL ANSTEUERN

Wenn Sie ein schwer auszumachendes Ziel ansteuern, können Sie zunächst zu einem nahe gelegenen markanten Geländepunkt gehen. Kalkulieren Sie Entfernung und Position von dort und zählen Sie unterwegs Ihre Schritte. Wenn Sie das Ziel verfehlen, kehren Sie zu dem Geländepunkt zurück und beginnen von vorne.

SERPENTINEN

Einen Steilhang zu erklimmen, kann sehr ermüdend sein, manchmal hat man aber keine andere Wahl. Aufstiege wie Abstiege sind weit weniger anstrengend, wenn man in Serpentinen aufwärts- bzw. abwärtsgeht. Beine, Fußgelenke, Lungen und Herz werden es Ihnen danken.

NAVIGIEREN OHNE KOMPASS

WENN SIE KEINEN KOMPASS HABEN, können Sie ein paar einfache Gegenstände aus Ihrer Survival-Box zu Orientierungs- und Navigationshilfen umfunktionieren. Inzwischen sind zunehmend auch satellitengestützte Navigationsgeräte im Handel.

DAS BRAUCHEN SIE
Eine Nadel oder eine Rasierklinge und einen dieser Gegenstände:
- Messer
- Haar
- Seide
- Magnet
- Batterie, Draht, Papier, Klebeband

EINEN KOMPASS IMPROVISIEREN

Es ist relativ einfach, aus einem magnetisierten eisenhaltigen Metallstück einen Kompass zu bauen. Seine Genauigkeit hängt von den verfügbaren Materialien und Ihrer Erfindungsgabe ab.

EINE NADEL MAGNETISIEREN

Wenn Ihr Kompass beschädigt ist, können Sie die Nadel möglicherweise noch verwenden. Sie ist bereits magnetisiert. Haben Sie keinen Kompass dabei, müssen Sie ein eisenhaltiges Stück Metall auftreiben und magnetisieren. Folgende Dinge sind geeignet:
- eine Nadel aus Ihrer Survival-Box oder dem Nähset
- eine aufgebogene Büroklammer
- eine Rasierklinge aus der Survival-Box
- ein kleiner Nagel oder ein Stück Drahtzaun

Die Nadel muss magnetisiert werden. Je kleiner und dünner sie ist, desto einfacher geht das. Versuchen Sie es mit einer der hier vorgestellten Methoden.

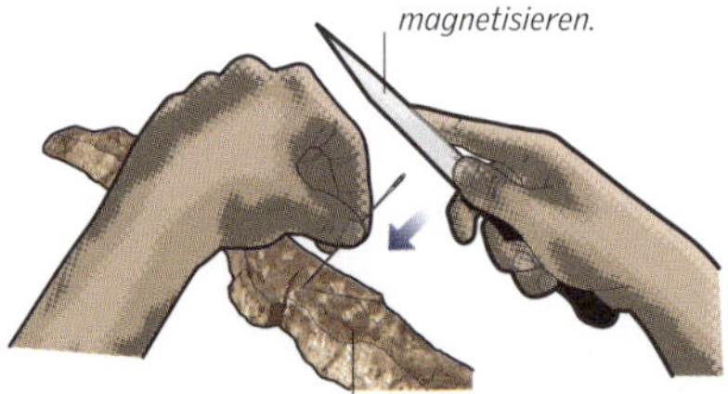

KLOPFEN
Richten Sie die Nadel möglichst genau nach Norden aus, halten Sie sie schräg und klopfen Sie mit einem Stück Metall auf das obere Ende. Die Wirkung verstärkt sich, wenn Sie die Spitze leicht in ein hartes Stück Holz schlagen.

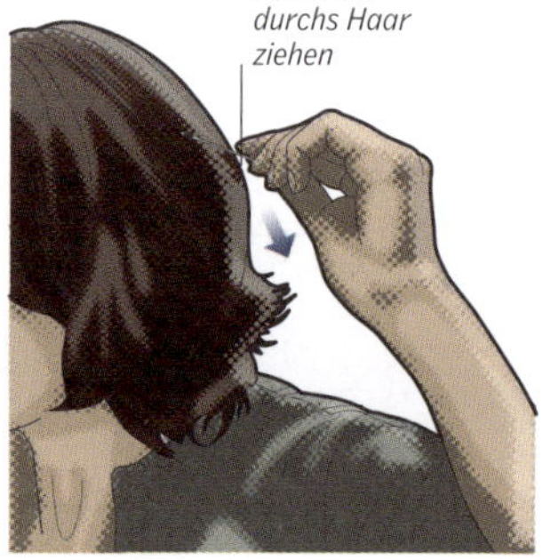
Die Nadel durchs Haar ziehen

HAARE
Halten Sie die Nadel parallel zur Kopfhaut direkt an den Kopf, und ziehen Sie sie – ohne sich zu verletzen – immer wieder in dieselbe Richtung durchs Haar, bis sie magnetisiert ist.

DIE NADEL FREI ROTIEREN LASSEN

Eine magnetisierte Nadel muss sich frei bewegen können, um sich nach Norden auszurichten. Achten Sie darauf, die Nadel vor Witterungseinflüssen, z. B. Wind, zu schützen, damit sie nicht abgelenkt wird.

AUFHÄNGEN

Diese Methode hat den Vorteil, dass die benötigten Utensilien mitgeführt und wiederverwendet werden können. Sie funktioniert am besten mit einer magnetisierten Rasierklinge. Binden Sie einen Baumwollfaden daran und hängen Sie die Klinge in eine Plastikflasche. Wenn der Flaschenhals zu eng ist, entfernen Sie den Flaschenboden.

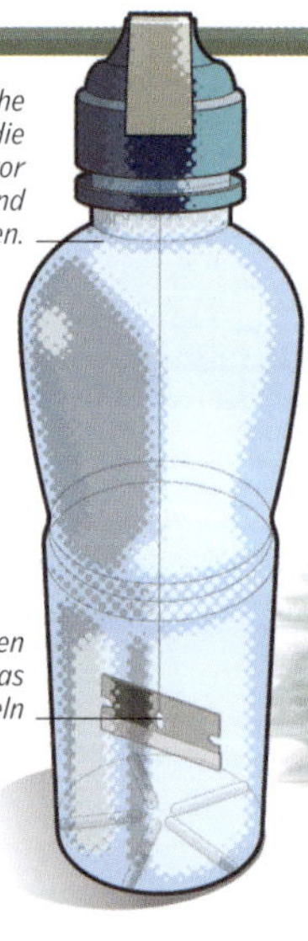

SCHWIMMEN LASSEN

An einem windgeschützten Ort können Sie die Nadel auf dem Wasser schwimmen lassen, z. B. auf einer Pfütze oder in einem kleinen, nichtmagnetischen, mit Wasser gefüllten Behälter. Legen Sie die Nadel auf ein trockenes Blatt, ein Papierstück, ein Stück Rinde oder in einen Strohhalm.

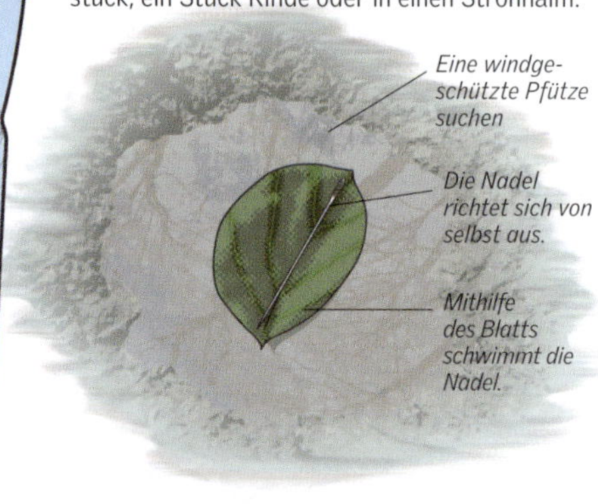
Eine windgeschützte Pfütze suchen
Die Nadel richtet sich von selbst aus.
Mithilfe des Blatts schwimmt die Nadel.

GRUNDLAGEN DES MAGNETISIERENS

Je länger man eine Nadel bearbeitet, desto stärker wird ihre magnetische Wirkung und desto länger wird diese halten. Um festzustellen, ob eine Nadel bereits ausreichend magnetisiert ist, hält man sie gegen ein anderes Metallobjekt – wenn sie daran hängen bleibt, ist die magnetische Anziehungskraft stark genug. Um sie nutzen zu können, muss die Nadel sich frei bewegen können (s. unten). Hat sie sich ausgerichtet, müssen Sie – z. B. anhand des Sonnenstandes (s. S. 76–77) – ermitteln, welches Ende nach Norden zeigt, und dieses markieren.

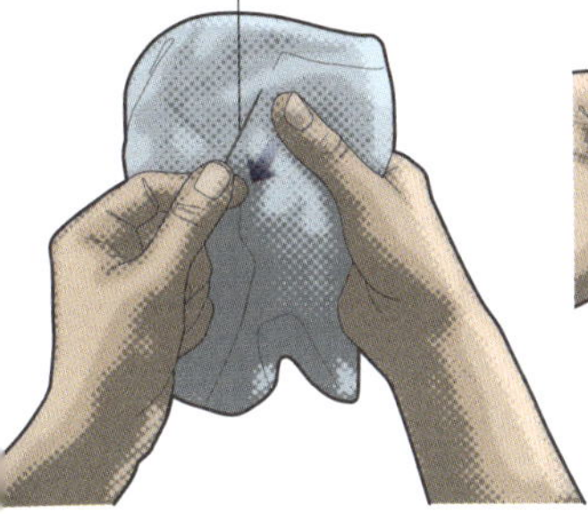

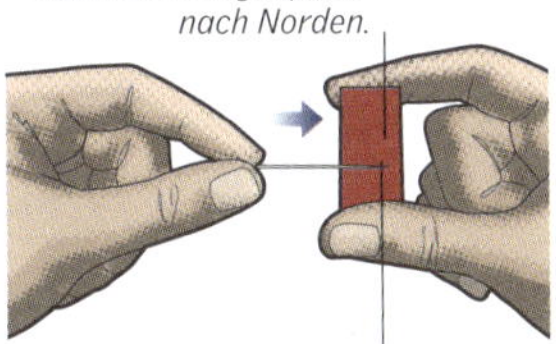

SEIDE

Die Methode funktioniert wie die »Haarmethode«, ist aber effektiver. Ziehen Sie die Nadel mehrmals in eine Richtung über ein Stück Seide, z. B. den Innenschlafsack.

MAGNET

Ziehen Sie den Magneten immer wieder in eine Richtung an der Nadel entlang. Es ist immer gut, einen Magneten dabeizuhaben, allerdings sollte er nie in der Nähe des Kompasses aufbewahrt werden.

MAGNETISIEREN MIT ELEKTRIZITÄT

Am effektivsten magnetisiert man eine Nadel mithilfe von schwachem elektrischem Strom. Verwenden Sie dazu eine Batterie und Isolierdraht; eine Drahtschlinge aus Ihrer Survival-Box, die Sie z. B. mit Papier isolieren, funktioniert auch.

1 Wickeln Sie die Nadel zum Isolieren in ein Stück Papier.

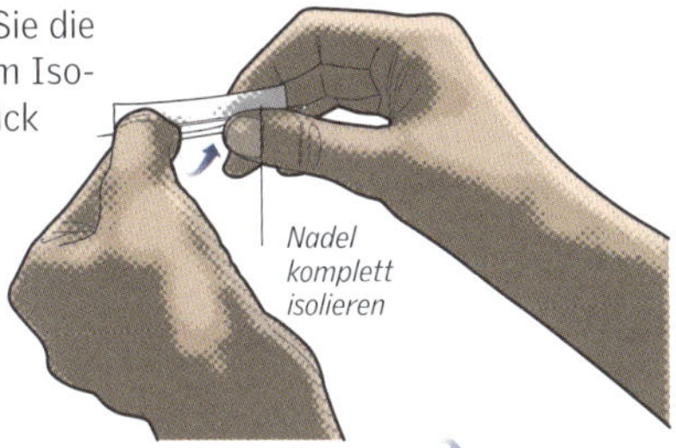

2 Die Isolierschicht komplett mit Draht umwickeln.

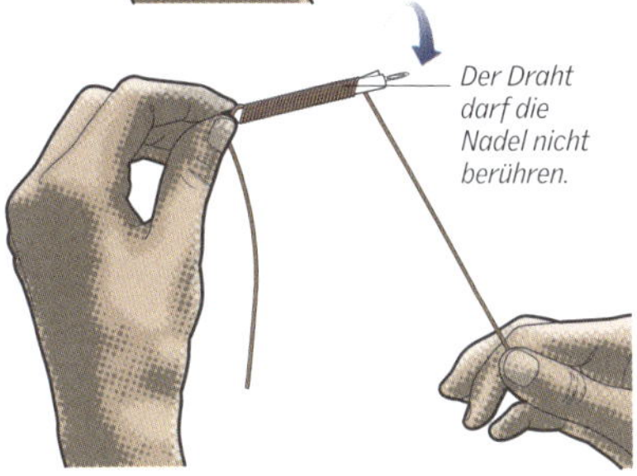

3 Den Draht an die Batterie anschließen. Wenn die Batterie warm wird, ist die Nadel magnetisiert.

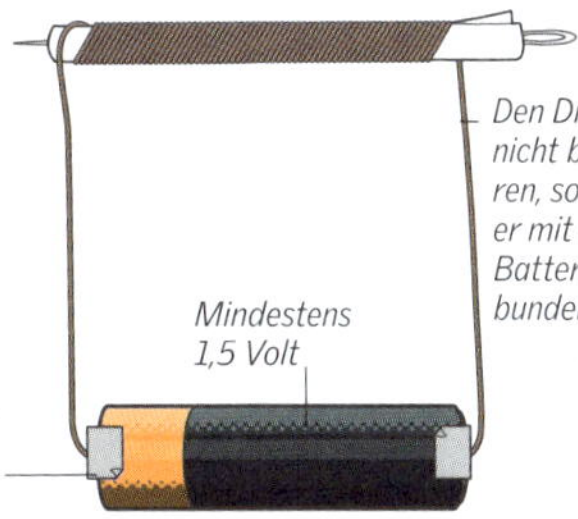

NAVIGIEREN MIT GPS

Das sogenannte »Global Positioning System« (GPS) ist ein satellitengestütztes Navigationssystem. Ein GPS-Empfänger ermittelt mithilfe der Signale von 24 Satelliten seine momentane Position auf wenige Meter genau. Sie können damit Entfernungen messen und Peilungen vornehmen, nicht aber den besten Wegverlauf ermitteln. Daher sollten Sie zusätzlich immer Karte und Kompass mitnehmen.

GPS-GERÄTE EFFEKTIV NUTZEN

Der Blick zum Himmel muss unverstellt sein. Hindernisse wie hohe Gebäude oder ein dichtes Blätterdach erschweren den Signalaustausch mit den Satelliten.

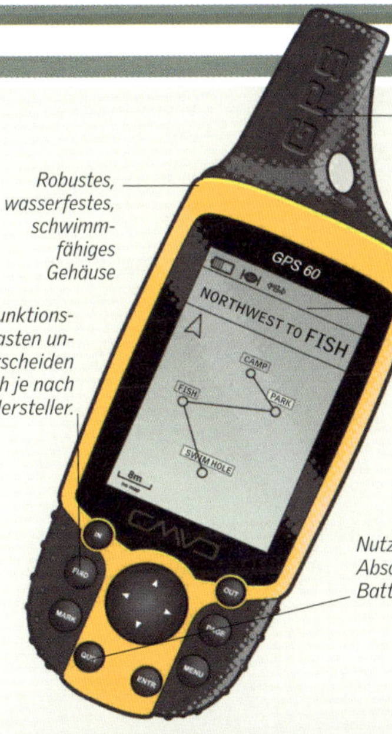
Robustes, wasserfestes, schwimmfähiges Gehäuse
Funktionstasten unterscheiden sich je nach Hersteller.
Empfänger nimmt Signale von mindestens 4 Satelliten auf, um Position und Höhe zu bestimmen und in einem Koordinatensystem darzustellen.
Das Display kann im Dunkeln beleuchtet werden, doch Vorsicht: Diese Funktion erschöpft schnell die Batterien.
Nutzen Sie die automatische Abschaltfunktion, um die Batterien zu schonen.
GPS
GPS 60
NORTHWEST TO FISH
CAMP
PARK
FISH
SWIM HOLE

NAVIGIEREN NACH DER NATUR

WENN SIE IHREN KOMPASS VERLOREN oder beschädigt haben und keine Möglichkeit besteht, einen Behelfskompass zu bauen, müssen Sie sich anhand natürlicher Phänomene orientieren. Durch die Ost-West-Rotation der Erde helfen die Positionen von Sonne bzw. Mond und Sternen bei der Orientierung – und das mit wenigen Hilfsmitteln und Techniken.

DIE SONNE ALS WEGWEISER

Wenn die Sonne sichtbar ist, lassen sich die vier Himmelsrichtungen (Norden, Süden, Osten, Westen) sehr gut an ihrem Stand ablesen. Sie geht ungefähr im Osten auf und im Westen unter. Auf der Nordhalbkugel steht sie mittags im Süden, auf der Südhalbkugel im Norden. Sie können sich anhand des Sonnenstandes orientieren und die Tageszeit bestimmen.

STAB ALS SONNENUHR

Mit einem einfachen Stab können Sie überall zwischen den beiden Polarkreisen (66,5 °N und S) die Himmelsrichtungen und die Zeit bestimmen.

- Auf der Nordhalbkugel befindet sich der Schatten auf der Nordseite der Ost-West-Geraden.
- Auf der Südhalbkugel ist es umgekehrt: Der Schatten ist im Süden.
- Wenn der Schatten am kürzesten ist, ist es Mittag.

ORIENTIERUNG

Um den Verlauf der Sonnenbahn zu ermitteln, genügt ein einfacher Stab. Die Sonne wandert pro Stunde etwa 15 ° von Ost nach West.

1 Stecken Sie einen Stab möglichst gerade in einen ebenen Untergrund.

2 Legen Sie einen Stein in den Stabschatten.

3 Legen Sie nach 3 Stunden wieder einen Stein in den Stabschatten.

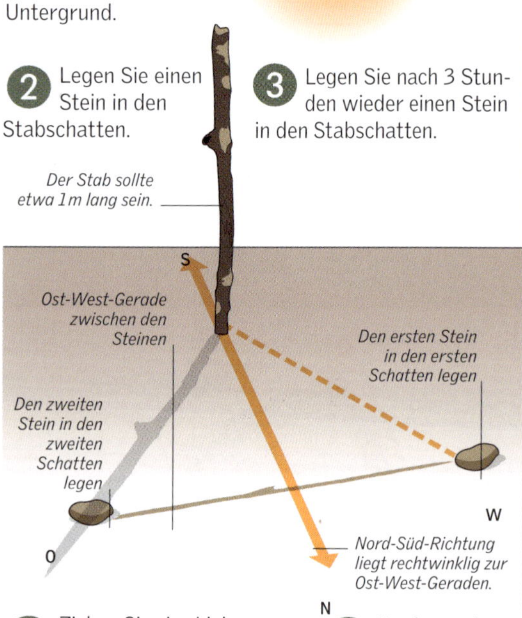

4 Ziehen Sie eine Linie zwischen den Steinen. Der erste Stein liegt im Westen, der zweite im Osten.

5 Norden und Süden liegen im rechten Winkel zur Ost-West-Geraden.

ZEITMESSUNG

Wenn Sie die Himmelsrichtungen durch die Ost-West- bzw. Nord-Süd-Geraden bestimmt haben, können Sie den Stab als Sonnenuhr verwenden.

1 Stecken Sie den Stab am Schnittpunkt der Geraden in den Boden.

2 Befestigen Sie eine Kordel am Stab und einen kleinen Stock am Ende der Kordel. Ziehen Sie einen Halbkreis zwischen den Markierungssteinen.

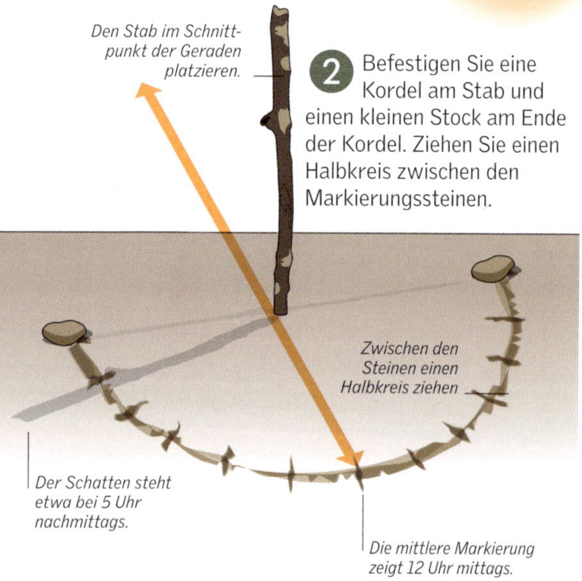

3 Unterteilen Sie den Halbkreis in zwölf gleich große Abschnitte, und markieren Sie diese. Die Markierungen repräsentieren jeweils eine volle Stunde, von 6 Uhr morgens bis 6 Uhr abends.

DIE STERNE ALS WEGWEISER

Sie können sich auch an bestimmten, gut erkennbaren Sternen orientieren: auf der Nordhalbkugel am Polarstern, auf der Südhalbkugel am Kreuz des Südens. Um den Polarstern – und damit den nördlichen Himmelspol – zu finden, verlängert man im Kopf die Hinterachse des Großen Wagens. Das Sternbild Kreuz des Südens steht am Horizont ziemlich genau im Süden.

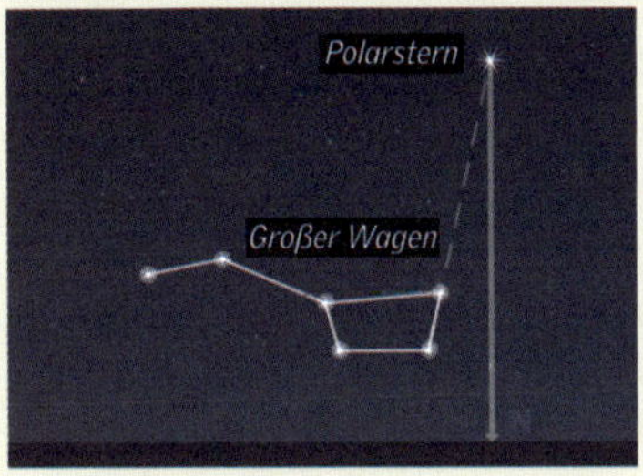

NORDHALBKUGEL

Suchen Sie am Himmel die sieben Sterne des Großen Wagens und denken Sie sich eine Linie zwischen den beiden Sternen auf der rechten Seite des Wagenkastens. Wenn Sie diese Gerade etwa viermal verlängern, finden Sie den Polarstern.

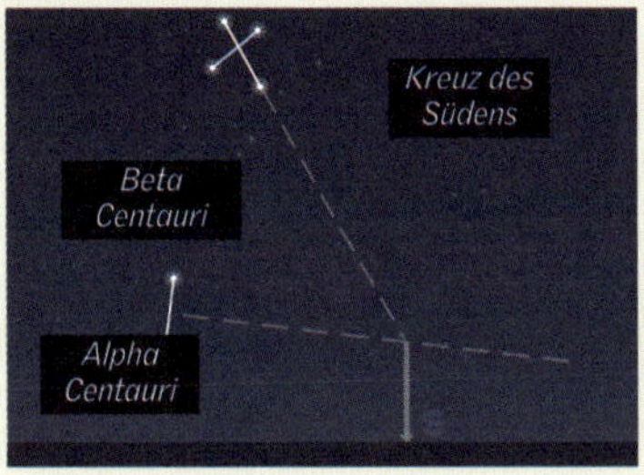

SÜDHALBKUGEL

Verlängern Sie die Längsachse vom Kreuz des Südens. Denken Sie sich eine zweite Linie zwischen den beiden hellen Sternen im Sternbild Zentaur. Vom Schnittpunkt der beiden Linien abwärts zum Horizont verlängert ist Süden.

DER MOND

Der Mond reflektiert das Sonnenlicht. Er geht im Osten auf und im Westen unter. In einer klaren Vollmondnacht können Sie einen Schattenstab zur Orientierung nutzen.

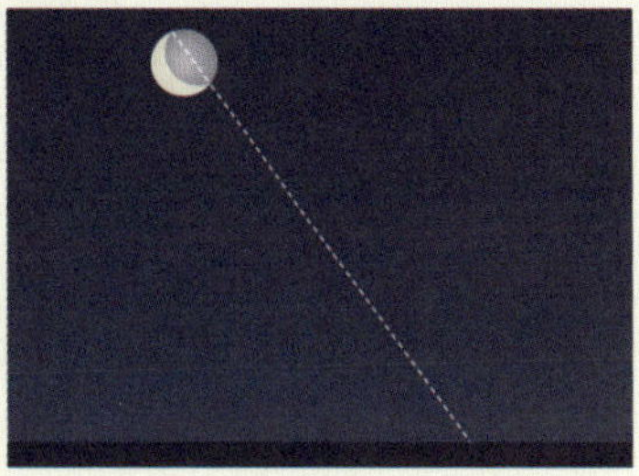

DIE MONDSICHEL

Denken Sie sich eine Linie zwischen den Spitzen der Mondsichel und verlängern Sie sie bis zur Erde. Auf der Nordhalbkugel liegt der Punkt, an dem sie auf den Horizont trifft, ungefähr im Süden, auf der Südhalbkugel im Norden.

ORIENTIERUNG MIT EINER ANALOGEN UHR

Mithilfe der Sonne lassen sich die Himmelsrichtungen auch ungefähr mit einer analogen Uhr bestimmen. Sie muss auf die korrekte Ortszeit eingestellt sein (Achtung: Sommerzeit!). Wenn Sie keine Uhr haben, aber wissen, wie spät es ist, zeichnen Sie ein Ziffernblatt auf ein Papier, tragen 12 Uhr und den Stundenzeiger ein. Das Messergebnis wird umso ungenauer, je näher man am Äquator ist.

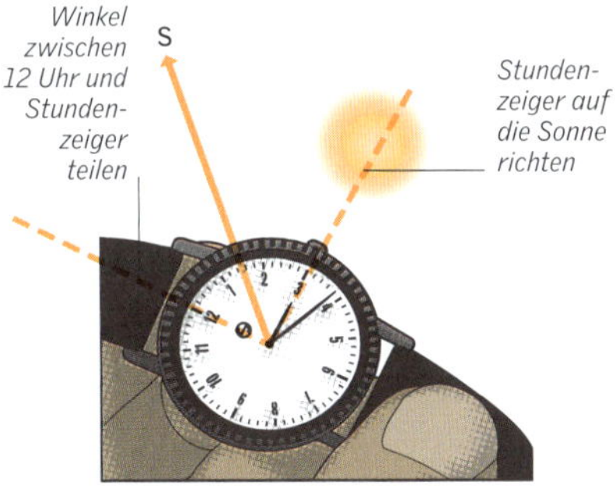

NORDHALBKUGEL

Auf der Nordhalbkugel steht die Sonne im Süden. Richten Sie den Stundenzeiger auf die Sonne und halbieren Sie den Winkel zwischen Stundenzeiger und 12-Uhr-Marke. Die Winkelhalbierende zeigt nach Süden.

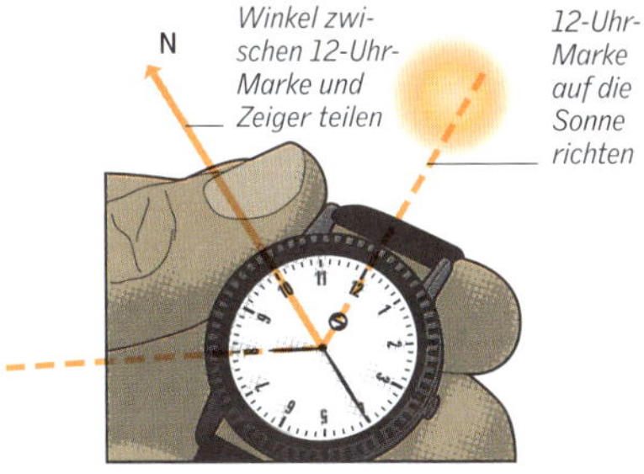

SÜDHALBKUGEL

Auf der Südhalbkugel steht die Sonne im Norden. Richten Sie die 12-Uhr-Marke auf die Sonne und teilen Sie den Winkel zwischen 12-Uhr-Marke und Stundenzeiger. Die Winkelhalbierende zeigt nach Norden.

HINWEISE AUS DER NATUR

Die Natur reagiert auf Witterungseinflüsse; einige dieser Phänomene, zusammen mit der vorherrschenden Windrichtung an einem Standort, helfen sich zu orientieren.

BÄUME UND ANDERE PFLANZEN

- Bäume wachsen in die windabgewandte Richtung.
- Bäume haben auf der Sonnenseite (d.h. auf der Nordhalbkugel im Süden, auf der Südhalbkugel im Norden) einen üppigeren Wuchs.
- Blüten richten sich meist nach der Sonne aus.
- Moos und Flechten wachsen hauptsächlich auf der Schattenseite von Felsen oder Bäumen.

TIERE

- Bei starkem Wind nisten Vögel und kleinere Säugetiere im Windschatten von Hügeln.
- Spinnen bauen ihre Netze an windstillen Stellen. Zerfetzte Netze können darauf hinweisen, dass der Wind sich kurz zuvor gedreht hat.

SCHNEE UND EIS

- Bei Pulverschnee bilden sich oft Schneedünen parallel zur vorherrschenden Windrichtung.
- Frostbedingte Erosionen sind an Sonnenhängen besonders ausgeprägt (auf der Nordhalbkugel im Süden, auf der Südhalbkugel im Norden).

WETTERKUNDE

WETTERWECHSEL KÖNNEN DEN VERLAUF einer Expedition und die Überlebenschancen in Gefahrensituationen stark beeinflussen. Es ist daher wichtig, sich auf jede mögliche Wetterlage vorzubereiten. Achten Sie auf den Wetterbericht und packen Sie entsprechende Kleidung ein. Ist die Wettervorhersage so schlecht, dass Orientierung oder Vorankommen schwierig werden, verschieben Sie den Aufbruch.

DAS WETTER VERSTEHEN

Luftströme, der Feuchtigkeitsgehalt der Luft und das Aufeinandertreffen von Warm- und Kaltfronten bestimmen das Wetter. Bevor Sie aufbrechen, sollten Sie sich die Wetterkarte für Ihr Reisegebiet anschauen. Wenn Sie diese verstehen, können Sie etwa vorhersagen, wie sich das Wetter entwickeln wird.

WETTERKARTEN LESEN

Es kann hilfreich sein, Wetterkarten mit topografischen Karten zu vergleichen. Ähnlich, wie sich am Abstand der Höhenlinien das Gefälle ablesen lässt, geben die Isobaren Auskunft über die Windstärke. Je näher sie beieinander liegen, umso stärker ist der Wind.

WETTER, WAS IST DAS?
Unter »Wetter« versteht man einen kurzfristigen Zustand der Atmosphäre – Temperatur, Wind, Regen, Sonnenschein usw. –, während »Klima« langfristige Wetterzustände bezeichnet. Wetterveränderungen werden durch Luftdruck- und Temperaturunterschiede verursacht. Wetterextreme treten auf, wenn diese Veränderungen stärker als normal ausfallen. Meteorologen beobachten das Wetter ständig und können sehr präzise Vorhersagen treffen. Dennoch kommt es immer wieder zu Überraschungen. Daher sollten Sie sich bei der Vorbereitung einer Tour auf alle Eventualitäten einstellen.

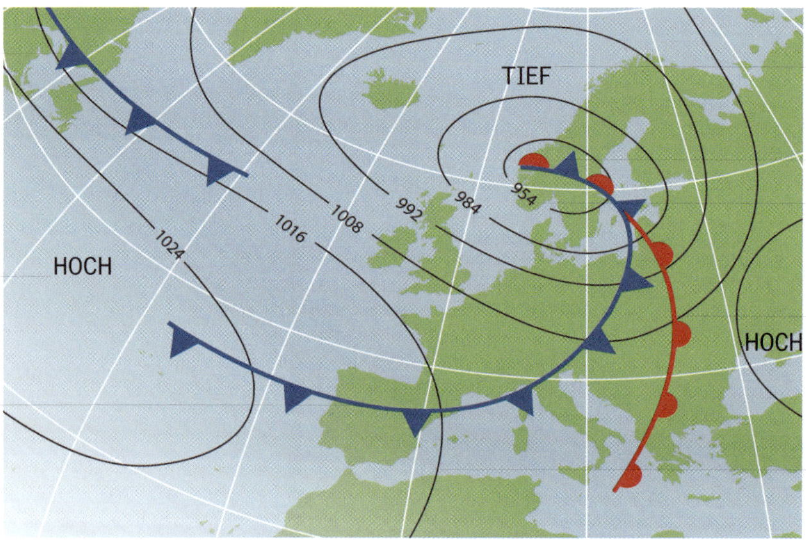

Fronten bewegen sich in Richtung der Symbole.

Hoher Luftdruck verheißt gutes Wetter.

Eine blaue Linie mit Dreiecken zeigt den Verlauf einer Kaltfront.

Niedriger Luftdruck verheißt schlechtes Wetter.

In einer Okklusionsfront mischen sich Kalt- und Warmfront.

Je niedriger der Luftdruck, umso mehr Wind und Regen.

Eine rote Linie mit Halbkreisen zeigt eine Warmfront.

Isobaren sind Linien gleichen Drucks.

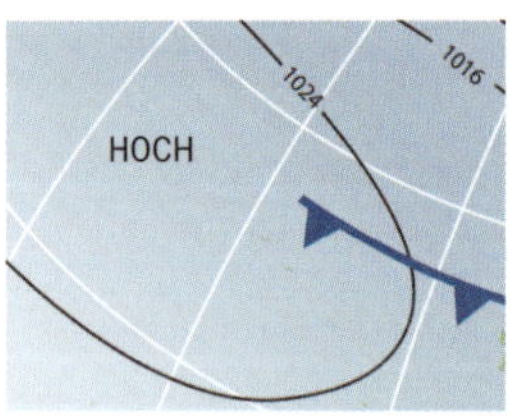

HOCHDRUCK
Unter Hochdruckeinfluss sinkt die Luft spiralförmig ab und erwärmt sich. Die Feuchtigkeit kondensiert daher nicht zu Wolken, der Himmel wird voraussichtlich klar bleiben.

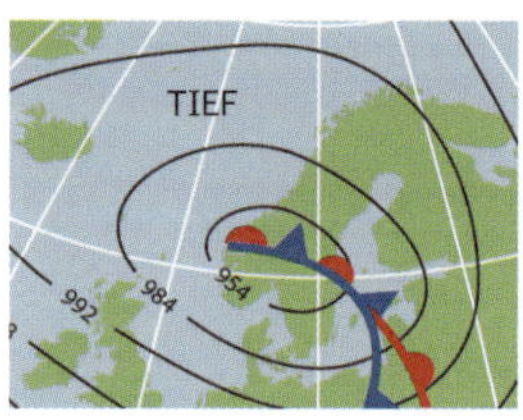

TIEFDRUCK
Unter Tiefdruckeinfluss steigt die Luft spiralförmig auf – parallel zu den Isobaren – und kühlt ab. Der Wasserdampf kondensiert dadurch zu Wolken, der Himmel ist bedeckt.

GLOBALES KLIMA

Vom Äquator steigt Warmluft auf und strömt auf beiden Halbkugeln in Richtung Pol. Kühlt die Luft ab, sinkt sie nach unten und fließt zurück in Richtung Äquator. Aufgrund der Erdrotation gibt es auf beiden Halbkugeln drei separate Strömungszonen mit vorhersagbaren Wind- und Druckverhältnissen.

LUFTMASSEN

Luftmassen sind Ströme warmer, kalter, feuchter oder trockener Luft unterschiedlichen Drucks. Im Allgemeinen werden sie nach ihren Ursprungsgebieten definiert. Nordwinde sind normalerweise kälter als Südwinde. Maritime Luftmassen, die über Meeresgebiete strömen, reichern sich mit Feuchtigkeit an und führen mehr Wolken mit sich als kontinentale Luftmassen. Beim Zusammentreffen kalter und warmer Luftmassen bilden sich Frontensysteme.

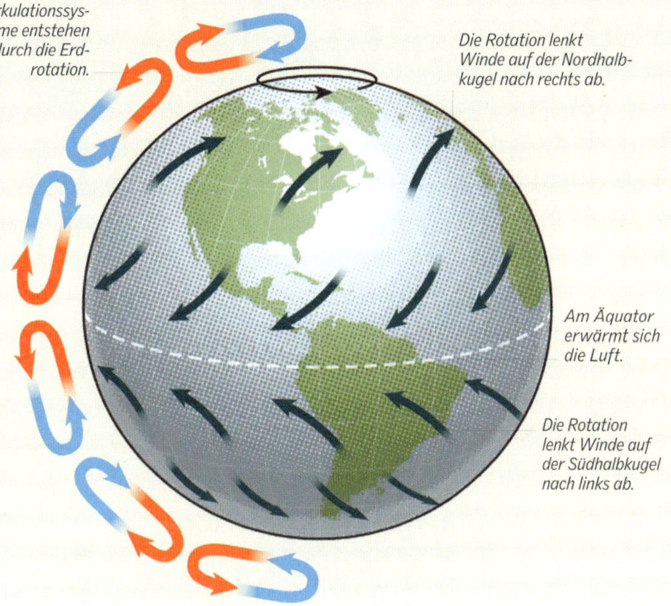

DAS WETTER AUF DER ERDE

Frontensysteme verhalten sich auf vorhersagbare Weise. Um eine Wetterkarte interpretieren zu können, muss man diese Verhaltensweisen kennen.

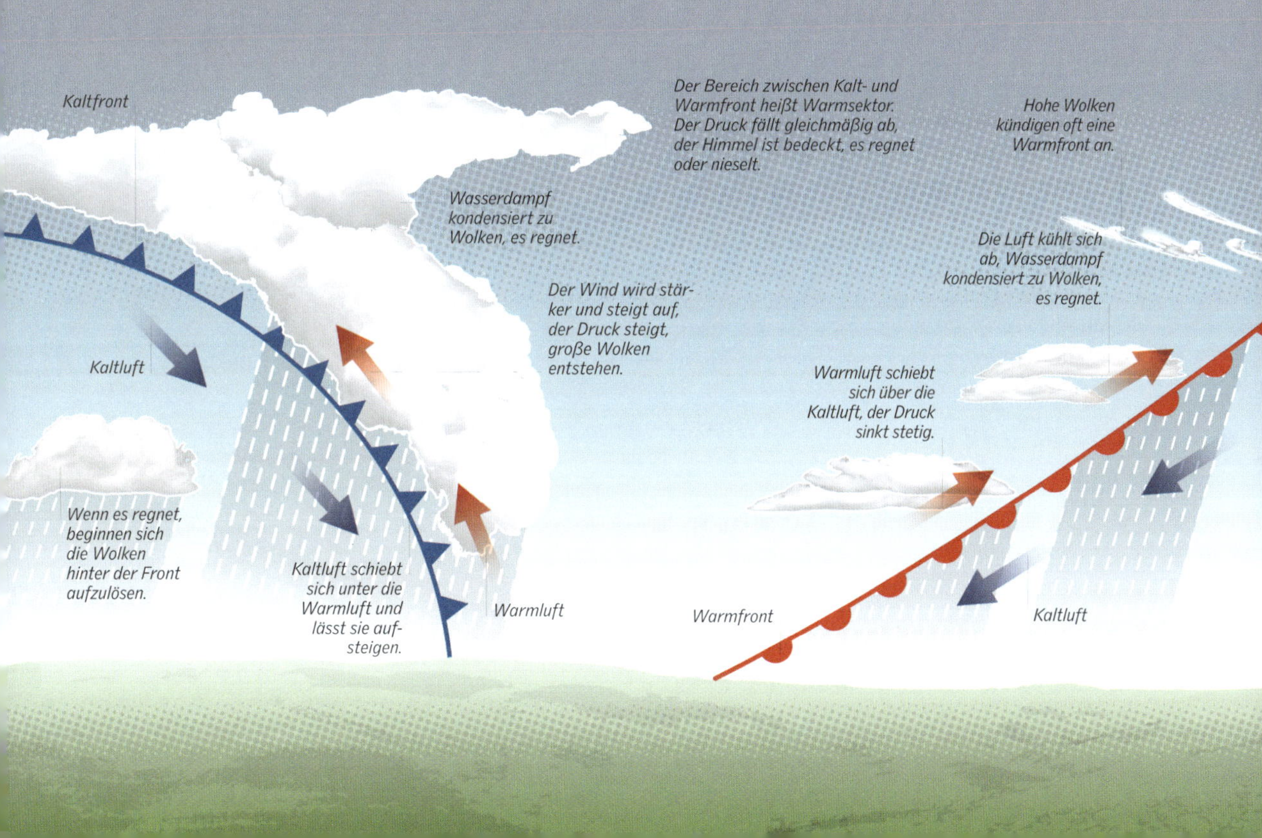

WETTERPHÄNOMENE

DIE WOLKENBILDUNG LÄSST RÜCKSCHLÜSSE auf die Wetterentwicklung zu. Die Beobachtung des Himmels ist besonders wichtig, wenn Sie ohne Wetterkarte unterwegs sind und keinen Zugang zu einer Wettervorhersage haben. Wer weiß, wie man z.B. das Herannahen eines Sturms erkennt, kann sich rechtzeitig nach einem Unterschlupf umsehen oder entsprechende Kleidung anlegen. Bei schlechten Sichtverhältnissen braucht man einen Kompass zum Navigieren.

WAS WOLKEN VERRATEN

Wolken bestehen aus großen Massen kondensierten Wasserdampfs. Sie verursachen Niederschläge und reflektieren die Sonnenstrahlung. Man unterscheidet niedrige, mittelhohe und hohe Wolken sowie unterschiedliche Wolkenformen. Das Aussehen einer Wolke hängt davon ab, wie die Warmluft aufsteigt, und ist ein Indikator für ihre Stabilität.

WIE WOLKEN ENTSTEHEN

Wolken sind das Ergebnis eines Abkühlungsvorgangs. Man kann es vergleichen mit dem Beschlagen von Glas. Wenn Sie kaltes Glas anhauchen, kondensiert der in Ihrem Atem enthaltene Wasserdampf zu Tröpfchen, sobald der Taupunkt erreicht wird. Ganz ähnlich kommt es zur Bildung von Wolken. Die Lufttemperatur fällt durchschnittlich alle 300 m um 2 °C. Wenn feuchte Luft – etwa nach dem Überqueren von Meeresgebieten – beim Aufsteigen den Taupunkt erreicht, kondensiert der Wasserdampf und es bilden sich Wolken.

HOHE WOLKEN

Schönwetterwolken sind weiß und stehen hoch am Himmel. Völlig klarer Himmel bedeutet gute Vorhersagen. Verdichten sich die Wolken, verschlechtert sich das Wetter. Zu den hohen Wolken gehören:

- Kumulonimbus mit Amboss
- Zirrus
- Zirrostratus

MITTELHOHE WOLKEN

Dicke Schichten mittelhoher Wolken – vor allem dunkelgraue – verursachen starken Dauerregen. Zu den mittelhohen Wolken gehören:

- Altokumulus
- Nimbostratus
- Altostratus

NIEDERE WOLKEN

Niedere Wolken haben klar definierte Ränder. Kumuli kündigen kurze Schauer an, Strati Dauerregen. Zu den niederen Wolken gehören:

- Kumulonimbus
- Stratus
- Stratokumulus
- Kumulus

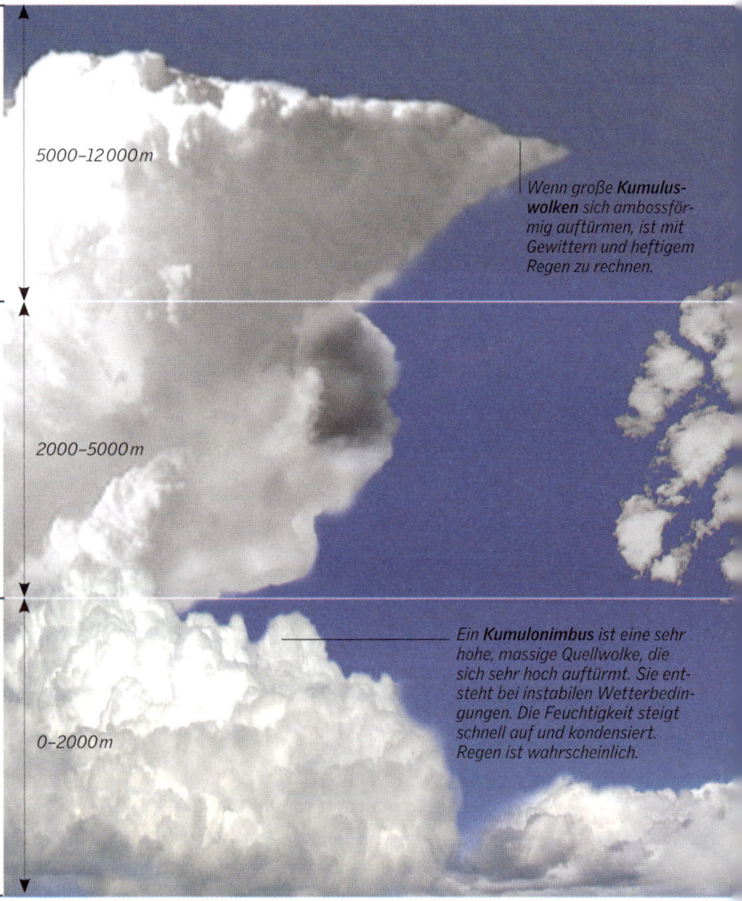

*Wenn große **Kumuluswolken** sich ambossförmig auftürmen, ist mit Gewittern und heftigem Regen zu rechnen.*

*Ein **Kumulonimbus** ist eine sehr hohe, massige Quellwolke, die sich sehr hoch auftürmt. Sie entsteht bei instabilen Wetterbedingungen. Die Feuchtigkeit steigt schnell auf und kondensiert. Regen ist wahrscheinlich.*

WETTERRISIKEN

Das Wetter birgt unterwegs oft Risiken. Schlechtes Wetter kann z. B. die Sicht beeinträchtigen und einen Pfad in eine Rutschbahn verwandeln. In einer Survival-Situation kann Ihr Überleben mit davon abhängen, ob es kalt oder warm ist und/oder ob es regnet.

ACHTUNG!
Fliehen Sie bei Gewitter niemals unter einen einzeln stehenden Baum. Kauern Sie sich in eine flache Kuhle.

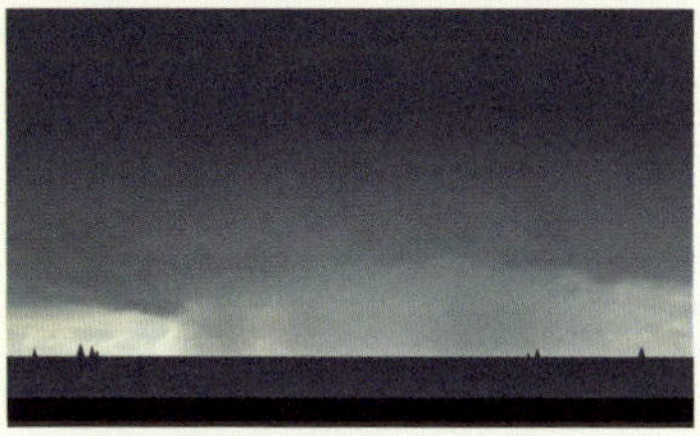

STARKER REGEN

Bei Starkregen kann der Boden aufweichen, glitschig oder überflutet sein. Suchen Sie einen Unterschlupf oder ziehen Sie Regenkleidung an.

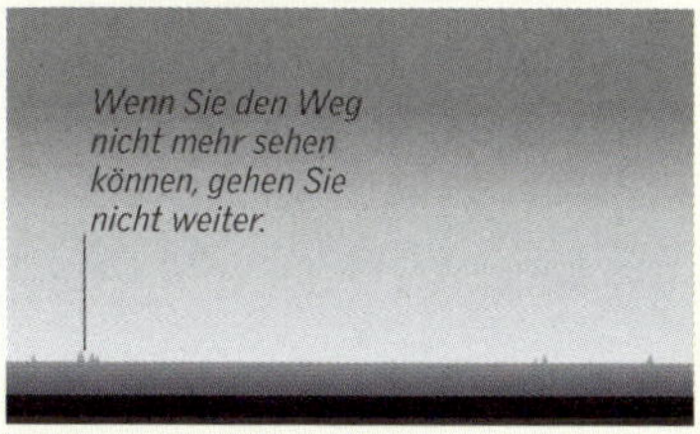

NEBEL

Nebel beeinträchtigt die Sicht, vor allem in Bodennähe. Meiden Sie bei Nebel gefährliches Terrain, insbesondere im Gebirge.

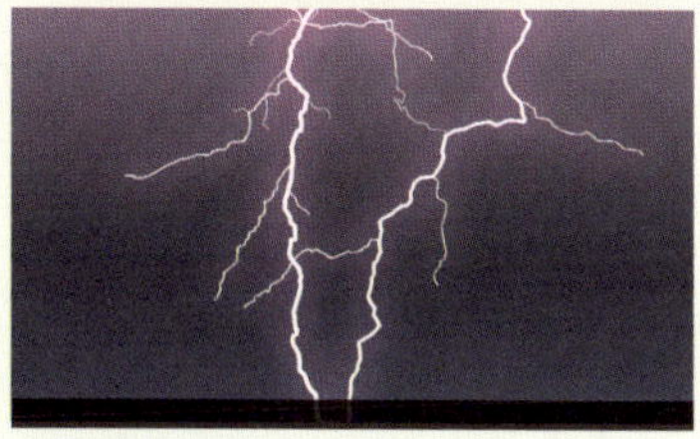

GEWITTER

Beim Blitzen entlädt sich elektrische Spannung. Blitze schlagen meist in frei stehende Objekte ein. Meiden Sie also exponierte Standorte.

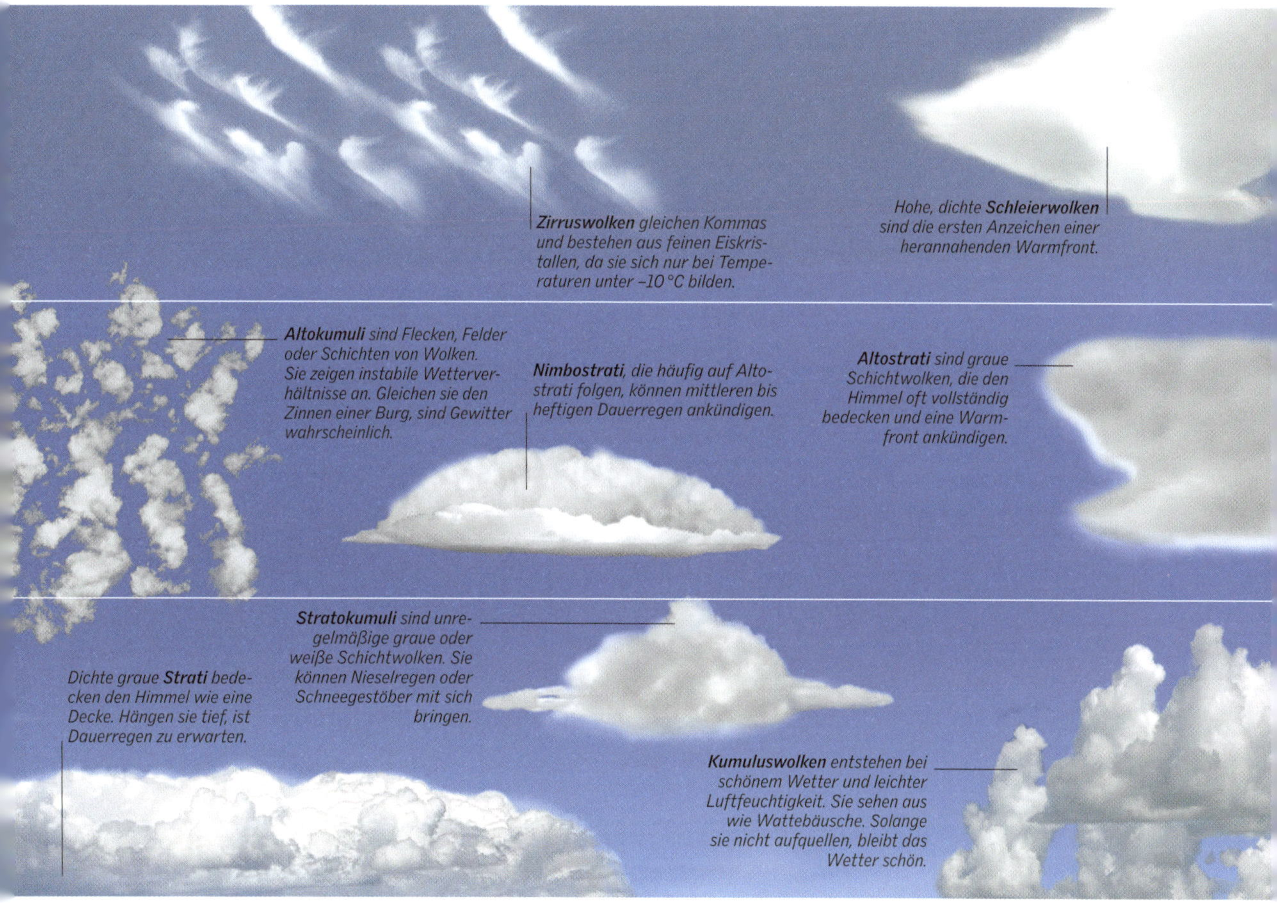

LOKALE WETTER-PHÄNOMENE DEUTEN

WETTER WIRD AUCH durch die Landschaft beeinflusst. Berge zwingen die Luft aufzusteigen. Dabei kühlt sie sich ab. Temperaturunterschiede zwischen Land- und Seeluft führen ebenfalls zu vorhersehbaren Effekten.

REGIONALE EINFLÜSSE

In bestimmten Regionen treten bestimmte Wettermuster auf, die bei der Reiseplanung berücksichtigt werden sollten.

FÖHN

Auf der Leeseite eines Berges ist es wärmer als auf der windzugewandten Seite. Wenn Luft auf ein Hindernis stößt, steigt sie auf und der darin enthaltene Wasserdampf kondensiert zu Wolken. Am Gipfel regnet es. Die kalte Luft sinkt ab und erwärmt sich auf der windabgewandten Seite wieder.

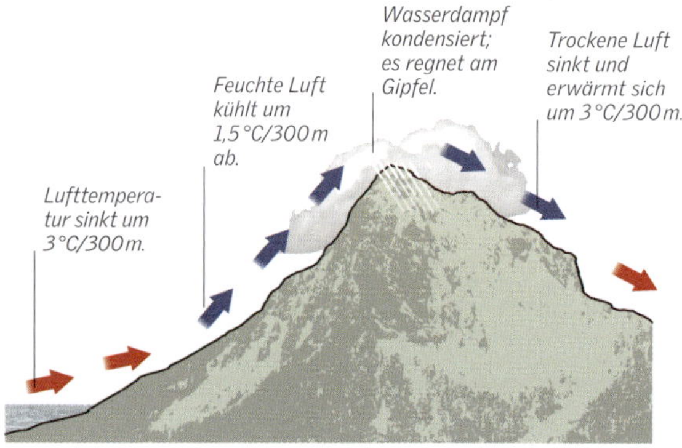

STEIGENDE UND FALLWINDE

Steigende Winde bezeichnet man als anabatische, Fallwinde als katabatische Winde. Sie treten vor allem im Gebirge auf.

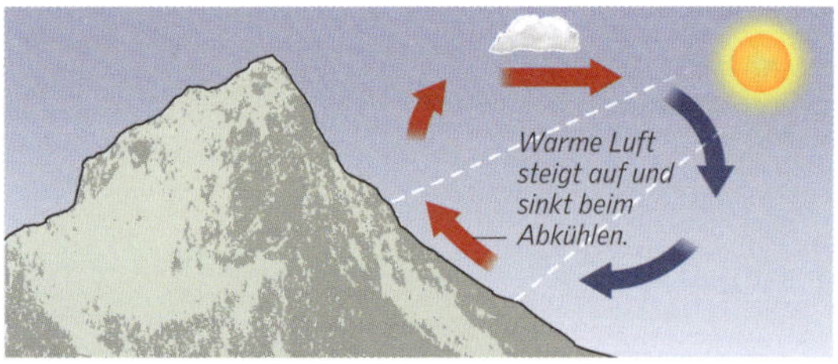

ANABATISCHE WINDE

Tagsüber erwärmen sich Steilhänge. Die Luft steigt auf und weht hangaufwärts. Aufsteigende Winde sind leichter als Fallwinde, denn sie strömen gegen die Schwerkraft.

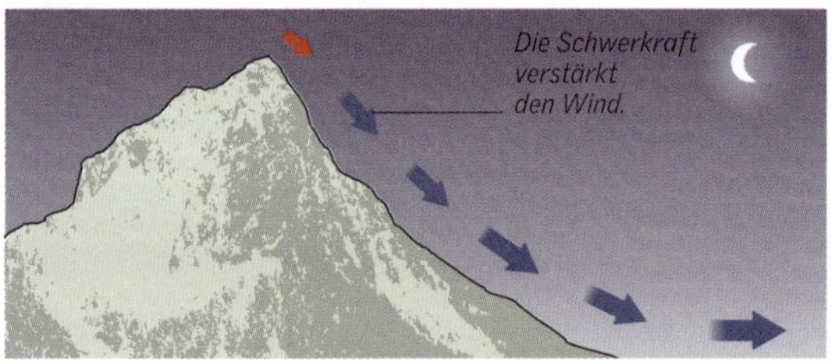

KATABATISCHE WINDE

Fallwinde entstehen in klaren Nächten mit leichter Brise. Die Luft am Boden kühlt sich ab, und ihre Dichte nimmt zu – ein hangabwärts strömender Wind entsteht.

SEE- UND LANDWINDE

An der Küste entsteht Seewind oft an klaren, sonnigen Tagen, Landwind dagegen weht an der Küste eher in wolkigen Nächten.

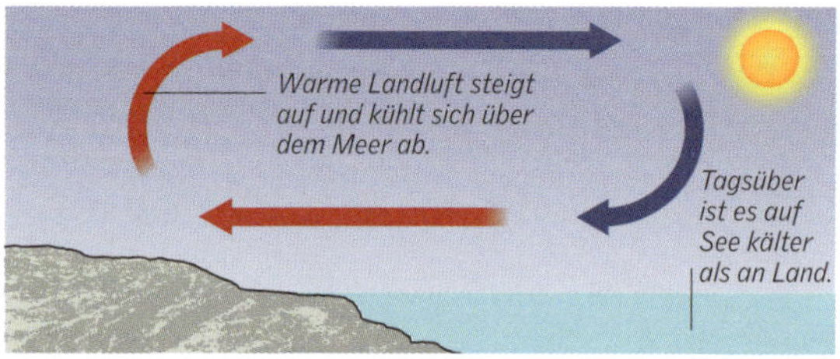
Warme Landluft steigt auf und kühlt sich über dem Meer ab.
Tagsüber ist es auf See kälter als an Land.

SEEWIND

Nachmittags steigt warme Luft über dem Land auf. Von unten strömt Kaltluft nach. Aufgrund dieser thermischen Zirkulation weht tagsüber eine Meeresbrise.

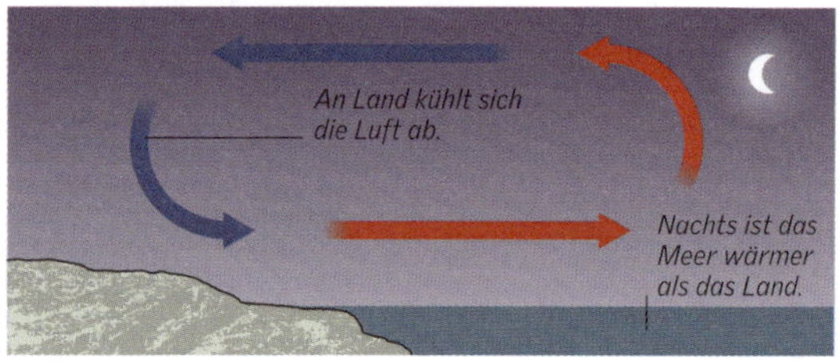

LANDWIND

Nachts steigt warme Luft über dem Meer auf. Kältere Landluft strömt nach. Aufgrund dieser thermischen Zirkulation weht nachts ein schwacher Landwind.

WETTERPROGNOSEN

Die Beobachtung der folgenden Zeichen in der Natur helfen, wenn Sie keine anderen Möglichkeiten zur Wetterprognose haben.

HIMMEL/WIND

- Morgenrot weist auf eine hohe Luftfeuchtigkeit hin. Schlechtes Wetter ist wahrscheinlich. Abendrot kündigt oft gutes Wetter an.
- Ein Regenbogen verheißt gutes Wetter. Leichte Schauer können auftreten.
- Änderungen der Windrichtung oder -stärke können einen Wetterwechsel einleiten. Ein trockener, stetiger Wind, der sich dreht oder abflaut, kündigt oft Regen an.

PFLANZEN UND BLÜTEN

- Bevor es zu regnen anfängt, duften Pflanzen und Blüten oft intensiver.
- Bei manchen Pflanzen, z.B. bei Ackergauchheil und Prunkwinde, schließen sich die Blüten, wenn schlechtes Wetter sich ankündigt.
- Kiefernzapfen eignen sich hervorragend zur Wettervorhersage. Bei zunehmender Luftfeuchtigkeit schließen sie sich. Ist die Luft trocken, öffnen sie sich.

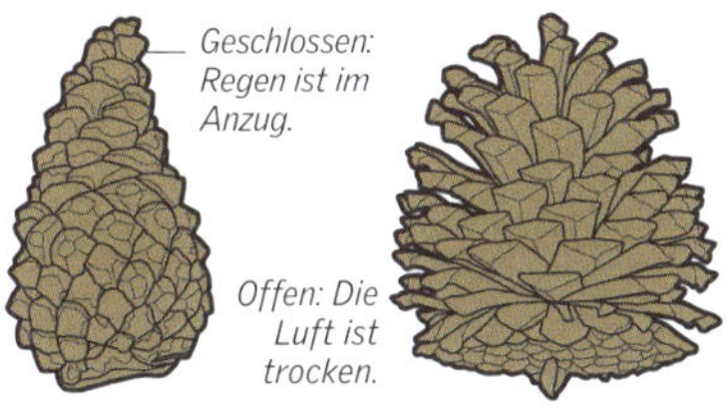
Geschlossen: Regen ist im Anzug.
Offen: Die Luft ist trocken.

TIERE UND MENSCHEN

- Wandern Tiere aus höher gelegenen Regionen ins Tal, kündigt sich ein Sturm an.
- Kühe legen sich oft hin, bevor es anfängt zu regnen.
- Schafwolle quillt in feuchter Luft auf und schrumpft bei Trockenheit.
- Auch Menschen sind wetterfühlig – manche z.B. bekommen vor einem Gewitter Kopfschmerzen.

SMARTPHONE-APPS

Für die meisten Smartphones gibt es Wetter-Apps, die man verwenden kann, um die Wetterbedingungen vor dem Aufbrechen und während der Tour zu beobachten.

DIE BEAUFORT-SKALA

Diese zwölfstufige Skala zur Klassifikation der Windgeschwindigkeiten entwickelte Sir Francis Beaufort im Jahr 1805. Ihre Maßeinheit lautet Beaufort (Bft). Die Skala ermöglicht es, die Windstärke anhand optischer Phänomene einzuschätzen, und wird noch heute benutzt. Ihr Spektrum reicht von Windstille (0) bis Orkan (12).

STÄRKE IN BFT	BEZEICHNUNG DER WINDSTÄRKE	GESCHWINDIGKEIT: KM/H (KN)	WIRKUNG AN LAND UND AUF DEM MEER
0	Windstille	0 (0)	Rauch steigt senkrecht empor. Meer ist spiegelglatt.
1	Leiser Luftzug	1-5 (1-3)	Rauch treibt leicht ab. Leichte Kräuselwellen.
2	Leichte Brise	6-11 (4-7)	Blätter rascheln. Wind im Gesicht spürbar. Kleine, kurze Wellen.
3	Schwache Brise	12-19 (8-11)	Blätter und dünne Zweige bewegen sich. Kleine Wellen, Anfänge von Schaumbildung.
4	Mäßige Brise	20-28 (12-15)	Zweige bewegen sich. Länger werdende Wellen, oft Schaumköpfe.
5	Frische Brise	29-38 (16-21)	Größere Zweige und Bäume bewegen sich. Mäßige Wellen, überall Schaumköpfe.
6	Starker Wind	39-49 (22-27)	Dicke Äste bewegen sich. Größere Wellen bis 3 m, überall weiße Schaumflecken.
7	Steifer Wind	50-61 (28-33)	Bäume schwanken. Brechende Wellenköpfe; Schaumstreifen.
8	Stürmischer Wind	62-74 (34-40)	Gehen ist schwierig. Ziemlich hohe Wellenberge von mehr als 5 m.
9	Sturm	75-88 (41-47)	Schäden an Dächern. Hohe Wellen mit verwehter Gischt.
10	Schwerer Sturm	89-102 (48-55)	Bäume werden entwurzelt. Sehr hohe Wellen, weiße Flecken auf dem Wasser.
11	Orkanartiger Sturm	103-117 (56-63)	Schwere Sturmschäden. Brüllende See, Wasser wird waagerecht weggeweht.
12	Orkan	Mehr als 117 (Mehr als 63)	Schwere Sturmschäden; Verwüstungen. Wellen über 14 m, keine Sicht mehr.

IM GELÄNDE UNTERWEGS

Lebensbedrohliche Situationen lassen sich nicht immer vermeiden, doch viele Menschen begeben sich unnötig in Gefahr, weil sie wichtige Grundregeln der Vorbereitung und des Reisens missachten – aus Unwissenheit, Konzentrationsmangel, Selbstüberschätzung oder schierem Leichtsinn.
Ehe Sie in unbekannte Gefilde aufbrechen, sollten Sie sich deshalb gründlich mit Ihrer Zielregion vertraut machen und ganz genau überlegen, wie Sie vor Ort am schnellsten und sichersten vorwärtskommen. Wer z. B. eine größere Bergtour plant, sollte die erforderlichen Klettertechniken sicher beherrschen, um sich nicht irgendwann mit einem gebrochenen Fußknöchel in der Einöde wiederzufinden. Genauso wichtig kann es beispielsweise sein, zu wissen, wie man ein ins Schleudern geratenes Auto wieder unter Kontrolle bringt. Selbstverständlich sollten Sie die richtige Ausrüstung und passende und erforderliche Kleidung zusammenstellen und sich die für das betreffende Gelände notwendigen Überlebenstechniken aneignen.

In diesem Abschnitt ERFAHREN SIE …

- wie man ein **Paddel** baut (um jedem Fluss gewachsen zu sein).
- den Unterschied zwischen einem **Obergriff** und einem **Handriss**.
- wie man einen **Pulk** zieht und über **Geröll** wandert.
- wie **Wege markiert** sind und man **ohne Skier Ski fährt**.
- dass **Übersteuern** beim **Untersteuern** nichts bringt.
- wann ein **Kamel** nützlich ist.
- wie man mit **Kaugummi** ein **Boot** repariert.

Gleichgültig, ob Sie zu Fuß, mit dem Fahrrad, auf dem Pferderücken, mit dem Geländewagen oder mit dem Boot unterwegs sein werden – unterziehen Sie in der Vorbereitungsphase nicht nur Ihre eigenen Fähigkeiten und die Ihrer Teammitglieder einer genauen Prüfung, sondern auch die Qualität Ihrer Ausrüstung.
Eines sollte von vornherein klar sein: Überbeanspruchung – sei es eines Menschen, eines Tieres oder eines Fahrzeugs – wird früher oder später unweigerlich zum Scheitern einer Tour führen.

Ein Treckingstock gehört zu den einfachsten und wichtigsten Utensilien für unterwegs. Suchen Sie sich in Gefahrensituationen immer zuerst einen passenden Stock, ehe Sie etwas anderes tun.

DAS RETTENDE DRITTE BEIN – wie man den Wanderstock auch nennen könnte – verbessert Ihre Überlebenschancen erheblich, denn beim Gehen haben Sie immer an zwei Stellen Bodenkontakt. Rutsch- und Verletzungsgefahr sinken. Ist die Mobilität eingeschränkt, verringern sich die Überlebensaussichten dramatisch.

Ein Wanderstock leistet in vielen mehr oder weniger bedrohlichen Situationen gute Dienste. Er lässt sich verwenden ...

- als Unterstützung beim Wandern.
- um das Gesicht zu schützen, wenn Sie sich durch Dickicht oder Dorngestrüpp schlagen müssen.
- um zu prüfen, ob der Untergrund trägt, wenn Sie in sumpfigem Gelände unterwegs sind.
- um festzustellen, ob Hindernisse im Weg liegen.
- zur Prüfung der Wassertiefe, wenn ein Fluss durchquert werden muss.
- um sich vor wilden Tieren zu schützen.
- als Zeltstange für einen Unterschlupf.
- als Skala beim Schrittezählen.
- zum Fischen oder Fallenstellen.
- zum Ausgraben von Wurzeln oder Pflanzen.

» Gehen zu können kann **lebenswichtig** sein. Bei eingeschränkter Mobilität sinken Ihre **Überlebenschancen** dramatisch. «

WANDERN

WANDERN ist eine wunderbare Möglichkeit, die Wildnis zu erkunden. Man braucht dazu eine gewisse Kondition sowie die passende Kleidung und Ausrüstung. Bevor Sie zu einer längeren Tour aufbrechen, sollten Sie sich ein paar grundlegende Techniken aneignen, um Kräfte zu sparen und sicher ans Ziel zu kommen.

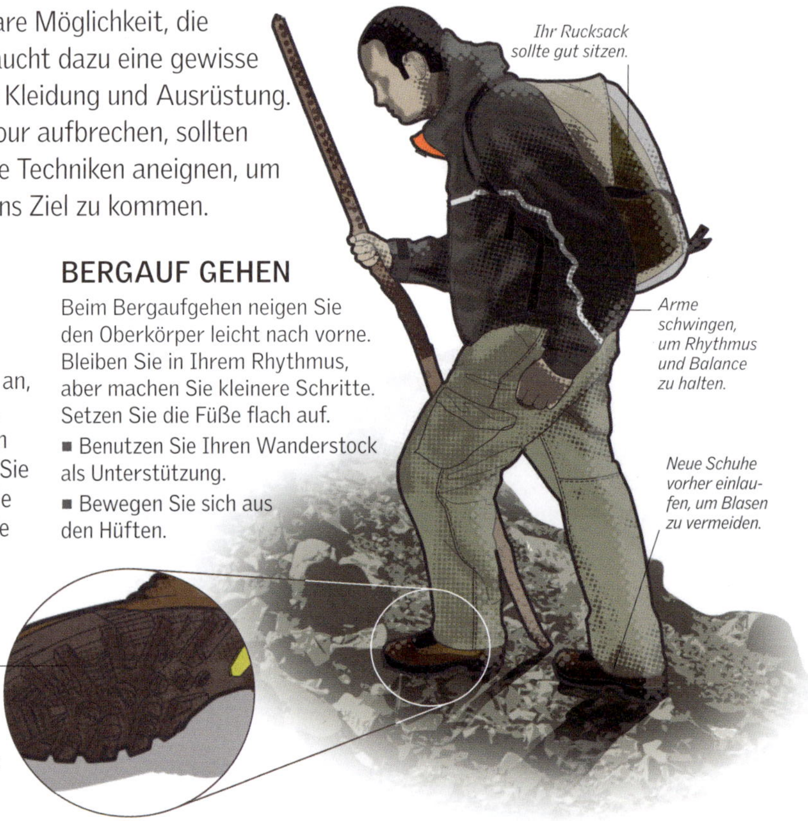
Ihr Rucksack sollte gut sitzen.
Arme schwingen, um Rhythmus und Balance zu halten.
Neue Schuhe vorher einlaufen, um Blasen zu vermeiden.
Ein starkes Profil sorgt für Trittsicherheit.

GRUNDLEGENDE TECHNIKEN

Schlagen Sie ein möglichst langsames und gleichmäßiges Tempo an, das alle Mitreisende durchhalten. Oft stellt sich mit der Zeit wie von selbst ein Rhythmus ein. Machen Sie regelmäßig Pausen und sorgen Sie dafür, dass jedes Teammitglied die Route kennt.

BERGAUF GEHEN

Beim Bergaufgehen neigen Sie den Oberkörper leicht nach vorne. Bleiben Sie in Ihrem Rhythmus, aber machen Sie kleinere Schritte. Setzen Sie die Füße flach auf.

- Benutzen Sie Ihren Wanderstock als Unterstützung.
- Bewegen Sie sich aus den Hüften.

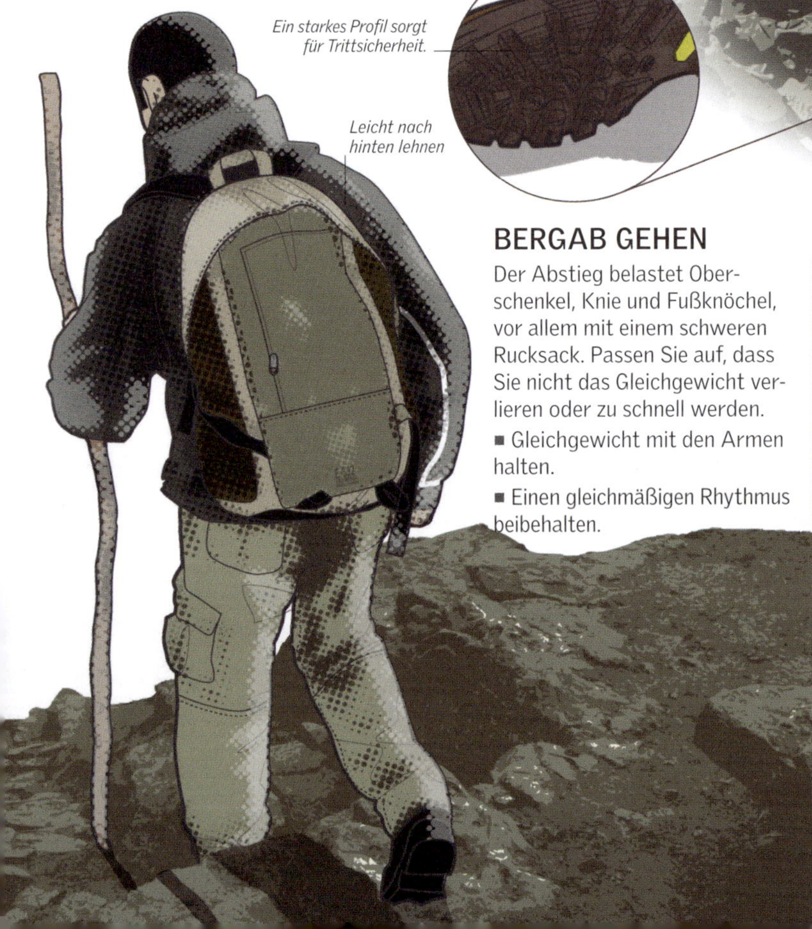
Leicht nach hinten lehnen

BERGAB GEHEN

Der Abstieg belastet Oberschenkel, Knie und Fußknöchel, vor allem mit einem schweren Rucksack. Passen Sie auf, dass Sie nicht das Gleichgewicht verlieren oder zu schnell werden.

- Gleichgewicht mit den Armen halten.
- Einen gleichmäßigen Rhythmus beibehalten.

WANDERN BEI NACHT

Außer in der Wüste, wo das Reisen nachts angenehmer ist als tagsüber, sollten Sie bei Dunkelheit nicht weitergehen. Sie können sich leichter verirren und werden eher von Raubtieren bedroht. Im Notfall beachten Sie Folgendes:

- Schalten Sie die Taschenlampe ein oder benutzen Sie Rinde oder etwas anderes als »Fackel«.
- Wenn Sie Zeit haben, schließen Sie für 20 Minuten die Augen, um sie an die Dunkelheit zu gewöhnen.
- Tasten Sie mit dem Wanderstock den Boden nach Hindernissen, Stolperfallen und abschüssigen Stellen ab.
- Gehen Sie langsam und vorsichtig, achten Sie auf Ihren Kompass.

SCHWIERIGES GELÄNDE

Besonders unangenehm ist Gehen auf Geröll. Es besteht aus Unmengen kleinerer oder größerer Gesteinstrümmer, die unter den Füßen wegrutschen und Auf- und Abstieg erschweren. Beim Wandern auf solch unsicherem Untergrund kommt man nur langsam voran. Gehen Sie vorsichtig, damit Sie nicht fallen und sich verletzen. Mit der richtigen Technik werden Sie auch Geröllfelder meistern.

GERÖLL ÜBERQUEREN

Suchen Sie sich eine Zick-zack-Route auf etwa gleich großen Steinen. Queren Sie Abhänge seitwärts mit kleinen Schritten, und prüfen Sie, ob der Untergrund trägt, bevor Sie den Fuß belasten.

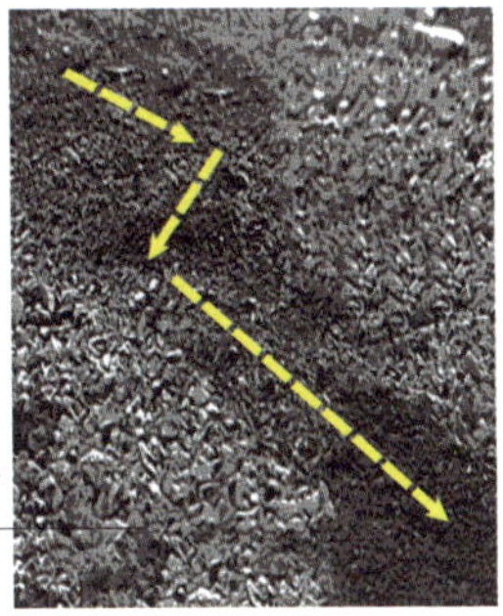

AUFSTIEG IM GERÖLL

Stoßen Sie die Schuhspitze ins Geröll und prüfen Sie, ob der Untergrund trägt, bevor Sie den Fuß belasten. Sie können auch mit gespreizten Beinen aufsteigen. Verlagern Sie dabei das Gewicht auf die Fußinnenkanten.

ABSTIEG IM GERÖLL

Beim Abstieg laufen Sie den Hang halb rutschend, halb in Zeitlupe joggend hinunter. Das macht Spaß, doch achten Sie darauf, sich nicht an größeren Felsbrocken zu verletzen.

WEGMARKIERUNGEN

Karte und Kompass sind die verlässlichsten Orientierungshilfen. Achten Sie aber auch immer auf Wegmarkierungen.

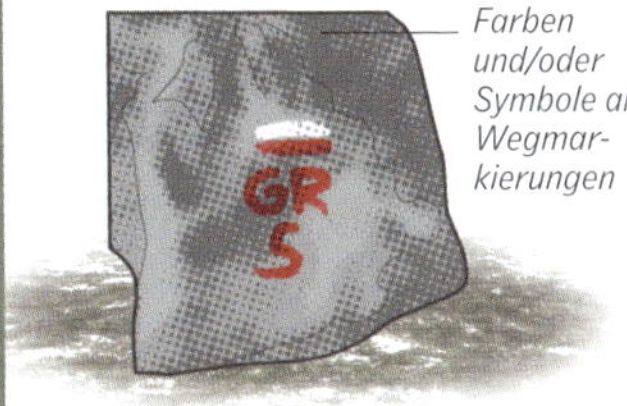
GR 5
Farben und/oder Symbole als Wegmarkierungen

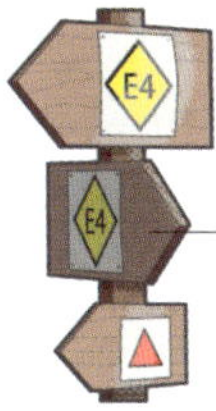

FELSEN

Vor allem im Gebirge befinden sich Markierungen meist auf Felsblöcken und großen Steinen, oft auch in Bodennähe.

WEGWEISER

Wegweiser aus Holz, Metall oder Plastik sind besonders verbreitet in wald- und felsarmen Gebieten.

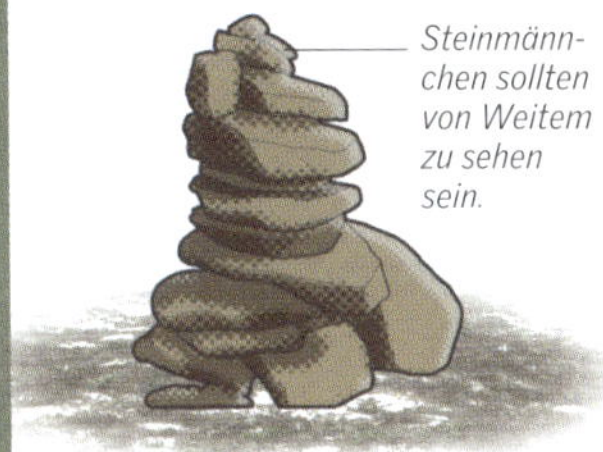
Steinmännchen sollten von Weitem zu sehen sein.

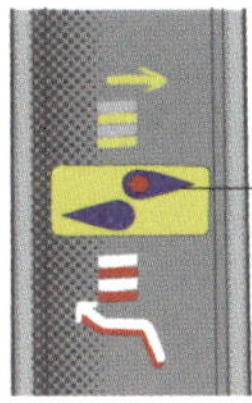

STEINHAUFEN

Steinpyramiden aus wenigen Steinen oder aus einem ganzen Stapel größerer Blöcke sind selbst in dichtestem Nebel sichtbar.

RICHTUNGSZEICHEN

Achten Sie auf einzelne Details der Markierungen, etwa Knicke bei Pfeilen. Sie können einen Richtungswechsel anzeigen.

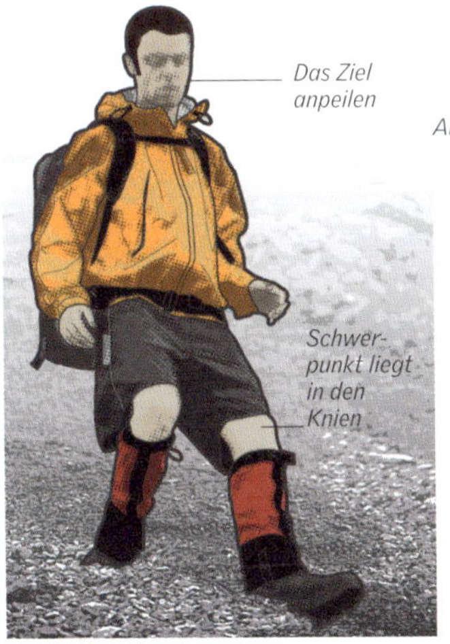
Das Ziel anpeilen
Schwerpunkt liegt in den Knien

1 Starten Sie mit kurzen, leichten Hüpfern. Halten Sie das Gleichgewicht und nutzen Sie die Schwerkraft.

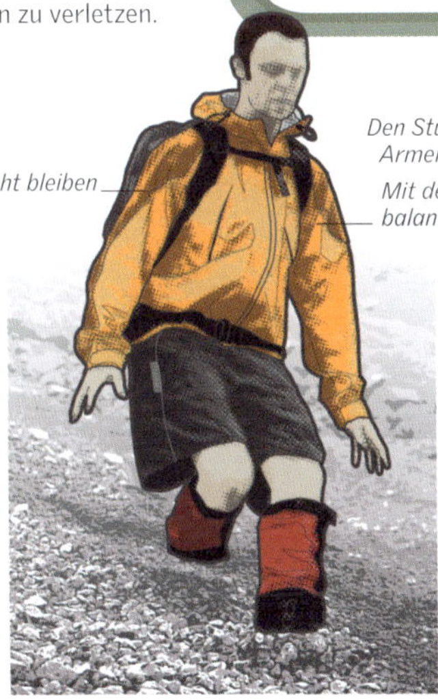
Aufrecht bleiben
Mit den Armen balancieren

2 Bohren Sie die Absätze in den Hang, und nutzen Sie den Schwung, um mit jedem Schritt weiterzurutschen. Nicht vorbeugen!

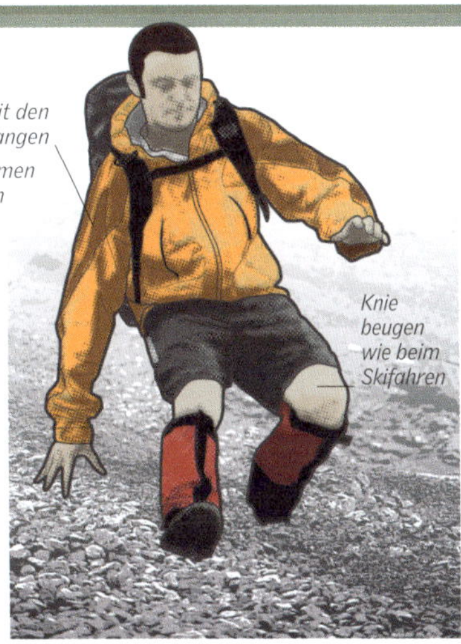
Den Sturz mit den Armen abfangen
Knie beugen wie beim Skifahren

3 Wenn Sie das Gleichgewicht verlieren, stützen Sie sich mit den Händen ab. Knie entspannen und weitergehen.

FLÜSSE DURCHQUEREN

EINEN FLUSS SOLLTEN SIE NUR im absoluten Notfall durchqueren. Kommt man durchnässt und frierend am anderen Ufer an, ist die Gefahr der Unterkühlung groß. Schauen Sie immer auf Ihrer Karte nach, ob es nicht doch eine andere Möglichkeit gibt. Wenn nicht, suchen Sie eine möglichst sichere Stelle.

GRUNDLAGEN
Tragen Sie beim Durchqueren eines Flusses Schuhe, um Ihre Füße zu schützen. Lange Hosen ausziehen, damit sie trocken bleiben und nicht beim Waten hindern. Wanderstock benutzen.

SICHERE DURCHQUERUNG

Bevor Sie durchs Wasser gehen, bedenken Sie, dass Sie am anderen Ufer trockene Kleidung zum Wechseln brauchen. Auch alles, was Sie zum Anzünden eines Feuers brauchen (Zunder, Anzünd- und Feuerholz), muss trocken bleiben.

EINE GEEIGNETE STELLE FINDEN

Flussaufwärts wird das Flussbett meist flacher. Dennoch kann es überall starke Strömungen geben, selbst wenn die Wasseroberfläche ruhig aussieht. Suchen Sie immer erst nach einer erreichbaren Brücke.

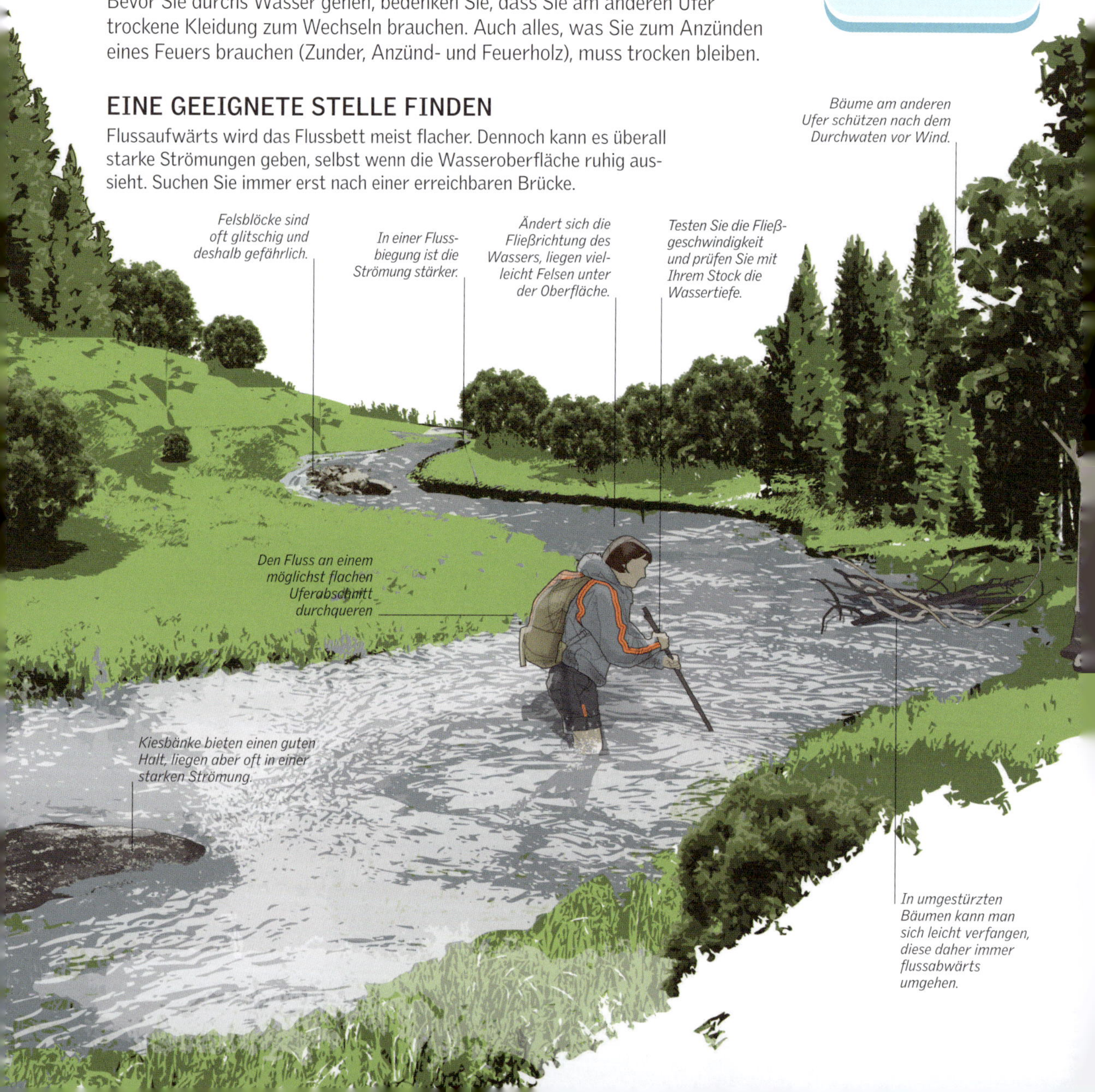
Bäume am anderen Ufer schützen nach dem Durchwaten vor Wind.
Felsblöcke sind oft glitschig und deshalb gefährlich.
In einer Flussbiegung ist die Strömung stärker.
Ändert sich die Fließrichtung des Wassers, liegen vielleicht Felsen unter der Oberfläche.
Testen Sie die Fließgeschwindigkeit und prüfen Sie mit Ihrem Stock die Wassertiefe.
Den Fluss an einem möglichst flachen Uferabschnitt durchqueren
Kiesbänke bieten einen guten Halt, liegen aber oft in einer starken Strömung.
In umgestürzten Bäumen kann man sich leicht verfangen, diese daher immer flussabwärts umgehen.

GEMEINSAM DURCH DEN FLUSS

Einen Fluss durchquert man sicherer in einer Gruppe als allein. Mit verschränkten Armen hat man in der Strömung mehr Halt und kann Stürze besser abfangen. Lockern Sie die Gurte Ihres Rucksacks, um ihn im Notfall sofort abstreifen zu können.

ACHTUNG!
Niemals über die Ufer getretene Wildwasser oder Flüsse überqueren; das Verletzungsrisiko ist zu hoch.

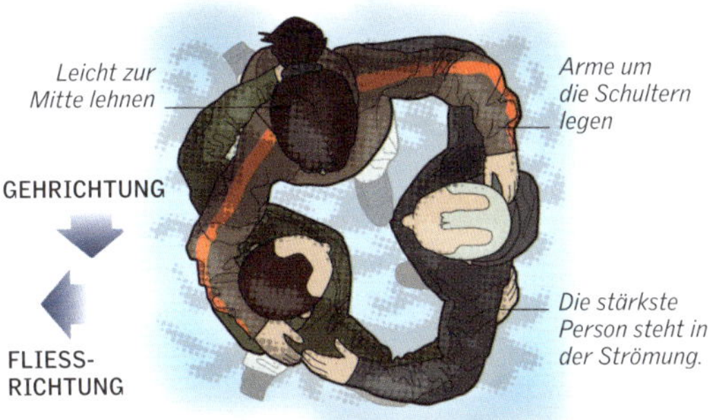

Leicht zur Mitte lehnen
Arme um die Schultern legen
GEHRICHTUNG
Die stärkste Person steht in der Strömung.
FLIESS-RICHTUNG

IN DER GRUPPE

Bilden Sie einen Kreis. Die kräftigste Person steht mit dem Rücken flussaufwärts. Verschränken Sie die Arme fest und durchwaten Sie den Fluss mit kleinen, vorsichtigen Schritten.

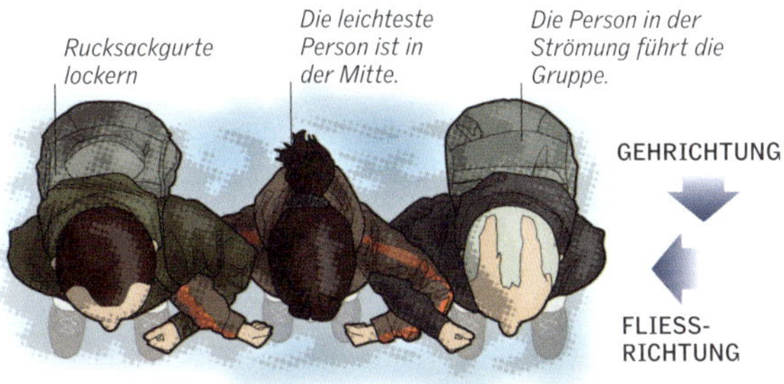

Rucksackgurte lockern
Die leichteste Person ist in der Mitte.
Die Person in der Strömung führt die Gruppe.
GEHRICHTUNG
FLIESS-RICHTUNG

IN EINER REIHE

Stellen Sie sich nebeneinander und verschränken Sie die Arme. Gehen Sie aufrecht vorsichtig durch den Fluss, damit Sie nicht von der Strömung mitgerissen werden.

ALS EINZELPERSON

Es ist nicht ratsam, Flüsse alleine zu durchqueren, doch wenn es sich nicht vermeiden lässt, benutzen Sie Ihren Treckingstock (s. S. 72) oder einen anderen stabilen Stab, um sich abzustützen, den Boden abzutasten und das Gleichgewicht zu halten.

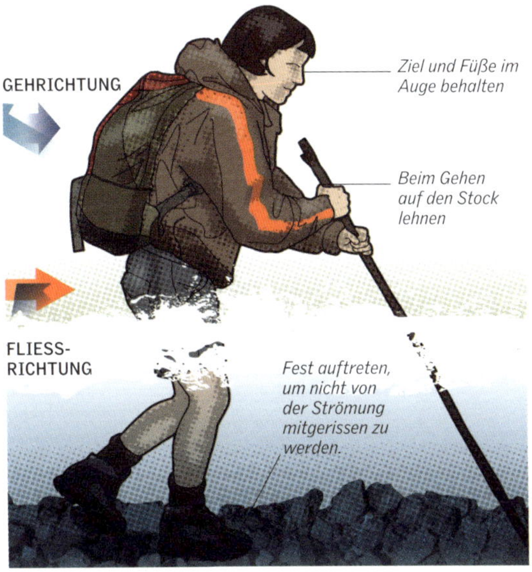

GEHRICHTUNG
Ziel und Füße im Auge behalten
Beim Gehen auf den Stock lehnen
FLIESS-RICHTUNG
Fest auftreten, um nicht von der Strömung mitgerissen zu werden.

VERWENDEN EINES WANDERSTOCKS

Durchwaten Sie Flüsse diagonal zur Strömung. Setzen Sie dabei die Füße bewusst fest auf. Lehnen Sie sich auf den Wanderstock; er gibt Ihnen zusätzlichen Halt. Zwei der drei Kontaktpunkte sollten immer Verbindung zum Untergrund haben – entweder der Stock und ein Fuß oder beide Füße.

VERWENDUNG VON SEILEN

Seile können beim Durchqueren gefährlicher Flüsse als Sicherung dienen, können sich aber verheddern und einen unter Wasser ziehen. Wenn möglich, wählen Sie eine andere sichere Alternative.

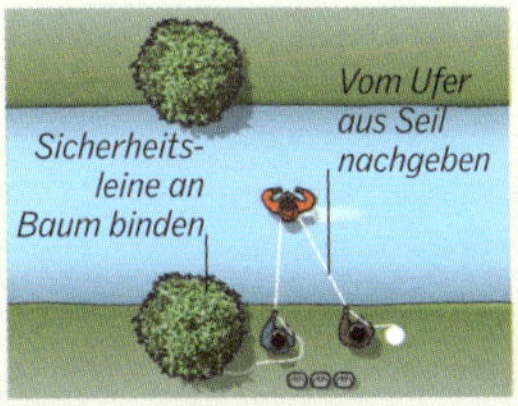

1 »Sicherheitsleine« am Baum befestigen. Eine Person, an einer »Querungsleine« mit Karabinerhaken gesichert, quert den Fluss.

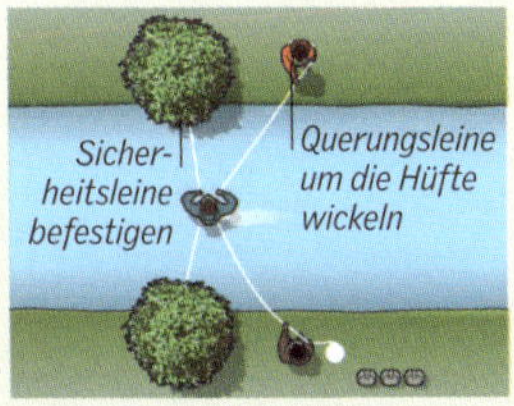

2 Sicherheitsleine an einem Baum befestigen. Karabiner einhaken, zum anderen Ufer ziehen und am Gürtel der zweiten Person fixieren.

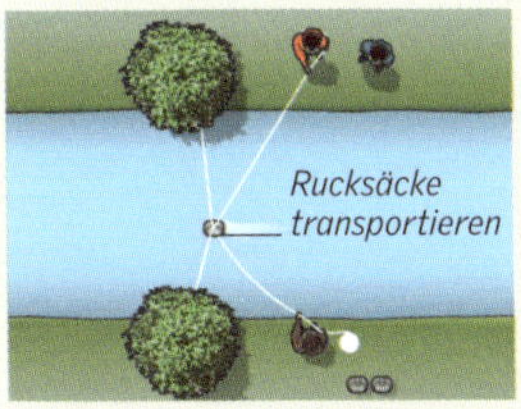

3 Die zweite Person überquert den Fluss und hält sich an der Sicherheitsleine fest. Rucksäcke ebenfalls am Karabiner ans andere Ufer ziehen.

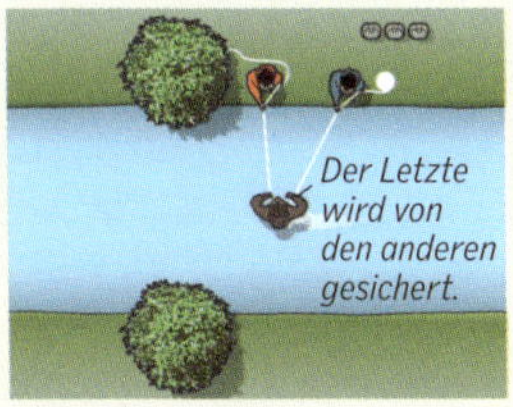

4 Die letzte Person löst die Sicherheitsleine, wickelt sie um die Hüften und watet durch den Fluss. Die anderen sichern.

KLETTERN

EGAL, OB MIT ODER OHNE SEIL – beim Klettern sollten Sie immer an drei Punkten Kontakt zum Untergrund haben, entweder mit beiden Füßen und einer Hand oder mit beiden Händen und einem Fuß. Die Kraft sollte aus den Beinen kommen, denn die Arme brauchen Sie vor allem zum Halten des Gleichgewichts. Seien Sie vorsichtig und konzentrieren Sie sich auf jede Bewegung.

ACHTUNG!
Klettern ist gefährlich. Klettern Sie nur, wenn es gar nicht anders geht. Idealerweise sollten Sie Ihre Route so planen, dass Sie Hindernisse umgehen können.

GRIFFE UND TRITTE

Wählen Sie die Griffe und Tritte sorgfältig. Greifen Sie nicht zu weit aus und prüfen Sie immer, ob ein Tritt trägt, ehe Sie den Fuß belasten.

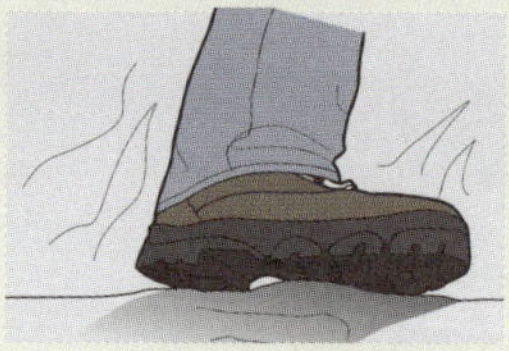

LEISTE
Auf sehr schmalen Leisten gehen Sie mit der Fußinnenseite zum Fels, um die Zehen zu entlasten.

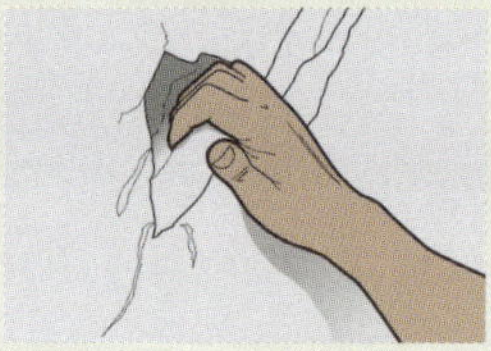

OBERGRIFF
Greifen Sie richtig über den Fels, um Halt zu finden. Je größer der Griff, desto sicherer ist er.

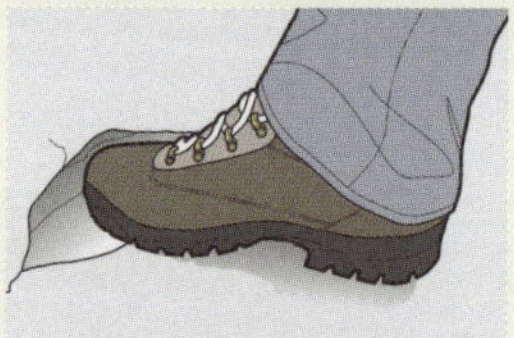

GROSSE LÖCHER
Fuß hineinschieben; verteilen Sie Ihr Gewicht, sodass Arme und Beine gleichmäßig belastet werden.

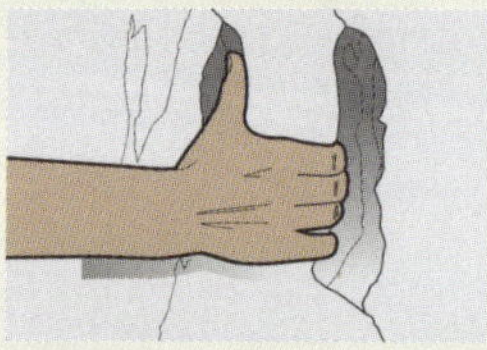

SEITGRIFF
Seitgriffe benutzt man, um das Gleichgewicht zu halten oder den Fels zu queren. Fest zupacken!

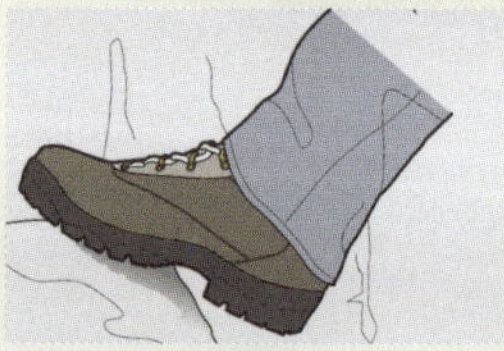

FELSVORSPRUNG
Wenn möglich, setzen Sie den ganzen Fuß auf. Wenn nur der Ballen Platz hat, Ferse senken.

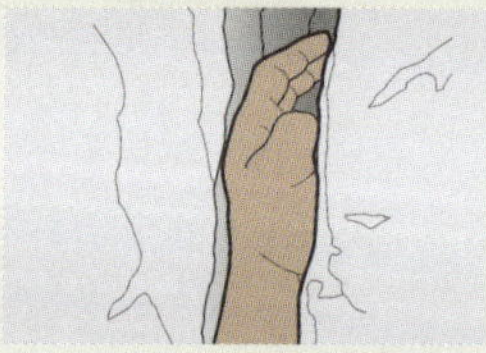

HANDRISS
Die Hand in den Riss führen, Daumen unter die Handfläche ziehen, und die Faust im Fels »verkeilen«.

BASIS-KLETTERTECHNIKEN

Überschätzen Sie sich nicht und gehen Sie keine Risiken ein! Steigen Sie lieber ab und beginnen von vorn, als einen Absturz zu riskieren. Wählen Sie die einfachste und sicherste Route.

AUF ALLEN VIEREN

Beim Klettern sind vielfältige Techniken erforderlich. Planen Sie Ihre Bewegungen und Schritte immer voraus und bleiben Sie stets an drei Punkten in Kontakt mit dem Fels.

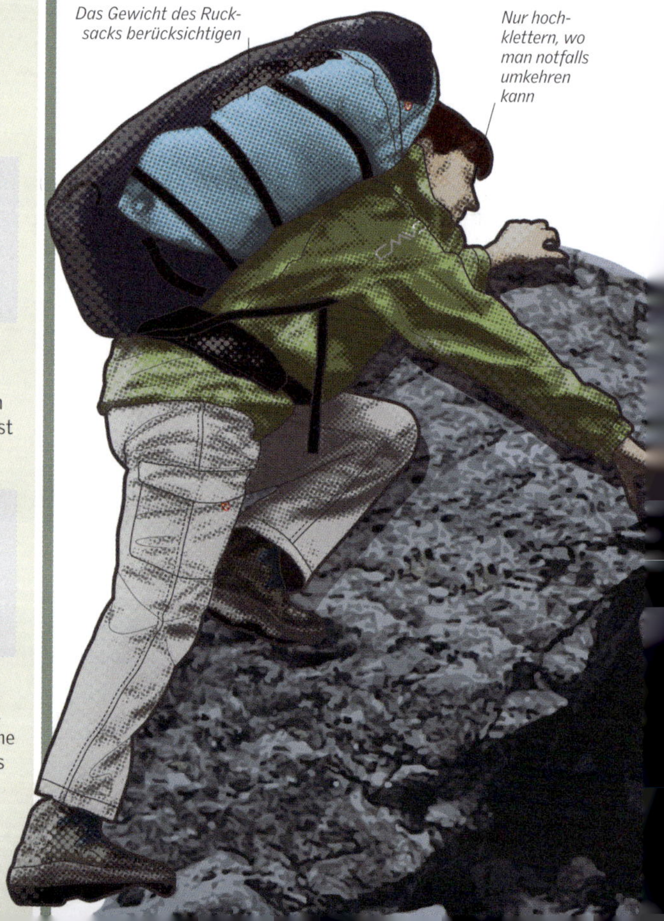
Das Gewicht des Rucksacks berücksichtigen
Nur hochklettern, wo man notfalls umkehren kann

HOCHZIEHEN

Um ein Band zu erklimmen, hangeln Sie sich mit einem Fuß, dann mit dem Knie nach oben und ziehen den Körper nach. Das ist anstrengend, aber effektiv.

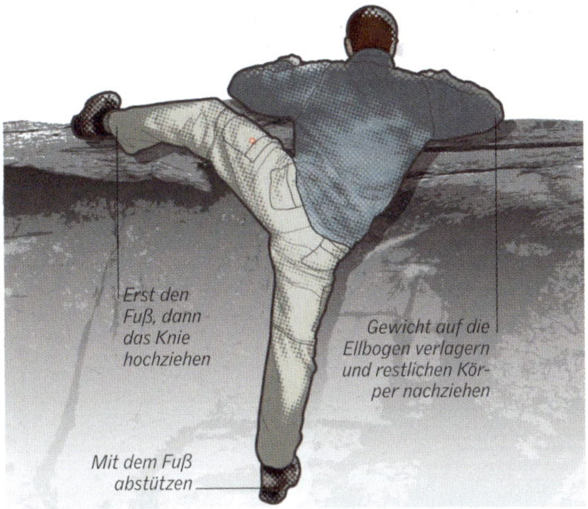
Erst den Fuß, dann das Knie hochziehen
Gewicht auf die Ellbogen verlagern und restlichen Körper nachziehen
Mit dem Fuß abstützen

KAMINKLETTERN

Pressen Sie Hände und Rücken gegen die eine, die Füße gegen die andere Wand, und stemmen Sie sich hoch. Wenn der Kamin sich nach oben verjüngt, müssen Sie aufpassen, dass Sie nicht stecken bleiben.

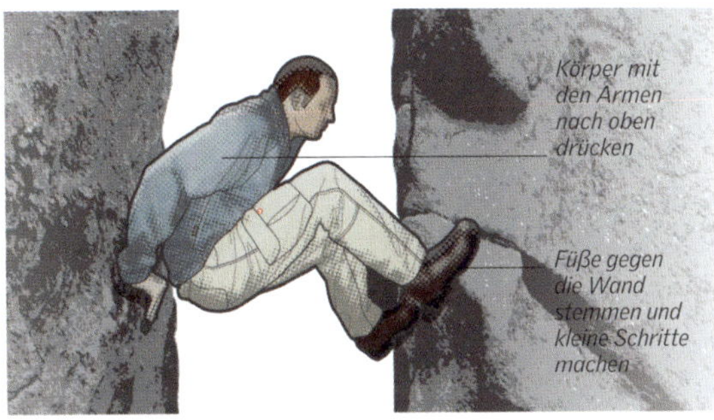

SPREIZKAMIN

Breitere Kamine erfordern eine andere Klettertechnik. Stemmen Sie den rechten Fuß an die vordere, den linken an die hintere Wand oder umgekehrt, und drücken Sie sich mit den Beinen nach oben.

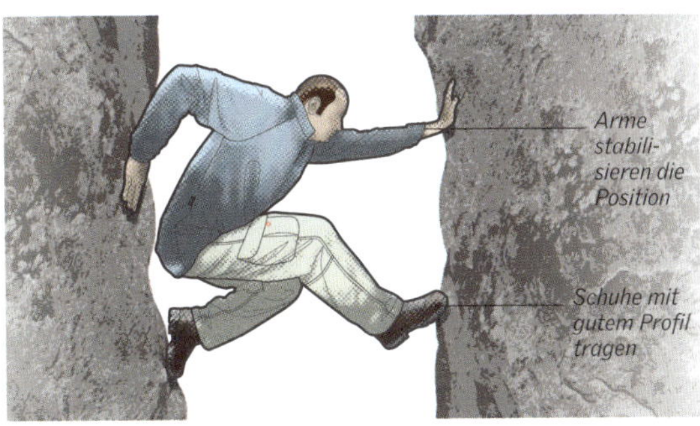
Arme stabilisieren die Position
Schuhe mit gutem Profil tragen

KLETTERN MIT SEIL

Das Klettern mit Seil ist wesentlich sicherer als jede Art des Freikletterns, auch wenn Sie eine Menge Spezialausrüstung benötigen. Dazu gehören Helm, Gurte, Karabiner, Keile und Felshaken.

SICHERN

Sichern ist beim Klettern das A und O, egal, ob man alleine oder zu mehreren unterwegs ist. Klettert man zu zweit, sichert der Nachsteiger den Vorsteiger. Hat dieser den Gipfel erreicht, sichert er zunächst sich selbst und dann seinen Partner.

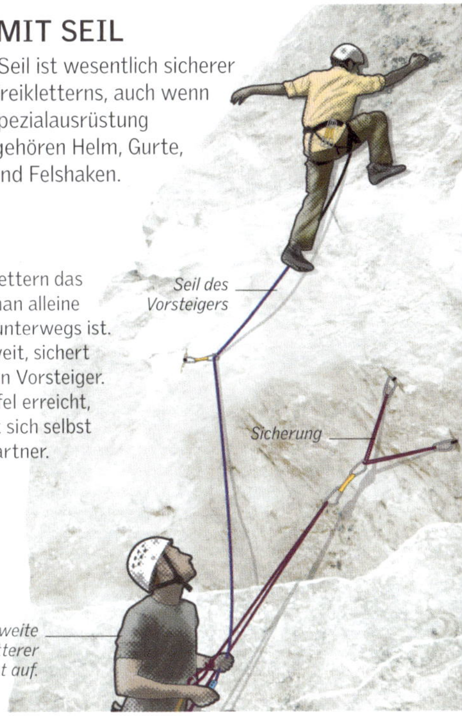
Seil des Vorsteigers
Sicherung
Der zweite Kletterer passt auf.

EISKLETTERN

Beim Eisklettern werden dieselben Klettertechniken angewandt wie beim alpinen Klettern. Man benötigt Eispickel und Steigeisen, um im Eis Halt zu finden.

AUFSTIEG

Wie beim alpinen Klettern kommt die Kraft aus den Beinen und Armen. Steigeisen und Eispickel bieten Halt.

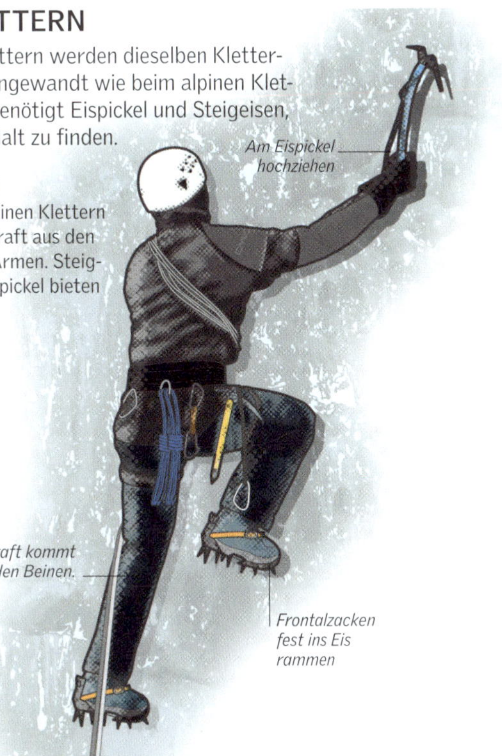
Am Eispickel hochziehen
Die Kraft kommt aus den Beinen.
Frontalzacken fest ins Eis rammen

ERFAHRUNGSBERICHT

ÜBERLEBT – IM GEBIRGE

NÜTZLICHE AUSRÜSTUNG

- Funksprechgerät
- LVS-Gerät und Sonde
- Wasserdichte Kleidung
- Ersatzkleidung
- Klappspaten
- Kletterausrüstung, bei Bedarf
- Signalmittel
- Karte, Kompass, GPS-Gerät
- Rettungsdecke, Fahrtenmesser
- Handy/Satellitentelefon
- Regencape/Biwaksack

DER 32-JÄHRIGE STEVEN GREEN, EIN ERFAHRENER BERGWANDERER aus dem schottischen Dumfries, harrte nach einem lebensgefährlichen Sturz vier Nächte an einem abgelegenen Berghang aus. Obwohl er einen Kiefer- und Schädelbruch erlitten hatte, überlebte er dank guter Vorbereitung, Geistesgegenwart und Improvisationstalent.

Am 7. Oktober 1999 machte Steven sich allein auf den Weg. Sein Ziel waren die Berge von Wester Ross im nordwestlichen schottischen Hochland. Er hatte ein Handy, einen Biwaksack, Pittabrot und Wasser dabei und außerdem hatte er seine Freundin vorsichtshalber über den Routenverlauf informiert.

»ER RUTSCHTE AUS UND STÜRZTE EINEN WASSERFALL HINAB.«

Am zweiten Tag rutschte er beim Abstieg auf nassem Gras aus und stürzte einen Wasserfall hinab. Da er wusste, dass er in dem kalten, nassen Bachbett nicht lange überleben würde, schleppte er sich trotz starker Schmerzen ans Ufer und kroch in seinen Biwaksack, um sich einigermaßen warm zu halten. In den folgenden Tagen ernährte er sich von Pittabrot, das er in Wasser einweichte, da er nicht kauen konnte. Sein Handy war bei dem Sturz zu Bruch gegangen. Als er zum vereinbarten Zeitpunkt nicht zu Hause eintraf, alarmierte seine Freundin den Rettungsdienst. Leider hatte sie sich seine Route nicht notiert. Niemand wusste, wo er war.

Vier weitere Tage und Nächte suchten lokale Rettungsteams und die Royal Air Force mit Rettungshunden nach Steve. Sie befürchteten bereits das Schlimmste, fanden dann aber zuerst sein Auto mit der Routenkarte und schließlich auch ihn. Im Krankenhaus diagnostizierte man eine Schädelfraktur, einen gebrochenen Kiefer, zwei ausgeschlagene Zähne, Schnittwunden, Blutergüsse und einen Beinbruch – doch Steven hatte überlebt.

WAS TUN?

SIND SIE IN GEFAHR?

NEIN: In einer Gruppe helfen Sie anderen, die in Gefahr sind.

JA: Schützen Sie sich vor:
der Witterung – Unterschlupf suchen oder improvisieren.
Tieren – Konfrontationen und Gefahrenzonen vermeiden.
Verletzungen – Zustand stabilisieren und Erste Hilfe leisten.

SCHÄTZEN SIE IHRE LAGE EIN
Siehe S. 234–235

WERDEN SIE VERMISST ODER WEISS JEMAND, WO SIE SIND?

NEIN: Wenn niemand Sie vermisst oder Ihren Aufenthaltsort kennt, müssen Sie andere mit allen Mitteln auf sich aufmerksam machen.

JA: Wenn Sie vermisst werden, wird sehr wahrscheinlich ein Rettungsteam aufbrechen und Sie suchen.

HABEN SIE EIN KOMMUNIKATIONSMITTEL BEI SICH?

NEIN: Sie müssen eine unbestimmte Zeit überleben – bis Sie gefunden werden oder Hilfe finden.

JA: Wenn Sie ein Mobil- oder Satellitentelefon haben, nutzen Sie es. Wenn Sie glauben, dass Ihre Lage eine Notrettung rechtfertigt und Sie über eine Notfunkbake (PLB) verfügen, nutzen Sie diese Option.

KÖNNEN SIE DORT, WO SIE SIND, ÜBERLEBEN?*

NEIN: Wenn Sie dort, wo Sie sind, nicht überleben können und körperlich in der Lage sind weiterzugehen, müssen Sie einen Ort mit besseren Überlebens- und Rettungschancen aufsuchen.

JA: Folgen Sie den Survival-Prinzipien: Schutz, Ortung, Wasser, Nahrung.

STANDORT VERLASSEN **

UNBEDINGT

- Halten Sie Ihre Kleidung trocken und sauber.
- Trinkwasser aus schnell fließenden Gewässern schöpfen, wenn möglich filtern und desinfizieren.
- Achten Sie sorgfältig auf Anzeichen von Unterkühlung und kältebedingten Verletzungen (z. B. Erfrierungen).
- Überhitzung und Unterkühlung beim Gehen und Rasten vermeiden.
- Benutzen Sie beim Gehen einen Wanderstock.
- Ändern Sie Ihre Pläne je nach Wetter kurzfristig – im Gebirge ist das Wetter oft nicht vorhersagbar.
- Bauen Sie einen Unterschlupf, wenn Sie länger rasten.

NIEMALS

- Leichtsinnig den Berg hinunterstapfen – Serpentinen sind weniger ermüdend und belasten die Beinmuskeln nicht so stark.
- Zu schnell gehen – in höheren Lagen ist die Luft dünner. Das kostet Kraft.
- Starkes Schwitzen, sonst wird Ihnen später kalt.
- Zunder oder sonstiges Brennmaterial liegen lassen.

AM STANDORT BLEIBEN **

NIEMALS

- Arme und Beine auskühlen lassen – sie sind am anfälligsten für Erfrierungen.
- Die Gefahren einer Kohlenmonoxidvergiftung in einem engen Unterschlupf unterschätzen – lassen Sie Kerzen, Kocher oder Feuer nicht über Nacht brennen.
- Hände durch Anhauchen erwärmen – Sie müssen zu viel kalte Luft einatmen.

UNBEDINGT

- Suchen Sie einen geschützten Ort auf und bauen Sie sich einen Unterschlupf.
- Füllen Sie Plastiksäcke oder überschüssige Kleidung mit trockenen Blättern und legen Sie sich darauf.
- Bereiten Sie alle Ortungshilfen auf den sofortigen Einsatz vor.
- Schöpfen Sie fluss- oder bachaufwärts Wasser.
- Zünden Sie ein Feuer an. Wenn Sie in einer Gruppe unterwegs sind, unterhalten Sie es die ganze Nacht.
- Bewerten Sie Ihre Lage immer wieder und stimmen Sie Ihr Handeln darauf ab.
- Achten Sie stets auf Anzeichen für nahende Rettung.

* Wenn Sie dort, wo Sie sind, nicht überleben können, aber aus irgendwelchen Gründen nicht weiterkönnen, müssen Sie alles tun, um Rettung herbeizuholen.
** Wenn Ihre Lage sich ändert und Sie doch bleiben bzw. doch weiterziehen, gelten die alternativen »Unbedingt«- und »Niemals«-Regeln.

WANDERN IM SCHNEE

BEIM WANDERN AUF GEFRORENEM UNTERGRUND ist eine gute Vorbereitung das A und O. Zum einen müssen Sie körperlich fit sein, denn das Gehen auf Schnee und Eis ist kräftezehrend. Zum anderen benötigen Sie die richtige Ausrüstung und sollten wissen, wie man sie benutzt. Schneeschuhe oder Skier erleichtern das Vorwärtskommen. Atmungsaktive Kleidung reguliert die Körpertemperatur.

ACHTUNG!
Ohne Schneeschuhe sollten Sie nur im Notfall durch Tiefschnee stapfen. Das Gehen ist sehr ermüdend, da die Füße tief einsinken. Durch die Anstrengung fängt man an zu schwitzen und in den Erholungspausen sinkt die Körpertemperatur gefährlich tief. Nasse Füße und Beine können dann schnell zu Unterkühlung führen.

SCHNEE UND EIS

Wenn Sie in Eis und Schnee unterwegs sind, müssen Sie mit unterschiedlichen Bedingungen zurechtkommen.

TIEFSCHNEE

- In einer Gruppe hintereinandergehen und an der Spitze abwechseln.
- Meiden Sie felsiges Gelände – im Frühling speichern Felsen Wärme und die Schneedecke wird brüchig.

GEFRORENE SCHNEEDECKE

- Testen Sie die Schneedecke mit dem Wanderstock. Eine Eiskruste über Tiefschnee kann, muss aber nicht tragen.
- In Senken ist der Schnee nachmittags oft angetaut. Gehen Sie am Rand entlang, um nicht einzusinken.

HÄNGE

- Treten Sie beim Aufstieg stabile Stufen in den Schnee. Testen Sie, ob sie Ihr Gewicht tragen, ehe Sie weitergehen. Beim Abstieg lassen Sie sich einfach den Hang hinuntergleiten – wie beim Skifahren, nur ohne Skier.
- Gehen Sie hintereinander, in steilem Gelände im Zickzack.

EIS

- Gehen Sie vorsichtig und benutzen Sie Ihren Trekkingstock als »Sonde«, vor allem auf zugefrorenen Flüssen und Seen. Wenn Sie zu mehreren sind, seilen Sie sich an.
- Tragen Sie Steigeisen. An Steilhängen schlagen Sie mit dem Pickel Tritte ins Eis.
- Bei einem Sturz rammen Sie den Eispickel mit der Haue möglichst tief in den Schnee.

GLETSCHER

- Überqueren Sie niemals einen Gletscher ohne Führer – Lebensgefahr!

HILFSMITTEL

Ziel ist es, sich so sicher wie möglich fortzubewegen, ohne allzu viel Energie zu verbrauchen und Körperwärme zu verlieren. Das Spektrum reicht von selbst hergestellten Schneeschuhen bis zum Motorschlitten.

SCHNEESCHUHE UND SKIER

Schneeschuhe und Skier eignen sich gut für Schneewanderungen. Das Körpergewicht verteilt sich auf eine größere Fläche, sodass man nicht so tief einsinkt. Unterwegs wird Ihnen schnell warm werden. Legen Sie Kleidungsschichten nach Bedarf an oder ab.

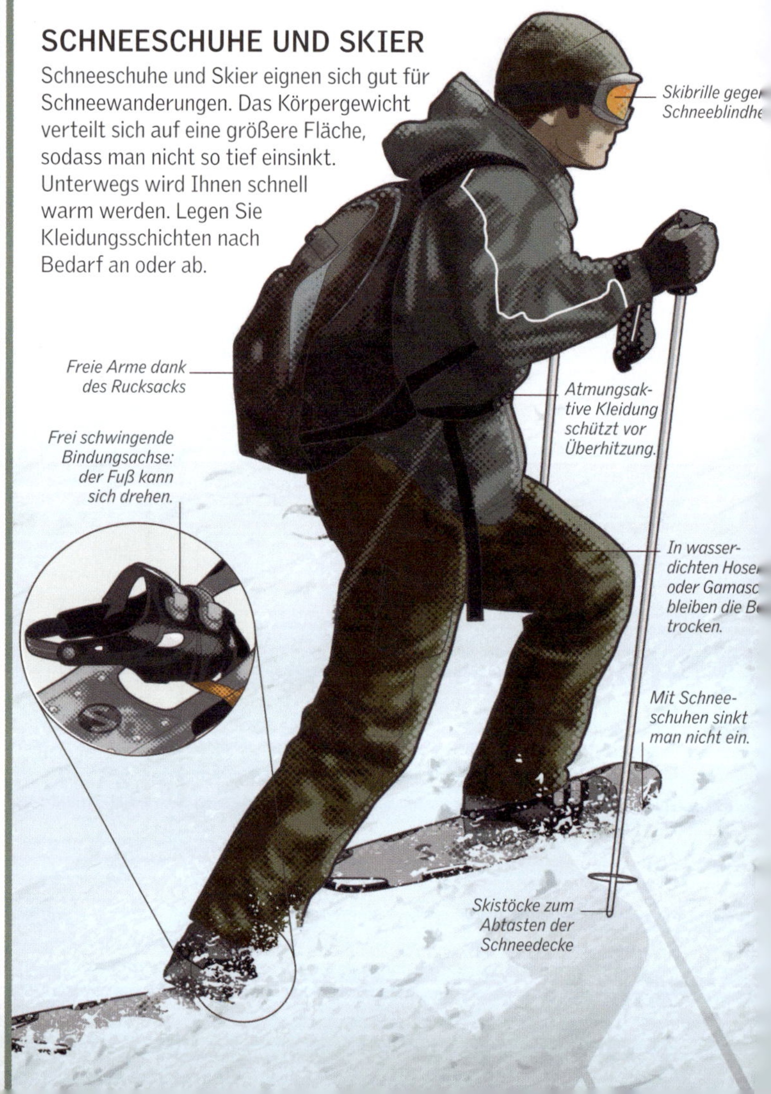
Skibrille gege
Schneeblindhe
Freie Arme dank des Rucksacks
Atmungsaktive Kleidung schützt vor Überhitzung.
Frei schwingende Bindungsachse: der Fuß kann sich drehen.
In wasserdichten Hose oder Gamasc bleiben die B trocken.
Mit Schneeschuhen sinkt man nicht ein.
Skistöcke zum Abtasten der Schneedecke

SCHNEESCHUHE BAUEN

Wer keine Schneeschuhe dabeihat, kann sich welche bauen, um im Schnee leichter voranzukommen. Sie brauchen dazu ein Messer, Grünholz und dünnes Seil. Die Zeit, die das Basteln in Anspruch nimmt, holen Sie beim Gehen wieder auf.

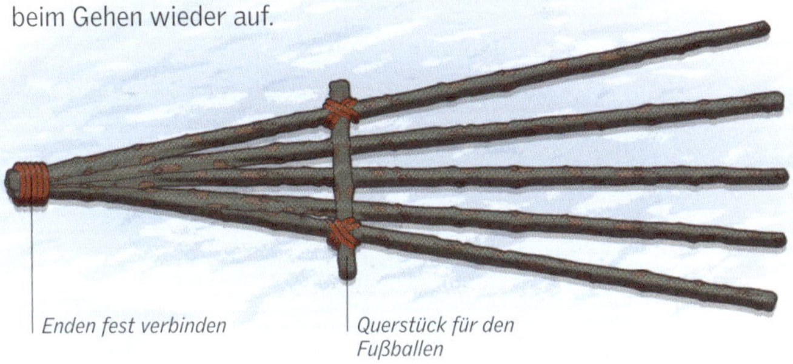

1 Schneiden Sie vier daumendicke Zweige Grünholz zu. Sie sollten so lang sein wie die Entfernung zwischen Ihrem Fuß und Ihrer Achselhöhle. Sie benötigen außerdem noch drei kürzere Hölzer für die Querverbindungen.

- Binden Sie die Enden der langen Hölzer mit dem Seil fest zusammen.
- Befestigen Sie an der späteren Auflagefläche des Fußballens an den äußeren Langhölzern ein Querholz.

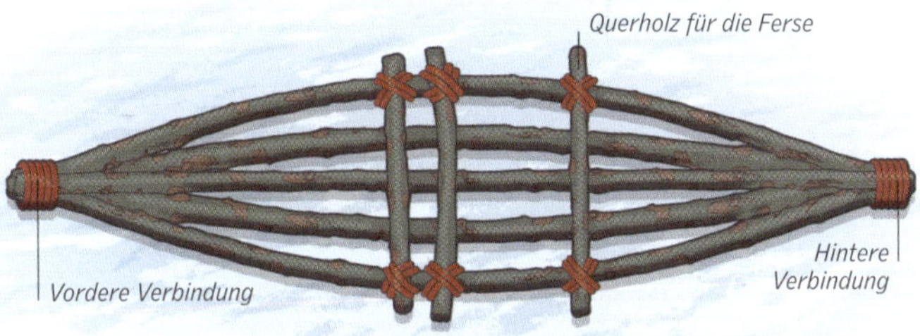

2 Binden Sie die fünf Langhölzer am anderen Ende ebenfalls fest zusammen.

- Fixieren Sie das zweite Querholz 5 cm hinter dem ersten.
- Befestigen Sie das dritte Querholz dort, wo später Ihre Ferse ruhen wird.
- Bauen Sie den zweiten Schuh auf dieselbe Weise.

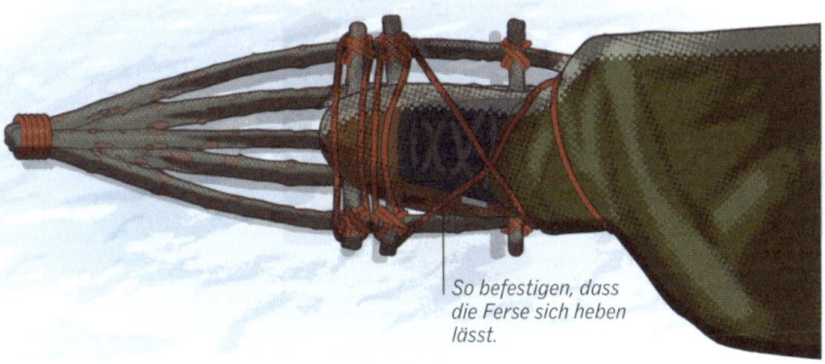

3 Stellen Sie den Fuß auf den Schuh. Der Ballen muss genau auf dem vorderen, die Ferse genau auf dem hinteren Querholz sitzen.

- Binden Sie Ihren Schuh am Schneeschuh fest. Achten Sie dabei darauf, dass die Ferse sich frei bewegen lässt.

ALTERNATIVE METHODEN

Es gibt noch weitere Methoden, das Gehen im Schnee zu erleichtern. Statt Gamaschen binden Sie Plastiksäcke um die Unterschenkel, damit diese trocken bleiben.

ZWEIGE

Zweige unter den Füßen sind ideal für kurze Distanzen und um möglichst schnell aus Tiefschnee herauszukommen. Wählen Sie einen (Nadel-)Baum mit kräftigem, dichtem Astwerk.

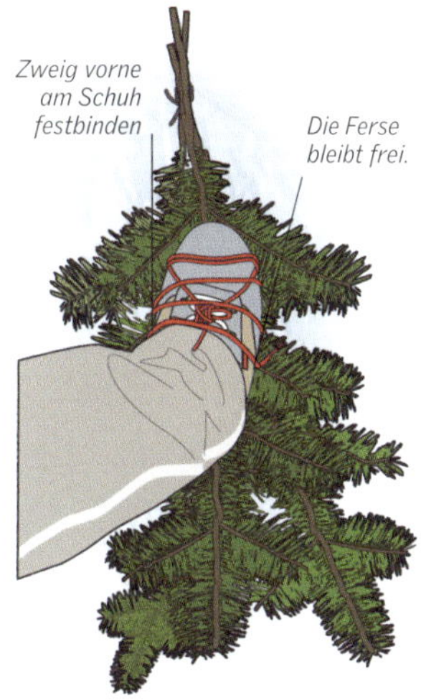

JUNGE TRIEBE

Formen Sie einen biegsamen Trieb zu einem »Tropfen« und binden Sie die Enden zusammen. Wenn Sie das Holz zuvor über einem Feuer erwärmen, lässt es sich leichter biegen.

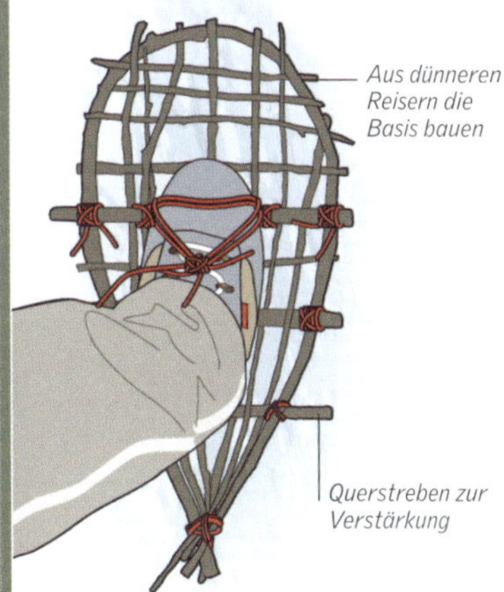

EINEN SCHLITTEN BAUEN

Wenn Sie in einer Notsituation schweres Gepäck über Schnee befördern müssen, ist ein selbst gebauter Schlitten oder Pulk (s. Kasten rechts) sehr hilfreich. Man kann sogar eine verletzte Person oder ein kleines Kind darauf transportieren. Die folgende Anleitung gilt für Schlitten in beliebiger Größe.

DAS BRAUCHEN SIE

- Draht- oder Taschenkettensäge
- Messer
- Seile
- Gegabelter Ast (Grundgerüst)
- Zwei weitere Äste (Verstärkung)
- Querhölzer

1 Schneiden Sie mit Säge oder Messer einen gegabelten Ast für das Schlittengerüst zu.

- Befestigen Sie jeweils ein Seil an den Gabelenden und dem Vorderende des Astes. Das Seil sollte gespannt sein.

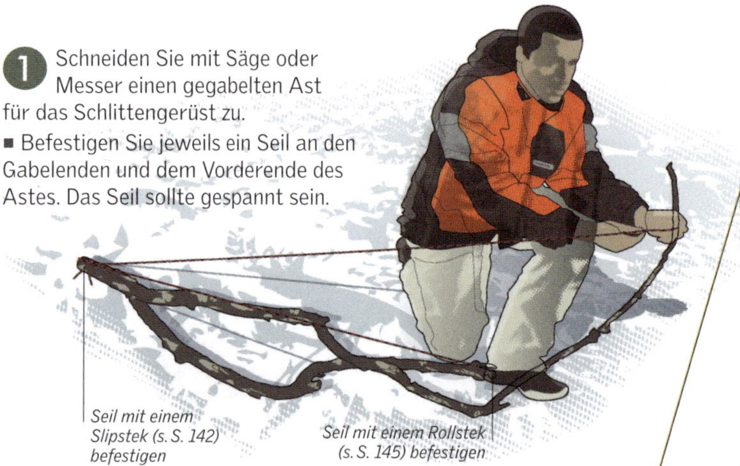
Seil mit einem Slipstek (s. S. 142) befestigen
Seil mit einem Rollstek (s. S. 145) befestigen

2 Befestigen Sie rechts und links einen weiteren Ast an den Kufen als Verstärkung. Diese Verstärkung verhindert, dass die Seilverbindungen später beim Gleiten den Boden berühren und durchgescheuert werden.

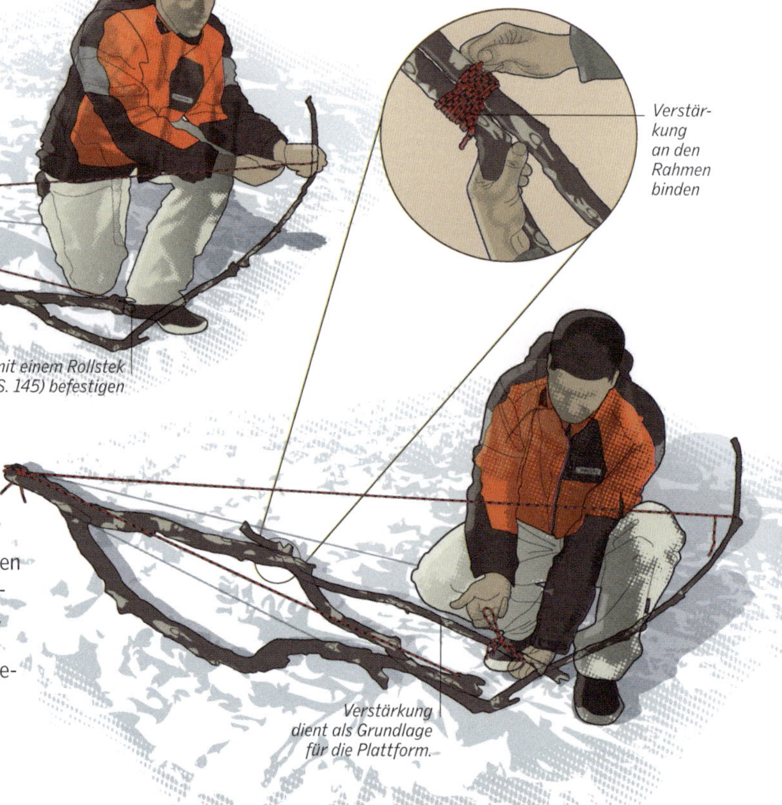
Verstärkung an den Rahmen binden
Verstärkung dient als Grundlage für die Plattform.

ZUGTIERE

Huskys oder andere Schlittenhunde sind ideal für den Transport von Menschen und Gepäck. Dank ihres dicken Fells können niedrige Temperaturen ihnen nichts anhaben, und mit ihren großen, pelzigen Pfoten kommen sie im Schnee schnell voran. Huskys arbeiten gut zusammen.

MIT HUNDEN UNTERWEGS

Obwohl Huskys in Haltung und Pflege relativ anspruchslos sind, sollten Sie eine Tour mit dem Hundeschlitten nicht unterschätzen. Am besten, Sie haben einen Experten dabei oder ein entsprechendes Training absolviert.

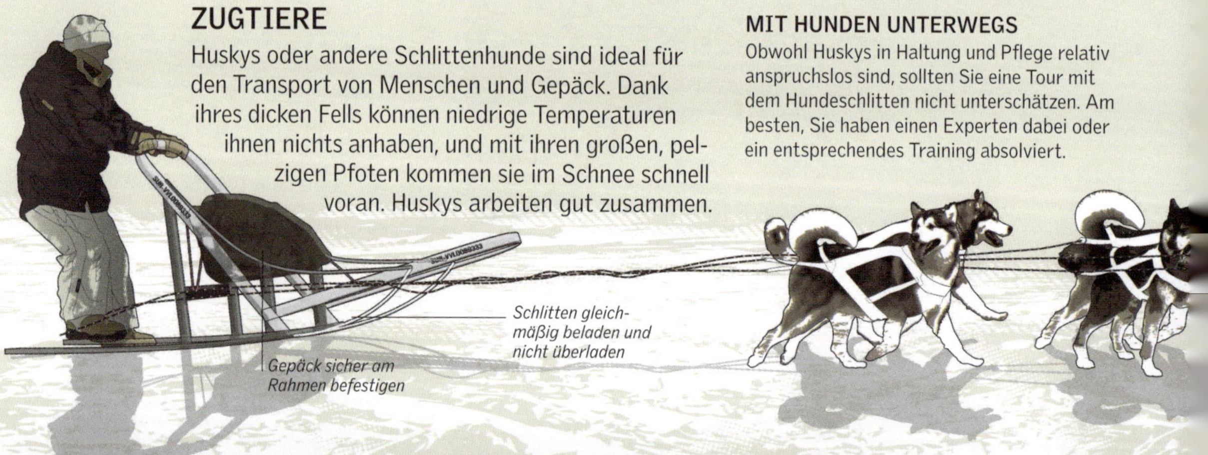
Schlitten gleichmäßig beladen und nicht überladen
Gepäck sicher am Rahmen befestigen

MIT EIGENER KRAFT

Das Gepäck auf einem Pulk hinter sich herzuziehen ist bequemer, als es auf dem Rücken zu tragen. Pulks sind kleine, kufenlose Schlitten, heute meist aus Plastik, die in vielen Größen erhältlich sind.

MIT DEM PULK UNTERWEGS

Das Ziehen eines Pulks ist zuweilen harte Arbeit, vor allem in weichem Schnee. Tragen Sie atmungsaktive Kleidung, damit die Körperwärme nach außen entweichen kann. Im Notfall müssen Sie den Gurt schnell lösen können. Wenn Sie in einer Gruppe unterwegs sind, kann eine Person sich beim Bergabgehen als »Bremser« hinter den Pulk schnallen.

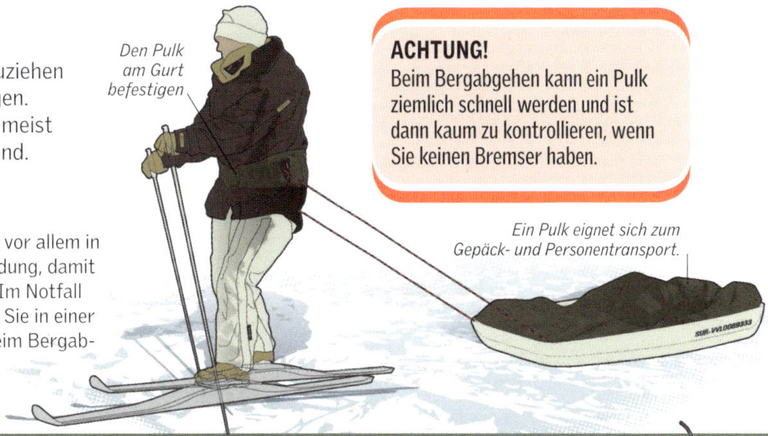
Den Pulk am Gurt befestigen
Ein Pulk eignet sich zum Gepäck- und Personentransport.

ACHTUNG!
Beim Bergabgehen kann ein Pulk ziemlich schnell werden und ist dann kaum zu kontrollieren, wenn Sie keinen Bremser haben.

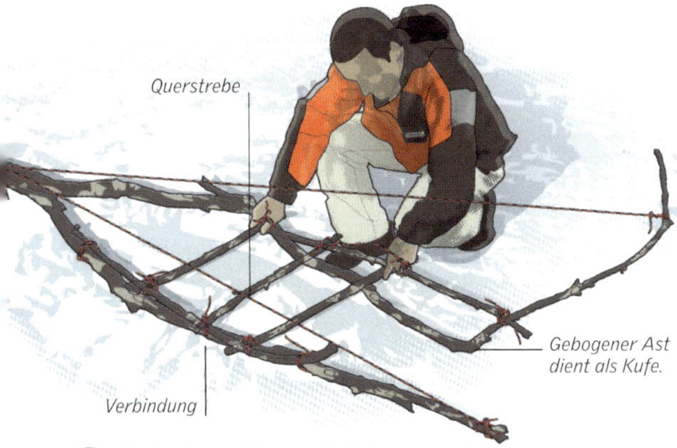

3 Befestigen Sie zur Stabilisierung des Gestells Querhölzer an beiden Längsstreben.

- Verwenden Sie mindestens drei bis vier Stöcke.
- Die Querhölzer bilden zugleich die Auflagefläche.

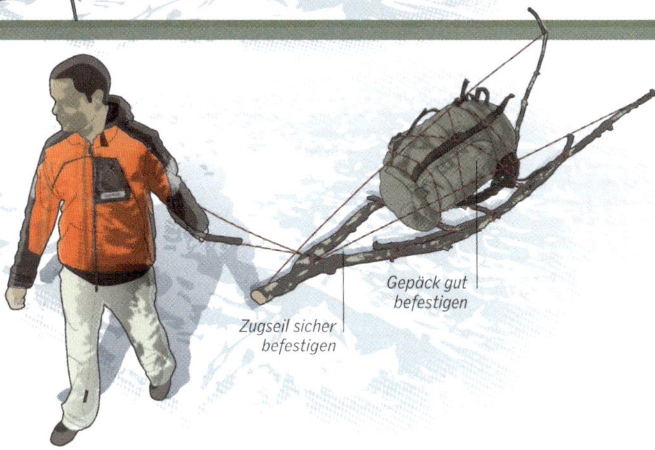
Gepäck gut befestigen
Zugseil sicher befestigen

4 Machen Sie sich aus einem kleinen, glatten Ast einen Griff.

- Befestigen Sie den Griff mit einem langen Seil am Vorderende des Schlittens.

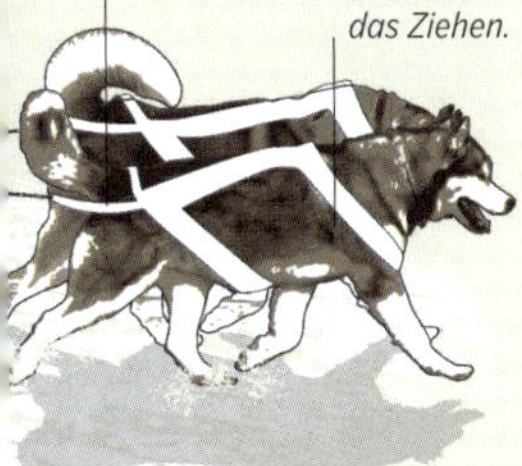

MOTORKRAFT

Motorschlitten sind leicht zu handhaben und erreichen eine recht hohe Geschwindigkeit. Man kann mit ihnen in kurzer Zeit weite Strecken zurücklegen – geht dann etwas schief, ist man allerdings aufgeschmissen. Nehmen Sie immer eine Notfallausrüstung und die wichtigsten Ersatzteile mit!

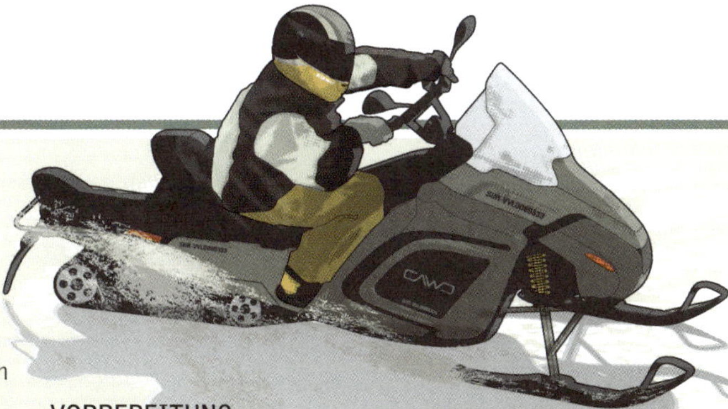

VORBEREITUNG

Kontrollieren Sie Ihren Schlitten vor jeder Fahrt und nehmen Sie genug Treibstoff mit. Planen Sie Ihre Route sorgfältig und informieren Sie jemanden über Ihre Pläne, sodass die betreffende Person den Rettungsdienst alarmieren kann, wenn Sie Ihr Ziel nicht in der vorgesehenen Zeit erreichen. Ziehen Sie sich warm an, tragen Sie eine Skibrille und fahren Sie vorsichtig.

UNTERWEGS MIT PACKTIEREN

PACKTIERE EIGNEN SICH für den Transport schwerer Lasten in schwierigem Gelände. Mit ihrer Hilfe lassen sich in Regionen, in denen man mit dem Auto kaum eine Chance hätte, große Distanzen überwinden. Man sollte allerdings gut organisiert sein und mit Tieren umzugehen wissen. Dann kann diese Art des Reisens sehr angenehm sein.

PACKTIPPS

- Sie sollten wissen, was Ihr Packtier kann und wie viel Gewicht Sie ihm aufbürden dürfen.
- Striegeln Sie das Tier vor dem Packen und suchen Sie nach wunden Stellen und Zecken.
- Schwere Gegenstände gehören unten, leichtere oben in die Packtasche.

TIERE BEPACKEN

Wählen Sie zum Bepacken eine ebene Stelle, wo das Tier einen stabilen Stand hat. Heben Sie die Packtaschen hoch, um zu prüfen, ob sie ungefähr gleich schwer sind. Wenn nicht, packen Sie um. Unter Umständen müssen Sie das Tier anpflocken oder ihm die Augen verbinden, damit es stillsteht.

TIERE VERSORGEN

Denken Sie daran, Nahrung und Wasser für das Tier mitzunehmen. Ihr Fortkommen hängt von seinem Wohlbefinden ab, behandeln Sie es also gut.

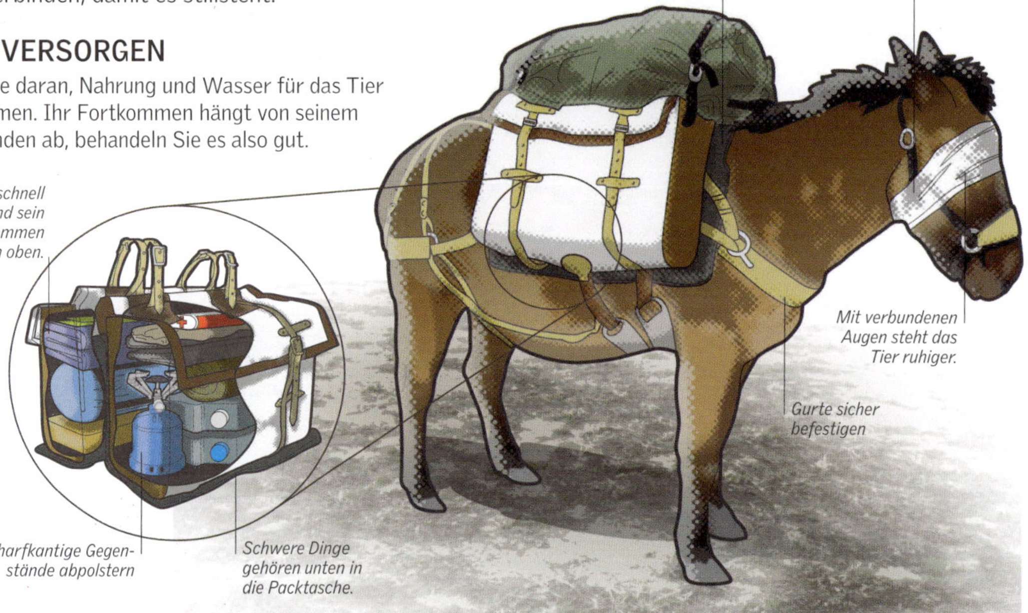

TRAGTIERKOLONNEN

Mehrere Packtiere bindet man am besten aneinander. Die Seile müssen die richtige Länge haben: Die Tiere sollten bequem hintereinander hergehen können, ohne über das Seil zu stolpern.

HELFER

Sie brauchen einen Treiber und unter Umständen weitere Helfer zur Versorgung der Tiere.

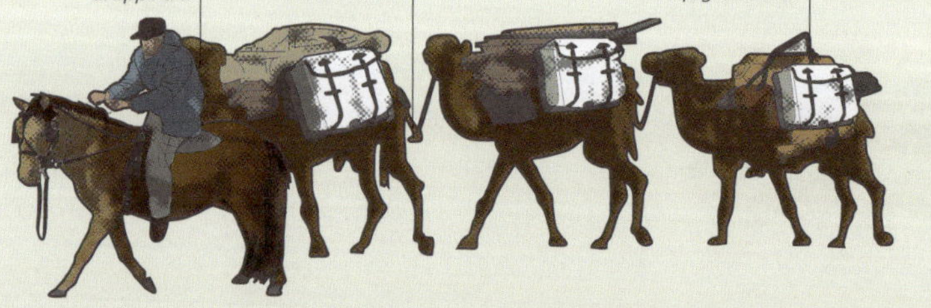

PACKTIERE ALS LEBENSRETTER

Wenn Sie mit einem Packtier in eine Notsituation geraten, ändern sich Ihre Prioritäten. Lassen Sie alles schwere Gepäck zurück, das nicht überlebenswichtig ist. Falls nötig, reiten Sie. Wenn Sie zu verhungern drohen, müssen Sie das Tier schlachten.

TRANSPORT VON VERLETZTEN

Ist ein Gruppenmitglied verletzt, bauen Sie eine Trage (s. S. 278–279), die Sie vom Packtier ziehen lassen.

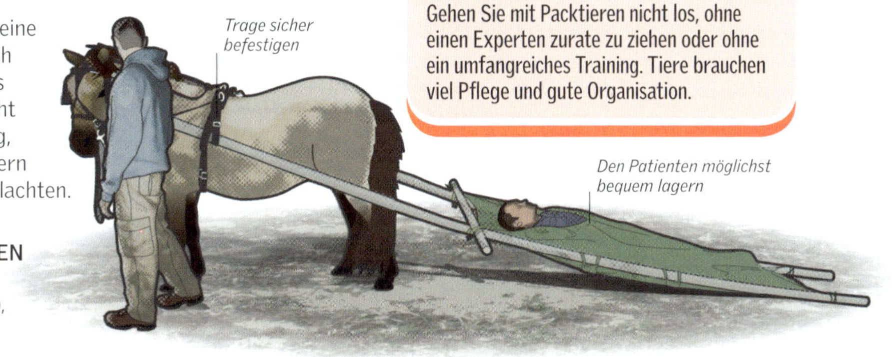

ACHTUNG!
Gehen Sie mit Packtieren nicht los, ohne einen Experten zurate zu ziehen oder ohne ein umfangreiches Training. Tiere brauchen viel Pflege und gute Organisation.

PACKTIERE AUSWÄHLEN

Es hängt von der Region ab, in der Sie unterwegs sind, welche Tiere überhaupt für einen Treck infrage kommen. Bei der Auswahl der Tiere sollten Sie berücksichtigen, welche Lasten transportiert, welche Distanzen zurückgelegt und welche Art von Gelände durchquert werden sollen. Wie stark und ausdauernd die Tiere sind, hängt von ihrem Alter und ihrer Größe ab.

TIER	REGION	PACKLAST	VORTEILE	NACHTEILE
Pferd	Weltweit	▪ 80–110 kg ▪ 20 % des Körpergewichts	▪ Leicht auszubilden, gutmütig ▪ Stark ▪ Hält hohe Temperaturen aus ▪ Für steiles Gelände geeignet	▪ Striegeln erforderlich ▪ Entfernt sich gerne vom Lager, wenn es nicht angebunden ist
Maultier/ Maulesel	Europa, Asien, Nord- und Südamerika	▪ 55–80 kg ▪ 20 % des Körpergewichts	▪ Stuten können als Leittiere eingesetzt werden ▪ Sehr robust, für steiles Gelände geeignet	▪ Junge Maultiere/-esel scheuen leicht; gute Ausbildung erforderlich ▪ Sprichwörtliche Sturheit
Husky	Arktis	▪ 40 kg ▪ 7 Hunde ziehen etwa 270 kg	▪ Widerstandsfähig – kommt gut mit Schnee und Kälte zurecht ▪ Schnell	▪ Benötigt viel Frischfleisch, das transportiert werden muss ▪ Huskys neigen zu Rivalitätskämpfen
Kamel	Zentralasien, Nordafrika, Australien	▪ 90–140 kg ▪ 30 % des Körpergewichts	▪ Vielseitig auf unterschiedlichen Terrains ▪ Kann bis zu einem Viertel seines Körpergewichts trinken; kommt dann mehrere Tage ohne Wasser aus	▪ Willensstark und schwierig zu kontrollieren ▪ Gefährlich, neigt zum Spucken und Beißen
Lama	Anden	▪ 35–55 kg ▪ 25–30 % des Körpergewichts	▪ Richtet wenig Umweltschäden an ▪ Höhentauglich, kommt gut mit schwierigem und steilem Gelände zurecht	▪ Macht Pferde und Maultiere nervös ▪ Bei schlechter Ausbildung schwierig zu kontrollieren
(Indischer) Elefant	Südasien	▪ 750–1250 kg ▪ 25 % des Körpergewichts	▪ Kann sehr schwere Lasten tragen ▪ Kommt gut mit steilem Gelände zurecht	▪ Geht langsam ▪ Braucht viel Futter und Wasser ▪ Lange Ausbildung
Ochse	Europa, Asien, Nord- und Südamerika	▪ 135–205 kg ▪ 30 % des Körpergewichts	▪ Kann Schwerstarbeit leisten ▪ Sehr stark ▪ Trittsicher, kommt gut in steilem Gelände zurecht	▪ Langsam ▪ Bockig

GELÄNDEWAGEN

EIN GELÄNDEWAGEN EIGNET SICH zur Bewältigung weiter Strecken in schwierigem Gelände, an denen ein PKW scheitern würde. Versierte Fahrer manövrieren ihn souverän durch tiefen Schlamm, Wasser, Schnee, Eis und Sand.

WELCHES FAHRZEUG?

Überlegen Sie sich zunächst, wofür Sie das Fahrzeug benötigen. Große Wagen sind geräumiger als kleine, bleiben in schwerem Gelände aber leichter stecken. Sehr PS-starke Autos kommen praktisch überall durch, brauchen aber eine Menge Treibstoff, sind für lange Expeditionen also nicht unbedingt geeignet.

Checkliste

- Informieren Sie jemanden über Ihre Route und Ihre Zeitplanung.
- Lassen Sie den Wagen durchchecken (Öl, Kühlwasser, Bremsen, Hydraulikflüssigkeit usw.), und packen Sie alle notwendigen Werkzeuge und Ersatzteile ein.
- Kontrollieren Sie Reifenprofil, Radmuttern, Licht und Spurhebel.
- Nehmen Sie Ersatzwasser, -reifen und -treibstoff, Sandbleche, eine Pumpe und eine Seilwinde mit.

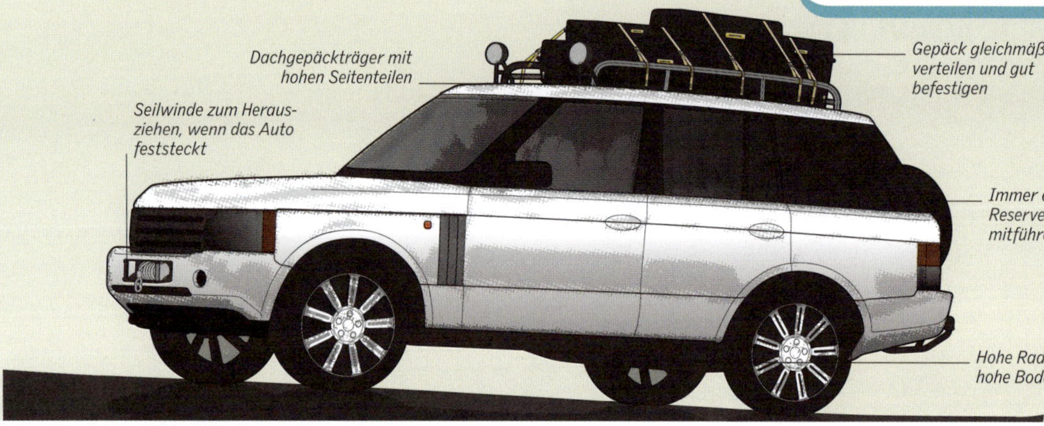
Dachgepäckträger mit hohen Seitenteilen
Seilwinde zum Herausziehen, wenn das Auto feststeckt
Gepäck gleichmäßig verteilen und gut befestigen
Immer ein Reserverad mitführen
Hohe Radachsen für hohe Bodenfreiheit

ALLGEMEINE FAHRHINWEISE

Bei Fahrzeugen mit Allradantrieb können Sie zwischen Zweiradantrieb (für Straßen) und Vierradantrieb (fürs Gelände) umschalten.

UNTERWEGS

Wenn Sie nicht wissen, was Sie auf den nächsten paar Hundert Metern erwartet, gehen Sie die Strecke ab, ehe Sie weiterfahren. In sehr unübersichtlichem Gelände sollten Sie die Route markieren und mit dem Auto anschließend den Zeichen folgen. Entscheiden Sie sich für die Strecke, auf der Ihnen die Gefahr stecken zu bleiben am geringsten erscheint. Im Notfall sollten Sie wissen, wie Sie Ihr Auto wieder flott kriegen.

WANN IST ALLRADANTRIEB NÖTIG?

Der Vierradantrieb sollte nicht auf Asphalt eingeschaltet werden, um Getriebe und Reifen zu schonen und Treibstoff zu sparen. In schwierigem Gelände sollten Sie allerdings immer mit Vierradantrieb fahren. Der Wagen hat dann eine bessere Bodenhaftung und kann in einem sehr niedrigen Gang gefahren werden. Bevor Sie ins Gelände fahren, halten Sie kurz an, um auf Vierradantrieb umzuschalten.

ACHTUNG!
Haken Sie im Gelände die Daumen nicht im Lenkrad ein. Sie können brechen, wenn eine Furche das Lenkrad herumreißt.

IM TEAM UNTERWEGS

In schwierigem Gelände zu fahren ist geistig und körperlich ermüdend. Machen Sie regelmäßig Pausen und wechseln Sie sich am Steuer ab. Es sollten immer mindestens zwei Personen in einem Auto sitzen:

- der Fahrer, der für die Kontrolle des Fahrzeugs verantwortlich ist.
- ein Beifahrer, der die Navigation übernimmt. Es kann sein, dass er von Zeit zu Zeit aussteigen muss, um den Fahrer durch eine schwierige Passage zu lotsen.

FAHREN IN SCHWIERIGEM GELÄNDE

Dank des Allradantriebs kommt man mit einem Geländewagen gut durch schwieriges Gelände, das für Fahrzeuge sonst schwer zugänglich wäre. Benzinmotoren sind stärker, aber weniger langlebig als Dieselmotoren. Dieselfahrzeuge bringen überdies schon bei sehr niedrigen Drehzahlen gute Leistung. Für das Fahren im Gelände müssen Sie einige grundlegende Fahrtechniken beherrschen. Bleiben Sie vernünftig und lassen Sie es nicht drauf ankommen stecken zu bleiben.

BODENHAFTUNG

Auf weichem Untergrund können Sie die Bodenhaftung Ihres Wagens durch geringeren Reifendruck verbessern. Legen Sie einen Backstein in 1 cm Entfernung neben ein Hinterrad, und lassen Sie Luft aus dem Reifen, bis er den Stein berührt. Ändern Sie den Druck in allen Reifen entsprechend.

FAHREN AUF SAND

In weichem Sand schaufeln die Reifen den Sand unter sich weg. Wenn der Wagen auch nur einen Moment lang blockiert, können sie durchdrehen und sich in den Boden wühlen. Um dies zu vermeiden, fahren Sie leichte Schlangenlinien, damit sich keine tiefen Spurrillen bilden. Abrupte Tempowechsel vermeiden!

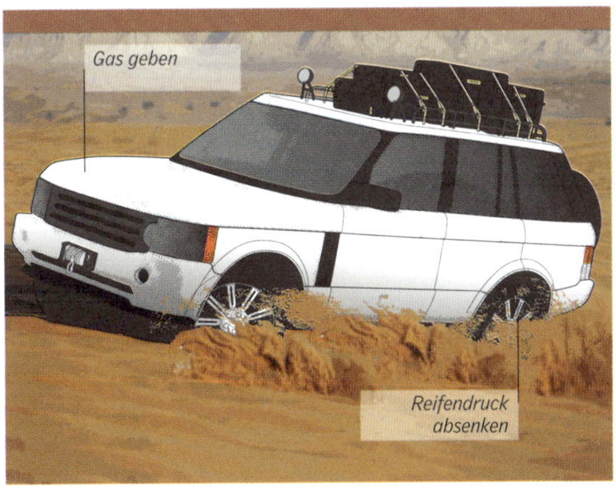

SUMPFIGES GELÄNDE

Fahren im Morast erfordert Konzentration und Reaktionsschnelligkeit. Für tieferen Schlamm empfehlen sich Breitreifen. Verbirgt sich kein fester Boden unter dem Morast, können Sie auch den Reifendruck leicht absenken. Oft verbessert sich die Bodenhaftung, wenn man neben bereits existierenden Spurrillen fährt.

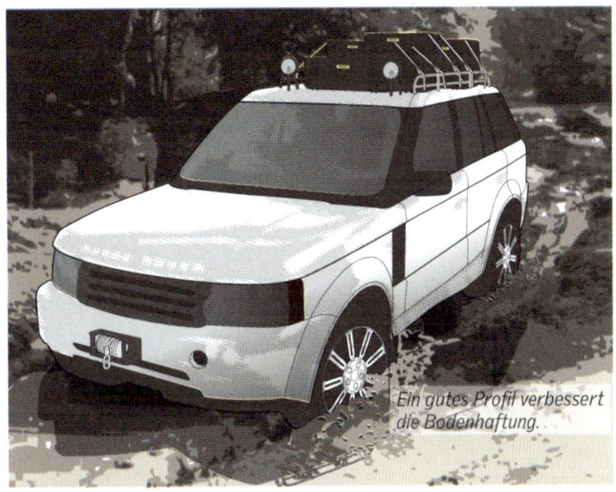

SCHNEE UND EIS

In Schnee und Eis ist ein möglichst sanfter Fahrstil gefordert. Beschleunigen und bremsen Sie mit Gefühl, damit die Reifen nicht durchdrehen. Fahren Sie in einem kleinen Gang, vor allem bergab, und vermeiden Sie unnötiges Schalten. Schneeketten verbessern die Bodenhaftung. Üben Sie das Anlegen vor dem Aufbruch.

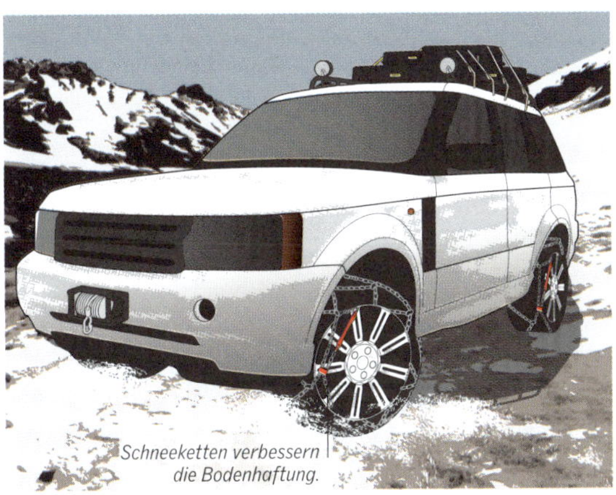

WASSER

Gehen Sie die Strecke ab. Wenn das Wasser zu tief ist oder Ihnen die Strömung zu stark erscheint, verzichten Sie auf die Durchquerung. Beim Fahren durch Wasser ist die richtige Geschwindigkeit entscheidend – sind Sie zu schnell, wird alles nass, sind Sie zu langsam, steht hinterher die Motorwanne unter Wasser.

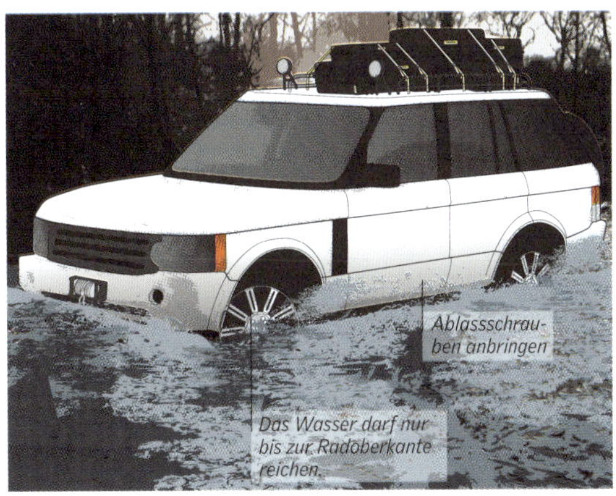

WENN SIE STECKEN BLEIBEN

Mit der richtigen Fahrtechnik werden Sie in weichem Untergrund nicht so leicht stecken bleiben. Wenn es dennoch passiert, müssen Sie wissen, was zu tun ist. Grundsätzlich sollte man niemals mit nur einem Wagen auf Tour gehen. Ein zweites Fahrzeug ist manchmal unabdingbar, um das erste herauszuziehen, Pannenhilfe zu leisten oder Hilfe zu holen.

AUSRÜSTUNG

- Seilwinde mit Gurt
- Tau oder Abschleppseil
- Ersatzreifen (aufgepumpt)
- Schaufel und Säge
- Schlafsack oder Betttuch
- Äste oder Pflöcke
- Sandbleche oder Matten

GRUNDLEGENDE BERGUNGSTECHNIKEN

Bleibt das Auto stecken, ist man leicht versucht, Gas zu geben, um es zu befreien. Dabei graben sich die Reifen immer tiefer in den Untergrund. Schalten Sie den Motor aus und überlegen Sie in Ruhe, wie Sie Ihr Auto voraussichtlich am besten und einfachsten wieder frei bekommen (Zurücksetzen, Anschieben, Ausgraben, Zweige unterlegen, Seilwinde benutzen). Fangen Sie nicht an, hektisch herumzuhantieren – es wird die Situation nur verschlimmern.

ZURÜCKSETZEN ODER ANSCHIEBEN

Wenn das Auto feststeckt, versuchen Sie es im Rückwärtsgang oder durch Anfahren im ersten Gang zu befreien.

- Wenn das nicht klappt, bitten Sie die Mitfahrer, das Auto zusätzlich anzuschieben.
- Graben sich die Reifen noch tiefer ein, hören Sie sofort auf.

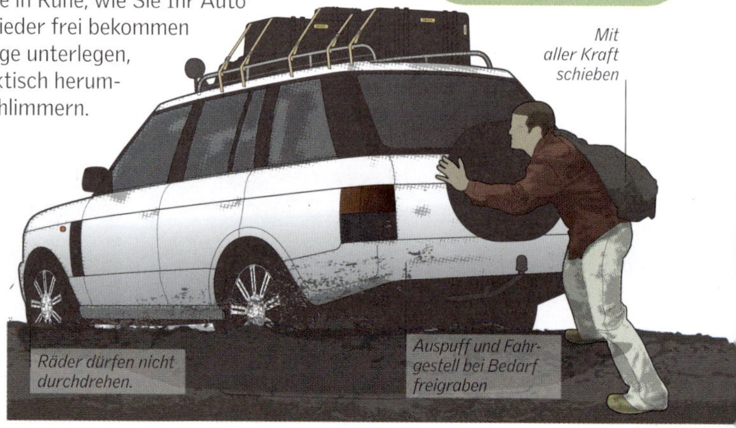
Mit alller Kraft schieben
Räder dürfen nicht durchdrehen.
Auspuff und Fahrgestell bei Bedarf freigraben

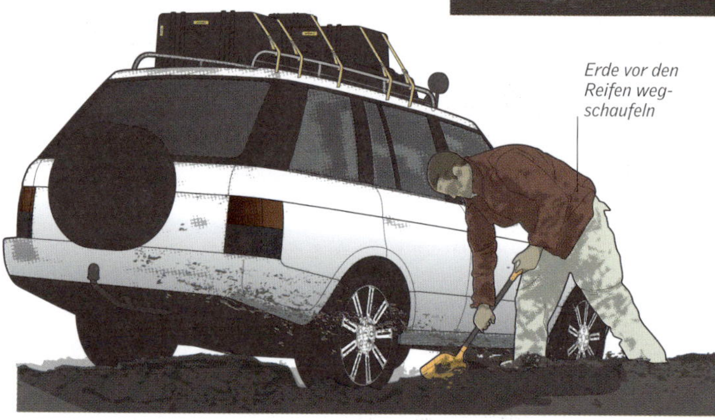
Erde vor den Reifen wegschaufeln

REIFEN FREIGRABEN

Wenn das Auto sich durch Zurücksetzen oder Anschieben nicht befreien lässt, schaufeln Sie die Reifen frei.

- Entfernen Sie die Erde vor den Reifen, und zwar so, dass kleine Rampen entstehen.
- Fahren Sie vorsichtig an. Geben Sie nur wenig Gas, damit die Räder nicht erneut durchdrehen.

ZWEIGE UNTERLEGEN

Wenn sich das Auto auch jetzt noch nicht von der Stelle bewegen lässt, legen Sie Zweige, Holzplanken, Sandbleche oder eine Decke unter – irgendetwas, das die Bodenhaftung verbessert, sodass die Reifen greifen.

- Beschleunigen Sie sanft, um das Auto auf die Unterlage zu fahren.
- Fahren Sie langsam und gleichmäßig weiter, bis sie festeren Untergrund erreicht haben.
- Halten Sie erst dann an, sammeln Sie Ihre Ausrüstung ein und räumen Sie Äste, Planken und andere Hindernisse beiseite.

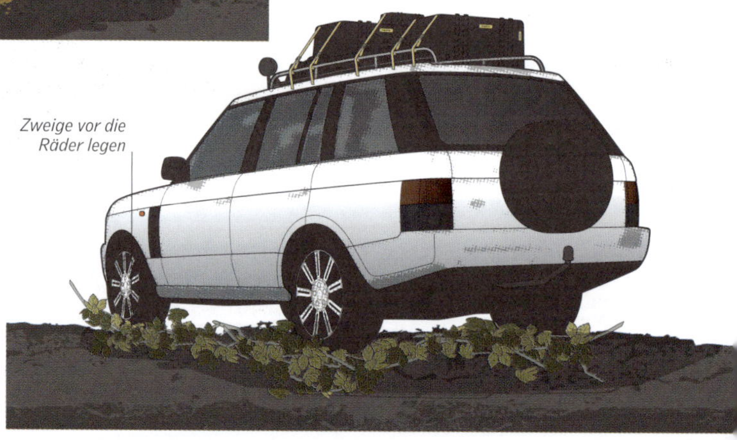
Zweige vor die Räder legen

SEILWINDE EINSETZEN

Wenn keine der beschriebenen Methoden hilft und Sie immer noch feststecken, ist es Zeit für den Einsatz der Seilwinde. Dazu benötigen Sie einen stabilen Ankerpunkt, etwa ein weiteres Auto. Bei dieser Variante besteht allerdings das Risiko, dass am Ende beide Wagen feststecken. Nehmen Sie sich Zeit, um Alternativen gegeneinander abzuwägen. Ist ein natürlicher Ankerpunkt in der Nähe (z. B. ein Baum), sollten Sie sich dafür entscheiden.

NATÜRLICHE ANKERPUNKTE

Zum Befestigen des Seils eignen sich Bäume, Felsen, Wurzeln oder Totholz. Wenn Sie es an einem Baum fixieren, binden Sie es möglichst weit unten an und verwenden Sie nach Möglichkeit einen Gurt als Unterlage, um den Stamm nicht zu beschädigen. Wirkt der Baum zu schwach, vertäuen Sie ihn mit anderen Bäumen in der Nähe. Felsblöcke müssen groß sein und fest aufliegen, um als Ankerpunkte zu taugen.

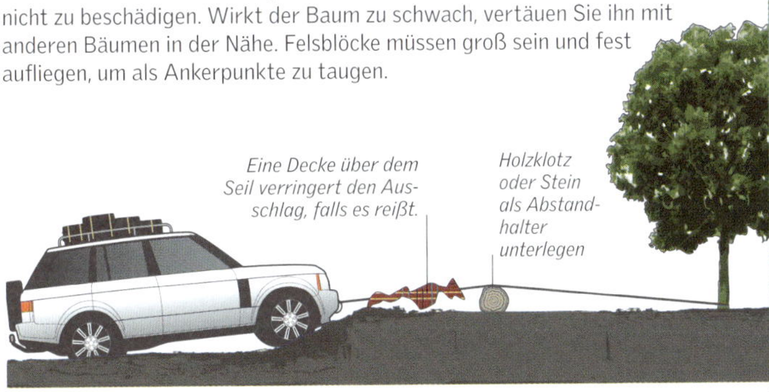

VERGRABENE ANKERPUNKTE

Sind keine natürlichen Ankerpunkte vorhanden, können Sie einen geeigneten Gegenstand (z. B. Holzklotz oder Ersatzreifen) in der Erde versenken. Graben Sie ein mindestens 1 m tiefes Loch in den Boden, befestigen Sie das Seil an dem improvisierten Anker, und versenken Sie den Anker im Loch. Dann schaufeln Sie es zu. Wenn Sie einen Reifen verwenden, fixieren Sie das Seil am Montierhebel. Legen Sie den Hebel unter den Reifen.

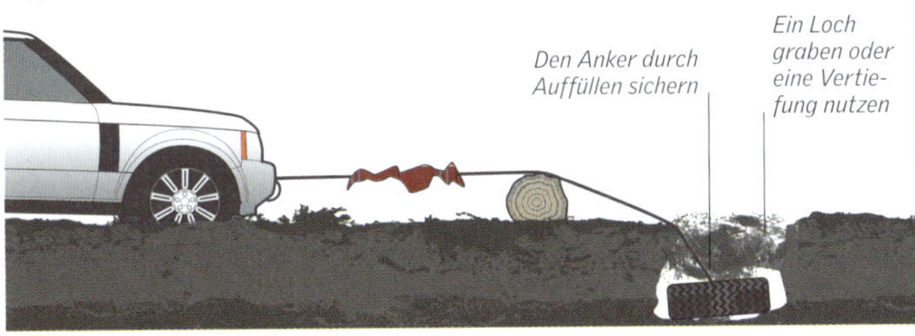
Den Anker durch Auffüllen sichern
Ein Loch graben oder eine Vertiefung nutzen

PFÄHLE

Mehrere hintereinander in den Boden getriebene Pfähle können ebenfalls als Ankerpunkte dienen. Sie brauchen einen langen, stabilen Pfosten, an dem Sie das Seil befestigen, und mehrere kleinere, miteinander und mit dem Pfosten vertäute Pfähle zur Verstärkung. Schlagen Sie die Pfosten leicht schräg ein. Beim Befreien des Autos sollte niemand in der Nähe stehen!

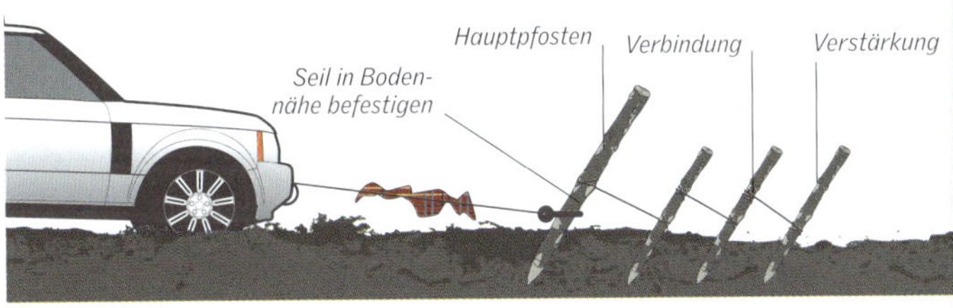

ACHTUNG!
Bei eingeschalteter Winde sollte niemand in der Nähe des Seils stehen. Ein reißendes Seil kann einen Baum fällen! Legen Sie eine Decke oder einen Schlafsack darüber, um die Wucht des Schlages abzumildern.

IM NOTFALL

Wer weiß, was in einer Notfallsituation zu tun ist, bleibt ruhiger, wenn sie eintritt.

KEINE BODENHAFTUNG VORNE

Wenn die Vorderreifen die Bodenhaftung verlieren, bricht die Vorderachse aus. Dies nennt man »Untersteuern«. Das Fahrzeug gehorcht nicht mehr, d. h., es fährt weiter geradeaus, auch wenn Sie nach rechts oder links lenken.

- Steuern Sie in die Richtung, in die das Auto schlittert, doch übersteuern Sie nicht. Wenn Sie auf Eis geradeaus rutschen, treten Sie die Kupplung bzw. schalten Sie, um wieder Kontrolle über das Auto zu erlangen.

KEINE BODENHAFTUNG HINTEN

In diesem Fall bricht die Hinterachse aus und das Fahrzeug kann ins Schleudern geraten.

- Lenken Sie in die Richtung, in die das Auto schleudert, aber behalten Sie die angestrebte Fahrtrichtung im Blick.
- Wenn der Wagen in die richtige Richtung schlittert, steuern Sie gegen und dann geradeaus, bis Sie wieder volle Kontrolle über das Fahrzeug erlangt haben.

BREMSVERSAGEN

Kontrollieren Sie vor jeder Fahrt, ob der Wagen Bremsflüssigkeit verliert. Wenn ja, brechen Sie erst gar nicht auf. Wenn unterwegs die Bremsen versagen, versuchen Sie Folgendes:

- Schalten Sie Gang für Gang herrunter, um die Geschwindigkeit zu drosseln.
- Wenn das Auto unter 40 km/h fährt, ziehen Sie die Handbremse. Halten Sie das Lenkrad dabei gut fest.

GASPEDAL KLEMMT

Wenn das Gaspedal klemmt, schalten Sie in den Leerlauf und treten Sie auf die Bremse.

- Wenn Sie den Motor gefahrlos ausschalten können, tun Sie es. Servolenkung und Lichtmaschine funktionieren dann jedoch nicht mehr.
- Steuern Sie einen sicheren Haltepunkt an. Ziehen Sie die Handbremse nur, wenn es sich nicht vermeiden lässt (z. B. um einen Auffahrunfall zu vermeiden); das Auto könnte ausbrechen.

KAJAK UND KANADIER

FÜR FLÜSSE UND OFFENE GEWÄSSER eignen sich Kajak oder Kanadier, und zwar sowohl für Tagestouren als auch für mehrwöchige Trips. Die Ausrüstung lässt sich sicher im Boot verstauen.

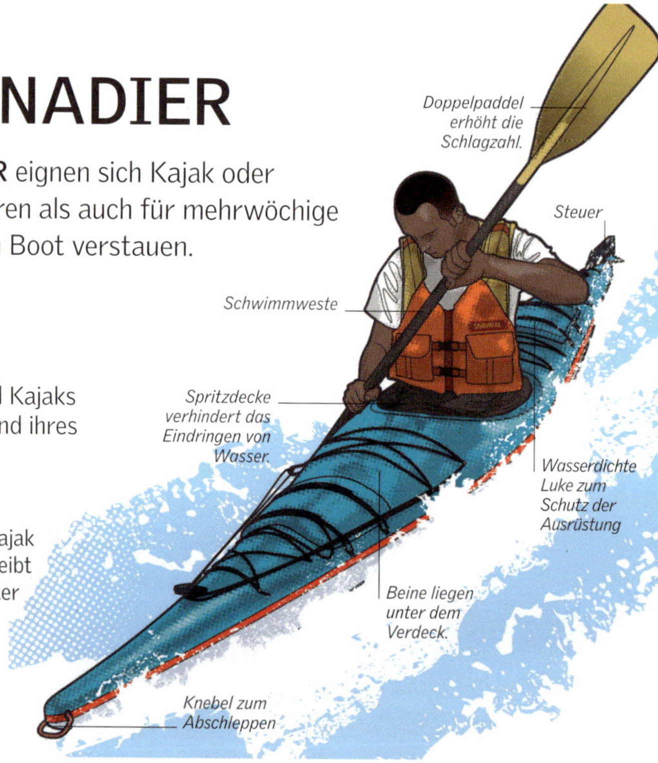
Doppelpaddel erhöht die Schlagzahl.
Steuer
Schwimmweste
Spritzdecke verhindert das Eindringen von Wasser.
Wasserdichte Luke zum Schutz der Ausrüstung
Beine liegen unter dem Verdeck.
Knebel zum Abschleppen

KAJAKS

Auf offener See und auf Flüssen und Seen sind Kajaks unschlagbar. Dank ihrer schmalen Silhouette und ihres leichten Rahmens sind sie sehr wendig.

KENTERN

In etwas wilderen Gewässern wird man mit einem Kajak fast zwangsläufig irgendwann kentern. Manchmal bleibt einem nichts anderes übrig, als auszusteigen; eleganter und unkomplizierter ist jedoch eine Eskimorolle.

ESKIMOROLLE

Bei der Eskimorolle bleiben die Beine trocken und Sie ersparen sich den Wiedereinstieg ins Boot. Mit etwas Übung ist sie leicht durchzuführen.

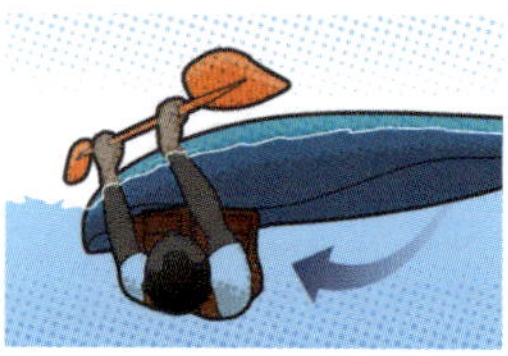

1 Ist das Kajak umgekippt, den Oberkörper unter Wasser zu einer Seite des Kajaks drehen.
- Die Arme aus dem Wasser strecken. Dabei das Paddel parallel zum Kajak halten.

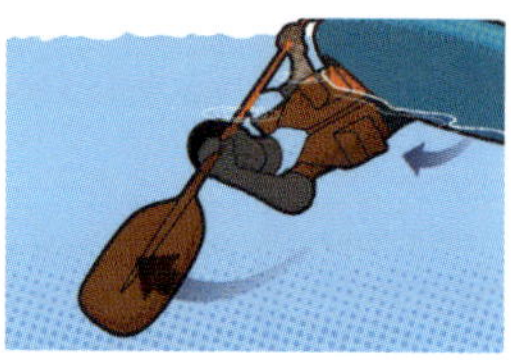

2 Den Kopf unter Wasser Richtung Oberfläche strecken, Oberkörper und Paddel zur Seite schwingen.
- Dem Kajak mit einem Hüftschwung einen Drehimpuls geben.

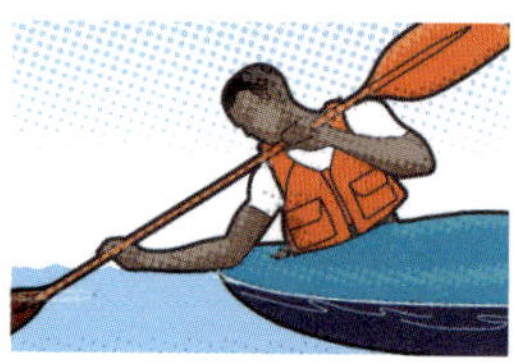

3 Die Drehung mit dem Becken unterstützen, bis das Kajak wieder richtig im Wasser liegt.
- Den Oberkörper aufrichten und weiterpaddeln.

ACHTUNG!
- Tragen Sie immer eine Schwimmweste. Leere Wasserflaschen in den Taschen können im Notfall als provisorische Schwimmhilfen dienen.
- Verlassen Sie Ihr Kajak in einer Survival-Situation niemals ohne Not. Ein Kajak ist – vor allem aus der Luft – gut zu sehen und wird von Rettungskräften oft schnell entdeckt.

DAS ABC DES PADDELNS

Beim Kajaken benutzt man Doppelpaddel mit zwei Blättern. Um nach rechts zu lenken, paddeln Sie auf der linken Seite und umgekehrt. Manche Kajaks besitzen auch eine Steuerungsanlage, die mit den Füßen bedient wird.

EINTAUCHEN
Paddel nahe der Bordwand eintauchen, um Spritzen zu verhindern.

ROTIEREN
Oberkörper dreht; Führungsarm zieht nach hinten.

DURCHZIEHEN
Das Paddelblatt ruhig nach hinten durchziehen.

WECHSELN
Den Schlag auf der anderen Seite wiederholen.

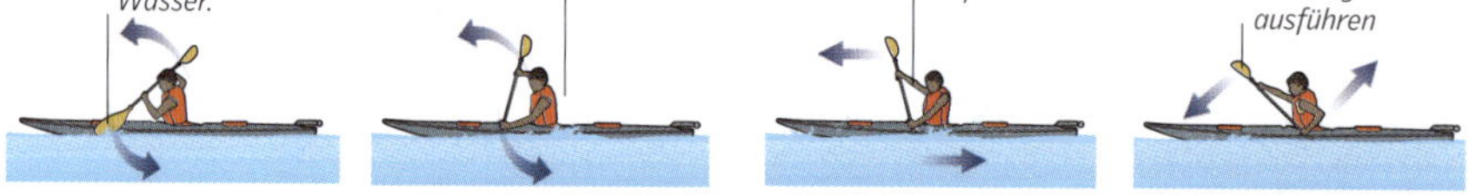

KANADIER

Auch Kanadier gibt es für eine oder zwei Personen plus Gepäck. Kanadier sind breiter als Kajaks und haben ein offenes Verdeck. Sie werden mit Stechpaddeln bewegt. Früher wurden sie meist aus Holz gebaut.

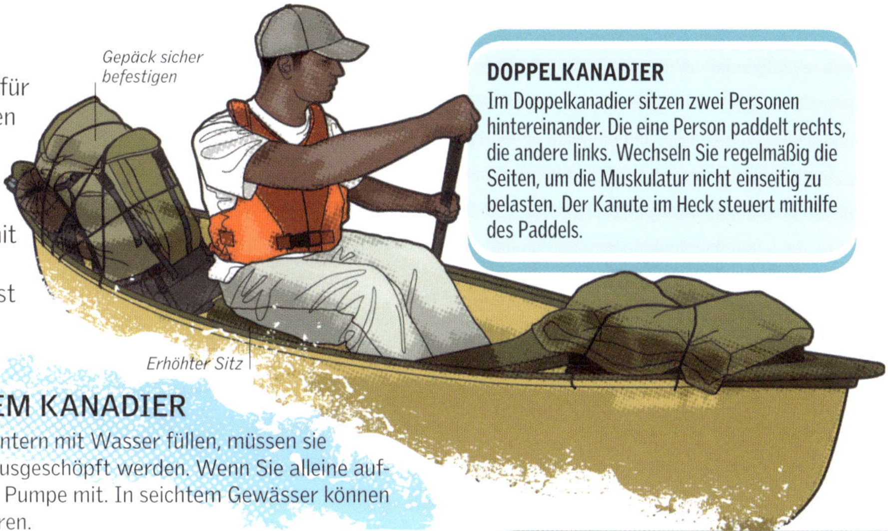
Gepäck sicher befestigen
Erhöhter Sitz

DOPPELKANADIER

Im Doppelkanadier sitzen zwei Personen hintereinander. Die eine Person paddelt rechts, die andere links. Wechseln Sie regelmäßig die Seiten, um die Muskulatur nicht einseitig zu belasten. Der Kanute im Heck steuert mithilfe des Paddels.

KENTERN MIT DEM KANADIER

Da Kanadier sich beim Kentern mit Wasser füllen, müssen sie danach ausgeleert oder ausgeschöpft werden. Wenn Sie alleine aufbrechen, nehmen Sie eine Pumpe mit. In seichtem Gewässer können Sie das Kanu auch ausleeren.

KANADIER ÜBER KANADIER

Wenn Sie mit zwei Kanadiern unterwegs sind und weit und breit kein Flachwasser in Sicht ist, drehen Sie das gekenterte Kanu um und legen es kopfüber auf das andere Boot, sodass das Wasser herauslaufen kann. Anschließend den Kanadier wieder zu Wasser lassen.

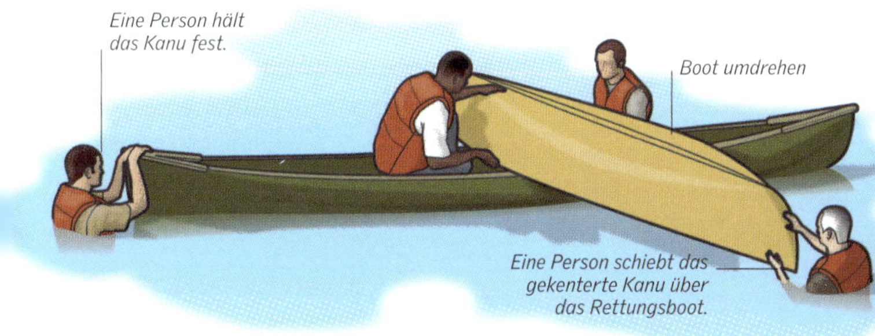
Eine Person hält das Kanu fest.
Boot umdrehen
Eine Person schiebt das gekenterte Kanu über das Rettungsboot.

TIPPS FÜRS KANUFAHREN

- Planen Sie die Route gut und achten Sie aufs Wetter.
- Überladen Sie das Boot nicht, verteilen Sie Gepäck gleichmäßig.
- Wenn Sie allein unterwegs sind, nehmen Sie eine gute Pumpe mit.
- Wenn Ihr Kajak keine Abschottung hat, verbessern Sie den Auftrieb mit Luftsäcken.
- Verstauen Sie Ihre Ausrüstung in wasserdichten, trockenen Taschen.
- Befestigen Sie Wichtiges am Boot oder am Körper. Versehen Sie wichtige Gegenstände mit einem Schwimmer, damit sie nicht untergehen.
- Nehmen Sie ein Reparaturset und ein Gummiseil mit.
- Paddeln Sie nie alleine und ohne Kopfschutz in eine Höhle.
- Binden Sie das oder die Paddel am Kanu fest. In einer Notsituation können Sie sie ins Wasser werfen und haben beide Arme frei.
- Mit Kaugummi, schwarzem Abdeck- oder Dichtungsband lassen sich kleine Löcher in der Bootswand kurzfristig reparieren.

GRUNDLAGEN

Wenn Sie alleine unterwegs sind, paddeln Sie mal links und mal rechts. Driftet das Kanu ab, wechseln Sie die Seite.

EINTAUCHEN

Sitzen oder knien Sie in der Kanumitte, finden Sie Ihr Gleichgewicht und tauchen Sie das Paddel vor sich ein.

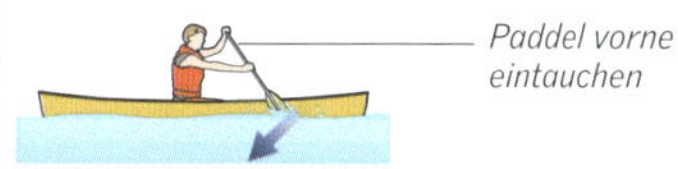

RUNTERZIEHEN

Das Paddel schnell und kraftvoll nach unten ziehen. Es sollte vertikal im Wasser stehen.

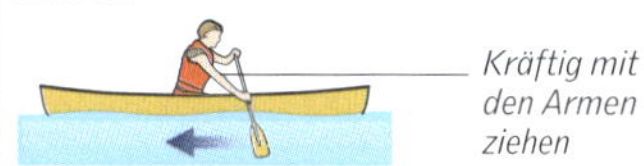

DURCHZIEHEN

Das Blatt kraftvoll nach hinten durchziehen. Das Kanu schwimmt vorwärts.

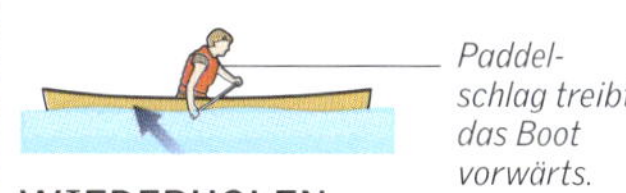
Paddelschlag treibt das Boot vorwärts.

WIEDERHOLEN

Das Paddel aus dem Wasser nehmen und wieder zum Schlag ansetzen.

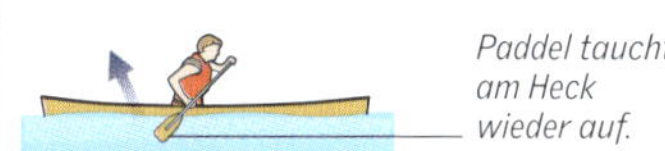

EIN FLOSS BAUEN

WENN SIE IN DIE WILDNIS AUFBRECHEN, sollten Sie wissen, wie man ein Floß baut. Vielleicht müssen Sie ein breites Gewässer überqueren, um sich in Sicherheit zu bringen, oder sind in dichtem Unterholz unterwegs, wo das Querfeldeingehen viel beschwerlicher ist als das Flößen. In einer Survival-Situation haben Sie wahrscheinlich keine Schwimmweste zur Hand; gehen Sie also kein unnötiges Risiko ein.

ACHTUNG!
Die meisten selbst gebauten Flöße liegen sehr tief im Wasser. Das heißt, Sie sitzen oder knien ständig im Nassen. Das kann schnell zu Unterkühlung führen. Wenn nötig, statten Sie Ihr Floß mit einer erhöhten Sitzfläche aus.

DAS BRAUCHEN SIE
- Messer oder kleine Säge
- Regenponcho, Zelt- oder Abdeckplane
- lange Stöcke, Buschwerk, Stroh
- Seil

FLOSS AUS BUSCHWERK

Buschwerk, Regencape, Zelt- oder Abdeckplane – mehr brauchen Sie nicht, um ein Ein-Personen-Floß zu bauen. Bei der vorgeschlagenen Bauweise wird man darauf nicht nass. Bauen Sie das Floß in Wassernähe, damit Sie es hinterher nicht weit schleppen müssen.

1 Suchen Sie sich einen guten Startplatz.

- Breiten Sie die Plane auf dem Boden aus. Ihre Größe bestimmt die Grundfläche des Floßes. Beachten Sie, dass Sie »Säume« später hochziehen und miteinander verbinden müssen.

2 Stecken Sie ein Oval in der Größe der Grundfläche ab. Plane oder Poncho weglegen.

- Bauen Sie ein Geflecht aus Buschwerk und Stroh auf. Je enger das Flechtwerk, umso stabiler wird das Floß und umso besser treibt es später auf dem Wasser. Von der Höhe des Seitenrandes hängt es ab, wie tief das Floß im Wasser liegen wird.

3 Bauen Sie eine Sitzfläche, indem Sie lange Stöcke als Verstrebungen einarbeiten und an den Seitenrändern verankern.

- Entfernen Sie überstehende Enden mit dem Messer oder einer kleinen Säge.
- Befreien Sie das Buschwerk von Astspitzen, Dornen und scharfen Enden.

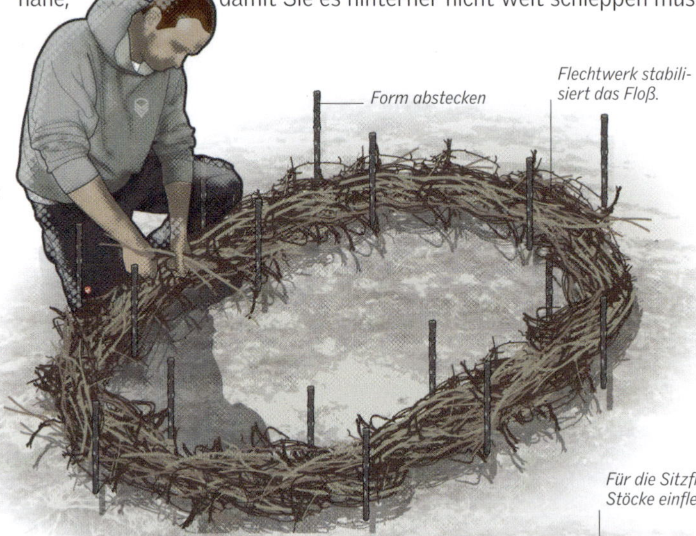

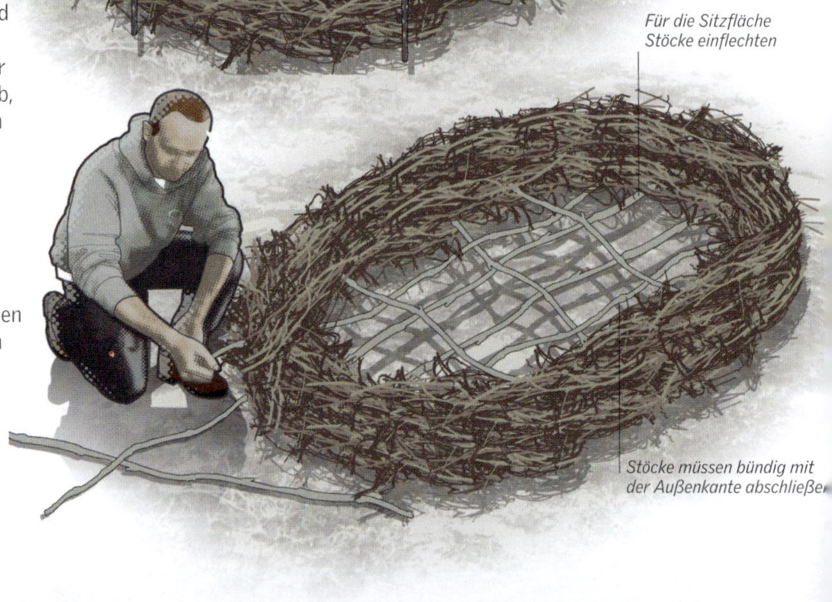

EIN PADDEL BAUEN

In den meisten Fällen kann man sich einfach von der Strömung treiben lassen und das Floß mit dem Wanderstock lenken. Um in stehenden Gewässern vorwärtszukommen, brauchen Sie jedoch ein Paddel. Die folgende Baumethode hat sich bewährt.

1 Suchen Sie sich ein Stück Grünholz in passender Länge. Es sollte möglichst dick sein, sich aber bequem umfassen lassen.

- Spalten Sie ein Ende. Die Tiefe bestimmt die Länge des Paddels.
- Sammeln Sie kleinere Zweige und klemmen Sie einen in den Spalt. Festbinden.

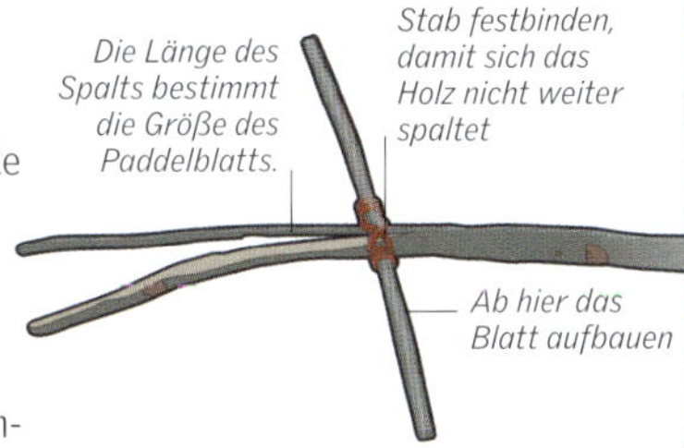

2 Bauen Sie das Blatt aus weiteren Hölzern auf. Die Hölzer dafür fest am Schaft fixieren.

- Binden Sie die Enden des Schafts fest zusammen.
- Stabilisieren Sie das Blatt, indem Sie die Ränder »verschnüren«.

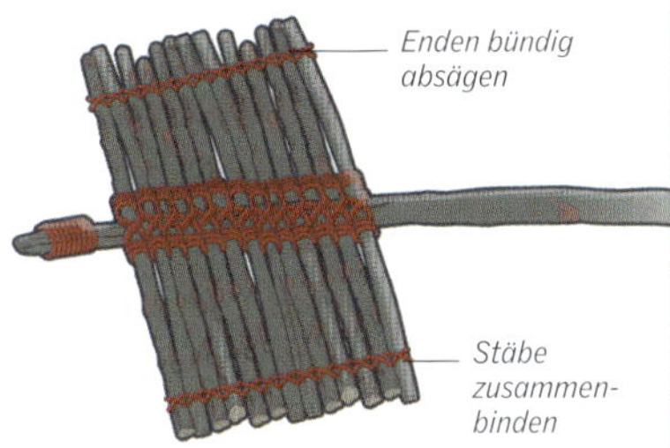

3 Legen Sie die Plane oder das Regencape wieder unter das Floß.

- Wenn Sie ein Regencape verwenden, ziehen Sie die Kapuze nach innen. Die Öffnung sorgfältig verschließen.
- Ziehen Sie die Plane an den Rändern hoch und fixieren Sie sie mit einer Kordel.

4 Polstern Sie die Sitzfläche mit weiterem Buschwerk, Gras oder Moos. Sie können auch leere Plastikflaschen oder aufgepumpte Luftkissen verwenden, um den Auftrieb zu verbessern.

- Wuchten oder ziehen Sie das Floß ins Wasser. Prüfen Sie in seichtem Wasser, ob es treibt, ehe Sie Ihre Ausrüstung aufladen und an Deck klettern.

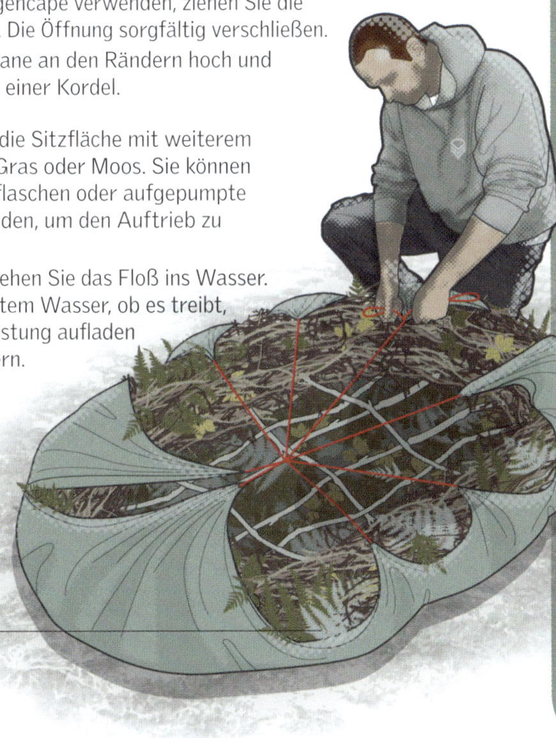

ALTERNATIVEN

Viele Materialien eignen sich zum Bau eines Floßes – ob Baumstämme, Bambusrohre oder weggeworfene Ölfässer, sie müssen lediglich schwimmen.

HOLZFLOSS

Verwenden Sie trockenes Holz – idealerweise stehendes Totholz –, denn es liegt höher im Wasser als nasses Holz. Passen Sie die Querstreben in Kerben in den Stämmen ein.

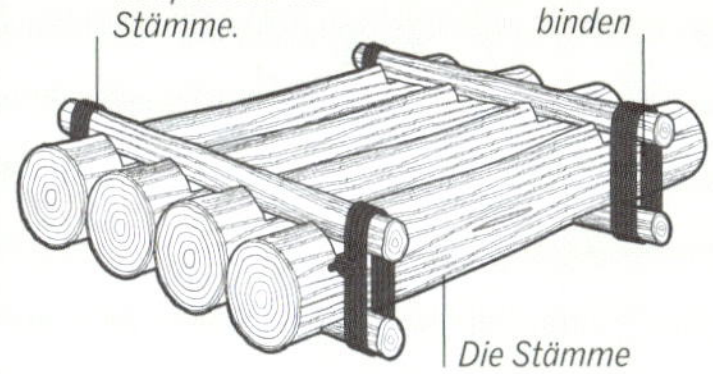

BAMBUSFLOSS

Bambusrohr ist innen hohl und von daher ein ideales Material für den Floßbau. Bambusflöße sind viel leichter als Holzflöße.

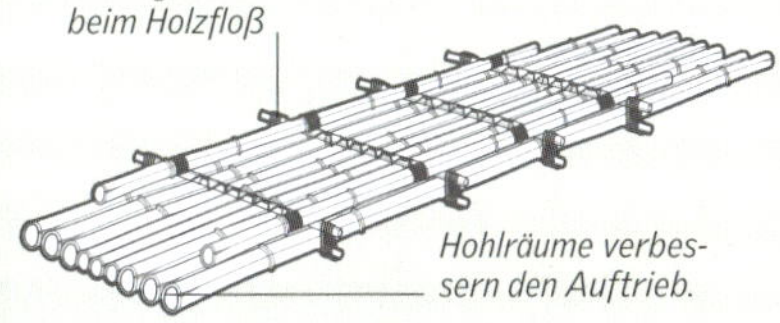

FLOSS AUS FÄSSERN

Aus alten Ölfässern lässt sich schnell ein Floß bauen. Doch Vorsicht: Chemiefässer könnten giftige Rückstände enthalten.

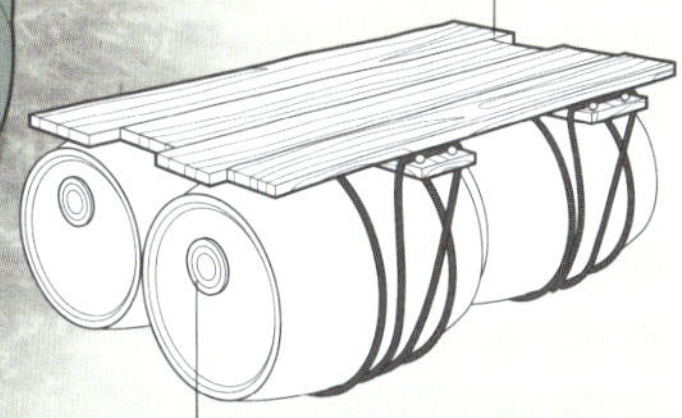

SCHWIMMEN

IST EIN GEWÄSSER ZU TIEF, um es zu durchwaten, und kein Material vorhanden, um ein Floß zu bauen, müssen Sie schwimmen. Überlegen Sie vorher, wie Sie sich am anderen Ufer trocknen und aufwärmen können. Ein wasserdichter Survival-Beutel hält die Ausrüstung trocken.

ACHTUNG!
Wie in jeder Gefahrensituation sollten Sie versuchen, trocken zu bleiben – umgehen Sie das Gewässer oder suchen Sie eine seichte Stelle, die Sie durchwaten können. Ansonsten droht Unterkühlung. Nehmen Sie alles mit, was Sie brauchen, um ein Feuer anzuzünden. Gewässer, in denen Krokodile oder Flusspferde lauern, sind tabu!

ÜBERLEBENSTECHNIKEN

Entledigen Sie sich Ihrer Kleidung und Ihrer Schuhe, es sei denn, das Ufer ist felsig. Verstauen Sie alles entweder in einem wasserdichten Survival-Beutel oder in einer improvisierten Schwimmhilfe (s. rechts).

FLÜSSE DURCHSCHWIMMEN

Suchen Sie einen sicheren Flussabschnitt (s. S. 88) und einen geeigneten Landeplatz.

- Bedenken Sie, dass die Strömung Sie wahrscheinlich flussabwärts abtreiben wird.
- Gehen Sie vorsichtig ins Wasser – niemals hineinspringen.
- Langsam in kaltes Wasser eintauchen, damit der Körper sich daran gewöhnen kann.

SCHWIMMTECHNIK

Versuchen Sie möglichst kraftsparend zu schwimmen. Halten Sie dabei Ihre Schwimmhilfe mit einem Arm fest.

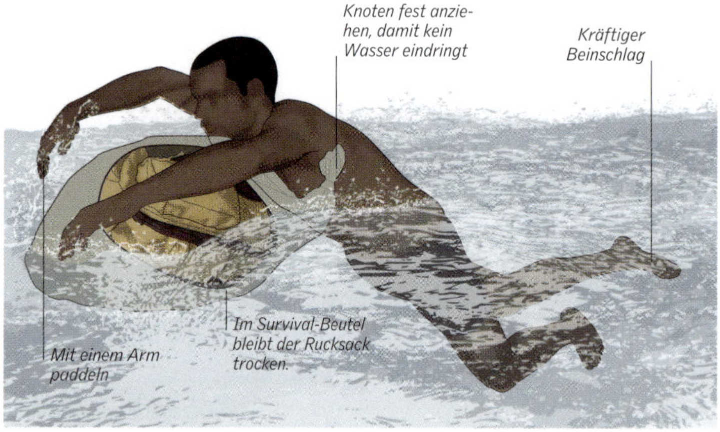

Knoten fest anziehen, damit kein Wasser eindringt
Kräftiger Beinschlag
Mit einem Arm paddeln
Im Survival-Beutel bleibt der Rucksack trocken.

FLÜSSE HINABSCHWIMMEN

Es ist generell nicht ratsam, Flüsse hinauf- oder hinabzuschwimmen. Zu Fuß gehen ist viel sicherer. Für den Fall, dass Sie ins Wasser fallen, sollten Sie wissen, wie Sie sich vor Verletzungen schützen können.

DEFENSIV SCHWIMMEN

Versuchen Sie eine Position einzunehmen, in der Sie mit den Füßen nicht an Felsen hängen bleiben. Andernfalls könnten Sie bei starker Strömung unter Wasser gezogen werden. Lassen Sie sich in dieser Position treiben, bis Sie eine seichtere Stelle erreicht haben, wo Sie stehen und ans Ufer klettern können.

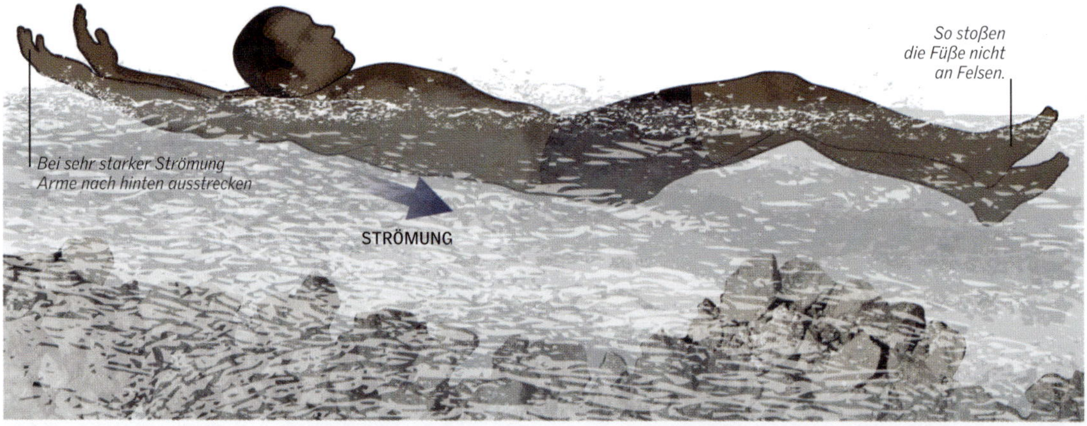

SCHWIMMSTILE

Selbst wenn man in einer Gefahrensituation anderes im Kopf hat, als auf eine korrekte Schwimmtechnik zu achten, ist es von Vorteil, die üblichen Schwimmstile zu kennen. Geübte Schwimmer sollten möglichst energiesparend schwimmen, z. B. in Brustlage. Ungeübte Schwimmer sollten nur in wirklich lebensbedrohlichen Situationen überhaupt ins Wasser gehen.

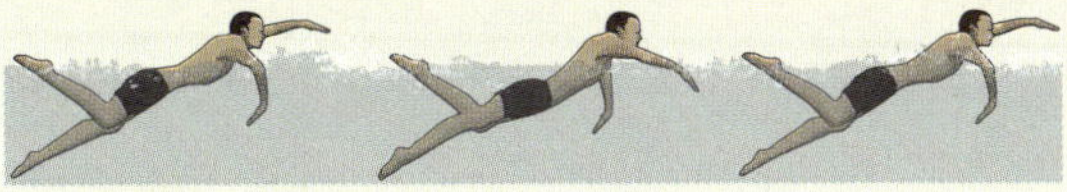

»HUNDETRAB«

Eine einfache Technik für ungeübte Schwimmer, bei der man sich wie ein Vierbeiner durchs Wasser pflügt. Arme und Beine gegengleich bewegen.

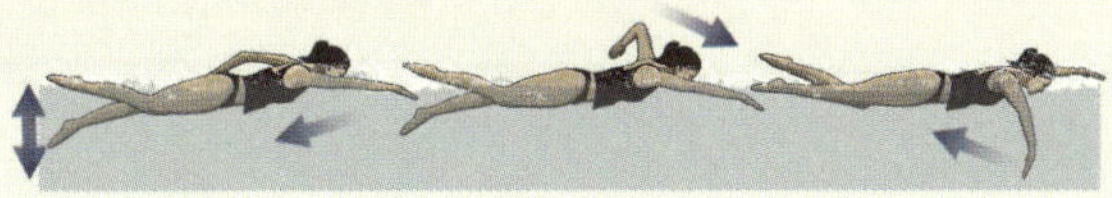

KRAULEN

Kraulen kostet viel Kraft und ist in einer lebensgefährlichen Situation oft nicht die beste Alternative. Man kommt damit allerdings am schnellsten vorwärts.

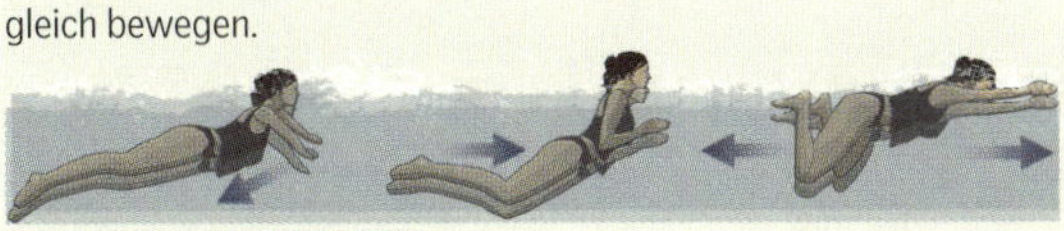

BRUSTSCHWIMMEN

Brustschwimmen eignet sich am besten für die Durchquerung von Flüssen. Arme und Beine möglichst simultan bewegen. In Brustlage können Sie problemlos eine Schwimmhilfe vor sich hertreiben.

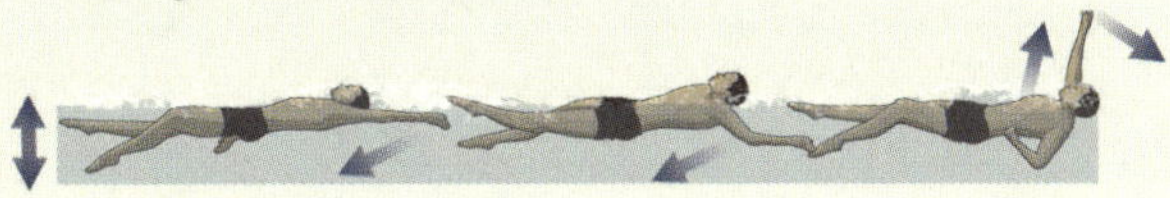

RÜCKENSCHWIMMEN

In sicheren Gewässern kann diese Technik empfehlenswert sein, denn sie kostet wenig Kraft. Allerdings schwimmt man sozusagen blind. Vor allem bei felsigen Ufern kann das gefährlich werden.

BAU EINER SCHWIMMHILFE

Eine improvisierte Schwimmhilfe aus dem Regencape hält die Ausrüstung trocken und gibt zusätzlichen Auftrieb. Haben Sie kein Cape dabei, verwenden Sie ein wasserdichtes Stück Plane.

1 Ziehen Sie die Kapuze nach innen und verschließen Sie den Kragen mit einer Kordel.

- Das Cape mit der Innenseite nach oben auf den Boden legen.
- Ausrüstung darauflegen.

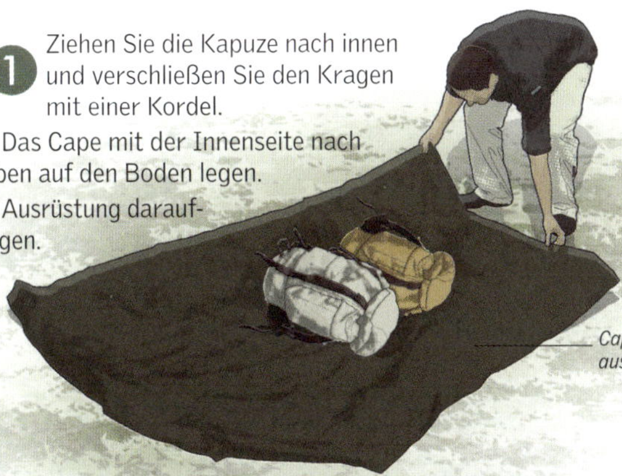

2 Schlagen Sie eine Seite des Capes über die Ausrüstung, die so in der Mitte fixiert wird.

- Die anderen Seiten so einschlagen, dass ein rechteckiges Paket entsteht.
- Ecken einfalten und sichern, damit kein Wasser eindringt.

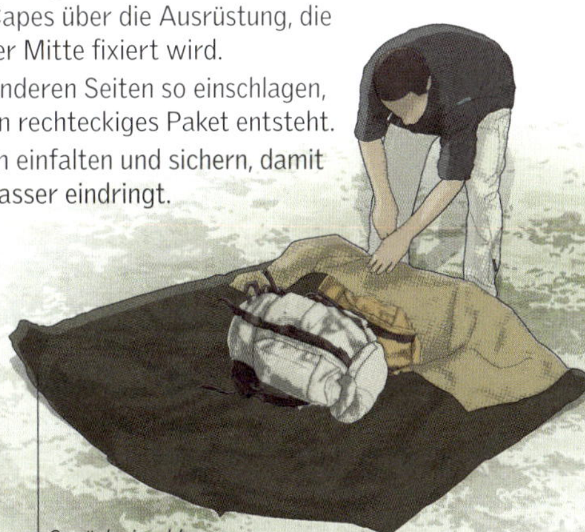
Gepäck einschlagen

3 Packen Sie sorgfältig, damit kein Wasser in das Paket eindringt.

- Wenn Sie ein zweites Cape dabeihaben, schlagen Sie das Paket doppelt ein.
- Falls vorhanden, legen Sie Buschwerk zur Ausrüstung, um den Auftrieb zu verbessern.

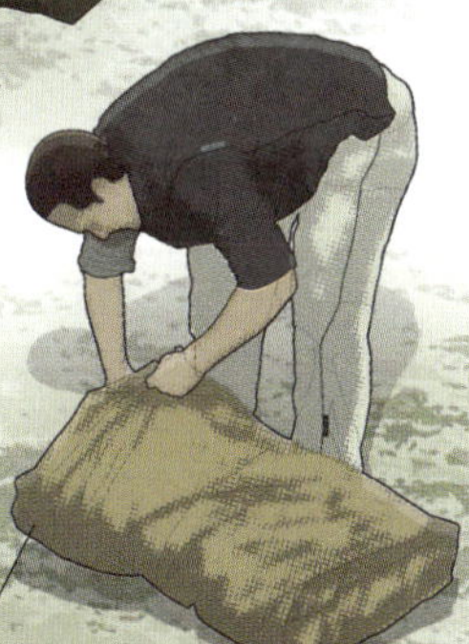
Ecken sauber einschlagen

4 Das Paket mit Seilen oder Schnürsenkeln gut verschnüren.

- Nehmen Sie das Paket mit ins Wasser und treiben Sie es beim Schwimmen vor sich her.

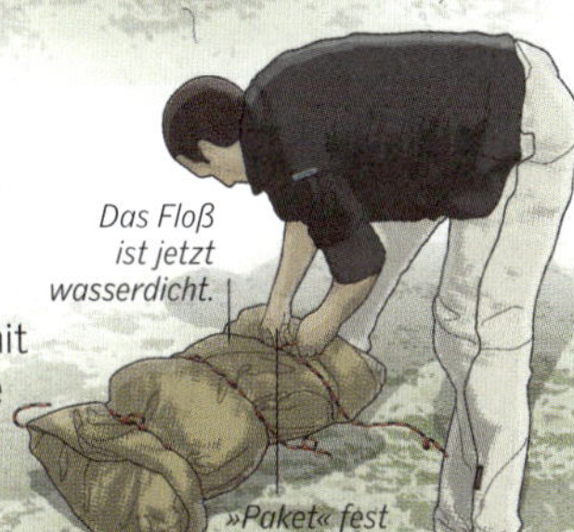
Das Floß ist jetzt wasserdicht.
»Paket« fest verschnüren

3

IM CAMP

CAMPEN – DIE GRUNDLAGEN

Gleichgültig, ob Sie beschließen, zu bleiben, wo Sie sind, um auf Rettung zu warten, ob Sie in ein sichereres Gebiet weiterziehen, um dort gefunden und gerettet zu werden, oder ob Sie versuchen, sich selbst zu helfen: In den meisten Fällen brauchen Sie einen Ort, an dem Sie für eine Nacht oder auch für längere Zeit bleiben können und eine geschützte Unterkunft haben.

Wer gelernt hat, was einen geeigneten Lagerplatz ausmacht, kann den Grundprinzipien des Überlebens besser gerecht werden. Ein gut ausgewählter Standort schützt Sie vor Gefahren und erlaubt Ihnen zugleich, Ortungshilfen einzusetzen. Er versorgt Sie mit Material zum Bau einer Unterkunft und zum Feuermachen sowie mit Wasser zum Trinken und Waschen.

Ein gut organisierter Lagerplatz vermittelt nicht nur ein Gefühl von Sinn, Ordnung und Normalität, sondern ist auch eine sichere Umgebung für Sie und Ihre Ausrüstung. Wenn Sie z. B. einen bestimmten Bereich für die Lagerung von Ausrüstungsgegenständen und Werkzeug vorsehen, sinkt die Wahrscheinlichkeit,

In diesem Abschnitt ERFAHREN SIE ...

- wie man sich **eine Dusche** baut.
- warum es für **Körper** und **Seele** gut ist, **sauber** zu bleiben.
- wie man **Holzasche** zum **Schäumen** bringt.
- weshalb ein **Wandschirm** die **Privatsphäre** schützt.
- warum ein **Bonbon** sich zum **Feuermachen** eignet.
- dass man sich ein **Feuer** auch **bohren** oder **sägen** kann.

dass wichtige Dinge verloren gehen oder dass Sie oder ein Mitglied Ihres Teams sich verletzen.

Das Lagerfeuer ist ein zentrales Element jedes Camps. Es spendet Licht und Wärme, dient zum Abkochen von Wasser und zur Nahrungszubereitung, vermittelt Sicherheit, bietet Schutz gegen wilde Tiere und kann für Rauchsignale genutzt werden. Wenn Sie in der Lage sind, in einer Notlage ein Feuer zu entfachen, wirkt sich das auch positiv auf Ihre Psyche aus – ein Misserfolg wäre entsprechend deprimierend.

Ein Funke – und damit auch ein Feuer – lässt sich mit Hilfsmitteln wie einem Zündstahl oder einem Flint-Stahl-Zünder erzeugen (s. S. 127).

Ein Zündstahl besteht aus zwei Elementen: dem Material, aus dem Funken geschlagen werden (in der Regel ein kleiner Stab aus Cer-Mischmetall oder einer Magnesium-Legierung), und einem scharfkantigen Zündblech (meist eine Klinge oder eine Mikrosäge). Wenn das Zündblech über den Stab gezogen wird, entsteht ein Funke.

Um diesen Prozess zu kontrollieren, folgen Sie der unten beschriebenen Methode. Dadurch können Sie den Funken gezielt zünden, ohne den Zunder zu verstreuen. Dies kann leicht geschehen, wenn man den Stab vor den Zunder hält und das Zündblech Richtung Zunder zieht – besonders, wenn man friert, durchnässt und müde ist und die Hände zittern.

1. Halten Sie den Stab in die Mitte des Zunders. Setzen Sie das Zündblech an den Stab an. Die Hand, die das Zündblech hält, bewegt sich nicht.

2. Streichen Sie jetzt mit dem Stab kräftig am Zündblech entlang, indem Sie ihn vom Zunder wegziehen. So vermeiden Sie, dass der Zunder verstreut wird.

3. Um die Funken zu lenken, verändern Sie den Winkel, in dem Sie den Stab wegziehen.

» Wenn Sie **in der Lage** sind, in einer Notlage ein **Feuer zu entfachen**, wirkt sich das **positiv** auf Ihre Psyche aus – ein **Misserfolg** wäre entsprechend **deprimierend**. «

EIN CAMP ERRICHTEN

WO IMMER SIE IHR CAMP errichten: Berücksichtigen Sie stets die vier Prinzipien des Überlebens – Schutz, Ortung, Wasser, Nahrung. Vergewissern Sie sich als Erstes, dass keine erkennbaren Gefahren drohen und dass Sie Notsignale absetzen können. Wenn möglich, suchen Sie eine Stelle mit Zugang zu Wasser.

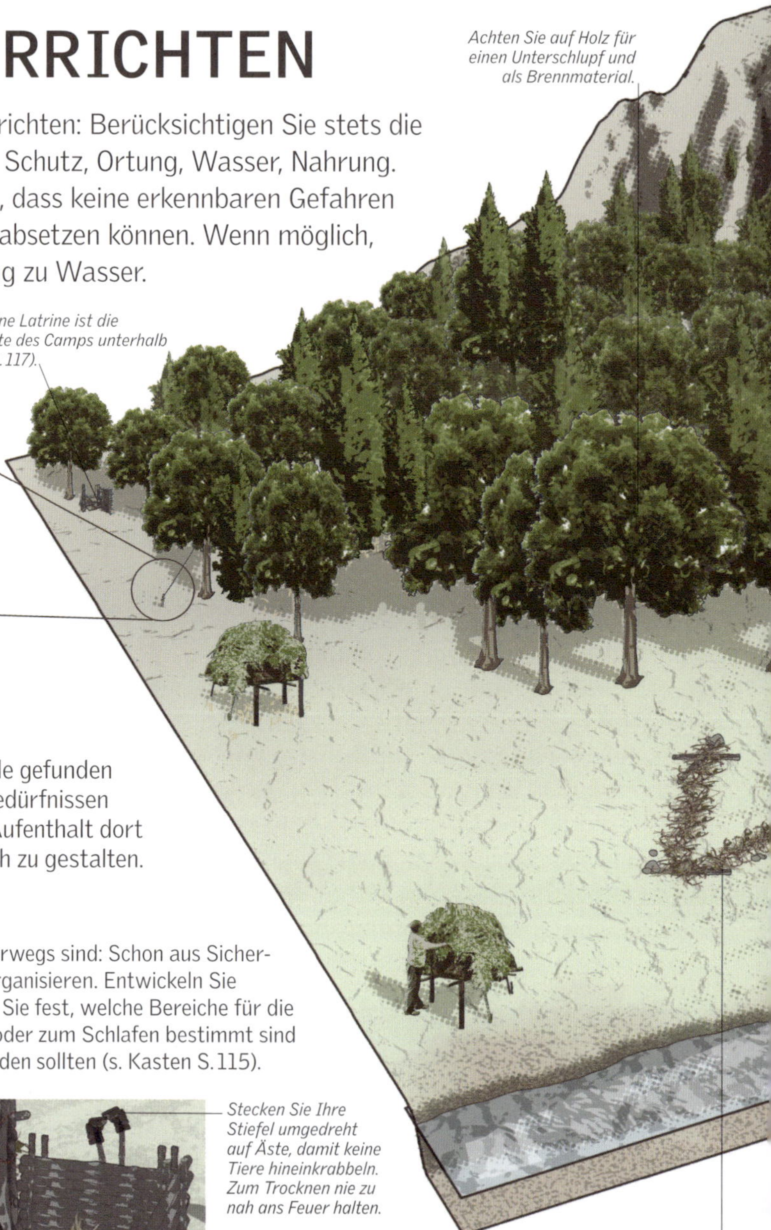

Achten Sie auf Holz für einen Unterschlupf und als Brennmaterial.

Der beste Platz für eine Latrine ist die windabgewandte Seite des Camps unterhalb der Wasserstelle (s. S. 117).

Weisen Sie eine gut sichtbare Stelle für die Ortung und ggf. als Hubschrauber-Landeplatz aus, z. B. in Form eines großen »V« (s. S. 236–241).

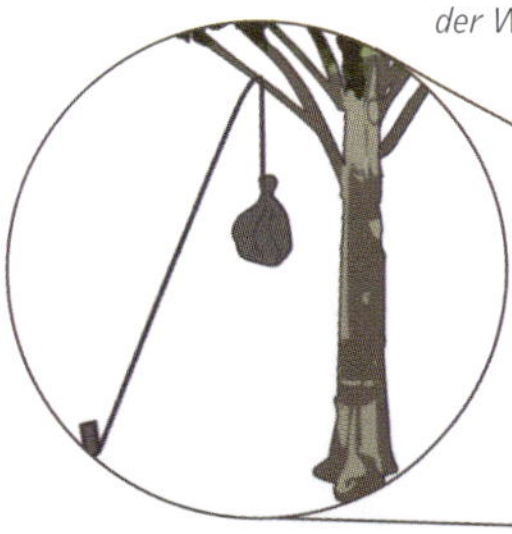

Bei Raubtiergefahr Lebensmittel in einem Beutel 3 m über dem Boden und 1 m von Stamm und Ästen entfernt in einen Baum hängen.

ORGANISATION

Wenn Sie eine möglichst sichere Stelle gefunden haben, können Sie Ihr Camp Ihren Bedürfnissen entsprechend organisieren, um den Aufenthalt dort so angenehm und sinnvoll wie möglich zu gestalten.

CAMP-VERWALTUNG

Egal, ob Sie allein oder zu mehreren unterwegs sind: Schon aus Sicherheitsgründen sollten Sie Ihr Lager gut organisieren. Entwickeln Sie möglichst bald eine feste Routine. Legen Sie fest, welche Bereiche für die Ausrüstung, für Feuerholz, zum Kochen oder zum Schlafen bestimmt sind und wann welche Aufgaben erledigt werden sollten (s. Kasten S. 115).

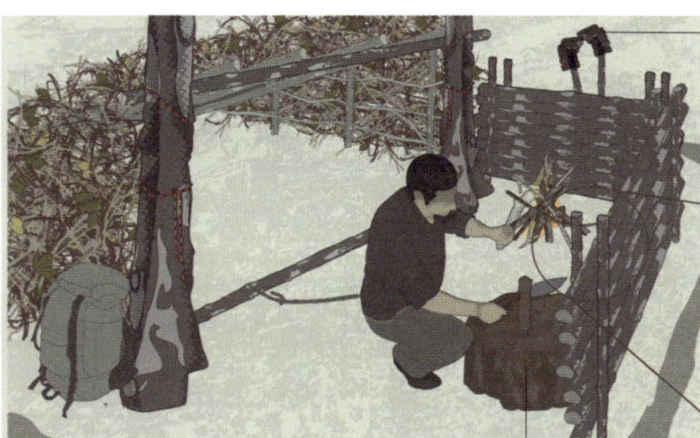

Stecken Sie Ihre Stiefel umgedreht auf Äste, damit keine Tiere hineinkrabbeln. Zum Trocknen nie zu nah ans Feuer halten.

Richten Sie einen sicheren Platz zur Holzbearbeitung ein. Ein Baumstumpf kann als Unterlage und Hackklotz dienen.

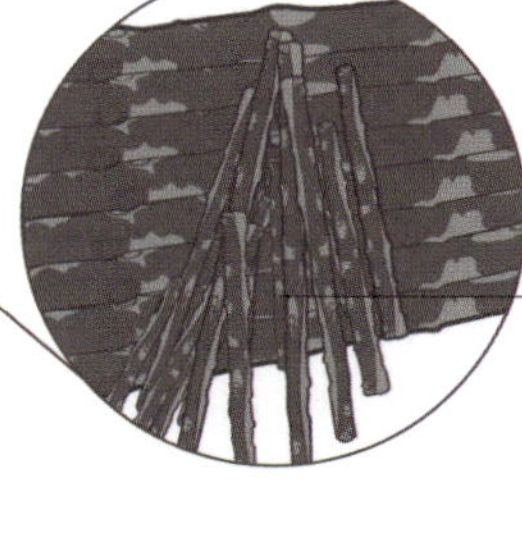

Sammeln Sie Brennholz vor Einbruch der Dunkelheit, lagern Sie es trocken und aufrecht.

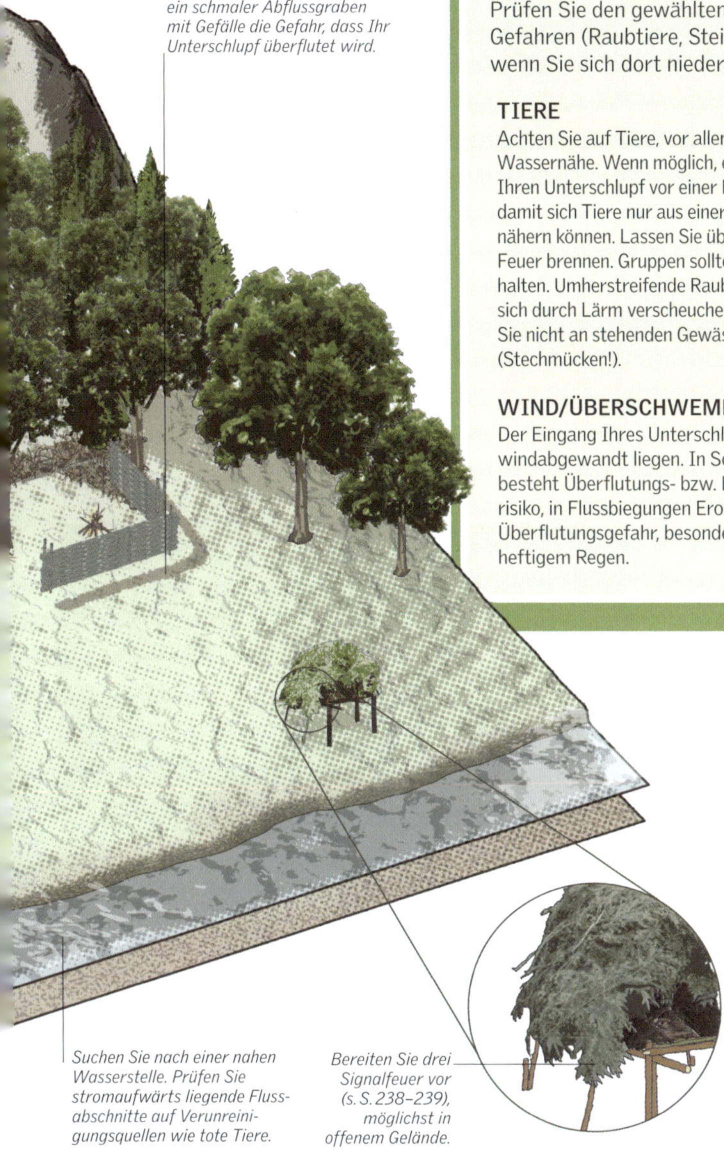

Bei starkem Regen mindert ein schmaler Abflussgraben mit Gefälle die Gefahr, dass Ihr Unterschlupf überflutet wird.

Suchen Sie nach einer nahen Wasserstelle. Prüfen Sie stromaufwärts liegende Flussabschnitte auf Verunreinigungsquellen wie tote Tiere.

Bereiten Sie drei Signalfeuer vor (s. S. 238–239), möglichst in offenem Gelände.

DIE UMGEBUNG EINSCHÄTZEN

Prüfen Sie den gewählten Lagerplatz sorgfältig: Welchen potenziellen Gefahren (Raubtiere, Steinschlag, Überflutung o. Ä.) sind Sie ausgesetzt, wenn Sie sich dort niederlassen?

TIERE

Achten Sie auf Tiere, vor allem in Wassernähe. Wenn möglich, errichten Sie Ihren Unterschlupf vor einer Felswand, damit sich Tiere nur aus einer Richtung nähern können. Lassen Sie über Nacht ein Feuer brennen. Gruppen sollten Wache halten. Umherstreifende Raubtiere lassen sich durch Lärm verscheuchen. Lagern Sie nicht an stehenden Gewässern (Stechmücken!).

WIND/ÜBERSCHWEMMUNG

Der Eingang Ihres Unterschlupfs sollte windabgewandt liegen. In Schluchten besteht Überflutungs- bzw. Lawinenrisiko, in Flussbiegungen Erosions- und Überflutungsgefahr, besonders nach heftigem Regen.

STEHENDES TOTHOLZ

Abgestorbene Bäume, die noch stehen, können durch Wind, Regen oder Schnee umstürzen. Andererseits ist Totholz ein hervorragendes Feuerholz (s. S. 121).

FALLHOLZ

Fallholz sind Äste, die abgebrochen, aber noch nicht abgefallen sind. Bei manchen Bäumen, z. B. Buchen, Eschen und Eiben, fallen die Äste ohne Vorwarnung.

STEIN- UND EISSCHLAG

Suchen Sie Felswände nach Rissen und Spalten ab. Ein Feuer darunter kann Steinschlag auslösen. Bei Kälte können Eisstücke herabfallen.

CAMP-STUNDENPLAN

Beim Aufschlagen eines Lagers empfiehlt es sich in der Regel, die notwendigen Aktivitäten auf eine bestimmte Deadline (meist den Einbruch der Nacht) hin zu planen.

NOCH DREI STUNDEN

Sie kommen an. Trinken Sie Wasser. Verstauen Sie, was nicht mehr gebraucht wird (Karte, Kompass etc.). Wechseln Sie feuchte Kleidung (ein Satz trockene Kleidung sollte stets bereitgehalten werden). Suchen Sie nach dem besten Platz für Ihren Unterschlupf.

DANN ...

Bauen Sie sich einen Unterschlupf und ein Bett. Sammeln Sie Zunder, Anzünd- und Brennholz, errichten Sie eine sichere Feuerstelle mit Hitzereflektor. Suchen Sie nach Wasser und Nahrung. Bereiten Sie alle Ortungshilfen (für tags und nachts) vor.

NOCH EINE STUNDE

Wenn es dämmert, sollte die Organisation beendet sein. Kümmern Sie sich jetzt um Ihre persönlichen Bedürfnisse – Wäsche, Toilette, Überprüfen der Ausrüstung. In Teams sollte jeder wissen, wo sich die Notfallausrüstung befindet und wer für was zuständig ist (Feuer, Licht). Bewachen Sie das Feuer abwechselnd.

ACHTUNG!

Wild campen ist in vielen Ländern und besonders in geschützten Gebieten oft nicht oder nur unter Auflagen erlaubt. Auch Bäume dürfen in der Regel nicht ohne Genehmigung gefällt werden. Informieren Sie sich vor Reiseantritt über die Bestimmungen Ihres Reiseziels. Errichten Sie ein nicht genehmigtes Camp nur im Notfall. Wenn Sie die Stelle für Ihr Camp aussuchen, achten Sie außerdem darauf, dass Sie nicht unbefugt in Privatgrund eindringen.

SAUBERKEIT

DIE PERSÖNLICHE HYGIENE hat eine wichtige Schutzfunktion. Auf die eigene Sauberkeit zu achten, trägt dazu bei, die körperliche Leistungsfähigkeit und Gesundheit zu erhalten. Ihr körperliches Wohlbefinden hat außerdem eine direkte Auswirkung auf Ihr psychisches Befinden. Es ist eine Frage der Einstellung: Wenn Sie erst Ihre Körperpflege vernachlässigen, dauert es nicht mehr lang, und alles andere wird Ihnen auch gleichgültig.

SAUBERE KLEIDUNG

Der Zustand von Kleidung und Ausrüstung kann den seelischen Zustand beeinflussen. Ist Ihre Kleidung zerlumpt, schwächt dies auch Ihren Überlebenswillen. Versuchen Sie, Ihre Kleider sauber und intakt zu halten.

HYGIENE-CHECKLISTE

Hygiene bedeutet, sauber und gesund zu bleiben. Entwickeln Sie eine feste Routine für den Umgang mit allem, was Ihrem Schutz dient (Tabletten, Insektenspray, Sonnenschutz), sowie mit Nahrung, Wasser, Kochern und Essgeschirr. Halten Sie Ihre Kleidung und Ihren Körper sauber.

HAARE

Shampoo ist verzichtbar. Haar und Kopfhaut produzieren schützende Fette und Mineralien und finden zu einem natürlichen Gleichgewicht. Gerüche lassen sich mit heißem oder kaltem Wasser ausspülen.

KOPFHAUT

Suchen Sie Ihren Kopf morgens und abends nach Insekten und Stichen ab. In Waldregionen mit Haarwild auch auf Zecken achten.

AUGEN

Sonnenbrille oder Hut schützen vor der Sonne und Schneeblindheit. Spülen Sie Ihre Augen zweimal täglich mit Wasser, um Infektionen, z.B. Bindehautentzündungen, zu vermeiden.

OHREN

Untersuchen Sie Ihre Ohren mit einem sauberen, feuchten Finger auf Fremdkörper, besonders, wenn Sie auf dem Boden schlafen.

ZÄHNE UND ZAHNFLEISCH

Zähne und Zahnfleisch mit sauberen Fingern reiben. Backpulver dient als Zahnpasta, Wasser und Salz als Mundwasser.

KÖRPER

Um Pilzinfektionen vorzubeugen, Achselhöhlen, Genitalgegend, Hände und Füße mindestens jeden zweiten Tag mit fließendem Wasser waschen.

EINE DUSCHE BAUEN

Eine Dusche kann wahre Wunder wirken: Sie beseitigt Schmutz und Schweiß und erfrischt Körper und Geist. Aus einer großen Blechdose oder einem Plastikeimer kann man schnell und einfach eine Dusche improvisieren.

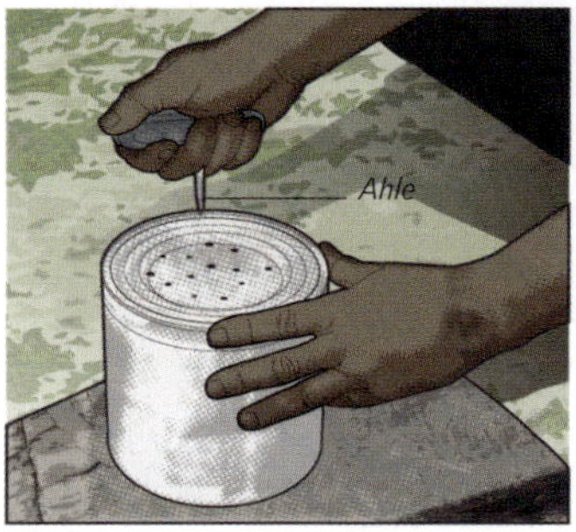

1 Stellen Sie das Gefäß mit der Öffnung nach unten auf eine glatte Oberfläche.

- Stoßen Sie mit einer Ahle oder Messerspitze Löcher in den Boden.

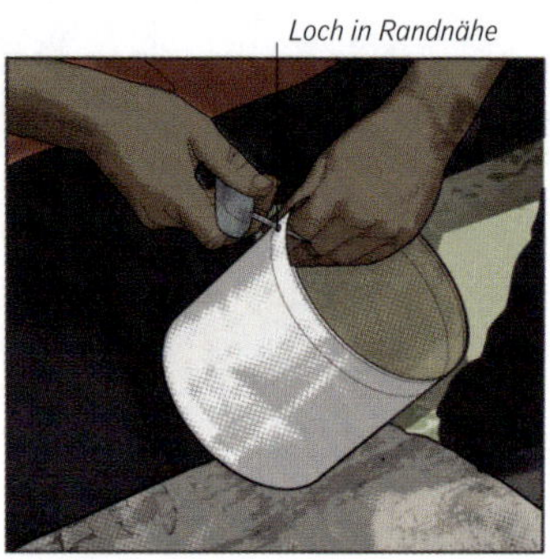

2 Bohren Sie etwa 2,5 cm unterhalb des Randes ein weiteres Loch.

- Auf der gegenüberliegenden Seite ebenfalls ein Loch bohren.

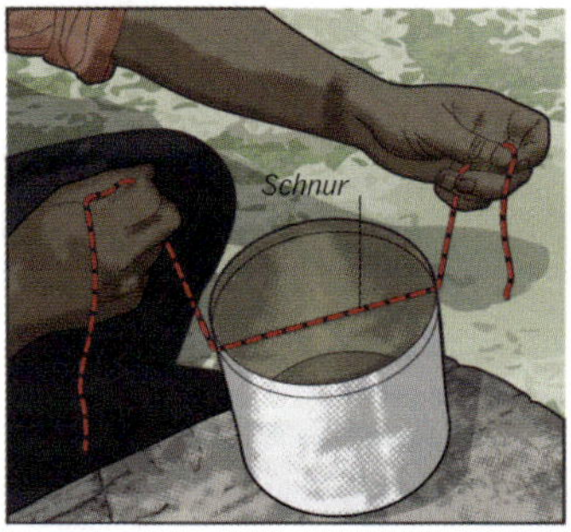

3 Falls nötig, glätten Sie scharfkantige Ränder.

- Ziehen Sie eine mindestens 60 cm lange Schnur oder ein dünnes Seil durch die beiden Löcher.

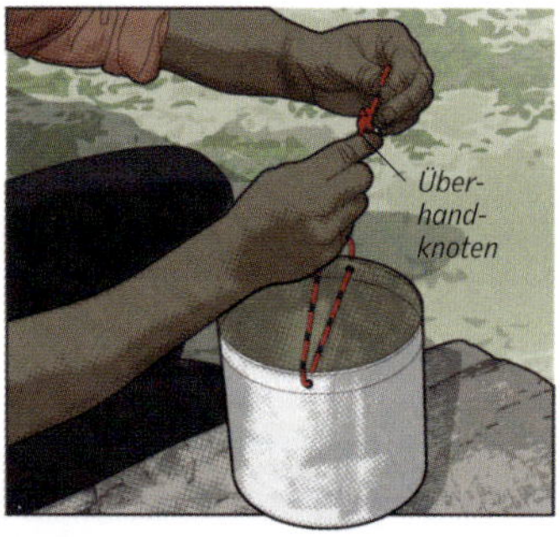

4 Ziehen Sie die Schnur durch, bis beide Enden gleich lang sind.

- Binden Sie sie mit einem Überhandknoten (s. S. 143) zusammen.

KÖRPERFUNKTIONEN

Wer in eine Notlage gerät, isst weniger als sonst. Entsprechend seltener und geringer werden auch die Ausscheidungen – insbesondere die festen Ausscheidungen – des Körpers. Trotzdem ist es wichtig, auch hier eine gewisse Regelmäßigkeit aufrechtzuerhalten, vor allem in einer Gruppe.

UNTERWEGS

Wenn Sie täglich weiterziehen, lohnt sich der Bau einer Latrine nicht. Dann gilt:

- **Urin:** Nutzen Sie einen von der Wasserstelle entfernten Baum auf der windabgewandten Seite des Camps zum Urinieren.
- **Fäkalien:** Graben Sie ein Loch an einem Baum. Schütten Sie es anschließend zu und markieren Sie es mit Steinen oder gekreuzten Stöcken. Säubern Sie sich mit Toilettenpapier, Blättern oder Gras und mit fließendem Wasser. Waschen Sie Hände und Fingernägel. Vergraben oder verbrennen Sie benutztes Toilettenpapier.
- **Menstruation:** Als Tampon- oder Bindenersatz eignen sich Baumwollstoff oder Torfmoos. Was immer Sie benutzt haben – vergraben oder verbrennen Sie es.

IM CAMP

Errichten Sie auf der windabgewandten Seite des Camps und unterhalb Ihrer Wasserentnahmestelle eine Latrine. Graben Sie ein tiefes Loch an einem Baum oder zwischen zwei Bäumen. Zwei Stangen dienen als Sitz. Fäkalien sollten mit Sand oder Erde bedeckt werden – das reduziert den Geruch und hält Fliegen ab. Beim Abbau des Lagers füllen Sie die Grube auf und markieren den Bereich mit Steinen oder gekreuzten Ästen.

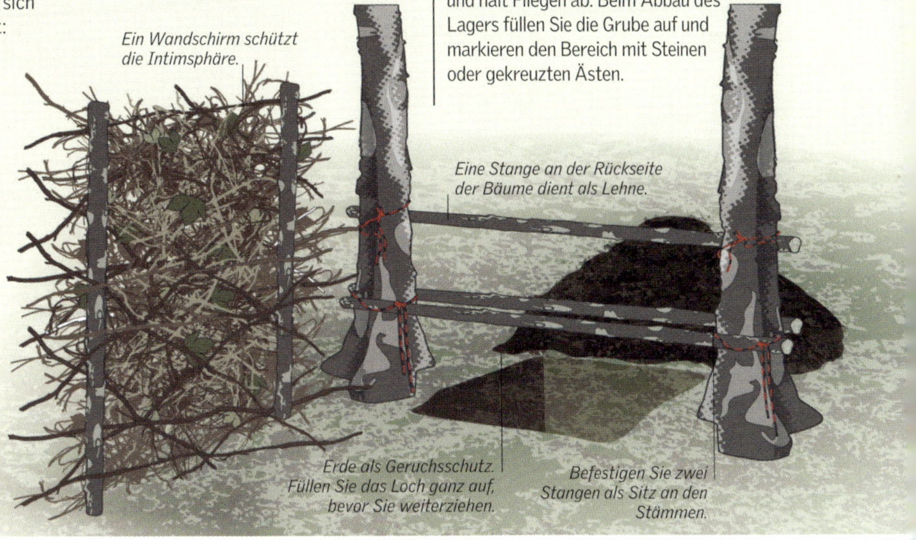

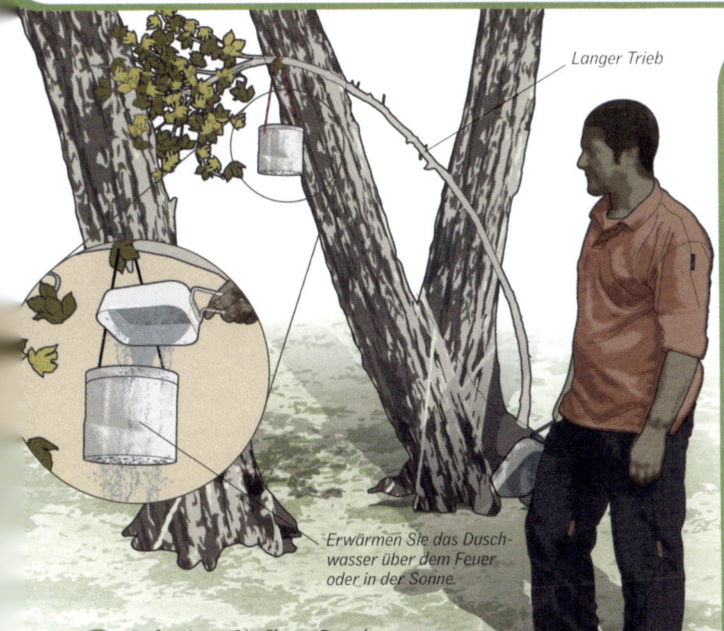

Langer Trieb
Erwärmen Sie das Duschwasser über dem Feuer oder in der Sonne.

5 Befestigen Sie Ihre »Dusche« an einem gebogenen Trieb oder Ast.

- Gießen Sie Wasser in das Gefäß, um den Durchfluss zu testen. Läuft das Wasser zu schnell durch, legen Sie Blätter hinein.

SAUBER MIT SEIFE

Campingseife ist eine sehr ergiebige konzentrierte antibakterielle Flüssigseife. Ein kleines Döschen, z. B. eine leere Filmdose, mit Campingseife reicht wochenlang. Alternativ können Sie Seife auch aus natürlichen Ausgangsstoffen gewinnen.

SEIFE SELBST HERSTELLEN

Manche Pflanzen enthalten eine Substanz namens Saponin, die in Verbindung mit Wasser eine Reinigungswirkung hat.

- **Birkenblätter:** Sammeln Sie junge Birkenblätter in einem Eimer oder einer Plastiktüte. Geben Sie erst kaltes, dann etwas heißes oder kochendes Wasser hinzu (der Behälter sollte nicht schmelzen), und rühren Sie, damit sich das Saponin löst.
- **Seifenkraut:** Seifenkrautwurzeln mit Wasser verrühren, bis sich Schaum bildet. Wenn dieser sich gesetzt hat, können Sie sich und Ihre Kleidung damit waschen.
- **Rosskastanie:** Tauchen Sie Rosskastanienblätter kurz in warmes oder heißes Wasser. Beim Ausdrücken der Blätter tritt Saponin aus.
- **Holzasche:** Mischen Sie Holzasche mit Wasser. Doch Vorsicht: Diese »Seife« trocknet die Haut aus.

FEUER MACHEN

Die Fähigkeit, ein Feuer in Gang zu bringen und zu unterhalten, kann ein wichtiger psychologischer Faktor sein, der Ihren Überlebenswillen entscheidend beeinflusst. Ein Feuer gibt Ihnen das Gefühl, die Dinge im Griff zu haben, und sorgt dafür, dass Sie sich in der Wildnis besser fühlen.

MOBILES FEUERSET

Es ist wichtig, alles benötigte Material – Zunder, Anzünd- und Brennholz sowie die entsprechende Zündhilfe – zusammenzutragen, bevor man mit dem Feuermachen beginnt. Da ist ein Set, in dem sich all dies bereits befindet, natürlich viel praktischer.

SICHERHEITSREGELN

Beim Feuermachen sollten Sie folgende Regeln beherzigen:

- Entzünden Sie niemals Feuer in Gebieten, in denen wegen großer Trockenheit oder heißer Winde Waldbrandgefahr besteht!
- Vergewissern Sie sich, dass die Glut völlig erloschen ist, bevor Sie wieder aufbrechen. Schütten Sie Wasser (falls Sie genug haben), feuchte Erde oder Sand auf die Feuerstelle und die unmittelbare Umgebung.

VORAUSSETZUNGEN

Drei Elemente – Sauerstoff, Hitze und Brennstoff – müssen vorhanden sein, um ein Feuer in Gang zu bringen und zu unterhalten. Auch wenn man die chemische Reaktion selbst nicht kontrollieren kann, ist die Fähigkeit, ein Feuer zu entzünden, erlernbar. Es kommt dabei auf ein ausgewogenes Verhältnis zwischen den Elementen an. Wenn Ihr Feuer nicht gut brennt, fragen Sie sich, woran es liegt.

SAUERSTOFF

Es geschieht leider oft, dass die Flamme nicht genug Sauerstoff bekommt – z.B., weil man zu viel Brennholz auflegt. Wenn Ihr gerade erst angezündetes Feuer so aussieht, als würde es gleich ausgehen, fächeln Sie ihm mit der Hand oder einer Landkarte Luft zu.

HITZE

Hitze, um den Brennstoff zu entzünden, erzeugt man entweder durch Funken (z.B. Flint-Stahl-Zünder), durch eine chemische Reaktion plus Reibung (Streichhölzer, Kaliumpermanganat) oder durch Reibung (z.B. Feuerbogen) allein (s.S.126–127 u. S.130–133).

BRENNMATERIAL

Brennt das Feuer, brauchen Sie Brennholz (s.S.120–121), zuerst kleine, trockene Äste, die schnell Feuer fangen und anschließend größere Stücke in Brand setzen.

STREICHHOLZLOSES FEUERSET

Dieses streichholzlose Feuerset, nach der Devise »Mach's dir nicht schwerer als nötig« für das Militär zusammengestellt, enthält alles, um auch bei schlechten Witterungsbedingungen ein Feuer in Gang zu bringen.

DOSENINHALT

Diese wasserdicht verklebbare Dose enthält alles, was man zum Entzünden eines Feuers benötigt. Schaben Sie etwas Trockenbrennstoff auf die Watte und entzünden Sie sie mithilfe des Flint-Stahl-Zünders. Die Watte brennt lange genug, um die Brennstoffwürfel zu entzünden.

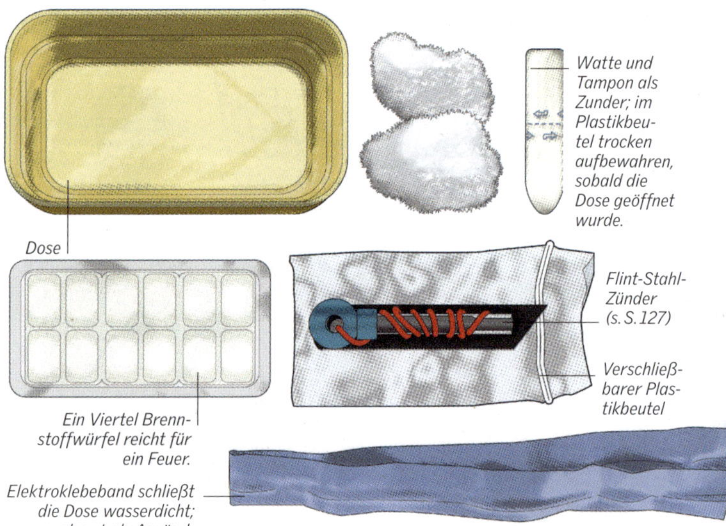

VIELZWECKDOSE

Sie können die Dose auch zum Wasserkochen nutzen. Stellen Sie sie dazu auf zwei etwa 2,5cm dicke Stöcke. Entzünden Sie einen Trockenbrennstoffwürfel unter der Dose, um das Wasser zum Kochen zu bringen.

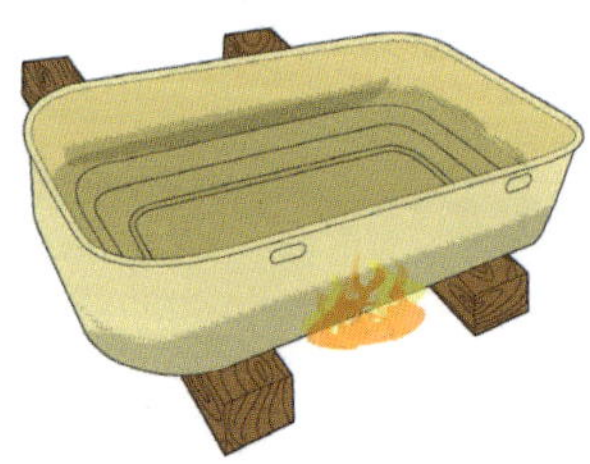

VORBEREITUNG

Feuermachen erfordert mehr als jede andere Survival-Technik gute Vorbereitung. Wenn nicht alles Erforderliche in ausreichender Menge zur Verfügung steht, werden Sie vermutlich kein Feuer in Gang bringen. Wenn Sie die Feuerstelle, das Material und die Ausrüstung entsprechend vorbereiten, schaffen Sie es einfacher und besser.

DIE FEUERSTELLE

Wählen Sie einen geeigneten Platz. Säubern Sie den Boden unter und rund um Ihr zukünftiges Feuer. Entzünden Sie ein Feuer nie direkt auf dem nackten Boden, und sorgen Sie dafür, dass es sich nicht ausbreiten und außer Kontrolle geraten kann.

GRUNDREGELN

- Tragen Sie stets eine Anzündhilfe bei sich.
- Üben Sie das Feuermachen, bevor Sie es können müssen, und zwar unter unterschiedlichen Bedingungen und mit verschiedenen Materialien.
- Sammeln Sie Zunder, wenn Sie im Wald sind. Feuchter Zunder kann durch Körperwärme – z. B. in der Hosentasche – getrocknet werden.
- Sammeln Sie zehnmal mehr Material, als Sie brauchen. Im Notfall haben Sie vielleicht nur ein oder zwei Versuche, bevor Ihnen Streichhölzer oder Zunder ausgehen oder Sie zu erschöpft oder unterkühlt sind.

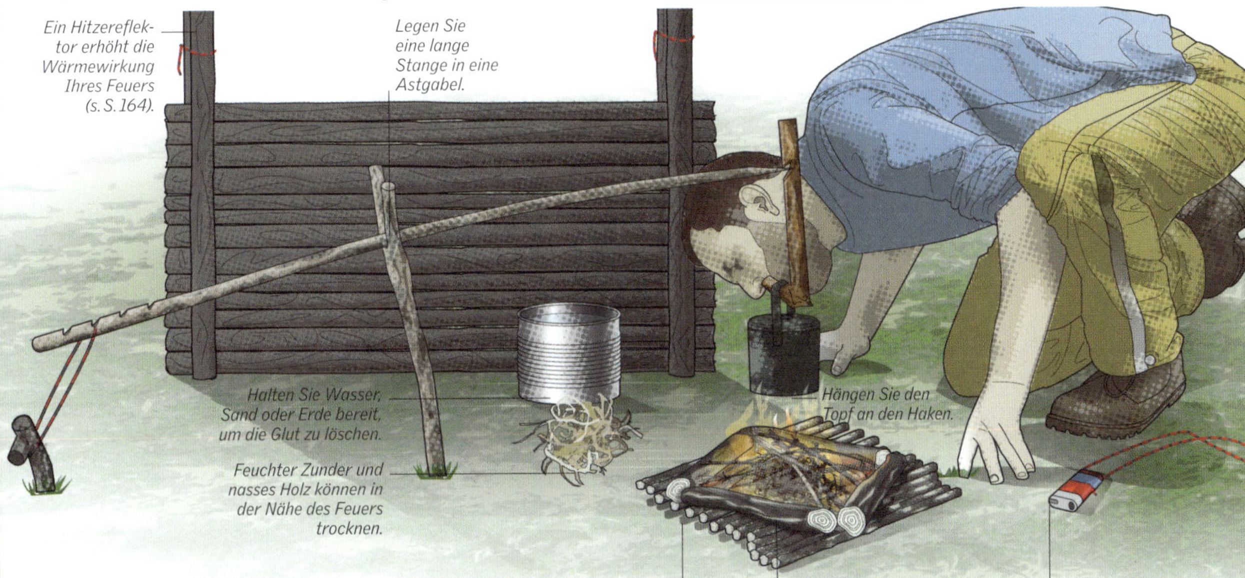
Ein Hitzereflektor erhöht die Wärmewirkung Ihres Feuers (s. S. 164).
Legen Sie eine lange Stange in eine Astgabel.
Halten Sie Wasser, Sand oder Erde bereit, um die Glut zu löschen.
Feuchter Zunder und nasses Holz können in der Nähe des Feuers trocknen.
Hängen Sie den Topf an den Haken.
Eine Unterlage aus Grünholz schützt das Feuer vor Bodenfeuchte und den Boden vor Hitze.
Begrenzen Sie das Feuer mit Grünholz oder trockenen Steinen (Achtung: poröse Steine können explodieren!).
Schnur mit Klebeband am Feuerzeug befestigen und umhängen.

RICHTIG

- Prüfen Sie, ob genug Holz bereitliegt, um das Feuer in Gang zu halten. Die Brennholzsuche kostet viel Energie, die Sie in einer Notlage vielleicht nicht haben.
- Säubern Sie den Boden. Entfernen Sie Blätter und alles, was Feuer fangen und einen Waldbrand auslösen könnte.
- Untersuchen Sie den Boden auf Baumwurzeln. Frei liegende oder dicht unter der Oberfläche liegende Wurzeln könnten sich entzünden. Die Hitze wandert dann an der Wurzel entlang und kann so einen Waldbrand auslösen.
- Wenn Sie auf Rettung warten, wählen Sie eine Feuerstelle, die von Fahrzeugen oder von der Luft aus sichtbar ist.

FALSCH

- Säubern Sie den Boden nicht mit den Händen – Sie könnten von Insekten oder Schlangen gebissen werden. Nehmen Sie die Füße oder einen Ast.
- Machen Sie kein Feuer in der Nähe toter oder umgestürzter Baumstämme. Selbst wenn sie nicht sichtbar Feuer fangen, können sie tagelang schwelen, bis ein Windstoß die Glut anfacht und einen Brand auslöst.
- Machen Sie kein Feuer unter überhängenden Ästen oder Blättern. Die Hitze kann sie austrocknen und in Brand setzen.
- Ihre Feuerstelle sollte nicht im Wind liegen, damit weder Rauch noch Funken in Ihren Unterschlupf geweht werden.

DIE ELEMENTE DES FEUERS

Um ein Feuer zu machen, brauchen Sie ausreichend trockenen Zunder, Anzündmaterial und Brennholz. Ein gut gearbeiteter Spanstab liefert Zunder, Anzündmaterial und Brennholz zugleich – es braucht nur einen einzigen Funken, um ihn zu entzünden.

ZUNDER FÜR NOTFÄLLE

Bewahren Sie Tampons oder Wattebäusche in einer Filmdose oder einem verschließbaren Plastikbeutel in Ihrer Survival-Box auf. Pro Feuer nehmen Sie etwas Watte oder ein kleines Stück Tampon. Mit Vaseline bestrichene Watte brennt zehnmal länger.

SPANSTÄBE HERSTELLEN

Vier bis sechs gute Spanstäbe liefern genügend brennbares Material, um ein Feuer in Gang zu bringen. Für Notfälle sollten Sie daher stets ein paar vorrätig haben. Die besten Spanstäbe macht man aus stehendem Totholz, aber auch anderes trockenes Holz ist geeignet. Wenn Sie tote Äste nehmen, müssen Sie zunächst die Rinde entfernen.

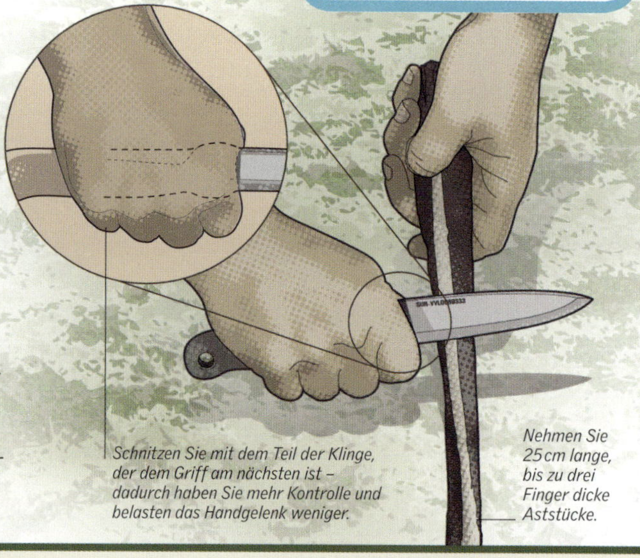
Schnitzen Sie mit dem Teil der Klinge, der dem Griff am nächsten ist – dadurch haben Sie mehr Kontrolle und belasten das Handgelenk weniger.
Nehmen Sie 25 cm lange, bis zu drei Finger dicke Aststücke.

1 Suchen Sie einen Stock ohne Astknoten. Arbeiten Sie auf einer festen, ebenen Unterlage, damit Ihnen der Stock nicht wegrutscht.

- Nun die Klinge flach anlegen und zehnmal am Stock hinabgleiten lassen, ohne ins Holz zu schneiden. So bekommen Sie ein Gefühl für die richtige Technik.

ZUNDER

Zum Feuermachen brauchen Sie zunächst trockenen, gut brennbaren Zunder – entweder nehmen Sie selbst hergestellten Zunder mit (s. S. 122–123), oder Sie sammeln geeignete natürliche Materialien. Probieren Sie es mit dem, was Sie finden, aus, bevor Sie es wirklich brauchen. Feuchter Zunder muss in der Sonne trocknen, bevor Sie ihn benutzen können. Verbrauchter Zunder sollte baldmöglichst ersetzt werden.

ZUNDERARTEN

Natürliche Quellen: Spanstäbe (s. oben), Bambusspäne, Rindenspäne, feines Sägemehl, Pflanzen- und Tierflaum, zerbröselter Dung oder verkohltes Holz, außerdem Birkenrinde (die Rinde von Weißbirken brennt auch in feuchtem Zustand), Waldrebe, Geißblatt, Rohrkolben, trockenes Gras, abgestorbenes oder trockenes Moos und manche Pilze. Der beste Zunder für Reibungsfeuer (s. S. 130–133) sind Baumrinde, trockenes Gras, Pilze, Flechten, Pflanzenwurzeln und -fasern und Flaum.
Ersatz: Wattebäusche, Tampons, Kohletuch (S. 122), Feuerdose (S. 123), Mull, Papiertücher, Kamerafilm, Gummistückchen, Kerzendocht.

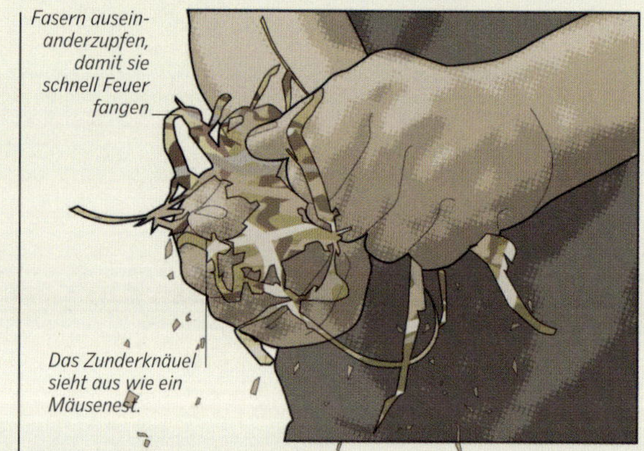

ZUNDERNEST

Eine gute Möglichkeit, Zunder gebrauchsfertig vorzubereiten, ist das sogenannte Zundernest. Zupfen, reiben und pressen Sie die Fasern, bis Sie ein etwa pampelmusengroßes Knäuel in der Hand halten. Drücken Sie das feinste, am leichtesten entflammbare Material in die Mitte dieses Balls. Mischen Sie verschiedene Materialien – z. B. trockenes Gras, Birkenrinde und Rohrkolben.

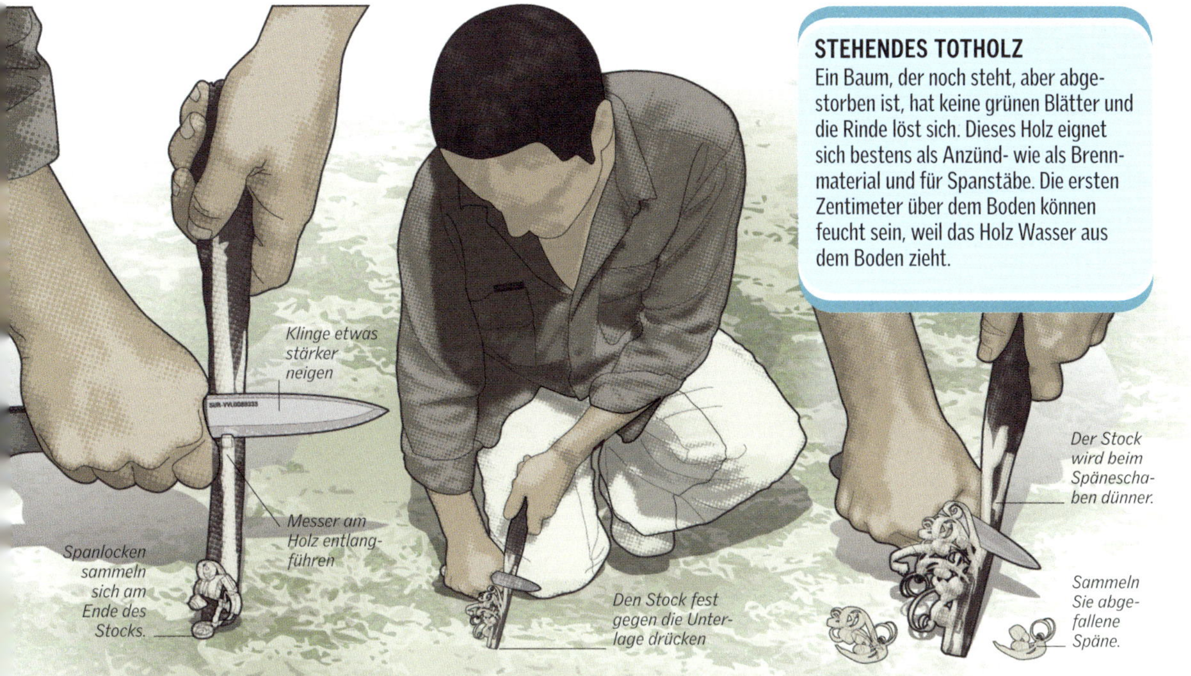

STEHENDES TOTHOLZ

Ein Baum, der noch steht, aber abgestorben ist, hat keine grünen Blätter und die Rinde löst sich. Dieses Holz eignet sich bestens als Anzünd- wie als Brennmaterial und für Spanstäbe. Die ersten Zentimeter über dem Boden können feucht sein, weil das Holz Wasser aus dem Boden zieht.

2 Kippen Sie das Messer leicht Richtung Ast.

- Den Ast festhalten und eine dünne Schicht Holz abschälen – ein langer Span entsteht.
- Lassen Sie den Span wie eine Locke am Ast hängen.

3 Drehen Sie den Stock etwas und schnitzen Sie dicht neben der in Schritt 2 entstandenen Schnittkante eine zweite Spanlocke. Weiterdrehen und wiederholen.

- Versuchen Sie rhythmisch und mit dem ganzen Körper zu arbeiten.

4 Fahren Sie in dieser Technik fort, bis der ganze Stab mit Spanlocken bedeckt ist.

- Am Ende haben Sie einen fertigen Spanstab mit zahlreichen Spänen, der sich bestens als Anzündholz eignet.

ANZÜNDMATERIAL

Anzündholz ist der zweite wichtige Bestandteil eines Feuers und kommt zum Einsatz, sobald der Zunder brennt. Es kann streichholzdünn bis fingerdick sein – wichtig ist, dass Sie es mit den Händen knicken können. Zerbricht es nicht mit einem Knacken, ist es nicht trocken. In diesem Fall entfernen Sie die Rinde (sie enthält die meiste Feuchtigkeit) und brechen das Holz in etwa 15 cm lange Stücke.

ANZÜNDHOLZ

- Weichholz, insbesondere harzhaltiges Holz (z. B. Kiefernzweige) ist besonders leicht entzündlich.
- Auch mancher Zunder eignet sich als Anzündmaterial – z. B. Rinde, Palmblätter, Kiefernnadeln, Gras, Flechten und Farne –, Sie brauchen dann allerdings entsprechend große Mengen davon.

Entrinden Sie das Holz mit dem Messer.

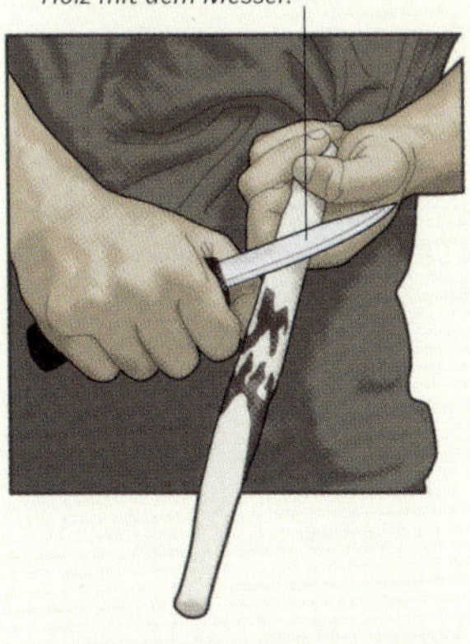

BRENNSTOFF

Anfangs braucht ein Feuer ständige Aufmerksamkeit, doch sobald es fünf Minuten lang zuverlässig brennt, kann man nach und nach Brennholz auflegen. Ziel ist, ein »Herz« aus heißer Kohle zu schaffen, das das Feuer in Gang hält. Das Brennholz sollte etwa unterarmdick sein. Zunächst legt man trockenes Kleinholz auf, das schnell Feuer fängt. Später kann man Grünholz, größere Klötze, sogar Stämme (ganz oder gespalten) nachlegen. Bei Regen ist ein Schutz erforderlich (z. B. Grubenfeuer, s. S. 125).

BRENNSTOFFARTEN

- Hartholz von Laubbäumen (z. B. Eiche, Ahorn, Esche, Buche, Birke) brennt heiß und lang und ergibt gute Kohle, ist aber relativ schwer entflammbar.
- Weichholz von Nadelbäumen (Kiefer, Tanne, Fichte) ist leicht entflammbar, weil es harzhaltig ist, verbrennt aber schneller und entwickelt weniger Hitze als Hartholz, außerdem raucht es stärker.
- Torf aus entwässertem Moorland kann mit dem Messer geschnitten werden. Torffeuer brauchen eine gute Luftzirkulation.
- Holzkohle ist leicht und brennt rauchfrei und mit großer Hitze.
- Getrockneter Tierdung ist ein guter, rauchfreier Brennstoff.

KOHLETUCH UND FEUERDOSE

BEVOR SIE AUFBRECHEN, sollten Sie entweder etwas Kohletuch oder eine Feuerdose einpacken. Beides ist ein exzellenter Zunderersatz. Kohletuch kann man leicht selbst herstellen. Packen Sie trockene Stücke in Ihr Notfall-Feuerset oder legen Sie den Boden Ihrer Survival-Box (s. S. 60–61) damit aus. Maya-Sticks sind ebenfalls geeignet.

DAS BRAUCHEN SIE
- Eine fest schließende Blechdose, z. B. eine leere Schuhcremedose
- Nagel
- Stoff (reine Baumwolle)
- Messer oder Schere
- Funken oder Flamme

KOHLETUCH HERSTELLEN

Kohletuch ist Baumwollstoff, der ohne Zufuhr von Sauerstoff verschwelt wurde (Pyrolyse). Es ist leicht, braucht kaum Platz und kann selbst mit einem schwachen Funken zuverlässig zum Glühen gebracht werden. Das funktioniert allerdings nur, wenn das Tuch ganz trocken ist.

1 Schlagen Sie mit einem Nagel von innen ein Loch in die Deckelmitte.
- Ein kleines Loch ist in der Regel besser als ein großes.

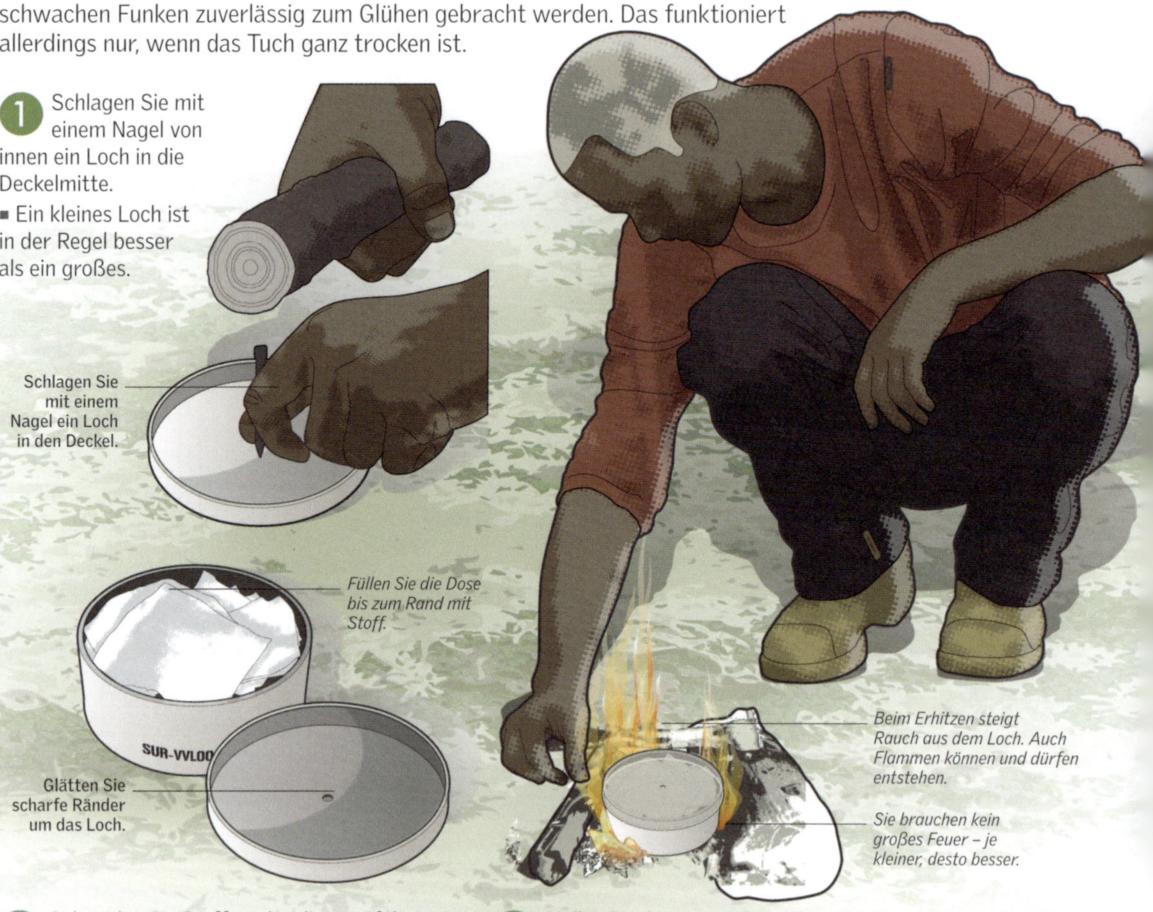

2 Schneiden Sie Stoffstücke, die ungefaltet übereinander in die Dose passen.
- Die Stücke sollten unterschiedlich groß sein und nicht ganz glatt aufeinander liegen, aber ohne Pressen in die Dose passen.
- Schließen Sie den Deckel sorgfältig.

3 Stellen Sie die Dose auf ein kleines Feuer oder in die Glut Ihres Lagerfeuers, um allen Sauerstoff im Innern zu verbrennen.
- Wenn kein Rauch mehr aus dem Loch quillt, ist der Prozess abgeschlossen.
- Nehmen Sie die Dose vorsichtig aus dem Feuer.
- Öffnen Sie sie erst nach dem vollständigen Erkalten.

EINE FEUERDOSE HERSTELLEN

Mit einer Feuerdose kann man auch unter ungünstigen Bedingungen ein zuverlässig brennendes Feuer zum Wasserkochen, zur Nahrungszubereitung oder zum Händewärmen erzeugen. Einmal angezündet, brennt sie über Stunden ohne Rauchentwicklung mit konzentrierter, kontrollierter Flamme. Beginnt sie zu erlöschen, können Sie die Pappe entweder mit neuem Wachs tränken oder ersetzen.

DAS BRAUCHEN SIE

- Eine fest schließende Blechdose, z. B. eine Schuhcremedose
- Wellpappe oder einfache Pappe
- Kerze und Streichholz oder Feuerzeug
- Messer oder Schere

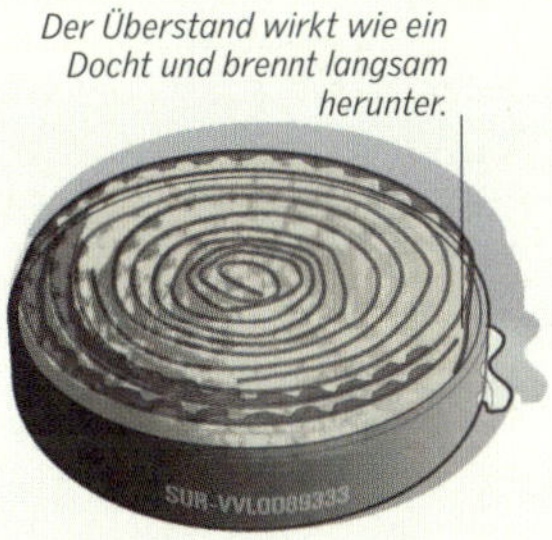
Der Überstand wirkt wie ein Docht und brennt langsam herunter.
SUR-VVL0089333

1 Schneiden Sie einen langen Pappstreifen zu, der etwa 4 mm breiter ist als die Dose hoch.
- Wellpappe quer zuschneiden.
- Pappstreifen fest rollen, bis die Rolle genau in die Dose passt.

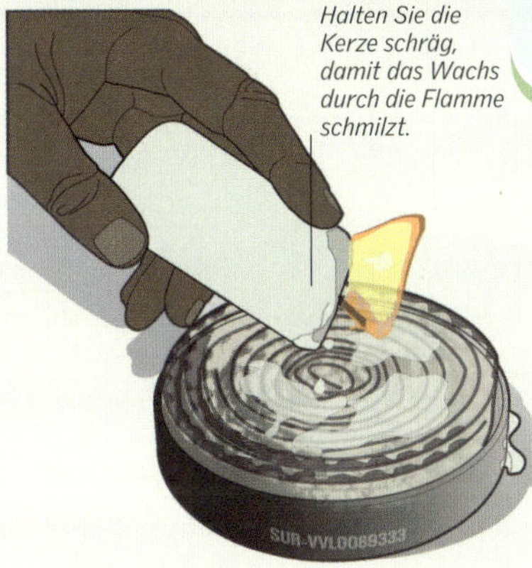
Halten Sie die Kerze schräg, damit das Wachs durch die Flamme schmilzt.
SUR-VVL0089333

2 Die Kerze anzünden und das Wachs auf die Pappe tropfen.
- Es dauert etwas, bis die Pappe mit Wachs getränkt und die Dose bis knapp unter den Rand gefüllt ist.
- Wachs aushärten lassen.

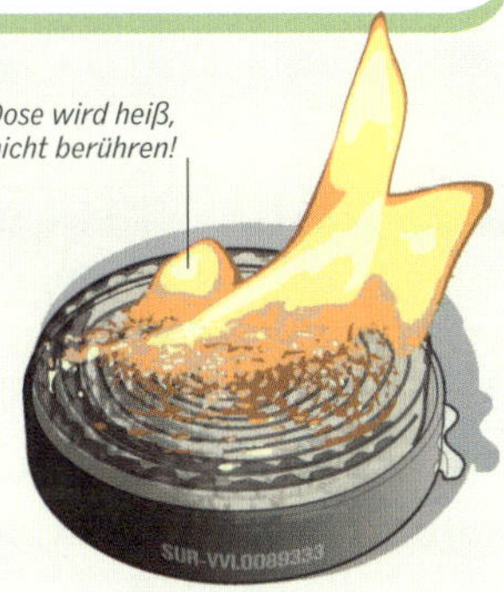
Die Dose wird heiß, nicht berühren!
SUR-VVL0089333

3 Wenn die Dose ganz ausgekühlt ist, halten Sie sie schräg und zünden den oberen Rand der Pappe mithilfe der Kerze an.
- Die Flamme sollte sich auf der Oberfläche ausbreiten.

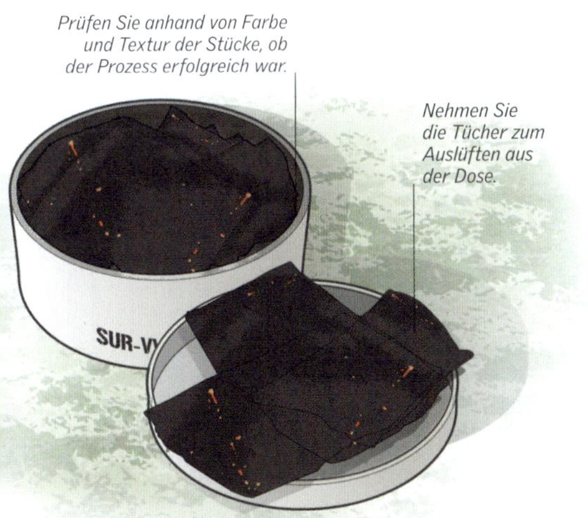
Prüfen Sie anhand von Farbe und Textur der Stücke, ob der Prozess erfolgreich war.
Nehmen Sie die Tücher zum Auslüften aus der Dose.
SUR-V

4 Wenn die Dose abgekühlt ist, öffnen Sie sie. Prüfen Sie das verkohlte Tuch.
- Der Stoff sollte vollständig schwarz und eher steif sein, aber eine weiche Oberfläche haben. Ist er nur braun, stellen Sie die Dose zurück aufs Feuer.
- Sprödes, brüchiges Tuch ist wertlos.
- Machen Sie die Funkenprobe: Auf dem Stoff sollte ein kleiner roter Glutbrand entstehen.

ZÜNDRÖLLCHEN UND MAYA-STICKS

Zündröllchen sind gerollte Streifen Zeitungspapier, die mit Brennstoff getränkt und getrocknet werden – ein handlicher, wasserfester Zunder. Maya-Sticks sind harzhaltige Kienhölzer, wie sie im Hochland von Mexiko und Guatemala benutzt werden; sie brennen selbst feucht noch gut.

WIE MAN SIE HERSTELLT

- Zündröllchen: Streifen von Zeitungspapier fest zu etwa 10 cm langen Röhrchen rollen und mit einer Schnur fixieren. Mit Paraffin oder geschmolzenem Wachs tränken und trocknen lassen.
- Maya-Stick: Von einem harzhaltigen Ast mit dem Messer eine dünne Schicht abheben. Austretendes Harz mit einem Flint-Stahl-Zünder entzünden (s. S. 127).

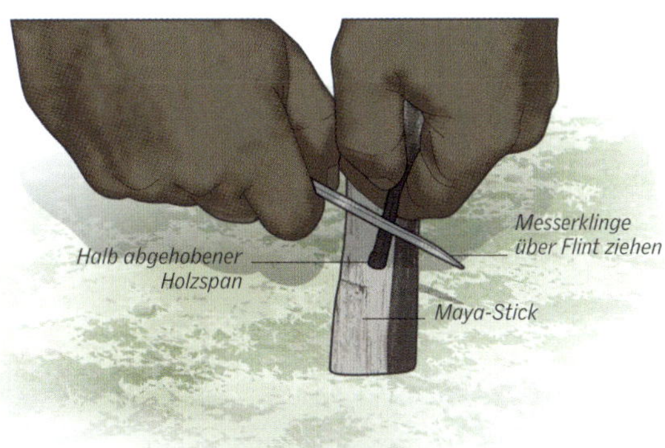

FEUERARTEN

WENN SIE DAS BENÖTIGTE MATERIAL – Zunder, Anzünd- und Brennholz – gesammelt haben und alles trocken bereitliegt, können Sie mit dem Feuermachen beginnen. Sie können zwischen unterschiedlichen Typen von Feuer wählen, je nachdem, welchen Zwecken das Feuer dienen soll (s. unten). In jedem Fall sollten Sie den Untergrund entsprechend vorbereiten (s. S. 118–119).

DIE WAHL DER FEUERART

Wenn Sie verschiedene Brennstoffe zur Auswahl haben und genügend Zeit, um auch ein aufwendigeres Feuer anzulegen, können Sie Ihren Bedürfnissen entsprechend einen Feuertyp aus der Tabelle unten wählen.

- Wozu soll das Feuer dienen: Soll Ihr Feuer vor allem Wärme spenden oder möchten Sie darauf kochen, Rauchsignale damit absetzen (s. S. 238–239), Ihre Kleidung trocknen oder Abfälle verbrennen? Soll das Feuer die ganze Nacht brennen?
- Ein weiterer Aspekt ist die Verfügbarkeit des benötigten Materials, z. B. die Art oder Menge des Brennstoffs. Die Faustregel lautet: Legen Sie doppelt so viel bereit, wie Sie voraussichtlich brauchen werden.

DREI FEUERTIPPS

Es gibt unzählige Ratschläge, wie man ein Feuer in Gang bringt bzw. was man nicht tun sollte. Beherzigen Sie diese drei:

- Machen Sie sich die Sache nicht unnötig schwer. Wählen Sie eine Feuerart, die mit möglichst wenig Aufwand maximale Ergebnisse bringt.
- Es ist sinnvoller, sich nah an ein kleines Feuer zu setzen als weiter entfernt an ein großes.
- Wenn Ihr gesamtes Brennholz feucht wirkt, entrinden und spalten Sie es – im Kern ist es meist trocken. Wenn das Feuer brennt, legen Sie feuchtes Brennmaterial zum Trocknen nah an die Feuerstelle. Passen Sie aber auf, dass es, wenn es trocken ist, nicht Feuer fängt!

FEUERART	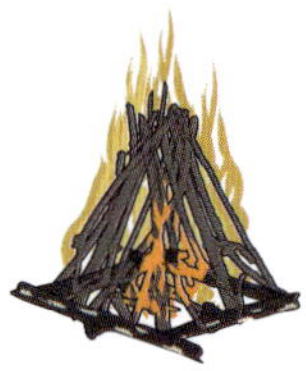 PYRAMIDENFEUER	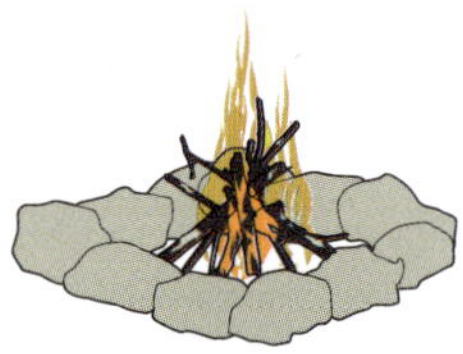 WALLFEUER	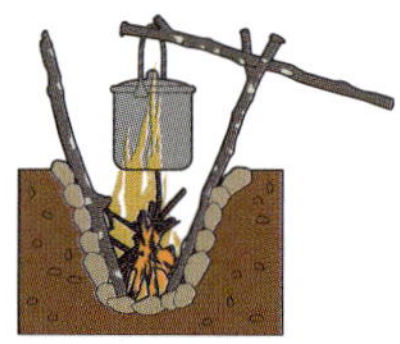 AUTOMATISCHES FEUER	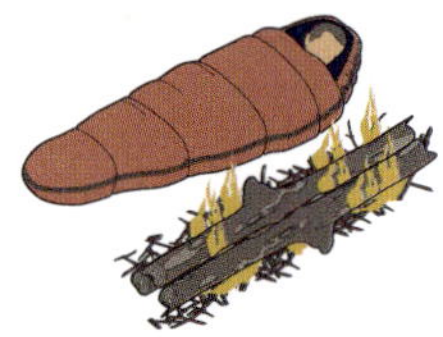 DAUERFEUER
WIE?	▪ Über dem Zundernest Anzündholz pyramidenförmig aufstellen. Nacheinander kleine, mittlere und dicke Äste im Viereck darum herum aufschichten.	▪ Einen Kreis aus massiven Steinen legen. In die Mitte das Zundernest, darüber Anzündholz legen. Brennholz zugeben, sobald das Feuer brennt.	▪ Ein 1 m tiefes Loch mit Steinen auslegen. Zunder und Anzündholz hineinlegen. Dicke Äste an die Seiten stellen, sodass sie umfallen, sobald sie brennen.	▪ Zunder, Anzündmaterial und Brennholz in eine 2 m lange Vertiefung legen. Wenn das Feuer brennt, zwei lange Stämme darauflegen.
WO?	▪ Regionen mit reichlich Brennholz, weil ein Pyramidenfeuer viel Holz benötigt.	▪ Windige Stellen ▪ Dort, wo bereits Steinwälle existieren oder umweltschonendes Campen gefordert ist.	▪ Weiche Erde oder Sandboden, weil man dort leicht graben kann.	▪ Bewaldete Regionen, weil man lange Baumstämme benötigt.
WARUM?	▪ Brennt schnell ▪ Dank der starken Hitze im Innern der Pyramide geht auch feuchtes Brennholz.	▪ Die Steine fungieren als Windschutz. ▪ Ein Steinwall verhindert Brandschäden in der Umgebung.	▪ Weil das Brennholz sich quasi selbst nachlegt, muss das Feuer nicht gepflegt werden.	▪ Das Feuer brennt über viele Stunden (z. B. die ganze Nacht) ▪ Gute Wärmeentwicklung
EINSATZ	▪ Wärme ▪ Kochen ▪ Rauchsignale (mit grünem Pflanzenmaterial)	▪ Wärme ▪ Kochen ▪ Rauchsignale (mit grünem Pflanzenmaterial)	▪ Kochen ▪ Rauchsignale (wenn grünes Pflanzenmaterial verbrannt wird)	▪ Wärme (bei Kälte zwischen zwei Dauerfeuern schlafen) ▪ Kochen (über der Glut)

EIN FEUER ANZÜNDEN

Es gibt zahlreiche Möglichkeiten, ein Feuer in Gang zu bringen, und wahrscheinlich hat jeder seine bevorzugte Methode. Die hier beschriebene hat sich unter vielfältigen Bedingungen bewährt.

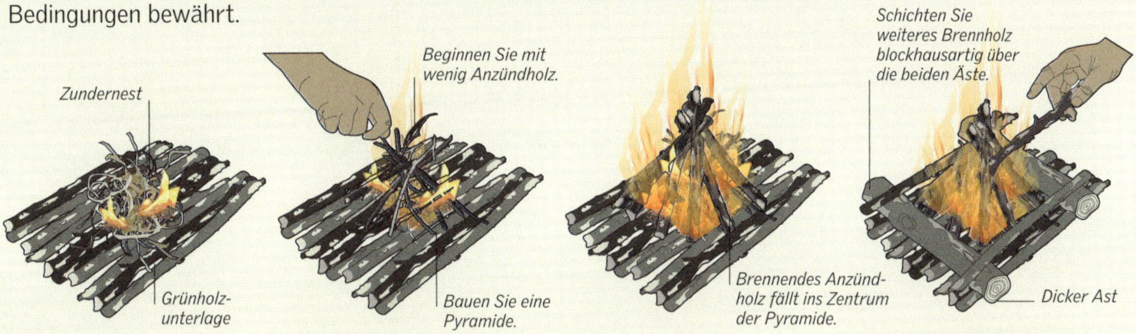

Zundernest
Grünholz-unterlage
Beginnen Sie mit wenig Anzündholz.
Bauen Sie eine Pyramide.
Brennendes Anzündholz fällt ins Zentrum der Pyramide.
Schichten Sie weiteres Brennholz blockhausartig über die beiden Äste.
Dicker Ast

1 Legen Sie Ihr Zundernest (s. S. 120) auf eine Unterlage aus Grünholz.

- Entzünden Sie den Zunder mit einer Anzündhilfe (s. S. 126–127).

2 Geben Sie vorsichtig Anzündholz dazu.

- Eine Pyramide aus Anzündholz lässt viel Sauerstoff an das Feuer.
- Auch Spanstäbe eignen sich dafür (s. S. 120).

3 Wenn das Anzündholz Feuer fängt, kann man etwas dickere Äste nachlegen.

- Legen Sie weiteres Anzündholz, später auch Spaltholz (s. S. 148) nach.

4 Das Feuer brennt richtig, wenn Sie es kurz allein lassen können, ohne dass es erlischt.

- Legen Sie je einen dicken Ast auf die Windseite und die windabgewandte Seite.

FEUERART	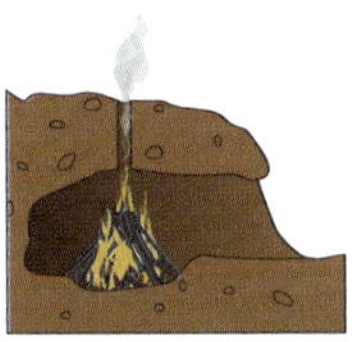 SCHLANGENHÖHLENFEUER	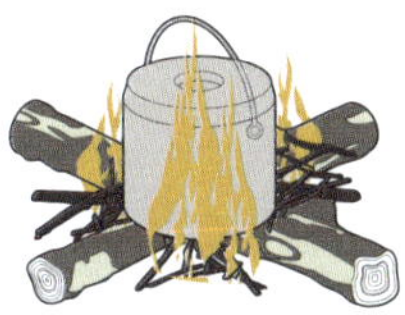 STERNFEUER	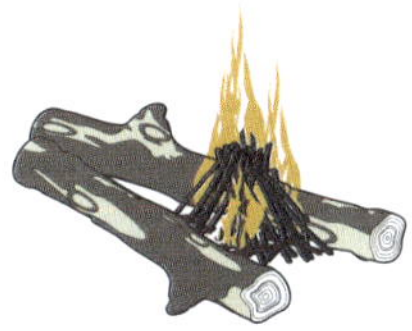 JÄGERFEUER	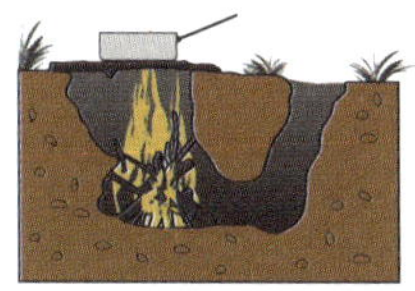 GRUBENFEUER
WIE?	▪ Eine Querhöhle mit senkrechtem Kamin in eine Böschung graben und mit beliebigem Brennstoff ein Feuer machen.	▪ Mit Zunder, Anzünd- und Brennholz ein Feuer entzünden. ▪ Vier Stämme zu einem Kreuz legen. ▪ Holz von außen nachschieben.	▪ Aus Zunder, Anzündholz und einem Brennstoff ein Feuer aufbauen. Zwei lange Baumstämme v-förmig um das Feuer legen.	▪ Ein großes Loch für das Feuer, ein kleineres für den Kamin sowie einen Verbindungstunnel graben. Direkt über der Feueröffnung kochen.
WO?	▪ Windige Stellen ▪ Weiche Erde oder Sandbank	▪ Bewaldete Regionen, weil man dicke Äste oder Baumstämme benötigt.	▪ Kalte und windige Stellen	▪ Überall, wo man ein Loch graben kann. Das Feuer braucht wenig Brennstoff, wenn es einmal in Gang gesetzt ist.
WARUM?	▪ Durch den Kamin entsteht ein Luftzug, große Hitzeentwicklung. ▪ Wettergeschütztes Feuer	▪ Brennt lange ▪ Gutes Kochfeuer	▪ Hartholzstämme sind ein guter Windschutz. ▪ Gute Hitzeentwicklung	▪ Konzentrierte Hitze ▪ Das Feuer ist von außen nicht zu sehen.
EINSATZ	▪ Wärme ▪ Kochen ▪ Abfall verbrennen	▪ Kochen – Topf in die Mitte stellen ▪ Wasser erhitzen	▪ Wärme ▪ Kochen	▪ Kochen ▪ Wärme ▪ Kleidung trocknen

DAS ANZÜNDEN

DAS ENTZÜNDEN DES ZUNDERS ist der erste Schritt beim Feuermachen. Am schnellsten geht das mit Streichholz oder Feuerzeug, aber es gibt noch viele andere Methoden. Einen Funken zu schlagen ist relativ einfach, wenn alles Material trocken ist. Mit etwas Hartnäckigkeit gelingt dies jedoch auch unter schwierigeren Bedingungen.

STREICHHOLZMETHODE

Die folgende Methode, ein Streichholz anzuzünden, produziert zuverlässig immer und überall eine Flamme.

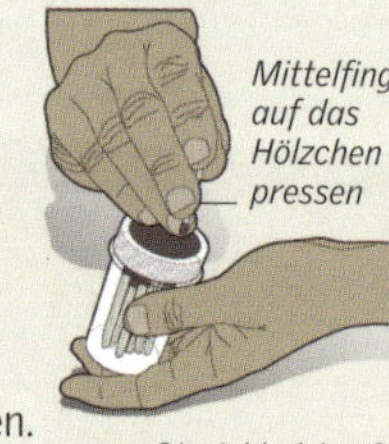

1 Das Streichholz zwischen Daumen, Zeige- und Mittelfinger halten.
- Den Zündkopf mit Druck von sich weg über die Fläche ziehen.

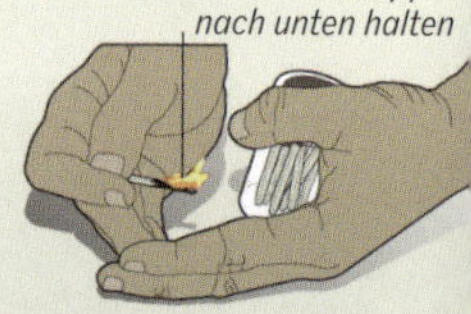

2 Die entstehende Flamme sofort mit den Händen schützen.
- Das Streichholz etwas brennen lassen, bevor Sie damit den Zunder entzünden.

ANZÜNDHILFEN

Wenn Sie weder Streichhölzer noch Feuerzeug haben, können Sie auch mit einem Flint-Stahl-Zünder oder anderen Hilfsmitteln Funken erzeugen, oder Sie improvisieren, indem Sie
- die Sonnenstrahlen mit einer Lupe oder einer Getränkedose bündeln,
- Funken mithilfe einer Batterie erzeugen,
- mit Kaliumpermanganat eine chemische Reaktion herbeiführen.

ANZÜNDMETHODE	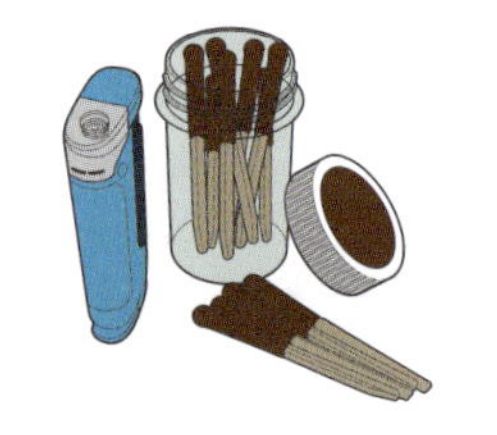 STREICHHÖLZER/FEUERZEUG	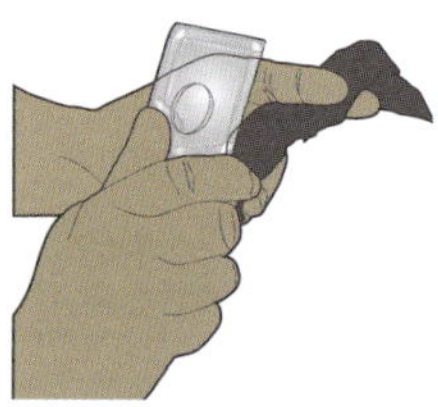 BRENNGLAS	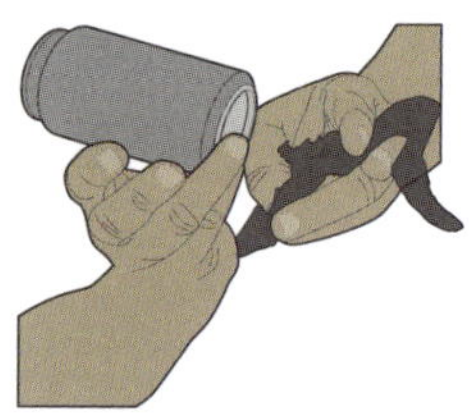 GETRÄNKEDOSE	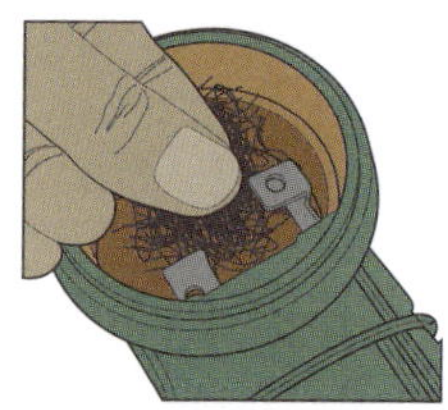 BATTERIE
ZUBEHÖR	▪ Wasserfeste Streichhölzer ▪ Feuerzeug (an einer Kordel befestigt um den Hals tragen) ▪ Trockener Zunder	▪ Lupe ▪ Trockener Zunder	▪ Leere Getränkedose ▪ Trockener Zunder	▪ Taschenlampe mit Batterie ▪ Draht oder Stahlwolle ▪ Trockener Zunder
WAS TUN?	▪ Die beste Methode, ein Streichholz anzuzünden, ist, den Zündkopf von sich weg über die Zündfläche zu reiben und die Flamme sofort mit den Händen zu schützen (s. oben rechts).	▪ Bündeln Sie die Sonnenstrahlen mit dem Vergrößerungsglas. Die im Brennpunkt entstehende Hitze entzündet den Zunder. Halten Sie die Lupe ganz ruhig, bis der Zunder Feuer fängt.	▪ Reiben Sie den Boden der Dose blank (s. Signalspiegel, S. 241). ▪ Bündeln und reflektieren Sie die Sonnenstrahlen mit dem Dosenboden auf trockenen Zunder. Halten Sie die Dose ruhig, bis der Zunder Feuer fängt.	▪ Legen Sie den Draht über beide Pole. An den Berührungspunkten entstehen Funken. ▪ Nehmen Sie die Birne aus der Taschenlampe. Legen Sie Stahlwolle über die Kontakte. Wenn Sie die Lampe anschalten, entstehen Funken.
KOMMENTAR	▪ Wasserfeste Streichhölzer sind Standardstreichhölzer mit einem Wachsüberzug. ▪ Tragen Sie immer ein Feuerzeug um den Hals.	▪ Manche Kompasse haben eine Lupe, die man ebenfalls verwenden kann. ▪ Auch Brillengläser eignen sich als Brennglas.	▪ Diese Technik sollte geübt werden, damit sie in einer Notsituation zuverlässig funktioniert.	▪ Je feiner der Draht, desto besser funktioniert die Methode, vor allem bei Niedervoltbatterien (1,5 V). ▪ Die Methode nur kurzzeitig anwenden, sonst ist die Batterie leer.

KALIUMPERMANGANAT

Die Chemikalie Kaliumpermanganat gehört unbedingt in Ihre Survival-Box, weil man damit nicht nur Wasser entkeimen, sondern auch einen Funken erzeugen kann, um Feuer zu machen. Sie brauchen dafür etwas Zucker, z. B. aus Ihrer Survival-Ration, oder ein zerstoßenes Bonbon.

ACHTUNG!
Kaliumpermanganat ist ein starkes Oxidationsmittel, das Flecken verursachen kann. Kommt es mit anderen Chemikalien in Kontakt, kann ein explosives Gemisch entstehen.

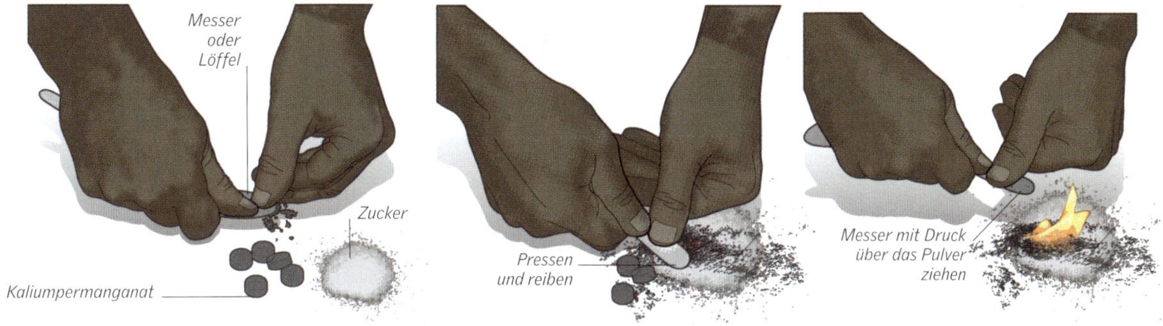

1 Etwas Kaliumpermanganat auf einer harten Unterlage (z. B. einem Brett oder Stein) zerdrücken. Dieselbe Menge Zucker bereithalten.

2 Die Zutaten mischen und mit dem Löffel oder der Messerklinge reiben, um sie zu Pulver zu zerdrücken.

3 Weiter mit Druck reiben, bis der erste Funke erscheint.

■ Zunder bereithalten, denn die Flamme erlischt schnell.

ANZÜNDMETHODE	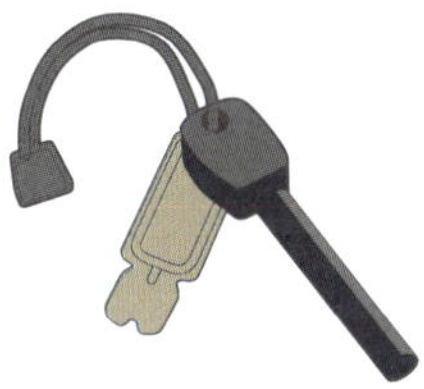 ZÜNDSTAHL	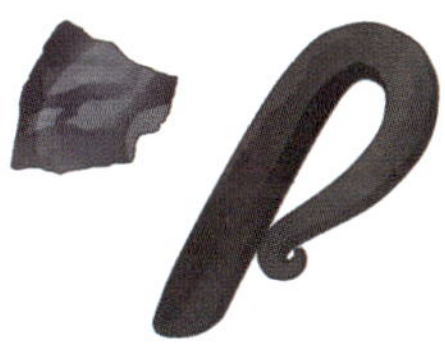 FLINT-STAHL-ZÜNDER	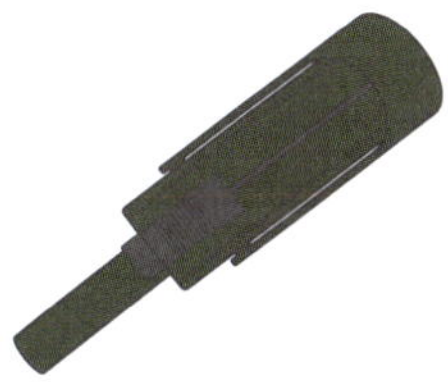 EINHANDZÜNDER	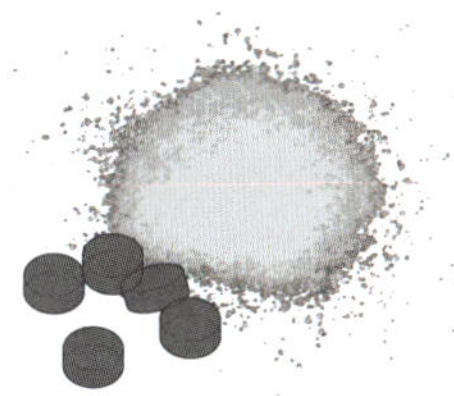 KALIUMPERMANGANAT
ZUBEHÖR	▪ Stab aus Cer-Mischmetall ▪ Zündblech ▪ Trockener Zunder	▪ Flintstein, z. B. Quarz ▪ Schlageisen (Hartstahl funktioniert am besten) ▪ Trockener Zunder	▪ Einhändig bedienbares Gerät mit Zündstab aus Magnesiumlegierung ▪ Trockener Zunder	▪ Kaliumpermanganat ▪ Zucker ▪ Messer oder Löffel ▪ Trockener Zunder
WAS TUN?	▪ Zündblech über den Zunder halten ▪ Zündstahl unter dem Zündblech direkt an den Zunder halten ▪ Zündstahl am Zündblech entlang zurückziehen, um den Funken auf den Zunder zu lenken.	▪ Flintstein über den Zunder halten ▪ Die schärfste Kante des Schlageisens von oben nach unten gegen die Kante des Flintsteins schlagen ▪ Sobald der Zunder die Funken auffängt, entsteht Glut. Diese kann in ein Zunderbündel übertragen werden.	▪ Halten Sie den Stab in den Zunder. ▪ Drücken Sie mit dem Daumen auf den Knopf, dann Griff am Stab nach unten stoßen. ▪ Je fester Sie stoßen, desto mehr Reibung und Funken werden erzeugt.	▪ Mischen Sie Kaliumpermanganat und Zucker zu gleichen Teilen auf einer harten Unterlage. ▪ Die Mischung unter Druck mit einem Löffel oder einer Messerklinge verreiben, bis ein Funke entsteht (s. oben).
KOMMENTAR	▪ Reicht für bis zu 12 000 Zündungen. ▪ Erzeugt bis zu 3000 °C heiße Funken. ▪ Funktioniert auch bei Nässe und in großen Höhen.	▪ Flint-Stahl-Zünder sind im Handel erhältlich. ▪ Aus Stücken von alten, kohlenstoffreichen Feilen kann man sehr gut Schlageisen herstellen. ▪ Flintsteine kann man auch in der Natur finden.	▪ Funktioniert bei jedem Wetter. ▪ Eine Sicherheitsvorrichtung verhindert versehentliches Zünden. ▪ Entwickelt für Kampfpiloten mit Arm- oder Handverletzungen nach Notausstieg.	▪ Man kann auch etwas Kaliumpermanganat mit Frostschutzmittel mischen. Gemisch schnell in Papier einschlagen und auf den Boden legen. Achtung: Abstand halten, Mischung kann sich plötzlich entzünden.

ERFAHRUNGSBERICHT

ÜBERLEBT – IN DER WÜSTE

NÜTZLICHE AUSRÜSTUNG

- Notfunkbake
- Sonnenbrille und Sonnenschutz
- Baumwollschal oder Hut
- Signalspiegel, -raketen, -fackeln
- Karte, Kompass, GPS-Gerät
- Survival-Box, Fahrtenmesser
- Mobil-/Satellitentelefon
- Regenponcho/Biwaksack

AUCH OHNE SURVIVAL-KENNTNISSE überlebten fünf Menschen sechs Tage lang glühende Hitze, Dehydration, Hunger und die ständige Bedrohung durch wilde Tiere, nachdem ihr Flugzeug über der Kalahari in Botswana abgestürzt war.

Am Mittwoch, den 1. März 2000, startete in Gaborone, der Hauptstadt von Botswana, ein Flugzeug mit dem Ziel Maun, einem beliebten Touristenzentrum im Norden des Landes. An Bord war der Geschäftsreisende Carl du Plessis mit drei Kollegen – Mike und Lynette Nikolic und Nebojea Graorac. Unterwegs zwangen Probleme mit den Triebwerken den Piloten zu einer Notlandung. Weil der Funkkontakt abbrach, konnte der Pilot kein Notsignal mehr abgeben. Er und alle vier Passagiere erlitten Verbrennungen, zwei der vier Insassen weitere schwere Verletzungen: Lynette Nikolic verletzte sich an der Wirbelsäule und am linken Arm, und Graorac erlitt eine Lungenverletzung.

»WEIL DER FUNKKONTAKT ABBRACH, KONNTE DER PILOT KEIN NOTSIGNAL MEHR ABGEBEN.«

Am folgenden Morgen beschlossen Du Plessis und der Pilot Costa Marcandonatos, loszugehen, um in Maun, das ihren Schätzungen zufolge etwa vier Tagesmärsche entfernt lag, Hilfe zu holen. Schon das war falsch, denn Maun lag etwa 300 km westlich der Absturzstelle und andere Siedlungen im Osten waren viel näher. Die Männer versuchten sich an der Sonne zu orientieren, kamen aber ohne Machete kaum durch das dichte Buschwerk. Notgedrungen folgten sie Elefantenpfaden, um Wasser zu finden. Einmal stießen sie sogar direkt auf Elefanten und nachts hörten sie die Löwen brüllen. Bis zum Samstag hatten sie 90 km zurückgelegt – durch ihren Zick-Zack-Kurs waren sie allerdings nur 30 km von der Absturzstelle entfernt.

Am folgenden Tag stießen sie durch Zufall auf eine bewohnte Jagdhütte. Ihre ersten Versuche, über Funk Hilfe zu holen, schlugen fehl, doch am Montag, den 6. März, sechs Tage nach dem Absturz, erreichte schließlich ein Hubschrauber die Absturzstelle und brachte die Verletzten ins Krankenhaus.

WAS TUN?

SIND SIE IN GEFAHR?

NEIN ← → JA

NEIN: In einer Gruppe helfen Sie anderen, die in Gefahr sind.

JA: Schützen Sie sich vor:
Sonne/Hitze – Sofort einen Unterschlupf suchen oder improvisieren.
Tieren – Konfrontationen und Gefahrenzonen meiden.
Verletzungen – Zustand stabilisieren und Erste Hilfe leisten.

SCHÄTZEN SIE IHRE LAGE EIN
Siehe S. 234–235

WERDEN SIE VERMISST ODER WEISS JEMAND, WO SIE SIND?

NEIN ← → JA

NEIN: Wenn niemand Sie vermisst oder Ihren Aufenthaltsort kennt, müssen Sie andere mit allen Mitteln auf sich aufmerksam machen.

JA: Wenn Sie vermisst werden, wird sehr wahrscheinlich ein Rettungsteam aufbrechen und Sie suchen.

HABEN SIE EIN KOMMUNIKATIONSMITTEL BEI SICH?

NEIN ← → JA

NEIN: Sie müssen eine unbestimmte Zeit überleben – bis Sie gefunden werden oder Hilfe finden.

JA: Wenn Sie ein Mobil- oder Satellitentelefon haben, nutzen Sie es. Wenn Sie glauben, dass Ihre Lage eine Notrettung rechtfertigt und Sie über eine Notfunkbake verfügen, nutzen Sie diese Option.

KÖNNEN SIE DORT, WO SIE SIND, ÜBERLEBEN?*

NEIN ← → JA

NEIN: Wenn Sie dort, wo Sie sind, nicht überleben können und körperlich in der Lage sind, weiterzugehen, müssen Sie einen Ort mit besseren Überlebens- und/oder Rettungschancen aufsuchen.

JA: Folgen Sie den Survival-Prinzipien: Schutz, Ortung, Wasser, Nahrung.

STANDORT VERLASSEN **

UNBEDINGT

- Überlegen Sie, wo Ihre Perspektiven besser sind.
- Wenn Sie Ihr Fahrzeug verlassen, hinterlassen Sie Zeichen oder eine Nachricht, wo Sie hingehen.
- Setzen Sie Ortungshilfen ein, sobald Sie ein Lager aufschlagen.
- Schützen Sie sich vor Sonne und Wind.
- Suchen/bauen Sie einen Unterschlupf, wenn Sie Halt machen, und nutzen Sie jede Gelegenheit, Brennstoff zu sammeln – in der Wüste wird es nachts kalt.
- Halten Sie immer Ausschau nach Hinweisen auf Wasser oder Zivilisation (z. B. grüne Vegetation, deutliche Tier- oder Menschenpfade).

NIEMALS

- Sich auf den heißen Boden setzen.
- In den heißesten Stunden unterwegs sein.
- Risiken eingehen – ein verstauchter Knöchel beim Rennen von einer Sanddüne kann das Aus bedeuten.
- Schneller gehen als die langsamste Person in der Gruppe.
- Lagern in Wadis (Gefahr plötzlicher Fluten).

AM STANDORT BLEIBEN **

NIEMALS

- Das Fahrzeug zurücklassen, wenn es nicht unbedingt notwendig ist – ein Fahrzeug ist leichter zu orten und wird als Erstes gesucht.
- Energieverschwendung. Seien Sie faul, es sei denn, etwas *muss* getan werden.
- Das Feuer vernachlässigen – nutzen Sie alles Brennbare (Holz, Autoreifen), um Hitze und Rauch zu erzeugen.

UNBEDINGT

- Suchen Sie den Schatten oder bauen Sie sich einen Sonnenschutz. Arbeiten Sie in den kühleren Stunden. Schon ein 15 cm tiefer Graben sorgt für einen kühleren Schlafplatz.
- Trinken Sie genug. Bei Temperaturen über 38 °C brauchen Sie rund 1 Liter pro Stunde (bei kühleren Temperaturen halb so viel).
- Nutzen Sie jede Möglichkeit, Ihren Wasservorrat zu ergänzen.
- Stellen Sie nachts Gefäße zum Auffangen von Tau auf.
- Halten Sie alle Ortungshilfen einsatzbereit. Achten Sie auf alle Anzeichen möglicher Rettung.

* Wenn Sie dort, wo Sie sind, nicht überleben können, aber aus irgendwelchen Gründen nicht weiterkönnen, müssen Sie alles tun, um Rettung herbeizuholen.
** Wenn Ihre Lage sich ändert und Sie doch bleiben bzw. doch weiterziehen, gelten die alternativen »Unbedingt«- und »Niemals«-Regeln.

FEUER DURCH REIBUNG

DIESE METHODE funktioniert mit einfachsten Mitteln, erfordert aber Wissen, Können, Übung, das richtige Holz, Zeit und Mühe. Beherrscht man sie, verfügt man über die vielleicht lohnendste aller Survival-Fertigkeiten. Das erste Feuer, das Sie mit selbst hergestellter Kohle zum Brennen gebracht haben, werden Sie wohl nie vergessen. In einer Notlage sollte man ein Feuer natürlich immer auf die einfachste und schnellste Weise entzünden.

DAS BRAUCHEN SIE
- Seil oder Schnur (Fallschirmleine, Angelschnur, Schnürsenkel)
- Holz
- Messer
- Ahle (optional)

DAS MÜSSEN SIE KÖNNEN
Es gibt viele Methoden, Feuer durch Reibung zu erzeugen, z.B. mit einem Feuerbohrer, einer Bambusfeuersäge oder einem Feuerbogen. Jede hat ihre Vorzüge, je nachdem, welches Material zur Verfügung steht und wie es um Ihre praktischen Fähigkeiten bestellt ist. Sie müssen aber immer folgende Arbeitsschritte beherrschen:
- Sie müssen die richtigen Holzarten finden und erkennen.
- Sie müssen die benötigten Teile anfertigen.
- Sie müssen wissen, wie man damit Kohle produziert und
- aus der glühenden Kohle ein Feuer entfacht.

EINEN FEUERBOGEN BAUEN

Der Feuerbogen ist eine der effektivsten Reibungsfeuer-Methoden. Wichtig ist das richtige Holz, insbesondere für Bohrer und Feuerbrett (s. Holzprobe, S.131).

1 Für den Bogen brauchen Sie einen Zweig, der so lang ist wie Ihr Arm.
- Schnitzen Sie eine Kerbe in jedes Ende.
- Befestigen Sie die Schnur mit einem Arborknoten an der einen und mit halben Schlägen (s.S.142–145) an der anderen Kerbe – so straff, dass Sie sie gerade einmal um den Finger wickeln können.

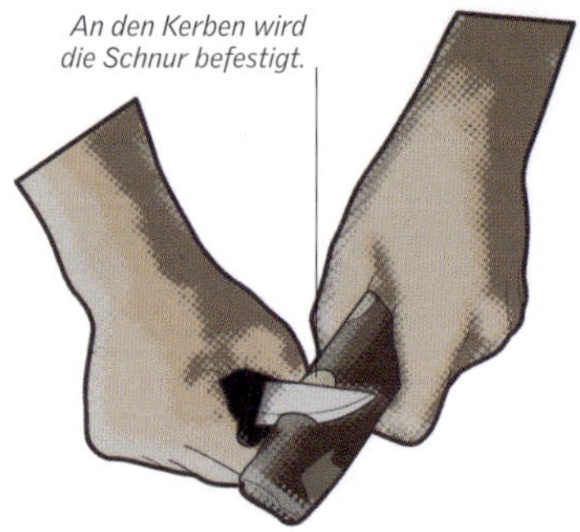

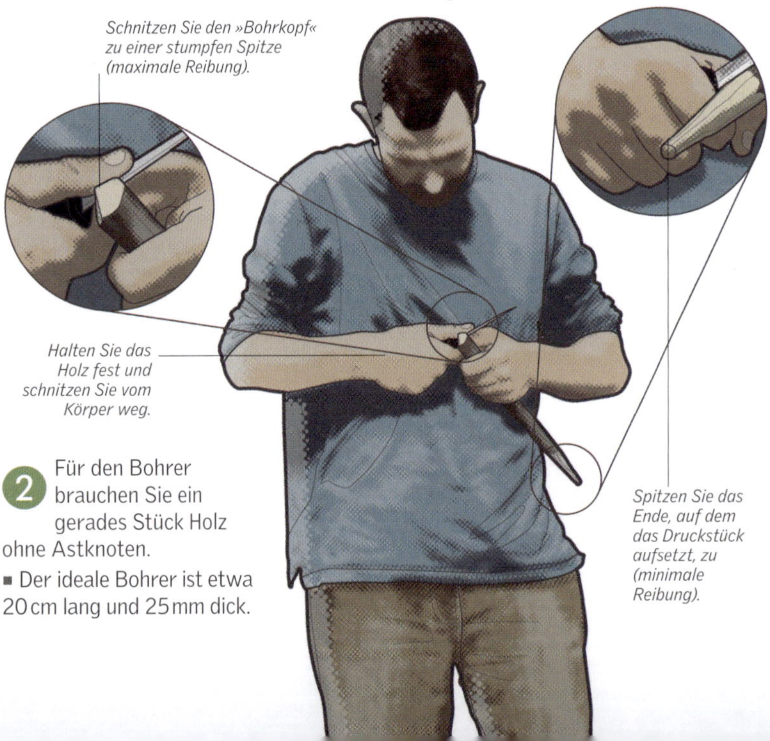

2 Für den Bohrer brauchen Sie ein gerades Stück Holz ohne Astknoten.
- Der ideale Bohrer ist etwa 20cm lang und 25mm dick.

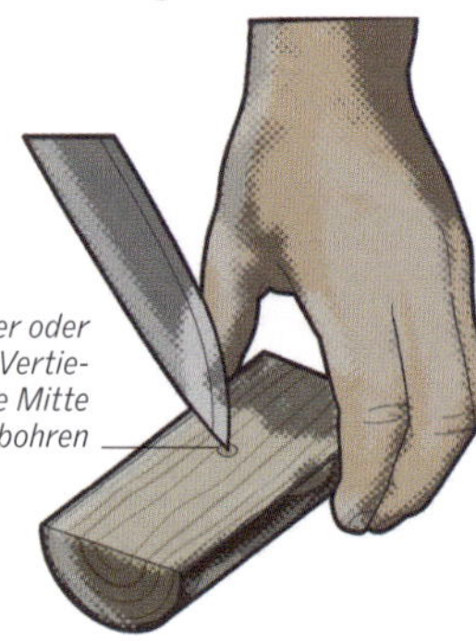

3 Für das Druckstück brauchen Sie ein Stück Hartholz von etwa 7,5–10cm Durchmesser.
- Ein 12–15cm langes Stück längs halbieren und eine Vertiefung in die Mitte bohren.
- Das obere Ende des Bohrers wird beim Bohren in diese Vertiefung gesetzt (s.S.132).

HOLZPROBE

Stehendes Totholz ist ideal für Bohrer und Feuerbrett, weil es trocken ist. Weiches Totholz lässt sich leichter verarbeiten als hartes. Ist die Holzart unbekannt, hilft folgende Probe.

DIE NAGELPROBE

Schneiden Sie die Rinde eines Asts ein, um etwas Holz freizulegen. Lässt sich das Holz mit dem Daumennagel einkerben, ist es Weichholz, wenn nicht, ist es Hartholz.

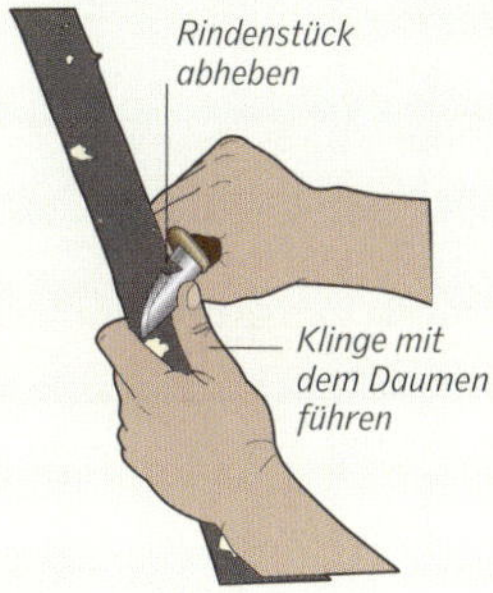

1 Setzen Sie die Klinge flach an. Drücken Sie mit dem Daumen auf den Messerrücken.

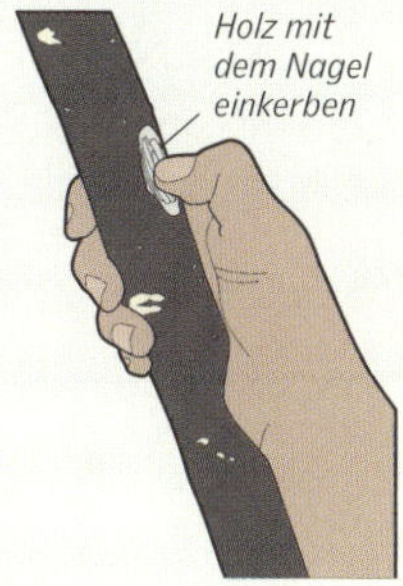

2 Drücken Sie den Daumennagel senkrecht in das freigelegte Holzstück.

KOHLETEST

Jede Holzart ergibt eine bestimmte Art von kohleartigem Abrieb. Manche Hölzer, z.B. Hasel und Linde, sind sehr ergiebig, aber das Feuerbogenset nutzt schnell ab. Machen Sie den Kohletest: Bohren Sie in ein Weichholzbrett, bis es raucht, und fahren Sie noch 5 Sekunden damit fort. Prüfen Sie den schwarzen Abrieb:

- Feines Pulver eignet sich zum Feuermachen.
- Ist der Abrieb grobflockig oder löst er sich auf, ist das Holz ungeeignet.

4 Für das Feuerbrett brauchen Sie ein flaches, etwa 2,5 cm dickes Stück Holz, z.B. ein gespaltener Ast.

- Den Bohrer etwa 10 mm vom Rand des Bretts entfernt aufsetzen.
- Diesen Punkt markieren und eine kleine Vertiefung für den Bohrkopf bohren.

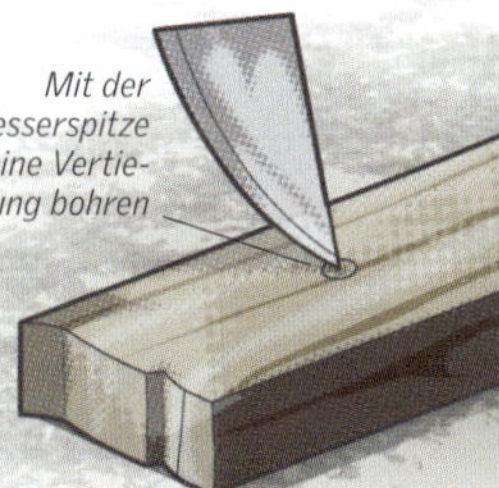

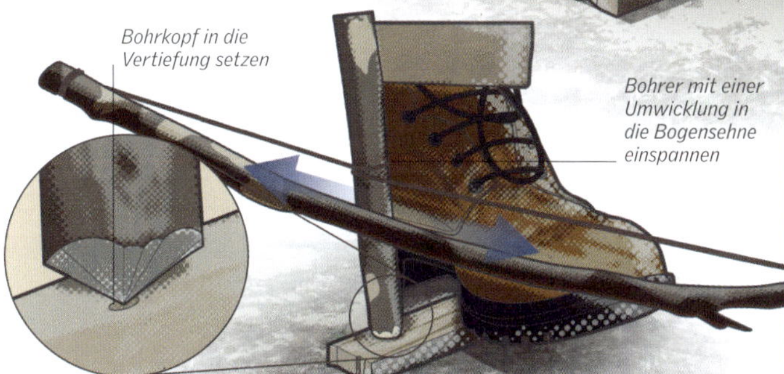

5 Bogen, Bohrer und Druckstück ansetzen (s. S. 132) und den Bogen wie eine Säge vor- und zurückziehen, bis die Vertiefung im Feuerbrett denselben Durchmesser hat wie der Bohrer.

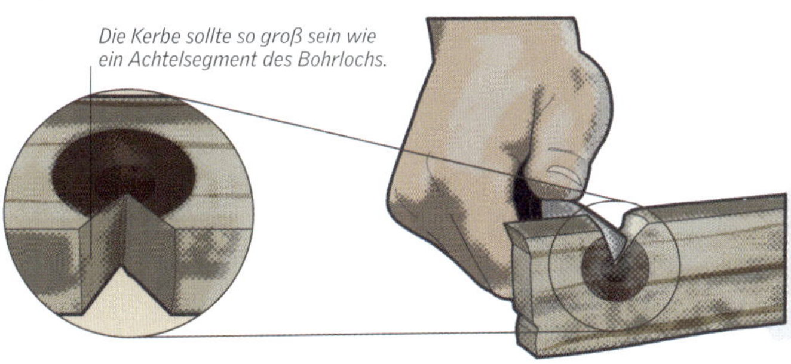

6 Schnitzen Sie eine V-förmige Kerbe seitlich ins Feuerbrett. Dort wird sich der Abrieb sammeln und das Glutnest bilden (s. S. 132).

DAS FEUERBOGENSET

Der Feuerbogen funktioniert am besten, wenn Bohrer und Feuerbrett aus demselben Holz gemacht sind und beide Teile gleich stark abnutzen. Weil das nicht immer möglich ist, sollten Sie mit verschiedenen Hölzern experimentieren.

- Gute Holzarten für Anfänger sind Platane, Haselnuss, Efeu, Linde und Weide.
- Geeignet sind auch Erle, Birke, Zeder, Kiefer, Fichte, Ahorn, Eiche und Pappel.

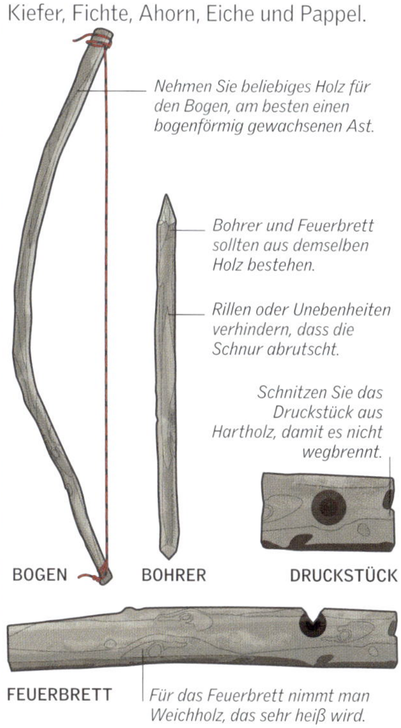

ANWENDUNG DES FEUERBOGENS

Bevor Sie den Feuerbogen betätigen, sollten Sie Zunder, Anzünd- und Brennholz bereitlegen. Am Anfang ist diese Methode sehr anstrengend, beugen Sie unbedingt Überhitzung und Dehydration vor. Mit dem glühenden Abrieb ein Feuer in Gang zu bringen, ist schon eine Kunst für sich. Üben Sie mit Zunder und etwas Holzkohle von Ihrem Lagerfeuer.

DAS BRAUCHEN SIE
- Feuerbogenset (s. S. 130–131)
- Dünne, trockene Rindenstücke als Glutpfanne
- Zundernest, Anzünd- und Brennholz

DIE RICHTIGE POSITION

Legen Sie die Glutpfanne unter die Kerbe des Feuerbretts. Im Knien einen Fuß auf das Brett stellen und die Sehne einmal um den Bohrer schlingen (Schlinge zeigt nach außen). Den Bohrer in die Vertiefung, das Druckstück auf den Bohrer setzen (ein Blatt erhöht die Gleitfähigkeit). Zur Stabilisierung den Unterarm gegen das Schienbein pressen und Gewicht auf das Druckstück bringen.

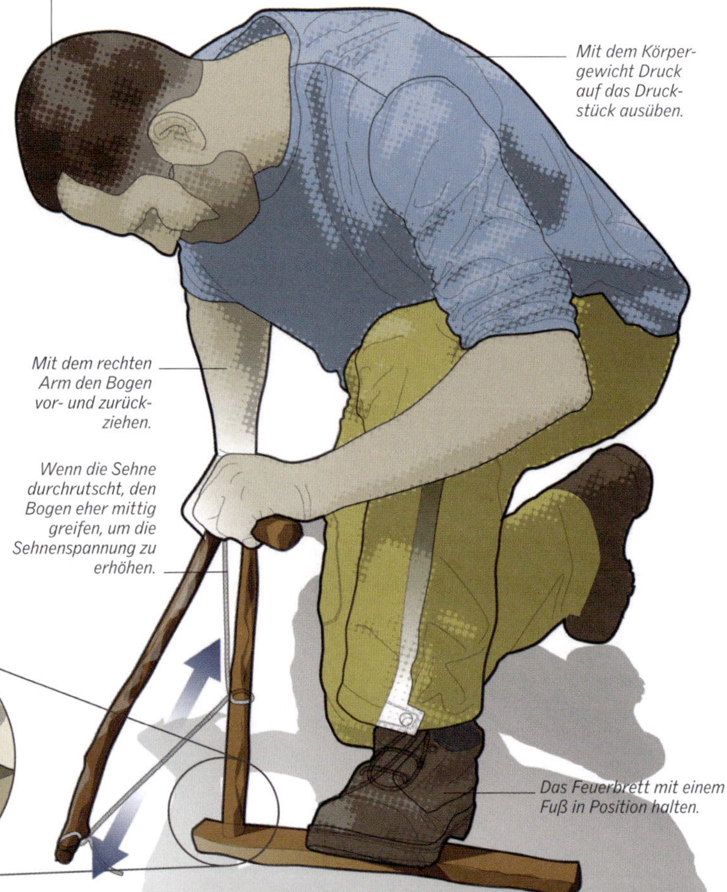

1 Halten Sie den Bogen parallel zum Boden und zu Ihrem Körper.
- Nach vorn lehnen, um den Druck zu erhöhen, nach hinten lehnen, um ihn zu verringern.
- Nun den Bogen in rhythmischen Bewegungen vor- und zurückziehen.
- Gleichmäßig atmen. Tempo und Druck erhöhen, bis das Holz zu rauchen beginnt. Den Bogen mit voller Kraft noch zehnmal vor- und zurückziehen, bis sich schwarzer Abrieb in der Glutpfanne sammelt.

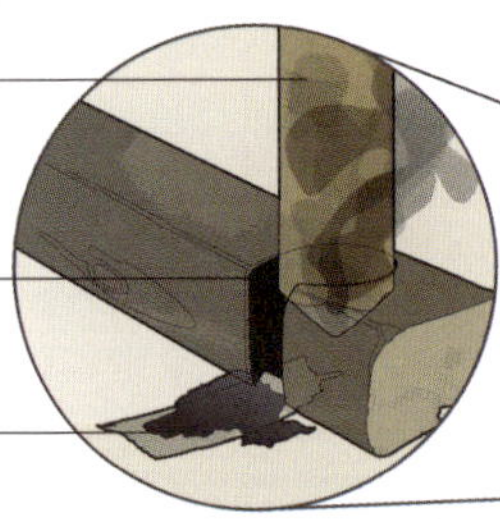

2 Lösen Sie den Bohrer aus dem Feuerbrett und das Feuerbrett von der Glutpfanne.
- Am Feuerbrett klebenden Abrieb vorsichtig mit dem Messer abklopfen.
- Die Glutpfanne vorsichtig anheben, um zu prüfen, ob der schwarze Abrieb glüht.
- Wenn die Kohlepartikel nur rauchen, aber kein Glutfunke sichtbar ist, fächeln Sie mit der Hand Luft in die Kohle, bis sie zu glimmen beginnt.

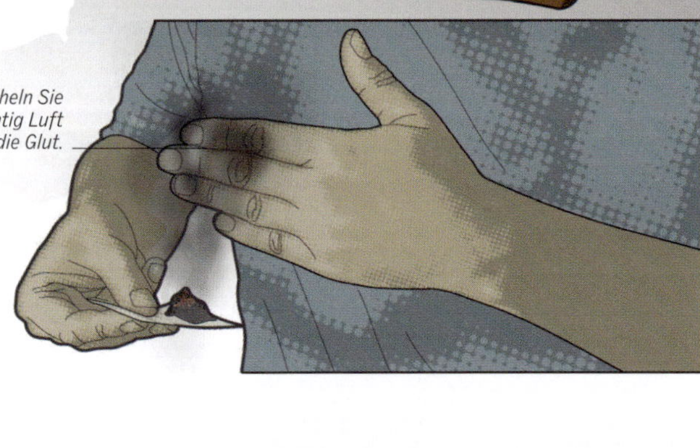

3 Geben Sie den glühenden Abrieb vorsichtig in Ihr Zundernest.

- Die Glut muss Kontakt zum Zunder haben. Schließen Sie das Zundernest um die Glut, ohne die Sauerstoffzufuhr zu behindern.

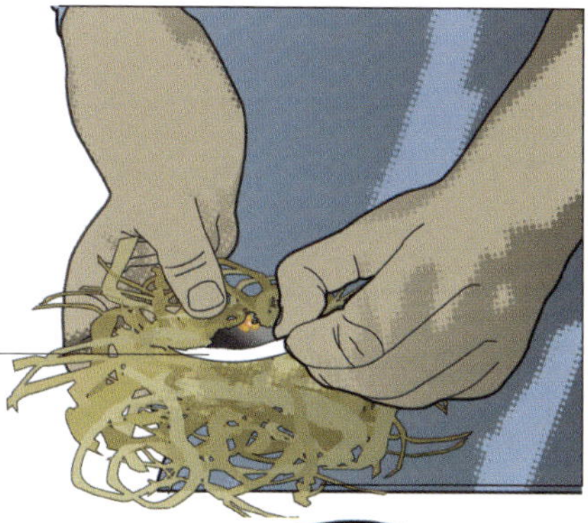
Abrieb aus der Glutpfanne in die Mitte des Zundernests schütten

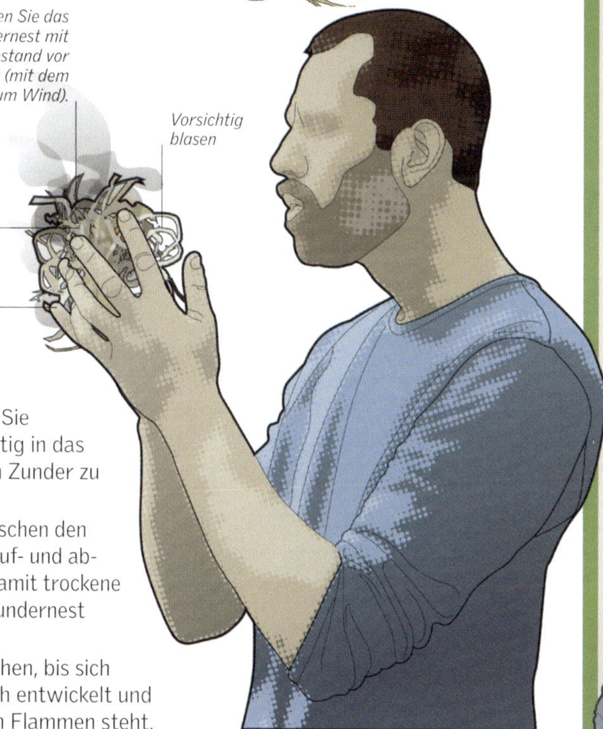

4 Blasen Sie vorsichtig in das Nest, um den Zunder zu entzünden.

- Zunder zwischen den Atemzügen auf- und abschwingen, damit trockene Luft in das Zundernest gelangt.
- Weitermachen, bis sich starker Rauch entwickelt und der Zunder in Flammen steht.

5 Den brennenden Zunder nicht auf den Boden werfen, sondern ruhig auf die Feuerstelle legen. Schichten Sie um den brennenden Zunder herum Brennmaterial auf (s. S. 124–125).

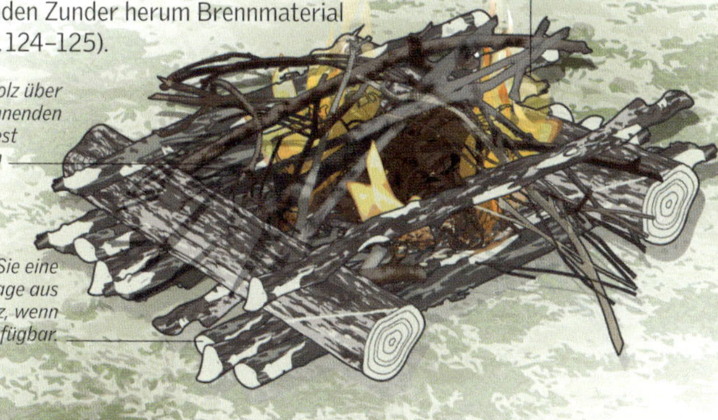

BAMBUS-FEUERSÄGE

Diese Methode arbeitet mit einer Sägetechnik, um den Zunder (mit dem Messer abgeschabte Bambusfasern) anzuzünden.

HERSTELLUNG

Spalten Sie ein etwa 45 cm langes Stück Bambusrohr längs in zwei Hälften.

1 Schärfen Sie die Kante der ersten Hälfte mit dem Messer. Schnitzen Sie außen in die Mitte der zweiten Hälfte eine V-förmige Kerbe.

2 In die Höhlung hinter der Kerbe legen Sie etwas Zunder, den Sie mithilfe eines geknickten Bambusstücks beim Sägen mit den Daumen festklemmen.

- Im Knien die geschärfte Bambushälfte senkrecht zwischen Boden und Bauch klemmen (abpolstern!).
- Das Bambusrohr, das den Zunder enthält, mit der Kerbe auf die scharfe Kante des ersten Rohrs aufsetzen und rhythmisch auf und ab bewegen.

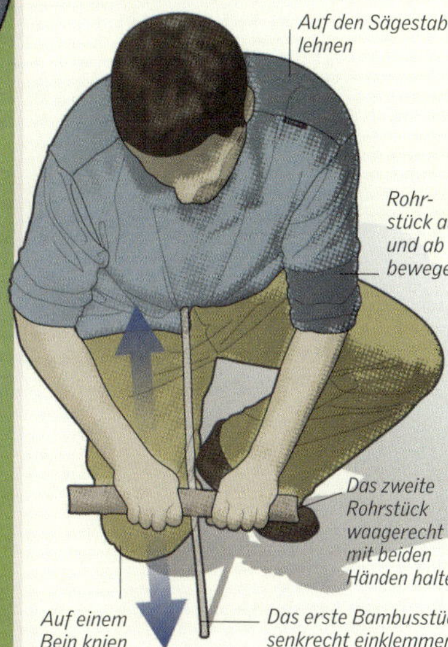
Auf den Sägestab lehnen
Rohrstück auf und ab bewegen
Das zweite Rohrstück waagerecht mit beiden Händen halten
Auf einem Bein knien
Das erste Bambusstück senkrecht einklemmen

3 Wenn die Rauchentwicklung zunimmt, mit etwa 20 weiteren Sägebewegungen Glut produzieren.

HANDWERKLICHE FERTIGKEITEN

Das Erlernen von Fertigkeiten, die man in der Wildnis gebrauchen kann, ist ein Prozess, der niemals abgeschlossen ist. Ich habe über viele Jahre Tausende von Menschen unterrichtet und noch keinen Kurs erlebt, in dem ich mir nicht eine neue Fertigkeit angeeignet hätte, z. B. einen neuen Knoten, eine effizientere Bauweise für einen Unterschlupf oder eine bessere oder sicherere Methode, um ein Problem zu lösen. In unseren militärischen Kursen bringen wir den Teilnehmern bei, wie man eine bestimmte Aufgabe mit primitivster Ausrüstung bewältigt. Auf diese Weise begreifen sie die wichtigsten Elemente der Aufgabe und verstehen zugleich, wie und warum bestimmte Techniken funktionieren – oder eben nicht. Sie haben die Chance, ihr Improvisationstalent unter Beweis zu stellen und Grundtechniken abzuwandeln, um das bestmögliche Ergebnis zu erreichen. Wer beispielsweise den richtigen Umgang mit einem Messer erlernt hat, sorgt nicht nur für mehr Sicherheit bei einer Expedition, sondern verbraucht bei vielen Aufgaben auch nur ein Mini-

In diesem Abschnitt ERFAHREN SIE ...

- warum man immer ein **Seilbündel** dabeihaben sollte.
- wie man **Brennnesseln** entblättert, ohne sich zu **verbrennen**.
- wann man **drehen** und wann man **rollen** muss.
- was eine **laufende** von einer **stehenden Part** unterscheidet.
- warum **Schotstek** oder **sibirische Knoten** nützlich sind.
- den Unterschied zwischen **Parang** und **Kukri**.
- wie man mit einem **Schlagholz** einen **Baum** fällt.

mum an wertvoller Energie, und wer einige einfache Knoten zu knüpfen vermag, die in vielen Notsituationen nützlich sind, kann die verfügbaren Schnüre und Seile viel effektiver nutzen.
Wenn Sie mit mehr und besserer Ausrüstung in eine Notlage geraten, wird das Überleben natürlich viel einfacher. Dennoch kann die Fähigkeit zu improvisieren, wenn Sie etwas dringend Benötigtes nicht dabeihaben, darüber entscheiden, ob Sie entschlossen versuchen zu überleben oder verzweifelt aufgeben.

Gibt man jemandem ohne Knotenkenntnisse ein Stück Seil oder Schnur und lässt ihn eine bestimmte Aufgabe lösen, wird er zwangsläufig das ganze Seil brauchen. Bringt man ihm zwei simple Knoten bei und stellt ihn vor dieselbe Aufgabe, braucht er nur noch das unbedingt nötige Stück Schnur.

Die besten Knoten, Bünde oder Schläge anwenden zu können, bedeutet, dass man Seile effizienter nutzt und so dafür sorgt, dass der Vorrat länger reicht. In einer Survival-Situation, in der man jeden Tag unterwegs ist, muss man mit einem Stück Seil einige Zeit auskommen.

- Verwenden Sie Knoten, die sich schnell und leicht wieder aufknüpfen lassen (der Versuch, einen Knoten nachts und mit kalten, nassen Fingern zu lösen, wenn man ohnehin schon müde und vielleicht verzweifelt ist, endet in aller Regel mit Frustration und einem zerschnittenen Seil).
- Bevor Sie zu einer Tour aufbrechen, sollten Sie einige wichtige Knoten wie den sibirischen Knoten und den Rollstek lernen, mit denen Sie einen Regenponcho in einen einfachen Unterschlupf verwandeln können.
- Üben Sie diese Knoten, bis Sie sie mit geschlossenen Augen knüpfen und lösen können.
- Für kalte Regionen üben Sie mit Handschuhen.

» Wenn Sie **etwas benötigen**, was Sie nicht haben, kann Ihr **Improvisationstalent** darüber entscheiden, ob Sie **überleben** oder verzweifelt aufgeben. «

KUNSTFASERSEILE

SEILE UND SCHNÜRE sind ein wichtiger und vielseitiger Bestandteil der Survival-Ausrüstung. Sie brauchen kaum Platz und sind äußerst nützlich: Man kann damit einen Unterschlupf bauen, Ausrüstung und Kleidung reparieren, Fallen, Netze oder einen Feuerbogen herstellen.

SEILE EINPACKEN

Überlegen Sie, wie viel Seil Sie benötigen werden. Seil gehört immer sowohl in Ihren Rucksack als auch an Ihren Körper – für den Fall, dass Sie in einer Notsituation kein Gepäck mehr haben. Achten Sie darauf, dass das Öhr der Nadel in Ihrer Survival-Box groß genug ist für die Kernfasern Ihrer Seile.

FALLSCHIRMLEINE

Fallschirmleine (auch »Paracord« genannt) wurde ursprünglich für die Fangleinen von Fallschirmen entwickelt und später von fast allen Streitkräften als Standardnutzseil übernommen. Paracord ist ein leichtes Nylonseil aus 32 Litzen, die wiederum aus dünnen, ebenfalls vielseitig nutzbaren Einzelfasern bestehen. Fallschirmleine ist fast immer eine gute Wahl, weil sie stark und überall erhältlich ist und sich klein verpacken lässt.

SURVIVAL-TIPP

Grün ist die ideale Farbe für militärisch genutzte Fallschirmseile, weil grüne Seile nicht auffallen. In einer Survival-Situation ist Rot natürlich besser. Sie finden es leicht wieder, wenn Sie es fallen lassen, und werden selbst leichter gefunden. Besser als ein einziges, sehr langes Stück Seil (z. B. 30 m) sind mehrere kürzere Seile von rund 10 m Länge. Wickeln Sie jedes Seil zu einem Bündel (s. unten und S. 137).

ZEHN SEILBÜNDEL

Ein gut gewickeltes Seilbündel passt in die Handfläche. Weil es so wenig Platz braucht, kann man ohne Weiteres bis zu zehn solcher Bündel einpacken.

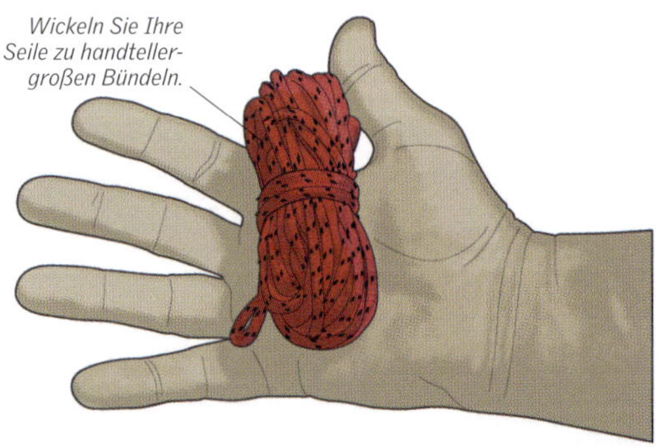

SEILE BENUTZEN

Es ist wichtig, dass Sie Ihren begrenzten Seilvorrat so sparsam wie möglich nutzen.

- Nehmen Sie immer nur so viel Seil wie unbedingt nötig.
- Benutzen Sie einfache Knoten, die sich ohne Zerschneiden des Seils wieder lösen lassen, um das Seil wieder zu verwenden.

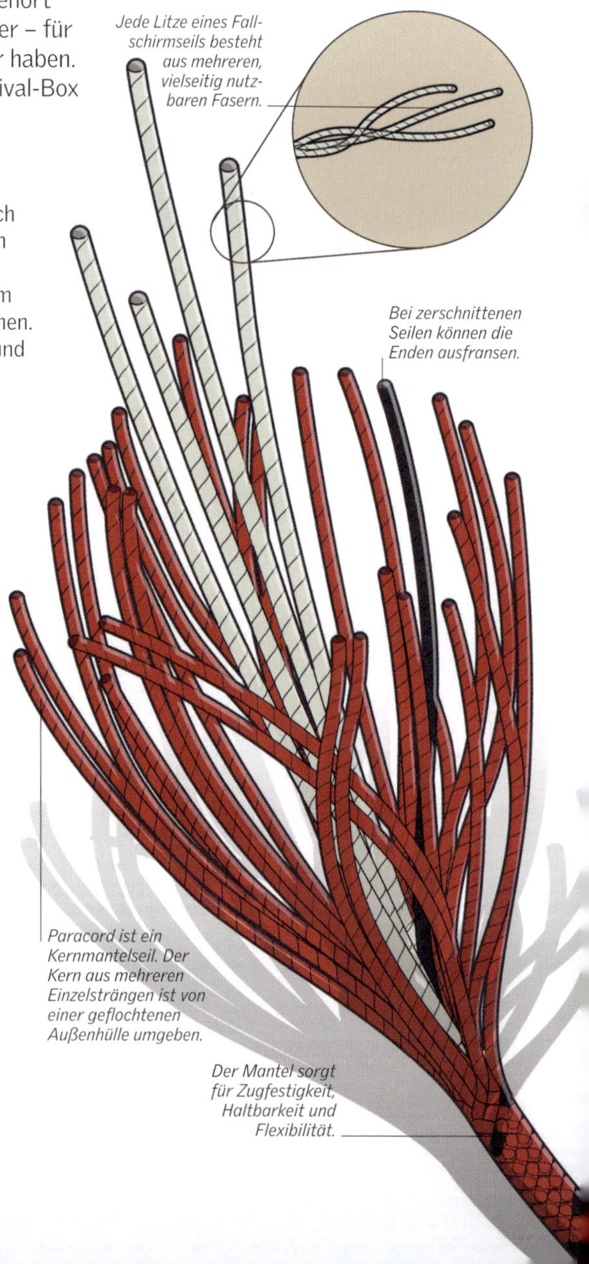

ACHTERBÜNDEL WICKELN

Seile bewahrt man am besten in Bündeln auf – dann kann man bei Bedarf schnell ein Stück abwickeln. Das Wickeln solcher Bündel geht einem schnell in Fleisch und Blut über, weil man es immer wieder braucht.

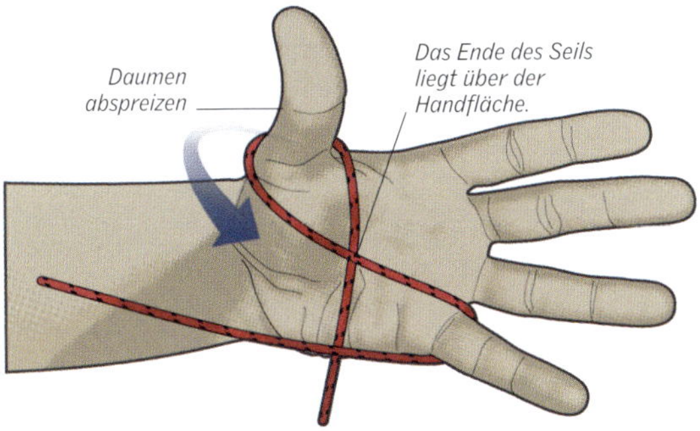

1 Spreizen Sie die Finger Ihrer rechten oder linken Hand. ▪ Das Ende des Seils über die Handfläche legen und das Seil in Achterschlaufen um Daumen und kleinen Finger wickeln.

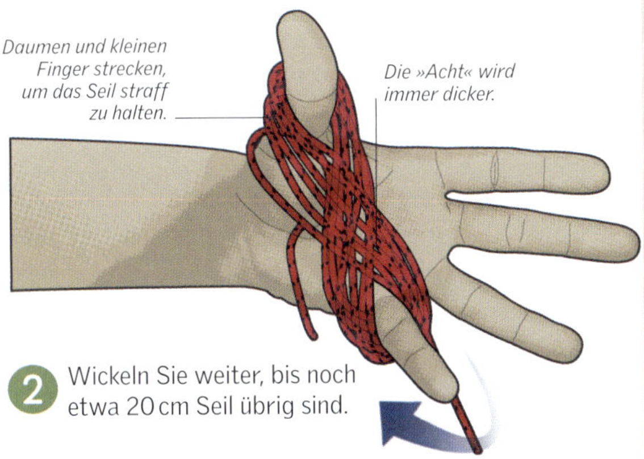

2 Wickeln Sie weiter, bis noch etwa 20 cm Seil übrig sind.

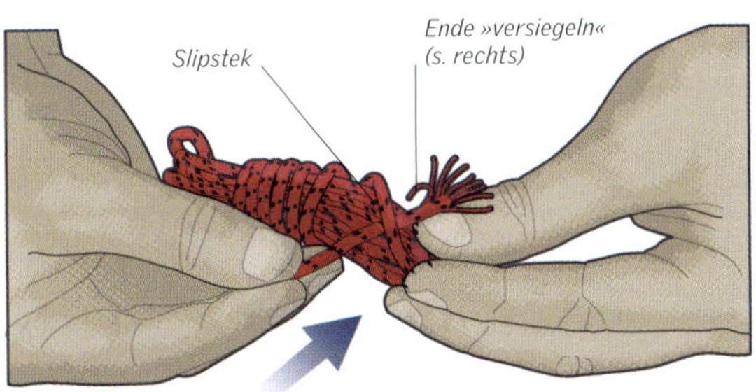

3 Ziehen Sie das fertig aufgewickelte Seil von Ihren Fingern.

▪ Das Seilende mit einem Slipstek (s. S. 145) sichern.

BEHELFSSEILE

Wenn Sie in eine Notlage geraten und kein oder zu wenig Fallschirmseil haben, müssen Sie möglicherweise improvisieren. Bevor Sie nun damit beginnen, Seile aus Naturfasern herzustellen (s. S. 138–141), sollten Sie prüfen, ob sich nicht vielleicht eine schnellere und einfachere Lösung findet.

SCHNÜRSENKEL

Gewöhnliche Schnürsenkel von Schuhen und Stiefeln sind oft stark genug, um als Schnur- oder Seilersatz zu dienen. Trotzdem ersetzen die Soldaten vieler Einheiten, die nur wenig Gepäck tragen oder verstauen können, ihre Schnürsenkel durch dünnes Fallschirmseil. Sie nehmen doppelt so viel wie nötig und wickeln die Enden um die Stiefelschäfte. So haben sie immer einen griffbereiten Seilvorrat. Das können Sie natürlich ebenfalls tun, vorausgesetzt, Sie nehmen nicht das ganze benötigte Seil als Schnürsenkel – schließlich sollten Sie noch bequem laufen können.

GÜRTEL, KLEIDUNG, HÜTE

Sie können jeden Gürtel, egal aus welchem Material (Leder, Stoff usw.), in Streifen schneiden und diese als Seile nutzen. Das funktioniert auch mit Kleidung. Um nicht das ganze T-Shirt zu zerschneiden, schneiden Sie einfach am unteren Saum beginnend ringsherum einen 2,5 cm breiten Streifen ab. Auch ein Hut eignet sich: Ein 2,5 cm breiter Streifen aus der Krempe eines Dschungelhuts ist über 1 m lang. Noch besser: Wickeln Sie Fallschirmseil um den Kopfteil Ihres Huts und nähen Sie es vorne und hinten fest.

DIE AUSRÜSTUNG PLÜNDERN

Manche Bestandteile der Ausrüstung lassen sich als Seilersatz zweckentfremden, z. B. Abspannleinen von Zelten oder Zugkordeln von Kleidungsstücken oder Schlafsäcken. Zahnseide, vor allem gewachste, ist extrem reißfest und kann für Seilverbindungen und zum Nähen benutzt werden. Wenn Sie mit dem Geländewagen unterwegs sind, können Sie ein Stück Abschleppseil aufdröseln und die Stränge verwenden.

MÜLL RECYCELN

Inzwischen finden sich selbst an den entlegensten Orten Hinterlassenschaften der Zivilisation – von Plastikflaschen bis zu Bindfäden. Im Notfall sollte man alles Brauchbare sammeln und mit den Fundstücken improvisieren.

SEILENDEN VERSIEGELN

Leider fransen die Enden von Kunstfaserseilen leicht aus. Man kann sie nach dem Abschneiden versiegeln, indem man sie nah an eine Flamme hält, bis der Kunststoff schmilzt. Vorsicht, geschmolzenes Nylon kann tropfen!

NATURFASERSEILE

WENN SIE KEINE SEILE DABEIHABEN, können Sie bei Bedarf selbst welche herstellen. Für Seile, die Sie zum Bau eines Unterschlupfs brauchen, sollten Sie Pflanzenwurzeln und -stängel verwenden, für starkes Tauwerk und als Nähgarn eignen sich die Sehnen größerer Tiere.

ACHTUNG!
Beim Sammeln und Verarbeiten von Pflanzen ist Vorsicht angebracht, vor allem, wenn Sie bestimmte Pflanzen wie z. B. Farne aus dem Boden ziehen. Dabei können messerscharfe Fasern freigelegt werden. Benutzen Sie ein Messer oder tragen Sie Handschuhe. Weil manche Pflanzensäfte die Haut reizen, sollten Sie sich danach die Hände waschen.

NESSELFASERN VORBEREITEN

Ältere Brennnesseln oder Strauchnesseln mit langen Stängeln sind besonders faserreich. Umfassen Sie das untere Stängelende mit behandschuhten oder umwickelten Händen und streifen Sie die Blätter mit der geschlossenen Hand nach oben ab.

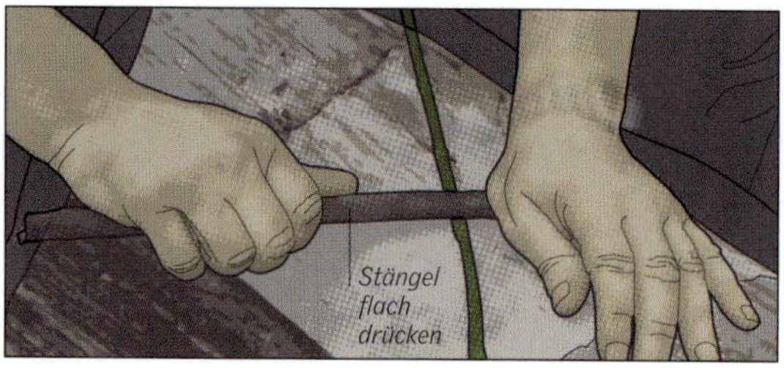

1 Setzen Sie sich rittlings auf einen Stamm. Legen Sie den Stängel vor sich auf das Holz. Rollen Sie einen glatten Stock mit starkem Druck darüber.
- Fahren Sie damit fort, bis der Stängel flach gedrückt ist.

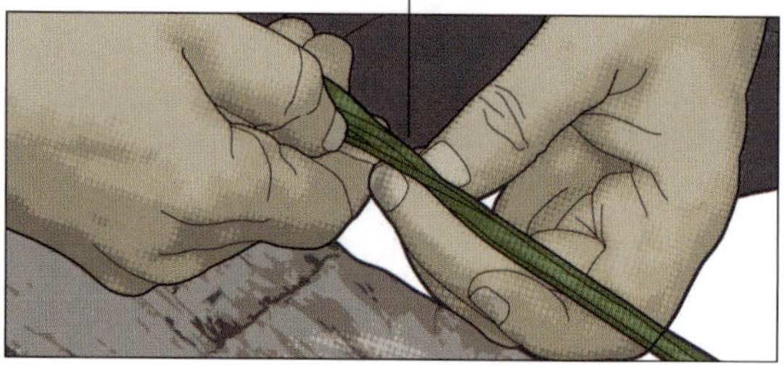

2 Ritzen Sie den Stängel mit dem Daumennagel auf ganzer Länge ein. Dabei kommt das schwammartige Mark zum Vorschein.

GEEIGNETE ROHMATERIALIEN

Einige natürliche Materialien eignen sich zur Herstellung von Naturfaserseilen. Das Spektrum reicht von Baumrinde und -wurzeln über Pflanzenstängel bis zu Tiersehnen. Suchen Sie zunächst in Ihrer unmittelbaren Umgebung nach brauchbarem Material – vielleicht werden Sie sehr schnell fündig.

	RINDE	WURZELN
FAKTEN	■ Bei Bäumen gibt es eine Schicht zwischen Rinde und Kernholz, die sich »Kambium« nennt. Die äußere Schicht dieses Kambiums, der Rindenbast, eignet sich am besten für die Seilherstellung.	■ Viele Baumwurzeln eignen sich zur Herstellung von Seilen und Bünden, doch mit den Wurzeln immergrüner Nadelbäume wie Kiefern, Tannen, Fichten und Zedern funktioniert es am besten.
TIPPS	■ Die Rinde von Weiden und Linden ergibt gutes Seilmaterial. ■ Die Rinde von Kletterpflanzen wie Waldrebe oder Geißblatt eignet sich ebenfalls, wenn sie sich vom Stamm bzw. von der Ranke brechen lässt.	■ Junge, oberflächennahe Wurzeln sind am biegsamsten. Nehmen Sie etwas dickere Wurzeln, denn Sie müssen ja noch die Rinde entfernen. Schneiden Sie von jedem Baum nur ein paar wenige Wurzeln und beseitigen Sie die Bodenschäden, die Sie dabei anrichten.
BEARBEITEN	■ Schälen Sie die Rinde von einem toten Baum ab und klopfen Sie sie kräftig, um den Rindenbast zu lösen. ■ Ziehen Sie den Rindenbast in langen Streifen ab. Einfach verwenden (Waldrebe, Geißblatt), oder verdrillt zu stärkeren Seilen.	■ Die Wurzel der Länge nach aufschlitzen und die Rinde abschälen. Die nackte Wurzel trocknen, dann halbieren oder vierteln. ■ Die Rinde lässt sich als Zunder und Anzündholz nutzen. Wenn man sie aufs Feuer legt, vertreibt der Rauch Fliegen.

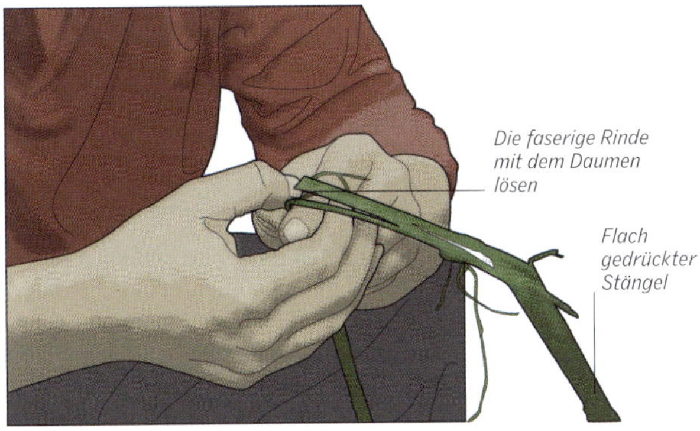
Die faserige Rinde mit dem Daumen lösen
Flach gedrückter Stängel

3 Knicken Sie den Stängel in der Mitte. Dabei löst sich das Mark von der Rinde, sodass sich beides leicht trennen lässt.

SEILE AUS PFLANZEN HERSTELLEN

Zunächst muss es genug von einer infrage kommenden Pflanze geben. Außerdem muss eine Pflanze bestimmte Eigenschaften haben, um sich zur Seilherstellung zu eignen.

- Die Fasern sollten lang genug sein. Wenn Sie sie spleißen müssten, um auf die gewünschte Länge zu kommen, ist das Seil weniger belastbar.
- Wenn Sie stärkere Seile drehen wollen, sollten die Fasern entsprechend rau sein, damit sie zusammenhalten. Glänzende, glatte Fasern lösen sich leicht aus ihrem Verbund.
- Die Fasern sollten reißfest sein. Ziehen Sie daran, um zu prüfen, wie viel Belastung sie aushalten. Sie müssen außerdem biegsam genug sein, um beim Verarbeiten nicht zu brechen.

4 Schälen Sie vorsichtig die basthaltige Rinde vom Mark.

- Die Rinde vorsichtig mit Zeigefinger und Daumen abziehen, dabei mit dem anderen Daumen dagegendrücken.
- Die langen Fasern der Rinde können zu Seilen verarbeitet werden (s. S. 140).

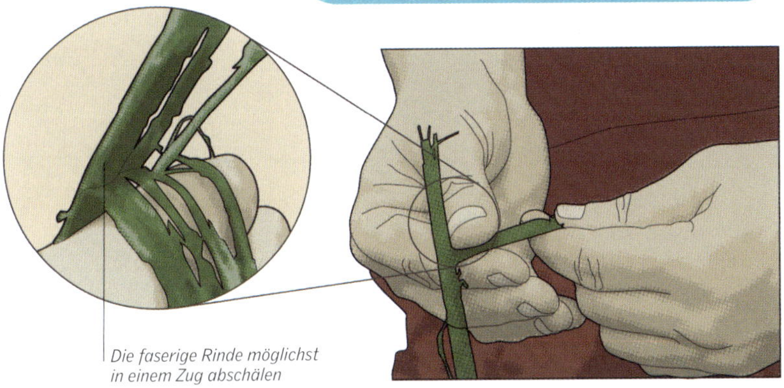
Die faserige Rinde möglichst in einem Zug abschälen

	RUTEN	BLÄTTER	SEHNEN
FAKTEN	■ Die starken, aber biegsamen Zweige von Weide, Birke, Esche und Haselnuss werden »Ruten« genannt und zum Korbflechten, Dachdecken und im Gartenbau genutzt. ■ Ruten sind robust und werden am besten im Frühling oder Sommer geschnitten.	■ Die Blätter vieler Pflanzen, z. B. von Liliengewächsen, Sisalagaven und Hanf, enthalten nützliche Fasern.	■ Tiersehnen lassen sich zu starken Seilen verarbeiten – manche Sehnen halten das Gewicht eines Mannes aus. ■ Sehnen werden benutzt, um Pfeilspitzen mit dem Schaft zu verbinden und Kleidung oder Stiefel aus Leder oder Fell zu nähen.
TIPPS	■ Wählen Sie einen Schössling oder Zweig, der lang und biegsam ist. Je weniger Verzweigungen, desto besser, da man die Seitenzweige entfernen muss.	■ Um herauszufinden, ob eine Pflanze nutzbare Fasern enthält, zerreißen Sie einfach ein Blatt. Wenn es in faserige Schichten aufbricht, ist es geeignet.	■ Sehnen verbinden Knochen und Muskeln. Die längsten Sehnen befinden sich zu beiden Seiten der Wirbelsäule. ■ Kürzere Sehnen können aus den Hinterläufen gewonnen werden.
BEARBEITEN	■ Seitenzweige entfernen. Die Rute an der Basis fassen und – sich von unten nach oben vorarbeitend – biegen und knicken, bis die Fasern brechen. Rute S-förmig biegen und um die Mitte herum »kurbeln«, um die Fasern zu lockern, dann vom Baum schneiden.	■ Die Blätter in Wasser einweichen, damit die Zellen aufquellen und bersten. Bakterien zersetzen das Zellgewebe – zurück bleiben die Fasern. ■ Die Fasern mit frischem Wasser spülen, um Verrotten zu verhindern, und trocknen.	■ Sehne aus dem Fleisch schneiden und aus der Sehnenscheide lösen, dann säubern und trocknen lassen. In Fasern teilen und diese einzeln verwenden oder spleißen oder verdrillen. Getrocknete Sehnen werden mit etwas Wasser oder Speichel geschmeidiger.

NATURFASERSEILE HERSTELLEN

Hat man genug Fasern vorbereitet, trocknet man sie vor der Weiterverarbeitung in der Sonne oder in der Nähe des Feuers. Im Notfall kann man auch ungetrocknete Fasern verarbeiten. Drehen und Rollen sind die beiden Haupttechniken für die Herstellung von Seilen aus Naturfasern. Auch hier gilt: Übung macht den Meister.

DAS BRAUCHEN SIE
Eine ausreichende Menge vorbereiteter Fasern (s. S. 138–139) für ein Seil in der gewünschten Länge.

GEDREHTE SEILE

Beginnen Sie nicht genau in der Mitte einer Faser, damit die Spleißstellen nicht direkt übereinanderliegen, denn alle Spleißstellen sind potenzielle Schwachpunkte in einem Seil. Wenn die fertig gedrehten Schnüre dünn und flexibel genug sind, kann man sie im Anschluss zu stärkeren Seilen zusammenflechten.

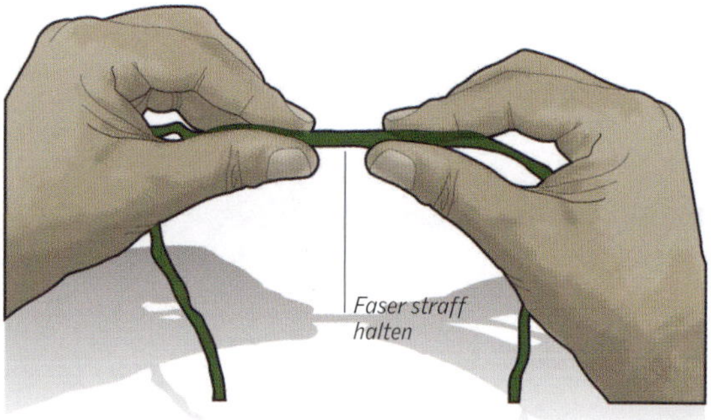

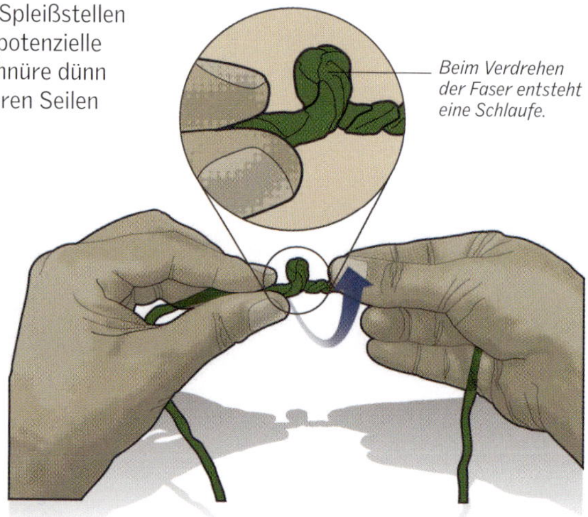

1 Die erste Faser zwischen Daumen und Zeigefingern so fassen, dass an einer Seite zwei, an der anderen ein Drittel der Faser herunterhängen.

- Der Abstand der Finger sollte ca. 3 cm betragen.

2 Drehen Sie die Faser mit rechts so lange, bis sich eine enge Schlaufe bildet.

- Die Faser auf Spannung halten, dabei linken Daumen und Zeigefinger vorwärtsschieben und die Schlaufe umfassen.

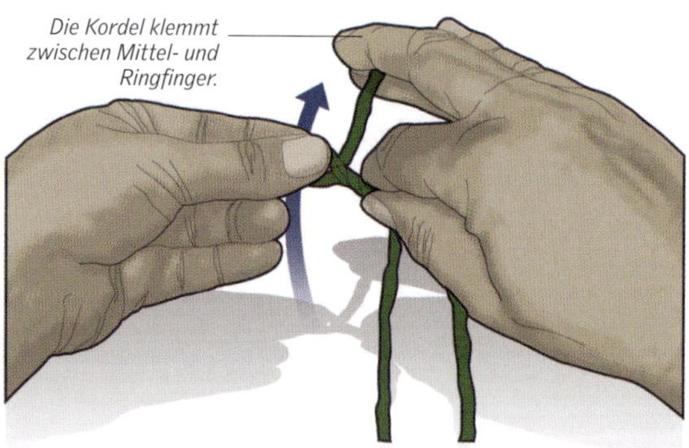

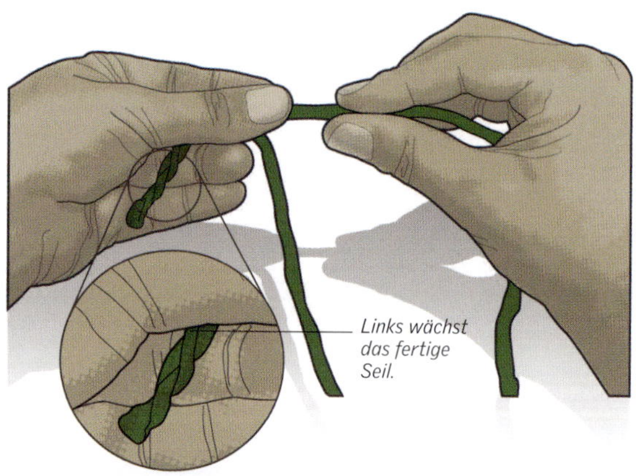

4 Strecken Sie den Mittel- und den Ringfinger der rechten Hand mitsamt dem eingeklemmten Kordelstück von sich weg nach oben.

- Linken Daumen und Zeigefinger vorwärtsschieben und das neu gedrehte Stück festhalten.

5 Wenn das neu gedrehte Stück sicher eingeklemmt ist, können Sie den rechten Daumen und Zeigefinger lösen und das untere Ende fallen lassen.

- Das obere Ende 3 cm vom linken Daumen entfernt zwischen den rechten Daumen und Zeigefinger nehmen.

ALTERNATIVE DREHTECHNIK

Nehmen Sie zwei verschieden lange Fasern, damit Spleißstellen nicht übereinanderliegen. Verknüpfen Sie die Fasern an einem Ende.

- Knoten mit linkem Daumen und Zeigefinger festhalten. Die Fasern etwa 5 cm weiter mit rechter Hand greifen.
- Rollen Sie die Fasern zwischen den Fingern von sich weg (dabei Fasern nicht miteinander verdrehen). Wenn Sie ein Stück gerollt haben, mit rechtem Daumen und Zeigefinger festhalten.
- Linken Daumen und Zeigefinger lösen. Die gerollten Fasern drehen sich selbst zu einer Kordel zusammen.
- Vorgang wiederholen bis zur gewünschten Länge.

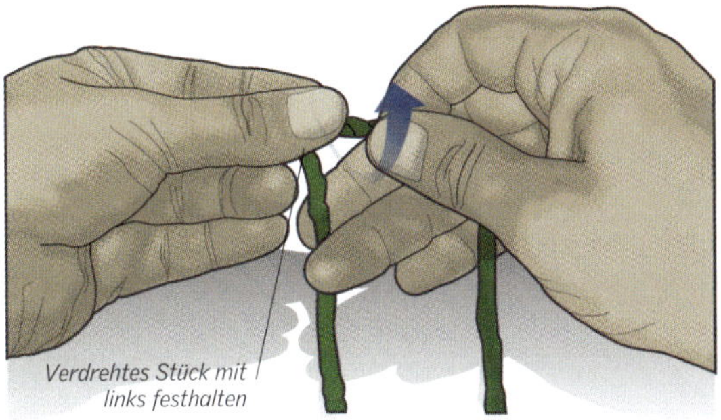

3 Ziehen Sie die rechte Hand entlang der Faser 3 cm zurück und drehen Sie weiter.

- Zugleich mit Mittel- und Ringfinger der rechten Hand das gedrehte Stück Faser unterhalb der linken Hand fassen.

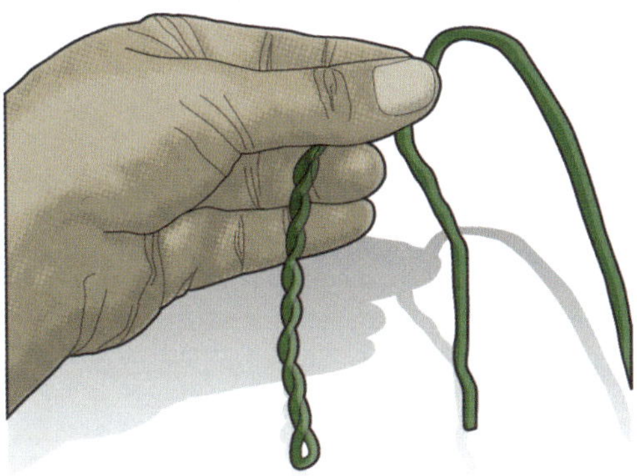

6 Wiederholen Sie die Schritte 3, 4 und 5 so lange, bis die gewünschte Länge erreicht ist.

- Um eine neue Faser einzuspleißen, diese etwa 6 cm überlappend auf die alte Faser legen. Beide Fasern mit dem linkem Daumen und Zeigefinger zusammendrehen, dann wie gewohnt fortfahren.

SEILE ROLLEN

Die folgende Methode führt man am besten im Sitzen durch. Wie bei der alternativen Drehtechnik (s. Kasten links), beginnt man mit zwei Fasern unterschiedlicher Länge, die man an einem Ende verknüpft.

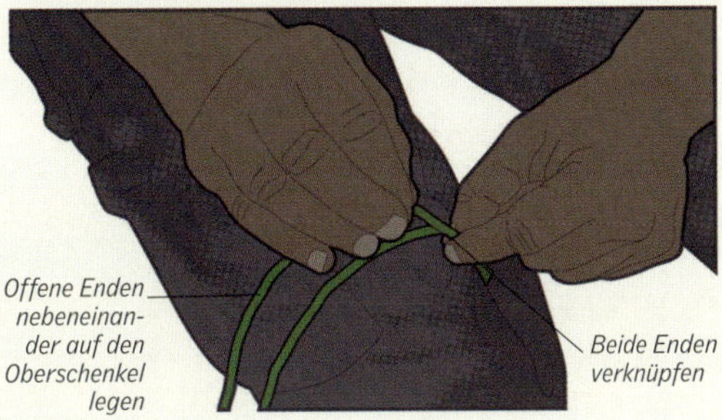

1 Halten Sie die verknüpften Enden zwischen Daumen und Zeigefinger der linken Hand.

- Lose Enden quer über den Oberschenkel legen.

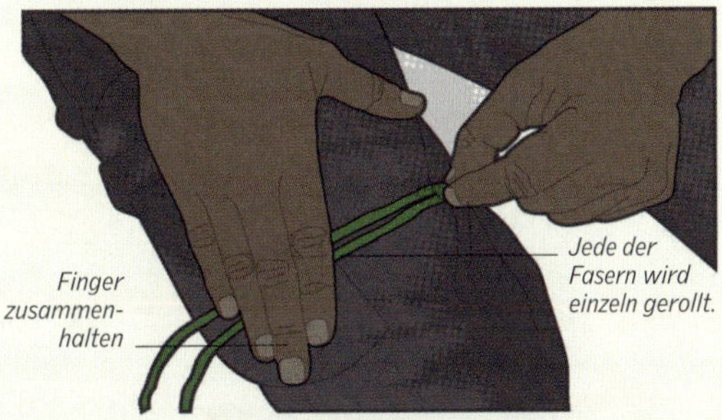

2 Rollen Sie nun mit der Innenfläche oder mit den Fingern der rechten Hand beide Fasern von sich weg Richtung Knie.

- Die gerollten Fasern anschließend mit den Fingerspitzen gegen den Oberschenkel drücken.

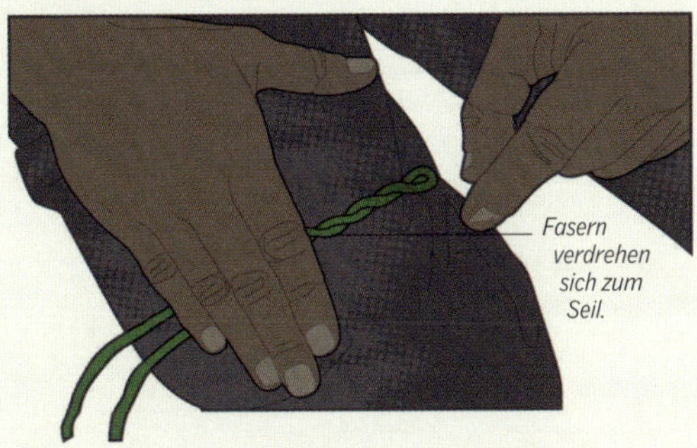

3 Lösen Sie den linken Daumen und Zeigefinger. Die gerollten Fasern verdrehen sich selbst zu einem dünnen Seil.

- Wiederholen und neue Fasern einspleißen.

NÜTZLICHE KNOTEN

ES GIBT HUNDERTE von Knoten, doch die hier beschriebenen einfachen Knoten dürften für die meisten Survival-Zwecke völlig ausreichen. Üben Sie jeden Knoten am besten in dem Zusammenhang, in dem Sie ihn vermutlich brauchen werden – z.B. beim Errichten eines Regenponcho-Unterschlupfs –, und zwar mindestens 20-mal.

DIE ENDEN DER LEINE

Den Teil des Seils oder der Leine, mit dem man den Knoten schlägt, nennt man laufende Part; das andere, eher »passive« Seilende, um das man den Knoten schlägt, stehende Part.

SLIPSTEK

Ein Slipstek – ein einfacher Überhandknoten mit Zugschlaufe – ist ein äußerst praktischer, da sehr vielseitiger Knoten.

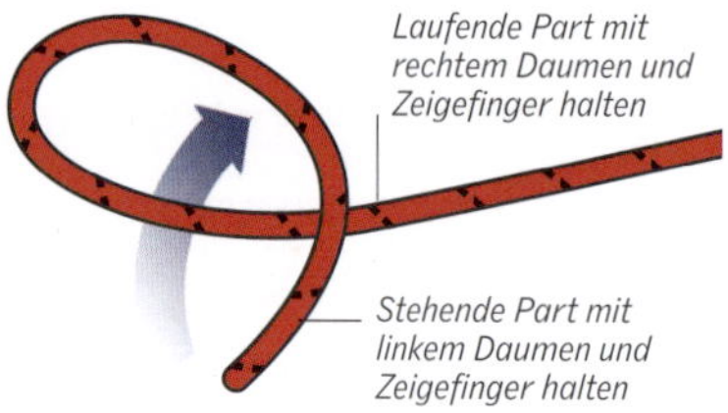

1 Legen Sie die stehende über die laufende Part zu einem Auge.

- Kreuzungspunkt mit dem linken Daumen und Zeigefinger festhalten.

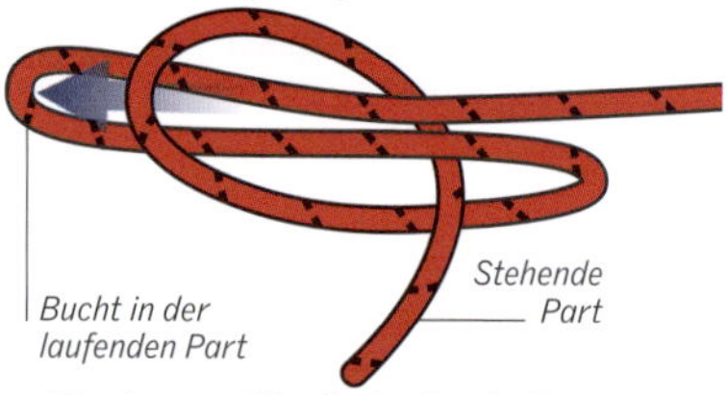

2 Legen Sie die laufende Part zu einer Schlaufe (»Bucht« in der Seemannssprache).

- Ziehen Sie die Bucht mit dem linken Daumen und Zeigefinger durch das Auge.

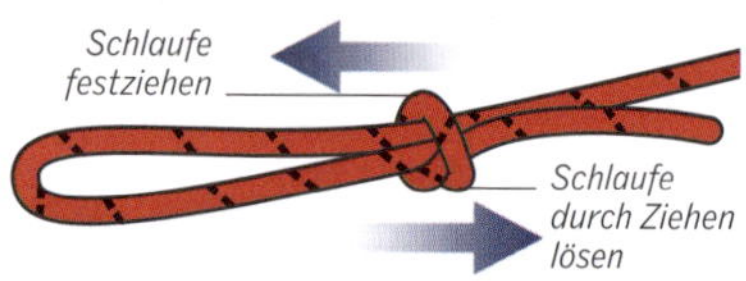

3 Nun beide Enden mit der rechten Hand greifen und nach rechts ziehen.

- Die Schlaufe über das, was Sie festbinden möchten – z.B. einen Knopf am Biwaksack – legen und festziehen.

ARBORKNOTEN

Dieser Vielzweckknoten ist auch für Survival-Zwecke ausgesprochen nützlich. Beim Bau eines Unterschlupfs aus einem Regencape oder einem Tarp (s. Kap. 4) kann man damit z.B. ein Seilende an einem Fixpunkt, etwa einem Baum oder Pflock, befestigen. Man kann ihn auch zum Verbinden zweier Stangen nutzen – z.B. beim Errichten eines Holzunterschlupfs mit First (s.S.164).

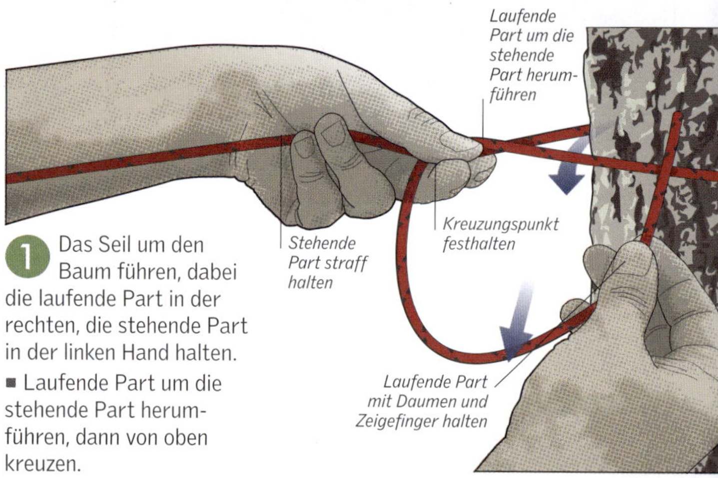

1 Das Seil um den Baum führen, dabei die laufende Part in der rechten, die stehende Part in der linken Hand halten.

- Laufende Part um die stehende Part herumführen, dann von oben kreuzen.

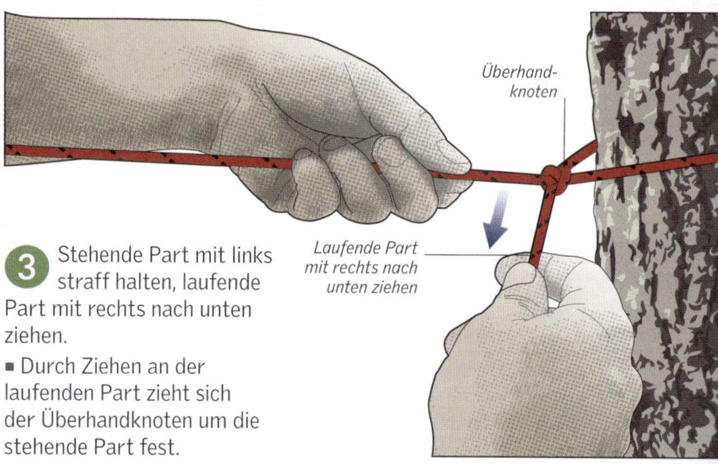

3 Stehende Part mit links straff halten, laufende Part mit rechts nach unten ziehen.

- Durch Ziehen an der laufenden Part zieht sich der Überhandknoten um die stehende Part fest.

ÜBERHANDKNOTEN

Ein Überhandknoten ist der erste Teil des Knotens, mit dem man Schuhe bindet. Schlägt man um diesen Überhandknoten einen zweiten Überhandknoten, erhält man einen Stopper- oder Blutknoten.

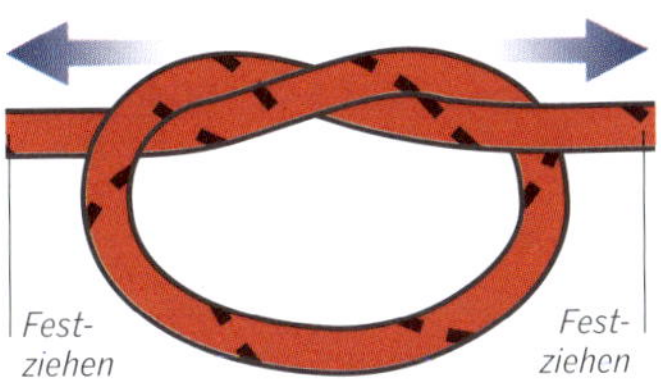

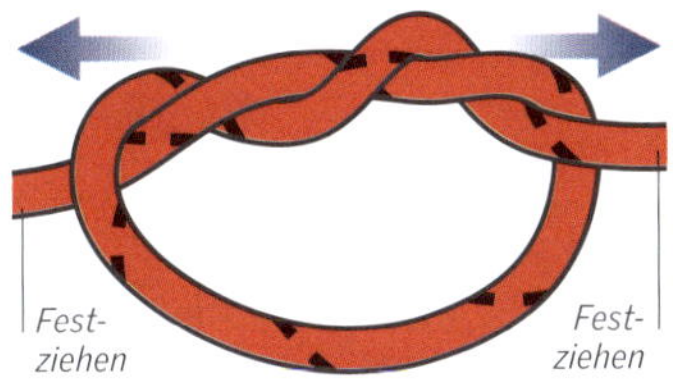

ÜBERHANDKNOTEN

Laufende Part über die stehende führen und zum Auge legen. Auge mit dem rechten Daumen und Zeigefinger festhalten.

- Laufende Part mit links durch das Auge stecken. Beide Enden festziehen.

DOPPELTER ÜBERHANDKNOTEN

Wie links, aber stecken Sie die laufende Part vor dem Festziehen ein zweites Mal durch das Auge.

- Ein doppelter Überhandknoten am Ende eines Seils kann das Durchrutschen des Seils verhindern.

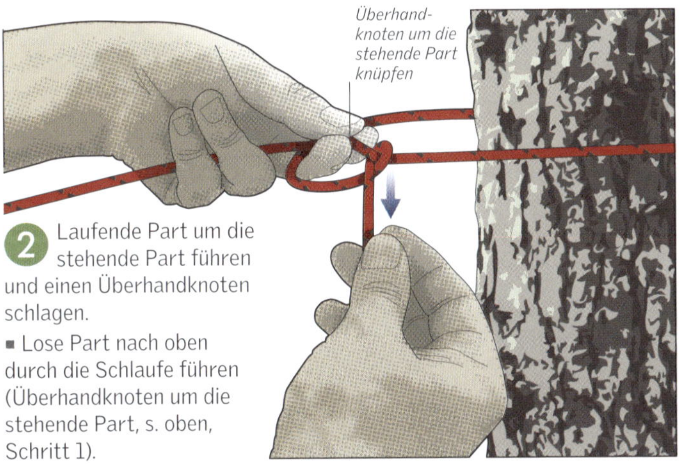

2 Laufende Part um die stehende Part führen und einen Überhandknoten schlagen.

- Lose Part nach oben durch die Schlaufe führen (Überhandknoten um die stehende Part, s. oben, Schritt 1).

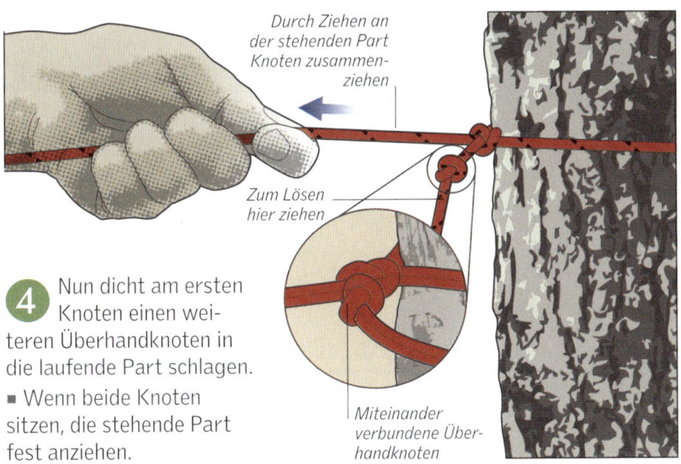

4 Nun dicht am ersten Knoten einen weiteren Überhandknoten in die laufende Part schlagen.

- Wenn beide Knoten sitzen, die stehende Part fest anziehen.

DOPPELTER RUNDTÖRN MIT HALBEM SCHLAG

Dieser Knoten sichert das freie Ende eines Seils an einem Fixpunkt – wichtig, wenn das Seil Gewicht halten muss und der Knoten nicht rutschen darf.

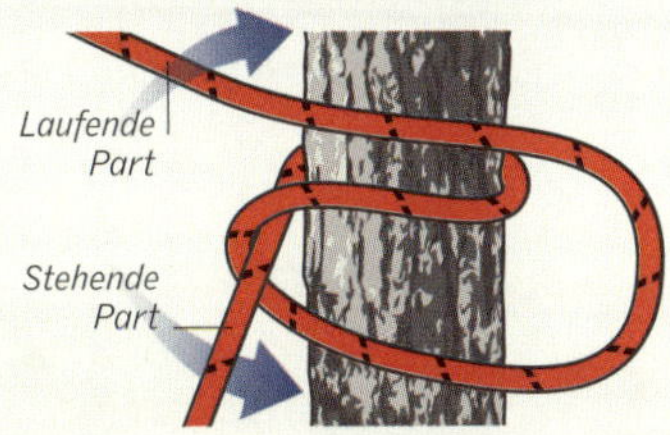

1 Führen Sie die laufende Part um den Fixpunkt, z.B. einen Baum.

- Laufende Part von oben um die stehende Part herumführen.

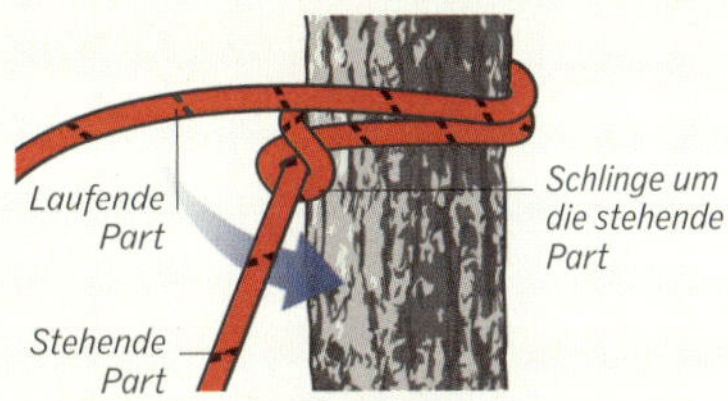

2 Führen Sie die laufende Part erneut um den Fixpunkt und wieder um die stehende Part herum.

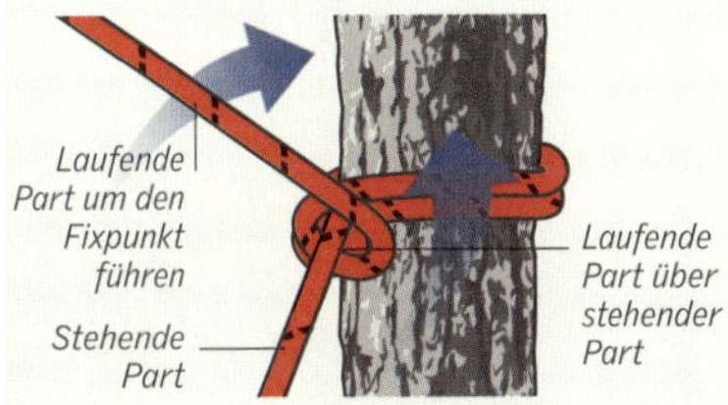

3 Die laufende Part nochmals über und um die stehende Part und um den Fixpunkt führen.

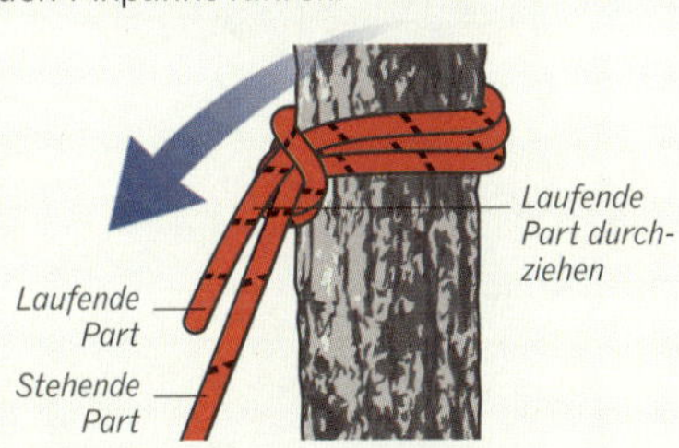

4 Die um den Fixpunkt geführte laufende Part zum Schluss durch die Schlinge ziehen.

- Knoten in Position ziehen.

DOPPELTER SCHOTSTEK

Der Schotstek, auch »Weberknoten« genannt, ist deshalb so nützlich, weil man damit zwei Seile sicher verknüpfen kann. Noch sicherer und zum Verbinden von Seilen unterschiedlicher Stärke zu empfehlen ist der doppelte Schotstek. In diesem Fall wird der Knoten mit dem dünneren der beiden Seile geschlagen.

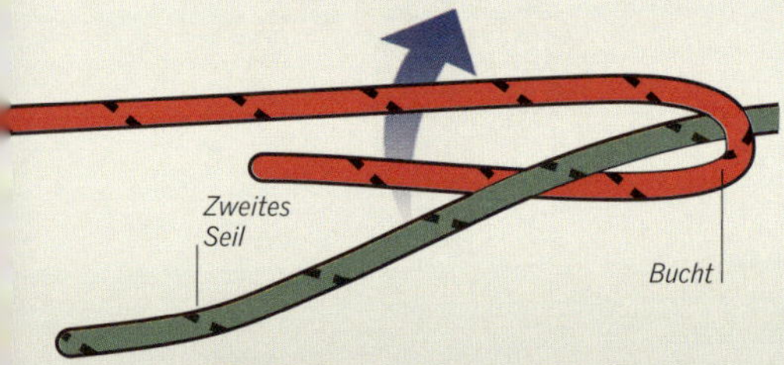

1 Nehmen Sie zwei Seile und legen Sie die laufende Part des einen Seils zu einer Bucht.

- Stecken Sie ein Ende des zweiten Seils durch die Bucht.

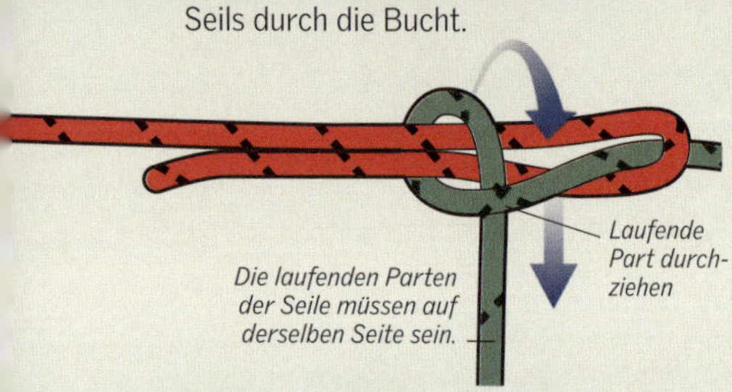

2 Laufende Part des zweiten Seils von unten um die Bucht herumführen und unter der stehenden Part durchziehen.

- Für einen einfachen Schotstek an der stehenden Part beider Seile ziehen.

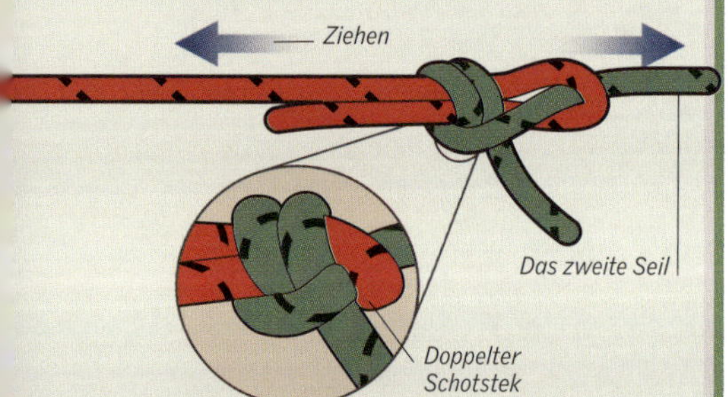

3 Für den doppelten Schotstek die laufende Part des zweiten Seils noch einmal unter der stehenden Part durchziehen (wie in Schritt 2).

- Knoten durch Ziehen an den freien Enden beider Seile festziehen.

SIBIRISCHER KNOTEN

Der sibirische Knoten, auch »Evenk-Knoten« genannt, eignet sich, um ein Seil an einem Fixpunkt zu befestigen – z. B. beim Abspannen einer Leine für einen improvisierten Unterschlupf (s. S. 158).

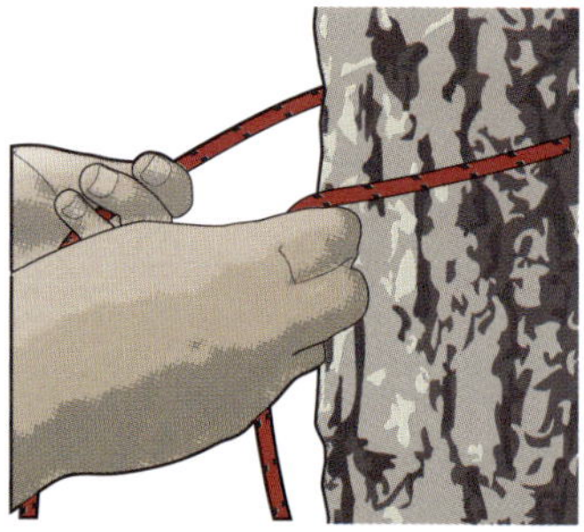

1 Führen Sie das Seil um den Baum, dabei die laufende Part in der rechten, die stehende Part in der linken Hand halten.

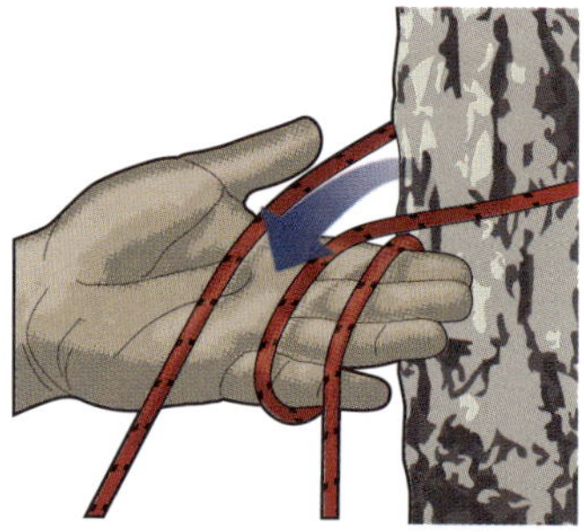

2 Legen Sie sich die stehende Part über die linke Handfläche.

- Schlagen Sie die laufende Part anderthalbmal um Ihre Finger.

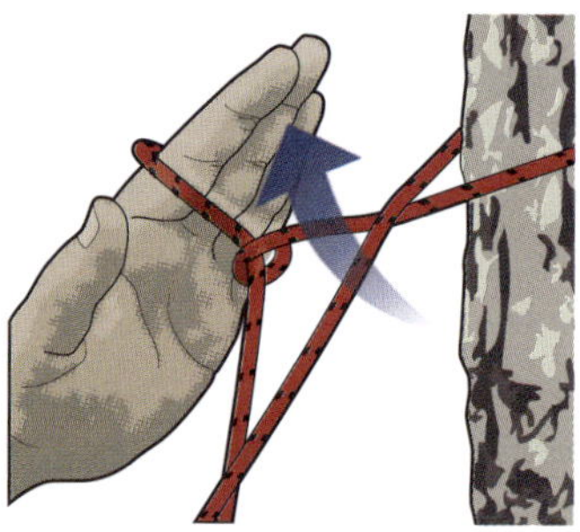

3 Bringen Sie die linke Hand unter die stehende Part.

- Handfläche so drehen, dass sich die laufende Part verdreht.

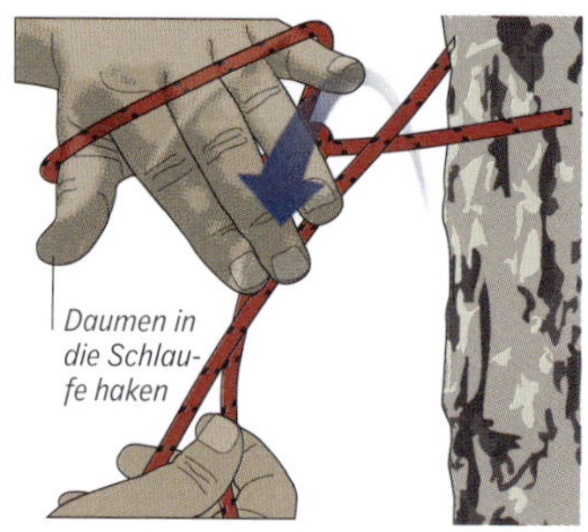

4 Laufende Part mit rechts festhalten.

- Die linke Hand mit der Schlaufe über die stehende Part bringen.

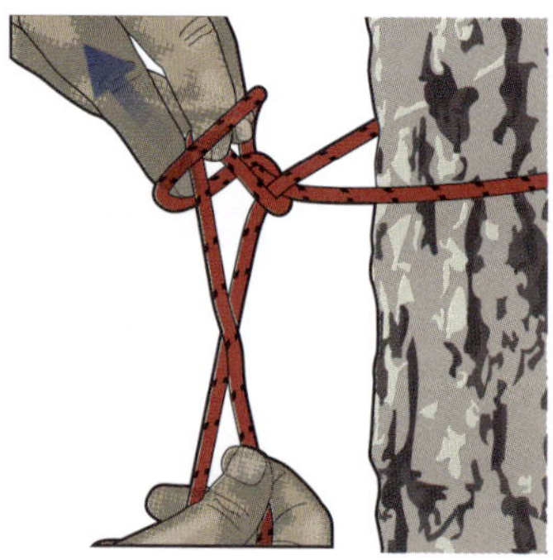

5 Die laufende Part mit den Fingern der linken Hand greifen.

- Laufende Part durch die Schlaufe ziehen.

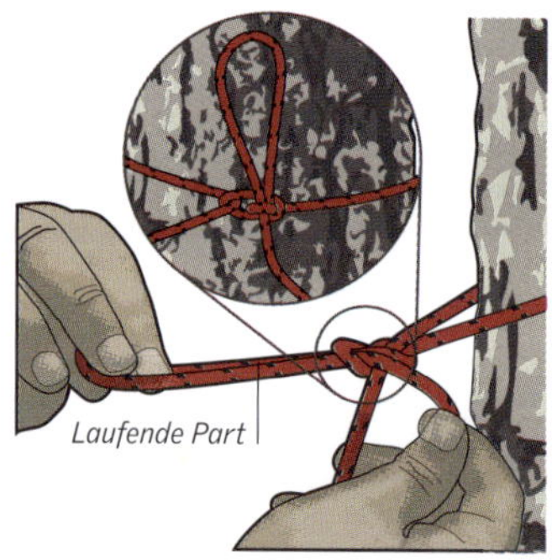

6 Noch einmal an der laufenden Part ziehen, um den Knoten am Baum festzuzurren.

- Zum Lösen des Knotens an der stehenden Part ziehen.

ROLLSTEK

Dieser Knoten ist bei vielen Outdoor-Aktivitäten von Nutzen, weil man damit die Spannung eines fixierten Seils erhöhen oder vermindern kann, was z. B. beim Vertäuen eines Bootes in Gezeitengewässern wichtig ist.

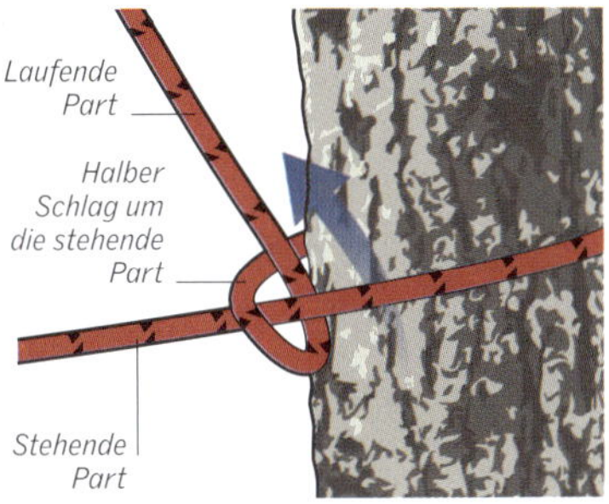

1 Stehende Part an einem Anker, z. B. Ihrem Zelt, und laufende Part an einem Baum befestigen.

- Laufende Part mit einem halben Schlag um stehende Part führen.

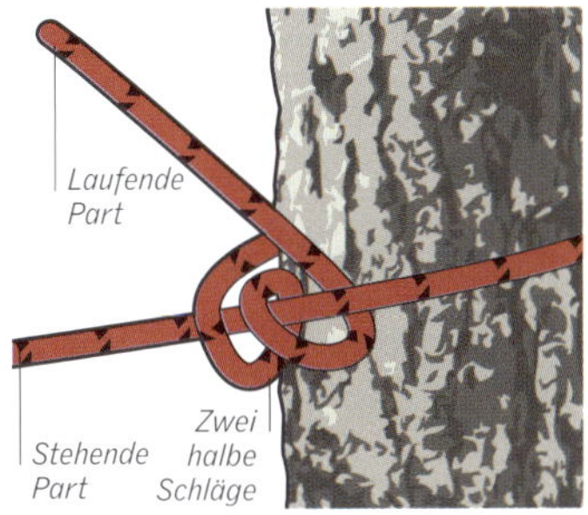

2 Schlagen Sie dicht neben dem ersten einen zweiten halben Schlag um die stehende Part.

- Die halben Schläge noch nicht festziehen.

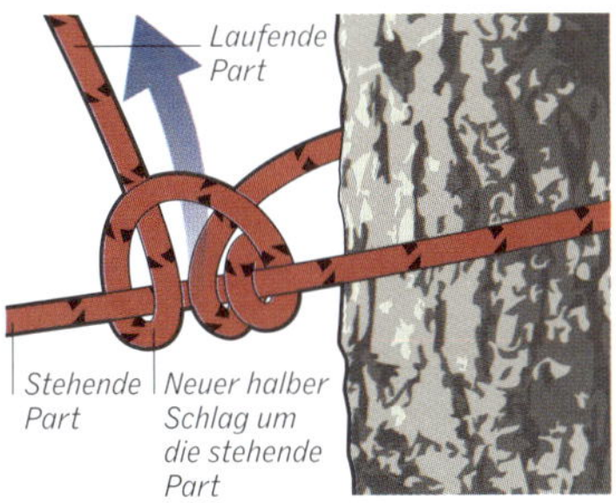

3 Führen Sie die laufende Part unter der stehenden durch und durch die neu entstandene Schlaufe links neben den halben Schlägen.

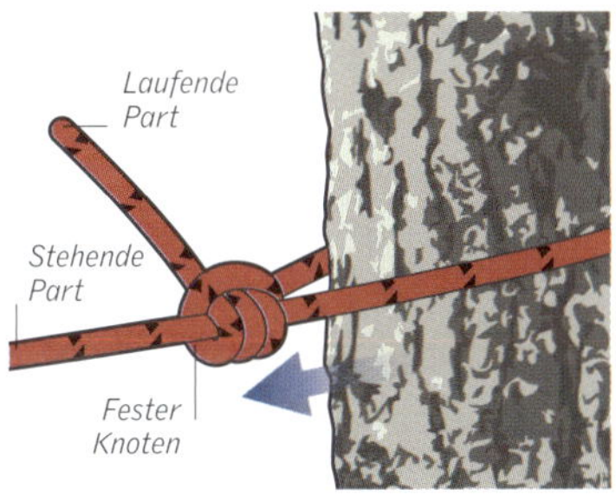

4 Zurren Sie den Knoten durch Ziehen an beiden Enden fest.

- Durch Verschieben des Knotens lässt sich die Seilspannung erhöhen.

MIT SLIPSTEK

Um ein Zelt schnell abzubauen oder ein vertäutes Boot schnell zu lösen, kann man den Rollstek mit einem Slipstek schließen.

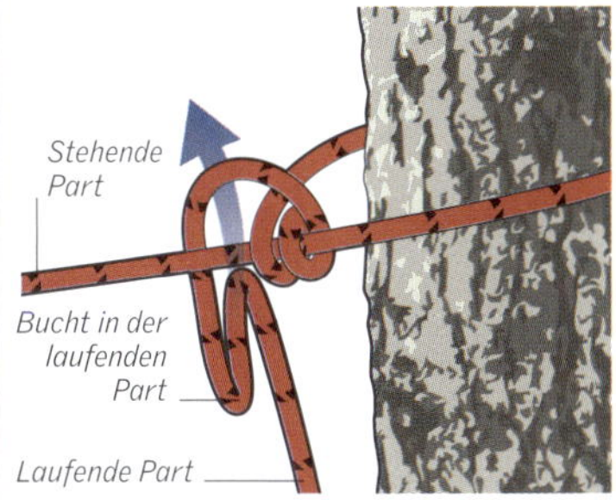

1 In Schritt 3 des Rollsteks (s. die Anleitung links) legen Sie die laufende Part zunächst zu einer Bucht, die Sie dann durch die Schlaufe führen.

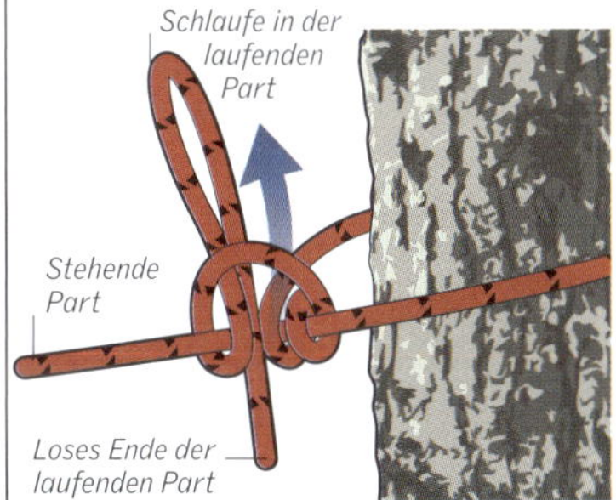

2 Ziehen Sie den Knoten wie beschrieben fest (s. Schritt 4).

- Laufende Part frei lassen, um den Knoten durch Ziehen lösen zu können.

HALBER SCHLAG

Der halbe Schlag ist ein einfacher Knoten und Grundlage für andere Knoten (s. Rollstek, oben). Weil er zum Durchrutschen (»Slippen«) neigt, sollte man ihn verdoppeln oder verdreifachen. Zwei halbe Schläge zu lösen, die unter Spannung stehen, kann schwierig sein, vor allem, wenn das Seil beim Knoten feucht war und dann getrocknet ist.

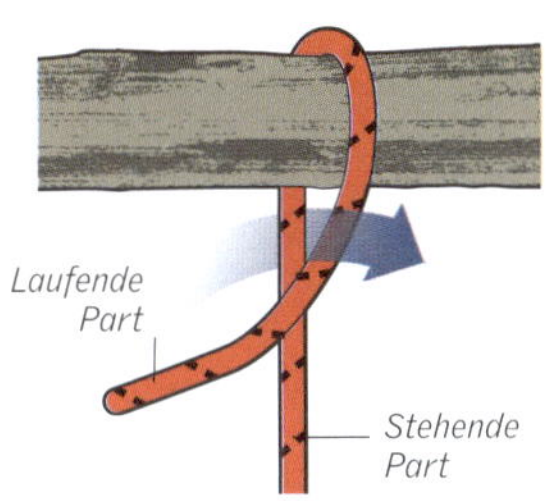

1 Führen Sie das Seil um den Fixpunkt, z. B. einen Balken.

- Laufende Part um die stehende Part und durch das Auge führen.

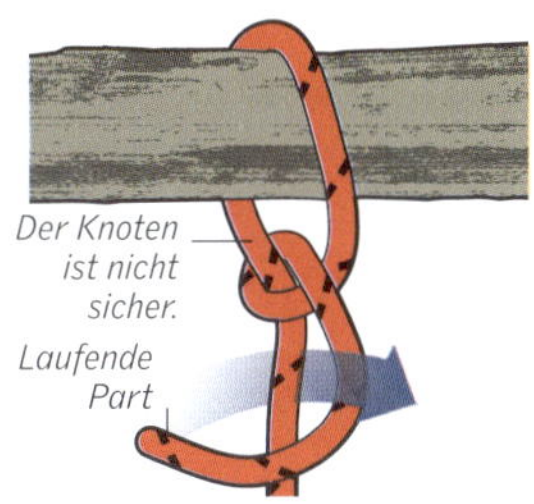

2 Halten Sie die stehende Part fest und schieben Sie den halben Schlag an den Fixpunkt.

- Wiederholen Sie diese beiden Schritte.

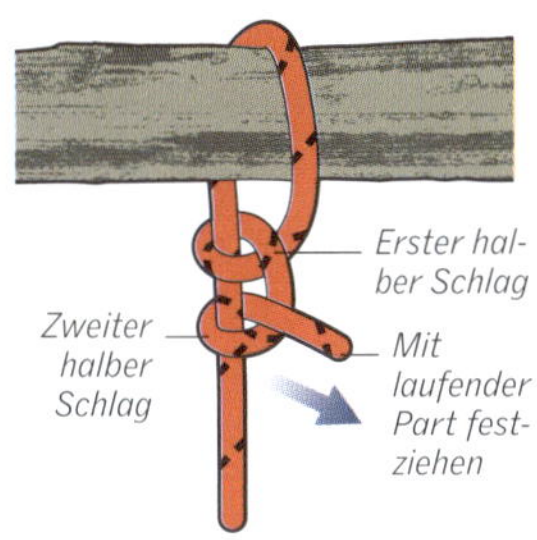

3 Schieben Sie den zweiten Knoten dicht an den ersten.

- Bei Bedarf die laufende Part mit einem Überhandknoten (s. S. 143) fixieren.

SCHNEIDWERKZEUGE

JEDER, DER IN DIE WILDNIS AUFBRICHT, sollte ein Messer – vorzugsweise ein Fahrtenmesser – bei sich haben. Es ist wahrscheinlich das wichtigste Survival-Werkzeug. Obwohl ein gutes Messer Ihnen in vielen Situationen helfen wird, sollten Sie Ihr Sortiment an Schneidwerkzeugen auf die Erfordernisse Ihrer Zielregion abstimmen. Vielleicht brauchen Sie dort ja z. B. ebenso dringend eine Säge.

ACHTUNG!
Versuchen Sie nie, ein fallendes Fahrtenmesser noch aufzufangen – es könnte Sie Ihre Finger kosten!

FAHRTENMESSER

Wer Outdoor-Erfahrung hat, bewältigt die meisten Survival-Aufgaben, etwa die Herstellung eines Spanstabs (s. S. 120–121), mit einem hochwertigen Fahrtenmesser. Dieser Messertyp hat Eigenschaften, die in jeder Lage nützlich sein können.

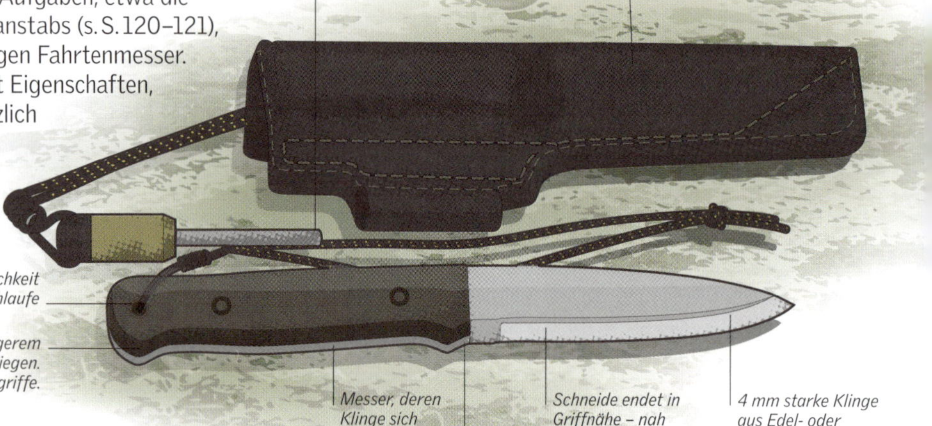

GROSSE MESSER

Überall auf der Welt verlassen sich viele Menschen besonders auf zwei Gegenstände: einen Kochtopf und ein großes Arbeitsmesser wie ein Parang oder eine Machete.

- Parang und Machete ähneln sich stark. Der Parang kommt – in vielen Varianten – vor allem in Malaysia vor. Die Machete ist verbreiteter. In Afrika kann man heute immer noch Macheten finden, die vor 40 Jahren aus der Federung eines Landrovers geschmiedet wurden! Kukris werden von den nepalesischen Gurkhas verwendet.
- Parang und Machete haben eine 45–50 cm lange Klinge und dienen hauptsächlich als Schneid- und Hiebwerkzeuge, können aber wie Äxte für komplexere Aufgaben benutzt werden.
- Benutzen Sie Macheten, Parangs oder Kukris nur mit Handschlaufe und konzentrieren Sie sich auf das, was Sie tun.

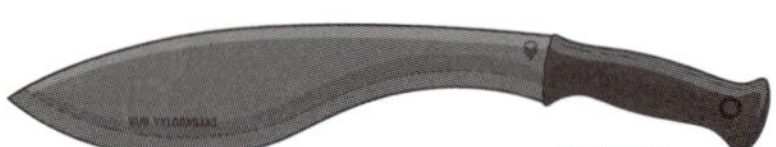
KUKRI

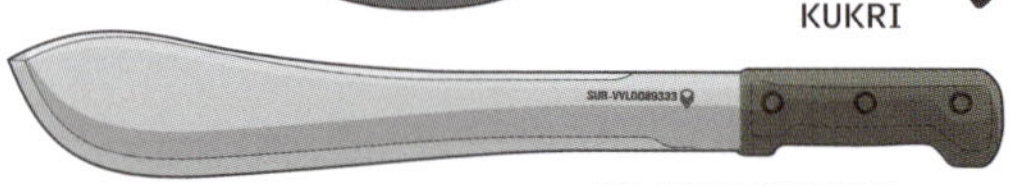
MACHETE/PARANG

WISSENSWERTES ÜBER MESSER

- Ein Fahrtenmesser wird hauptsächlich zum Schnitzen, Schneiden und zum Spalten kleinerer Holzscheite verwendet. Große Klötze sollten mit einer Machete oder Säge zerkleinert werden.
- Ein Messer muss nicht länger als 20–22,5 cm sein.
- Wellenschliffmesser eignen sich nicht für die Holzbearbeitung, da man schlecht mit dem griffnahen Teil der Klinge arbeiten kann.
- Säubern und trocknen Sie die Klinge nach Benutzung und bewahren Sie das Messer sicher in der Scheide auf.
- Tragen Sie die Messerscheide am Gürtel oder an einem Band um den Hals. Gürtelscheiden können hoch (Griff oberhalb des Gürtels) angebracht werden oder tief (der Griff stört nicht beim Sitzen).

MESSER SCHLEIFEN

Sorgen Sie dafür, dass Ihr Messer scharf ist und bleibt. Stumpfe Klingen sind gefährlich, weil sie leicht abspringen oder abrutschen, wenn man mit Holz arbeitet. Hat eine Klinge ihren scharfen Grat ganz verloren, wird das Schärfen sehr schwierig.

SCHLEIFSTEINE

Schaffen Sie sich für zu Hause einen guten Schleifstein an, damit Sie Ihre Messer schon vor dem Aufbruch schärfen können.

- Für unterwegs reicht ein kleiner, leichter Schleifstein (eine Seite mit mittlerer, eine mit feiner Körnung), um Klingen, die stumpf zu werden beginnen, schnell wieder zu schärfen.
- Erhältlich sind außerdem kleine automatische Messerschärfer. Hier muss das Messer zwischen zwei Keramiksteinen durchgezogen werden.

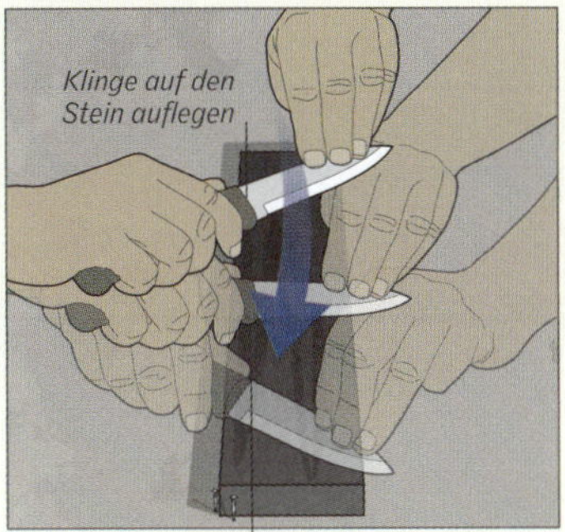

1 Halten Sie das Messer im Vorhandgriff (Klinge zeigt vom Körper weg). Die Fingerspitzen der anderen Hand halten die Spitze.

- Klinge in leichtem Bogen vom Körper weg über den Stein schleifen.
- Das Messer heben, erneut vorne ansetzen und die Schleifbewegung 6- bis 8-mal wiederholen.

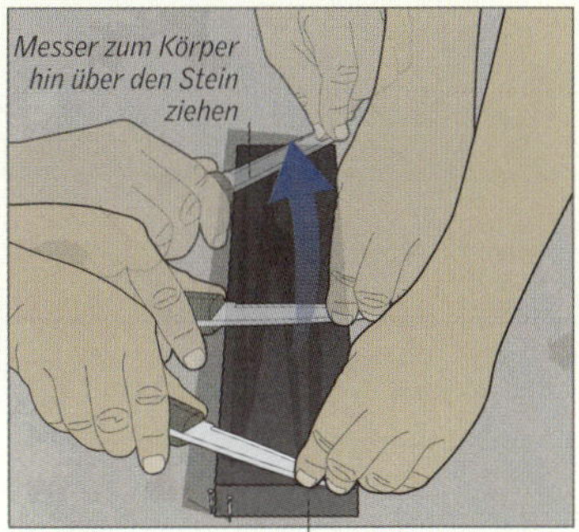

2 Schleifen Sie die andere Seite der Klinge, indem Sie genau umgekehrt verfahren.

- Das Messer im Rückhandgriff halten (Klinge zeigt zum Körper) und am Ende des Steins ansetzen.
- Ziehen Sie das Messer im Bogen ohne Absetzen über den Stein; wiederholen (insgesamt 6- bis 8-mal).

GEBRAUCH EINES MESSERS

Wenn es um die einfache und sichere Durchführung von Schneid- und Schnitzarbeiten geht, ist die richtige Messerhaltung entscheidend. Es gibt mehrere wichtige Grifftechniken, unter anderem den Vorhand-, den Rückhand- und den Hebelgriff. In der Regel wird das Messer fest und möglichst nah an der Klinge gefasst, um mit dem Teil der Klinge zu schneiden, der dem Griff am nächsten ist.

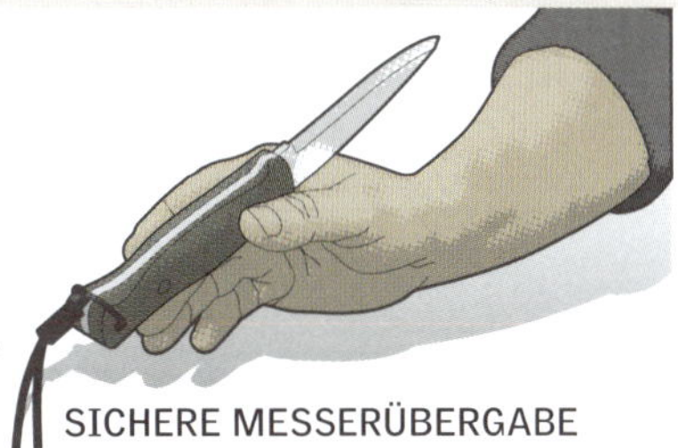

SICHERE MESSERÜBERGABE

Wenn Sie ein Messer an ein Teammitglied weiterreichen müssen, sollten Sie es immer mit dem Griff nach vorn und der Schneide nach oben übergeben. Dazu »kippen« oder drehen Sie es aus dem Vorhandgriff einfach der Länge nach um 180° nach hinten.

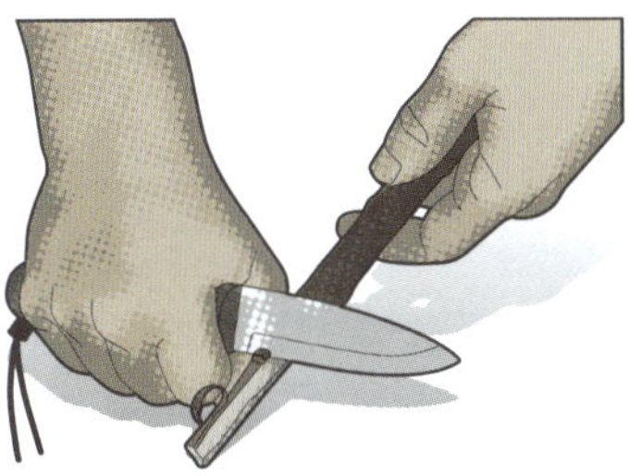

VORHANDGRIFF

Dieser Griff ist am natürlichsten und wird am häufigsten verwendet. Ihre Rücken- und Armmuskeln liefern die nötige Kraft, Ihr Handgelenk sorgt für die Kontrolle der Klinge. Bei feineren Arbeiten können Sie zusätzlich einen oder beide Daumen auf den Klingenrücken legen. Die Klinge sollte aus Sicherheitsgründen immer nach unten vom Körper weg zeigen.

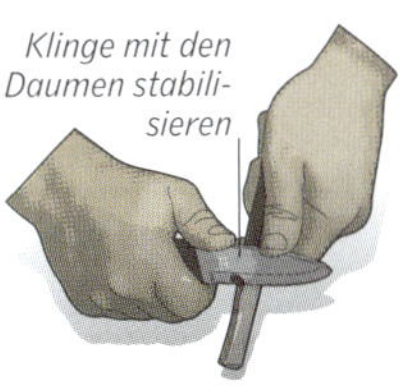

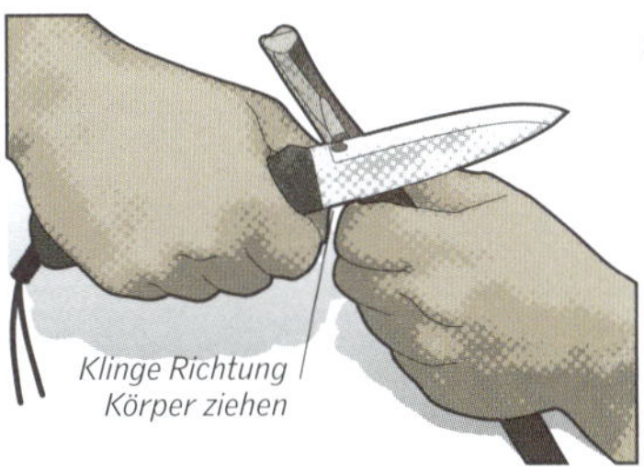

RÜCKHANDGRIFF

Er gleicht dem Vorhandgriff, nur dass die Klinge zum Körper zeigt. Den Rückhandgriff benutzt man, wenn man die Schnittführung sehen und kontrollieren möchte oder wenn ein Durchziehen der Klinge gefährlich werden könnte – z.B. beim Anspitzen eines Stocks.

HEBELGRIFF VOR DER BRUST

Eine sehr effektive Technik, bei der man das Messer im Rückhandgriff hält und die Kraft der Brust- und Armmuskeln einsetzt. Man kann nah am Körper schneiden und die Schnittführung mit den Handgelenken kontrollieren.

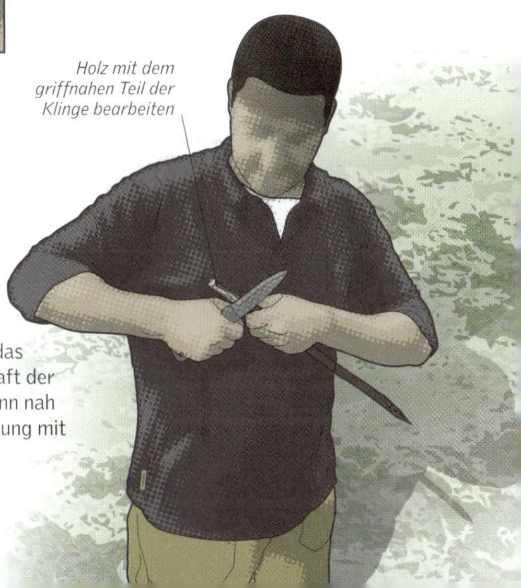

BAUMFÄLLEN MIT DEM MESSER

Baumstämme, die sich zum Bau eines Unterschlupfs und zum Feuermachen eignen, haben meist einen Durchmesser von bis zu 10 cm. Für größere Bäume braucht man eine Axt, kleinere fällt man mit der Säge (s. S. 150–151). Wer keine Säge hat, nutzt sein Fahrtenmesser oder eine Machete – dann aber grundsätzlich mit einer Handschlaufe.

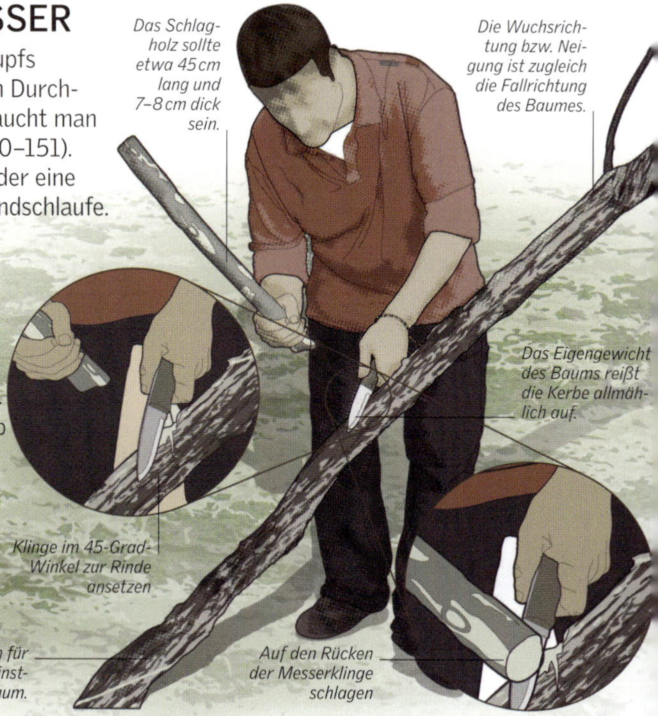

Das Schlagholz sollte etwa 45 cm lang und 7–8 cm dick sein.
Die Wuchsrichtung bzw. Neigung ist zugleich die Fallrichtung des Baumes.
Das Eigengewicht des Baums reißt die Kerbe allmählich auf.
Klinge im 45-Grad-Winkel zur Rinde ansetzen
Wählen Sie den für Ihren Zweck kleinstmöglichen Baum.
Auf den Rücken der Messerklinge schlagen

1 Suchen Sie einen Baum mit erkennbarer Neigung. Setzen Sie den ersten Schnitt an der obenliegenden Seite an, damit sich die Klinge später nicht in der Schnittöffnung verklemmt.

- Treiben Sie die Klinge mithilfe eines Knüppels ins Holz.
- Setzen Sie die Klinge etwa 15 mm ober- oder unterhalb des ersten Schnitts und im 45-Grad-Winkel dazu an.
- Schläge im Wechsel wiederholen, sodass eine V-förmige Kerbe entsteht.

ACHTUNG!
Das, was Sie bearbeiten, sollte sich zwischen Ihnen und der Klinge befinden. Die Klinge zeigt vom Körper weg.

FEUERHOLZ SPALTEN

Zum Spalten von Brennholz sollten Sie Ihr größtes Messer benutzen. Arbeiten Sie auf einer festen Unterlage und meiden Sie Holz mit dicken Astknoten, das keine geraden Hiebe gestattet.

SICHERE ARBEITSUMGEBUNG
Wählen Sie zum Holzhacken unbedingt einen sicheren Platz, an dem Ihnen niemand in die Quere kommen kann und ohne Stolperfallen oder sonstige Hindernisse.

GROSSE HOLZSTÜCKE

Wenn Sie nur ein Fahrtenmesser haben, um große Holzklötze zu Kleinholz zu verarbeiten, funktioniert die folgende Methode.

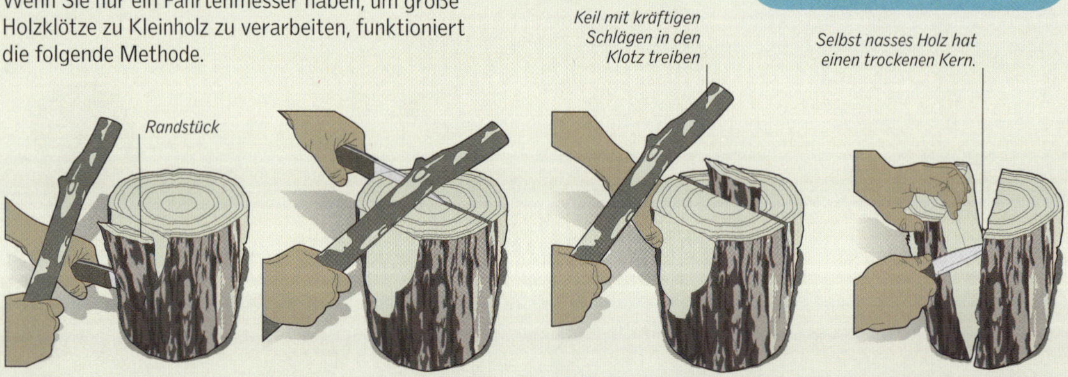

1 Mit Messer und Schlagholz einen festen Keil vom Rand des Klotzes schneiden.

2 Dann die Klinge mit dem Schlagholz gerade von oben in den Klotz treiben.

3 Einen oder mehrere Keile so tief in den Spalt schlagen, dass der Klotz aufbricht.

4 Den Klotz notfalls mit den Händen ganz auseinanderbrechen oder mit dem Messer aufhebeln.

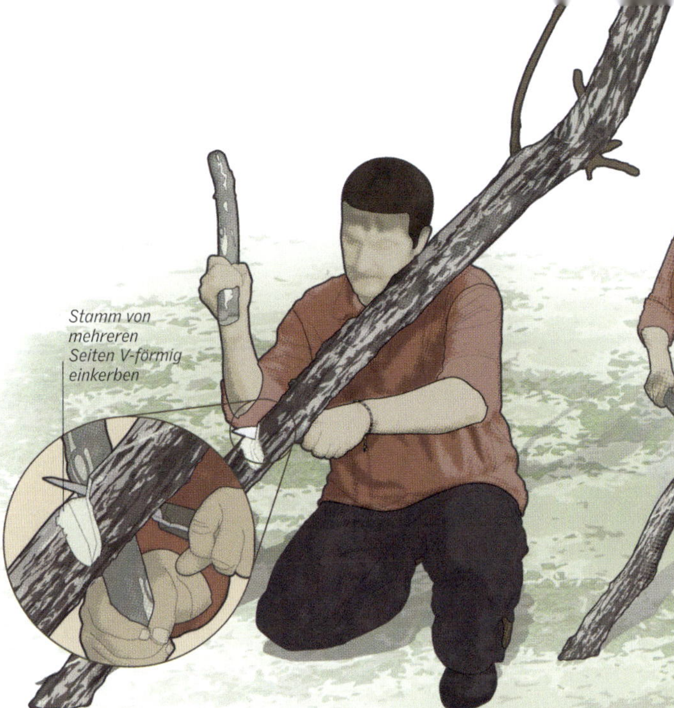
Stamm von mehreren Seiten V-förmig einkerben

2 Arbeiten Sie sich rund um den Stamm, bis dieser – außer auf der »Fallseite« – etwa halb eingekerbt ist.

- Wenn Sie den Stamm von einer Seite aus zu fällen versuchen, wird die Arbeit immer schwieriger, je tiefer Sie die Klinge treiben.

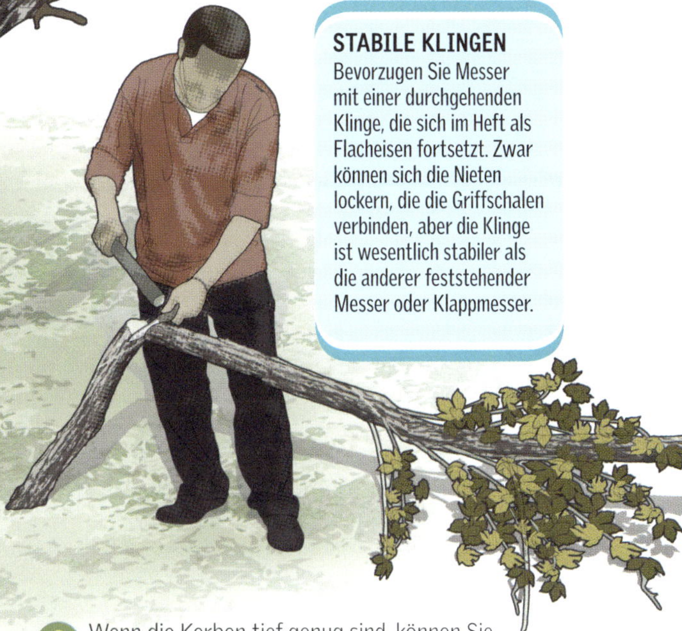

3 Wenn die Kerben tief genug sind, können Sie den Stamm brechen.

- Achten Sie darauf, dass Ihnen der Baum nicht auf die Füße fällt.

4 Beginnen Sie von unten mit dem Entasten des gefällten Baums. So können Sie Ihr Schlagholz mit geradem, kurzem Schwung führen.

- Stehen Sie aus Sicherheitsgründen immer seitlich vom Baum. Schneiden Sie die Äste in Wuchsrichtung ab.
- Wer eine Machete benutzt, braucht keinen Schlagstock, da die schwere Klinge genügend Wucht hat.

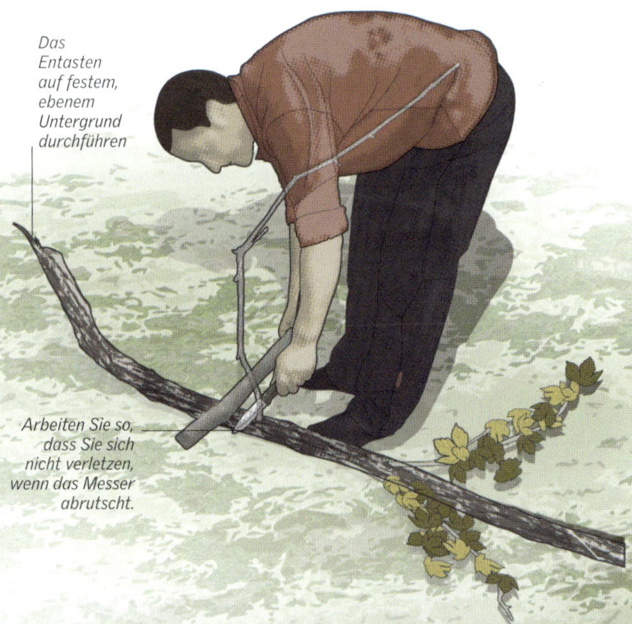
Das Entasten auf festem, ebenem Untergrund durchführen
Arbeiten Sie so, dass Sie sich nicht verletzen, wenn das Messer abrutscht.

STABILE KLINGEN

Bevorzugen Sie Messer mit einer durchgehenden Klinge, die sich im Heft als Flacheisen fortsetzt. Zwar können sich die Nieten lockern, die die Griffschalen verbinden, aber die Klinge ist wesentlich stabiler als die anderer feststehender Messer oder Klappmesser.

KLEINERE HOLZSTÜCKE

Das Spalten eines dünnen Stamms kann problematischer sein als das Spalten eines Klotzes, weil es schwierig ist, ihn festzuhalten, während man die Klinge ins Holz treibt.

1 Den Stamm auf einen festen Untergrund stellen und das Messer oben in der Mitte ansetzen.

- Die Klinge mit dem Schlagstock ins Holz treiben.

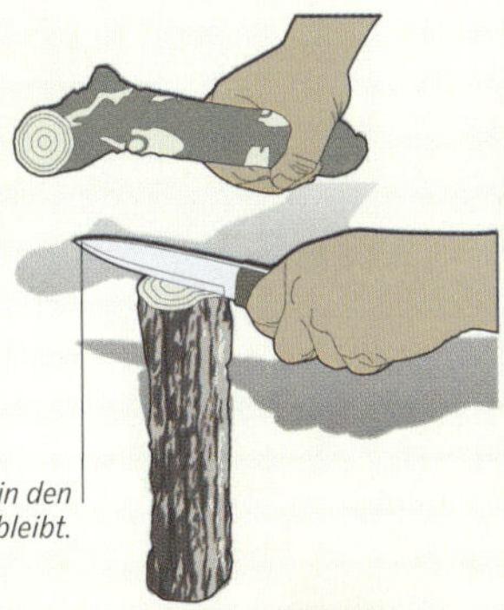
Treiben Sie die Klinge in den Stamm, damit er stehen bleibt.

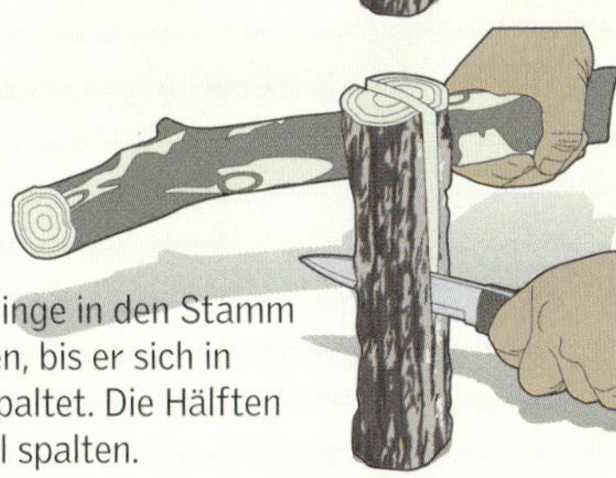

2 Die Klinge in den Stamm treiben, bis er sich in der Mitte spaltet. Die Hälften noch einmal spalten.

SÄGEN

Für größere Aufgaben wie die Gewinnung von Brennholz oder von Stangen für den Bau eines Unterschlupfs ist eine Säge besser geeignet als ein Fahrtenmesser. Es gibt unterschiedliche leichte Taschensägen, die kaum Platz im Rucksack oder in der Survival-Box benötigen.

SÄGEN MIT EINER KETTENSÄGE

Das Fällen kleinerer Bäume mit einer Taschen-Kettensäge ist sicher und nicht besonders mühsam. Mit derselben Säge kann man die Bäume anschließend entasten und zerkleinern.

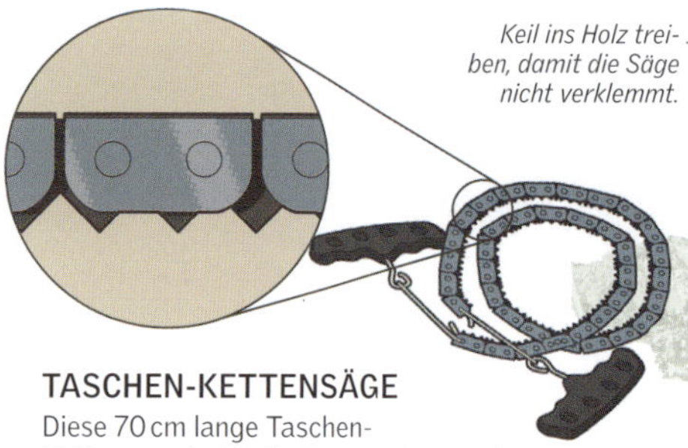

TASCHEN-KETTENSÄGE

Diese 70 cm lange Taschen-Kettensäge hat Befestigungsringe und Griffe und passt in eine kleine Box. Mit ihr kann man 8 cm dicke Stämme in weniger als 10 Sekunden zersägen.

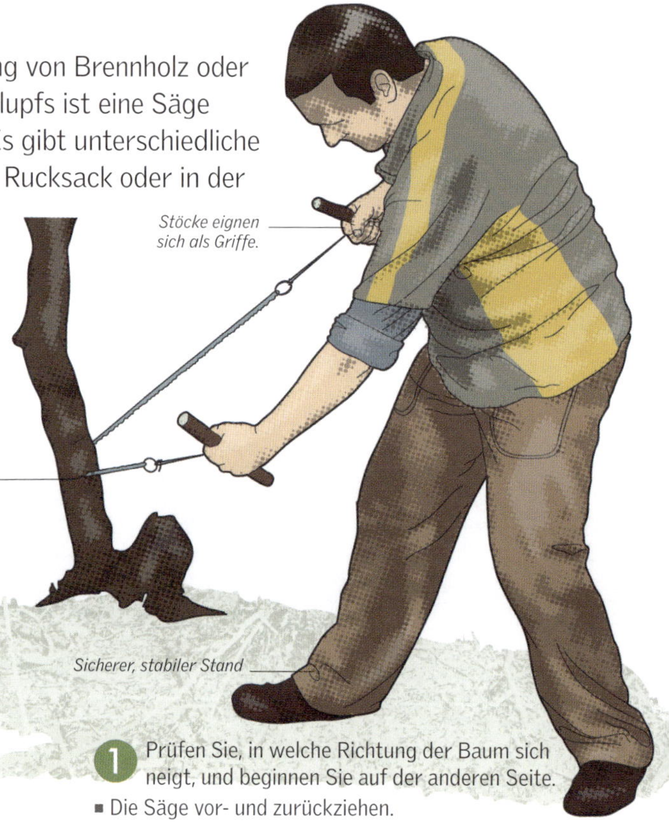
Stöcke eignen sich als Griffe.
Keil ins Holz treiben, damit die Säge nicht verklemmt.
Sicherer, stabiler Stand

1 Prüfen Sie, in welche Richtung der Baum sich neigt, und beginnen Sie auf der anderen Seite.
- Die Säge vor- und zurückziehen.
- Hinter der Säge einen Keil einschlagen, damit sie nicht festklemmt.

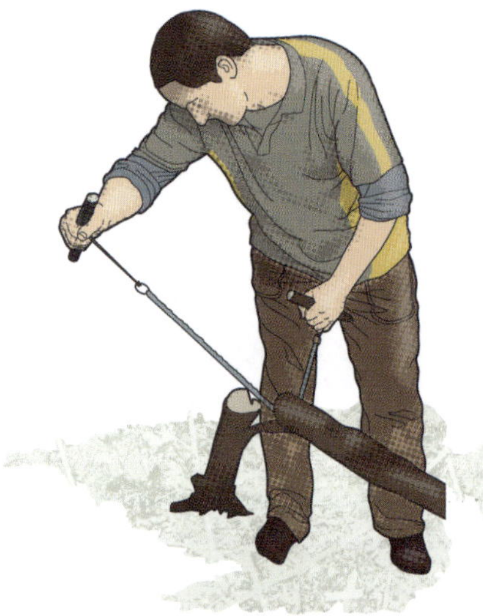

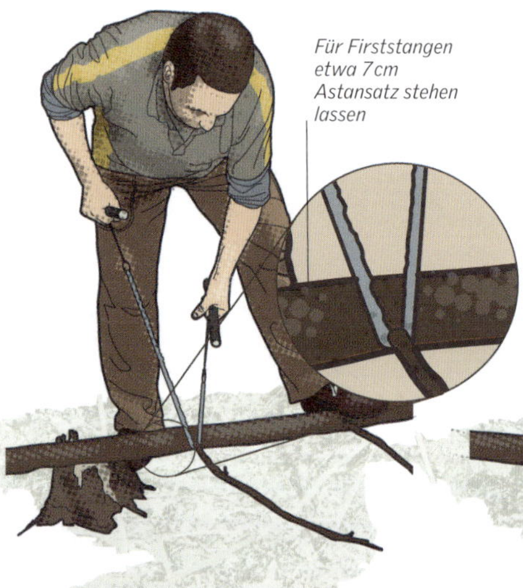
Für Firststangen etwa 7 cm Astansatz stehen lassen

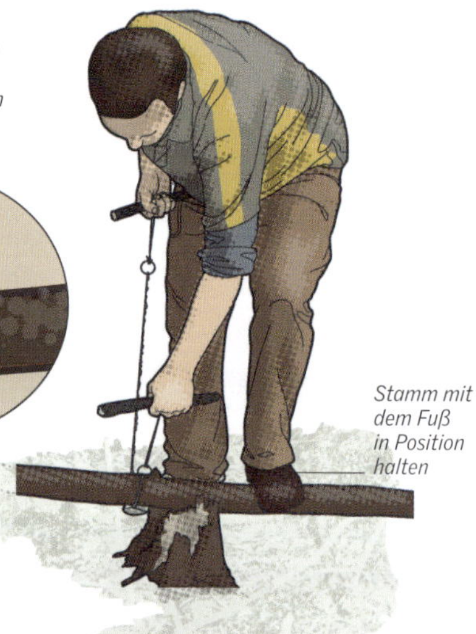
Stamm mit dem Fuß in Position halten

2 Werden Sie langsamer, wenn der Baum fast durchgesägt ist.
- Das Gewicht des Stamms hilft Ihnen beim Fällen.

3 Sägen Sie mit derselben Zugtechnik die Äste vom Stamm.
- Abgesägte Äste immer sofort zur Seite räumen.

4 Sägen Sie den entasteten Stamm in Stücke.
- Stützen Sie den Stamm ab, um sich das Sägen zu erleichtern.

KLAPP- UND FALTSÄGEN

Klapp- und Faltsägen sind stark, leicht und praktisch. Bei Klappsägen lässt sich das Sägeblatt im Griff versenken (rechts). Faltsägen kann man auseinandernehmen und klein zusammenfalten (unten).

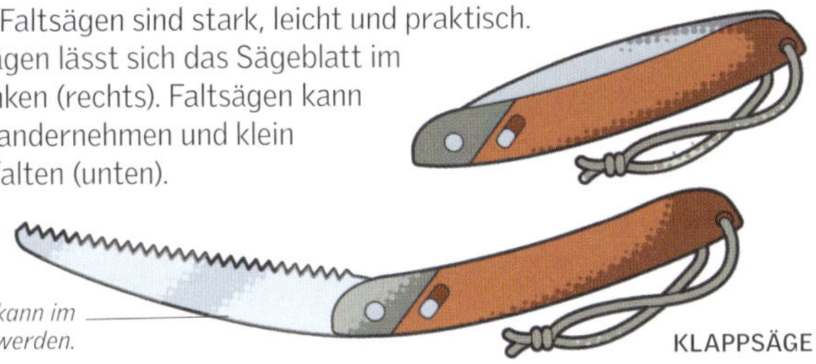
Das Sägeblatt kann im Griff versenkt werden.
KLAPPSÄGE

FALTSÄGE

Faltsägen sind in der Regel leicht und robust, aber nicht so effektiv wie Taschen-Kettensägen. Man kann notfalls auch nur das Sägeblatt einpacken, um bei Bedarf damit eine Behelfsbügelsäge zu bauen.

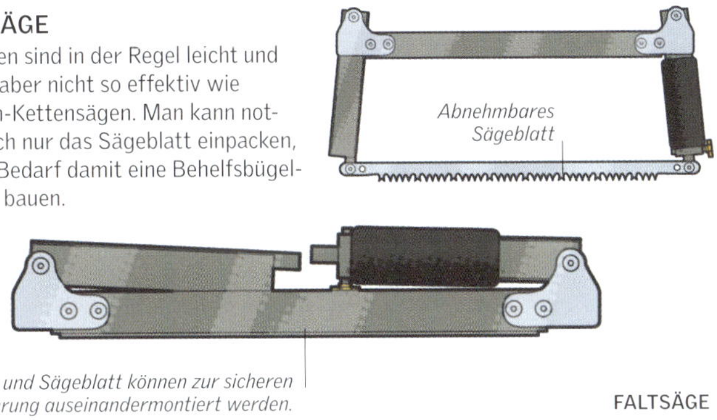

DRAHTSÄGE

Eine Drahtsäge besteht aus einem gezahnten Sägedraht mit Ringen an beiden Enden. Sie braucht kaum Platz und ist daher ein nützlicher Bestandteil jeder Survival-Ausrüstung, auch wenn sie zum Verklemmen neigt, wenn man nicht vollkommen gerade sägt. Außerdem kann man aus einer Drahtsäge und geeignetem Holz leicht eine Bügelsäge improvisieren.

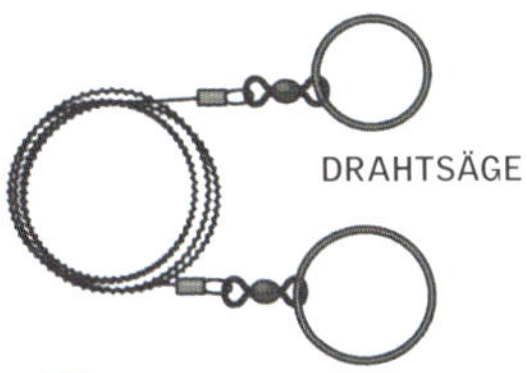
DRAHTSÄGE

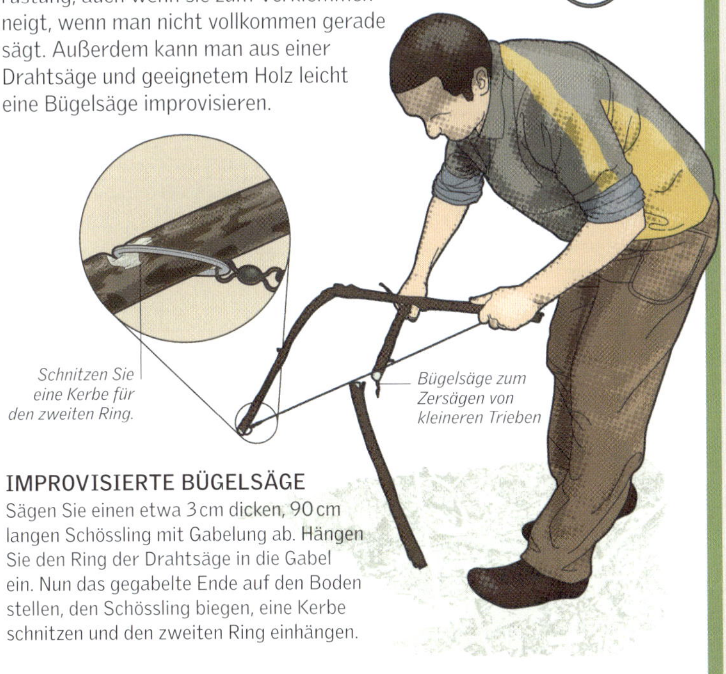
Schnitzen Sie eine Kerbe für den zweiten Ring.
Bügelsäge zum Zersägen von kleineren Trieben

IMPROVISIERTE BÜGELSÄGE

Sägen Sie einen etwa 3 cm dicken, 90 cm langen Schössling mit Gabelung ab. Hängen Sie den Ring der Drahtsäge in die Gabel ein. Nun das gegabelte Ende auf den Boden stellen, den Schössling biegen, eine Kerbe schnitzen und den zweiten Ring einhängen.

OHNE WERKZEUG

Holz lässt sich sogar ohne Messer und Säge auf sichere Weise zerkleinern – indem man es bricht oder durchbrennt. Versuchen Sie nicht, Äste oder Stöcke gegen einen Stamm oder großen Stein zu lehnen und dann auf die Mitte zu treten, um sie zu brechen. In einer Notlage sind Ihre Füße Ihr einziges Transportmittel, deshalb sollten Sie keine Fußverletzung riskieren.

HOLZ BRECHEN

Bei dieser Methode dürfen die Äste, die man zerkleinern will, nicht zu dick sein. Am besten geeignet ist Totholz – Grünholz ist biegsam und bricht nicht so leicht.

- Suchen Sie zwei Bäume, die etwa 30 bis 60 cm voneinander entfernt stehen, oder einen Baum mit Doppelstamm. Halten Sie den Ast, den Sie zerkleinern möchten, zwischen die Stämme.
- Finden Sie einen festen und sicheren Stand, indem Sie einen Fuß etwas vor den anderen setzen, und ziehen Sie den Ast zu sich heran, bis er bricht – so bleibt der Körperschwerpunkt über den Füßen. Wenn Sie den Ast von sich wegdrücken, fallen Sie nach vorn, wenn er bricht.

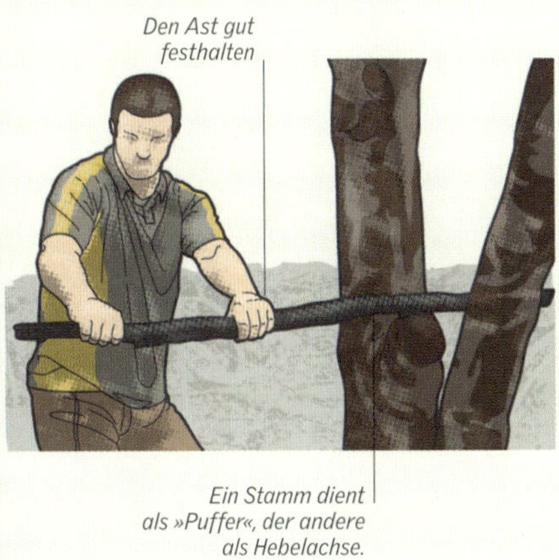
Den Ast gut festhalten
Ein Stamm dient als »Puffer«, der andere als Hebelachse.

HOLZ DURCHBRENNEN

Legen Sie den Ast, den Sie zerkleinern möchten, mit der gewünschten Bruchstelle auf Ihr Lagerfeuer. Lassen Sie ihn entweder dort, bis sich das Feuer durch die Stelle gefressen hat, oder brechen Sie den halb durchgebrannten Ast nach dem Abkühlen mit der oben beschriebenen Methode.

4

SCHUTZ SUCHEN

SCHUTZ SUCHEN

Eine geschützte Unterkunft ist das Wichtigste, wenn Sie in der Wildnis überleben wollen, auch wenn es sich dabei nur um ein trockenes Plätzchen handelt, das Schutz vor einem Platzregen bietet. Vielleicht müssen Sie aber auch etliche Nächte in freier Natur verbringen. Deshalb ist es wichtig zu wissen, wie man einen Unterschlupf baut. Je nach Bauqualität wird Ihr Nachtlager entweder relativ komfortabel oder sehr unbequem ausfallen.

In einer lebensbedrohlichen Situation müssen Sie sich aktiv um Ihr Überleben und Ihre Rettung bemühen. Dies ist nur dann möglich, wenn Sie geistig wie körperlich fit sind. Ihre Leistungsfähigkeit hängt auch davon ab, wie Sie mit den Witterungsverhältnissen und ihrer Situation zurechtkommen. Wer nachts nicht schläft, wird mit der Zeit niedergeschlagen und reizbar. Die Frustrationstoleranz sinkt. Dies wiederum kann zu Konzentrationsmangel und irrationalem Denken führen – genau das Gegenteil dessen, was Sie in einer solchen Lage brauchen.

Kalte Nächte, die man im Freien verbringen muss, scheinen sich endlos

In diesem Abschnitt ERFAHREN SIE ...

- wann man in einer **Senke**, wann in einer **Höhle übernachtet.**
- wie man aus einem **Regencape** einen **Unterschlupf** baut.
- den Unterschied zwischen einer **Hütte** und einem **Biwak.**
- wie man auf **Daunen schläft** und in einem **Tipi** übernachtet.
- wie wichtig **Pfosten** beim **Sichern** eines Unterschlupfs sind.
- wie ein **Dach** aus **Feigenblättern** vor Regen schützt.

zu dehnen. Daher sollten Sie die Zeit, die Sie aufbringen müssen, um sich einen trockenen, sicheren und möglichst bequemen Unterschlupf herzurichten, nicht als verloren betrachten.

Versuchen Sie beim Bau Ihres Unterschlupfs mit möglichst wenig Kraftaufwand ein möglichst optimales Ergebnis zu erzielen. Halten Sie zunächst nach natürlichen Möglichkeiten wie Höhlen oder Bodensenken Ausschau. Planen Sie vorausschauend: Auch wenn tagsüber die Sonne scheint, kann es nachts in Strömen gießen!

Packen Sie für jede Tour ein Biwakzelt, eine Plane oder etwas anderes ein, das Sie zum Bau eines Unterschlupfes verwenden können, um sich vor Witterungseinflüssen zu schützen.

EINE RETTUNGSDECKE sollten Sie unterwegs immer dabeihaben. Die dünne Folie ist auf einer Seite mit Aluminium beschichtet, das Wärme reflektiert, und auf der anderen mit goldfarbenem Kunststoff, der Wärme absorbiert. Wo auch immer Sie sich aufhalten – eine Rettungsdecke bietet sofortigen Schutz vor Hitze, Kälte und Nässe.

Mit etwas Fantasie können Sie aus einer Rettungsdecke im Handumdrehen ein kleines Zelt errichten. Sie finden in diesem Kapitel Anleitungen zum Bau ganz unterschiedlicher Unterkünfte. Folgendes sollten Sie jedoch immer beherzigen:

- Suchen Sie zunächst nach natürlichem Schutz.
- Meiden Sie Gefahrenzonen, z.B. Hochwassergebiete.
- Ihr Unterschlupf sollte bei Dunkelheit fertig sein.
- Säubern Sie vor dem Aufbau den Boden.
- Eingang im rechten Winkel zum Wind errichten.
- Bedenken Sie mögliche Wetterwechsel. Ihr Unterschlupf sollte bei jeder Witterung Schutz bieten.
- Ihr Unterschlupf muss robust und sicher sein.
- Überanstrengen Sie sich nicht beim Bauen.
- Schlafen Sie nicht direkt auf dem Boden.
- Am Hang den Kopf hangaufwärts legen.

» Je nach **Bauqualität** werden Sie die Nächte entweder relativ **komfortabel** oder sehr **unbequem** verbringen. «

SENKEN UND HÖHLEN

WENN SIE KEIN ZELT dabeihaben, halten Sie nach natürlichen Unterschlupfmöglichkeiten Ausschau, z. B. Höhlen oder Bodensenken. Meiden Sie Senken in überflutungsgefährdeten Tieflandregionen! Wenn Sie an einem Hang übernachten, legen Sie sich nicht in eine Senke, die von herabströmendem Regen unter Wasser gesetzt werden könnte.

DAS BRAUCHEN SIE
- Einen stabilen Grabstock
- Starke Äste/Pfähle und Holzklötze
- Säge, z. B. Taschenkettensäge
- Baumrinde, Grassoden, Blätter, Rindenmulch, Moos, Farn und Kiefernäste fürs Dach

SCHLAFUNTERLAGEN

Damit der Körper beim Schlafen keinen Bodenkontakt hat und auskühlt, sollten Sie sich eine Schlafunterlage herrichten. Nachdem Sie bereits viel Energie in den Bau eines Unterschlupfs gesteckt haben, sollte er auch ein wenig komfortabel sein. Das Material dazu muss möglichst trocken sein (s. unten).

BETTEN SIE SICH BEQUEM

Beherzigen Sie folgende Tipps für eine angenehme Nachtruhe:
- Sammeln Sie möglichst viel Material für Ihre »Matratze«: Eine 15 cm dicke Blätterschicht schrumpft durch das Körpergewicht auf 5 cm zusammen.
- Halten Sie Ihre »Matraze« mit Holzstangen zusammen.
- Am Hang schlafen Sie mit dem Kopf nach oben.

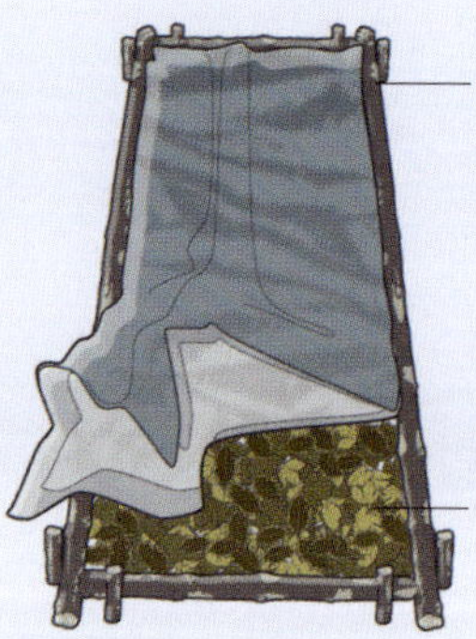

MATERIALIEN

- Federn, etwa Enten- oder Gänsefedern, halten warm und nehmen keine Feuchtigkeit auf.
- Sie werden wahrscheinlich nicht genug Federn finden. Sammeln Sie deshalb auch Kiefern- und Fichtenzweige, trockene Blätter, Moos, Farn, Gras usw.

NATÜRLICHE SENKEN

Flache Mulden eignen sich als Schlafstätten, weil Sie darin windgeschützt liegen können. Mit einem einfachen Dach bleiben Sie sogar trocken.

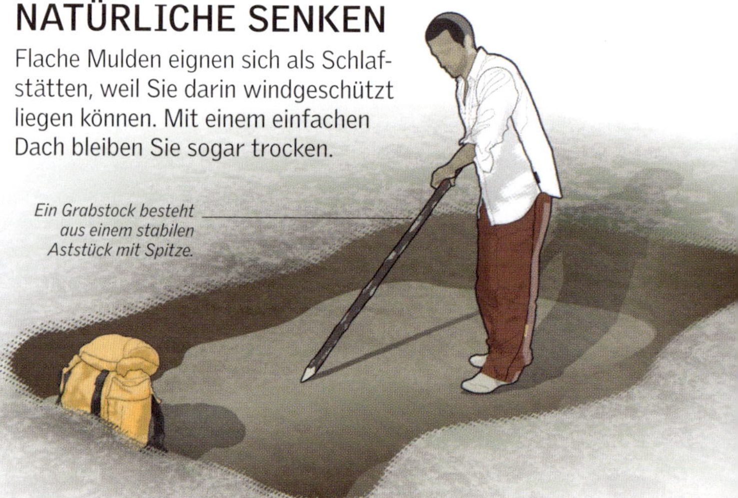
Ein Grabstock besteht aus einem stabilen Aststück mit Spitze.

1 Ist die Mulde nicht tief genug zum Liegen, graben Sie sie mit einem Grabstock tiefer.
- Vorsicht: Nässe kann auf häufige Überflutung hindeuten.
- Ist der Boden zu hart, schichten Sie am Muldenrand Holzklötze auf.
- Schaffen Sie dann eine Schlafunterlage.

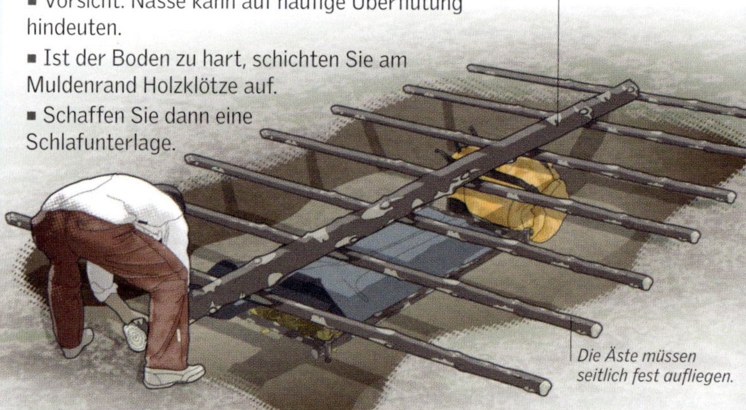
Einen Ast über die Querstreben legen
Die Äste müssen seitlich fest aufliegen.

2 Sägen Sie einige stabile Pfähle oder Äste in der passenden Länge zu (s. S. 150–151), um sie als Grundgerüst für ein Dach quer über die Senke zu legen.
- Legen Sie als First für ein flaches Satteldach einen dickeren, längeren, aber nicht zu schweren Ast mittig über die Querstreben.

IN EINER HÖHLE ÜBERNACHTEN

Die meisten Höhlen sind trocken und sicher. Tiere können allerdings eine Gefahr darstellen; manche Höhlen sind außerdem schlecht belüftet oder feucht. Andere liegen im Zu- oder Abflussbereich von Wasserläufen und können überflutet werden. Gehen Sie nur so weit in eine Höhle hinein, wie Sie sehen können. Achtung: Aufgelassene Minen können einstürzen.

TIERE

Viele Tiere wie Bären, Fledermäuse, Insekten und Schlangen suchen Unterschlupf in Höhlen. Suchen Sie den Boden um die Höhle herum und die Höhle selbst nach Tierspuren und Nestern ab. Achtung: Fledermauskot in großen Mengen ist leicht entflammbar. Außerdem können Vampirfledermäuse Tollwut übertragen.

FEUER MACHEN

Wenn Sie am Höhleneingang Feuer machen, kann es, falls es zu groß wird, den Ausgang blockieren und der Rauch zieht in die Höhle. Als Feuerstelle eignet sich nur das hintere Ende der Höhle – vorausgesetzt, Sie sorgen für einen ausreichenden Abzug. Ein aufgebauter Steinhaufen am Eingang kann als Wärmereflektor dienen.

SCHLECHTE BELÜFTUNG

Bei Schwindel oder Übelkeit verlassen Sie sofort die Höhle, es könnte zu viel Kohlendioxid in der Luft sein. Weitere Warnsignale sind ein rasender Puls und eine erhöhte Atemfrequenz. Eine immer kleiner werdende oder sich blau verfärbende Flamme kann ein Zeichen für Sauerstoffmangel sein.

KÜSTENNAHE HÖHLEN

An fast allen Meeren sind Höhlen in Küstennähe den Gezeiten ausgesetzt. Das Wasser kann dabei sehr schnell vordringen – in manchen Regionen mehrere Hundert Meter in wenigen Minuten.

GEFAHREN

Strandhöhlen können bei Flut eventuell überschwemmt werden. Achten Sie auf folgende Warnzeichen:

- Seetang, Treibholz oder Treib- und Strandgut, die in der Höhle, am Höhleneingang oder am Strand eine Linie bilden;
- Geruch nach Feuchtigkeit oder Nässe. Direkt nach der Flut kann die Höhle nass sein;
- kleine Gezeitentümpel in der Höhle oder davor.

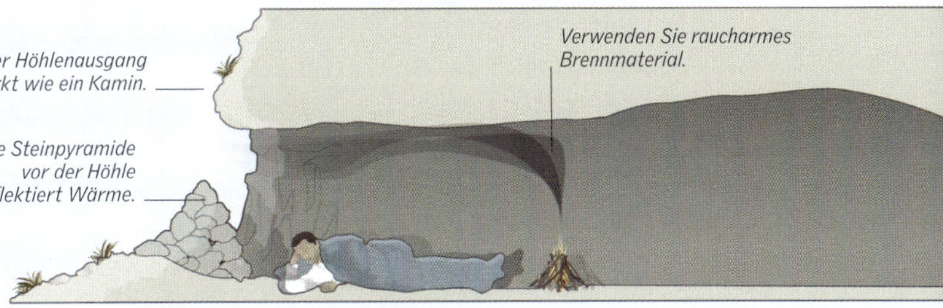

3 Verstreben Sie die »Dachlatten« mit kürzeren Zweigen oder Aststücken.

- Decken Sie das Dach mit Zweigen. Sie sollten möglichst dicht gepackt und fest verankert werden.

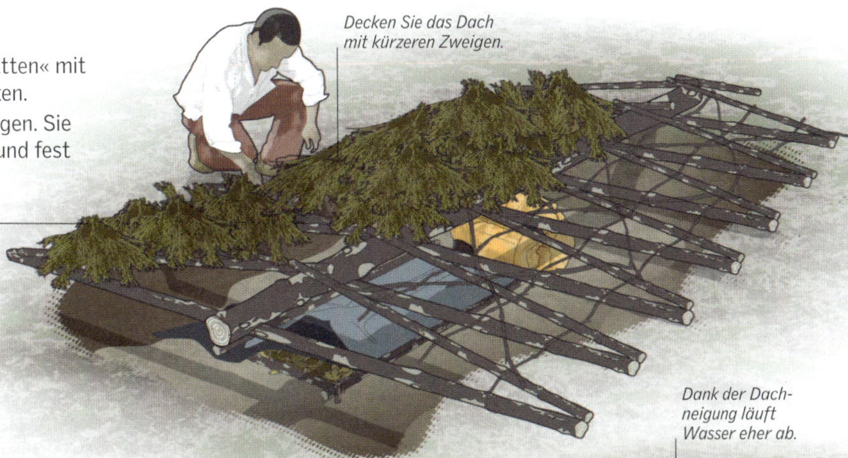

4 Lassen Sie an einem Ende einen Eingang frei, damit Sie ein- und aussteigen können, ohne das Dach zu verrücken.

- Der Eingang sollte im rechten Winkel zum Wind liegen.
- Isolieren Sie das Dach mit Blattwerk.
- Beginnen Sie mit dem Decken an der Traufe und arbeiten Sie zum First hin. Schichten Sie die Lagen wie Dachziegel, damit Regenwasser ablaufen kann.
- Bei Nässe legen Sie noch Ihr Regencape oder die Rettungsdecke über das Dach.

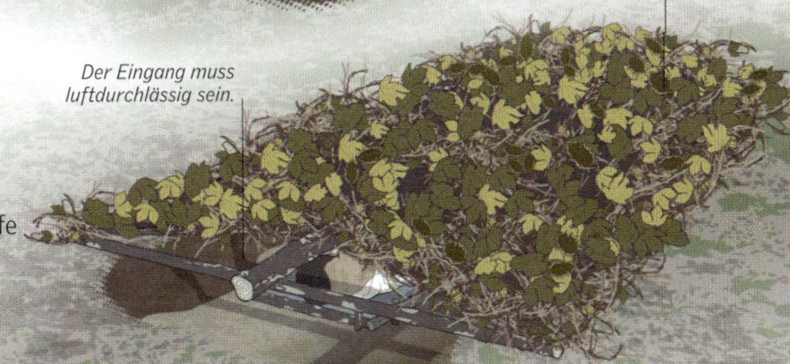

UNIVERSALZELTE

MIT EINEM REGENCAPE ODER EINEM BIWAKSACK (s. S. 160–161) können Sie sich einen Allwetter-Unterschlupf bauen, der sich für jede Umgebung eignet. Rettungsdecke, (Boden-)Plane oder Tarp sind ebenso universell einsetzbar.

DAS BRAUCHEN SIE

- Regencape, Biwaksack, (Boden-)Plane oder Rettungsdecke
- Leinen oder Gummiseile
- Kleine Pflöcke und einen Stab
- Stein oder Holzklotz als Hammer
- Fahrtenmesser oder Taschenmesser

EIN-PFOSTEN-ZELT

Dieses Zelt lässt sich einfach auf- und abbauen – ein großer Vorteil, wenn man entkräftet ist oder lediglich einen Regenschutz sucht. Wenn Sie auf Rettung warten, wenden Sie die auffallender gefärbte Seite der Plane nach außen, um leichter gefunden zu werden.

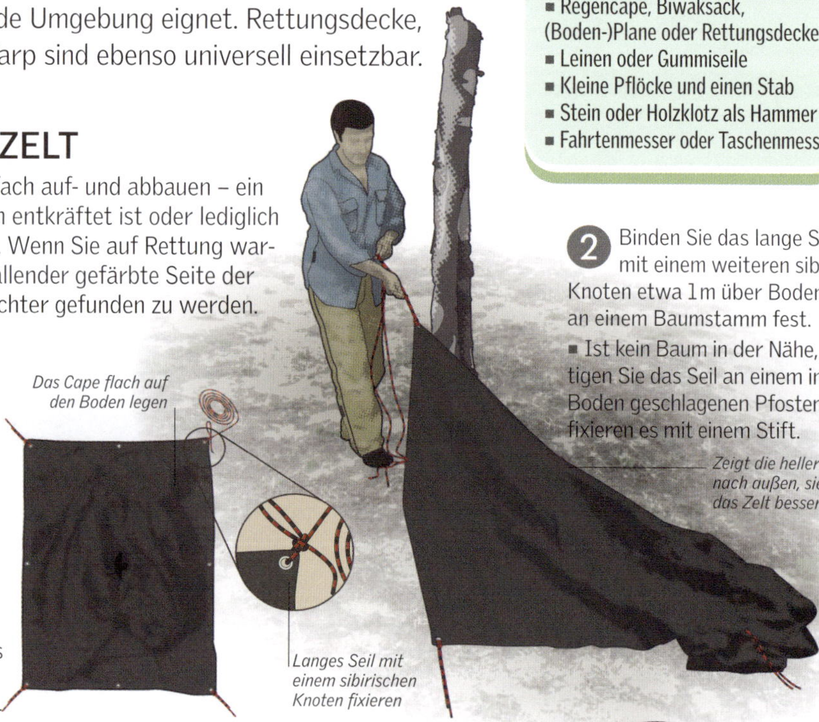

1 Schneiden Sie drei 60 cm lange und ein 2 m langes Stück Seil zu.

- Knüpfen Sie Überhandknoten (s. S. 143) in die kürzeren Stücke, sodass Schlaufen entstehen.
- Das lange Stück mit einem sibirischen Knoten (s. S. 144) an einer Ecke des Capes fixieren.
- Die Schlaufen mit Prusikknoten an den Ösen des Capes befestigen.

2 Binden Sie das lange Seil mit einem weiteren sibirischen Knoten etwa 1 m über Bodenhöhe an einem Baumstamm fest.

- Ist kein Baum in der Nähe, befestigen Sie das Seil an einem in den Boden geschlagenen Pfosten und fixieren es mit einem Stift.

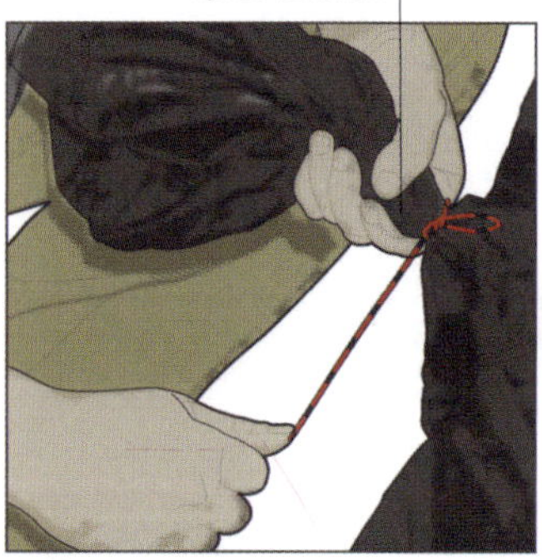

3 Das Ende eines 1 m langen Stocks in die Kapuze des Capes stecken.

- Die Kapuze mit einem einfachen Knoten abbinden.
- Seil mehrmals darumwickeln und mit einem Arborknoten sichern (s. S. 142).

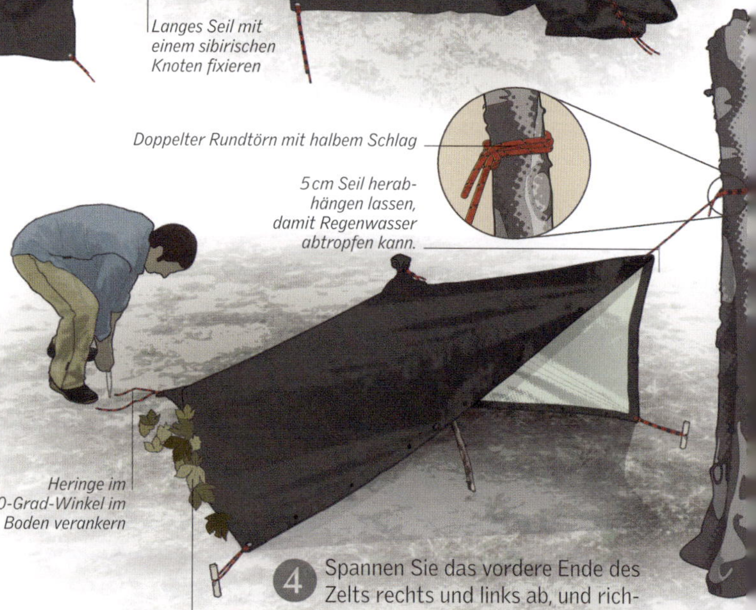
Doppelter Rundtörn mit halbem Schlag
5 cm Seil herabhängen lassen, damit Regenwasser abtropfen kann.
Heringe im 40-Grad-Winkel im Boden verankern
Das Zelt mit Blättern gegen den Wind isolieren

4 Spannen Sie das vordere Ende des Zelts rechts und links ab, und richten Sie den Stock in der Kapuze auf.

- Das hintere Ende abspannen, um das Zelt zu stabilisieren
- Um den Stock herum ins Zelt kriechen

NOTFALL-FIRSTZELT

Dieses Zelt wird zwischen zwei Bäume gespannt. Wenn Sie ein langes Stück Seil haben, benutzen Sie es als First; wenn nicht, befestigen Sie das Cape einfach an den Giebeln (s. unten). Sie können aber auch einen längeren Ast als Firststange benutzen.

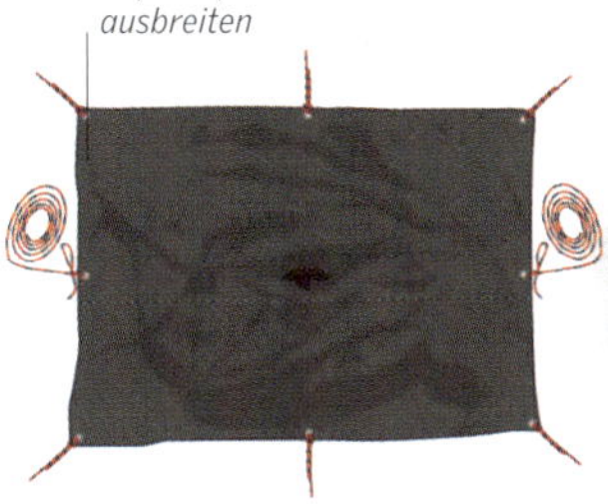

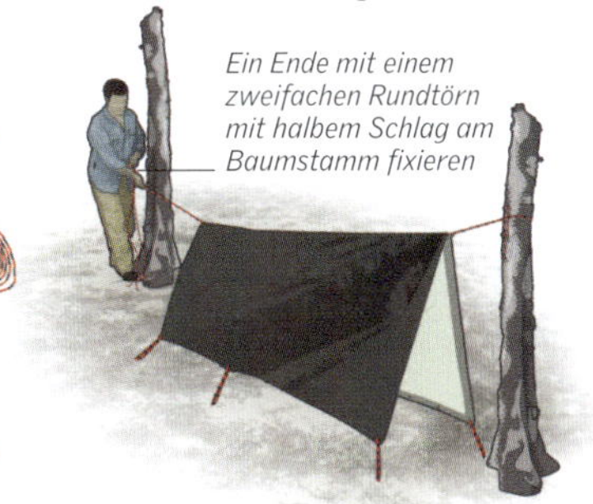

1 Suchen Sie zwei Bäume, die 60 cm weiter auseinanderstehen, als Ihr Poncho lang ist.

- Ziehen Sie 30 cm lange Schlaufen durch die seitlichen Ösen und 1 m lange Schlaufen durch die mittleren Ösen.
- Binden Sie die Kapuze zu.

2 Fixieren Sie eine der mittleren Schlaufen etwa 1 m über dem Boden an einem Baumstamm.

- Die andere Schlaufe mit einem Rollstek (s. S. 145) am zweiten Baum befestigen und das Seil spannen.

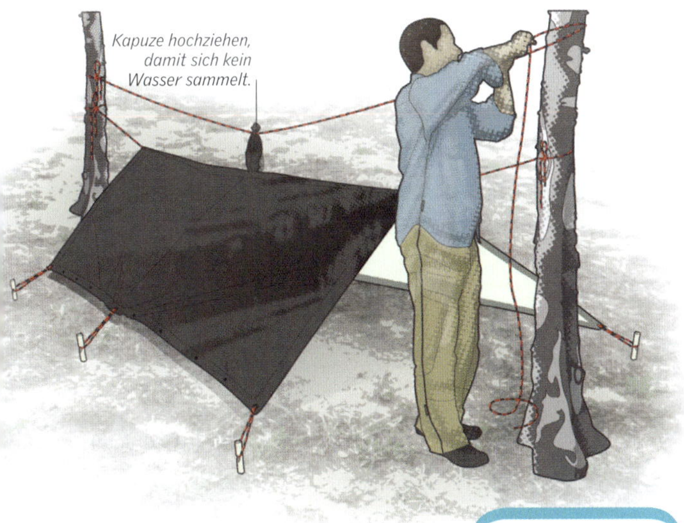

3 Spannen Sie zuerst die mittleren, dann die äußeren Seitenschlaufen mit Heringen ab. Versuchen Sie dabei das Cape so straff wie möglich zu ziehen.

- Wenn Sie ein zweites Seil haben, binden Sie es um die Kapuze und befestigen Sie es oberhalb der Firstleine an den Bäumen.
- Sichern Sie Ihre Schlafunterlage mit längeren Ästen.

ZU BEACHTEN

- Isolieren Sie das Zelt auf einer Seite mit Ästen, Zweigen und Mulch.
- Wenn Ihr Cape keine Ösen hat, nutzen Sie Knopfverschlüsse (s. S. 161).

HERINGE

Selbst gemachte Heringe sind wiederverwendbar, müssen aber von Zeit zu Zeit ersetzt werden, da sie allmählich verrotten.

HERSTELLUNG

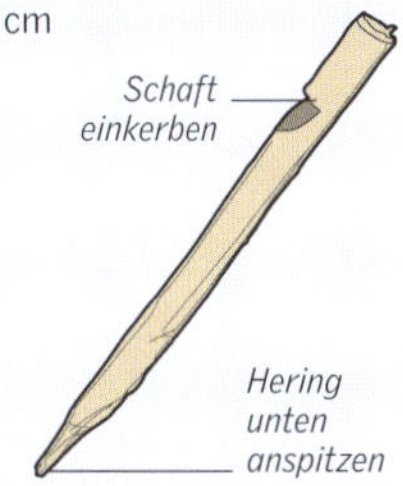

- Heringe sollten etwa 22 cm lang und 2,5 cm dick sein. Dünnere Heringe können brechen oder bei starkem Wind aus dem Boden gerissen werden.
- Benützen Sie für Heringe Grünholz.
- Nehmen Sie kein aufgesammeltes Holz, es ist womöglich angefault.
- Härten Sie frisch geschnittene Heringe langsam in der Glut eines Feuers. Nehmen Sie sie aus der Glut, wenn sie leicht gebräunt sind. Nasses Holz klingt tief und dumpf, wenn man dagegenklopft, getrocknetes dagegen eher hell.
- Rammen Sie einen Hering niemals mit dem Fuß in den Boden. Wenn Sie Pech haben, können Sie sich dabei ernsthaft verletzen. Verwenden Sie zum Einschlagen einen Stein oder einen schweren Stock.

ALTERNATIVE

Wenn Sie in einer Gruppe unterwegs sind und alle ein Regencape dabeihaben, können Sie je zwei Capes zusammenknüpfen. Eines dient dann als Zeltboden.

ZELT MIT ZWEI CAPES

Verbinden Sie beide Capes durch die Druckknöpfe zu einer Röhre. Das obere Cape wird das Firstzelt, das untere dient als Bodenplane.

- Breiten Sie Ihre Schlafunterlage unter der Bodenplane aus und sichern Sie sie mit Ästen.
- Bauen Sie das Zelt auf, wie links beschrieben.

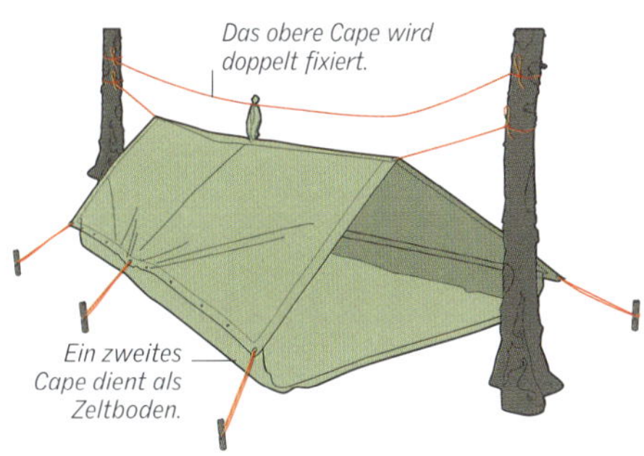

IMPROVISIERTES BIWAKZELT

Ein Biwaksack ist eine leichte, atmungsaktive, wasserdichte Hülle für den Schlafsack. Er gehört in jede Ultraleicht-Camping-Ausrüstung (s. S. 52) und kann problemlos in ein Ein-Personen-Zelt verwandelt werden. Dank der Schrägen läuft das Regenwasser bei schlechtem Wetter an den Seiten ab, anstatt durchzusickern, wie es der Fall wäre, wenn man den Sack einfach auf den Boden legen würde.

DAS BRAUCHEN SIE
- Biwacksack
- Biegsame Äste
- Kleine Steine und Schnur
- Heringe
- Seil und Messer
- Stein oder Holzklotz als Hammer

1 Breiten Sie den Biwaksack flach auf dem Boden aus.
- Die Kapuze sollte oben oder unten liegen. Sie wird später zum Verschließen des Eingangs hängen gelassen bzw. hochgebunden.
- An allen vier Ecken einen Knopfverschluss mit Lasche anbringen (s. ganz rechts).
- Schlagen Sie die Heringe ein und hängen Sie die Schlaufen ein.

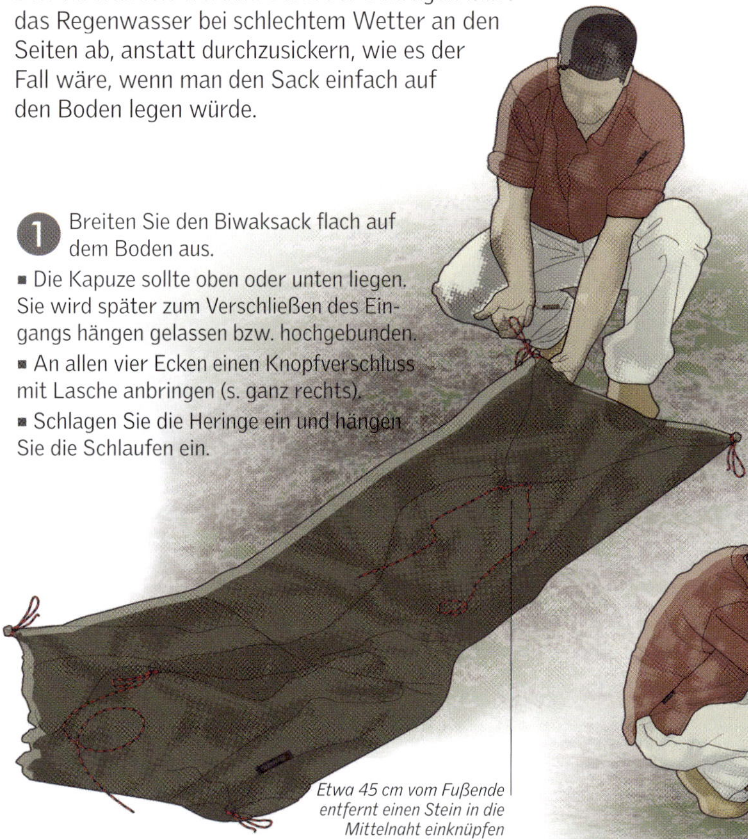
Etwa 45 cm vom Fußende entfernt einen Stein in die Mittelnaht einknüpfen

2 Knüpfen Sie dort, wo sich später der Eingangsgiebel befinden soll, ein langes Stück Seil fest. Den Giebel hochhalten.
- Die Seiten rechts und links des Eingangs herunterziehen. Wo sie den Boden berühren, einen Knopfverschluss mit Lasche anbringen.
- Heringe in den Boden schlagen und die Schlaufen einhängen.

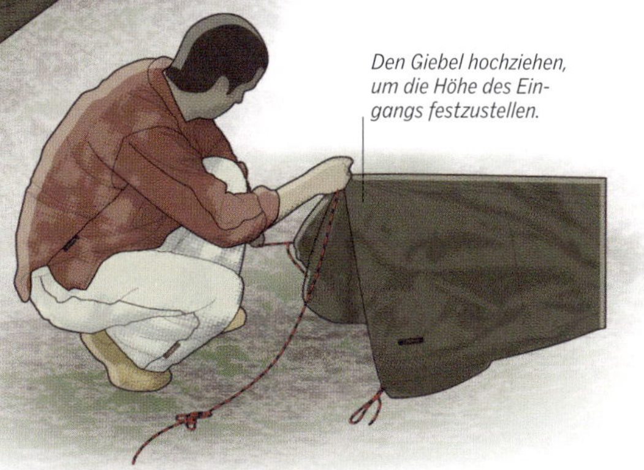
Den Giebel hochziehen, um die Höhe des Eingangs festzustellen.

3 Einen Pflock zum Abstützen des Giebels zusägen (oder gekreuzte Stöcke als Gestänge verwenden).
- Den Pfosten in den Eingang stellen, die Kordel darüberziehen und abspannen.
- Prüfen, ob alle Heringe gleichmäßig gespannt sind.

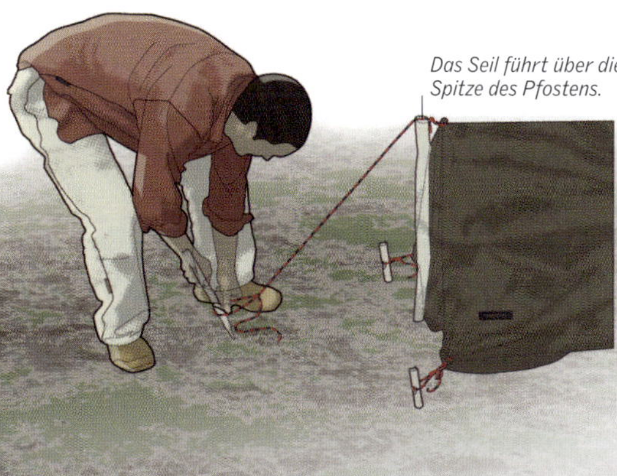
Das Seil führt über die Spitze des Pfostens.

4 Entfernen Sie den Giebelpfosten und kriechen Sie mit den Füßen voran ins Zelt.
- Bleiben Sie nicht am vorderen Seil hängen.

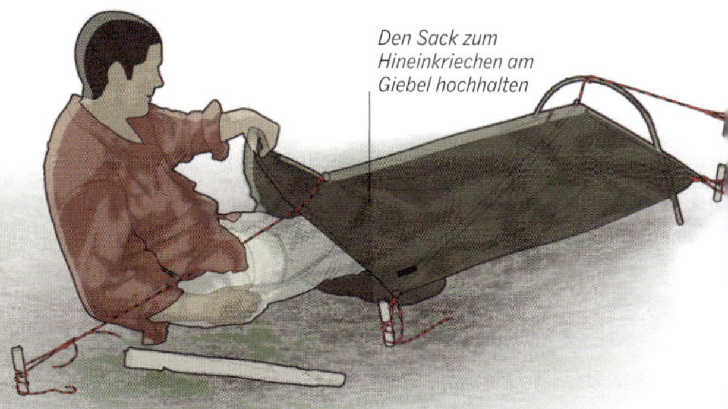
Den Sack zum Hineinkriechen am Giebel hochhalten

ZELT-ALTERNATIVEN

Mit denselben Materialien und Werkzeugen, die Sie für das improvisierte Firstzelt und das Biwakzelt eingesetzt haben, können Sie auch andere Unterkünfte errichten. Verwenden Sie dazu ein Cape, ein Tarp oder eine Bothy Bag.

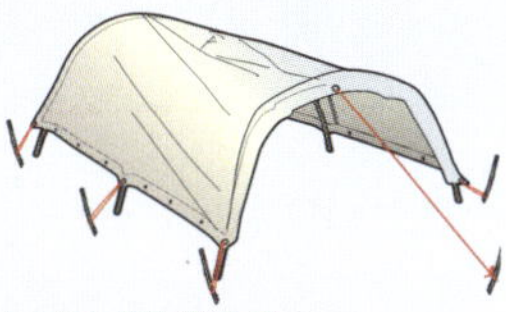

TUNNELZELT
Wenn Sie Schösslinge finden, formen Sie aus Asttrieben drei Bogen und ziehen Sie Ihr Cape oder Ihr Tarp darüber.

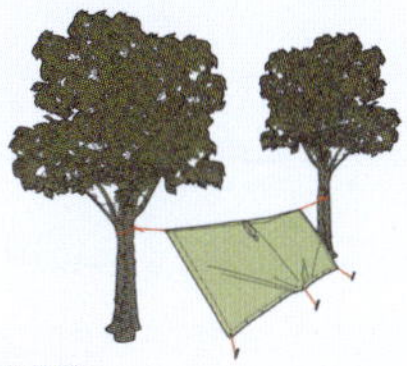

TARP
Fixieren Sie eine Längsseite mit einem Seil an zwei Bäumen und spannen Sie die andere schräg nach unten ab.

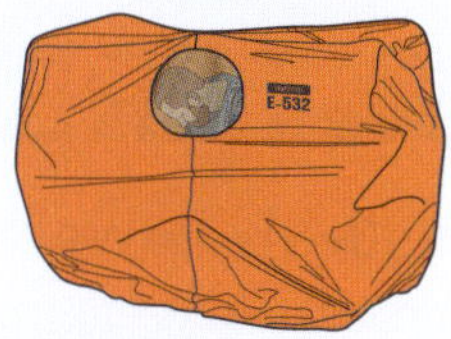

BOTHY BAG
Diese große, leichte Nylontasche schützt vor Wind und Wetter und lässt sich in eine Art Biwakzelt verwandeln.

1 Errichten Sie über dem Fußende des Biwacksacks aus einem gebogenen Ast (oder zwei gekreuzten Stöcken) ein Gestänge.

- Befestigen Sie das Seilende des oberen Knopfverschlusses an dem Ast.
- Das Seil mit einem Hering abspannen.

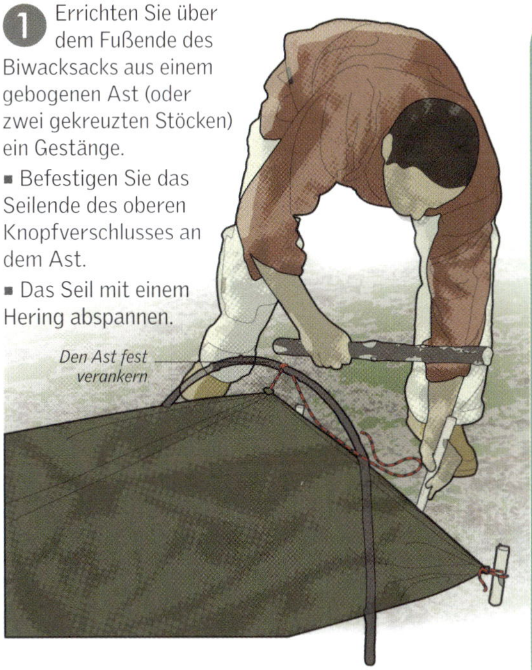
Den Ast fest verankern

2 Wenn Sie im Zelt liegen, stellen Sie den Giebelpfosten wieder in den Eingang.

- Verschließen und öffnen Sie den Eingang nach Bedarf mit der Kapuze.

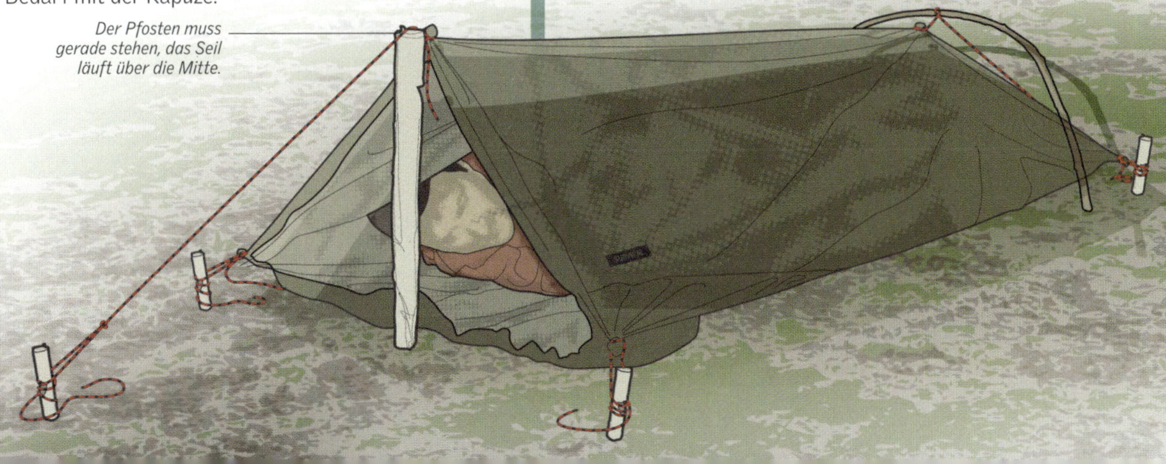
Der Pfosten muss gerade stehen, das Seil läuft über die Mitte.

KNOPFVERSCHLÜSSE HERSTELLEN

Knopfverschlüsse sind eine einfache, sichere Behelfskonstruktion zur Befestigung von Seilen an Capes und Planen, die keine Ösen oder Laschen haben. Das Gewebe wird dabei nicht beschädigt und bleibt wasserdicht.

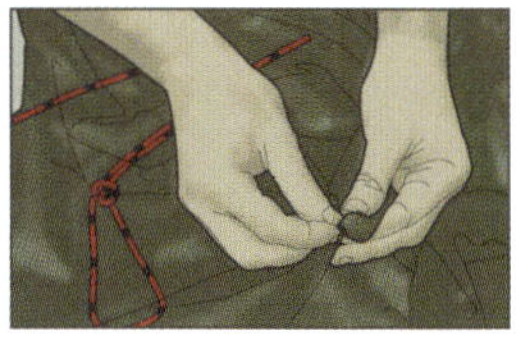

1 Legen Sie einen kleinen Stein als »Knopf« unter die entsprechende Stelle des Capes oder der Plane. Legen Sie ein Seil mit Slipstek (s. S. 142) bereit.

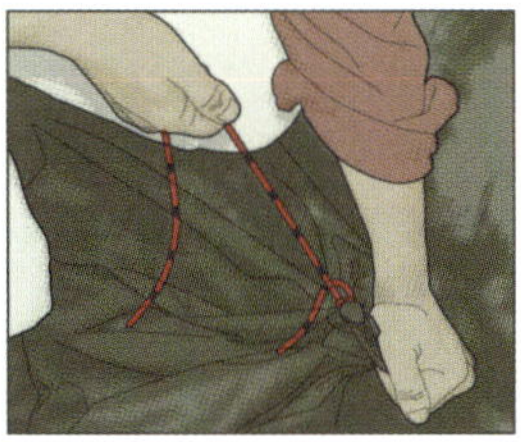

2 Legen Sie nun die Schlinge um den »Knopf« und ziehen Sie sie gut fest.

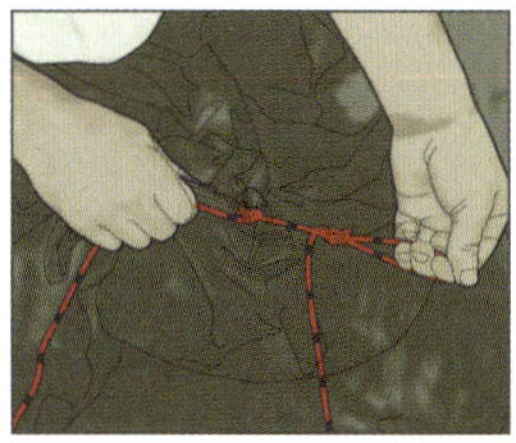

3 Knüpfen Sie am Ende des Seils eine weitere Schlinge zum Einhängen in einen Hering.

UNTERSTÄNDE IM WALD

WENN SIE IN WALDGEBIETEN der gemäßigten Zone in eine Notsituation geraten und keine Plane haben, aus der sich ein Unterschlupf improvisieren ließe, können Sie aus Ästen und Zweigen ein Lean-to, einen Holzunterschlupf mit First oder eine schlichte Schlafkoje neben einem gefällten Baum errichten. Ein Lean-to baut man am besten zu mehreren.

DAS BRAUCHEN SIE
- Pfosten und Äste
- Säge und Messer
- Seil
- Schösslinge
- Blattwerk fürs Dach

EIN LEAN-TO ERRICHTEN

Ein Lean-to besitzt ein Pultdach, das auf einem horizontalen Träger ruht. Es lässt sich am besten auf flachem Untergrund zwischen zwei Bäumen oder fest im Boden verankerten Pfosten errichten. Wenn mehrere Personen darunter Platz finden sollen, sollten sie sich zum Abmessen dicht nebeneinander auf den Boden legen. Addieren Sie pro Person 15 cm »Spielraum«.

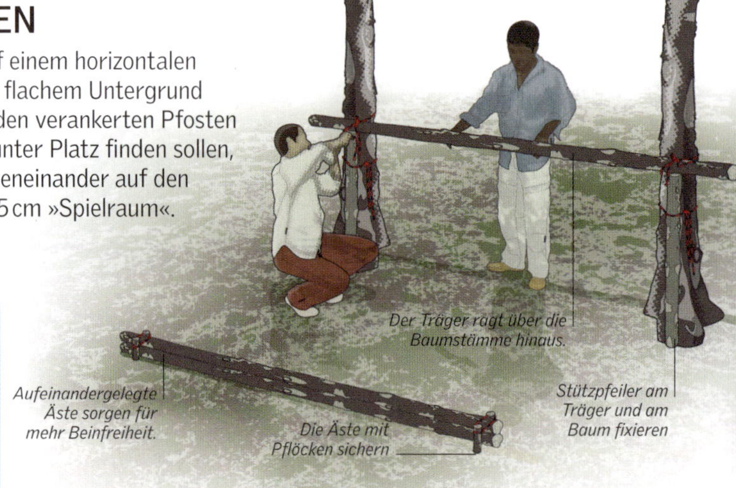

1 Befestigen Sie den Träger mit einem Arborknoten (s. S. 142) in der gewünschten Höhe an den Baumstämmen.
- Sichern Sie den Träger zusätzlich mit zwei Stützpfeilern.
- Schlagen Sie am geplanten Fußende des Lean-to Pflöcke ein.

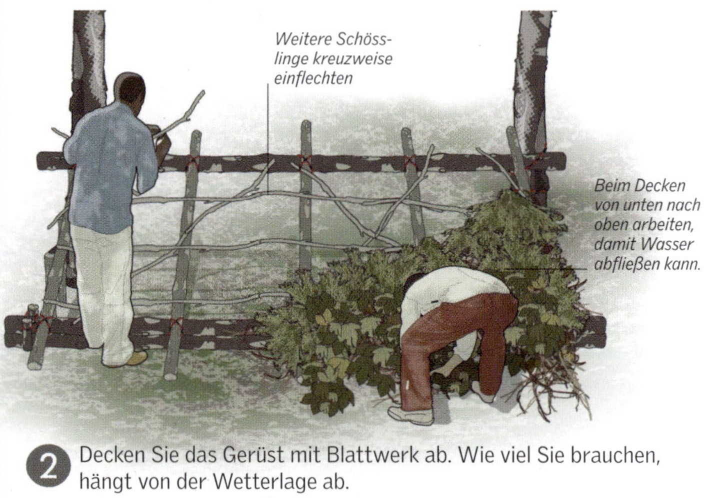
Weitere Schösslinge kreuzweise einflechten
Beim Decken von unten nach oben arbeiten, damit Wasser abfließen kann.

2 Decken Sie das Gerüst mit Blattwerk ab. Wie viel Sie brauchen, hängt von der Wetterlage ab.
- Verwenden Sie größere Äste – Kiefer- oder Tannenzweige –, große Blätter oder Moosstücke als Basis, die die Deckschicht aus Kleinmaterial trägt.

ÜBERNACHTEN IM WALD

In den Laub-, Nadel- oder Mischwäldern der gemäßigten Zone findet man leicht einen Unterschlupf oder kann sich einen bauen. Vergeuden Sie dabei möglichst wenig Kraft. Ehe Sie sich in die Arbeit stürzen, sollten Sie nach natürlichen Unterschlupfmöglichkeiten Ausschau halten.

WAS IST ZU BEDENKEN?

Wenn Sie einen Unterschlupf bauen müssen, beherzigen Sie folgende Tipps:
- Wählen Sie einen Platz in Wassernähe, aber achten Sie auf Überflutungsgefahr, Insekten sowie andere Tiere.
- Prüfen Sie zuerst, ob Gefahr durch Fallholz, Steinschlag oder Sturzfluten droht.
- Wählen Sie einen möglichst geschützten Platz, in dessen Nähe Sie alle nötigen Materialien finden.
- Sammeln Sie das gesamte Baumaterial, bevor Sie mit dem Aufbau beginnen und ehe es dunkel wird.
- Ortungshilfen müssen sichtbar bzw. schnell aktivierbar sein (Signalfeuer, -spiegel oder -fackeln, Funkgerät).
- Tragen Sie zur Sicherheit Handschuhe beim Säubern des Bodens, um sich vor (giftigen) Tieren zu schützen.
- Ziehen Sie einen Teil Ihrer Kleidung aus, damit Sie sich nicht zu sehr erhitzen.
- Dichten Sie den Unterschlupf möglichst gut ab und schaffen Sie mit viel Material eine mindestens 10 cm dicke »Matratze«.

HOLZBRUCH

Abgeknickte Äste, Wurzeln oder gefällte Baumstämme können als Grundgerüst für einen Unterschlupf dienen. Abgestorbene Bäume sind in der Regel ausgetrocknet; man sollte daher kein Feuer darunter anzünden. Auf Schlangen, Spinnen und Insektennester achten.

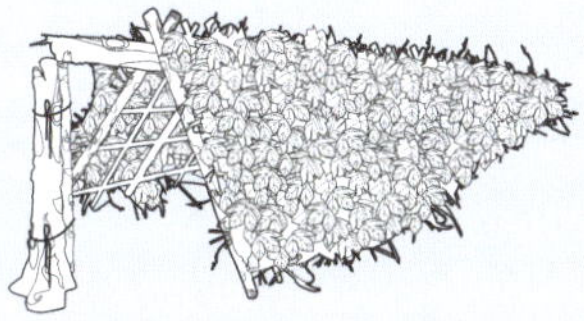

WINDBRUCH

Ein abgeknickter Ast ergibt eine wunderbare Firststange. Lehnen Sie kleinere Äste und Zweige dagegen.

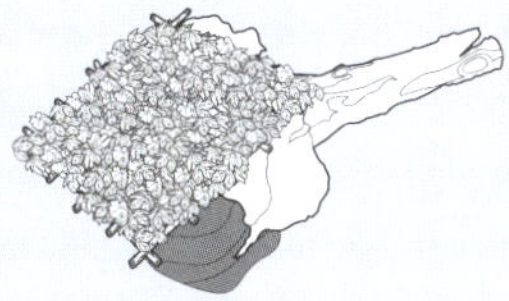

ENTWURZELTER BAUM

Ein aus der Erde ragender Wurzelballen bietet einen guten Schutz. Lehnen Sie Äste und Zweige dagegen.

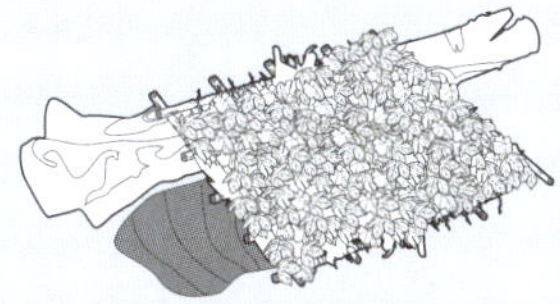

GEFÄLLTER BAUM

Errichten Sie aus Ästen und Zweigen ein Lean-to. Decken Sie es mit Rinde, Grassoden, Moos, Blättern und Mulch.

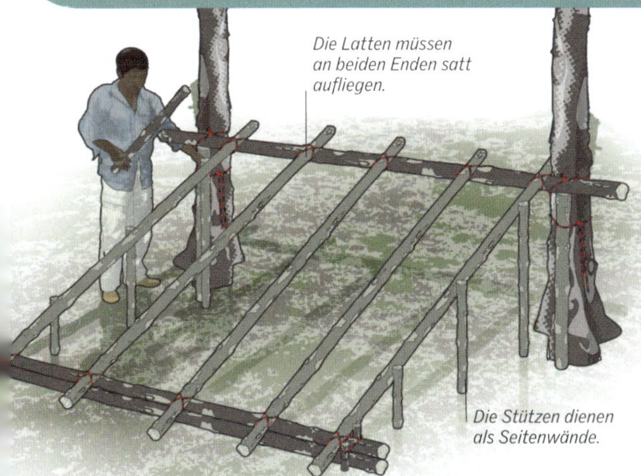
Die Latten müssen an beiden Enden satt aufliegen.
Die Stützen dienen als Seitenwände.

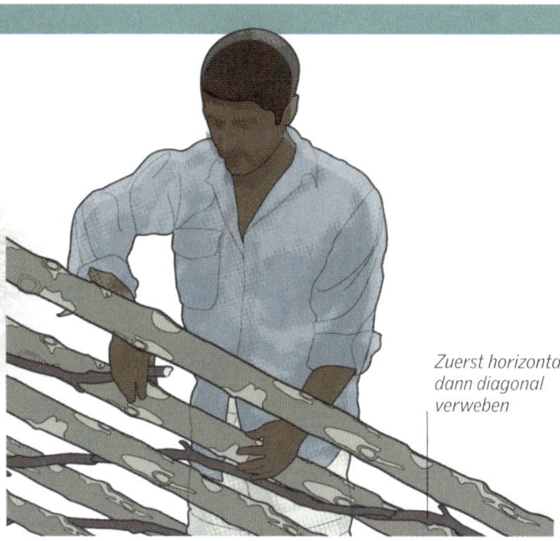

3 Fünf »Dachlatten« gleichmäßig auf den beiden Trägern verteilen.

- Die äußeren Latten zwischen die Stämme legen, damit sie nicht wegrollen.
- Die Latten einzeln an den Trägern festbinden.
- Die äußeren Latten mit Pfosten abstützen.

4 Weben Sie junge Asttriebe in das Lattengerüst ein.

- Arbeiten Sie dabei zunächst in horizontaler, dann in diagonaler Richtung.
- Kleinere Schösslinge an den Seiten einflechten.

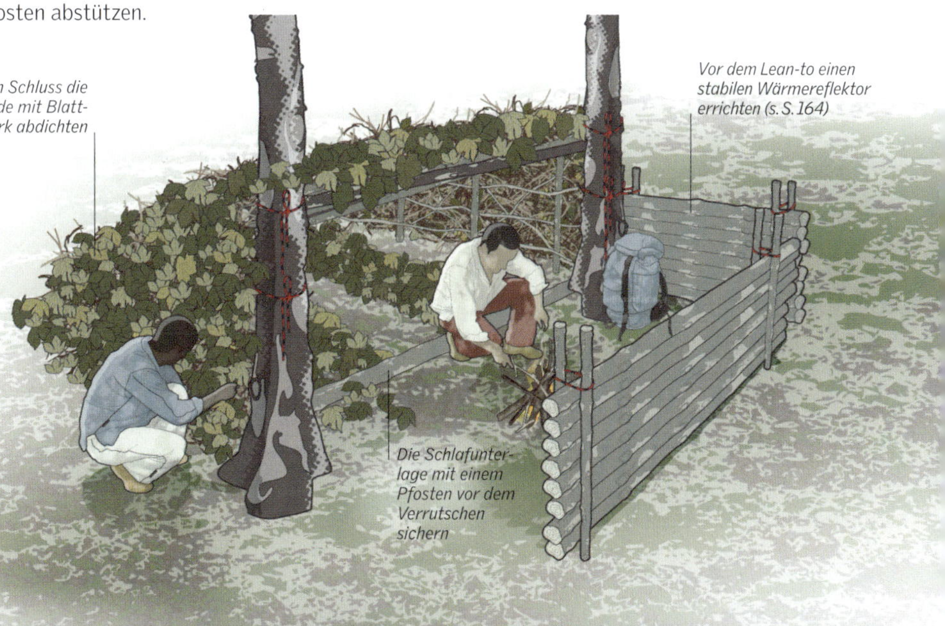
Zum Schluss die Wände mit Blattwerk abdichten
Vor dem Lean-to einen stabilen Wärmereflektor errichten (s. S. 164)
Die Schlafunterlage mit einem Pfosten vor dem Verrutschen sichern

5 Wenn alle gemeinsam in einem Lean-to übernachten, brauchen Sie nur ein Feuer.

- Den Boden des Lean-to mit trockenem Material auslegen.
- Vereinbaren Sie in der Gruppe ein Wachsystem, um nachts abwechselnd das Feuer zu bewachen.

HOLZUNTERSTAND MIT FIRST

Der Bau eines solchen Unterstands ist einfach, kann aber mehrere Stunden in Anspruch nehmen. Bleibt man mehrere Tage lang an einem Ort, kann der Aufwand sich lohnen. Ein hölzernes Firstzelt ist relativ leicht warm zu halten. Es kann für eine oder mehrere Personen errichtet werden.

DAS BRAUCHEN SIE
- Verschieden lange Pfosten
- Schösslinge
- Messer
- Säge oder Axt
- Seil
- Deckmaterial wie Kiefernzweige, Blätter und Moos

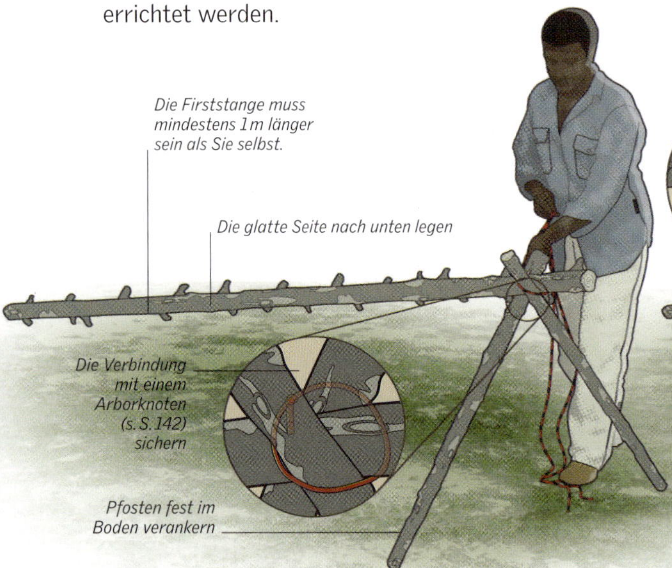

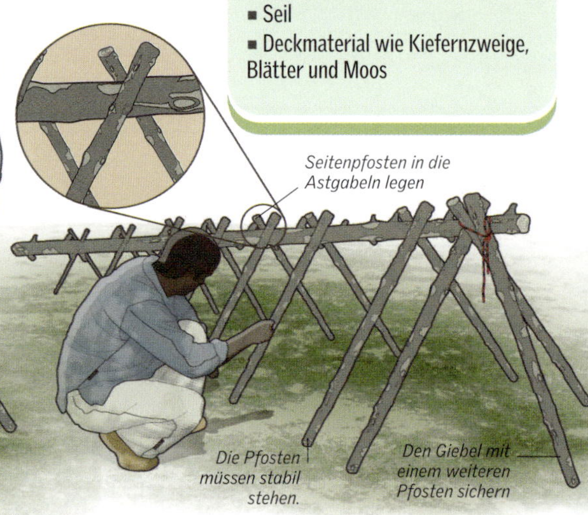

Seitenpfosten in die Astgabeln legen
Die Pfosten müssen stabil stehen.
Den Giebel mit einem weiteren Pfosten sichern

1 Suchen Sie eine geeignete Firststange und entfernen Sie auf einer Seite sämtliche Astansätze.
- Errichten Sie aus zwei Pfosten einen Giebel.
- Legen Sie ein Ende der Firststange in die Gabel, das andere Ende auf den Boden.

2 Pfosten passender Länge in die Astgabeln des Firstbalkens legen. Arbeiten Sie von vorne nach hinten.
- Die Pfosten müssen fest aufliegen. Falls nötig, mit Arborknoten (s. S. 142) sichern.

WÄRME-REFLEKTOR

Ein Feuer gibt nach allen Seiten Hitze ab. Um möglichst gut davon zu profitieren, empfiehlt sich der Bau eines Wärmereflektors, der die Wärme in den Unterschlupf lenkt. Er sollte so konstruiert sein, dass Sie das Feuer etwa 1m vor dem Eingang Ihres Unterschlupfs errichten und bequem unterhalten können. Es näher heranzurücken ist zu gefährlich, da es den Unterschlupf in Brand setzen könnte. Ein L-förmiger Wärmereflektor ist besonders effektiv.

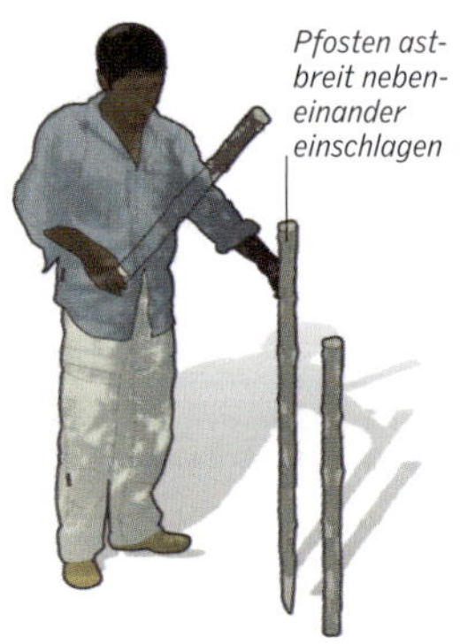

Pfosten astbreit nebeneinander einschlagen

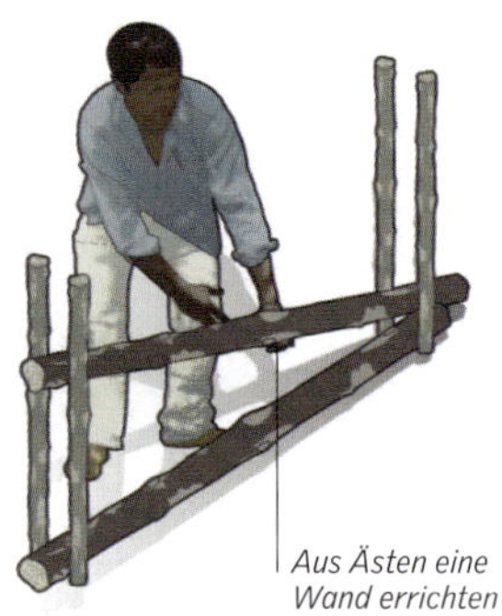

Aus Ästen eine Wand errichten

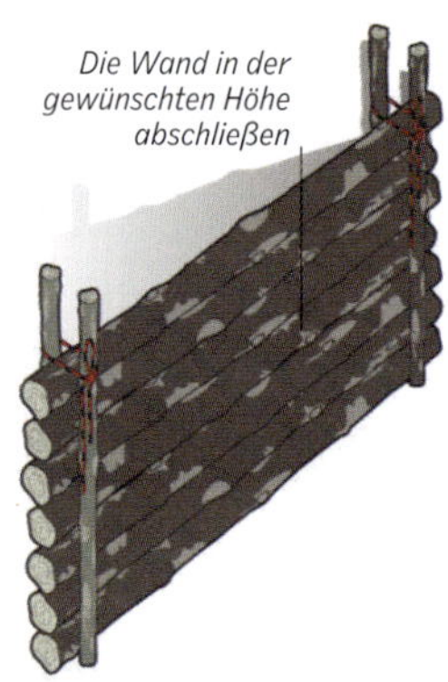

1 Bauen Sie den Reflektor so, dass der Wind seitlich an ihm vorbeiströmt.
- Zwei Pfosten und eine Astlänge entfernt zwei weitere Pfosten einschlagen.

2 Verwenden Sie Grünholz, damit der Reflektor nicht in Flammen aufgeht.
- Stapeln Sie zwischen den Pfosten Äste zu einer Wand auf.

3 Binden Sie die Pfosten oben zusammen.
- Die Wand sollte mindestens so breit wie der Eingang sein, um die Wärme zu reflektieren.

WEITERE UNTERSTÄNDE

Als Alternativen bieten sich ein »Firstzelt« mit offener Front und ein Lean-to an. Für das Zelt fixieren Sie einen kräftigen Ast an einem Baumstamm und fahren fort, wie unten beschrieben. Für das Lean-to verankern Sie zwei gegabelte Äste im Boden und legen einen Träger in die Gabel. Fahren Sie fort, wie auf den Seiten 162–163 beschrieben.

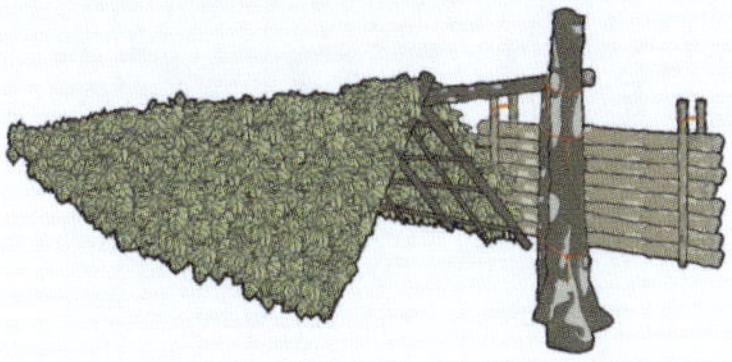

UNTERSCHLUPF MIT FIRST

Verkeilen Sie einen Stützpfosten unter dem Firstbalken und fixieren Sie ihn mit einem Arborknoten am Baum. Bauen Sie einen Wärmereflektor seitlich in den Wind.

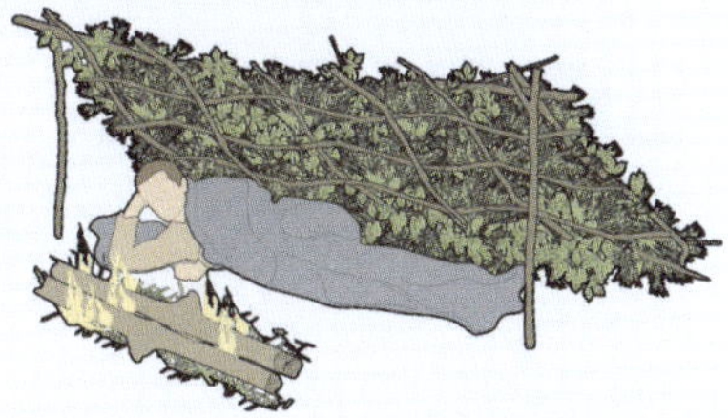

LEAN-TO

Ein kleines Lean-to für eine Person mit einem Jägerfeuer davor ist kurzfristig ein warmer, trockener und komfortabler Unterschlupf für die Nacht.

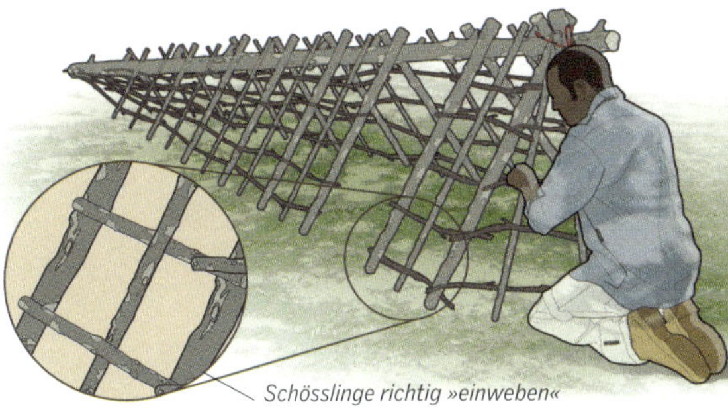
Schösslinge richtig »einweben«

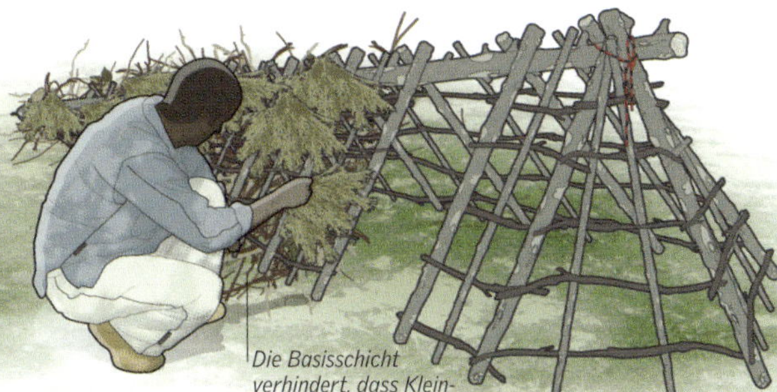
Die Basisschicht verhindert, dass Kleinmaterial durchfällt.

3 Vier oder fünf Reihen Schösslinge horizontal in den Rahmen einarbeiten, um die Seitenwände zu stabilisieren und eine Unterlage für das Deckmaterial zu haben.

- Lassen Sie in der Nähe des Giebels seitlich einen Eingang offen. Sie sollten bequem darin sitzen können.

4 Die Seitenwände mit einer dicken Schicht kleinerer und größerer Zweige verkleiden. Die Materialien richtig einarbeiten.

- Arbeiten Sie sich von hinten nach vorne und von unten nach oben vor.

WISSENSWERTES

Bauen Sie Ihren Unterschlupf so, dass der Wind schräg am Eingang vorbeiströmt. So verhindern Sie, dass Rauch ins Innere zieht. Steht das hintere Ende direkt im Wind, kann am Eingang ein Sog entstehen, der Luft ins Innere strömen lässt.

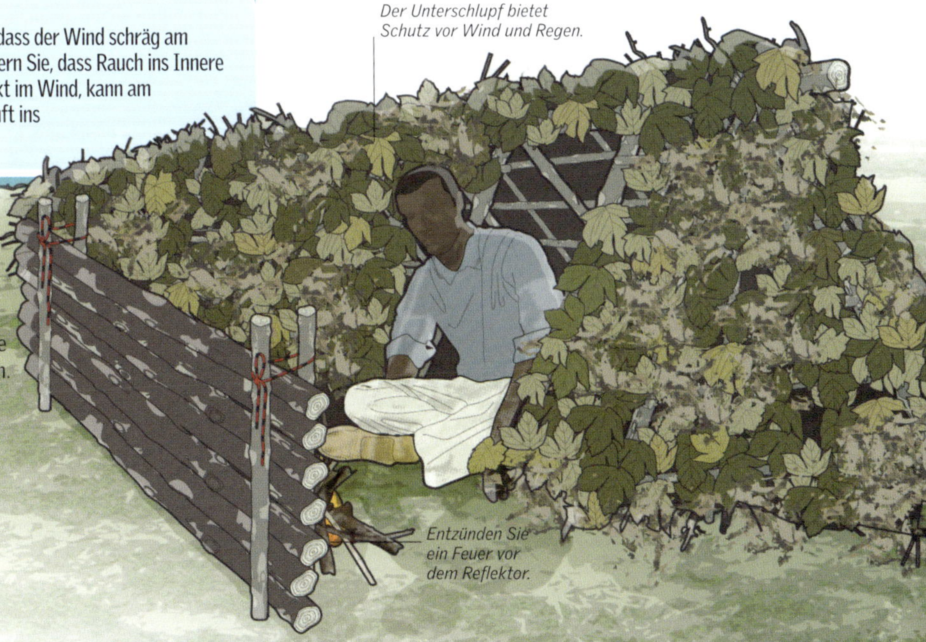
Der Unterschlupf bietet Schutz vor Wind und Regen.
Entzünden Sie ein Feuer vor dem Reflektor.

5 Die Basisschicht mit Blättern, Moos und Mulch verkleiden. Arbeiten Sie auch hier von unten nach oben.

- Bauen Sie einen Wärmereflektor (s. links) vor den Eingang, um die Wärme ins Innere zu lenken.
- Verstauen Sie Ihre Ausrüstung am Kopfende.

SCHUTZ IN DEN TROPEN

Im tropischen Regenwald ist der Bau eines Unterschlupfs besonders einfach, weil Baumaterial in Hülle und Fülle zur Verfügung steht. Haben Sie einen passenden Lagerplatz gefunden, müssen Sie sich nur noch für eine geeignete Bauvariante entscheiden. Am wichtigsten ist, dass die Schlafplattform genügend Abstand zum Boden hat.

DAS BRAUCHEN SIE
- Regencape mit Druckknöpfen
- Seil
- Lange, stabile Pfosten oder dicke Bambusrohre
- Abstandhalter
- Messer, Säge, Machete/Parang
- Nadel
- Gewachsten Baumwollzwirn

REGENCAPE-BETT

Die meisten Regencapes haben nicht nur Druckknöpfe an den Seiten und Säumen, sondern auch Ösen, an denen sich Schnüre befestigen lassen. Hier wurde ein Cape zu einem Bett umfunktioniert.

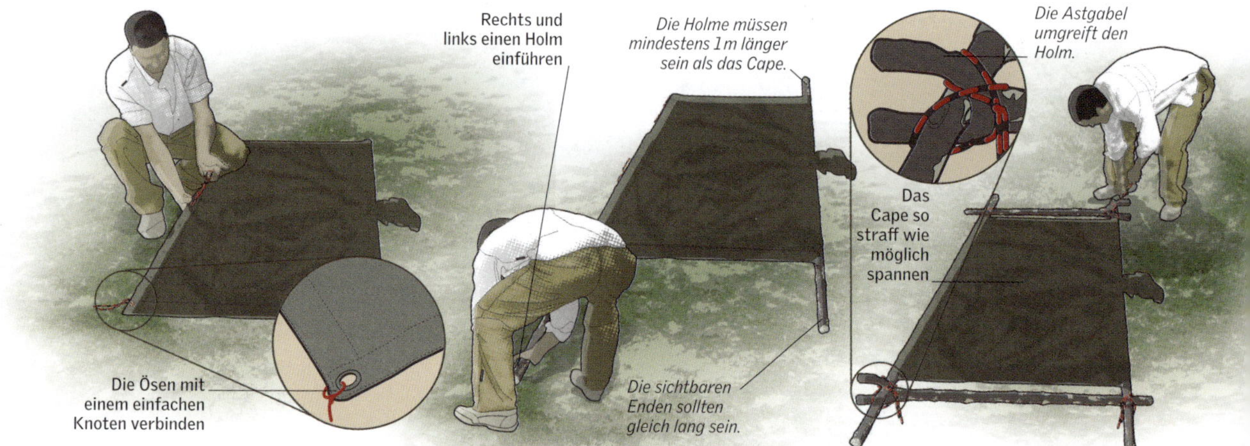
Rechts und links einen Holm einführen
Die Holme müssen mindestens 1 m länger sein als das Cape.
Die Astgabel umgreift den Holm.
Das Cape so straff wie möglich spannen
Die Ösen mit einem einfachen Knoten verbinden
Die sichtbaren Enden sollten gleich lang sein.

1 Schließen Sie die Druckknöpfe an den Säumen. Das Cape bildet nun eine Art Schlauch.
- Binden Sie die Ösen an den Ecken und an den Säumen zusammen, damit die Knöpfe nicht aufgehen.

2 Sägen Sie zwei stabile Holme zu, die Ihr Gewicht aushalten.
- Schieben Sie beide Holme rechts und links in den Schlauch.

3 Sägen Sie zwei »Abstandhalter« zu, die rechtwinklig zwischen den Holmen angebracht werden (z. B. gegabelte Äste).
- Fixieren Sie die Abstandhalter mit Arborknoten (s. S. 142).

HÄNGEMATTEN

Viele Hängematten wurden speziell für die Tropen entwickelt und besitzen ein integriertes Moskitonetz. Tatsächlich gibt es kaum eine bequemere Übernachtungsmöglichkeit, falls Bäume vorhanden sind. Hennessy-Hängematten sind besonders geeignet, denn sie lassen sich klein zusammenfalten.

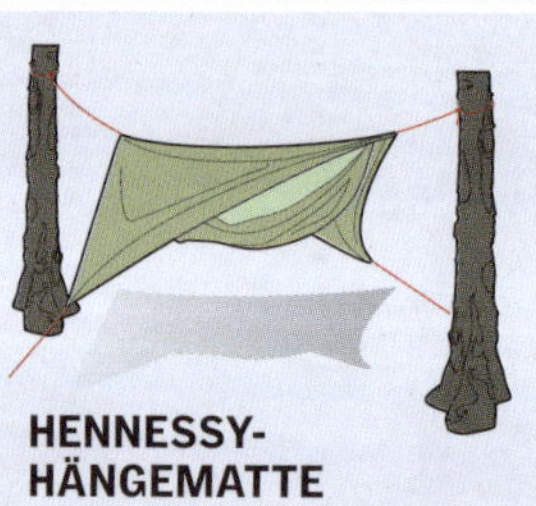

HENNESSY-HÄNGEMATTE

Diese ultraleichte, schnell trocknende Hängematte ist sehr komfortabel (s. S. 54). Beim Hinlegen schließt sie sich von selbst.

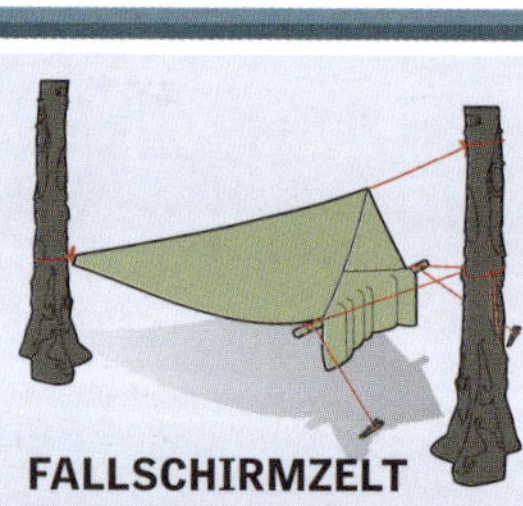

FALLSCHIRMZELT

Einen Fallschirm zurechtlegen, einen Giebel formen und mit einem Seil am Baum fixieren, einen Abstandhalter an der Öffnung anbringen und die Ecken abspannen.

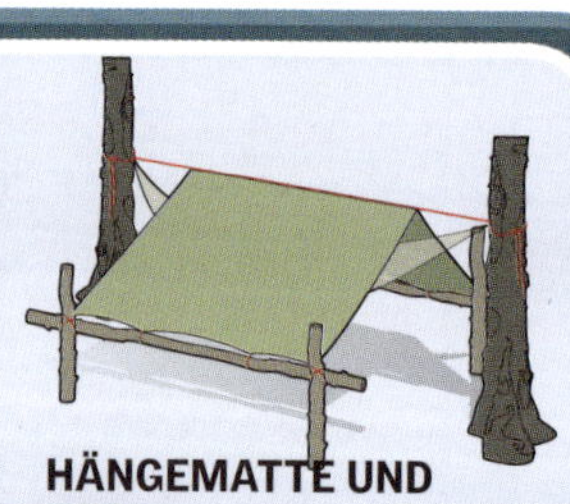

HÄNGEMATTE UND TARP

Spannen Sie eine Leine über der Hängematte und legen Sie das Tarp darüber. Beide Seiten an einem zuvor errichteten Querpfosten fixieren.

ALTERNATIVE METHODEN

Sie können auch ein Tarp, eine Zelt- oder Bodenplane als Schlafunterlage verwenden. Die nötigen Vorbereitungen können Sie entweder schon zu Hause oder unterwegs treffen. Sie brauchen dazu eine stabile Nadel und einen ausreichend gewachsten Zwirn (s. Survival-Kit, S. 60–61). Abstandhalter zwischen den Holmen sorgen dafür, dass die Auflagefläche straff bleibt. Beide Betten lassen sich im Notfall auch als Tragen für Verletzte verwenden.

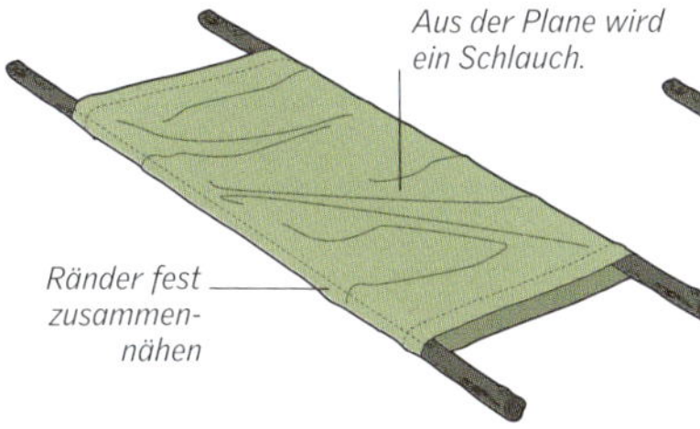

METHODE EINS

Die Plane auf die Erde legen und in der Mitte falten. Ränder zusammennähen, sodass ein Schlauch entsteht. Rechts und links einen Holm einschieben.

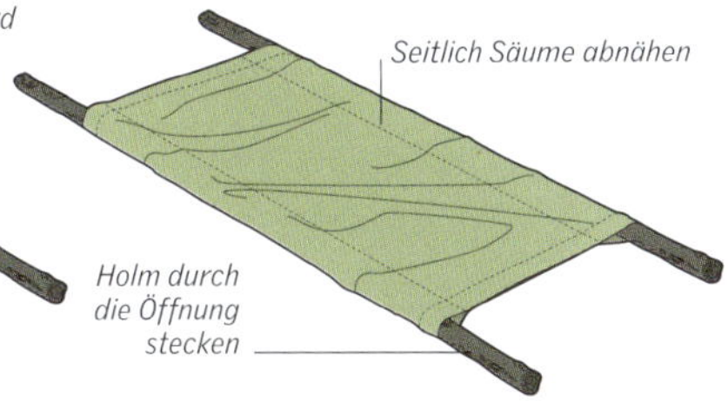

METHODE ZWEI

Die Plane falten und die Ränder so abnähen, dass beidseitig ein Saum entsteht. Jeweils einen Holm einführen.

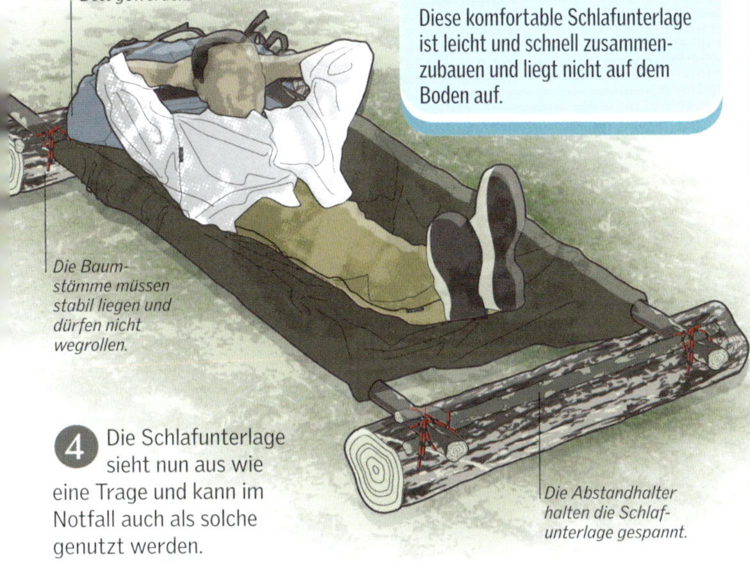

VORTEILE
Diese komfortable Schlafunterlage ist leicht und schnell zusammenzubauen und liegt nicht auf dem Boden auf.

4 Die Schlafunterlage sieht nun aus wie eine Trage und kann im Notfall auch als solche genutzt werden.

- Legen Sie die Schlafunterlage auf zwei kräftige Baumstämme.

KOMFORTVARIANTE

Wenn Sie ein zweites Poncho oder eine zusätzliche (Zelt-) Plane haben, können Sie die Schlafunterlage mit einem Zelt (s. S. 159) gegen Regen schützen.

- Spannen Sie ein Seil zwischen zwei Bäume und legen Sie das Cape oder die Plane darüber.
- Wenn Sie ein Cape verwenden, befestigen Sie auch die Kapuze.
- Sichern Sie das »Zelt« an den vier Ecken mit Heringen.

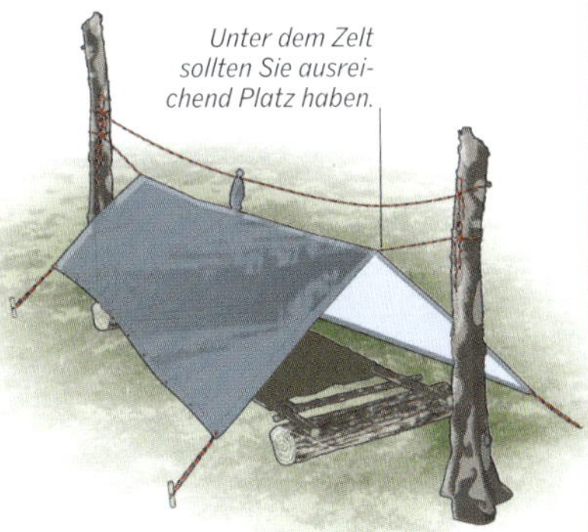

BAUEN IM DSCHUNGEL

Ein Unterschlupf im Regenwald sollte schnell aufzubauen, nicht größer als nötig und sicher vor Tieren sein.

WAS IST ZU BEDENKEN?

Beim Bau eines Unterschlupfes im tropischen Regenwald ist Folgendes wichtig:

- Meiden Sie Plätze, an denen Astbruch droht. Sie könnten durch herabfallendes Holz verletzt werden.
- Sie brauchen ein scharfes Schneidewerkzeug, idealerweise eine Machete, doch ein ordentliches Fahrtenmesser oder eine kleine Axt tun es auch.
- Säubern Sie den Boden um Ihren Lagerplatz, um Tiere fernzuhalten. Arbeiten Sie zum Schutz vor Schlangen- oder Spinnenbissen niemals mit bloßen Händen.
- Bauen Sie Ihren Unterschlupf mit genügend Abstand zum Boden, damit Insekten, Schlangen oder andere (nachtaktive) Tiere Sie nicht belästigen.
- Beginnen Sie frühzeitig mit dem Bauen – in den Tropen bricht die Nacht sehr schnell herein.
- Arbeiten Sie in einem Tempo, das Sie gut durchhalten können. In der feuchtwarmen Umgebung drohen Dehydration, Hitzeerschöpfung und Hitzschlag. Der Körper versucht sich durch Schwitzen zu kühlen. Arbeiten Sie also nicht zu schnell, trinken Sie häufig Wasser und machen Sie Pausen.
- Bauen Sie Ihren Unterschlupf solide, damit Sie ihn nicht mitten in der Nacht reparieren müssen.
- Verwenden Sie ein Moskitonetz und eine Moskitohaube.
- Ein Feuer hält Insekten und andere Tiere fern.

DSCHUNGEL-FIRSTZELT

Ein solcher Unterschlupf ist einfach zu errichten. Wenn Sie ein Regencape, ein Tarp oder eine Plane dabeihaben, bauen Sie zunächst eine Schlafunterlage, wie auf den Seiten 166–167 beschrieben. Wenn nicht, bauen Sie sich aus Ästen eine Plattform.

1 Schneiden Sie sieben lange, stabile Pfosten zu. Errichten Sie aus zwei Pfosten einen A-förmigen Rahmen, fixieren Sie ihn mit einem Arborknoten (s. S. 142) und befestigen Sie ihn an einem Baumstamm oder Ast.

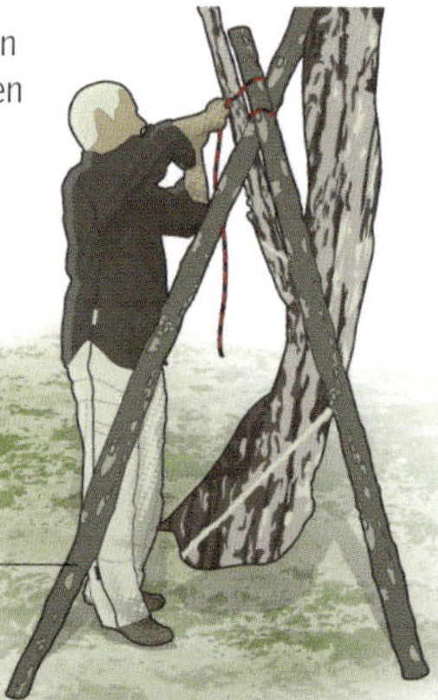
Der Winkel bestimmt die spätere Höhe der Schlafunterlage.

2 Bauen Sie einen identischen Rahmen für das Fußende.

- Stellen Sie den Rahmen auf.
- Für den richtigen Abstand addieren Sie mindestens 60 cm zu Ihrer Körperlänge.

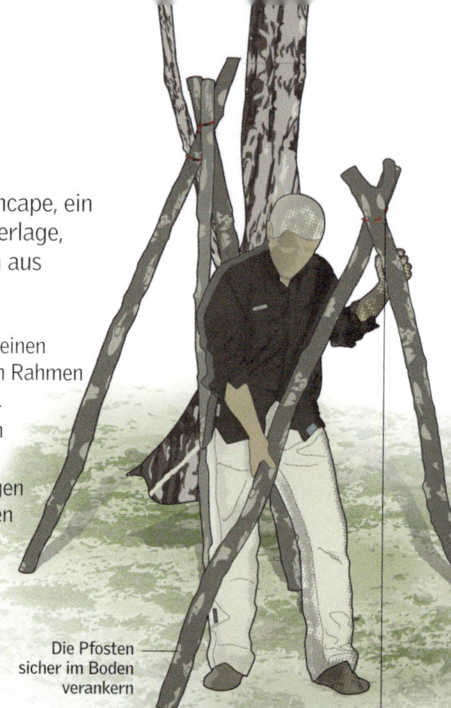
Die Pfosten sicher im Boden verankern
Die Seilverbindung gut fixieren

3 Legen Sie einen Pfosten als Firststange in die Gabelungen.

- Fixieren Sie ihn sicher.

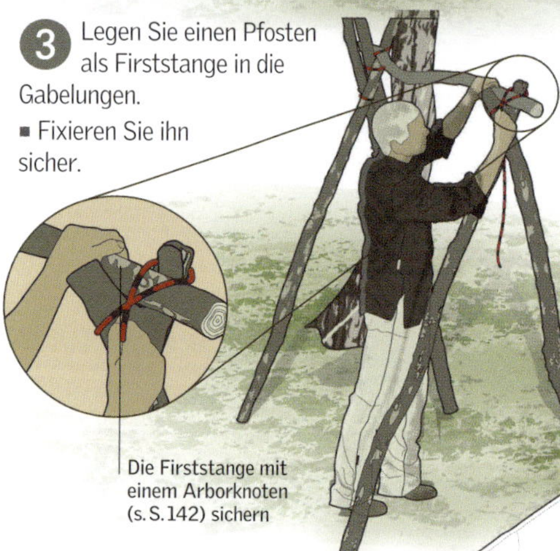
Die Firststange mit einem Arborknoten (s. S. 142) sichern

4 Hängen Sie Ihre Schlafunterlage (s. S. 166) von außen in den Rahmen ein.

- Wenn Sie die Holme nach unten schieben, spannt das Cape sich von selbst.

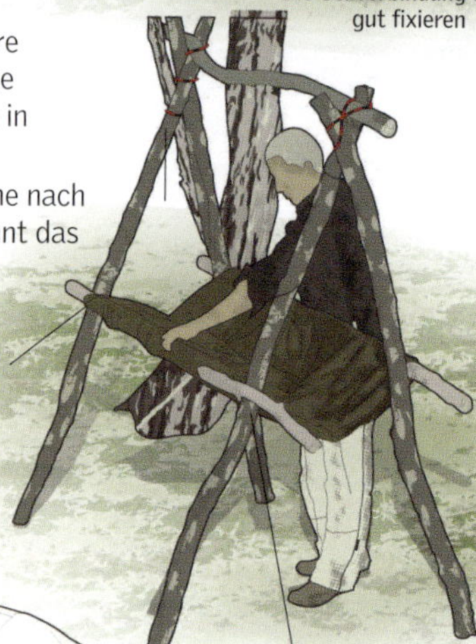
Die Holme justieren sich selbst.
Fixieren Sie die Holme, um der Konstruktion mehr Stabilität zu geben.

5 Spannen Sie ein Tarp oder eine Plane über Ihre Schlafstätte.

- Befestigen Sie an allen vier Ecken ein Abspannseil mit einem sibirischen Knoten (s. S. 144).
- Fixieren Sie die Seilenden jeweils mit einem Hering oder an einem Baum und sichern Sie sie mit einem Rollstek (s. S. 145).

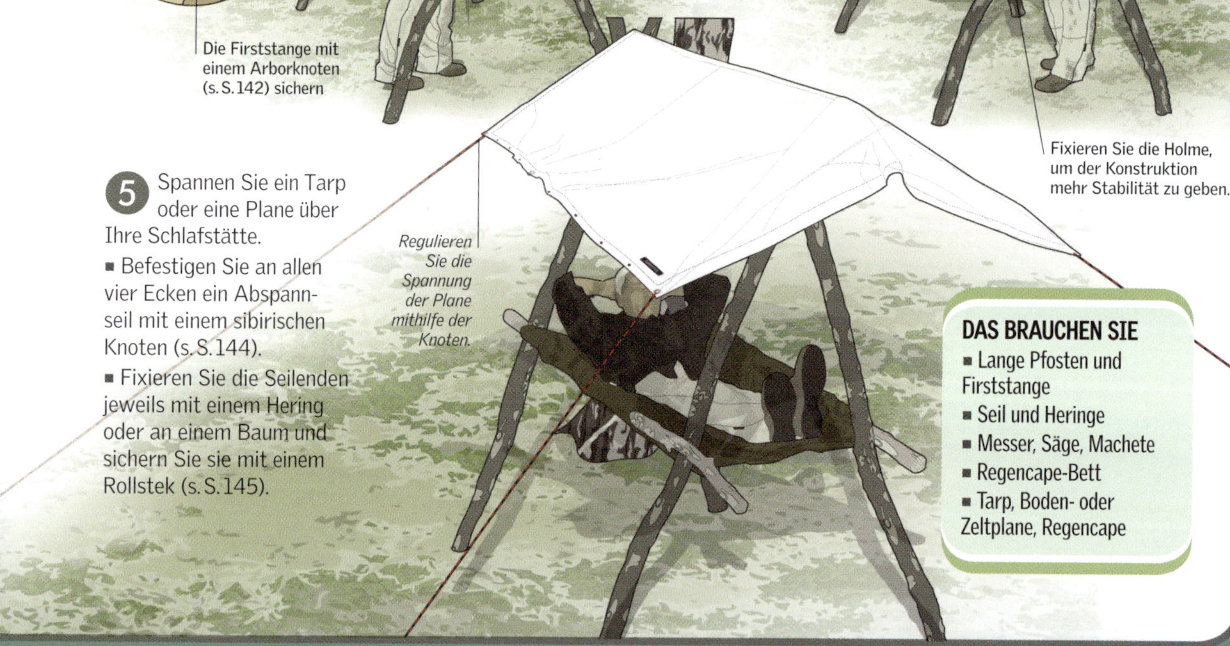
Regulieren Sie die Spannung der Plane mithilfe der Knoten.

DAS BRAUCHEN SIE

- Lange Pfosten und Firststange
- Seil und Heringe
- Messer, Säge, Machete
- Regencape-Bett
- Tarp, Boden- oder Zeltplane, Regencape

LEAN-TO AUS BAMBUS

Bambus ist ein gutes Baumaterial. Suchen Sie sich einen Lagerplatz in der Nähe, damit Sie es nicht so weit schleppen müssen. Wenn Sie eine erhöhte Schlafplattform benötigen, errichten Sie statt des Lean-to eine Dschungelhütte (s. S. 170).

DAS BRAUCHEN SIE

- Dicke Holz- und Bambusstangen
- Messer, Säge, Machete oder Parang
- Seile und Heringe
- Cape und Tarp (falls vorhanden)

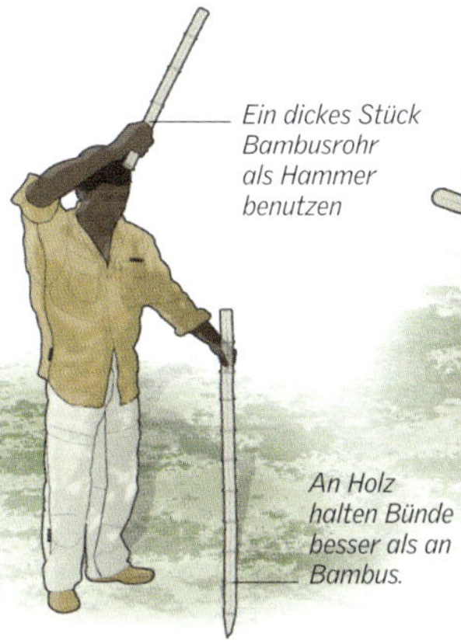
Ein dickes Stück Bambusrohr als Hammer benutzen
An Holz halten Bünde besser als an Bambus.

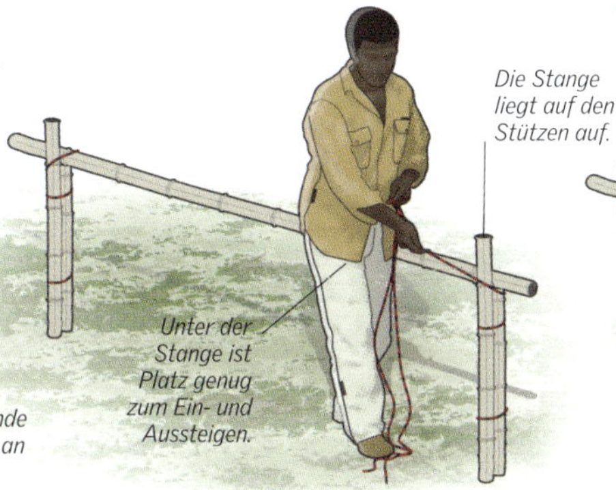
Die Stange liegt auf den Stützen auf.
Unter der Stange ist Platz genug zum Ein- und Aussteigen.

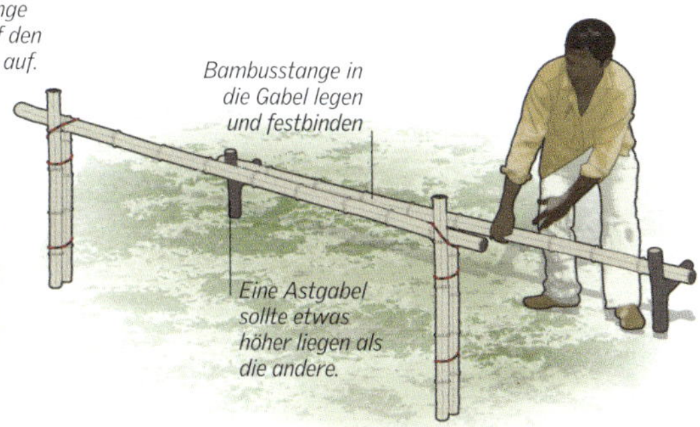
Bambusstange in die Gabel legen und festbinden
Eine Astgabel sollte etwas höher liegen als die andere.

1 Schneiden Sie vier dicke Pfosten zu.

- Hämmern Sie zwei Pfosten weit genug voneinander entfernt in den Boden.

2 Fixieren Sie an jedem Pfosten eine Stütze. Die Stützen müssen auf beiden Seiten gleich hoch sein.

- Legen Sie eine stabile Bambusstange auf die Stützen und binden Sie sie fest.

3 Sägen Sie zwei kurze gegabelte Äste zu.

- Verankern Sie die Äste in der gewünschten Entfernung zum vorderen Rahmenteil, damit Sie später bequem unter dem Dach liegen können.
- Legen Sie eine Bambusstange in die Gabeln.

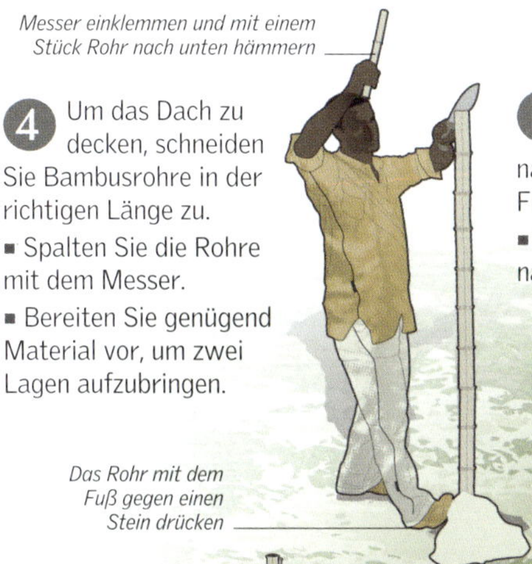

4 Um das Dach zu decken, schneiden Sie Bambusrohre in der richtigen Länge zu.

- Spalten Sie die Rohre mit dem Messer.
- Bereiten Sie genügend Material vor, um zwei Lagen aufzubringen.

5 Decken Sie das Dach. Legen Sie halbierte Rohre mit der Öffnung nach oben dicht nebeneinander auf die First- und die Traufstange.

- Zweite Reihe Rohre mit der Öffnung nach unten versetzt darüber legen.

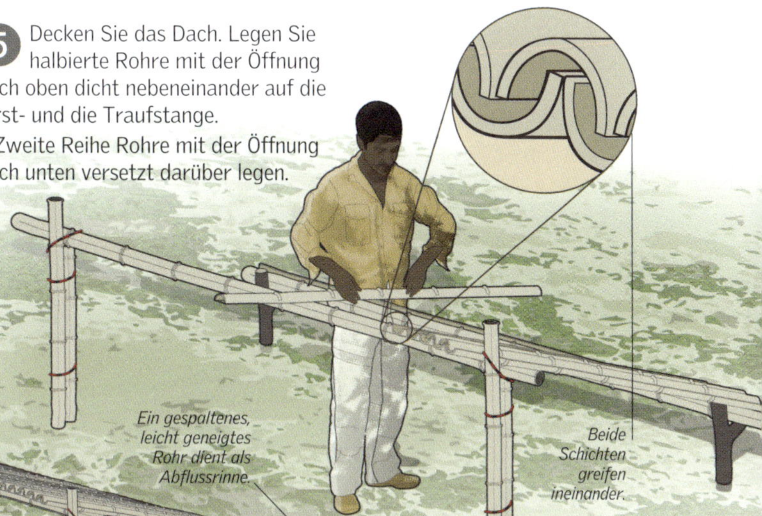
Beide Schichten greifen ineinander.

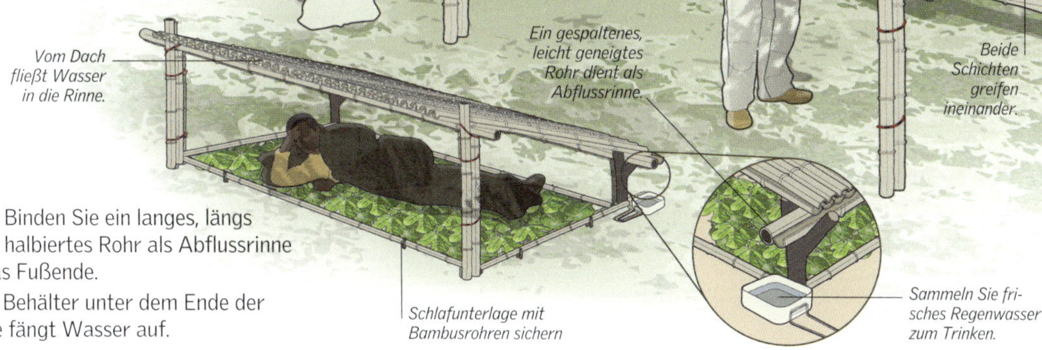
Vom Dach fließt Wasser in die Rinne.
Ein gespaltenes, leicht geneigtes Rohr dient als Abflussrinne.
Schlafunterlage mit Bambusrohren sichern
Sammeln Sie frisches Regenwasser zum Trinken.

6 Binden Sie ein langes, längs halbiertes Rohr als Abflussrinne an das Fußende.

- Ein Behälter unter dem Ende der Rinne fängt Wasser auf.

DSCHUNGELHÜTTE

Eine Dschungelhütte ist etwas aufwendiger im Bau als die bisher beschriebenen Varianten, dafür aber auch stabiler. Unter dem relativ hohen Dach können Sie recht komfortabel auf Ihrer Plattform sitzen. Als Grundgerüst dient hier ein Rahmen mit vier Pfosten.

DAS BRAUCHEN SIE
- Stabile Pfosten
- Äste für die Plattform
- Messer, Säge, Machete/ Parang
- Grabwerkzeug
- Breite Blätter zum Decken des Dachs

1 Verankern Sie vier stabile Eckpfosten so im Boden, dass eine großzügig bemessene Grundfläche entsteht.

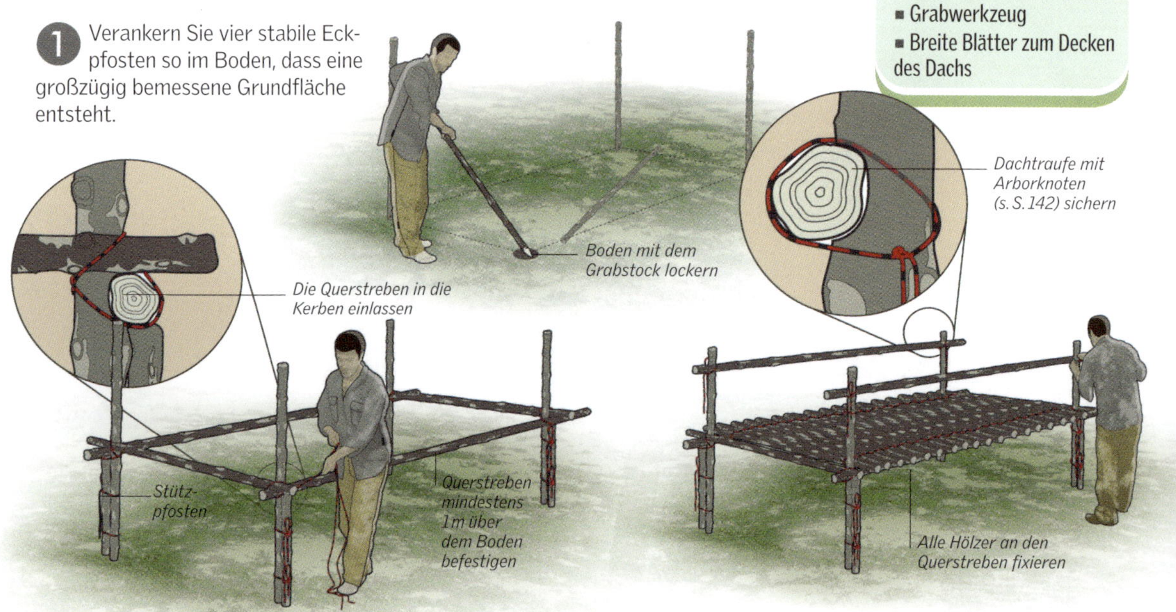

2 Schnitzen Sie in jeden Pfosten eine halbrunde Kerbe für die Querstreben.
- Klemmen Sie vier Querstreben in die Kerben und binden Sie sie mit Arborknoten (s. S. 142) fest.
- Stützen Sie die Querstreben zusätzlich mit Pfosten ab.

3 Errichten Sie aus entasteten Hölzern eine erhöhte Plattform.
- Für die Dachtraufen kerben Sie die vier Pfosten an der Innenseite etwa 1 m über der Plattform ein.
- Klemmen Sie jeweils einen Pfosten in die Kerben und fixieren Sie ihn.

EIN BLÄTTERDACH ERRICHTEN

Mit den Blättern tropischer Pflanzen lassen sich Dächer oder Wände dicht und dauerhaft verkleiden. Mit großen und breiten Blättern geht das besonders schnell. Blätter der Rotangpalme können Sie miteinander verflechten. Diese Methode führt zu einem stabileren Ergebnis als einfaches Übereinanderlegen.

BLÄTTER DER ROTANGPALME

Die Blätter der Rotangpalme bestehen aus vielen kleinen »Federn«. Sie können die Blätter an der Spreite spalten und die Hälften übereinanderschichten oder ganze Blätter in der Mitte falten und die Federn miteinander verweben.

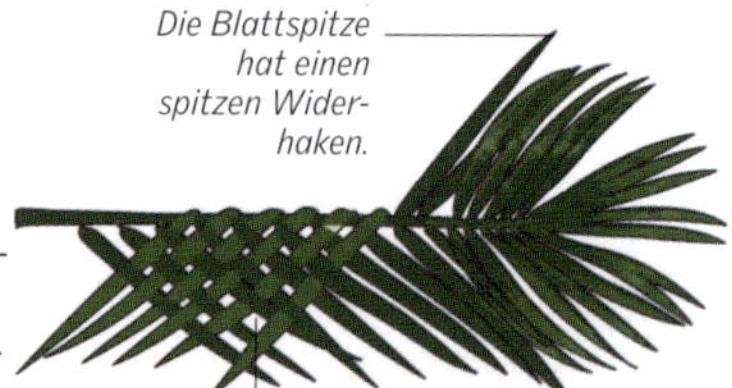

LANGE, BREITE BLÄTTER

Viele tropische Pflanzen (z. B. Unterarten der Banyan-Feige, Gummibaum und Banane) besitzen lange, breite Blätter, die sich gut für ein Blätterdach eignen. Legen Sie die Blätter nebeneinander auf die Querstreben, schlagen Sie das obere Ende um und nähen Sie es mit einem Stück Liane fest. Die Blattspitzen zeigen nach unten. Arbeiten Sie von unten nach oben.

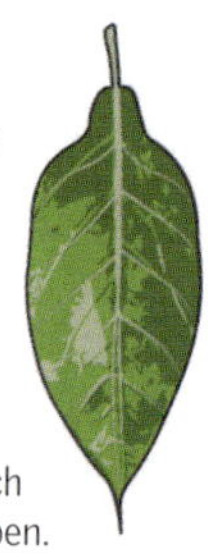

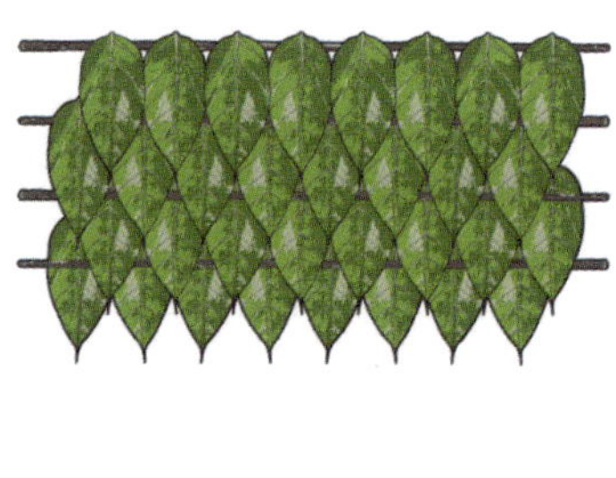

WEITERE UNTERSTÄNDE

Tipiförmige Behausungen gibt es weltweit in den unterschiedlichsten Formen, je nach Region und verfügbaren Materialien. Nordamerikanische Indianer z.B. errichteten Tipis früher in der Prärie. Afrikanische Pygmäen verwenden Schösslinge und natürliches Deckmaterial zum Bau von Rundhütten, die einen warmen, trockenen Unterschlupf bieten.

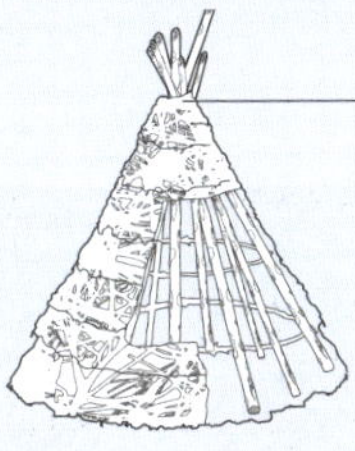

TIPI

Tipis bestehen aus einem Bündel gerader Stangen, die oben zusammengebunden und an den Seiten verstärkt sind. Dieses Gerüst wird mit Tierhäuten oder Gras gedeckt.

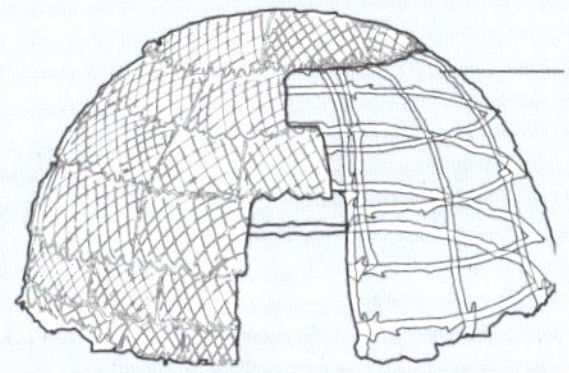

RUNDHÜTTE

Rundhütten werden aus gebogenen Hölzern gebaut, die fest im Boden verankert, mit Querstreben verstärkt und mit natürlichen Materialien gedeckt werden.

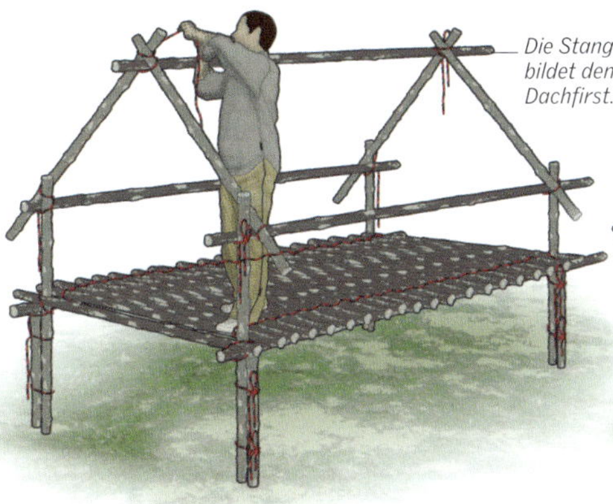

1 Errichten Sie zwei Giebel. Fixieren Sie die Giebel an den Innenseiten der Pfosten an den Traufhölzern.

- Befestigen Sie eine Firststange unter der Gabel.

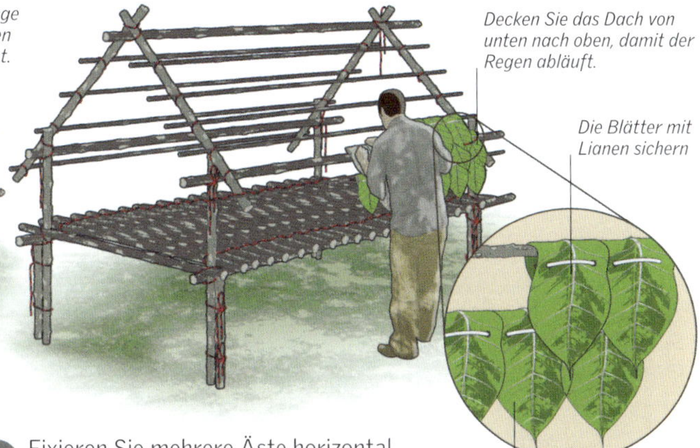

2 Fixieren Sie mehrere Äste horizontal an den Giebeln.

- Decken Sie das Dach mit großen, breiten Blättern (z.B. Palmwedeln oder Bananenblättern), die Sie über die »Dachlatten« falten.

FINGERFÖRMIGE BLÄTTER

Blätter mit tief eingeschnittenen Rändern wie die des Feigenbaums lassen sich einklemmen, indem Sie die beiden äußeren Lappen entweder vor oder hinter die Querstreben legen. Der Stiel zeigt nach oben. Platzieren Sie die Blätter versetzt, sodass der mittlere Lappen jeweils über einem seitlichen Lappen zu liegen kommt.

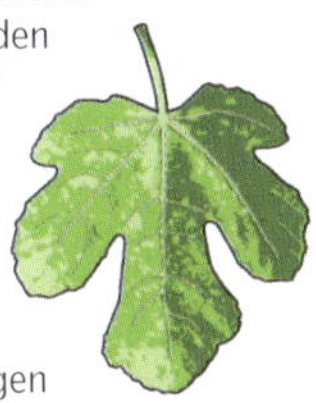

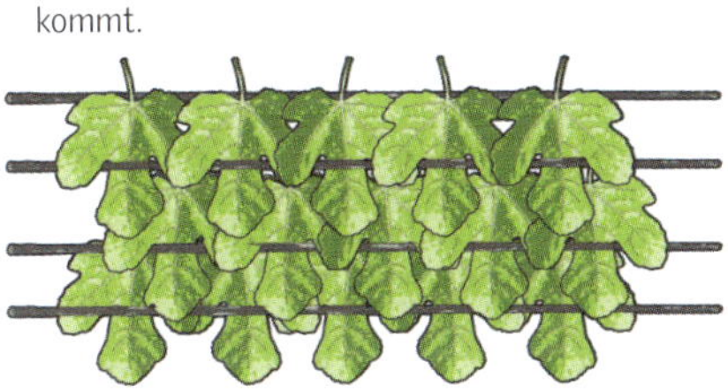

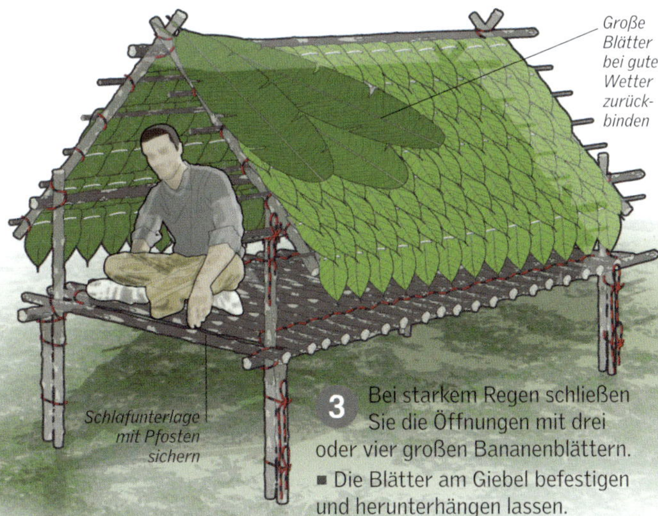

3 Bei starkem Regen schließen Sie die Öffnungen mit drei oder vier großen Bananenblättern.

- Die Blätter am Giebel befestigen und herunterhängen lassen.

ERFAHRUNGSBERICHT

ÜBERLEBT – IM DSCHUNGEL

NÖTIGE AUSRÜSTUNG

- Machete/Parang
- Tarp
- Hängematte und Moskitonetz
- Insektenschutz
- Signalmittel und Trillerpfeife
- Taschenlampe und Batterien
- Erste-Hilfe-Set
- Karte, Kompass, GPS-Gerät
- Survival-Box, Fahrtenmesser
- Mobil-/Satellitentelefon
- Regencape, Biwaksack

DIE BEIDEN FRANZOSEN Guilhem Nayral und Loïc Pillois verirrten sich auf einer 125 km langen Tour durch unberührten Regenwald in Französisch-Guayana. Sie verbrachten 51 Tage im Dschungel, tranken Regenwasser und ernährten sich von Palmsamen, Schlangen und Insekten. An einer giftigen Spinne wäre Nayral fast gestorben.

Am 14. Februar 2007 brachen die beiden Abenteurer an den Wasserfällen von Grand Kanori am Approuague auf. Ihr Ziel war Saül, ein früheres Minendorf im Landesinneren. Sie hatten Proviant für zwölf Tage, einen Kompass, eine Landkarte, eine Machete, ein Tarp und zwei Hängematten. Schon bald mussten sie feststellen, dass das Wandern sich ausgesprochen beschwerlich gestaltete – an manchen Tagen brauchten sie für 1 km mehrere Stunden. Am Morgen des 26. Februar, an dem sie Saül hätten erreichen sollen, befanden sie sich mitten im Urwald völlig abseits ihrer geplanten Route.

Da sie wussten, dass man nach ihnen suchen würde, bauten sie sich einen Unterschlupf und begannen zu warten. Nayral war für das Besorgen der Nahrung zuständig, Pillois für das Feuer, das Tag und Nacht unterhalten wurde, um die Rettungskräfte auf sie aufmerksam zu machen. Wasser gab es im Überfluss, doch nach Palmsamen, Käfern, Schlangen, Fröschen und Spinnen mussten sie suchen.

»SIE BEFANDEN SICH MITTEN IM URWALD VÖLLIG ABSEITS IHRER GEPLANTEN ROUTE.«

Gelegentlich flogen Hubschrauber über sie hinweg, ohne sie unter dem dichten Blätterdach zu entdecken. Nach drei Wochen beschlossen sie, sich westwärts nach Saül durchzuschlagen. Eine Woche später – sie waren, ohne es zu ahnen, nur noch 5 km von ihrem Ziel entfernt – aß Nayral eine halbgare Giftspinne. Pillois hatte keine andere Wahl, als seinen Kameraden zurückzulassen, und erreichte schließlich Saül. Am 5. April, 51 Tage nach ihrem Aufbruch, wurde Nayral – dehydriert, halb vergiftet und von Parasiten gequält – mit dem Hubschrauber geborgen.

WAS TUN?

SIND SIE IN GEFAHR?

NEIN JA

NEIN: In einer Gruppe helfen Sie anderen, die in Gefahr sind.

JA: Schützen Sie sich vor:
Sonne/Hitze/Feuchtigkeit – Gehgeschwindigkeit drosseln; einen Unterschlupf suchen/bauen.
Tieren – Nur sechs Prozent der Schlangen sind giftig, doch jedes Tier versucht, sich zu verteidigen.
Verletzungen – Zustand stabilisieren und mit Erster Hilfe beginnen.

SCHÄTZEN SIE IHRE LAGE EIN

Siehe S. 234–235

WERDEN SIE VERMISST ODER WEISS JEMAND, WO SIE SIND?

NEIN JA

NEIN: Wenn niemand Sie vermisst oder Ihren Aufenthaltsort kennt, müssen Sie andere mit allen Mitteln auf Ihre Notlage aufmerksam machen.

JA: Wenn Sie vermisst werden, wird wahrscheinlich ein Rettungsteam aufbrechen und Sie suchen.

HABEN SIE EIN KOMMUNIKATIONSMITTEL BEI SICH?

NEIN JA

NEIN: Sie müssen eine unbestimmte Zeit überleben – bis Sie gefunden werden oder Hilfe finden.

JA: Wenn Sie ein Mobil- oder Satellitentelefon haben, nutzen Sie es. Wenn Sie glauben, dass Ihre Lage eine Notrettung rechtfertigt und Sie über eine Notfunkbake (PLB) verfügen, nutzen Sie diese Option.

KÖNNEN SIE DORT, WO SIE SIND, ÜBERLEBEN?*

NEIN JA

NEIN: Wenn Sie dort, wo Sie sind, nicht überleben können und körperlich in der Lage sind weiterzugehen, müssen Sie einen Ort mit besseren Überlebens- und Rettungschancen aufsuchen.

JA: Folgen Sie den Survival-Prinzipien: Schutz, Ortung, Wasser, Nahrung.

STANDORT VERLASSEN **

UNBEDINGT

- Entscheiden Sie anhand der verfügbaren Informationen, welches Ziel Sie als Nächstes ansteuern wollen.
- Orientieren Sie sich an der Sichtlinie Ihres Kompasses, denn die Sicht kann unter 10 m betragen.
- Improvisieren Sie einen Unterschlupf und schlafen Sie erhöht über dem Boden.
- Halten Sie immer Ausschau nach trockenem Zunder und Brennstoff.
- Folgen Sie Wasserläufen flussabwärts. Die meisten Urwaldsiedlungen befinden sich an Wasserläufen.
- Steigen Sie auf umgefallene Bäume, nicht darüber, damit Sie dahinter liegende Schlangen rechtzeitig sehen.

NIEMALS

- Gestrüpp mit den Händen entfernen – Machete und Trekkingstock sind dafür besser geeignet.
- Unbehandeltes Wasser trinken – kochen Sie es vorher ab oder desinfizieren Sie es auf andere Art.
- Zu spät mit dem Lageraufbau beginnen – fangen Sie drei Stunden vor Sonnenuntergang damit an.
- Sich zu still verhalten – Lärm verscheucht Tiere.

AM STANDORT BLEIBEN **

NIEMALS

- Sich von der Natur überwältigen lassen – stimmen Sie Ihr Tempo auf den Dschungel ab, statt gegen ihn zu kämpfen.
- Feuerholz feucht werden lassen – verstauen Sie Zunder und spalten Sie Holz, um an den trockenen Kern heranzukommen.
- Essen, was Sie nicht als essbar identifizieren können – Sie könnten handlungsunfähig werden oder sogar sterben.

UNBEDINGT

- Suchen Sie einen geschützten Ort auf, an dem Sie über dem Boden schlafen und Ihre Ortungshilfen am effektivsten einsetzen können.
- Ein Moskitonetz schützt vor Insekten. Wenn Sie keines haben, legen Sie feuchte Blätter ins Feuer oder reiben Sie entblößte Haut mit Schlamm ein.
- Bereiten Sie alle Ortungshilfen für den sofortigen Einsatz vor. Achten Sie stets auf Anzeichen für nahende Rettung.
- Bedecken Sie Ihre Haut – die hohe Luftfeuchtigkeit fördert Infektionen. Möglichst oft waschen.
- Zünden Sie ein Feuer an. Es dient als Ortungshilfe und hält Insekten ab.

* Wenn Sie dort, wo Sie sind, nicht überleben können, aber aus irgendwelchen Gründen nicht weiterkönnen, müssen Sie alles tun, um Rettung herbeizuholen.
** Wenn Ihre Lage sich ändert und Sie doch bleiben bzw. doch weiterziehen, gelten die alternativen »Unbedingt«- und »Niemals«-Regeln.

SCHUTZ IN DER WÜSTE

WENN SIE EINE WÜSTENTOUR PLANEN, denken Sie daran, dass Sie sich vor der Sonne schützen müssen – mit einer Zeltplane, einem Tarp, einem Regencape, einer Rettungsdecke oder einigen Bahnen Fallschirmseide, die sich zu einem winzigen Päckchen zusammenfalten lassen. Sie können eine natürliche Senke als Unterschlupf nutzen oder ein Zelt errichten.

DAS BRAUCHEN SIE
- Seil und Heringe
- Grabstock
- Messer
- Cape, Rettungsdecke, Tarp oder Fallschirmseide
- Steine oder Ballastmaterial
- Stabile Pfosten

BAUEN IN DER WÜSTE

In Wüstenregionen ist der Bau eines Unterschlupfs alles andere als einfach. Suchen Sie eine Stelle, die von einem Busch oder Baum beschattet wird.

WAS IST ZU BEDENKEN?

Beherzigen Sie folgende Tipps, um die extremen Temperaturen besser zu verkraften:
- Bauen Sie Ihren Unterschlupf niemals in der Mittagshitze.
- Vermeiden Sie unnötige Anstrengung, um möglichst wenig zu schwitzen. Wenn Sie zu schwitzen beginnen, machen Sie eine Pause im Schatten (30 Minuten z.B. unter einer Rettungsdecke) und trinken Sie etwas Wasser. In einer Gruppe teilen Sie sich die Arbeit.
- Warten Sie mit der Suche nach einem geeigneten Lagerplatz nicht bis zur letzten Minute. Entscheiden Sie sich frühzeitig und planen Sie entsprechend.
- Bauen Sie Ihren Unterschlupf niemals in einer Senke, einem Flussbett oder einem Wadi; sie könnten plötzlich überflutet werden.
- Meiden Sie blitz- und sturmgefährdete Hügelkuppen und Berggipfel.
- Errichten Sie Ihr Lager auf einer kleineren Erhebung, wo es nachts bis zu 10 °C wärmer sein kann (kalte Luft sinkt ab).
- Sorgen Sie dafür, dass der Eingang Ihres Unterschlupfs gegen Sonneneinstrahlung auf der Nordhalbkugel nach Norden und auf der Südhalbkugel nach Süden zeigt.
- Graben Sie sich zum Schlafen eine Mulde – darin ist es kühler als an der Erdoberfläche.
- Bauen Sie Ihren Unterschlupf so, dass er auch den schlechtesten Witterungsverhältnissen standhält. Schnelle Wetterwechsel sind in der Wüste gang und gäbe.
- Wenden Sie die glänzende Seite Ihrer Plane nach außen, um Hitze zu reflektieren und aus der Luft besser gesehen zu werden.

SCHLAFMULDE

Wenn Sie eine Mulde ausheben und ein Seil dabeihaben, können Sie Ihr Cape oder Ihre Plane darüberspannen. Ohne Schnur müssen Sie die Plane mit anderen Mitteln fixieren, etwa Erde, Sand oder Steinen. Spannen Sie zwei Planen übereinander, sollte zwischen ihnen genügend Abstand sein.

EINFACHE ÜBERDACHTE MULDE

Graben Sie sich eine Schlafmulde oder schichten Sie rings um Ihren Schlafplatz Steine oder Sandhäufchen auf. Beschweren Sie die Ränder Ihrer Plane mit Sand oder Steinen.

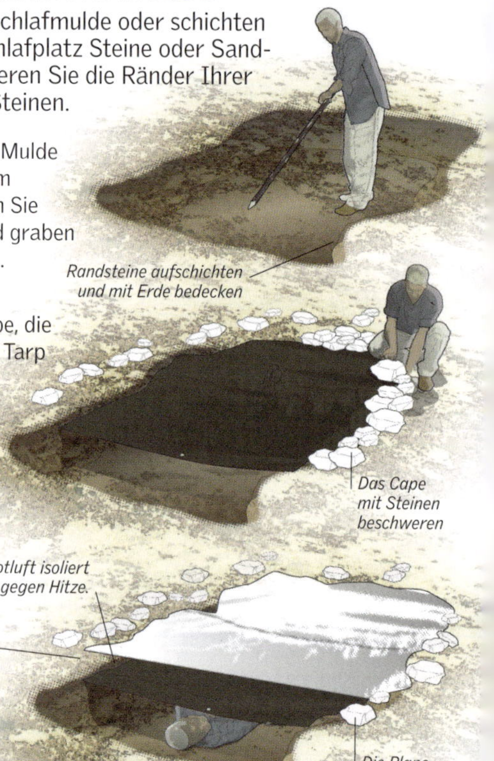
Randsteine aufschichten und mit Erde bedecken
Das Cape mit Steinen beschweren
Zwischen den Schichten mindestens 15 cm Abstand lassen
Die Totluft isoliert gegen Hitze.
Die Plane mit Steinen beschweren

1 Ist eine natürliche Mulde nicht tief genug, um darin zu liegen, schnitzen Sie sich einen Grabstock und graben Sie die Mulde weiter aus.

2 Breiten Sie Ihr Cape, die Zeltplane oder das Tarp über die Mulde.
- Die Mulde muss schmaler als die Plane sein.

3 Legen Sie eine zweite Plane über die erste. Der entstehende Totluft-Pool trägt zur Senkung der Bodentemperatur bei.
- Wenn Sie nur eine Plane dabeihaben, versuchen Sie sie zu falten.

SCHNELLE ZELTLÖSUNG

Wenn weit und breit keine Mulde zu finden ist, bauen Sie sich aus Ihrem Cape einfach ein Firstzelt (s. S. 158–159), am besten im Schatten eines Baumes oder Busches oder am höchsten Punkt einer kleinen Anhöhe, um von jedem kühlen Lufthauch zu profitieren.

1 Suchen Sie sich einen Platz unter einem Baum oder verankern Sie dort, wo sich der Eingang Ihres Zeltes befinden soll, einen Pfosten im Boden.

- Spannen Sie eine Firstleine und breiten Sie Ihr Cape darüber.
- Spannen Sie eine zweite Firstleine und breiten Sie eine weitere Plane darüber.

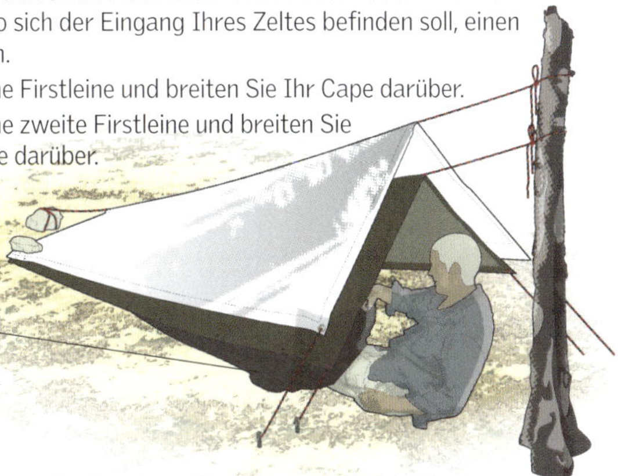
Seiten offen lassen, damit die Luft zirkulieren kann.

TAGSÜBER

2 Nachts hängen Sie die obere Plane ab und nutzen Sie als wärmende Decke.

- Die Zeltwände bis zum Boden ziehen und mit Steinen oder Sand sichern.
- Schlafen Sie, wenn möglich, auf einer Unterlage.

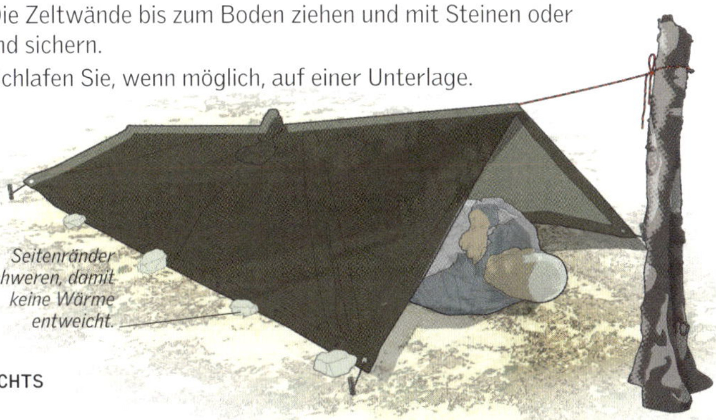
Seitenränder beschweren, damit keine Wärme entweicht.

NACHTS

ÜBERDACHTE MULDE

Wenn Sie genügend Seil haben, können Sie die Plane an vier Pfosten festbinden. Notfalls klemmen Sie sie zwischen Steinen oder mit Rucksack und Steinen fest.

- Heben Sie eine Mulde aus, wie links beschrieben.
- Spannen Sie Ihre Plane zwischen Bäume oder Pfosten, oder klemmen Sie sie mit Rucksack und Steinen ein. Die Luft sollte zwischen Boden und Plane zirkulieren können.
- Spannen Sie mindestens 15 cm über der ersten eine zweite Plane.
- Wenn vorhanden, legen Sie als Abstandhalter Blätter zwischen die Planen.

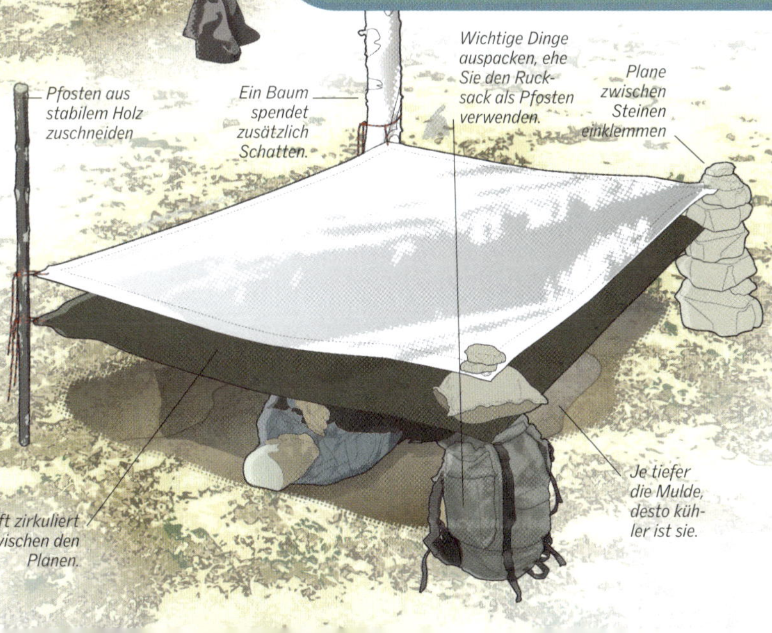

SONNENSCHUTZ

Ein Sonnenschutz ist in der Wüste unverzichtbar. Mit einem Trekking-Schirm, einem Zelt oder einer Rettungsdecke können Sie Schatten erzeugen.

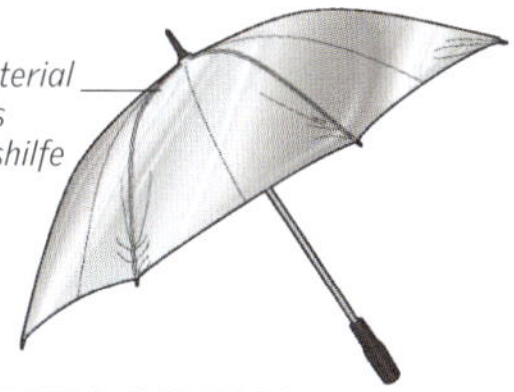
Das Material kann als Ortungshilfe dienen.

TREKKING-SCHIRM

Trekking-Schirme schützen gegen Sonne, Wind und Regen, spenden Schatten und sind als Wanderstöcke einsetzbar. Manche sind mit reflektierendem Material bezogen und/oder besitzen eine integrierte Taschenlampe.

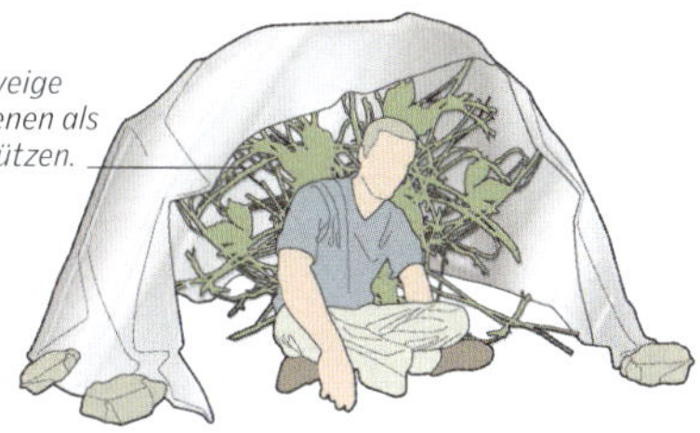
Zweige dienen als Stützen.

RETTUNGSDECKE

Eine Rettungsdecke gehört in jedes Trekkinggepäck und bietet sofortigen Sonnenschutz. Beachten Sie, dass sie sich wahrscheinlich nie wieder auf ihre Originalgröße zusammenfalten lässt.

UNTERSCHLUPF AM MEER

WENN SIE SICH in einer Gefahrensituation zu einer Küste durchschlagen können, wird das Ihre Rettungschancen stark erhöhen. In offenem Gelände lassen sich die Ortungshilfen viel effektiver einsetzen und es ist auch wahrscheinlicher, dass man an der Küste auf Menschen trifft. Außerdem wird selbst an den einsamsten Stränden zweimal pro Tag Treibgut angeschwemmt.

DAS BRAUCHEN SIE

- Grabstock
- Treibholz und Steine
- Pflanzen mit breiten Blättern, Gras, Cape oder Tarp
- Messer
- Seil und Heringe

TREIBHOLZ

Treibholz eignet sich hervorragend zum Bau eines Unterschlupfs. Eine mit Holz gedeckte Mulde bietet ausreichenden Schutz, muss aber ständig im Auge behalten werden, wenn der Sand sehr fein ist oder nass wird.

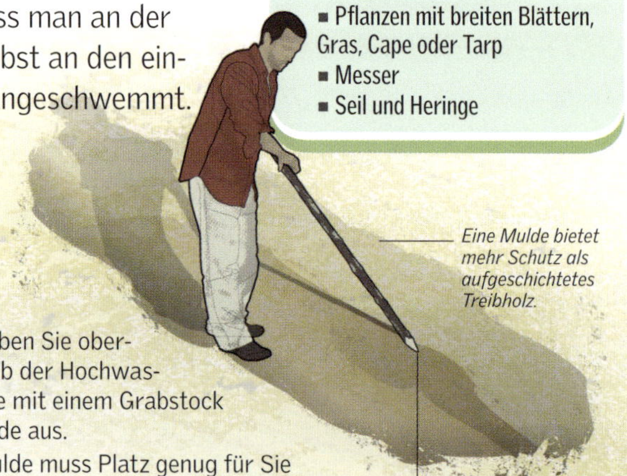
Eine Mulde bietet mehr Schutz als aufgeschichtetes Treibholz.
Verwenden Sie einen angespitzten Stock zum Graben.

1 Heben Sie oberhalb der Hochwassermarke mit einem Grabstock eine Mulde aus.

- Die Mulde muss Platz genug für Sie selbst und Ihre Ausrüstung bieten. Sie sollten sich später in der Mulde umdrehen können, ohne das Dach zu berühren.

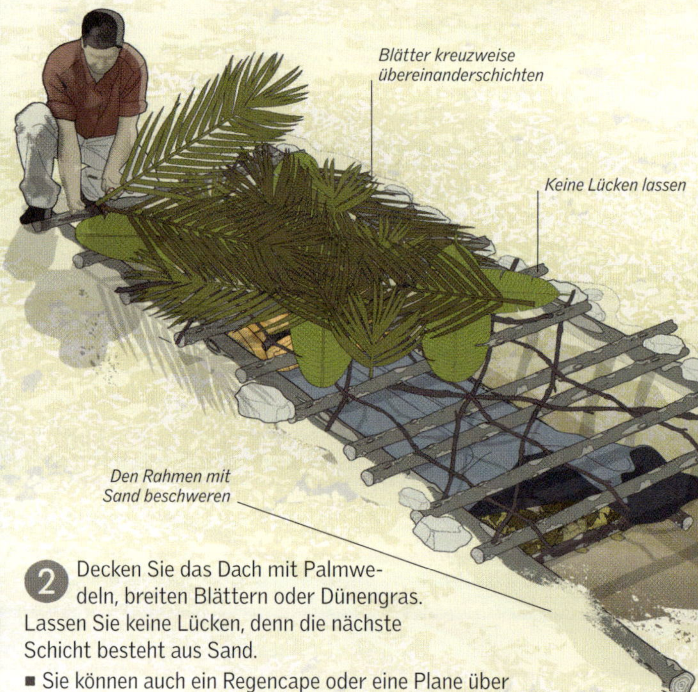
Blätter kreuzweise übereinanderschichten
Keine Lücken lassen
Den Rahmen mit Sand beschweren

2 Decken Sie das Dach mit Palmwedeln, breiten Blättern oder Dünengras. Lassen Sie keine Lücken, denn die nächste Schicht besteht aus Sand.

- Sie können auch ein Regencape oder eine Plane über den Rahmen breiten. Beschweren Sie die Ränder mit Sand oder Steinen, oder spannen Sie die Ecken mit Seil und Heringen ab.

BAUEN AN DER KÜSTE

Küsten sind sehr unterschiedlich. In den Tropen können Sie einfach am Strand übernachten. Sich in kälteren Regionen an den schroffen Klippen schutzlos Wind und Wetter auszusetzen, wäre hingegen glatter Selbstmord.

WAS IST ZU BEDENKEN?

Wenn Sie an einer Küste übernachten wollen, sollten Sie folgende Tipps beherzigen:

- Bauen Sie Ihren Unterschlupf über der höchsten Hochwassermarke (s. Grafik rechts), an einem Fluss oder See über der höchsten Wasserstandsmarke. Im Zweifel weichen Sie etwas weiter ins Hinterland aus.
- Beobachten Sie den Himmel und den Meeresspiegel und achten Sie darauf, ob der Wind sich dreht (s. S. 82–83).
- Halten Sie einen Notfallplan bereit oder suchen Sie einen sicheren Rückzugsort.
- Achten Sie auf Insekten wie Mücken, Moskitos, Schnaken, Pferdebremsen und Zecken.
- Suchen Sie Tiere als Nahrungsquelle, z. B. Krabben.
- Bevor die Nacht hereinbricht, sollte Ihr Unterschlupf fertig, Wasser und Feuerholz gesammelt sein.
- Schützen Sie sich vor Sonnenbrand und windbedingten Hautrötungen, auch bei bedecktem Himmel.
- Verwenden Sie Treibholz und andere Baumaterialien.

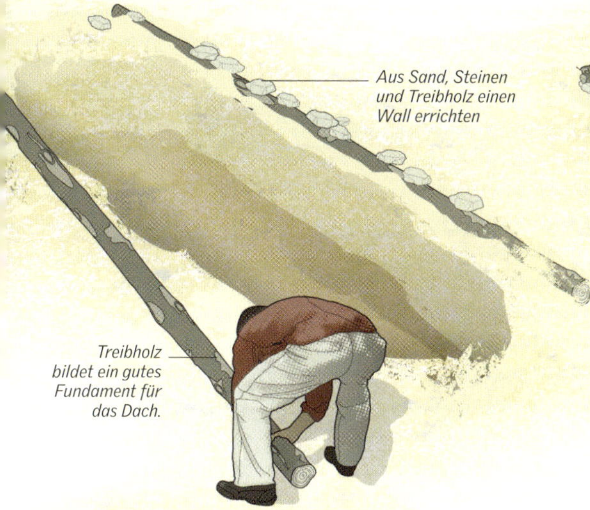
Aus Sand, Steinen und Treibholz einen Wall errichten
Treibholz bildet ein gutes Fundament für das Dach.

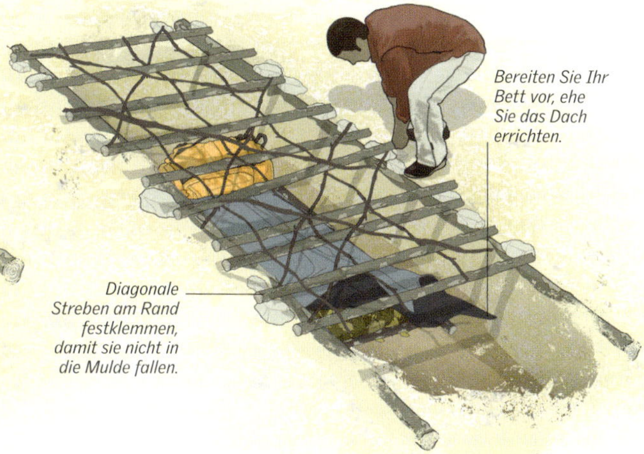

1 Suchen Sie zwei lange oder mehrere kürzere Stücke Treibholz.

- Legen Sie das Holz rechts und links neben die Mulde und beschweren Sie es mit Sand oder Steinen.

2 Legen Sie Querstreben über die Mulde.

- Verankern Sie kleinere Zweige im Rahmen, um ihn zu verstärken.

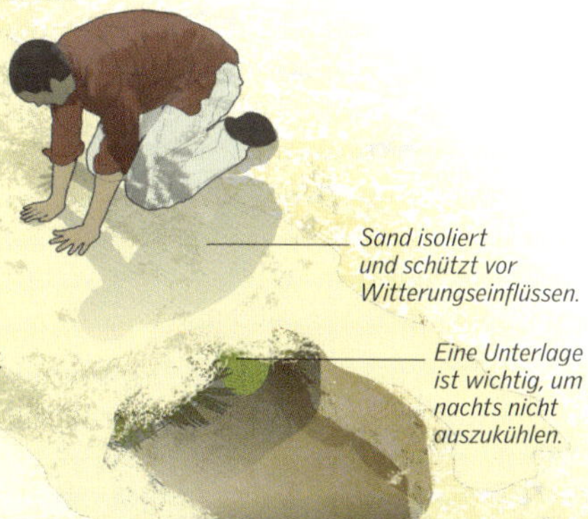
Sand isoliert und schützt vor Witterungseinflüssen.
Eine Unterlage ist wichtig, um nachts nicht auszukühlen.

3 Das fertige Dach zusätzlich mit einer Schicht Sand oder Erde bedecken.

- Je mehr Deckmaterial Sie aufbringen, umso besser sind Sie vor der Witterung geschützt. Das Dach darf allerdings nicht zu schwer werden, sonst droht es einzustürzen.

EINE RETTUNGSINSEL UMFUNKTIONIEREN

Wenn Sie in einer Rettungsinsel am Strand ankommen, können Sie diese als Unterschlupf nutzen.

AM STRAND

Der beste Platz für ein Lager ist der trockene Strand: Dort können Sie die See beobachten, Ihr Feuer ist vom Meer aus sichtbar und Sie haben Ihren Unterschlupf im Blick, wenn Sie am Strand unterwegs sind. Bei schlechtem Wetter campen Sie besser hinter der Düne.

AUFBAU EINES STRANDES

Strände entstehen durch die Gezeiten und sind dem Einfluss der Wasserströmung unterworfen. Sie verändern sich je nach an- oder abgespültem Material (Sand, Kies, Schiefer usw.).

- In Ufernähe kann der Meeresboden eine Rinne oder Senke aufweisen.
- Strände, die heftigen Stürmen ausgesetzt sind, dehnen sich ins Hinterland aus, da der Wind Sand landeinwärts bläst.
- Weht der Wind hinter dem Strand größere Sandmengen an, entstehen Dünen.
- Barren (Sandbänke) entstehen dort, wo die anbrandenden Wellen zu brechen beginnen.

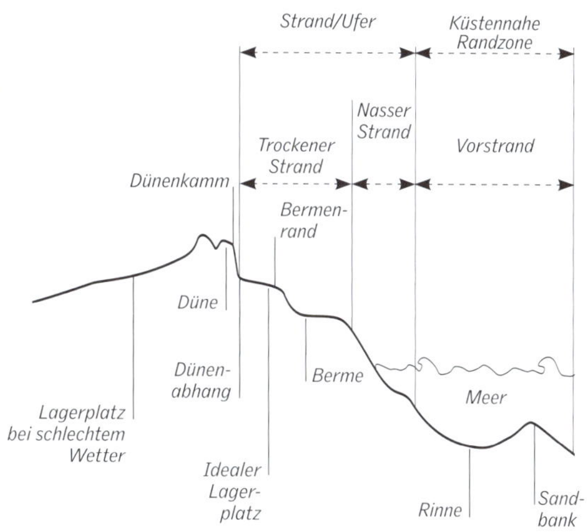

SCHUTZ IM SCHNEE

OB SCHNEEGRABEN, SCHNEEHÖHLE ODER QUINZHEE – auch in Eis und Schnee kann man einen Unterschlupf bauen. Welcher sich jeweils eignet, hängt davon ab, wie der Schnee beschaffen ist, welche Ausrüstung Sie dabeihaben und wo Sie unterwegs sind. So bieten z. B. bewaldete Regionen nicht nur natürliche Baumaterialien, sondern auch mehr Schutz als offenes Gelände.

DAS BRAUCHEN SIE
- Äste und Zweige
- Material als Unterlage
- Einen langen Pfosten
- Spaten oder Blechdose zum Schneeschaufeln
- Langmesser oder Säge
- Messer (oder Langmesser)
- Tarp oder Zeltplane

SCHNEEGRABEN IN PAPPSCHNEE

Wenn der Schnee fest genug ist und Sie ein Langmesser oder eine Schneesäge haben, können Sie einen Graben ausheben und aus den herausgetrennten Blöcken ein Satteldach errichten. Das erfordert eine Menge Kraft und etwas Übung, doch der Unterschlupf ist sehr solide.

1 Sägen Sie mit Säge oder Messer ein Rechteck in der benötigten Breite, Länge und Tiefe in den Schnee.
- Heben Sie blockweise einen Graben aus und deponieren Sie die Blöcke in der Nähe.

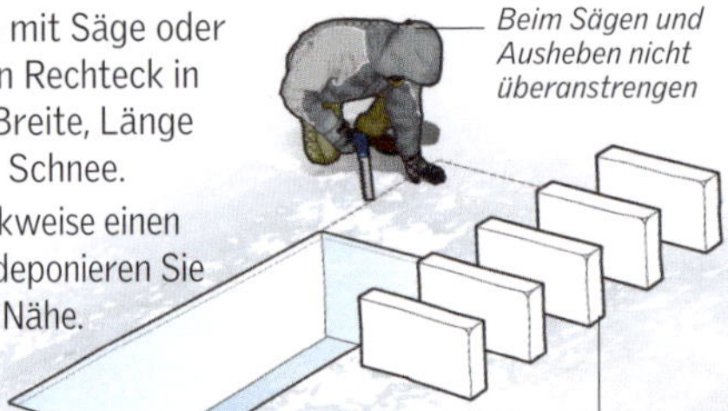

2 Sägen Sie die Kanten auf Gehrung und beginnen Sie am Fußende ein Dach aufzurichten.
- Bauen Sie das Dach fertig und schließen Sie es am Fußende mit einem dreieckigen Block.

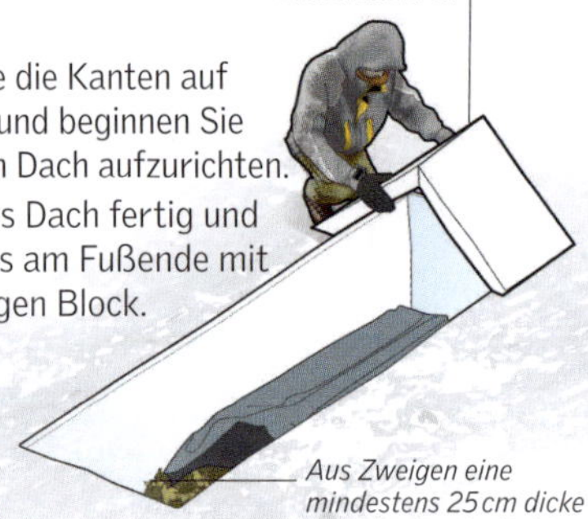
Blöcke sorgfältig ausbalancieren
Aus Zweigen eine mindestens 25 cm dicke Unterlage aufschichten

3 Die Spalten zwischen den Blöcken mit Schnee ausstopfen.
- Das Dach zusätzlich mit Schnee isolieren.
- Den Eingang mit Schneeblöcken oder dem Rucksack verschließen.
- Den Eingang nicht vollständig blockieren, damit die Luft zirkulieren kann.

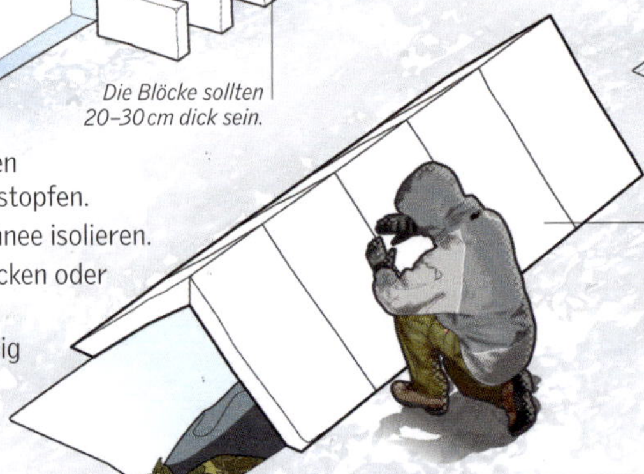
Die Spalten mit Schnee versiegeln

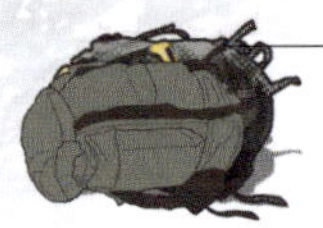

BAUEN IM SCHNEE

Ehe Sie loslegen, prüfen Sie, ob der Schnee in Ihrer Nähe fest oder pulvrig ist.

WAS IST ZU BEDENKEN?

Beherzigen Sie die folgenden Tipps für einen Unterschlupf im Schnee:
- Der Unterschlupf sollte gerade groß genug für Sie selbst und Ihre Ausrüstung sein. Versuchen Sie Ihr Ziel mit möglichst wenig Kraftaufwand zu erreichen. Investieren Sie nicht Stunden in den Bau eines Unterschlupfs, in dem Sie nur eine Nacht verbringen werden.
- Wenn Sie Seile abspannen müssen, binden Sie jeweils einen 15–30 cm langen Stock ans Ende und vergraben Sie ihn. Treten Sie den Schnee fest. Der Hering wird festfrieren.
- Schnee ist ein hervorragender Isolator. Frischer Pulverschnee besteht zu 90–95 Prozent aus eingeschlossener Luft. Richtig verarbeitet, hält er warm und trocken.
- Prüfen Sie, ob Ihr Lagerplatz gefährdet ist, z. B. durch Schneeverwehungen, eisige Winde, Lawinen, Wechten oder große Tiere.
- Versehen Sie Ihren Unterschlupf in Bodennähe und am Dach mit Belüftungslöchern und überprüfen Sie sie alle 1–2 Stunden.
- Bewahren Sie sämtliche Werkzeuge in Ihrem Unterschlupf, falls Sie sich ausgraben müssen.
- Wenn Sie weggehen, markieren Sie den Eingang. Nehmen Sie alles Überlebensnotwendige stets mit.
- Bürsten Sie den Schnee von Ihrer Ausrüstung und Ihren Kleidern, ehe Sie in den Unterschlupf kriechen.
- Binden Sie alles Wichtige an sich fest, damit Sie es auch im Tiefschnee nicht verlieren.

NATÜRLICHE UNTERSTÄNDE

Wenn Sie das Glück haben, einen Baum mit tief herunterhängenden Ästen zu finden, unter denen sich eine mehr oder weniger schneefreie Mulde gebildet hat, brauchen Sie keinen Unterschlupf zu errichten. Testen Sie mit Ihren Trekkingstöcken, wie tief der Schnee ist, und prüfen Sie, ob genug Luft in die Mulde strömt.

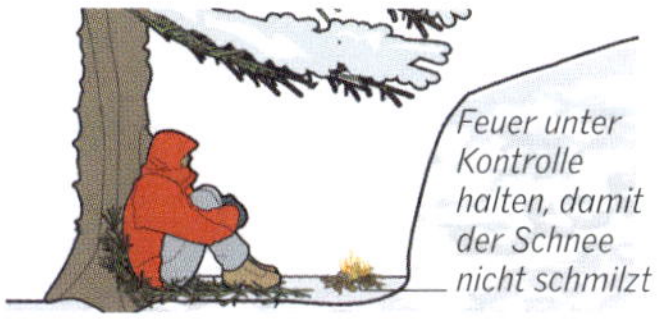
Feuer unter Kontrolle halten, damit der Schnee nicht schmilzt

TIEF HÄNGENDER AST

Halten Sie nach einem Baum mit breiten, auf dem Schnee aufliegenden Ästen Ausschau. Heben Sie an der Leeseite eine Vertiefung aus, isolieren Sie den Boden mit Zweigen und sorgen Sie für Belüftung.

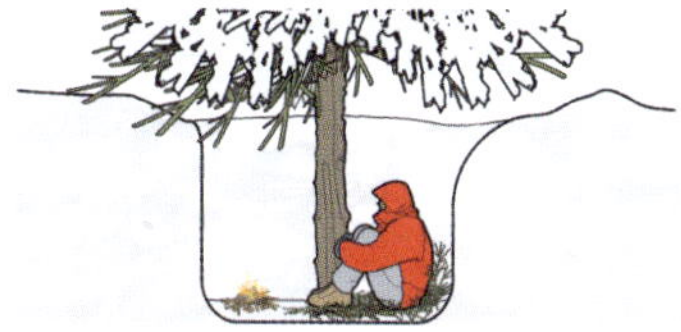

NATÜRLICHE MULDE

Prüfen Sie den Schnee um einen Baum mit ausladenden, schneebedeckten Zweigen. Weicher Schnee deutet auf eine Mulde hin. Graben Sie von der Leeseite her und sorgen Sie für ausreichende Belüftung.

PULVERSCHNEE-GRABEN

In weichem Schnee ist das Ausheben eines Grabens ganz einfach. Im Notfall können Sie den Schnee auch einfach wegtreten. Suchen Sie einen Platz, an dem Sie vor Witterungseinflüssen so gut wie möglich geschützt sind. Dann prüfen Sie mit Ihrem Wanderstock die Tiefe des Schnees.

TIPPS ZUR TEMPERATURREGELUNG

Wichtig beim Bauen und Schlafen im Schnee:

- Legen Sie beim Arbeiten stark wärmende Kleidungsschichten ab. Die oberste Schicht sollte wasserdicht sein. Halten Sie die abgelegte Kleidung trocken.
- Halten Sie die Temperatur im Unterschlupf konstant. Schnee, der schmilzt und dann wieder gefriert, isoliert nicht mehr.
- »Heizen« Sie Ihren Unterschlupf nicht zu stark auf. Selbst eine Kerzenflamme kann die Temperatur im Inneren des Unterschlupfs um 4 Grad erwärmen.

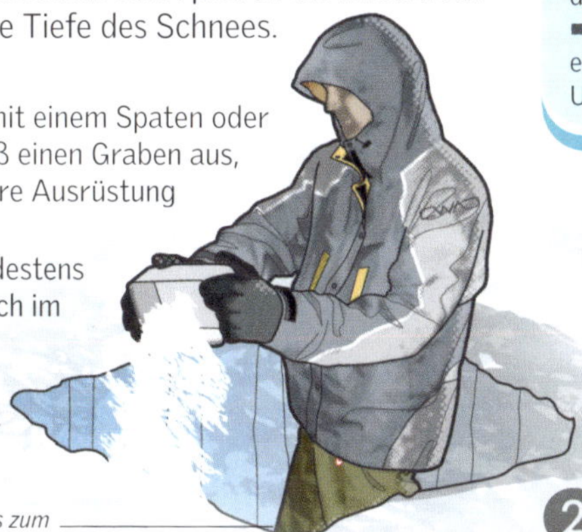
Möglichst bis zum Boden graben

1 Heben Sie mit einem Spaten oder einem Gefäß einen Graben aus, in dem Sie und Ihre Ausrüstung Platz haben.

- Graben Sie mindestens so tief, dass Sie sich im Liegen umdrehen können, ohne das Dach zu berühren.

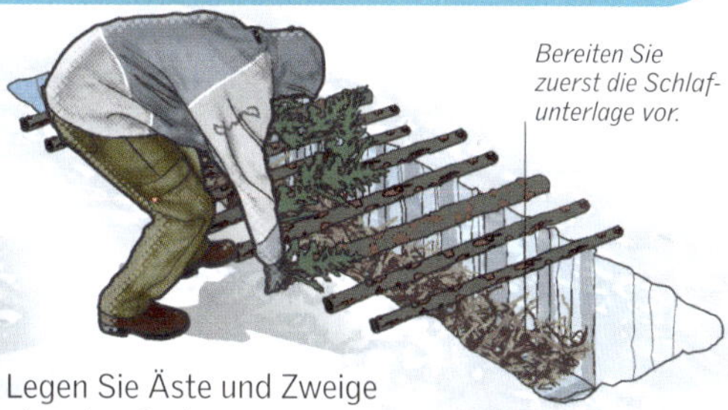
Bereiten Sie zuerst die Schlafunterlage vor.

2 Legen Sie Äste und Zweige über den Graben.

- Schichten Sie so viel Material auf, dass kein Schnee durchfallen kann.

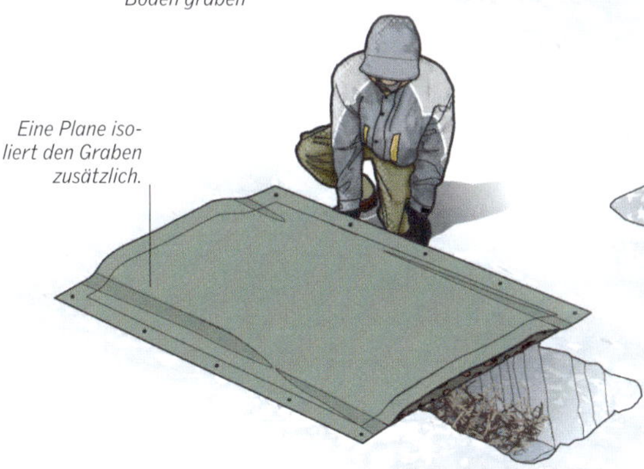
Eine Plane isoliert den Graben zusätzlich.

3 Wenn Sie eine Plane haben, breiten Sie sie über das Dach.

- Sie können die Plane auch als Schlafunterlage verwenden.

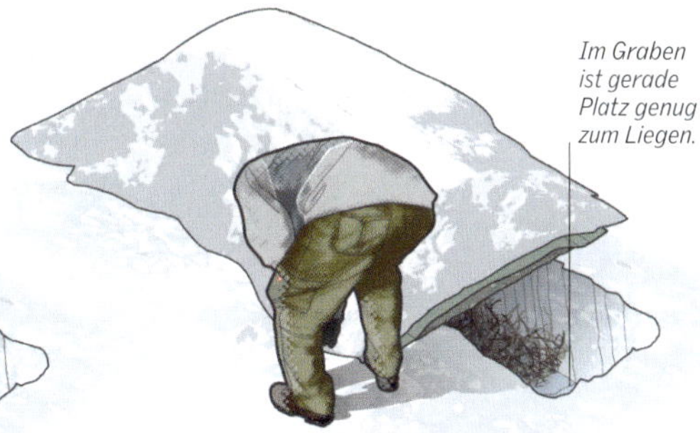
Im Graben ist gerade Platz genug zum Liegen.

4 Isolieren Sie das Dach zusätzlich mit mindestens 30 cm Schnee.

- Am Eingang einen Einstieg graben.
- Am Eingang können Sie ein kleines, kontrolliertes Feuer auf Grünholz entzünden.

QUINZHEE

Ein Quinzhee ist ein halbkugelförmiger Unterschlupf, der ursprünglich durch das Aushöhlen eines Schneehügels entsteht. Es ist leichter zu bauen als ein Iglu, dessen Errichtung Geschick und Erfahrung verlangt. In einem Quinzhee kann man nicht aufrecht stehen, aber sitzen.

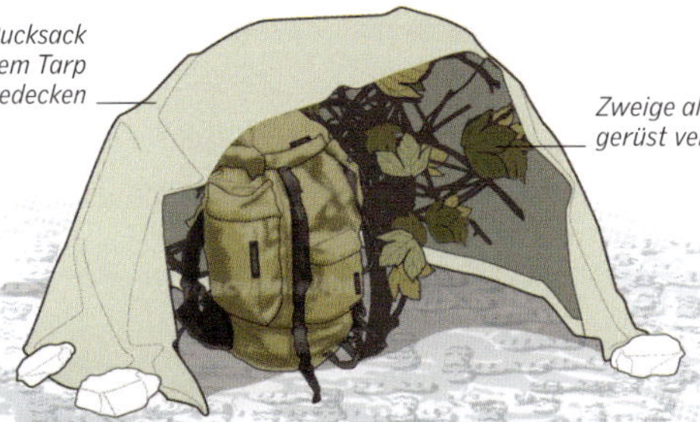
Den Rucksack mit einem Tarp bedecken
Zweige als Innengerüst verwenden

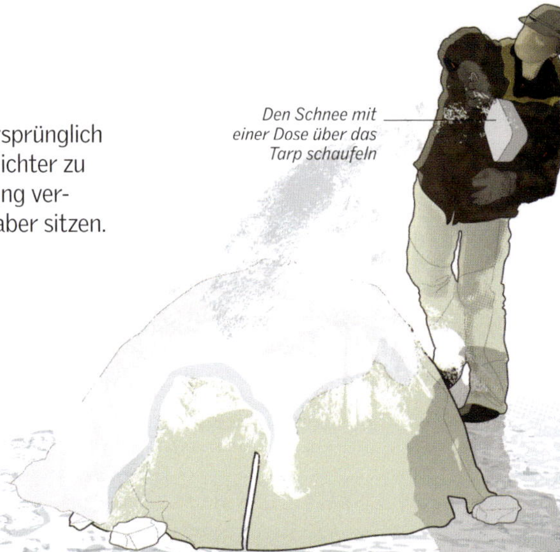
Den Schnee mit einer Dose über das Tarp schaufeln

1 Suchen Sie sich eine relativ flache Stelle mit viel Schnee.

- Markieren Sie den Grundriss Ihres Quinzhee – eine runde Fläche – und stampfen Sie die Kontur in den Schnee.
- Legen Sie Rucksack, Zweige oder Blätter in die Mitte, und bedecken Sie sie mit einem Tarp. Planen Sie den Eingang in einem Winkel von 90 Grad zum Wind.

2 Sammeln Sie mit einer Blechbüchse, einem Topf, einem Schneeschuh oder einem anderen geeigneten Gegenstand so viel Pulverschnee wie möglich.

- Häufen Sie den Schnee über das Tarp, sodass eine Halbkugel entsteht. Die Wände sollten mindestens 25 cm dick sein. Jede Schicht sorgfältig glätten.

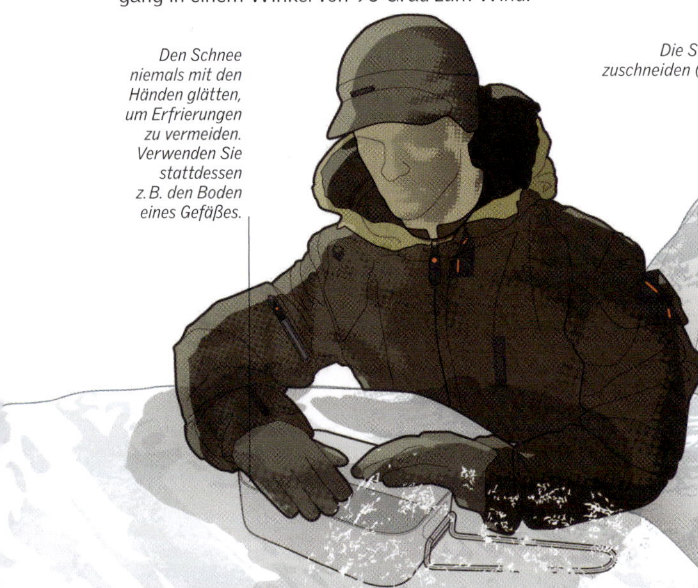
Den Schnee niemals mit den Händen glätten, um Erfrierungen zu vermeiden. Verwenden Sie stattdessen z. B. den Boden eines Gefäßes.

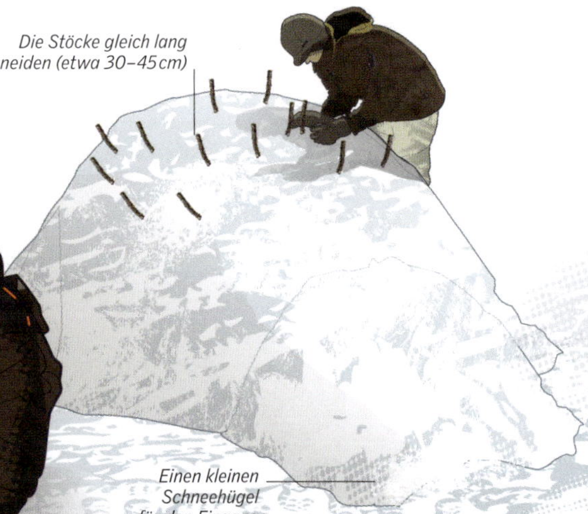
Die Stöcke gleich lang zuschneiden (etwa 30–45 cm)
Einen kleinen Schneehügel für den Eingang aufschichten

3 Die letzte Schneeschicht glätten und – je nach Beschaffenheit und Umgebungstemperatur – 1–3 Stunden aushärten lassen.

- Bleiben Sie währenddessen in Bewegung, vor allem, wenn es windig ist. Sammeln Sie Holz, machen Sie (in einiger Entfernung) Feuer, und bereiten Sie sich auf die Nacht vor.

4 Die Kuppelwände sollten überall gleich dick sein. Stecken Sie Stöcke gleicher Länge durch die Kuppel, um sich das Messen zu erleichtern.

- Errichten Sie einen kleinen Hügel vor dem Quinzhee.

RUNDE SCHNEEHÖHLE

Der Bau einer Schneehöhle ist aufwendig. Geeignet sind mit Pappschnee bedeckte Stellen auf der Leeseite von Hügeln oder Schneewehen mit fester Kruste, nicht aber Neuschnee, Pulverschnee oder flache, unebene Schneeverwehungen. Die Höhle sollte hoch genug sein, um darin sitzen, und tief genug, um darin liegen und die Ausrüstung verstauen zu können. Legen Sie den Eingang schräg in den Windschatten.

BAUANLEITUNG

- Graben Sie einen 1 m langen Tunnel in eine Schneewehe und weiten Sie ihn zu einer Höhle. Legen Sie einen um 70 cm erhöhten Schlafplatz an.
- Koffern Sie die Höhle kuppelförmig aus, um die Wände zu stabilisieren. Sie müssen mindestens 45 cm dick sein, um auch Nassschnee standzuhalten.
- Markieren Sie Ihren Unterschlupf mit Zweigen.
- Isolieren Sie Ihre Schlafplattform mit Zweigen, Blättern usw.
- Bohren Sie mindestens ein Belüftungsloch in die Decke. Es darf nicht in den Wind zeigen.

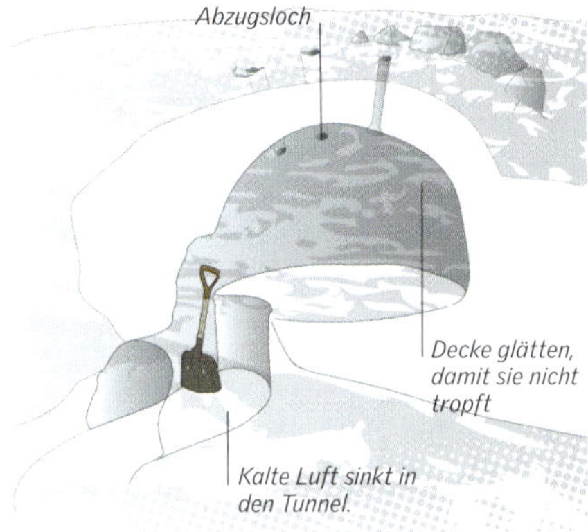

BREITE SCHNEEHÖHLE

Hierfür eignet sich eine windgeschützte Schneewehe aus festem Schnee.

BAUANLEITUNG

- Für einen ca. 70 cm tiefen Eingang Blöcke ausheben. Darüber eine rechteckige Höhle graben.
- Eine Schlafplattform errichten; ein Tonnengewölbe auskoffern.
- Die ausgehobenen Blöcke über das Rechteck legen und die Lücken mit Schnee versiegeln.
- Belüftungslöcher in Dach und Wand.

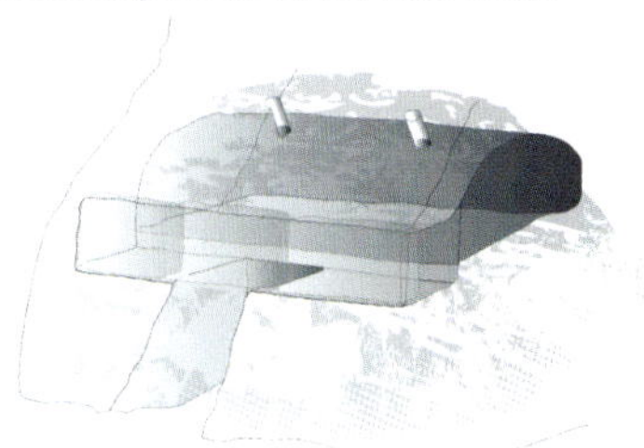

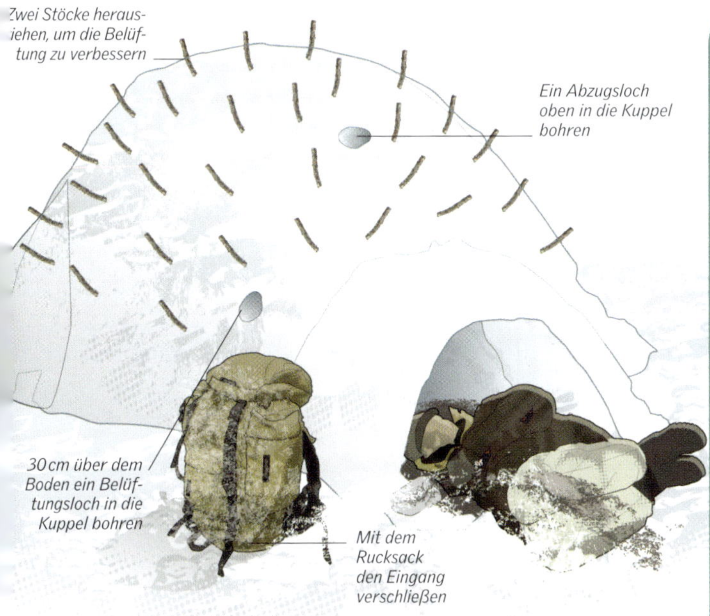

5 Wenn der Schnee hart geworden ist, graben Sie sich durch den Eingangshügel in die Höhle, entfernen Rucksack und Tarp und schachten das Innere aus.

- Die Wände sollten mindestens 25 cm dick sein.
- Graben Sie nicht mit den Händen, da sie auskühlen.
- Glätten Sie die Innenwände, um später Tropfen zu vermeiden.
- Richten Sie sich eine erhöhte Schlafplattform ein.

KOHLENMONOXID

Kohlenmonoxid ist ein geruchloses Gas, das entsteht, wenn nicht genügend Sauerstoff vorhanden ist, um bei einem Verbrennungsvorgang Kohlendioxid zu bilden. In geschlossenen, unbelüfteten Räumen kann eine Kohlenmonoxidvergiftung zum Tod führen.

VORSORGE TREFFEN!

Bohren Sie 7,5–10 cm breite Löcher in die Wände und die Decke Ihres Unterschlupfs. Sorgen Sie dafür, dass die Luft ungehindert zirkulieren kann.

ANZEICHEN EINER VERGIFTUNG

Eine Kohlenmonoxidvergiftung kann sich über mehrere Tage aufbauen und macht sich anfangs durch Müdigkeit, Schwäche und grippeartige Symptome bemerkbar. Dann treten heftige Kopfschmerzen, Übelkeit und Bewusstlosigkeit auf.

GEGENMASSNAHMEN

Gehen Sie sofort an die frische Luft. Nach fünf Stunden hat sich das Kohlenmonoxid im Blut um die Hälfte reduziert.

DETEKTOREN

Kohlenmonoxiddetektoren werden vor allem für den Heim- und Campingbedarf hergestellt. Manche Modelle sind batteriebetrieben, aber zu sperrig fürs Campen.

5

VERPFLEGUNG

WASSER FINDEN UND REINIGEN

Wasser ist lebenswichtig – allein zur Aufrechterhaltung seines Flüssigkeitshaushalts braucht der Körper 2–3 Liter pro Tag. Je nach Umgebungstemperatur, Alter, körperlichem Zustand und Arbeitsbelastung kann der Bedarf dramatisch ansteigen. Soldaten, die in der Wüste oder im Dschungel eingesetzt sind, brauchen oft an die 14 Liter pro Tag. Wasser ist für die meisten von uns eine Selbstverständlichkeit. Wie wichtig es ist, wird uns erst bewusst, wenn wir keines haben. Dann können wir plötzlich an nichts anderes mehr denken.

Planen Sie Ihre Touren immer so, dass Sie Ihren Wasserbedarf unterwegs decken können. Es gibt viele Möglichkeiten der Wassergewinnung und zahlreiche effiziente Filter- und Reinigungsmethoden, von denen Sie auch in lebensgefährlichen Situationen Gebrauch machen sollten. Durch Abkochen z. B. werden sämtliche Krankheitskeime, die in Wasser enthalten sein können, abgetötet. Auch wer einen Filter dabeihat, ist in der Regel auf der sicheren Seite. Zwar wird eine von verunreinigtem Wasser ausgelöste

In diesem Abschnitt ERFAHREN SIE …

- wie **Vögel** Ihnen den **Weg** zum **Wasser** weisen.
- wann Sie an einem kleinen **Kieselstein saugen** sollten.
- wie man einen **Zigeunerbrunnen** und eine **Solardestille** baut.
- wie ein **finnischer »Marshmallow«** Leben **retten** kann.
- wie man **Wasser** aufnimmt, ohne es zu **trinken**.
- wie man aus einer **Hose** einen **Wasserbeutel** macht.
- wie **wichtig** ein **medizinischer Schlauch** ist.

Infektion Sie vielleicht nicht umbringen, doch sie kann Ihre Fähigkeit, überlebensnotwendige Maßnahmen zu ergreifen, stark beeinträchtigen, und sie Tage oder wo-chenlang lahm legen. Wenn Sie allerdings gar keine Wahl haben, sollten Sie lieber kontaminiertes Wasser trinken als überhaupt keines. Damit haben Sie zumindest die Chance, am Leben zu bleiben, bis Sie ärztliche Hilfe bekommen, da Sie andernfalls verdursten würden. Trinken Sie niemals Urin oder Salzwasser, sie trocknen den Körper noch mehr aus!

Ungenießbares Wasser

wie z.B. Salzwasser, abgestandenes Wasser oder sogar Urin können Sie reinigen, wenn Sie es schaffen, ein Feuer anzuzünden und in Gang zu halten.

ES GIBT VIELE MÖGLICHKEITEN, Wasser zu reinigen. Eine davon ist die Destillation mithilfe eines Feuers. Entzünden Sie das Feuer in der Nähe der Wasserquelle (wenn Sie das Wasser in einen Behälter oder in ein Erdloch schütten können, in dem es nicht sofort versickert, umso besser). Sobald das Feuer tüchtig brennt, legen Sie Steine hinein (keinen Schiefer oder anderes Schichtgestein). Sind die Steine richtig heiß, bugsieren Sie sie mit einem gegabelten Stock oder dergleichen ins Wasser. Spannen Sie ein T-Shirt oder ein anderes Stück Stoff darüber, um den Dampf aufzufangen. Sobald der Dampf den Stoff berührt, kondensiert er zu Wasser. Dieses Wasser können Sie aus dem Stoff wringen und trinken. Noch einfacher funktioniert die Methode mit einem Kochtopf: Füllen Sie ihn mit Wasser, bringen Sie das Wasser über einem Feuer zum Kochen, und fangen Sie den Dampf wie beschrieben auf.

Wenn Sie gar keine Möglichkeit haben, Wasser zu reinigen, sollten Sie versuchen:

- möglichst sauberes fließendes Wasser zu finden und abzuschöpfen.
- es zu filtern, und sei es mit einer Socke.
- lieber faules Wasser hinunterzuwürgen, als gar nichts zu trinken.

» **Wasser** ist für uns eine Selbstverständlichkeit. Wie **wichtig es ist,** wird uns erst bewusst, wenn wir keines haben. «

DIE BEDEUTUNG VON WASSER

UM EINE LEBENSBEDROHLICHE SITUATION zu überstehen, brauchen wir regelmäßig Wasser, andernfalls trocknet der Körper aus. In letzter Konsequenz führt ungebremste Dehydration zum Tod. Daher müssen Sie auf jeden Fall versuchen, Wasserverluste durch ausreichende Zufuhr von Wasser auszugleichen.

FUNKTIONSWEISE

Wasser ist lebenswichtig. Es ist direkt oder indirekt an allen chemischen Prozessen beteiligt, die im Körper ablaufen. Unter anderem hat es folgende Funktionen:

- Versorgung: Wasser transportiert Sauerstoff, Nährstoffe und andere für den Organismus wichtige Substanzen.
- Abfallbeseitigung: Die Nieren entgiften den Körper, indem sie Giftstoffe mit dem Urin ausschwemmen.
- Kühlsystem: Wasser reguliert die Körpertemperatur.
- Atem: Die Lunge muss die eingeatmete Luft befeuchten, damit diese die Lungenbläschen nicht schädigt.
- Energieleitung: Wasser unterstützt die Übermittlung von Nervenimpulsen.
- Stoßdämpfer: Wasser schützt die Organe und »schmiert« die Gelenke.

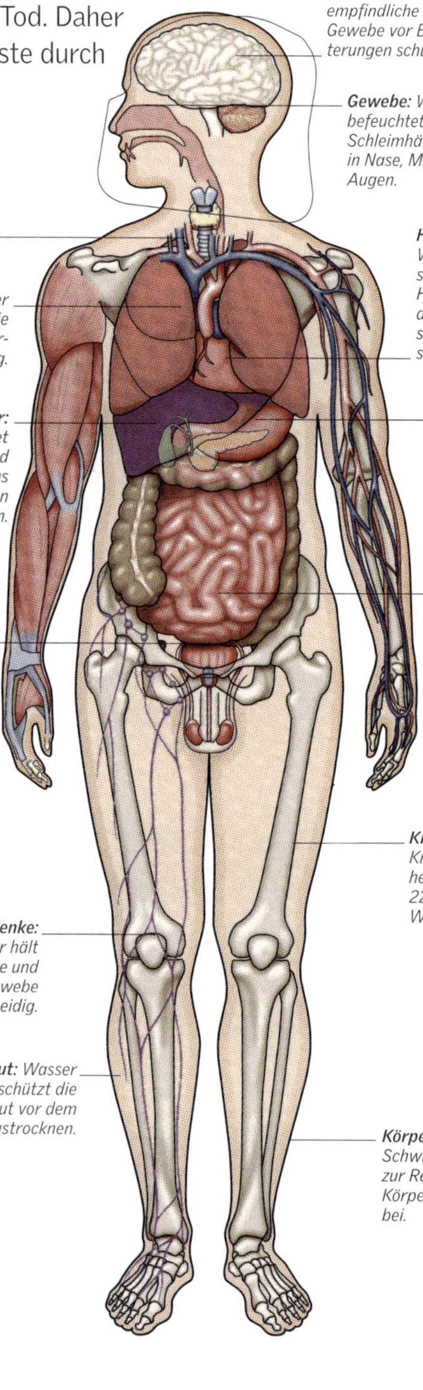

WIE VIEL WASSER BRAUCHT MAN?

Wie viel Wasser man in einer Survival-Situation benötigt, hängt u. a. vom körperlichen Befinden, der Umgebung, in der man sich aufhält, und dem Ausmaß physischer Anstrengung ab. Selbst beim Ausruhen im Schatten verliert ein Durchschnittsmensch mehr als einen Liter Wasser pro Tag allein über die Atmung und den Urin. Der Verlust erhöht sich beträchtlich, wenn man zusätzlich schwitzt. Um in einer Gefahrensituation gesund zu bleiben, brauchen Sie mindestens 3 Liter Wasser pro Tag. Bei hohen Temperaturen und schwerer Arbeit erhöht sich der Bedarf.

WAS IST DEHYDRATION?

Wer mehr Wasser verliert, als er zuführt, dehydriert, d.h., der Körper trocknet aus. Es ist lebenswichtig, Dehydrationssymptome frühzeitig zu erkennen. Extreme Außentemperaturen, Schwüle, körperliche Betätigung sowie Verletzungen beschleunigen Dehydration.

AUSWIRKUNGEN VON DEHYDRATION		
1-5 % ZU WENIG	**6-10 % ZU WENIG**	**11-12 % ZU WENIG**
▪ Durst ▪ Unbehagen ▪ dunkler Urin ▪ Appetitlosigkeit ▪ Ungeduld ▪ Schläfrigkeit ▪ Lethargie ▪ Übelkeit ▪ Kopfschmerzen	▪ Schwindel ▪ trockener Mund ▪ bläuliche Extremitäten ▪ undeutliche Aussprache ▪ geschwollene Zunge ▪ verschwommene Sicht ▪ kribbelnde Gliedmaßen ▪ Unfähigkeit zu gehen ▪ Atemprobleme	▪ Gelenksteifigkeit ▪ Taubheit ▪ Fehlsichtigkeit ▪ schrumplige Haut ▪ Taubheitsgefühl (Haut) ▪ Unfähigkeit zu schlucken ▪ Delirium ▪ Bewusstlosigkeit ▪ Tod

MÖGLICHE ERKRANKUNGEN

Wasser, das mit Kot oder Urin von Menschen oder Tieren verunreinigt ist, kann Einzeller, Viren, Bakterien oder Darmparasiten enthalten, die Krankheiten verursachen. Weltweit sterben daran 10 Millionen Menschen im Jahr.

	KRANKHEIT	SYMPTOME
EINZELLER	Kryptosporidien-Infektion	Appetitverlust, Übelkeit, Bauchschmerzen, gefolgt von starkem, faulig riechendem, wässrigem Durchfall und Erbrechen
EINZELLER	Giardiasis	Appetitverlust, Lethargie, Fieber, Erbrechen, Durchfall, Blut im Urin, Bauchkrämpfe
VIREN	Hepatitis A	Übelkeit, Appetitverlust, leichtes Fieber, Muskelschmerzen, dunkler Urin, Gelbsucht, Bauchschmerzen
BAKTERIEN	Amöbenruhr	Erschöpfung und Teilnahmslosigkeit. Eventuell fester, faulig riechender, blutiger, schleimiger Stuhl.
BAKTERIEN	Bakterielle Ruhr	Fieber, Bauchschmerzen, Muskelkrämpfe, erhöhte Temperatur, blutiger, eitriger, schleimiger Stuhl
BAKTERIEN	Cholera	Erbrechen, niedriger Blutdruck, kalte, feuchte Haut, Muskelkrämpfe, rapide Dehydration, beschleunigter Herzschlag
BAKTERIEN	Infektion mit Escherichia coli	Durchfall und Erbrechen. Kann bei Kindern und alten Menschen zum Tod führen.
BAKTERIEN	Leptospirose/ Morbus Weil	Gelbfärbung der Haut, Lethargie, erhöhte Temperatur, Muskelschmerzen, Erbrechen; tödlich, wenn nicht frühzeitig erkannt
BAKTERIEN	Salmonellen-Infektion	Übelkeit, Durchfall, Kopfschmerzen, Magenkrämpfe, Fieber, evtl. blutiger Stuhl, Erbrechen
PARASITEN	Schistosomiasis (Bilharziose)	Reizung des Urogenitaltrakts, blutiger Urin, Hautausschlag, Hautjucken, Magenschmerzen, Husten, Durchfall, Fieber, Erschöpfung
PARASITEN	Hakenwurm-krankheit	Anämie und Lethargie. Die Larven gelangen über Lunge und Rachen in den Magen und wachsen dort zu Würmern heran.

WASSERÜBERSCHUSS?

Eine Hyponatriämie ist eine zu niedrige Natriumkonzentration im Blut. Die Körperzellen oder Zellzwischenräume lagern vermehrt Wasser ein und schwellen an. Ist das extrazelluläre Flüssigkeitsvolumen erhöht, kann eine Hyponatriämie zu einem tödlichen Hirnödem führen. Zur Vorbeugung sollten Sie stets im Auge behalten, wie viel Wasser Sie trinken, und dafür sorgen, dass Sie genügend Salz zu sich nehmen. Wenn Sie kein Salz oder keine Natriumtabletten in Ihrer Survival-Box haben, können Sie Salzwasser durch ein Stück Stoff filtern und das Salz auffangen.

WASSER RATIONIEREN

Wenn Ihre Wasservorräte begrenzt sind, müssen Sie sie möglichst effizient nutzen – in der Hoffnung, dass Sie gerettet werden, ehe Ihnen das Wasser ausgeht. Wenn dies doch passiert, müssen Sie irgendwo und irgendwie Wasser auftreiben. Manche Experten halten einen Trinkwassermangel in den ersten 24 Stunden einer Survival-Situation für unbedenklich. Ich bin jedoch der Ansicht, dass Sie für eine ausreichende Wasserzufuhr sorgen sollten. Bedenken Sie auf jeden Fall Folgendes:

- Der Stress, den ein Ereignis verursacht, durch das man in eine gefährliche Lage gerät, verursacht Durst.
- In den ersten 24 Stunden einer lebensbedrohlichen Situation geht es vor allem um Schutz und Ortung (*s. S. 27*). Die dafür aufzuwendende Anstrengung macht durstig.
- Körperliche Beeinträchtigungen (z.B. Seekrankheit, Verletzungen) und Umweltfaktoren (z.B. Wüstenklima) können eine Rationierung von Wasser von vornherein ausschließen.
- Wenn Sie nur eine begrenzte Wassermenge haben, aber in den ersten 24 Stunden nichts trinken, sind Sie danach vielleicht schon so dehydriert, dass das aufgesparte Wasser womöglich gar keinen positiven Effekt mehr hat.

WASSERGEWINNUNG: GEMÄSSIGTE REGIONEN

TRINKWASSER ZU FINDEN stellt selbst für erfahrene Abenteurer eine Herausforderung dar. Je nach Umgebung und Umweltbedingungen hat man es mit ganz unterschiedlichen Anforderungen zu tun. Daher ist es sehr wichtig, dass Sie alle potenziellen Wasserquellen in Ihrem Reisegebiet kennen.

ACHTUNG!
Im Notfall sollten Sie selbst dann, wenn Sie sicher sind, bald gerettet zu werden, anfangen nach Wasserquellen zu suchen, sobald Sie sich um einen Unterschlupf (*s. S. 154–181*) als Schutz gekümmert haben. Denken Sie daran, dass Sie zwar drei Wochen ohne Nahrung, aber ohne Wasser nur ein paar Tage überleben können.

WASSERVORRÄTE

Wasserquellen sind oft schwer zugänglich und die Wasserqualität kann sehr unterschiedlich sein. Versuchen Sie daher, die beste und am leichtesten erreichbare Wasserquelle in Ihrer Umgebung zu finden.

REGENWASSER

Regenwasser aufzufangen ist die sicherste Methode, um Trinkwasser zu gewinnen. Es braucht nicht gereinigt zu werden, sofern der Auffangbehälter nicht verunreinigt ist. Für einen behelfsmäßigen Auffangbehälter können Sie jedes wasserundurchlässige Material – Tarp, Poncho, Plane, Rettungsdecke oder große Blätter – verwenden. Bedenken Sie, dass Sie umso mehr Wasser auffangen können, je größer die Oberfläche ist.

DAS BRAUCHEN SIE
- Tarp
- Vier Pfosten
- Schnur
- Einen schweren Stein
- Behälter

1. Suchen Sie einen geeigneten Platz in der Nähe Ihres Lagers. Der Regen sollte direkt in Ihren Auffangbehälter fallen können.

2. Befestigen Sie Ihre Plane mit einer Schnur fest an vier Pfosten. Die Pfosten müssen nicht gleich lang sein. Ein Ende der Plane wird tiefer fixiert als das andere, damit das Wasser abfließen kann.

3. Legen Sie einen schweren Stein etwa ein Drittel vom unteren Ende entfernt in die Mitte der Plane, damit ein Kanal entsteht. Das Wasser fließt von den Rändern des Tarps durch diesen Kanal ab.

4. Stellen Sie einen Behälter, etwa eine Blechdose, unter das Ende des Kanals, um das Wasser aufzufangen.

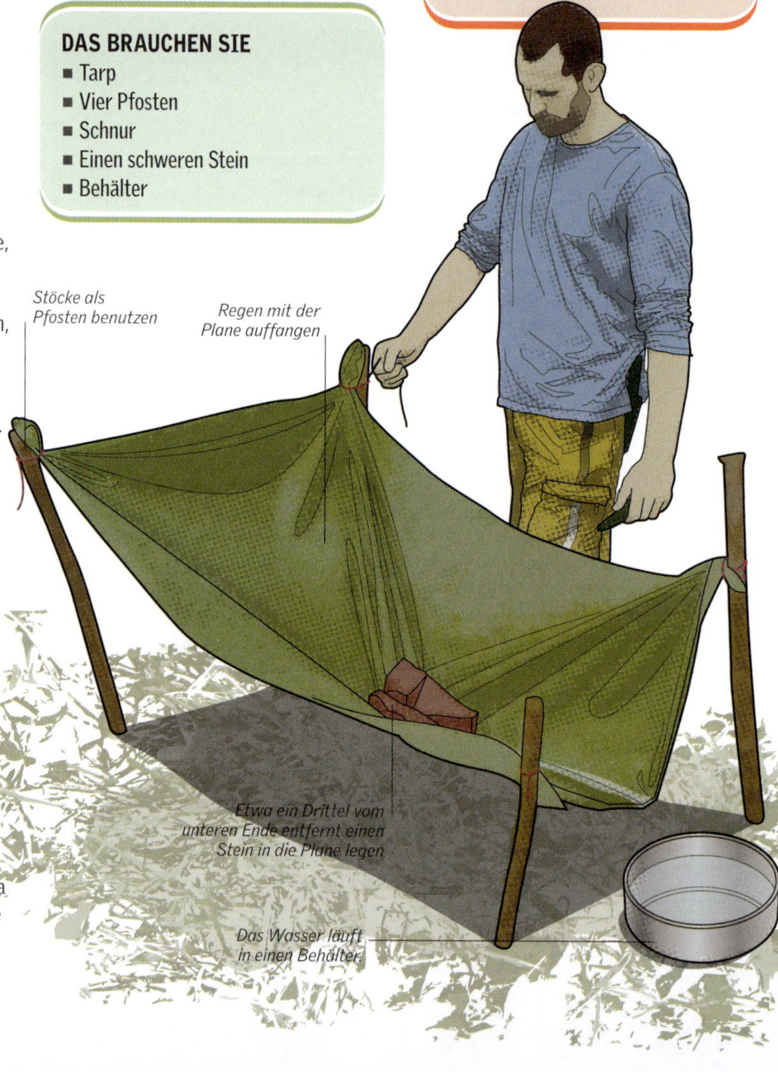

ANDERE WASSERQUELLEN

Wenn kein Regen fällt, müssen Sie auf andere Wasserquellen zurückgreifen. Vielleicht gibt es einen Bach, einen Fluss oder einen Tümpel in Ihrer Nähe. Wo immer Sie Wasser finden – reinigen Sie es, bevor Sie es trinken.

QUELLE	EIGENSCHAFTEN
QUELLEN	Quellen entstehen dort, wo Grundwasser aufgrund des hydrostatischen Drucks oder der Gravitationskraft an die Oberfläche gedrückt wird. In tiefer gelegenen Regionen versiegen Quellen auch im Sommer normalerweise nicht. Auffallend sattgrüne Vegetation kann auf eine Quelle hinweisen.
BÄCHE UND FLÜSSE	Flüsse und Bäche sind wertvolle Wasserquellen, wenn Sie folgende Punkte beachten: Je weiter Sie flussaufwärts gehen, umso klarer ist das Wasser und umso höher die Fließgeschwindigkeit. In tieferen Lagen steigt der Gehalt an Mineralien, Rückständen und Schadstoffen. Wenn möglich, suchen Sie flussaufwärts nach Tierkadavern, die das Wasser kontaminiert haben könnten, oder folgen Sie dem Wasserlauf flussabwärts. Versuchen Sie immer, das schnell fließende Wasser nahe der Oberfläche zu schöpfen. In eher trockenen Regionen führen Flüsse oft nur nach Überflutungen Wasser und sind dann entsprechend verschmutzt.
FELSLÖCHER	Felslöcher sind – vor allem im Gebirge – natürliche Regenwasserspeicher. Wenn das Wasser nicht geschöpft werden kann, können Sie es mit einem medizinischen Schlauch heraussaugen. Vor dem Trinken filtern und reinigen.
BRUNNEN UND BOHRLÖCHER	In vielen trockenen Regionen gibt es Bohrlöcher und Brunnen, die manchmal in Karten eingezeichnet sind. Sie sind oft sehr tief und mit Deckel verschlossen, was die Wasserbeschaffung erschwert. In abgelegenen Regionen haben Brunnen zuweilen Markierungen, die Sie kennen sollten.
SEEN UND TEICHE	Flüsse und Bäche münden oftmals in Seen oder Teiche. Schöpfen Sie Wasser aus stehenden Gewässern möglichst immer in der Umgebung des Zuflusses. Suchen Sie nach einer möglichst sauberen Stelle und meiden Sie Stellen, an denen sich Schutt angesammelt hat oder wo vermehrt Algen wachsen. Wenn Fische in dem Gewässer herumschwimmen, können Sie hingegen sicher sein, dass das Wasser Sauerstoff enthält.
SICKERWASSER	Am Fuß von Klippen, Hochlagen oder Felsnasen findet sich oft Sickerwasser, das sich aus langsam herabfließenden Rinnsalen speist.
SÜMPFE	Sümpfe finden sich vor allem im Bereich von Flussniederungen und Seeufern. Sie liegen normalerweise unter dem Grundwasserspiegel und besitzen eine charakteristische Vegetation. Durch Tiere können Sümpfe oft verschmutzt sein. Filtern und reinigen Sie das Wasser, ehe Sie es trinken.

GEFAHRENQUELLEN MEIDEN

Die meisten Wasserquellen dienen Tieren als Trinkreservoir, Badestelle und »Toilette«, sodass Sie das daraus gewonnene Wasser vor Gebrauch filtern und reinigen sollten (s. S. 200–201). Lediglich Regenwasser können Sie ungefiltert trinken. Achten Sie beim Wasserschöpfen auf folgende Gefahren:

- Es ist möglich, dass Sie an Wasserquellen gefährlichen Tieren begegnen.
- An fast allen Wasserstellen gibt es eine Rangordnung, die festlegt, welche Tiere wann Zugang haben. Wenn plötzlich sämtliche Gazellen davonstieben, sollten Sie sich fragen, warum.
- Achten Sie beim Schöpfen von Flusswasser auf gefährliche Tiere im Fluss, wie Krokodile und Schlangen.
- Wenn Sie in der Regenzeit durch ein ausgetrocknetes Flussbett wandern, denken Sie daran, dass es schneller überflutet sein kann, als Sie rennen können.

VERBORGENE WASSERQUELLEN FINDEN

In Wassernähe siedelt sich normalerweise immer Leben an, seien es Pflanzen, Tiere oder Menschen. In scheinbar unbelebten Regionen sind die Anzeichen für Seen, Flüsse oder Wasserstellen subtiler. Doch Sie können lernen, im Buch der Natur zu lesen.

DAS TERRAIN PRÜFEN

- Halten Sie Ausschau nach dichterer Vegetation. Allerdings brauchen nicht alle Pflanzen Oberflächenwasser, um zu überleben; viele decken ihren Bedarf aus tieferen Bodenschichten.
- Wasser ist der Schwerkraft unterworfen. Suchen Sie daher in Niederungen, Tälern, trockenen Flussläufen, Canyons, Schluchten und am Fuß von Hängen, Klippen oder Felsformationen. Die Vegetation ist in Wassernähe besonders üppig und wird mit zunehmender Entfernung und Höhe spärlicher.
- An der Küste sickert oft Meerwasser in den Festlandboden und lässt Feuchtgebiete mit tolerablem Salzgehalt entstehen. Sie können das Wasser mit einer Solardestille (s. S. 191) destillieren.

TIERE BEOBACHTEN

- Die Beduinen lauschen in der Dämmerung dem Vogelgezwitscher und folgen den Flugrouten der Vögel, um herauszufinden, wo sie trinken.
- Unter Vogelschwärmen, die längere Zeit an derselben Stelle kreisen, befindet sich normalerweise eine Wasserquelle. Dies gilt nicht für Fleischfresser wie Geier, Adler oder Falken, die ihren Flüssigkeitsbedarf mit der Nahrung decken.
- Alle Körnerfresser brauchen regelmäßig Wasser. Folgen Sie ihrer Flugbahn.
- Viele Tiere suchen regelmäßig eine Wasserstelle auf. Halten Sie Ausschau nach zusammenlaufenden Spuren. Vor allem die Trampelpfade von Herdentieren führen häufig zu einer Wasserstelle.
- Fliegen und speziell Moskitos sind ein fast sicherer Indikator für eine nahe gelegene Wasserstelle.
- Achten Sie auf Herdentiere wie Büffel, Flusspferde, Elefanten, Antilopen und Gnus; sie brauchen Wasser.

WASSERGEWINNUNG

Selbst wenn Sie sich in einer Umgebung befinden, in der es weder Flüsse noch Seen oder Bäche gibt, bedeutet das nicht automatisch, dass Sie gar nicht an Wasser herankommen. Es gibt viele Techniken zur Wassergewinnung, die Ihnen in einer Survival-Situation das Leben retten können.

TAUWASSER GEWINNEN

Tau besteht aus Tröpfchen, die sich am frühen Morgen oder am späten Abend auf bodennahen Objekten bilden und eine unverzichtbare Frischwasserquelle darstellen können. Er entsteht, wenn die Oberflächentemperatur eines Objekts so niedrig ist, dass der Wasserdampf der Luft darauf kondensiert. Sie können Tauwasser entweder mit einem Stück Stoff von jeder einigermaßen glatten Oberfläche (z. B. Autodach, Tarp) abwischen oder mit einfachen Hilfsmitteln »aufsammeln«.

TAU SAMMELN

Mit Lappen oder T-Shirts um die Fußknöchel können Sie vor Sonnenaufgang oder am späten Abend auf einer Wiese Tau sammeln. Wählen Sie ein saugfähiges Material, das viel Feuchtigkeit aufnimmt.

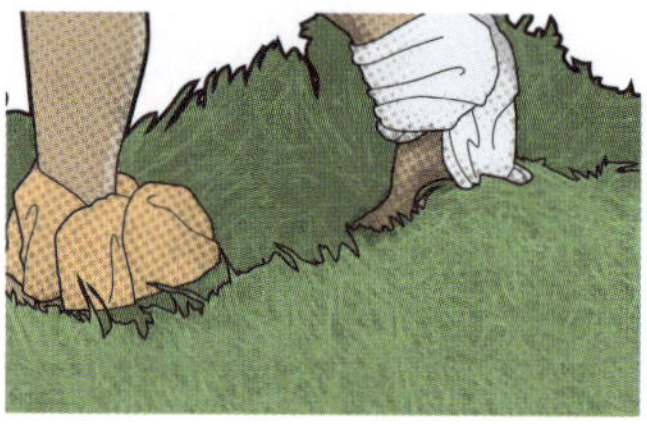

1 Binden Sie sich den Stoff fest um die Knöchel und streifen Sie damit beim Gehen den Tau aus dem Gras.

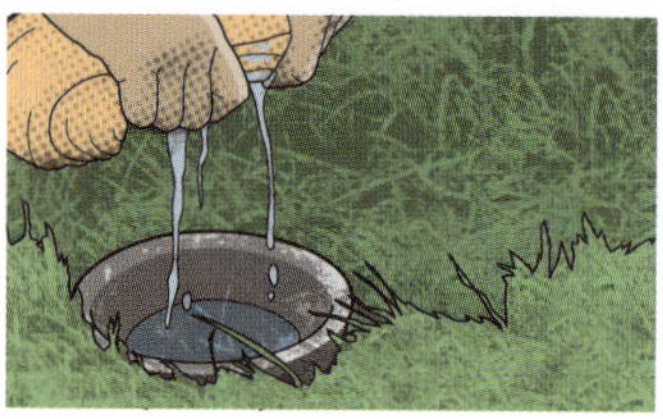

2 Wringen Sie den Stoff über einem Behälter aus. Wiederholen, bis Sie genug Wasser haben oder der Tau verdunstet ist.

TIPPS GEGEN DEHYDRATION

Wenn Wasser knapp ist, beherzigen Sie folgende Tipps:

- Konservieren Sie Ihren Wasservorrat und verwenden Sie Wasser so sparsam wie möglich.
- Arbeiten Sie nur zur kühlsten Tageszeit, um nicht zu schwitzen.
- Bei Sonne gehen Sie in den Schatten und halten den Körper bedeckt.
- Lutschen Sie gegen den Durst an einem kleinen, glatten Knopf oder Kiesel, um den Speichelfluss zu stimulieren.
- Meiden Sie proteinreiche Nahrung, da Sie zur Verdauung viel Wasser benötigen.

BAU EINER TAUFALLE

Graben Sie ein etwa 45 cm tiefes Loch, kleiden Sie es mit einem Stück Plastikfolie aus und füllen Sie es mit glatten, sauberen Steinen. Nachts kondensiert hier Wasser. Sammeln Sie den Tau möglichst früh am Morgen.

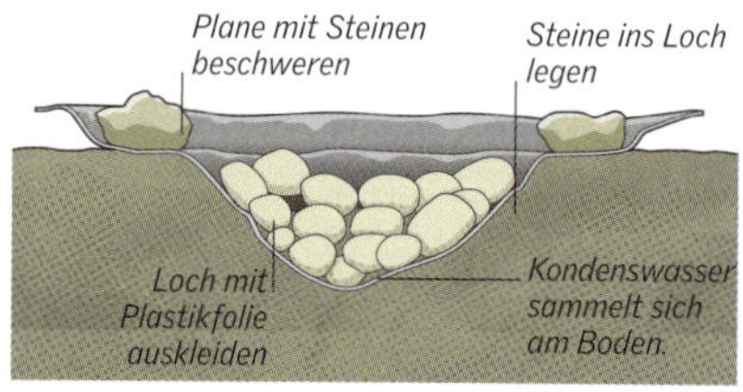

WASSERGEWINNUNG AUS PFLANZEN

Pflanzen geben Wasserdampf über die Spaltöffnungen ihrer Blätter ab. Diesen Wasserdampf können Sie auffangen. Sie brauchen dazu nur einen Plastikbeutel.

HERSTELLUNG EINES AUFFANGBEHÄLTERS

Legen Sie einen Stein in einen Zipfel des Plastikbeutels, stülpen Sie diesen über einen belaubten Zweig und binden ihn zu. Der Wasserdampf, der aus den Blättern austritt, kondensiert an den Beutelwänden und sammelt sich am tiefsten Punkt.

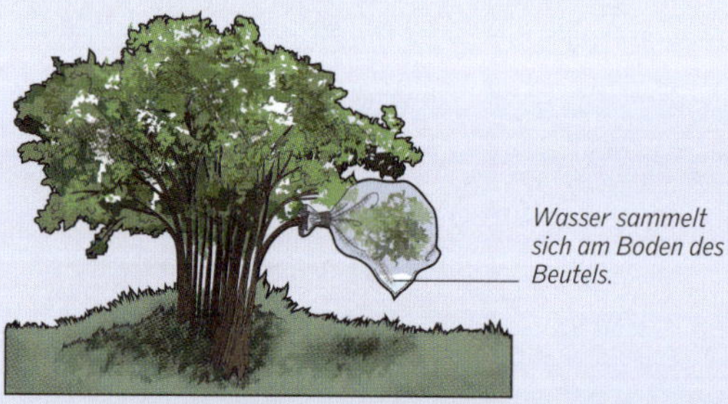

ALTERNATIVE

Packen Sie abgeschnittene Grünpflanzen in einen Plastikbeutel. Platzieren Sie einen glatten Stein in einer Ecke des Beutels und verschließen Sie die Öffnung. Legen Sie den Beutel direkt in die Sonne. Der Wasserdampf aus den Blättern kondensiert und sammelt sich am Boden des Beutels.

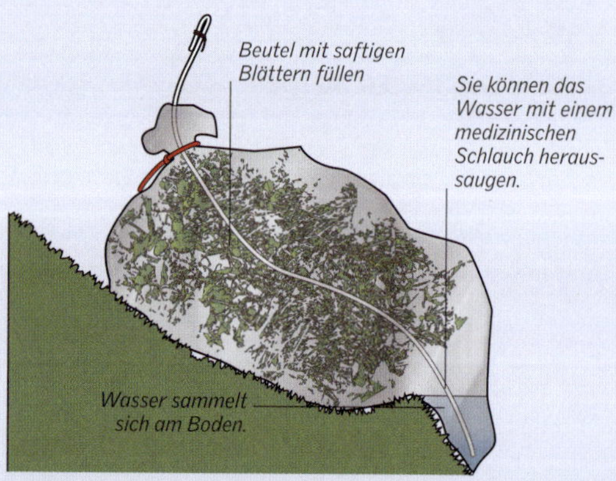

BAU EINER SOLARDESTILLE

Eine Solardestille funktioniert nach demselben Prinzip wie ein Auffangbehälter (s. links). Sie dient zum Sammeln von Verdunstungswasser sowie zum Destillieren von verschmutztem Wasser und Grundwasser.

1 Graben Sie ein mindestens 60 cm breites und 60 cm tiefes Loch. Stellen Sie einen Auffangbehälter in die Mitte. Legen Sie Blätter, ein mit Schmutzwasser getränktes Stück Stoff oder einen Topf mit ungenießbarem Wasser, z. B. Salzwasser oder Urin, daneben.

2 Bedecken Sie das Loch mit Plastikfolie und fixieren Sie diese am Rand mit Steinen. Legen Sie einen Stein in die Mitte der Abdeckung, sodass ein Trichter entsteht. Durch die Sonnenwärme verdunstet Wasser aus den Blättern bzw. wird verunreinigtes Wasser destilliert. Es entsteht reiner Wasserdampf, der an der Unterseite der Plastikabdeckung kondensiert und in den Auffangbehälter tropft.

DAS BRAUCHEN SIE

- Spaten oder Schaufel
- Zwei Behälter
- Pflanzen und/oder ungenießbares Wasser
- Ein Stoff- oder Kleidungsstück
- Plastikfolie, Tarp oder Rettungsdecke
- Steine
- Infusionsschlauch

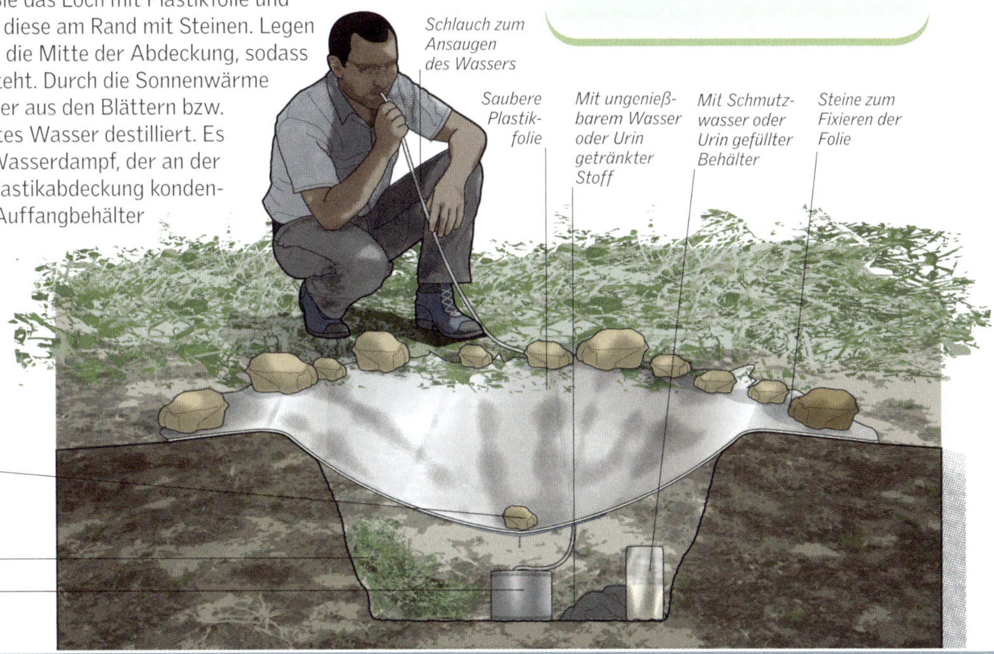

BAU EINES »ZIGEUNERBRUNNENS«

Um an relativ sauberes Wasser aus stehenden Gewässern oder aus Grundwasser zu gelangen, eignet sich ein sogenannter Zigeunerbrunnen. Das so gewonnene Wasser müssen Sie aber vor dem Trinken noch reinigen (s. S. 201).

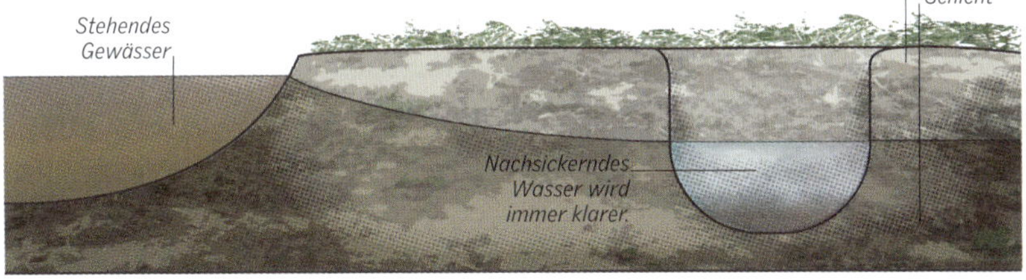

1 Graben Sie etwa 1 m vom Ufer eines Sees oder Teichs entfernt ein Loch, das breit genug ist, mit einem Behälter daraus zu schöpfen. Es sollte mindestens 30 cm unter dem Grundwasserspiegel liegen, dann füllt es sich schnell mit Wasser.

2 Schöpfen Sie die schlammige Brühe so lange aus, bis klares Wasser nachfließt. Dieses können Sie sammeln, reinigen und verwenden. Das Loch anschließend gegen Verunreinigung, z. B. durch kleine Tiere, abdecken.

MEDIZINISCHE SCHLÄUCHE

Packen Sie immer einen medizinischen Schlauch in Ihre Survival-Box. Er braucht nicht viel Platz und ist vielseitig verwendbar:

- Er kann als »Strohhalm« dienen, um Wasser aus Felslöchern, Höhlen und Bäumen zu saugen.
- Sie können damit Wasser aus einer Solardestille saugen, ohne sie abzubauen.
- Sie können damit Wasser aus Auffangbehältern entnehmen, ohne den Behälter zu öffnen.

WASSERGEWINNUNG: HEISSE REGIONEN

DIE HEISSEN KLIMAZONEN UNTERTEILEN SICH in feuchtheiße und trockenheiße Gebiete. In diesen Regionen ist der Wasserbedarf besonders hoch, da die Körpertemperatur durch Schwitzen reguliert werden muss. Wenn Sie mehr durch Transpiration verlieren, als Sie trinken, beginnen Sie zu dehydrieren. Schon in den Anfangsstadien einer Dehydration sinken die Überlebenschancen.

FEUCHTHEISSE REGIONEN

Unter feuchtheißen Bedingungen wie im Dschungel stellt die Wasserbeschaffung selten ein Problem dar. Doch der Wasserbedarf des Körpers sollte nicht unterschätzt werden. Es kann durchaus sein, dass Sie bis zu 14 Liter pro Tag trinken müssen, um nicht zu dehydrieren.

PFLANZEN ALS WASSERQUELLE

Viele Pflanzen, z.B. der Kannenstrauch, besitzen hohle Teile, in denen sich Regenwasser oder Tau sammelt. Manche Bäume speichern Wasser in natürlichen Vertiefungen, etwa Spalten und Hohlräumen. Im Notfall kann die lebensrettende Flüssigkeit auch aus Baumwurzeln oder Pflanzensaft gewonnen werden. Die grünen Segmente von Bambus beispielsweise geben Saft ab, wenn man mit dem Messer oder der Machete vorsichtig hineinschneidet. Auch kleine, unreife Kokosnüsse spenden Flüssigkeit. Kannensträucher können Sie anzapfen. Es ist wirklich nicht schwierig, seinen Wasserbedarf im Dschungel zu decken.

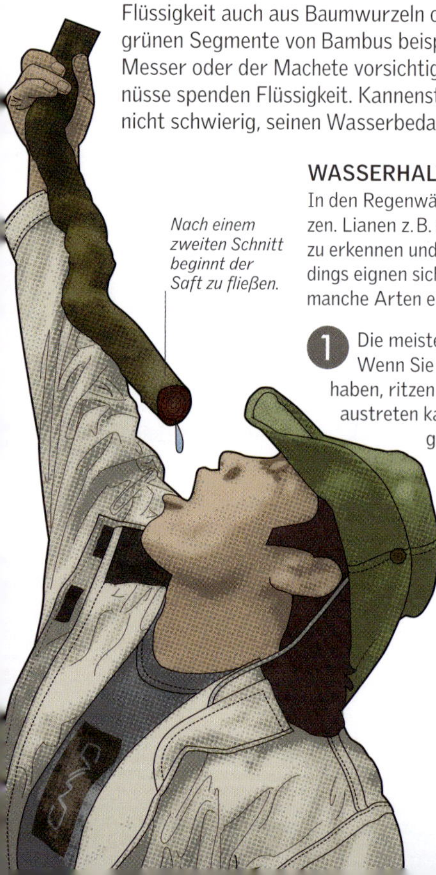

Nach einem zweiten Schnitt beginnt der Saft zu fließen.

WASSERHALTIGE KLETTERPFLANZEN

In den Regenwäldern wachsen viele wasserhaltige Kletterpflanzen. Lianen z.B. sind anhand ihrer Größe und Wuchsform leicht zu erkennen und liefern in der Regel gutes Frischwasser. Allerdings eignen sich nicht alle Kletterpflanzen als Wasserquelle; manche Arten enthalten für den Menschen giftige Säfte.

1. Die meisten wasserhaltigen Lianen sind etwa 5 cm dick. Wenn Sie ein vielversprechendes Exemplar entdeckt haben, ritzen Sie die Rinde mit der Machete an, damit Saft austreten kann. Milchiger Pflanzensaft ist normalerweise giftig, klarer hingegen trinkbar. Schneiden Sie die Liane mit dem Messer oder der Machete möglichst weit oben ab.

2. Kappen Sie die Liane unterhalb des ersten Schnitts, damit der leicht fruchtig schmeckende Saft zu fließen beginnt. Berühren Sie die Liane nicht mit dem Mund – die Rinde könnte die Haut reizen.

3. Wenn sich die Poren an der oberen Schnittstelle schließen, fließt kein Saft mehr. Schneiden Sie dann das obere Ende ab.

ACHTUNG!
Im Regenwald gibt es Wasser in Hülle und Fülle, sodass es Ihnen unter normalen Umständen kein Problem darstellen dürfte, Ihren Bedarf zu decken. Doch Flüsse und Bäche sind unter Umständen zu manchen Jahreszeiten nicht zugänglich. Auch in Hochlagen kann das Wasser knapp werden, sodass andere Methoden der Wassergewinnung nötig werden.

REGEN AUFFANGEN

Am besten deckt man seinen Wasserbedarf mit Regenwasser. Sie brauchen bei Regen nur Behälter aufzustellen und zu warten. Wenn Regenwasser nicht direkt aufgefangen werden kann, sondern Auffangvorrichtungen passiert, muss es gereinigt und gefiltert werden (s. S. 200–201).

BAMBUSDACH

Bauen Sie aus Bambus ein Pultdach mit Rinne, z.B. für ein Lean-to (s. S. 169). Wenn die Wasserversorgung ein Problem darstellt, müssen Sie mehrere Dächer errichten.

BLÄTTERDACH

Wenn Sie Pflanzen mit großen Blättern finden, können Sie das Dach Ihres Unterschlupfes damit decken. Schichten Sie die Blätter von unten nach oben übereinander wie Dachziegel (s. S. 170), damit das Wasser daran hinabrinnen kann. Fangen Sie das Wasser unten am Dach mit einem längs halbierten Bambusrohr auf.

BAMBUSRINNE

Beobachten Sie, wo das Regenwasser an einem Baumstamm herabrinnt und befestigen Sie an dieser Stelle ein längs halbiertes Bambusrohr. Das andere Ende hängen Sie in einen Behälter.

TROPFLAPPEN

Wenn Sie ein Stück Stoff um einen schiefen Baum wickeln, durchtränkt das herablaufende Wasser diesen. Befestigen Sie ihn so, dass ein Zipfel herabhängt, und stellen Sie einen Auffangbehälter darunter.

TROCKENHEISSE KLIMAZONEN

Wer in heißen, trockenen Regionen unterwegs ist, muss zusätzlich zu seinem normalen Wasservorrat noch eine Notration mitführen – ohne sollte man gar nicht erst aufbrechen. Grünpflanzen deuten meist auf Wasser oder Feuchtigkeit hin. Viele Techniken der Wassergewinnung in gemäßigten Breiten (s. S. 188–191) lassen sich auch in der Wüste anwenden.

PFLANZLICHE QUELLEN

Wenn Sie keine andere Wasserquelle haben, sind Pflanzen vielleicht Ihre letzte Chance, an Flüssigkeit zu gelangen. Pflanzensaft, Früchte oder aufgefangenes Regenwasser stillen zwar den unmittelbaren Durst, doch auf Dauer überleben können Sie damit nicht.

Kugelkakteen haben zahlreiche Rippen mit Tausenden spitzen Stacheln.

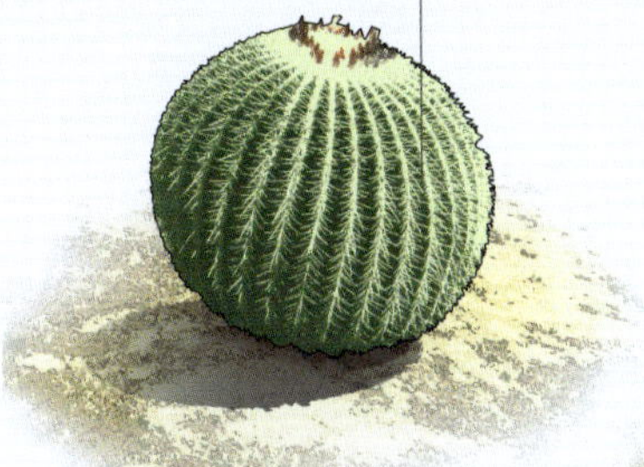

KUGELKAKTUS

Kugelkakteen enthalten eine trinkbare milchige Flüssigkeit. »Enthaupten« Sie den Kaktus vorsichtig mit einer Machete, stampfen Sie das Fruchtfleisch im Inneren mit einem Stock zu Brei, und saugen Sie die Flüssigkeit mit einem hohlen Grashalm heraus. Sie können auch ein Stück Stoff in den Brei tauchen und es auswringen, sobald es sich vollgesogen hat. Die Ausbeute ist jedoch äußerst gering.

Agaven bilden Rosetten aus dicken, fleischigen Blättern; manche besitzen einen kurzen Stamm.

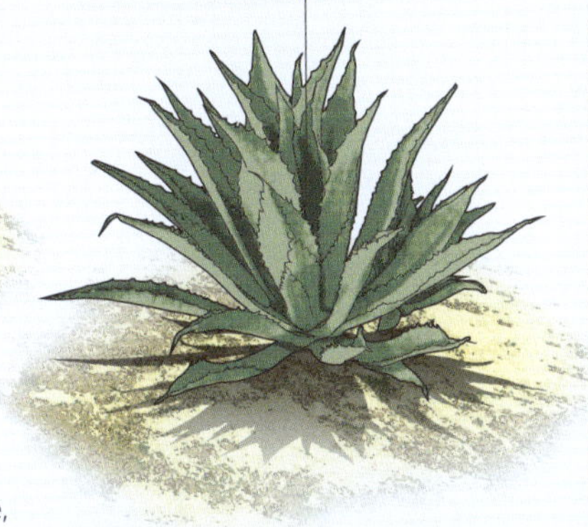

AGAVEN

Die in Nord-, Süd- und Zentralamerika beheimatete Agave besitzt dicke, fleischige, in Rosetten angeordnete Blätter, deren Flüssigkeit man bedenkenlos trinken kann. Auch aus dem Blütenstängel lässt sich Flüssigkeit gewinnen.

Die stachlige Haut der Früchte muss vor dem Verzehr entfernt werden.

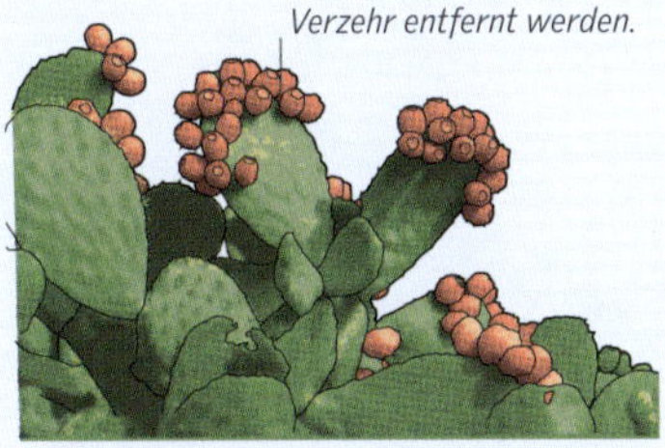

FEIGENKAKTUS

Feigenkakteen sind heute in vielen südlichen Ländern verbreitet. Sie wachsen buschig oder kriechend auf trockenen, sandigen Böden. Die Früchte sind essbar und spenden – womöglich lebensrettende – Flüssigkeit.

GRUNDWASSER

Wasser ist Leben. In der Wüste gilt auch der Umkehrschluss: Wo immer man auf Leben stößt, ist Wasser. Ungewöhnliche Ansammlungen von Grünpflanzen können auf geringfügige Grundwassermengen hindeuten; größere Horste verweisen auf substanziellere Quellen. In der Regel findet man Wasser erst ab einer Tiefe von 1,8 m unter der Oberfläche, d.h., Sie müssen tief graben. Suchen Sie sich dafür die kühlste Tageszeit aus. Bedenken Sie, dass die Chance, in einem ausgetrockneten Wadi auf Wasser zu stoßen, nicht sehr groß ist, egal, was Sie in Filmen gesehen oder in Büchern gelesen haben. Bei der Suche und beim Buddeln nach Wasser trocknen Sie möglicherweise so stark aus, dass Sie sterben.

ÜBERLEGT HANDELN

Wenn Sie in der Wüste plötzlich ohne Wasser dastehen, sind Sie höchstwahrscheinlich bereits in einer verzweifelten Situation. Denken Sie dann daran, dass es viele Möglichkeiten der Wassergewinnung gibt. Mithilfe einer Solardestille, einer Taufalle oder eines Auffangbehälters (s. S. 190–191) können Sie unter Umständen zumindest so viel Wasser gewinnen, um zu überleben.

CHECKLISTE

Selbst der beste Plan schützt nicht vor unliebsamen Überraschungen, doch viele Probleme lassen sich bei entsprechender Vorbereitung vermeiden.

- Brechen Sie niemals auf, wenn Sie bereits dehydriert sind.
- Nehmen Sie genug Wasser für Ihren täglichen Bedarf mit und eine Zusatzration für den Notfall, um kurzfristig zu überleben.
- Behalten Sie im Auge, wie viel Wasser Sie für welche Streckenabschnitte benötigen. Wenn Sie mehr Wasser verbrauchen als geplant, überdenken Sie Ihr Vorgehen. Es ist besser, im Zweifelsfall umzukehren.
- Wenn nötig, legen Sie rechtzeitig Wasservorräte an.
- Suchen Sie auf Ihrer Karte nach möglichen Wasserquellen. Lassen Sie sich die Zuverlässigkeit dieser Quellen von Einheimischen bestätigen und fragen Sie sie, ob es weitere, nicht eingezeichnete Quellen gibt (z.B. Brunnen).
- Vermerken Sie alle Wasserquellen, an denen Sie unterwegs vorbeikommen, auf Ihrer Karte oder in Ihrem GPS-Gerät. Kehren Sie notfalls lieber zu einer bekannten Wasserquelle zurück.
- Stellen Sie Wasserflaschen zur Kühlung immer in den Schatten oder in den Wind.

WASSERGEWINNUNG: KALTE KLIMAZONEN

IN KALTEN REGIONEN KÖNNEN SIE dieselben Methoden zur Wassergewinnung anwenden wie in gemäßigten Breiten (s. S. 188–191). Allerdings ist die Wasserversorgung bei Frost ein ernsthaftes Problem. Wer in Eis und Schnee in eine Notlage gerät, kann trotz der Überfülle an Wasser verdursten, weil der größte Teil davon gefroren ist.

ACHTUNG!
Lassen Sie Eis oder Schnee niemals im Mund schmelzen, denn es kann frostbedingte Verletzungen an den Schleimhäuten und Lippen hervorrufen. Außerdem geht durch den Schmelzvorgang Körperwärme verloren. Im Endeffekt kann das zu einer lebensgefährlichen Unterkühlung führen.

CHECKLISTE

Für Kaltgebiete gelten hinsichtlich des Wasserverbrauchs dieselben Hinweise wie für die Wüste (s. S. 193).

- Machen Sie sich als Erstes Gedanken darüber, wie Sie Wasser gewinnen können. Sie müssen ein Feuer anzünden und sollten versuchen, eine Wasserquelle in der Nähe zu finden.
- Ehe Sie Schnee oder Eis schmelzen, suchen Sie immer erst nach alternativen Wasserquellen. Es ist einfacher, zeit- und energiesparender, natürliches Schmelzwasser zu sammeln, als Schnee und Eis über einem Feuer zu verflüssigen.
- Die Wassergewinnung bei Frost hängt davon ab, ob Sie ein Feuer entzünden und unterhalten können.
- Es ist sehr zeitaufwendig, Eis und Schnee zu schmelzen. Sie brauchen genügend Brennstoff, um das Feuer längere Zeit in Gang zu halten.
- Achten Sie auf Ihre Körpertemperatur, damit Sie nicht ins Schwitzen geraten und der Körper nicht überhitzt.
- Bewahren Sie Trinkwasserflaschen nahe am Körper zwischen den Kleidungsschichten auf, damit das Wasser nicht einfriert. Transportieren Sie die Flaschen nicht auf der bloßen Haut.
- Schmelzen Sie kein gefrorenes Meerwasser, sein Salzgehalt ist zu hoch.

EIS UND SCHNEE SCHMELZEN

Wenn Sie die Wahl zwischen Eis und Schnee haben, entscheiden Sie sich für Eis, denn es schmilzt schneller und ist bis zu 17-mal dichter. Ist kein Eis vorhanden, sammeln Sie dichten, kompakten Schnee. Beides sollte möglichst sauber sein.

EIS SCHMELZEN

Wenn Sie Wasser haben, gießen Sie einen Teil davon in einen Metallbehälter und erhitzen es über einem Feuer. Geben Sie das Eis nach und nach in kleinen Stücken – nicht als Klumpen – zu. Das Wasser sollte heiß sein, aber nicht kochen, damit möglichst wenig verdampft.

VERWENDEN EINES HEISSEN STEINS

Wenn Sie kein Wasser haben, können Sie das Eis auf einem schräg über ein Feuer gelegten flachen Stein oder Holzklotz schmelzen.

1 Entzünden Sie ein Feuer. Suchen Sie einen großen, flachen Stein und zwei Holzklötze oder kleinere Steine als Stützen. Platzieren Sie die Stützen rechts und links neben dem Feuer, und legen Sie den Stein mit leichter Neigung darauf, damit das Schmelzwasser abfließen kann. Legen Sie einen Eisblock auf den Stein.

2 Sobald der Stein heiß wird, beginnt das Eis zu schmelzen. Das Schmelzwasser rinnt hinunter und kann in einem Behälter, etwa einer Blechdose, aufgefangen werden.

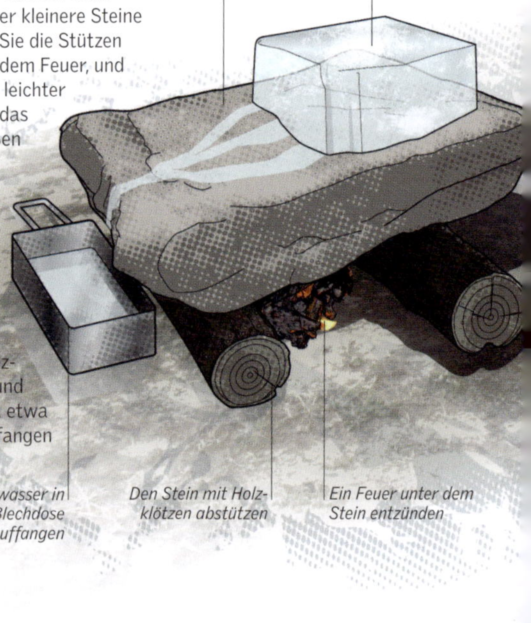

SCHNEE SCHMELZEN

Wenn Sie Wasser haben, folgen Sie den Anweisungen zum Schmelzen von Eis (s. links): Erhitzen Sie etwas Wasser, und geben Sie nach und nach den Schnee zu – nicht zu viel auf einmal und nicht zu dicht, sonst bildet sich eine Luftblase, und der Topf wird zu heiß. Dann besteht die Gefahr, dass das Feuer ein Loch in den Boden brennt, ehe der Schnee geschmolzen ist.

FINNISCHER »MARSHMALLOW«

Sägen Sie einen kompakten Schneeklumpen aus Pappschnee – etwa in der Größe eines Schneemannkopfes –, und spießen Sie ihn auf einen Stock. Verankern Sie den Stock sicher in der Nähe eines Feuers, sodass der Schnee genug Hitze abbekommt, um zu schmelzen, und stellen Sie einen Auffangbehälter unter.

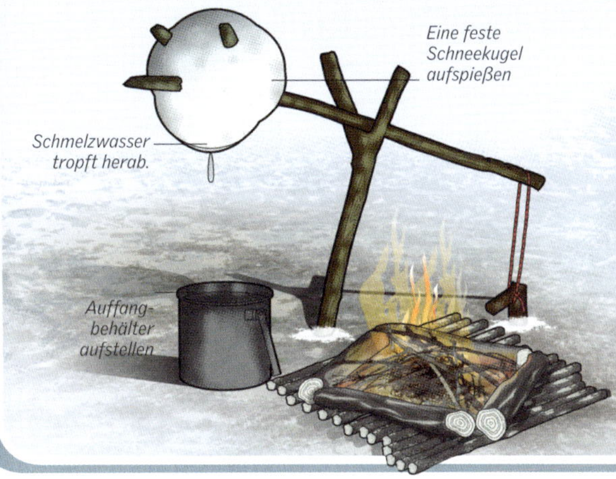
Eine feste Schneekugel aufspießen
Schmelzwasser tropft herab.
Auffang-behälter aufstellen

WASSER AUFBEWAHREN

Schnee ist ein guter Isolator. Selbst bei einer Außentemperatur von –40 °C bleibt Wasser in Flaschen flüssig, wenn es unter einer mindestens 30 cm dicken Schicht Schnee aufbewahrt wird. Stecken Sie die Flaschen kopfüber in den Schnee, dann gefriert es nicht zuerst am Hals.

SCHMELZBEUTEL

Diese Technik funktioniert nach demselben Prinzip wie das »Marshmallow«-Verfahren (s. links). Statt des Schneeballs wird jedoch ein mit Schnee gefüllter Beutel aus wasserdurchlässigem Material, z. B. T-Shirt oder Socke, neben dem Feuer aufgehängt. Das Schmelzwasser wird in einem Auffangbehälter gesammelt.

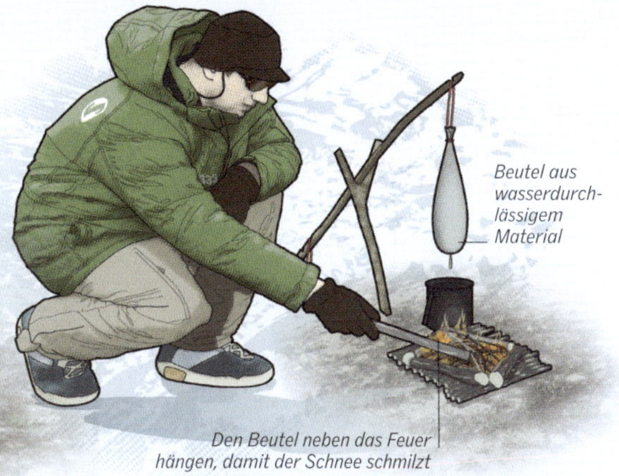
Beutel aus wasserdurchlässigem Material
Den Beutel neben das Feuer hängen, damit der Schnee schmilzt

NOTFALLMASSNAHMEN

Wer sich in einer Einöde aus Schnee und Eis verirrt hat, wird kaum Brennholz und Zunder finden. Doch wenn Sie Ihre unerlässliche und wichtige Ausrüstung (s. S. 43) dabeihaben, können Sie trotzdem ein Feuer entzünden, um Schnee oder Eis zu schmelzen.

DIE FEUERDOSE

Stellen Sie die Dose auf den Boden und schützen Sie sie mit Ihrem Körper oder dem Rucksack vor dem Wind. Füllen Sie etwas Eis oder Schnee in Ihre Survival-Box. Entzünden Sie die Dose und halten Sie die Survival-Box über die Flamme. Sobald sich Schmelzwasser gebildet hat, füllen Sie Eis oder Schnee nach.

STREICHHOLZLOSES FEUERSET

Legen Sie den Deckel auf den Boden. Entzünden Sie mit Watte und Flint-Stahl-Zünder einen Brennstoffwürfel und schmelzen Sie darüber Schnee oder Eis in Ihrer Feuerdose oder der Survival-Box. Wenn sich Schmelzwasser gebildet hat, lassen Sie den Behälter abkühlen, damit Sie sich nicht daran verbrennen.

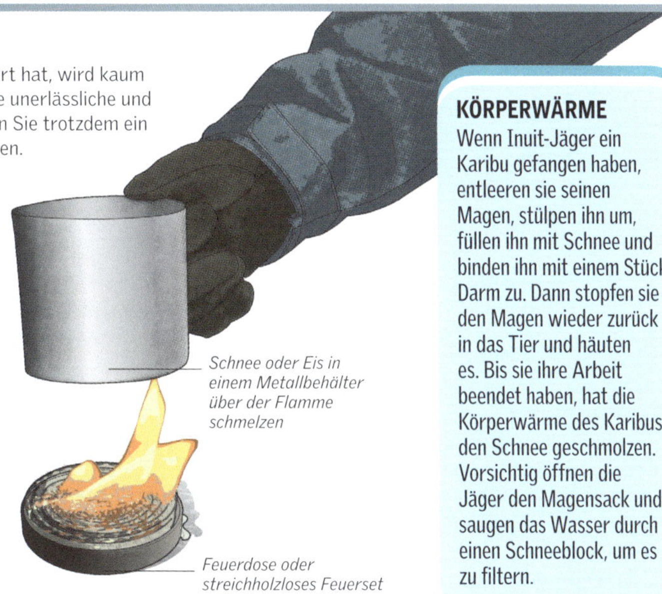
Schnee oder Eis in einem Metallbehälter über der Flamme schmelzen
Feuerdose oder streichholzloses Feuerset + Eis/Schnee = lebenswichtiges Wasser

KÖRPERWÄRME

Wenn Inuit-Jäger ein Karibu gefangen haben, entleeren sie seinen Magen, stülpen ihn um, füllen ihn mit Schnee und binden ihn mit einem Stück Darm zu. Dann stopfen sie den Magen wieder zurück in das Tier und häuten es. Bis sie ihre Arbeit beendet haben, hat die Körperwärme des Karibus den Schnee geschmolzen. Vorsichtig öffnen die Jäger den Magensack und saugen das Wasser durch einen Schneeblock, um es zu filtern.

WASSERGEWINNUNG: AUF SEE

WENN SIE AUF DEM MEER in eine lebensbedrohliche Situation geraten, sind Sie möglicherweise mit größeren Problemen konfrontiert als in jeder anderen Umgebung. Sie sind Hitze, Kälte, Wind, Regen und Seegang wehrlos ausgeliefert, und es gibt kaum Orientierungspunkte für die Navigation. Dazu kommt, dass Sie das Wasser, das Sie umgibt, nicht trinken können. Ohne Entsalzungsgerät müssen Sie auf andere Weise Frischwasser gewinnen.

ACHTUNG!
Trinken Sie niemals Salzwasser. Die Salzkonzentration ist dreimal so hoch wie die Ihres Bluts und trocknet Ihren Körper nach und nach aus. Regelmäßiger Salzwasserkonsum führt zu Nierenversagen und schließlich zum Tod.

WASSERVORRÄTE AUF SEE KONSERVIEREN

Die Rationierung von Frischwasservorräten ist eine vernünftige Vorsichtsmaßnahme, wenn Sie auf den Wellen treiben und nicht wissen, wann Sie gerettet werden oder Land erreichen. Die folgenden Tipps sollen Ihnen bei der Konservierung Ihrer Vorräte helfen:

- Machen Sie eine Bestandsaufnahme Ihrer Wasservorräte und legen Sie auf dieser Grundlage die täglichen Wasserrationen fest. Beziehen Sie die Ausbeute von Solardestillen und Entsalzungsgeräten sowie den körperlichen Zustand der Teammitglieder in Ihre Überlegungen mit ein.
- Schützen Sie Frischwasservorräte vor Verunreinigung mit Salzwasser.
- Bewahren Sie Wasservorräte im Schatten oder geschützt vor direkter Sonneneinstrahlung auf.
- Bei Hitze können Sie Ihre Kleidung mit Salzwasser befeuchten, um die Körpertemperatur zu senken. Aber Vorsicht: Auf Dauer verursacht Salzwasser Hautausschlag.
- Strengen Sie sich nicht an. Versuchen Sie zu schlafen.
- Verwenden Sie jeden verfügbaren Behälter zum Sammeln von Regenwasser. Die Behälter möglichst verschlossen am Boot festbinden.
- Essen Sie nichts, wenn Sie kein Wasser haben. Zur Verstoffwechslung braucht der Körper Flüssigkeit. Dies beschleunigt die Dehydration.

FRISCHWASSER GEWINNEN

Wer ohne Aussicht auf baldige Rettung auf dem Meer treibt, muss dafür sorgen, dass das Trinkwasser nicht ausgeht. Sofern Sie keine Solardestille oder Umkehrosmose-Pumpe dabeihaben, müssen Sie eine andere Möglichkeit zur Frischwassergewinnung finden. Glücklicherweise gibt es mehrere Möglichkeiten.

REGENWASSER AUFFANGEN

Die meisten modernen Rettungsinseln besitzen ein integriertes Regenwasserauffangsystem, das Regen und Tau in Sammeltaschen leitet. Auch in einem Boot können Sie mit einem Tarp oder einer anderen wasserfesten Plane ein ähnliches System installieren. Beobachten Sie die Wolkenbildung, um jeden Schauer sofort zu nutzen (s. S. 80). Wenn sich Regen ankündigt, breiten Sie Ihr Tarp wie eine große Schüssel aus, um möglichst viel Wasser aufzufangen. Vor Einbruch der Nacht ist das Ausbreiten der Plane Pflicht, damit Sie auch von nächtlichen Regengüssen profitieren.

TAU SAMMELN

Breiten Sie das Tarp nachts wie ein Sonnensegel aus und schlagen Sie die Ecken nach oben, um Tau aufzufangen. Von der Außenhaut Ihres Boots können Sie mit einem Schwamm oder einem Stück Stoff Tau aufsaugen.

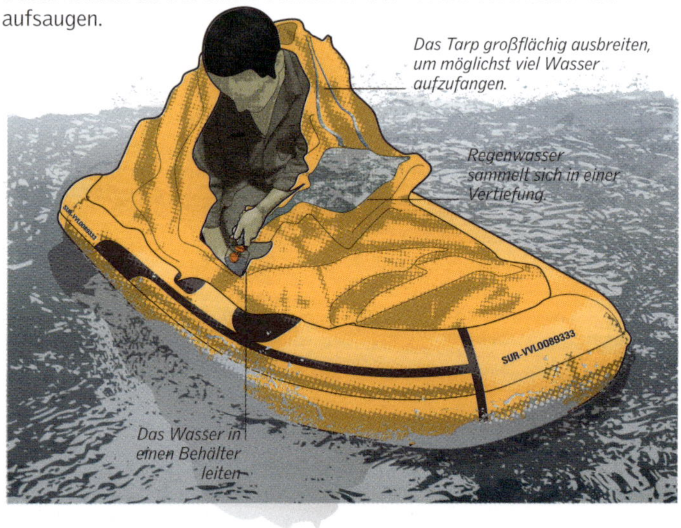
Das Tarp großflächig ausbreiten, um möglichst viel Wasser aufzufangen.
Regenwasser sammelt sich in einer Vertiefung
SUR-VVL0089333
Das Wasser in einen Behälter leiten

MEERWASSER ENTSALZEN

Wenn Sie keine Möglichkeit zum Auffangen von Regenwasser oder Tau haben, müssen Sie Meerwasser entsalzen. Obwohl viele Rettungsinseln standardmäßig mit entsprechenden Vorrichtungen ausgerüstet sind, sollten Sie stets zusätzlich eine Destille oder Pumpe mitführen, wenn Sie auf dem Meer unterwegs sind.

SOLDARDESTILLE

Mit einer Solardestille lässt sich Meerwasser auf einfache Weise entsalzen. Man gibt das Wasser in die von einem durchsichtigen Plastikkegel bedeckte Bodenpfanne, wo es durch Sonneneinstrahlung verdunstet. Der Dampf kondensiert in der Spitze des Kegels; das Wasser fließt an den Wänden hinab in die Kegelrinne, wo es aufgefangen wird.

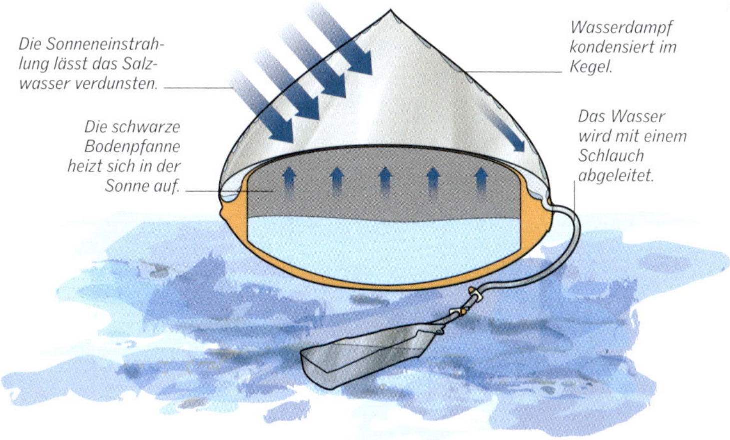

BAU EINER SOLARDESTILLE

Mit einigen wenigen Materialien können Sie selbst eine kleine Solardestille bauen. Alles, was Sie brauchen, sind zwei Behälter (einer größer als der andere), Plastikfolie, etwas Schnur und ein Gewicht zum Ableiten des Wassers. Wenn Sie einen medizinischen Schlauch dabeihaben, können Sie das Wasser absaugen, ohne die Destille auseinandernehmen zu müssen.

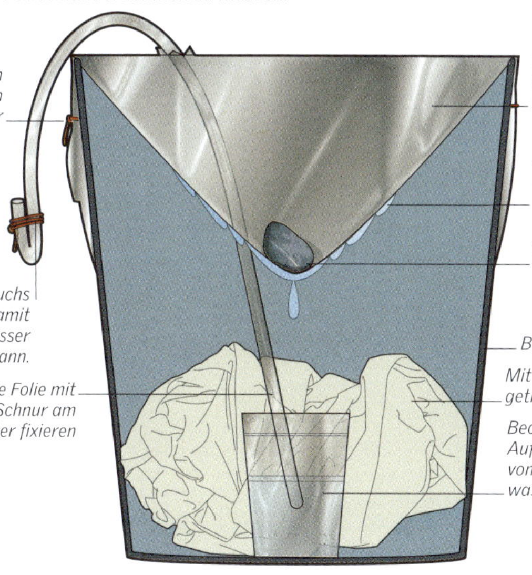

UMKEHROSMOSE-PUMPE

Mit diesen Handpumpen presst man Meerwasser unter sehr hohem Druck durch eine Membran, die das Salz herausfiltert. Mit guten Modellen erhält man bis zu 23 Liter Frischwasser pro Tag.

IONENTAUSCHER

Ionentauscher entsalzen Meerwasser durch Ionenaustausch. Da damit nur geringe Mengen Frischwasser gewonnen werden können, ist das Gerät nur eine Notlösung bei bedecktem Himmel, wenn die Solardestille nicht funktioniert.

LETZTE RETTUNG

Im äußersten Notfall können Sie lebensrettende Flüssigkeit auch auf andere Weise aus dem Meer gewinnen.

MEEREIS

Im arktischen Meer können Sie altes Meereis schmelzen, um Trinkwasser zu gewinnen. Es hat eine bläuliche Farbe, abgerundete Ecken, splittert leicht und enthält kaum Salz. Frisches Eis ist grau, milchig, hart und salzig. Eisberge bestehen aus Süßwasser, doch es ist sehr gefährlich, sich ihnen zu nähern. Sie sollten sich nur im Notfall dazu entschließen.

FISCH

Die Rückenmarksflüssigkeit und die wässrige Substanz in den Augen großer Fische sind trinkbar. Schneiden Sie den Fisch vorsichtig auf, um ans Rückenmark zu gelangen, und saugen Sie die Augen aus. Alle andere in Fischen enthaltene Flüssigkeit ist so proteinreich und fett, dass der Körper mehr Wasser zur Verdauung braucht, als die Flüssigkeit liefert.

MEERESSCHILDKRÖTEN

Beachten Sie, dass Meeresschildkröten eine geschützte Spezies sind und nur im alleräußersten Notfall getötet werden dürfen. Das Blut von Meeresschildkröten hat etwa den gleichen Salzgehalt wie Menschenblut. Um es aufzufangen, müssen Sie der Schildkröte den Hals durchschneiden.

EINLAUF

Wenn Sie Süßwasser haben, das aber zu faulig zum Trinken ist, können Sie sich mithilfe eines Schlauchs pro Tag etwa einen halben Liter als Einlauf verabreichen.

WASSERTRANSPORT UND -LAGERUNG

IN JEDER SURVIVAL-SITUATION müssen Sie Entscheidungen treffen, von denen Ihr Überleben abhängen kann. Eine davon betrifft die Frage, ob Sie dort, wo Sie sich befinden, auf Rettung warten oder lieber versuchen sollten, sich selbst zu retten. Ausschlaggebend ist hierbei u.a., ob Sie Wasser haben und es transportieren können.

ACHTUNG!
Markieren Sie Ihre Vorratsgefäße deutlich, damit Sie nicht nachts versehentlich zu Brennstoff oder Schmutzwasser greifen anstatt zur Trinkwasserflasche.

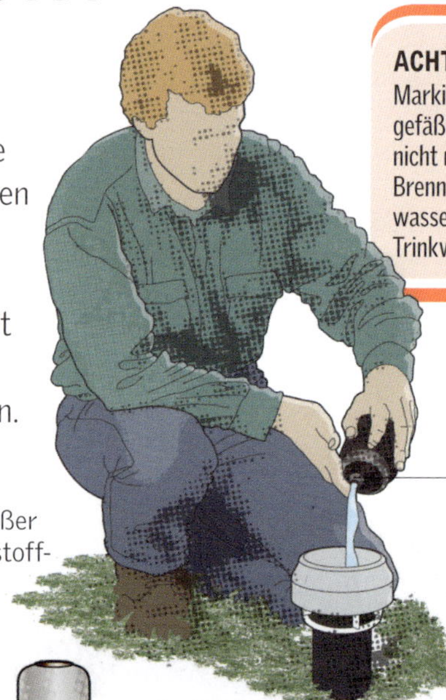

WASSERBEHÄLTER

Es gibt viele unterschiedliche Behälter zum Transport heißer und kalter Flüssigkeiten. Das Spektrum reicht von Kunststoff- oder Edelstahlflaschen bis zu Wasserbeuteln, die sich zusammenfalten lassen, wenn sie leer sind.

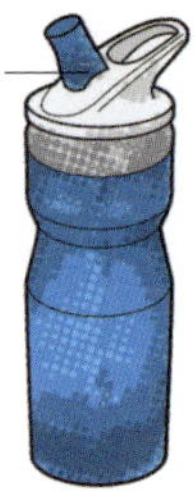

KUNSTSTOFFFLASCHE
Stabil und leicht mit Drehverschluss oder Trinkventil.

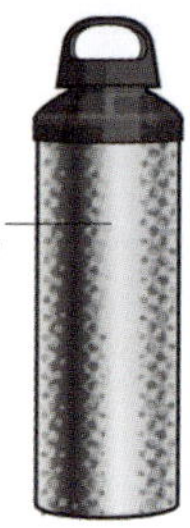

METALLFLASCHE
Diese Flaschen sind etwas schwerer, aber haltbarer als Kunststoffflaschen.

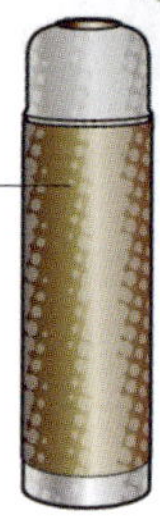

THERMOSFLASCHE
Sind recht schwer, konservieren aber die Temperatur von heißen und kalten Flüssigkeiten.

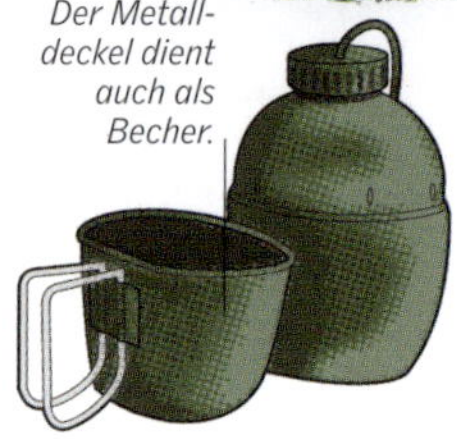

FELDFLASCHE
Sie wird weltweit vom Militär als Standardflasche benutzt.

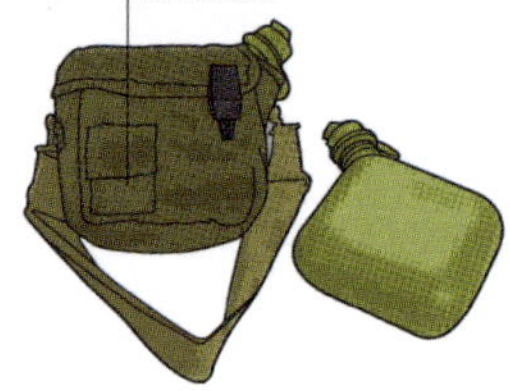

FALTBARE FELDFLASCHE
Strapazierfähiger Kunststoff, kann umgehängt werden.

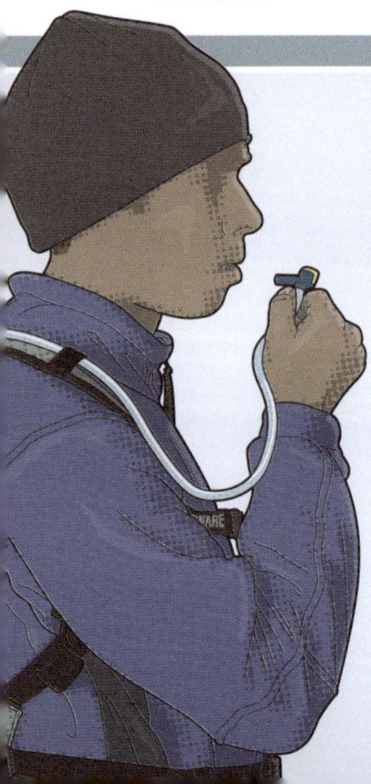

TRINKSYSTEME

Trinksysteme bestehen aus einem leichten Plastikbeutel mit einem Trinkschlauch. Viele Systeme sind in einen Rucksack integriert. Vorteil: Sie können unterwegs trinken, ohne eine Pause einlegen zu müssen, allerdings sehen Sie nicht, wann der Behälter leer ist.

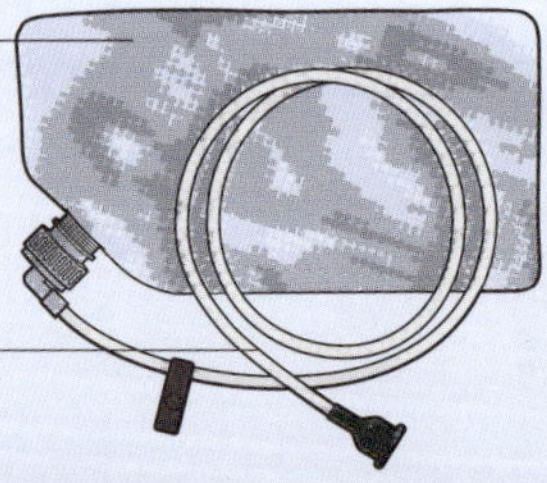

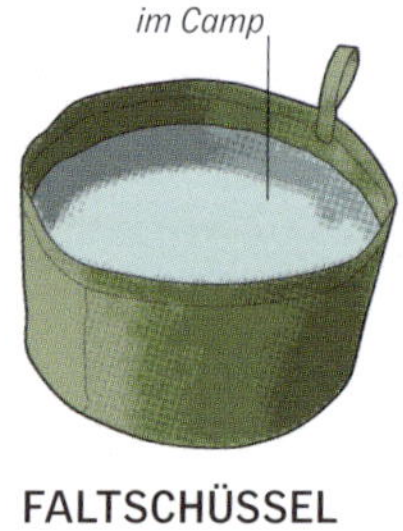

FALTSCHÜSSEL
Leicht, einfach zu verstauen und kann im Rucksack bei Bedarf als separates Packfach dienen.

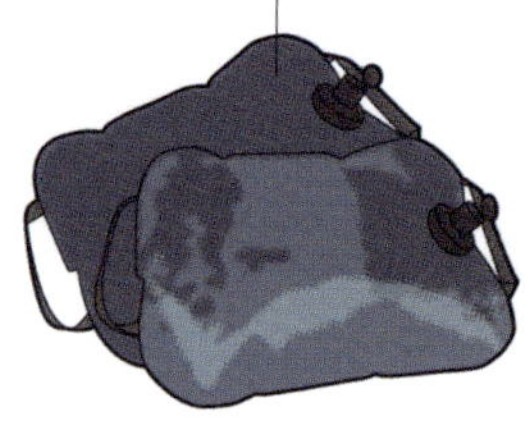

WASSERBEUTEL
Erleichtern den Wassertransport, können aber auch verwendet werden, um die Ausrüstung trocken zu halten.

WASSERBEHÄLTER IMPROVISIEREN

In einer Notsituation haben Sie möglicherweise weder Wasserflaschen noch andere Behälter zur Verfügung. Doch mit etwas Glück – und Erfindungsgabe – sollten Sie in der Lage sein, etwas aufzutreiben, das sich zum Transportieren und Lagern von Wasser verwenden lässt.

ÜBERLEBENSANZUG

Sie sollen im Wasser trocken halten, also können sie auch benutzt werden, um Wasser zu lagern. Die meisten sind gepudert, damit sie nicht zusammenkleben, daher vor Gebrauch auswaschen.

WASSERDICHTE KLEIDUNG

Man kann sie oft zum Aufbewahren von Wasser verwenden, so z. B. Gore-Tex®-Socken. Jackenärmel und Hosenbeine können Sie verknoten. Auch wasserdichte Rucksäcke sind geeignet.

MÜLL

Achten Sie stets auf alles, was sich zum Aufbewahren von Wasser eignet, etwa leere Plastiktaschen und -flaschen oder große Kanister. Reinigen und sterilisieren Sie die Behälter vor Gebrauch.

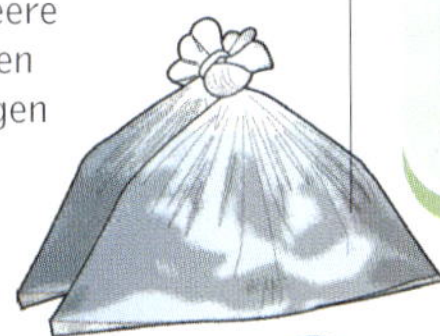
Feste Plastikbeutel eignen sich für den Wassertransport.

KÜRBISSE

Ausgehöhlte, getrocknete Flaschenkürbisse sind gute Wasserbehälter. Auch andere Kürbisarten – Speisekürbisse, Hokkaidokürbisse und Melonen – eignen sich zum Aufbewahren von Wasser.

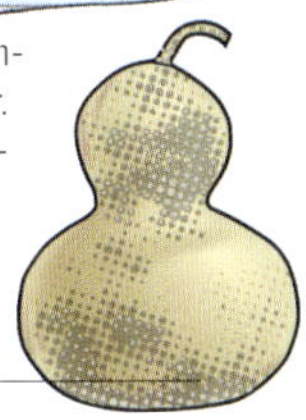

WASSER FÜR DEN NOTFALL

Viele Rettungsinseln sind mit einer Notfallausrüstung ausgestattet, zu der auch Trinkwasser in Beuteln gehört. Sie enthalten normalerweise 50 oder 100 ml Wasser, also kaum mehr als einen Mund voll. Auch wenn Sie eine solche Notration dabeihaben, sollten Sie stets versuchen, zunächst auf andere Weise Wasser zu gewinnen.

BAMBUS

Sägen Sie ein Bambusrohr 2,5 cm unterhalb eines Knotens und wieder unterhalb des nächsten durch. Kanten glätten – und fertig ist der Becher.

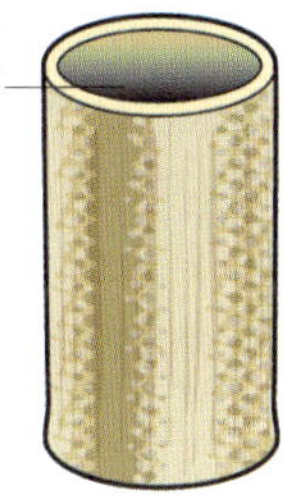
Becher aus Bambusrohr

WASSERRESERVOIR

Es kann sich als schwierig – bei einer Verletzung oder zu großen Distanzen auch als unpraktikabel – erweisen, immer wieder zwischen dem Lager und einer Wasserquelle hin- und herlaufen zu müssen, um einen Wasservorrat für den Notfall anzulegen. Ein Regenwasserreservoir (s. S. 188) löst das Problem. Sie brauchen dazu nicht viel.

1. Suchen Sie eine für die Anlage eines Reservoirs geeignete Stelle, z. B. eine Bodensenke. Heben Sie mit einem Stock oder einer Schaufel eine flache Grube aus.

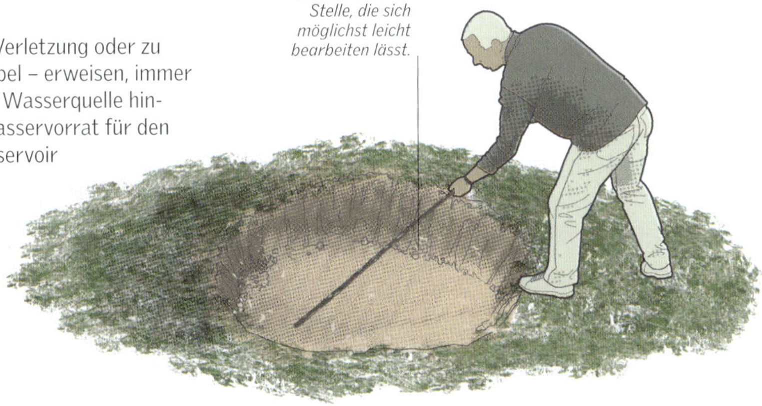
Wählen Sie eine Stelle, die sich möglichst leicht bearbeiten lässt.

2. Legen Sie die Grube mit einer Rettungsdecke oder Plane aus und beschweren Sie die Ränder mit Steinen, Erde oder Klötzen. Stellen Sie sicher, dass bei Regen kein Schmutz hineingeschwemmt wird.

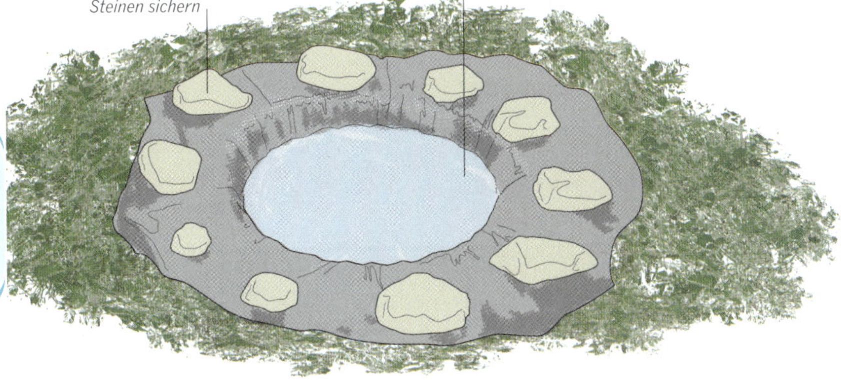
Die Plane mit Steinen sichern
Den Teich bei trockenem Wetter abdecken, um die Verdunstung zu reduzieren.

HYGIENE

Wasser, das eine Zeit lang in einem Reservoir gestanden hat, muss vor dem Trinken gefiltert und gereinigt werden (s. S. 200–201).

WASSER REINIGEN

MIT AUSNAHME VON REGENWASSER sollten Sie in einer Survival-Situation jedes Wasser vor dem Trinken reinigen, um Keime und Mikroorganismen, die Magen-Darm-Erkrankungen auslösen können, herauszufiltern oder abzutöten.

WASSERFILTER
Mit einem Keramik- oder Aktivkohlefilter können Parasiten und Mikroorganismen (außer Viren) aus dem Wasser gefiltert werden. Keramikfilter pressen das Wasser durch feine Poren; Schwebstoffe und Bakterien bleiben im Filter hängen. Das Wasser muss dann aber noch abgekocht werden. Aktivkohlefilter binden darüber hinaus Chemikalien, sind jedoch empfindlich und eignen sich nur für klares Wasser.

WASSER FILTERN

Wenn Sie keinen Filter dabeihaben, müssen Sie improvisieren. Dabei gilt es zunächst, gröbere Rückstände und Schmutzteilchen aus dem Wasser zu entfernen. Hierfür gibt es mehrere einfache Möglichkeiten. Zwei Methoden sind im Folgenden beschrieben. Anschließend müssen Sie das gereinigte Wasser noch desinfizieren.

BAU EINES DREIBEIN-FILTERS

Für einen Dreibein-Filter brauchen Sie drei Stöcke, etwas Schnur und drei Lappen aus unterschiedlichem Stoff. Wichtig ist, dass Sie grob-, mittel- und feinporigen Stoff verwenden. Beim Aufbau gehen Sie folgendermaßen vor:

1. Bauen Sie aus den Stöcken oder drei Schösslingen ein Dreibein. Knüpfen Sie die Lappen übereinander an das Gestell – ganz oben den grobporigsten, ganz unten den feinporigsten Stoff (z. B. Fallschirmseide). Stellen Sie einen Auffangbehälter darunter.

2. Gießen Sie Wasser in die oberste Stofflage. Beim Sickern durch die drei Schichten wird es gefiltert.

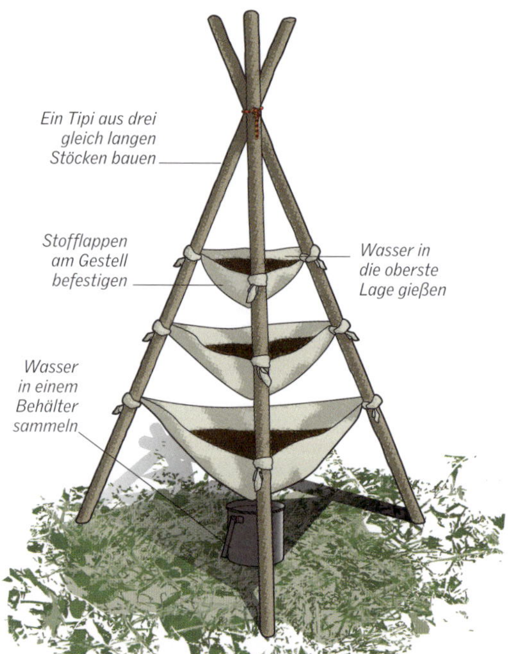

BAU EINES FLASCHENFILTERS

Für den Bau eines Flaschenfilters eignet sich z. B. eine Plastikflasche oder eine Socke. Schneiden Sie den Boden aus der Flasche oder bohren Sie ein Loch hinein.

1. Hängen Sie die Flasche kopfüber an einen Ast und füllen Sie sie schichtweise mit Kies und Sand: den Sand in den Flaschenhals, den Kies nach oben.

2. Gießen Sie Wasser in die Flasche und lassen Sie es durchsickern.

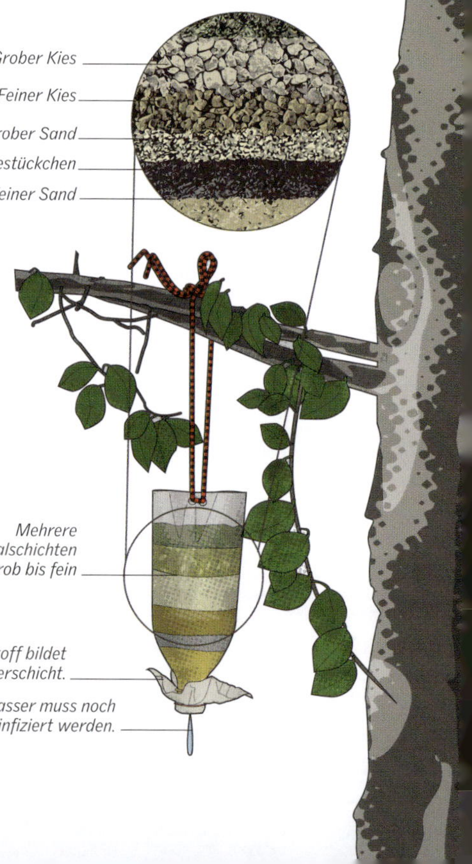

Grober Kies
Feiner Kies
Grober Sand
Holzkohlestückchen
Feiner Sand
Mehrere Materialschichten von grob bis fein
Ein Stück Stoff bildet die Filterschicht.
Gefiltertes Wasser muss noch desinfiziert werden.

WASSER DESINFIZIEREN

Wenn Sie undesinfiziertes Wasser trinken, laufen Sie Gefahr, krank zu werden (s. S. 187). Es kann also lebenswichtig sein, das Wasser vorher zu entkeimen. Wenn Sie die Möglichkeit haben, ein Feuer anzuzünden, können Sie es einfach abkochen. Andernfalls müssen Sie auf andere, chemische oder mechanische Mittel zurückgreifen – z. B. Filter oder Tabletten.

FLASCHENFILTER

Hier ist der Filter in eine Trinkflasche eingesetzt. Das Wasser wird durch den Druck der Hand durch den Filter gepresst. Solche Geräte besitzen normalerweise einen Filter zur Entfernung von Schwebstoffen und organischem Material und einen Mikrofilter zum Herausfiltern von Mikroorganismen. Chemikalien töten Bakterien und Viren ab.

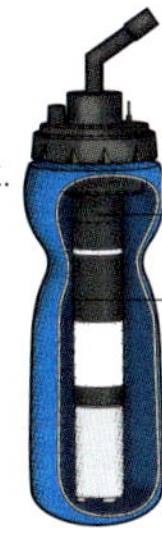

TRAGBARER TASCHENFILTER

Diese Filter reinigen das Wasser von Schweb- und Trübstoffen und entkeimen es zugleich, indem sie es durch verschiedene chemische und/oder mechanische Filtersysteme pressen. Das Schlauchende wird direkt ins Wasser gehängt. Taschenfilter gibt es in verschiedenen Größen mit unterschiedlichen Kapazitäten.

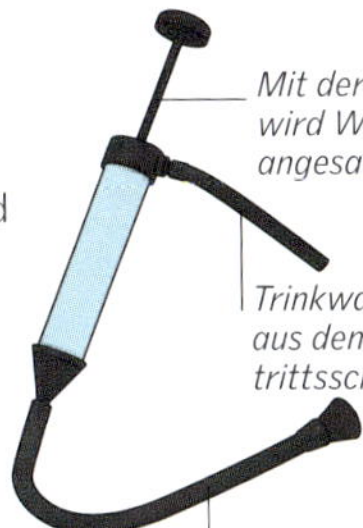

SURVIVAL-TRINKROHRE

Diese vor allem im englischsprachigen Raum verbreiteten Filter funktionieren wie Strohhalme und sind eher für Notfälle gedacht. Sie arbeiten entweder auf Aktivkohle- oder Jodharzbasis. Man taucht sie direkt ins Wasser und saugt das entkeimte Wasser an. Für einen Wasservorrat müssten Sie das saubere Wasser also portionsweise in einen Behälter spucken – ein mühseliges Unterfangen.

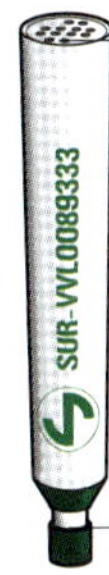

WEITERE METHODEN

Wenn Sie keine Möglichkeit haben, Wasser abzukochen oder zu filtern, können Sie chemische Methoden nutzen. Die Konzentration und Einwirkzeit der Chemikalien hängt von der Qualität und der Temperatur des Wassers ab.

SIEDEN STATT KOCHEN

Mikroorganismen und praktisch alle Erreger von Darmkrankheiten sterben bei Temperaturen weit unter dem Siedepunkt ab. Um Wasser zu desinfizieren, reicht es also, es zum Sieden zu bringen. Längeres Kochen ist reine Verschwendung.

METHODE	BESCHREIBUNG
Jod (Flüssigpräparate oder Tabletten)	Jod tötet Bakterien, Viren und Sporen ab und kann zum Desinfizieren von Wasser verwendet werden (Achtung: In Deutschland, Österreich und Schweiz nicht erlaubt). Die chemische Reaktion hängt von der Konzentration, der Wassertemperatur und der Kontaktdauer ab. 8 mg pro Liter bei 20 °C wirken innerhalb von 10 Minuten.
Chlortabletten	Chlortabletten zerstören die meisten Bakterien, wirken aber nicht so effektiv gegen Viren und Sporen. In Kombination mit Phosphorsäure töten sie Giardiasis-Erreger (Giardia lamblia) und Kryptosporidien ab.
Kaliumpermanganat	Kaliumpermanganat ist in den meisten Apotheken erhältlich. Mischen Sie etwas Pulver ins Wasser, bis es sich hellrosa färbt. Lassen Sie das Wasser mindestens 30 Minuten stehen, ehe Sie es trinken.
Haushaltsbleiche	Haushaltsbleiche ist der billigste Weg, Wasser mit Chlor zu versetzen. Sie enthält etwa 5 Prozent Natriumhypochlorit. Nur einen Tropfen pro Liter ins Wasser geben – zwei, wenn es trüb ist –, und mindestens 30 Minuten lang stehen lassen (hilft nicht immer gegen Giardiasis-Erreger und Kryptosporidien).
UV-Licht	UV-Licht zerstört die DNA schädlicher Mikroorganismen. Wie stark und wie lange Sie das Wasser dem Licht aussetzen müssen, hängt u. a. von der Wasserqualität ab: Je bedeckter der Himmel, desto weniger Licht durchdringt das Wasser.
Passive UV-Methode	Füllen Sie Plastikflaschen mit Wasser, schrauben Sie die Deckel zu und legen Sie die Flaschen direkt in die Sonne, am besten auf eine dunkle Fläche. Das UV-Licht tötet die Krankheitserreger.
Bestrahlung mit UV-Licht (SteriPen)	SteriPen ist ein Entkeimungssystem auf UV-Licht-Basis: Filter in gefiltertes Wasser tauchen und per Knopfdruck aktivieren. Manche Modelle reinigen bis zu einem halben Liter Wasser in 50 Sekunden.

NAHRUNGS-BESCHAFFUNG

Der Körper wandelt Nahrung in Energie und Nährstoffe um, die Ihnen Kraft geben, aber auch bei der Erholung von harter Arbeit, Verletzungen oder Krankheiten helfen. Ein gesunder Mensch kann mehrere Wochen lang ohne Nahrung überleben, indem er seine Reserven aufzehrt. Doch allein beim Atmen »verheizt« der Körper ungefähr 70 Kilokalorien pro Stunde – bei harter Arbeit bis zu 5500 Kilokalorien pro Tag.

Wenn Sie sich voraussichtlich nur kurze Zeit in einer Survival-Situation befinden, sollten Sie die Nahrungsbeschaffung erst einmal hintanstellen. Wahrscheinlich haben Sie vorher regelmäßig gegessen und außerdem eine Notfallration im Gepäck. Zwar wird Ihr Magen sich beklagen, wenn er ein paar Tage lang leer ausgeht, doch verhungern werden Sie deshalb nicht. Allerdings reagiert der Körper auf tagelange Unterversorgung mit Energiemangel und Koordinationsschwierigkeiten. Wenn sich die Gelegenheit zur Nahrungsbeschaffung ergibt, sollte Sie sie daher stets ergreifen, denn Nahrungs-

In diesem Abschnitt ERFAHREN SIE ...

- wie man mit **Steinen kocht**.
- wie man aus einer **Dose** eine **Angelspule** macht.
- wie man **Schlingfallen** baut.
- wie man **Frösche** und **Eichhörnchen** fängt.
- dass man ein **Kaninchen** auf mehrere Arten **häuten** kann.
- welche **Raupen** wie **Rührei** schmecken.
- wie man **Vögel fängt**.

beschaffung in der Wildnis ist nicht einfach. Essen Sie möglichst öfter kleine Portionen in relativ kurzen Abständen und trinken Sie genügend Wasser. Mit zunehmender Dauer der Survival-Situation wird die Nahrungsaufnahme immer wichtiger. Wirklich gefährlich wird es dann, wenn Sie feststellen, dass Sie unbedingt etwas zu essen brauchen, körperlich aber nicht mehr in der Lage sind, danach zu suchen. Daher sollten Sie Ihre Lage immer wieder neu überdenken und bewerten und Ihre Pläne darauf abstimmen.

Investieren Sie nicht mehr Energie in die Beschaffung von Nahrung, als diese liefert – alles andere wäre un--ökonomisch und damit unsinnig.

MACHEN SIE SICH die Nahrungsbeschaffung so leicht wie möglich:

- **Pflanzen** sind leicht zugänglich und sollten daher ganz oben auf Ihrem Speiseplan stehen. Sie müssen jedoch absolut sicher sein, nur essbare Pflanzen zu verwenden – wenn Sie aus Versehen ein falsches Blatt oder eine falsche Beere zu sich nehmen, kann das zu Erbrechen und Durchfall führen, was Ihre Lage nur verschlimmert.
- **Fische zu fangen** ist nicht besonders anstrengend, vor allem dann nicht, wenn Sie eine Falle oder ein Netz ausgebracht haben. Fisch enthält viel Eiweiß und ist einfach zuzubereiten.
- **Insekten, Reptilien** und Amphibien sind in manchen Gegenden eine Option. Bedenken Sie, dass Ihre Beute stets mehr Energie liefern sollte, als Sie beim Fangen aufwenden müssen. Viele Insekten, Schlangen und Amphibien sind giftig. Als Köder für Fische oder Säugetiere taugen sie aber allemal.
- **Vögel und Säugetiere** sind vor allem in abgelegenen Gegenden, wo sie nur selten mit Menschen in Kontakt kommen, sehr scheu. Ist ein Vogel oder ein Hase gefangen, muss er noch getötet, ausgenommen und zubereitet werden.

» **Investieren Sie** nicht mehr **Energie** in die Beschaffung von **Nahrung**, als **diese liefert** – das **wäre unökonomisch**. «

KOCHEN IN DER WILDNIS

IN EINER GEFAHRENSITUATION müssen Sie Nahrungsmittel, die Parasiten oder Bakterien enthalten könnten, garen. Dabei gehen zwar Nährstoffe verloren, doch viele Wildpflanzen schmecken gekocht besser und sind leichter verdaulich. Rohes Fleisch sollte man möglichst gar nicht essen.

TIERKADAVER

Fleisch von Tierkadavern ist essbar, wenn man es klein schneidet und 30 Minuten kocht. Fassen Sie den Kadaver nicht mit bloßen Händen an, wenn diese verletzt sind.

GAREN ÜBER OFFENEM FEUER

Bringen Sie einen Topf Wasser über einem Feuer zum Kochen. Ist das Feuer heruntergebrannt, können Sie die Nahrung über der Glut garen. Fleisch lässt sich am einfachsten an einem Spieß aus Grünholz über dem Feuer grillen. Achten Sie darauf, es durchzubraten.

KOCHEN ODER DÜNSTEN

Beim Kochen gibt das Kochgut Fett, Saft und Nährstoffe ins Wasser ab. Deshalb sollten Sie das Kochwasser trinken – es sei denn, Sie haben Giftstoffe ausgekocht.

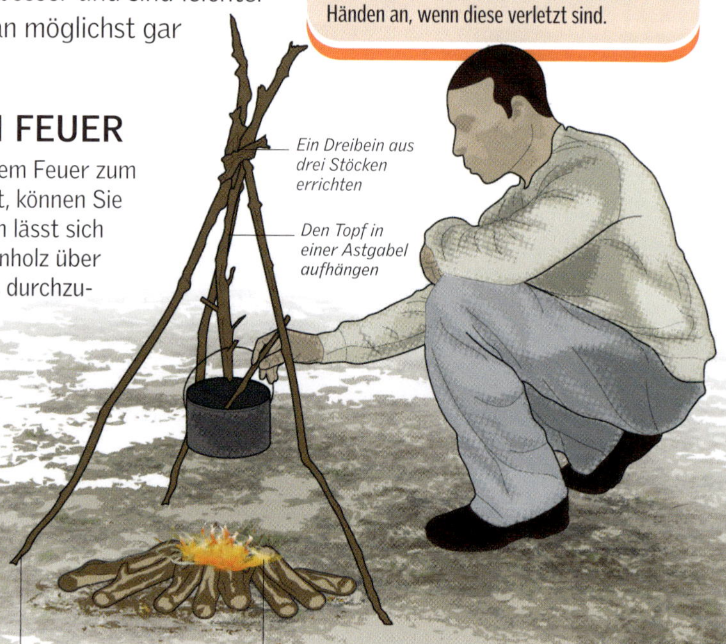

Ein Dreibein aus drei Stöcken errichten
Den Topf in einer Astgabel aufhängen
Ein Dreibein ist stabil und kann einen Topf tragen.
Warten, bis das Feuer etwas heruntergebrannt ist

STOCKBROT

Diese simple Methode zum Brotbacken ohne Hefe entwickelten australische Tierhüter im Busch.

1. Kneten Sie Mehl und Wasser (und eine Prise Salz, falls vorhanden) zu einem geschmeidigen Teig, und rollen Sie ihn zu einer langen, dicken Wurst.

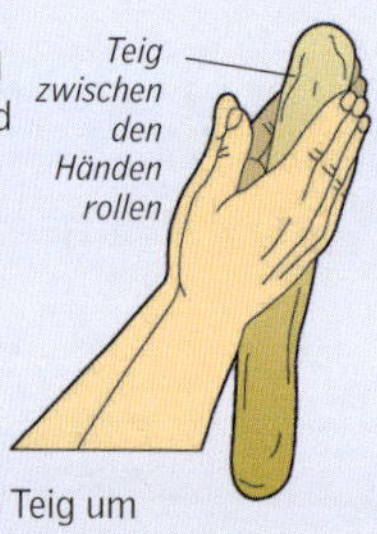

2. Wickeln Sie den Teig um einen Stock und drehen Sie ihn über der Glut, bis er rundum braun ist. Das fertige Brot lässt sich leicht vom Stock lösen.

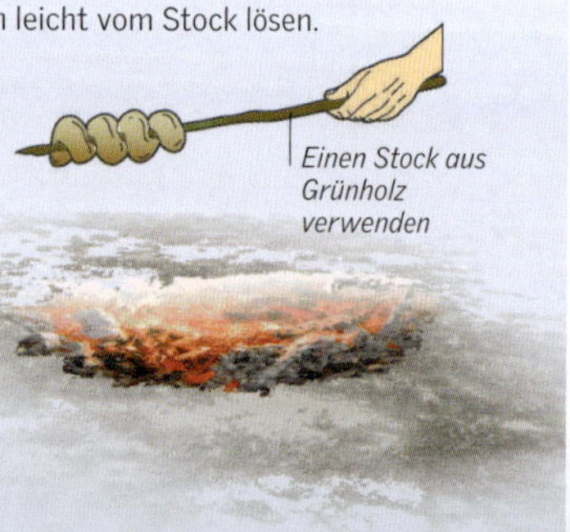

Einen Stock aus Grünholz verwenden

DAMPFGAREN

Beim Dampfgaren über kochendem Wasser gehen weniger Nährstoffe verloren als beim Kochen. Es eignet sich vor allem zur Zubereitung von Fisch und grünem Gemüse. Frische Blätter sind in wenigen Minuten gar.

BAMBUS-DAMPFGARER

Bambusrohre sind hohl und in Segmente gegliedert. Schneiden Sie drei komplette Segmente ab und durchlöchern Sie die Querscheidewände. Die untere Wand intakt lassen. Füllen Sie bis knapp unterhalb des zweiten Knotens Wasser ein. Kochgut in das obere Segment legen und mit Gras und Bambusdeckel schließen. Lehnen Sie das Rohr über ein Feuer.

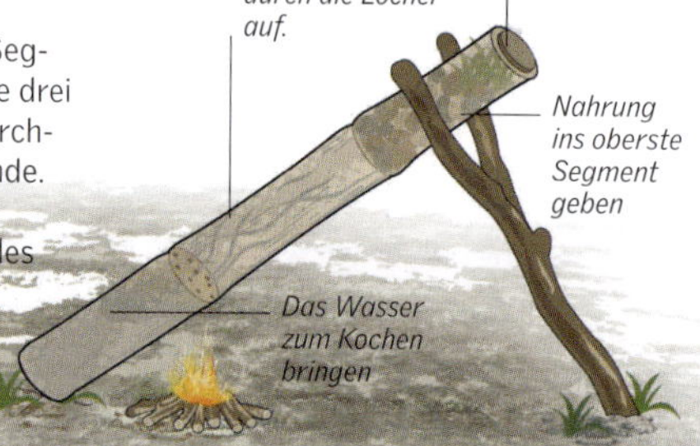

BACKEN MIT LEHM

Für das Backen in Lehm braucht man keine Kochgeräte. Tiere müssen lediglich gesäubert und ausgenommen werden. Wenn das Fleisch gar ist, bleiben Haut, Schale, Stacheln oder Federn am Lehm kleben. Bei Wurzelgemüse und Fisch würden dabei wertvolle Nährstoffe verloren gehen, deshalb wickelt man sie in Blätter ein.

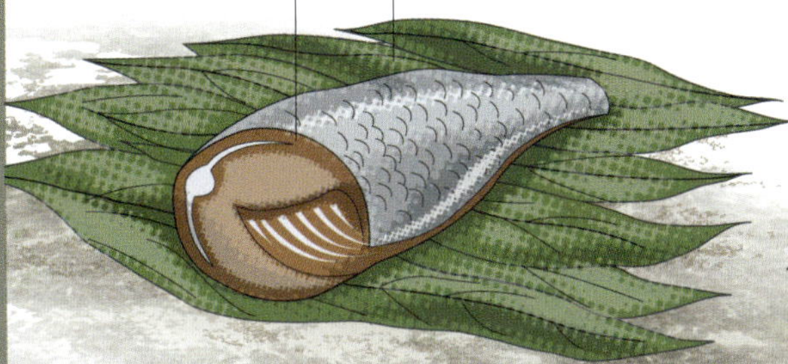

1 Wickeln Sie das Kochgut in ein Bündel frischer grüner Blätter und schnüren Sie mit Grashalmen ein Päckchen. Nur Blätter von ungiftigen Pflanzen verwenden!

2 Bedecken Sie das Päckchen rundum lückenlos gleichmäßig mit Lehm.

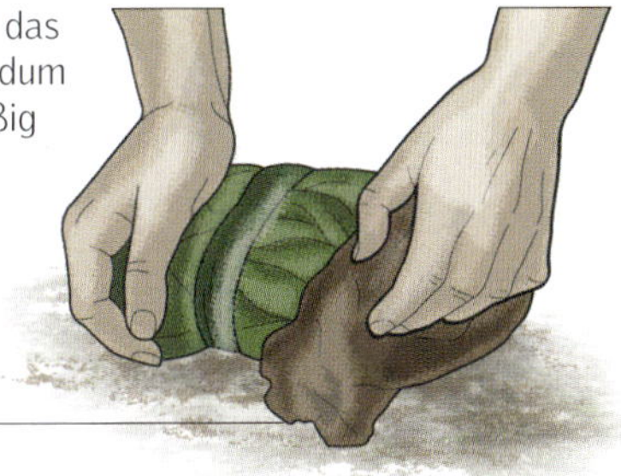
Die Lehmschicht ist etwa 2,5 cm dick.

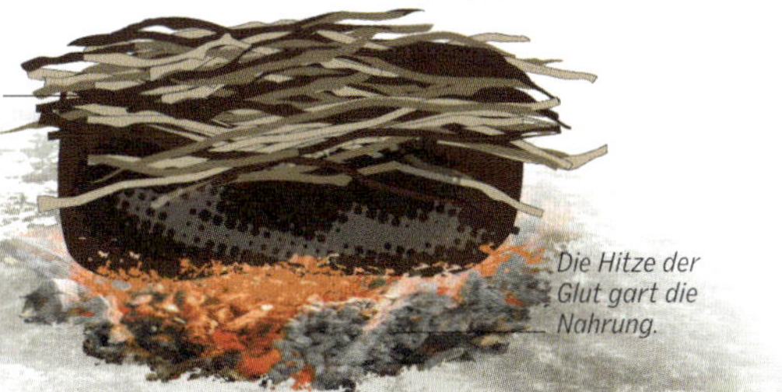
Ein Feuer auf dem Lehmpaket entzünden, um Kochzeit zu verkürzen
Die Hitze der Glut gart die Nahrung.

3 Legen Sie das Päckchen in die Glut und zünden Sie darüber ein Feuer an. Die Garzeit beträgt, je nach Größe des Kochguts, zwischen 30 und 60 Minuten. Den Lehm aufbrechen und das Essen entnehmen.

GAREN AUF HEISSEN STEINEN

Steine heizen sich zwar nur langsam auf, halten die Hitze jedoch lange, sodass das Kochgut gleichmäßig garen kann. Um die Garzeit zu verkürzen, bedecken Sie das Essen mit Birkenrinde oder einem Stück Holz. Schiefer oder anderes Schichtgestein, das beim Erhitzen bersten könnte, eignet sich nicht. Sie können die Steine auch in eine Grube legen, die Nahrung darauf verteilen und mit Blättern bedecken. Das Loch mit Erde füllen und warten, bis das Essen gar ist.

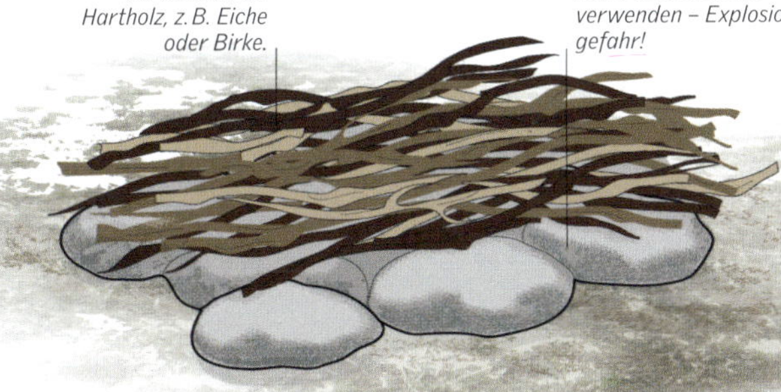

1 Legen Sie ein paar große, flache Steine nebeneinander. Entzünden Sie darauf mit Zunder und Anzündholz ein Feuer und lassen Sie es herunterbrennen.

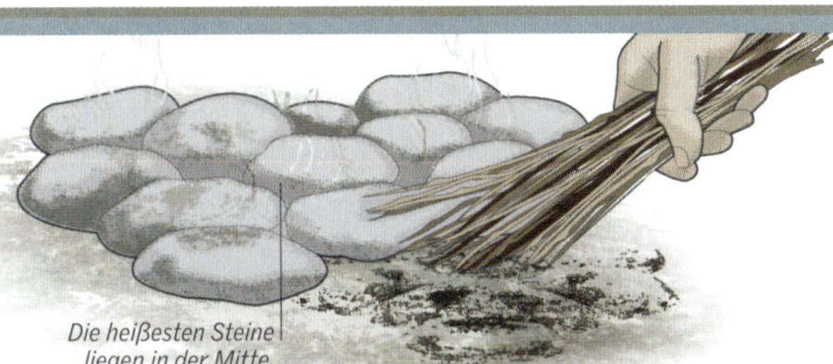

2 Bürsten Sie die Asche von den Steinen. Achten Sie darauf, sie nicht mit den Händen anzufassen – sie sind glühend heiß!

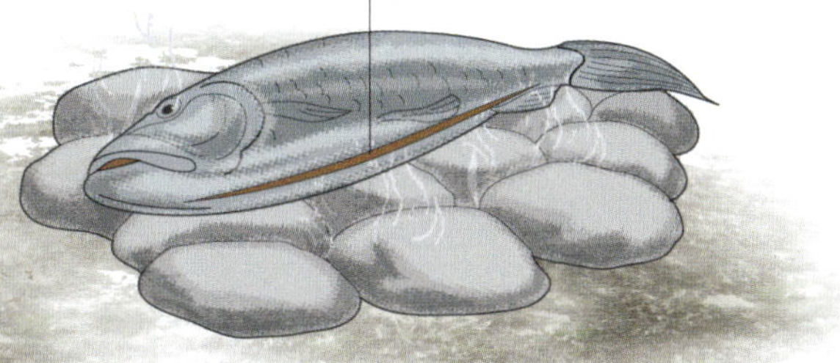

3 Legen Sie das Kochgut zum Garen auf die Steine. Die heißesten Steine befinden sich in der Mitte. Alles, was schonender gegart werden muss, sollte also eher am Rand liegen.

ESSBARE PFLANZEN

IN KURZFRISTIGEN NOTLAGEN hat die Nahrungsbeschaffung keine Priorität – die Suche nach Essbarem kostet Energie, erfordert Fachkenntnisse und Geschick, und das Risiko, etwas Ungenießbares zu erwischen, ist groß. Wenn die Notlage länger dauert, kann das Identifizieren essbarer Pflanzen aber sehr wichtig werden.

ACHTUNG!
Der Essbarkeitstest (s. unten) ist für Pilze nicht geeignet. Schon deshalb sollten Sie (vor allem in einer lebensbedrohlichen Situation) niemals selbst gesammelte Pilze essen, es sei denn, Sie sind sich hundertprozentig sicher, dass Sie jeden einzelnen zweifelsfrei identifizieren können. Jedes Jahr sterben Menschen, weil sie Giftpilze mit Speisepilzen verwechselt und gegessen haben.

PFLANZEN SAMMELN

Sammeln Sie Pflanzen in einer Tasche oder einer Dose und achten Sie darauf, sie nicht zu zerdrücken. Nehmen Sie nur ein paar Arten, um die Gefahr, versehentlich giftige Exemplare zu erwischen, zu verringern. Sie dürfen nicht davon ausgehen, dass eine bestimmte Pflanze essbar ist, nur weil Vögel oder Tiere sie fressen. Wenn Sie nicht absolut sicher sind, sollten Sie unbedingt einen Essbarkeitstest durchführen.

WURZELN AUSGRABEN

Wurzeln und Knollen sind gute Kohlenhydratlieferanten und ihre Schale enthält viele Vitamine. Im Frühling sind allerdings viele Pflanzen wegen ihrer noch kleinen Sprosse nur schwer zu identifizieren.

1. Einen Stock aus Hartholz schneiden und im Feuer härten. Ein Ende zu einer keilartigen Schneide schnitzen.

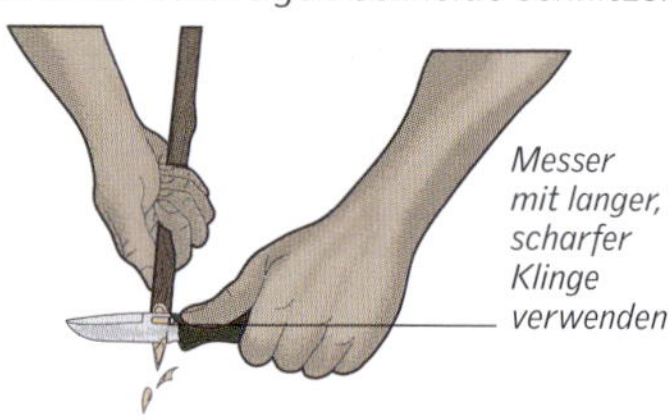

2. Graben Sie neben der Wurzel einer größeren Pflanze. Lockern Sie die Erde und ziehen Sie die Wurzel als Ganze heraus.

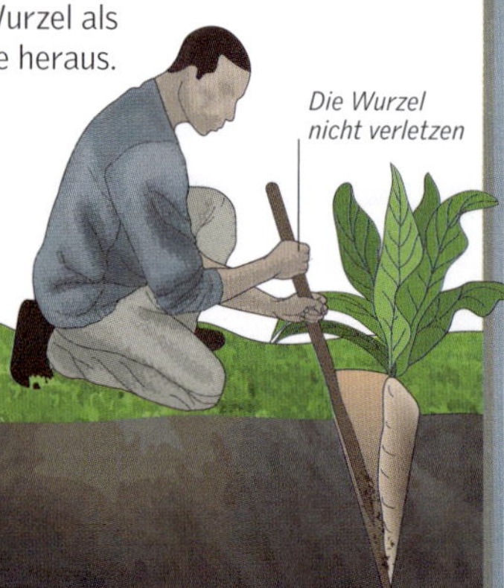

DER ESSBARKEITSTEST

Mit diesem Test können Sie prüfen, ob eine Pflanze essbar ist oder nicht. In einer Gruppe sollte nur eine Person den Test durchführen. Sorgen Sie für ausreichend Trinkwasser und Feuerholz (s. Kasten rechts) und fasten Sie vor dem Test 8 Stunden lang. Testen Sie immer nur eine Pflanzensorte und stets nur einen Teil der Pflanze – Wurzel, Blätter, Stängel, Knospen, Blüten oder Früchte –, und zwar in dem Zustand, in dem er später verzehrt werden soll, also entweder roh oder gegart. Die Testpflanze sollte in großer Menge vorhanden sein. Meiden Sie Pflanzen mit milchigem oder seifigem Saft oder leuchtenden Farben – dies sind natürliche Warnsignale.

1. Inspizieren Sie die Pflanze – sie sollte frisch aussehen und keinen Schleim absondern. Geruchstest: Werfen Sie sie weg, wenn sie schlecht riecht. Pfirsich- oder Bittermandelaroma kann auf Zyanid hindeuten.

2. Zerreiben Sie etwas von dem Pflanzenteil, den Sie testen möchten, in Ihrer Armbeuge. Wenn nach 15 Minuten keine Reaktion eintritt (Reizung, Brennen, Ausschlag, Schwellung), folgt Schritt 3.

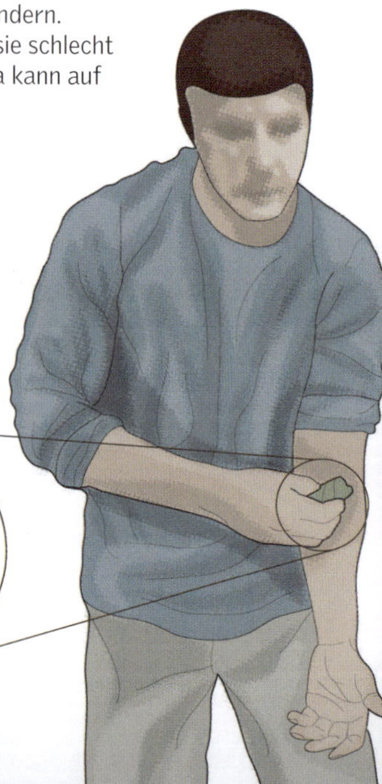
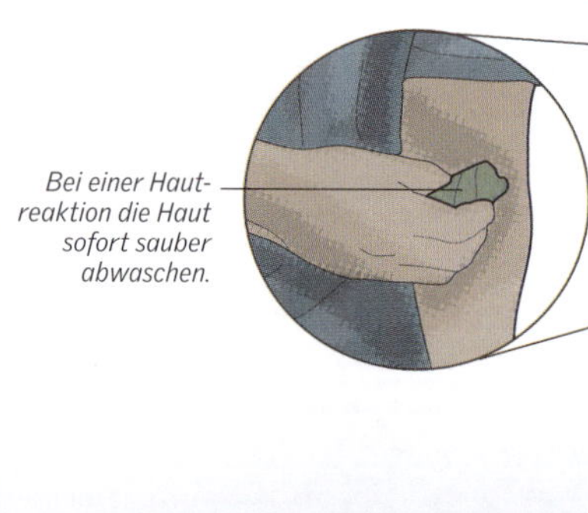

TEE AUS BAUMNADELN

Die Nadeln immergrüner Bäume wie Kiefern und Fichten sind reich an Vitamin A und C. Sie können einen erfrischenden – und möglicherweise lebensrettenden – Tee daraus zubereiten.

1. Pro Tasse brauchen Sie zwei Teelöffel frische Nadeln. Zerquetschen Sie sie mit einem Stein.

2. Schütten Sie die Nadeln in kochendes Wasser und lassen Sie sie 10 Minuten darin ziehen. Gelegentlich umrühren.

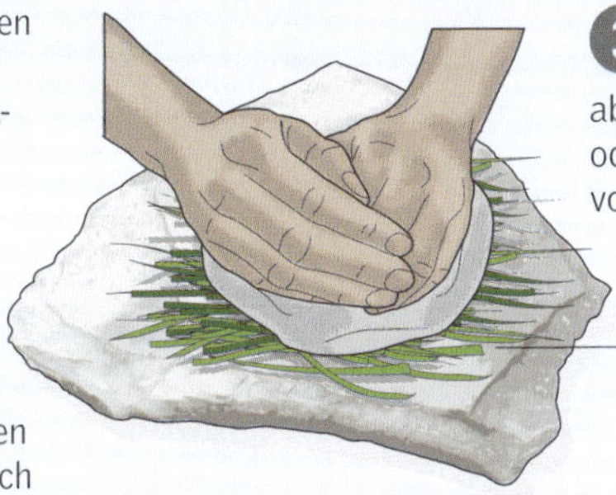
Nadeln mit einem großen Stein zerreiben

3. Den Tee durch ein Stück Stoff abgießen. Mit Zucker oder Honig süßen, falls vorhanden.

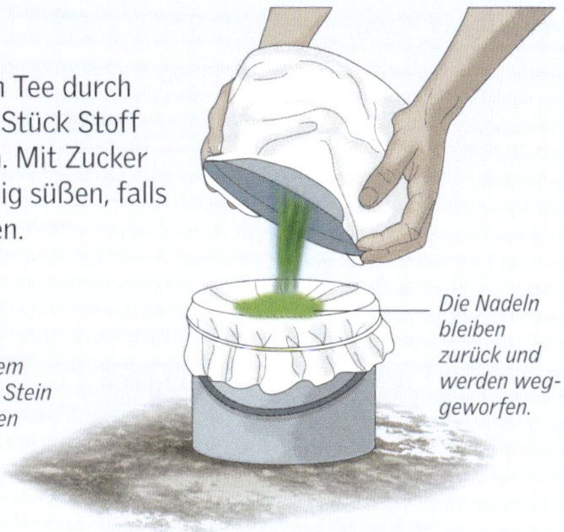
Die Nadeln bleiben zurück und werden weggeworfen.

3. Berühren Sie mit der Pflanze den Mundwinkel. Tritt nach 15 Minuten keine Abwehrreaktion ein, berühren Sie Lippen und Zunge. Zeigt sich nach 15 Minuten keine Reaktion, fahren Sie fort mit Schritt 4.

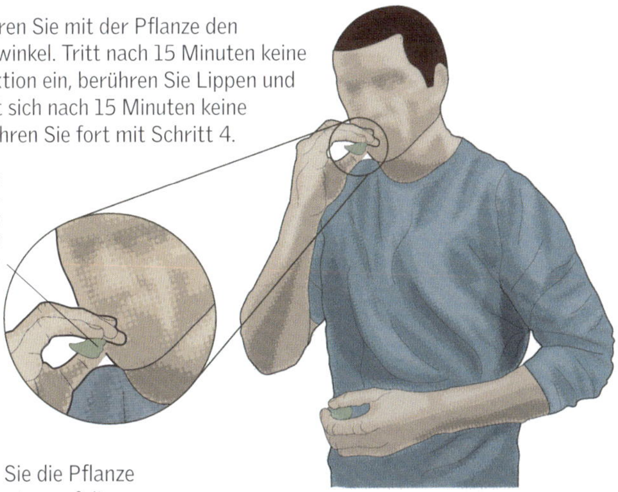

4. Legen Sie die Pflanze 15 Minuten auf die Zunge. Dann zerkauen und weitere 15 Minuten im Mund behalten. Tritt keine Reaktion ein, schlucken Sie die Pflanze. Danach 8 Stunden lang nichts essen, aber weiter Wasser trinken.

5. Geschieht nichts, essen Sie eine Viertel Tasse von der Pflanze. Tritt innerhalb von 8 Stunden keine Reaktion ein, ist die Pflanze essbar. Essen Sie oft wenig statt großer Mengen.

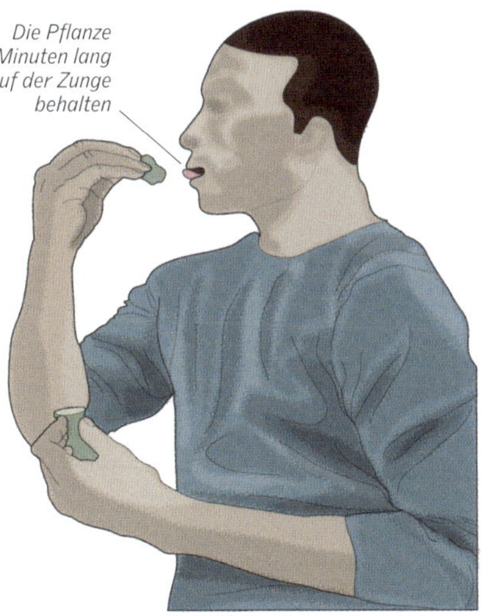

WAS TUN, WENN EINE ABWEHRREAKTION AUFTRITT?

Wenn während des Essbarkeitstests eine negative Reaktion auftritt, sollten Sie:

- den Test sofort abbrechen;
- nichts essen, bis die Symptome abklingen;
- die betroffene Körperregion sorgfältig waschen (bei einer Hautreaktion);
- versuchen zu erbrechen (wenn die Reaktion nach dem Verzehr der Pflanze auftritt), indem Sie Salzwasser trinken oder sich einen Finger in den Rachen stecken;
- viel warmes Wasser trinken (daher unbedingt Wasser und Feuerholz bereitstellen);
- einen Teelöffel zerstoßene Holzkohle von einem halb verbrannten Holzklotz mit warmem Wasser zu einer Paste verrühren und zu sich nehmen. Entweder Sie erbrechen anschließend oder die Paste bindet die Giftstoffe;
- eine Paste aus weißer Holzasche und Wasser schlucken, um die Magenschmerzen zu lindern.

Testperson wird reglos:
Bringen Sie die reglose Person nicht zum Erbrechen – überwachen Sie sie und holen Sie möglichst einen Arzt.

FISCHE FANGEN

FISCHEN KÖNNEN SIE MIT Angel, Netz, Speer, mit Fallen und – mit etwas Glück – mit der Hand. Beobachten Sie, wie die Tiere sich verhalten und wo und wann sie was fressen. Dann können Sie entscheiden, welche Fangmethode am besten geeignet ist. Aber: Fischen ohne Lizenz sowie manche Methoden sind in vielen Ländern verboten, daher nur im Notfall anwenden.

KÖDER UND LOCKMITTEL

Fische haben einen scharfen Geruchssinn, der ihnen bei der Nahrungssuche gute Dienste leistet. Raubfische reagieren auf die Bewegungen lebender Köder – z. B. eines Wurms, der sich am Haken windet. Aus glänzendem Metall, Stoff oder Federn können Sie künstliche Köder herstellen. Versuchen Sie die natürliche Beute des Fischs zu imitieren, etwa ein Insekt, das übers Wasser fliegt.

ANGELAUSRÜSTUNG

Eine Angel kann aus vielerlei Materialien hergestellt werden. In Ihrer Survival-Box sollten sich eine Angelschnur und ein paar Haken befinden. Wenn Sie keine Angelausrüstung dabeihaben, müssen Sie improvisieren. Ein Stock z. B. eignet sich als provisorische Angelrute.

IMPROVISIERTE HAKEN

Angelhaken können Sie aus jedem Metallstück herstellen, z. B. aus Nägeln, Steck-, Sicherheits- oder Nähnadeln oder einem Stück Draht. Auch Dornen, Hartholz, Kokosnussschale, Knochen, Stacheln oder Muschelschalen sind geeignet. Als Angelschnur können Sie ein Stück Fallschirmseil (s. S. 136) oder eine selbst gedrehte Schnur aus Pflanzenfasern (s. S. 138) verwenden.

ACHTUNG!
In den meisten Ländern benötigt man einen Angelschein und/oder eine Genehmigung zum Fischfang. Oft ist diese Erlaubnis auf ein bestimmtes Kontingent begrenzt. Treibleinen oder Stellnetze sind in manchen Regionen generell verboten. Erkundigen Sie sich vorher über die Bestimmungen an Ihrem Reiseziel. Fangen Sie Fische ohne Genehmigung nur, wenn Sie sonst keine andere Möglichkeit zu überleben haben.

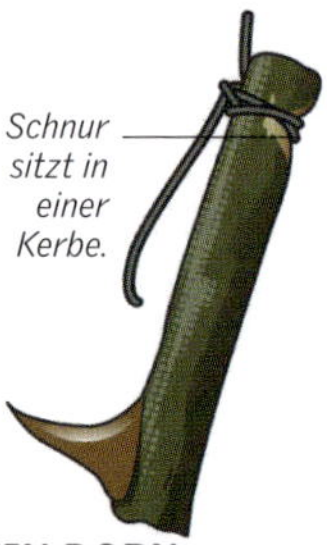

EIN DORN
Schneiden Sie von einem Zweig ein Stück mit kräftigem Dorn ab. Das Ende einkerben und eine Schnur festbinden.

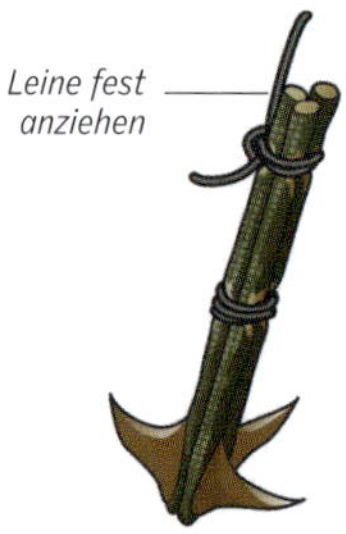

MEHRERE DORNEN
Binden Sie drei Zweigstücke mit Dornen zusammen. Die Enden einkerben und mit Schnur festbinden.

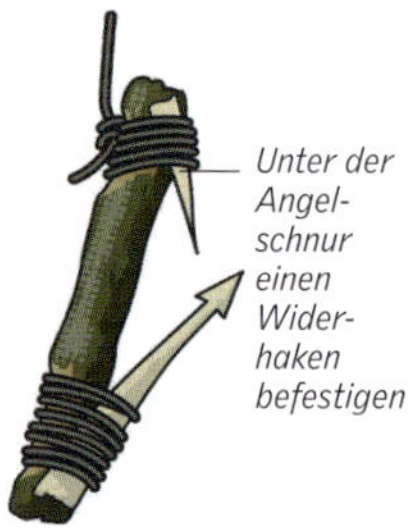

HOLZ ODER KNOCHEN
Binden Sie einen angespitzten Holzsplitter oder einen Hartholzspan fest an ein Stück Zweig.

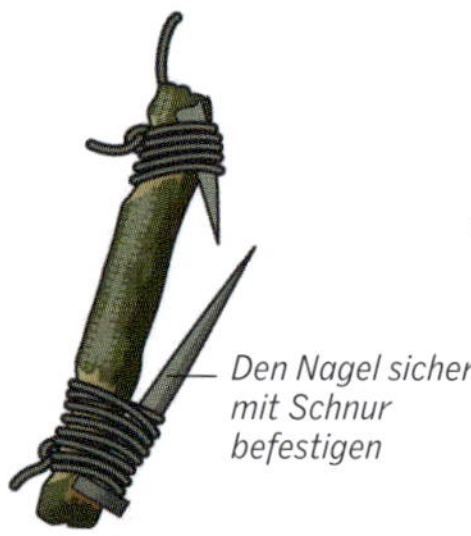

NAGEL
Eine Kerbe in ein kleines Stück Hartholz schnitzen. Den Nagelkopf in die Kerbe legen und den Nagel fixieren.

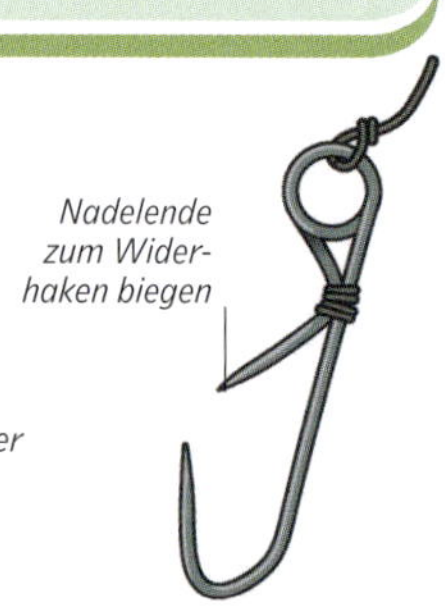

SICHERHEITSNADEL
Verschlussklammer entfernen. Das spitze Ende der Nadel zum Haken biegen und Schnur in der Öse fixieren.

EINEN ANGELHAKEN ENTFERNEN

Versuchen Sie niemals einen Angelhaken zu entfernen, der sich tief ins Fleisch gebohrt hat. Schneiden Sie den Widerhaken ab und polstern und bandagieren Sie die Austrittsstelle. Kümmern Sie sich schnellstmöglich um ärztliche Hilfe und achten Sie auf Symptome einer Infektion. Im Notfall den Haken wie folgt entfernen:

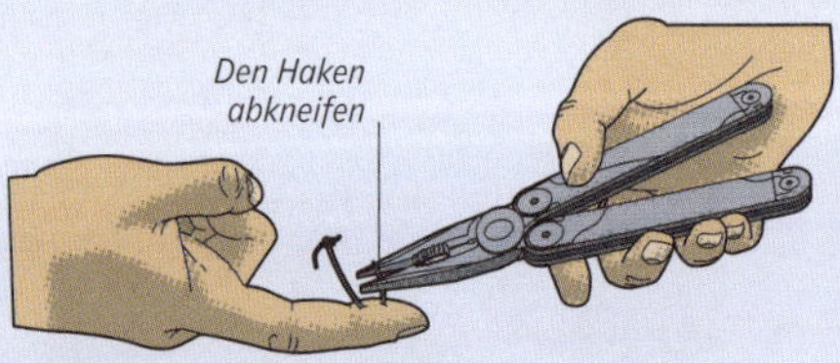

1. Ist der Widerhaken sichtbar, kneifen Sie ihn mit einer Zange ab. Wenn nicht, drücken Sie das andere Ende fest und schnell ins Fleisch, bis der Haken austritt.

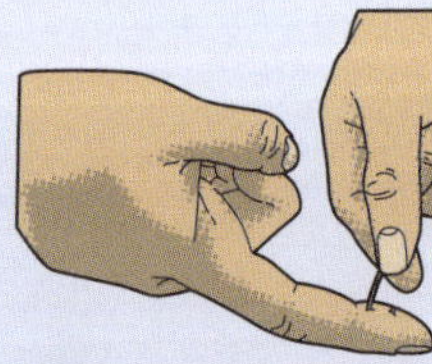

2. Den Haken vorsichtig am Öhr herausziehen. Die Wunde reinigen und verbinden.

NATÜRLICHE KÖDER

Dazu gehören z. B.:

- Würmer und Schnecken
- Grashüpfer, Grillen, Käfer
- Maden und Raupen
- Frösche (auch große Kaulquappen)
- Kleine Fische (für Raubfische)
- Sonstige Köder:
- Fleisch, Innereien, Geschlechtsorgane von Tieren
- Nüsse und kleine Früchte
- Brot, Käse, Nudeln

FEDERFLIEGE

Befestigen Sie einen Haken an einer Schnur und fixieren Sie darüber eine Feder von leuchtender Farbe. Bewegen Sie die Feder langsam über die Wasseroberfläche.

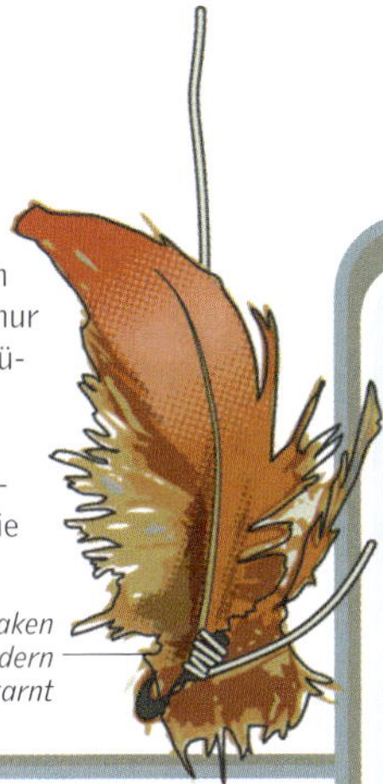
Haken durch Federn getarnt

SCHWIMMER UND SINKBLEI

Ein Schwimmer dient u. a. dazu, den Köder auf eine bestimmte Wassertiefe einzustellen. Das Sinkblei stabilisiert dessen Position zusätzlich. Ihre Survival-Box sollte ein paar Spaltblei-Kugeln enthalten, wenn nicht, verwenden Sie kleine Steine. Wenn der Schwimmer unter der Wasseroberfläche auf und ab hüpft, hat ein Fisch angebissen.

IMPROVISIERTE SCHWIMMER

Für einen Schwimmer können Sie praktisch alles verwenden, was schwimmt, etwa ein Stück Rinde oder eine Hagebutte (s. unten). Wenn Sie eine Vogelfeder finden, entfernen Sie sämtliche Strahlen. Den hohlen Kiel können Sie falten und die Enden zusammenbinden.

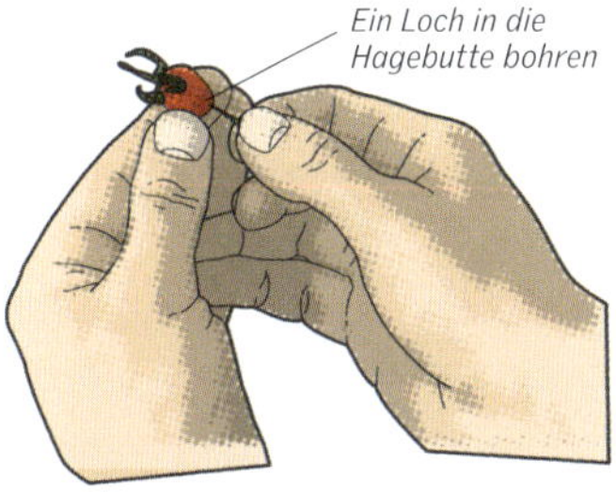

1 Eine Nadel, einen Draht oder einen langen Dorn durch eine Hagebutte stechen.

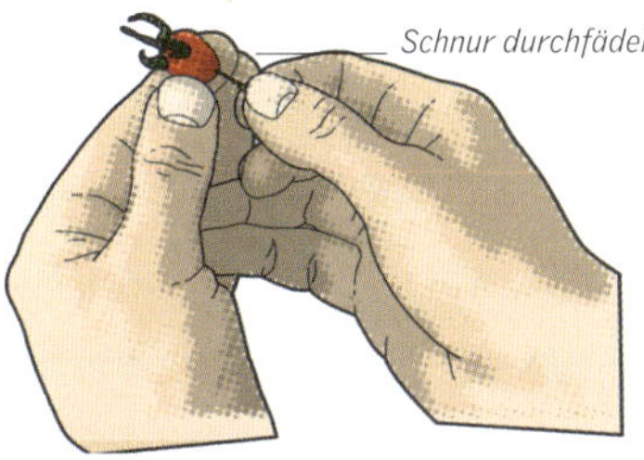

2 Fädeln Sie die Angelleine oder eine andere dünne Schnur durch das Loch.

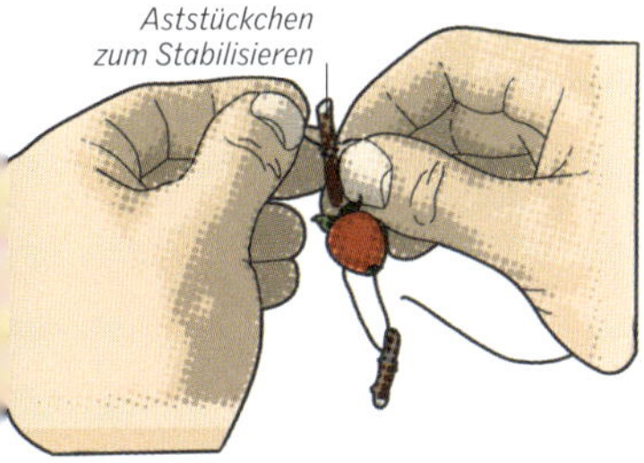

3 Befestigen Sie kleine Zweige ober- und unterhalb der Hagebutte, um zu verhindern, dass der Schwimmer an der Leine verrutscht.

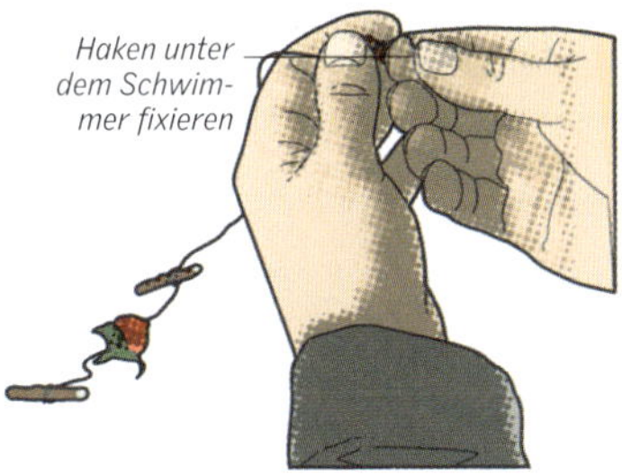
Haken unter dem Schwimmer fixieren

4 Befestigen Sie den Haken (z. B. Sicherheitsnadel) mit etwas Abstand zum Schwimmer und ein Sinkblei unter dem Haken an der Schnur.

TREIBLEINE

Je mehr Haken im Wasser treiben, desto größer ist die Chance, dass der ein oder andere Fisch anbeißt. Bei allen hier beschriebenen Methoden kommen Selbstauslöser zum Einsatz.

LEINE MIT SELBSTAUSLÖSER

Wenn ein Fisch anbeißt, wird der Auslöser aus seiner Verankerung gezogen und die Rute schnellt hoch. Die Leine spannt sich und der Haken bohrt sich ins Fischmaul.

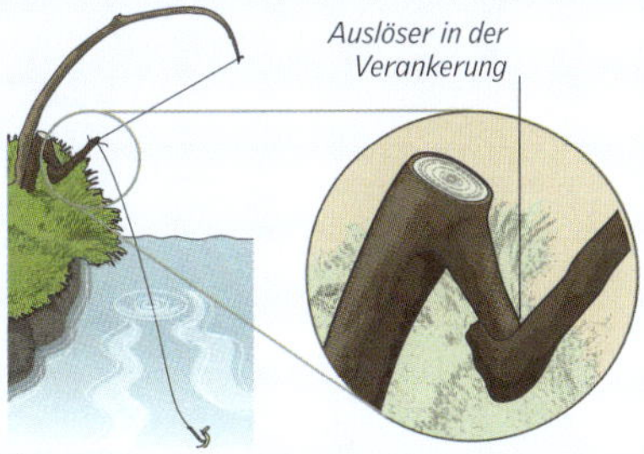

EISFISCHEN

Prüfen Sie zunächst, ob das Eis trägt. Es sollte mindestens 5 cm dick sein. Schneiden Sie über dem tiefsten Punkt des Sees ein 30 cm großes Loch ins Eis.

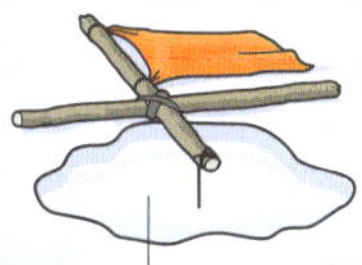

1 Eine Schnur mit Haken und Köder sowie eine Fahne und ein Querholz an einem Stock befestigen.

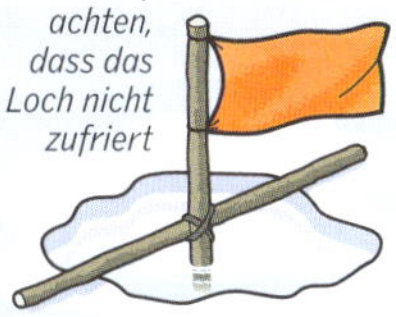
Darauf achten, dass das Loch nicht zufriert

2 Wenn ein Fisch anbeißt, wird das Querholz angezogen und die Flagge richtet sich auf.

FISCHEN BEI NACHT

Köder in verschiedenen Wassertiefen verbessern Ihr Fangergebnis. Befestigen Sie mehrere Haken mit lebenden Ködern an einer Schnur und binden Sie einen Stein an ein Ende. Knoten Sie das andere Ende an einen Pfosten am Ufer. Lassen Sie die Leine über Nacht im Wasser treiben.

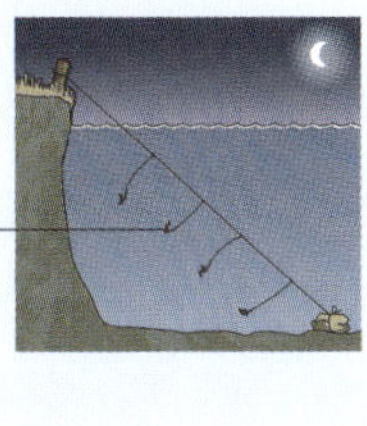

NETZE, FALLEN, HARPUNEN

Eine Treibleine kann längere Zeit im Wasser bleiben, sollte allerdings regelmäßig kontrolliert werden, denn kleinere Beutefische werden gerne von Raubfischen weggefressen. In Notsituationen sind Netze und Fallen besser geeignet, denn sie müssen nicht beaufsichtigt werden.

ACHTUNG!
Das Fischen mit Netzen und Fallen ist in vielen Ländern verboten. Tun Sie es nur im lebensbedrohlichen Notfall!

BAU EINES KESCHERS

Sehr kleine Fische fängt man am besten mit einem Kescher. In Flüssen und Seen halten sie sich normalerweise in Ufernähe und in der Nähe von Felsen auf. Um einen Kescher anzufertigen, benötigen Sie einen Ast, der sich spalten lässt, oder einen gegabelten Schössling sowie ein Moskitonetz oder ein überzähliges Kleidungsstück, etwa ein ärmelloses Unterhemd, ein T-Shirt oder einen Strumpf.

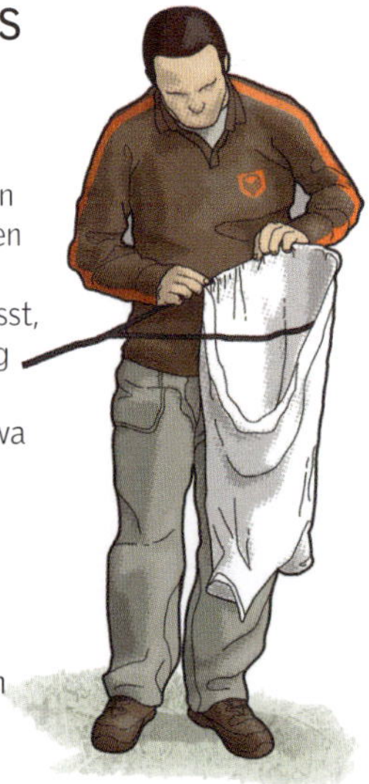

1 Schneiden Sie zwei kleine Schlitze in den Saum des Netzes oder Hemdes und ziehen Sie die beiden Gabelzinken durch.

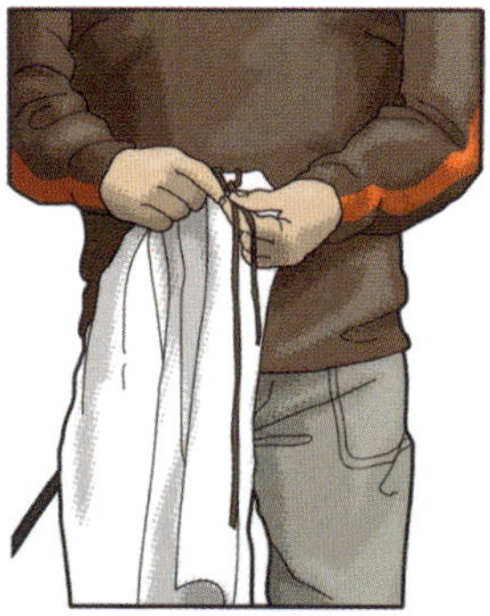

2 Wo die beiden Zinken sich treffen, machen Sie einen weiteren Einschnitt. Dann die Enden zusammenbinden und in den Saum zurückschieben.

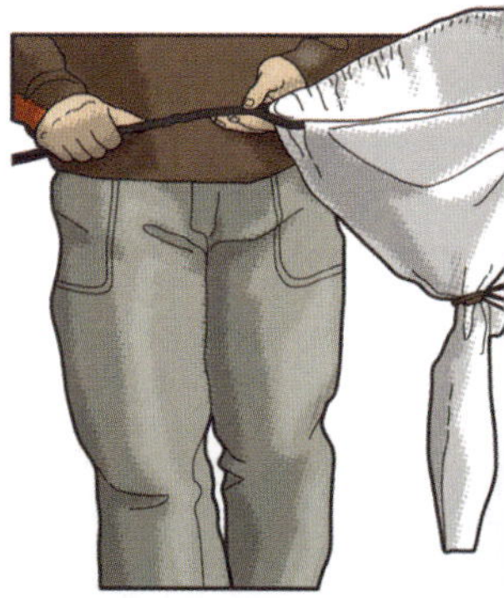

3 Binden Sie das Netz (oder das Hemd unterhalb von Arm- und Halsausschnitt) zu. Schneiden Sie überflüssigen Stoff weg oder stülpen Sie den Kescher um.

WIE KNÜPFT MAN EIN STELLNETZ?

Ist ein Stellnetz erst einmal im Wasser, verfangen sich darin fast sämtliche Fische, die flussaufwärts oder flussabwärts schwimmen. Doch solch ein Netz sollte nur kurze Zeit ausgebracht werden, da auch zu junge oder gefährdete Fische gefangen oder verletzt werden können. Als Materialien eignen sich Nylon- oder Naturseile (s. S. 136–139).

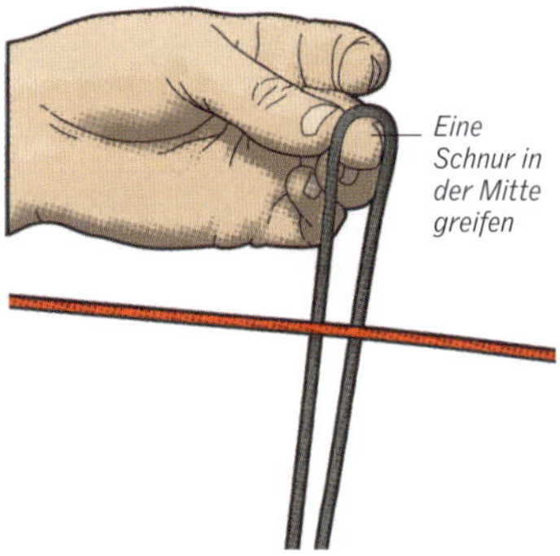

1 Spannen Sie die Ummantelung eines Fallschirmseils zwischen zwei Bäume und knüpfen Sie die Innenschnüre darunter.

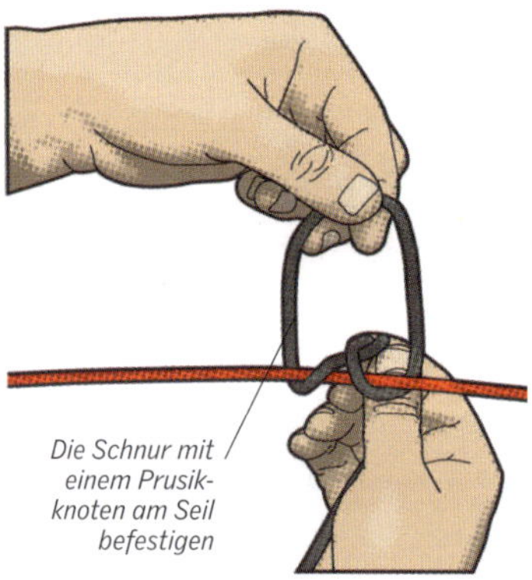

2 Die Schnur hinter das Seil halten und die beiden Enden um das Seil herum durch die Bucht ziehen.

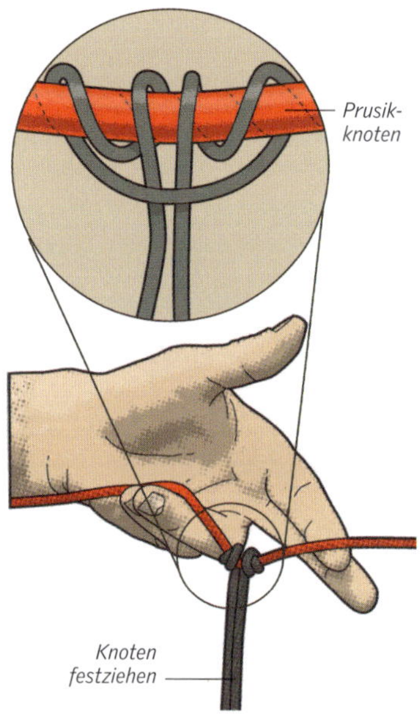

3 Den Knoten festziehen. Weitere Schnüre im Abstand von 4 cm bis zur gewünschten Breite am Seil festknüpfen.

FISCHEN MIT SPEER

Fischen mit dem Speer erfordert Geduld und Geschick. Halten Sie die Speerspitze ins Wasser, damit das Platschen die Fische nicht vertreibt. Wenn sich ein Fisch nähert, müssen Sie blitzartig zustoßen. Zielen Sie direkt vor sein Maul. Eine Harpune macht man am einfachsten aus Holz.

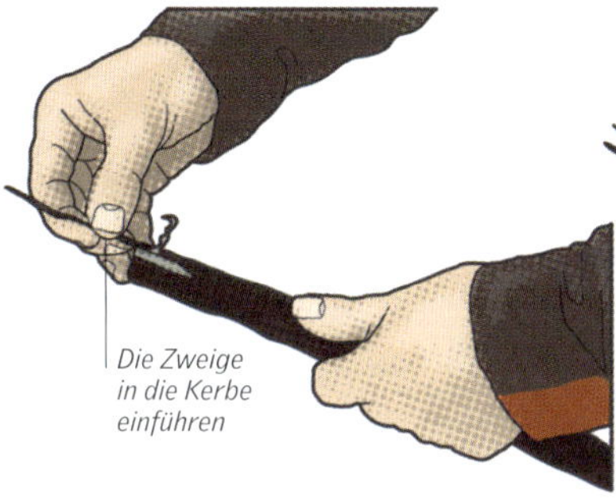

1 Suchen Sie kurze, dornige Zweige für die Spitze mit Widerhaken. In einen langen, dicken, geraden Ast an ein Ende eine Kerbe schneiden.

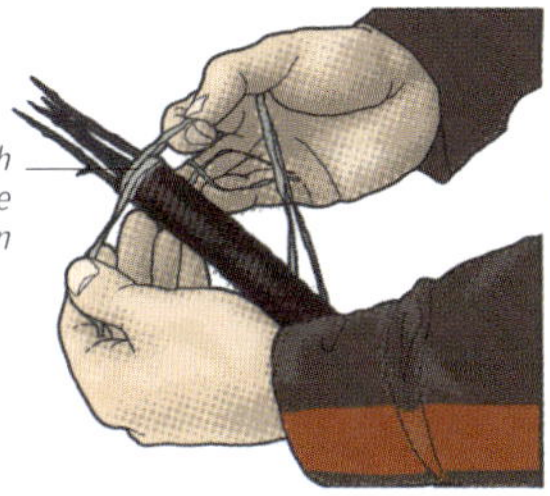

2 Binden Sie die Zweige am Schaft fest. Sie müssen das Gewicht eines zappelnden Fisches tragen und sollten daher gut fixiert werden.

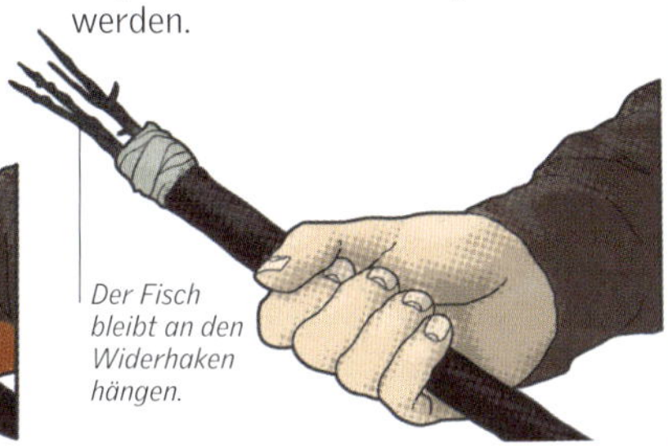
Der Fisch bleibt an den Widerhaken hängen.

3 Achten Sie beim Fischen darauf, dass die Widerhaken nicht an Steinen beschädigt werden. Holen Sie die Fische mit einem Kescher aus dem Wasser.

4 Fahren Sie fort, indem Sie die Schnüre jeweils versetzt mit einfachen Überhandknoten verbinden (s. S. 143). Knüpfen Sie ein Netz und befestigen Sie an den Enden Steine, damit es im Wasser steht.

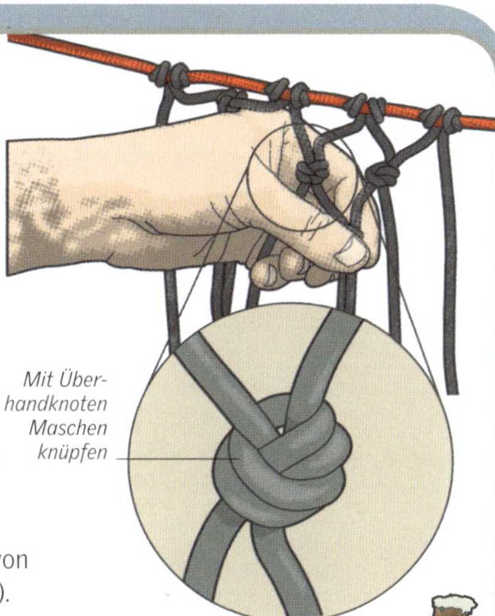

5 Spannen Sie das Seil zwischen Bäume oder Pfosten an beiden Flussufern. Das Netz sollte etwa 15 cm tief im Wasser hängen.

- Das Netz kann auch zum Fangen von Vögeln verwendet werden (s. S. 226).

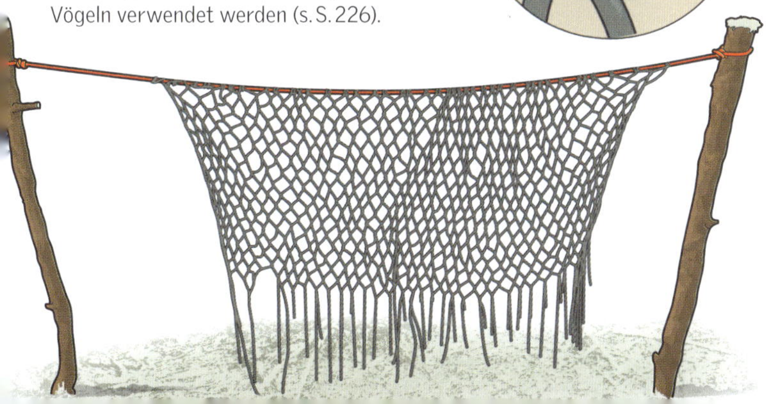

FALLEN

Fischfallen lassen sich auf unterschiedlichste Weisen und aus zahlreichen Materialien herstellen. Sie können einen Damm aus Steinen errichten oder aus Stöcken und Schnüren eine Reuse bauen. Falls Sie sehr kleine Fische fangen möchten, können Sie Flaschen mit Ködern auslegen.

FLASCHENFALLE

Für diese Falle brauchen Sie eine große Plastikflasche. Trennen Sie den Hals ab und stecken Sie ihn umgekehrt in den Schaft. Die Teile in dieser Stellung zusammenbinden. Stechen Sie mit einer heißen Nadel Löcher in die Flasche, damit sie sinkt. Stecken Sie einen Köder in die Flasche und legen Sie sie in einen Bach. Sehen Sie regelmäßig nach, ob Fische in der Flasche sind.

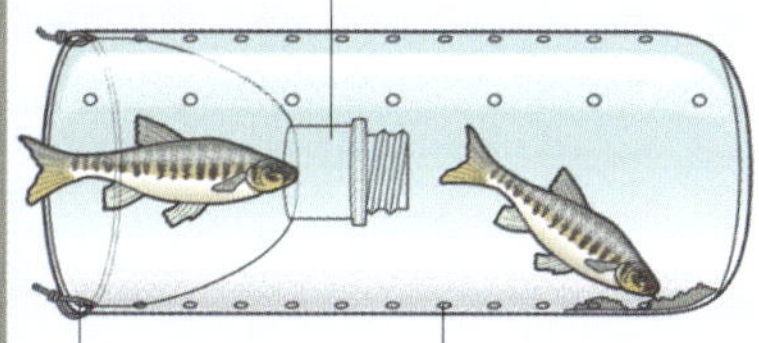

DAMMFALLE

Befindet Ihr Lagerplatz sich an einer Gezeitenbucht, können Sie vor dem Ufer einen halbkreisförmigen Damm aus Steinen errichten. Wählen Sie die Stelle bei Flut und bauen Sie bei Ebbe. Geht die Flut zurück, entsteht ein Tümpel, in dem sich eventuell Fische befinden.

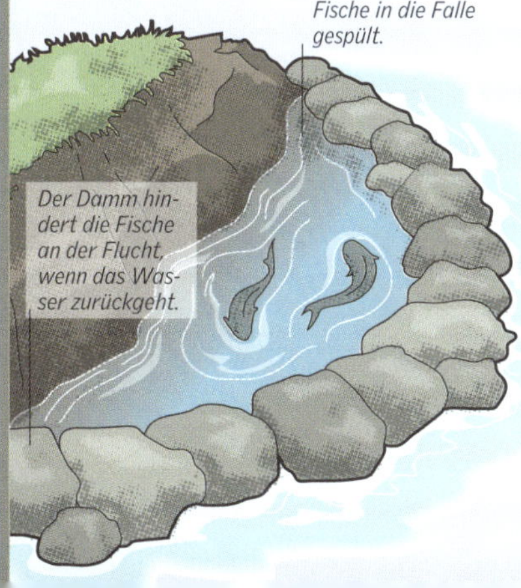
Bei Flut werden Fische in die Falle gespült.
Der Damm hindert die Fische an der Flucht, wenn das Wasser zurückgeht.

FISCH ZUBEREITEN

ALLE SÜSSWASSERFISCHE sind essbar, aber oft von Parasiten und Bakterien befallen und müssen gegart werden. Seefische können auch roh gegessen werden, doch gekocht oder gebraten schmecken sie besser. Essen Sie nie Fisch mit blassen Kiemen, eingesunkenen Augen, weicher Haut, weichem Fleisch oder schlechtem Geruch.

ACHTUNG!
Achten Sie darauf, dass Sie beim Zubereiten von Fisch nicht versehentlich Ihre Augen berühren. Der Schleim enthält vielleicht Bakterien, die eine schmerzhafte Bindehautentzündung (Konjunktivitis) verursachen können. Hände sorgfältig waschen, bei Handverletzungen nur mit Handschuhen arbeiten.

HYGIENE

Sobald Sie einen Fisch gefangen haben, sollten Sie ihn töten, ausnehmen und so schnell wie möglich garen und essen, vor allem in warmen Regionen. Fisch verdirbt schnell, denn der Schleim auf seiner Haut ist eine Brutstätte für Fliegen und Bakterien. In kalten Klimazonen können Sie sich mit dem Filettieren bis zu zwölf Stunden Zeit lassen. Am besten hält sich Fisch bei 0 °C.

EINEN FISCH FILETTIEREN

Ehe man einen Fisch filettiert, werden die Teile entfernt, die am schnellsten verderben, vor allem die Eingeweide. Aus Gräten, Flossen und Köpfen können Sie eine nährstoffreiche Brühe kochen. Sie sollten sie an einem kühlen Ort aufbewahren und innerhalb von ein paar Stunden trinken. Bei manchen Fischen lassen sich die Gräten allerdings nach dem Garen leichter entfernen.

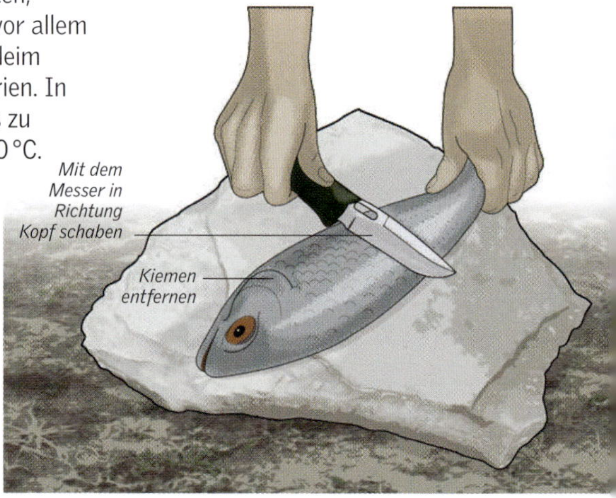

1 Wenn Sie den Fisch getötet haben, unterhalb des Kinns einstechen und die Kiemen entfernen. Den Schleim von der Haut abwaschen.

- Die meisten Fische müssen nicht gehäutet werden. Aale und Welse (s. Kasten ganz rechts) bilden eine Ausnahme.

2 Fische müssen nicht unbedingt geschuppt werden, doch wenn möglich sollten Sie es tun, denn große Schuppen können einem im Hals stecken bleiben.

- Schaben Sie die Schuppen mit einem Messer vom Schwanz in Richtung Kopf ab.

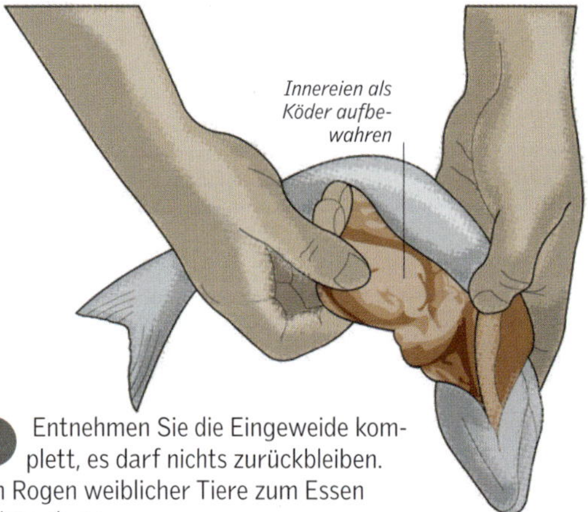

4 Entnehmen Sie die Eingeweide komplett, es darf nichts zurückbleiben. Den Rogen weiblicher Tiere zum Essen aufbewahren.

- Den Fisch innen und außen sorgfältig waschen.

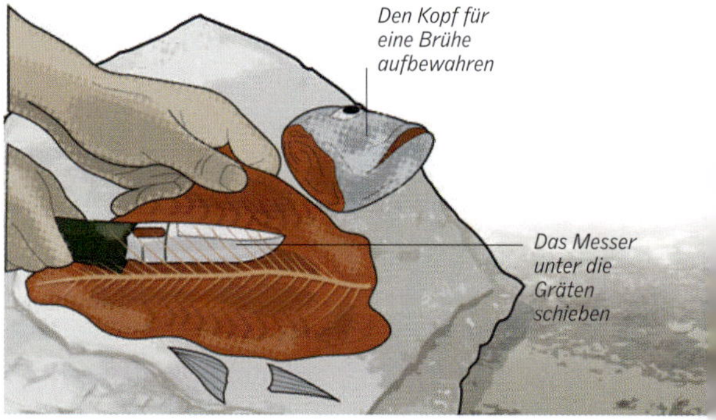

5 Schneiden Sie Kopf, Schwanz und Flossen ab, klappen Sie die Bauchhöhle auf, und lassen Sie das Messer unter die Gräten gleiten, um sie vom Fleisch zu lösen. Arbeiten Sie vom Schwanz in Richtung Kopf.

- Lösen Sie die Gräten auf beiden Seiten.

KLEINE FISCHE

Fische, die kleiner sind als 15 cm, müssen nicht filettiert werden. Nach dem Ausnehmen als Ganzes mit Kopf und Schwanz braten oder grillen, damit der Fisch nicht auseinanderfällt.

FISCHSPIESSE

Kleine Fische können Sie über glühender Holzkohle grillen. So erhalten Sie eine einfache, aber schmackhafte und nährstoffreiche Mahlzeit. Spießen Sie die Fische auf ein Stück Grünholz und halten Sie sie dicht über die Glut. Sie sind schnell gar.

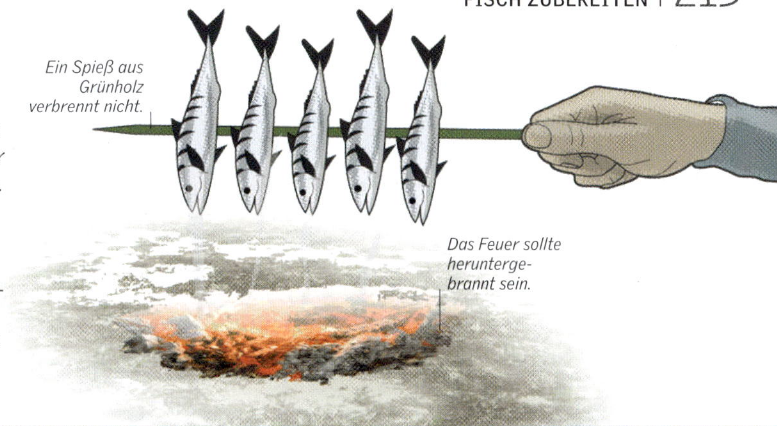
Ein Spieß aus Grünholz verbrennt nicht.
Das Feuer sollte heruntergebrannt sein.

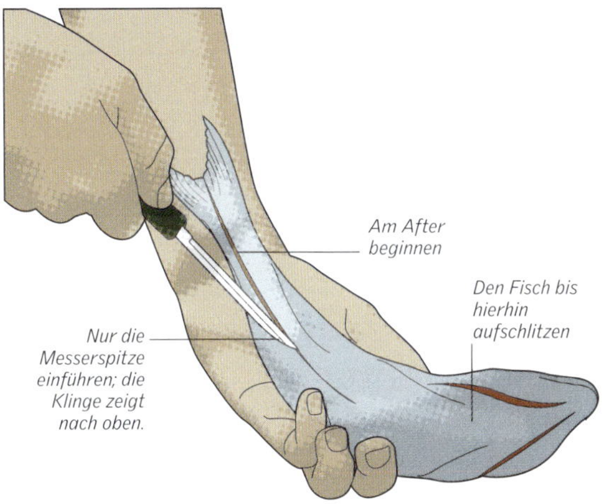

3 Halten Sie den Fisch mit der Bauchseite nach oben und schlitzen Sie ihn an der Unterseite mit einem scharfen Messer vom Schwanz zum Kopf auf; dabei die Eingeweide nicht verletzen.

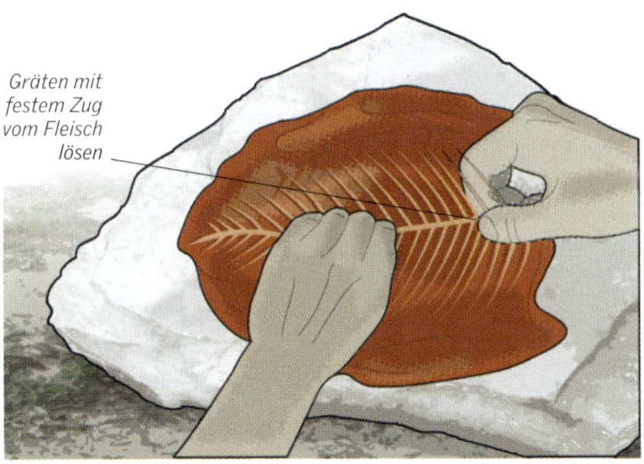

6 Lösen Sie die Mittelgräte an beiden Enden mit der Messerspitze vom Fleisch und ziehen Sie alle Gräten vorsichtig ab.

- Wenn Sie eine Pinzette oder eine Spitzzange haben, entfernen Sie damit alle noch verbliebenen Gräten.

FISCH ENTHÄUTEN

Aale und Welse sind schmackhaft, müssen vor dem Garen aber gehäutet und ausgenommen werden. Zum Ausnehmen folgen Sie der Anleitung links ab Schritt 3. Welse können nach dem Ausnehmen und Häuten in Steaks geschnitten werden.

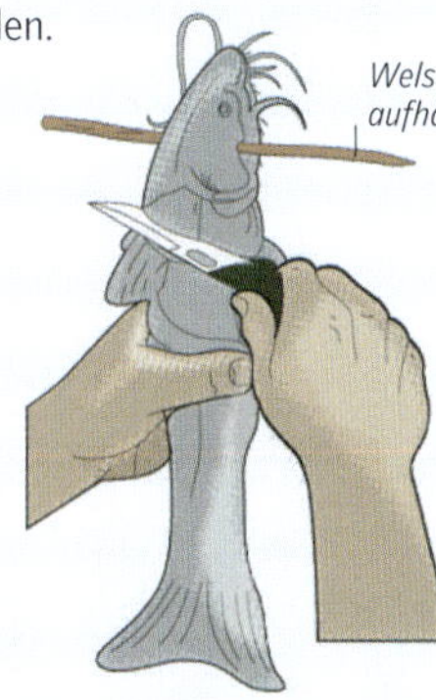

1 Stecken Sie dem Fisch einen Spieß durch die Kiemen und hängen Sie ihn auf.

- Schneiden Sie die Haut unterhalb des Kopfes und um die Flossen herum ein.

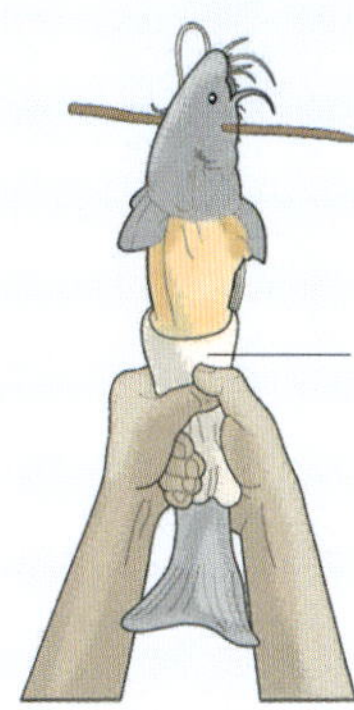

1 Lösen Sie die Haut unter dem Kopf vom Fleisch und ziehen Sie sie bis zur Schwanzflosse ab.

- Sie müssen dazu mit beiden Händen fest und gleichmäßig ziehen. Bei sehr großen Fischen müssen Sie die Haut eventuell einschneiden.

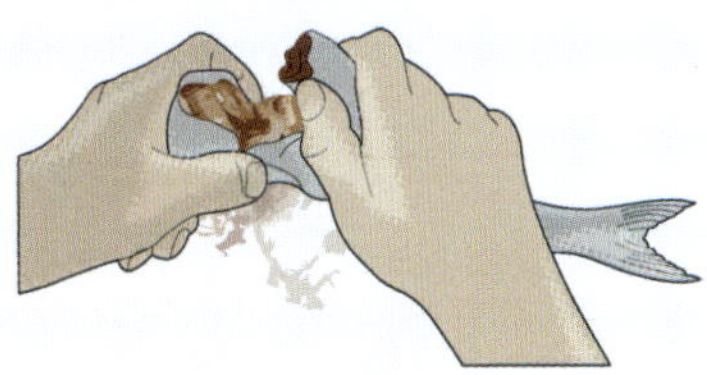

3 Brechen Sie dem Fisch das Rückgrat. Beim Abziehen des Kopfes lösen sich auch die Eingeweide.

- Schwanz und Flossen abschneiden.

ERFAHRUNGSBERICHT

ÜBERLEBT – AUF DEM MEER

NÖTIGE AUSRÜSTUNG

- Rettungsinsel/-weste, Überlebensanzug, Erste-Hilfe-Set
- Utensilien zur Wassergewinnung
- Solardestille/Umkehrosmosepumpe
- Notfunkbake
- UKW-Seefunkanlage
- Sonnencreme/-brille
- Taschenlampe und Batterien
- Karte, Kompass, GPS-Gerät
- Survival-Box, Fahrtenmesser
- Mobil-/Satellitentelefon
- Regencape/Biwaksack

1972 ÜBERLEBTE EINE FÜNFKÖPFIGE FAMILIE 38 Tage lang auf dem Pazifik, nachdem ihr 13 m langer Schoner *Lucette* gesunken war. Bis dahin hatten sie schon 18 Monate auf See verbracht. Dank einer Kombination aus Seemannskunst, Improvisationstalent und Glück überlebten sie.

Am 27. Januar 1971 startete die Crew im englischen Falmouth zu einer Weltumseglung. Vater Douglas stand am Steuer. Ohne Schwierigkeiten durchquerten sie den Atlantik und die Karibik. Am 15. Juli 1972 jedoch schlug 320 km westlich von Galapagos das Schicksal zu – eine Herde Killerwale griff das Boot an und zerstörte es.

»EINE HERDE KILLERWALE ZERSTÖRTE DAS BOOT KOMPLETT.«

Die *Lucette* sank so schnell, dass keine Zeit mehr für einen Notruf blieb. Die Familie ließ die aufblasbare Rettungsinsel zu Wasser und vertäute sie mit dem 3 m langen Beiboot *Ednamair*, das mit einem provisorischen Segel versehen und als Schleppboot benutzt wurde. Ihre Vorräte bestanden aus 10 Litern Wasser, einigen Zwiebeln, Orangen und Zitronen, mit Vitaminen angereichertem Brot, Zucker, vier Angelhaken, einer Angelschnur, einem Erste-Hilfe-Kasten, einem Küchenmesser und acht Leuchtgeschossen. Sie segelten in Richtung Doldrums, fingen Regen mit einem Tarp auf und ernährten sich von selbst gefangenem Fisch, den sie roh verzehrten. Reste trockneten sie in der Sonne als Vorrat.

Nach 16 Tagen war die Rettungsinsel dermaßen mitgenommen, dass die Schiffbrüchigen ins Beiboot umsteigen mussten. Wind und Strömung ausnutzend, segelten sie nach Nordosten in Richtung Mittelamerika. Während der nächsten drei Wochen legten sie so viele Vorräte an, dass sie genug Kraft gehabt hätten, um bis zur Küste zu rudern. Glücklicherweise war das nicht nötig – die Tortur endete am 23. Juli, als ein japanisches Fischerboot eine ihrer Leuchtraketen erspähte und sie aufgriff.

WAS TUN?

SIND SIE IN GEFAHR? +

NEIN JA

- Wenn Sie in einer Gruppe unterwegs sind, helfen Sie anderen, die in Gefahr sind.
- Rechnen Sie damit, das Schiff verlassen zu müssen, versuchen Sie Land oder Fahrrinnen zu erreichen.
- Delegieren Sie Aufgaben.
- Machen Sie Rettungswesten und -inseln startklar.

Verlassen Sie/Schützen Sie sich vor:
Sinkendes Schiff – Wasser, Ortungshilfen und Schwimmweste mitnehmen; Schutz suchen.
Tieren – Nicht im Wasser platschen, das lockt Haie an.
Verletzungen – Zustand stabilisieren und mit Erster Hilfe beginnen.

SCHÄTZEN SIE IHRE LAGE EIN
Siehe S. 234–235

WERDEN SIE VERMISST, ODER WEISS JEMAND, WO SIE SIND?

NEIN JA

Wenn niemand Sie vermisst oder Ihren Aufenthaltsort kennt, müssen Sie andere mit allen Mitteln auf Ihre Notlage aufmerksam machen.

Wenn Sie vermisst werden, wird sehr wahrscheinlich ein Rettungsteam aufbrechen und Sie suchen.

HABEN SIE EIN KOMMUNIKATIONSMITTEL BEI SICH?

NEIN JA

Sie müssen eine unbestimmte Zeit überleben – bis Sie gefunden werden oder Hilfe finden.

Wenn Sie ein Mobil- oder Satellitentelefon haben, nutzen Sie es. Wenn Sie glauben, dass Ihre Lage eine Notrettung rechtfertigt und Sie über eine Notfunkbake (PLB) verfügen, nutzen Sie diese Option.

KÖNNEN SIE DORT, WO SIE SIND, ÜBERLEBEN?*

NEIN JA

Verlassen Sie das Schiff kontrolliert und lassen Sie alle Rettungsboote oder -inseln zu Wasser. Helfen Sie anderen mit der Wurfleine. Versuchen Sie trocken in die Rettungsinsel zu gelangen. Befolgen Sie die dort genannten »Sofortmaßnahmen«.

Folgen Sie den Survival-Prinzipien: Schutz, Ortung, Wasser, Nahrung.

STANDORT VERLASSEN**

AM STANDORT BLEIBEN**

UNBEDINGT

- Setzen Sie den Treibanker, damit Sie nicht so schnell abdriften.
- Machen Sie eine Bestandsaufnahme Ihrer Lebensmittel, Wasservorräte und Ihrer Ausrüstung, und beginnen Sie sie zu rationieren.
- Bereiten Sie Solardestillen und Umkehrosmosepumpen vor.
- Schützen Sie sich vor Sonne, Wind und Gischt.
- Wenn Sie keine Rettungsinsel haben, bleiben Sie im Wasser eng beieinander, die Kinder in der Mitte. Wenn Sie alleine sind, Beine dicht an den Körper ziehen.
- Nutzen Sie alles Mögliche als Schwimmhilfen, z. B. Plastiktaschen, Flaschen oder Kleidung.

NIEMALS

- Die Reißfangleine zum Schiff kappen, ehe es sinkt; das Schiff ist das erste Ziel der Rettungskräfte.
- Meerwasser trinken – es trocknet den Körper noch mehr aus.
- Essen – es sei denn, Sie haben genügend Wasser, um die Nahrung (vor allem eiweißreichen Fisch) zu verdauen.

NIEMALS

- Die Gefahr der Seekrankheit unterschätzen – Erbrechen dehydriert und ist sehr demotivierend; regelmäßig Tabletten einnehmen.
- Vergessen, die Überlebensausrüstung mitzunehmen. Vergewissern Sie sich, dass alle damit umgehen können.
- Mit den Rettungskräften diskutieren. Tun Sie das, was sie sagen, sie wissen, was sie tun.

UNBEDINGT

- Machen Sie Rettungsdienste auf sich aufmerksam und geben Sie wichtige Informationen durch.
- Bereiten Sie sich darauf vor, das Schiff zu verlassen: Packen Sie Rettungswesten und Kleidung zusammen.
- Sie müssen Ihre Überlebensausrüstung gut kennen. Befestigen Sie Ortungshilfen wie Taschenlampe und Trillerpfeife sowie eine Plastikflasche am Körper
- Bereiten Sie das Schiff vor, entfernen Sie lose Objekte vom Deck und machen Sie das Segel bereit zum Einholen, wenn ein Helikopter kommt.
- Überprüfen Sie Ihre Vorräte und rationieren Sie sie.

+ Verlassen Sie ein Schiff nur im äußersten Notfall – danach wird man als Erstes suchen. Nehmen Sie alles Lebenswichtige mit.
* Wenn Sie dort, wo Sie sind, nicht überleben können, aber aus irgendwelchen Gründen nicht weiterkönnen, müssen Sie alles tun, um Rettung herbeizuholen.
** Wenn Ihre Lage sich ändert und Sie doch bleiben bzw. doch weiterziehen, gelten die alternativen »Unbedingt«- und »Niemals«-Regeln.

FALLEN STELLEN

OBWOHL SIE leichte Beute bei jeder Gelegenheit sofort erlegen sollten, lassen sich kleinere Tiere leichter in Fallen fangen als jagen. Es erfordert weniger Geschick und ist nicht so aufwendig. Ist eine Falle erst einmal aufgestellt, können Sie sich anderen Dingen widmen. Eine der einfachsten Fallen ist die Schlinge.

ANFERTIGEN EINER SCHLINGE

Edelstahlschlingen mit Öse und Schlaufe gibt es in unterschiedlichen Stärken fertig zu kaufen. Wenn Sie keine Schlinge dabeihaben, können Sie sie aus dem Messingdraht in Ihrer Survival-Box selbst herstellen.

1. Überlegen Sie sich, ob Sie die Schlinge aus doppelt oder vierfach verdrillten Draht brauchen (s. Kasten unten).

- Schlingen Sie den Draht um zwei Stöcke.
- Stellen Sie einen Stock auf die Erde und drehen Sie den zweiten Stock, bis die Drähte sich verdrillt haben. Stöcke entfernen.

ANDERE MATERIALIEN

Auch Naturseil und Gitarrensaiten eignen sich zur Herstellung von Schlingen.

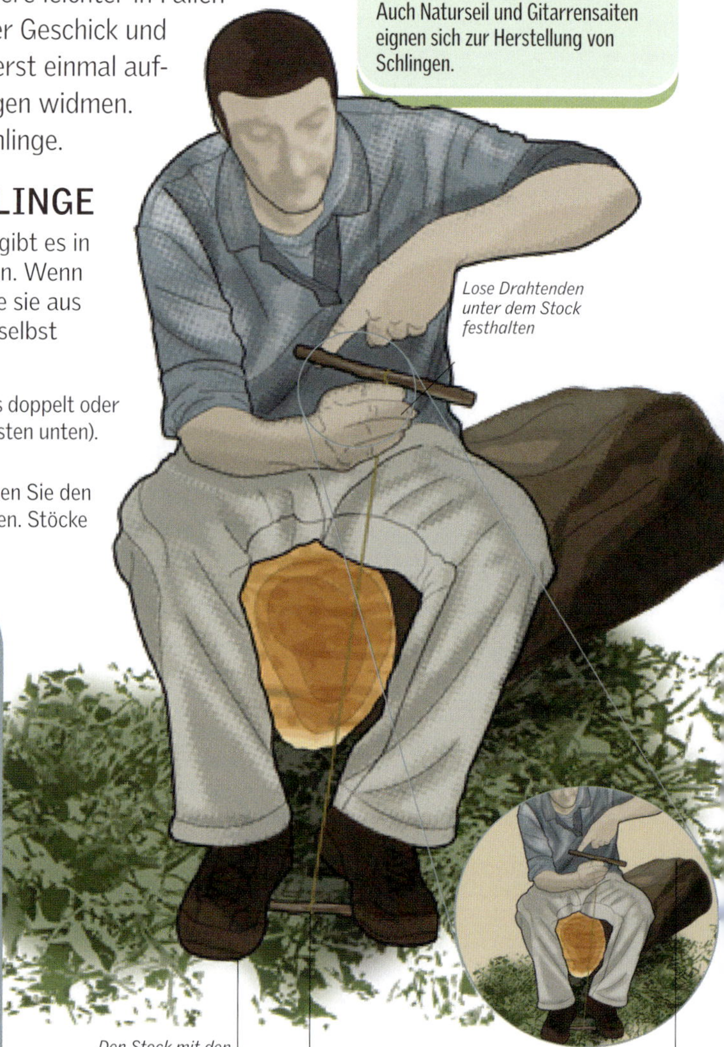

Lose Drahtenden unter dem Stock festhalten
Den Stock mit den Füßen rechts und links einklemmen
Diese Schlaufe bildet später die Öse.
Den Stock mit der Hand drehen, bis die Drähte verdrillt sind.

STABILITÄT

Der Draht aus Ihrer Survival-Box ist zu dünn, um damit Tiere zu fangen. Sie müssen ihn folgendermaßen doppelt oder vierfach verdrillen, damit die Schlinge stabil genug wird:

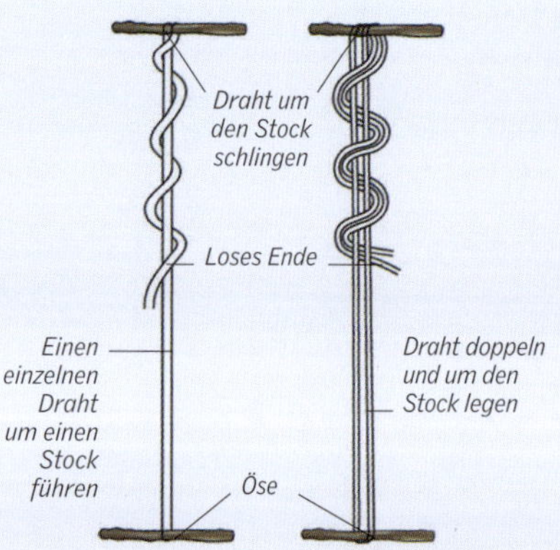

ZWEI ADERN
Zweifach verdrillter Draht hält Tiere von der Größe eines Eichhörnchens.

VIER ADERN
Vierfach verdrillter Draht hält Tiere von der Größe eines Kaninchens.

ACHTUNG!

Für das Jagen von Tieren benötigt man in den meisten Ländern einen Jagdschein und/oder eine Jagderlaubnis. Ohne behördliche Genehmigung gilt dies als Wilderei und wird in der Regel scharf bestraft. Jagen und töten Sie ein Tier grundsätzlich nur, wenn Sie in einer extremen Notsituation keine andere Überlebensmöglichkeit haben.

DIE SINNE SCHÄRFEN

Um beim Jagen und Fallenstellen Erfolg zu haben, müssen Sie zunächst wissen, welche Tiere in der näheren Umgebung leben und wo genau sie zu finden sind. Potenzielle Beutetiere werden alles daransetzen, Ihnen zu entkommen – Sie müssen sehr aufmerksam sein, um sie aufzuspüren. Halten Sie Ausschau nach Spuren aller Art, auf dem Boden wie in Büschen und Bäumen. Lauschen Sie aufmerksam – man kann Tiere durchaus hören, auch wenn sie sich nicht blicken lassen.

HINWEISE:

- Wildwechsel und Tierspuren
- Tierkot
- Angeknabberte oder abgeschabte Pflanzen
- Futterstellen und Tränken
- Baue, Höhlen und Ruheplätze

EICHHÖRNCHENFALLE

Befestigen Sie mehrere Schlingen (8 cm Durchmesser) an einem langen Pfosten. An einen Baumstamm lehnen, sodass sich die unterste Schlinge etwa 60 cm über dem Boden befindet. Gefangene zappelnde Eichhörnchen locken Artgenossen an.

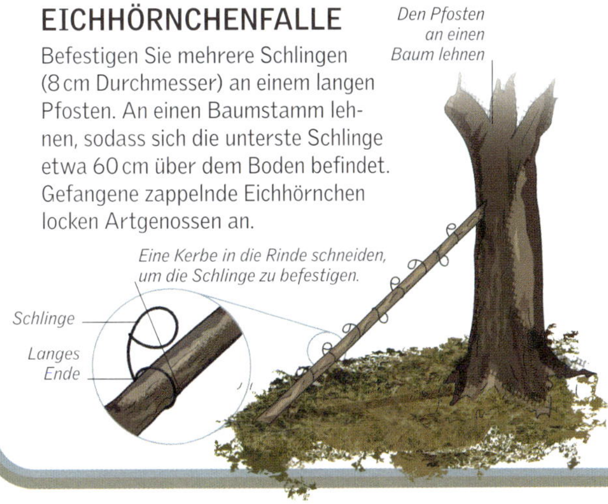
Den Pfosten an einen Baum lehnen
Eine Kerbe in die Rinde schneiden, um die Schlinge zu befestigen.
Schlinge
Langes Ende

1 Stecken Sie das Ende des Drahtseils durch die Öse. Da die Schlinge keine losen Enden hat, kann sie sich nicht im Fell eines Tieres verhaken und sich womöglich nicht zuziehen, wenn es um sein Leben kämpft.

- Knüpfen Sie mit einem Prusikknoten (s. S. 210) eine Schnur an das Ende des Drahtseils.

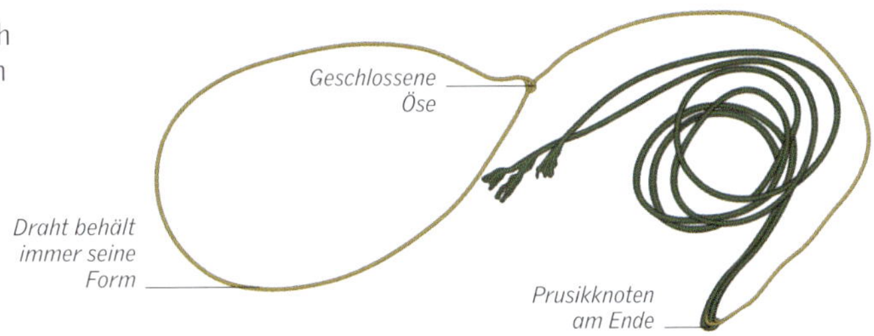

2 Bevor Sie die Schlinge verwenden, vergraben Sie sie ein paar Stunden lang in der Erde oder halten Sie sie ein paar Sekunden über eine Flamme, um den Menschengeruch zu tilgen.

- Fallen auf stark frequentierten Wildwechseln stellen; möglichst viele Fallen ausbringen.
- Schlingen an einem Gestell aus Stöcken oder Astbogen aufhängen.

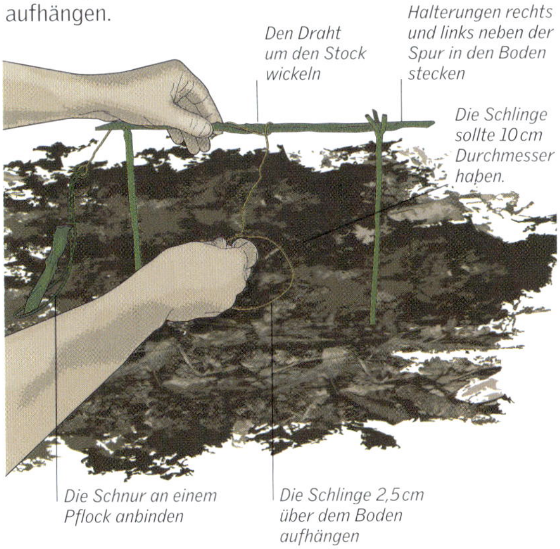
Den Draht um den Stock wickeln
Halterungen rechts und links neben der Spur in den Boden stecken
Die Schlinge sollte 10 cm Durchmesser haben.
Die Schnur an einem Pflock anbinden
Die Schlinge 2,5 cm über dem Boden aufhängen

3 Vermeiden Sie das Herumtrampeln auf Tierspuren, denn das könnte die Tiere stören und Ihr Geruch würde sie warnen. Das Gestell, an dem die Schlinge befestigt ist, mit Blättern und Zweigen tarnen.

- Stecken Sie mit Ilexzweigen oder Dorngestrüpp neben der Schlinge einen trichterförmigen Zugang ab.
- Der Trichter sorgt dafür, dass das Tier zuverlässig in die Falle geleitet wird.

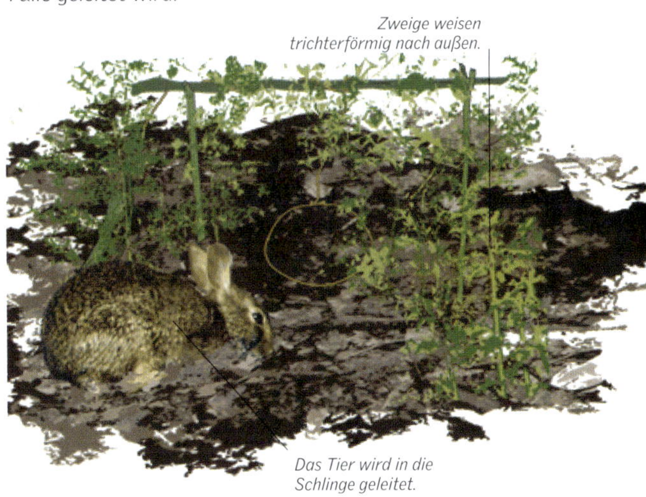
Zweige weisen trichterförmig nach außen.
Das Tier wird in die Schlinge geleitet.

JAGEN UND WAFFEN

Die einfachste Waffe ist ein Speer, mit etwas Zeit und dem nötigen Material können Sie aber auch kompliziertere Waffen anfertigen, deren Anwendung allerdings etwas mehr Geschick verlangt. Es ist empfehlenswert, sich einige grundlegende Jagdtechniken anzueignen.

WURFSTERN

Die Wahrscheinlichkeit, ein Wild zu erlegen, ist mit einem Wurfstern viermal so hoch wie mit einem Speer. Selbst wenn Sie das Tier vielleicht nicht mit einer der vier Spitzen erwischen, wird es unter der Wucht des Aufpralls bewusstlos. Tragen Sie die Waffe stets einsatzbereit bei sich.

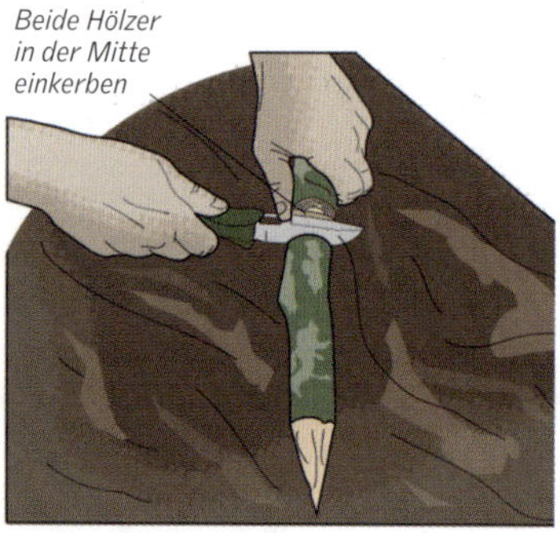

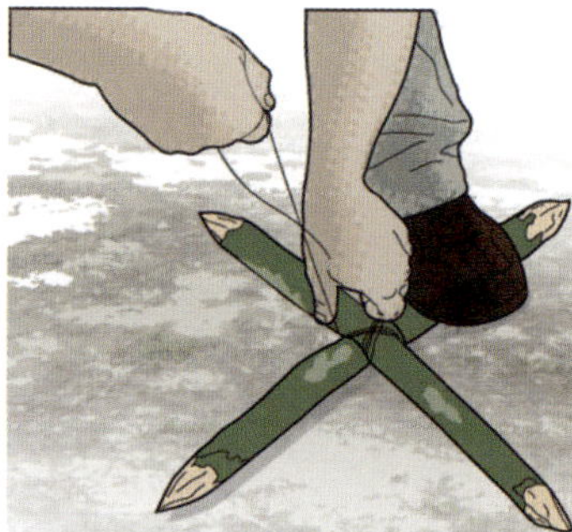

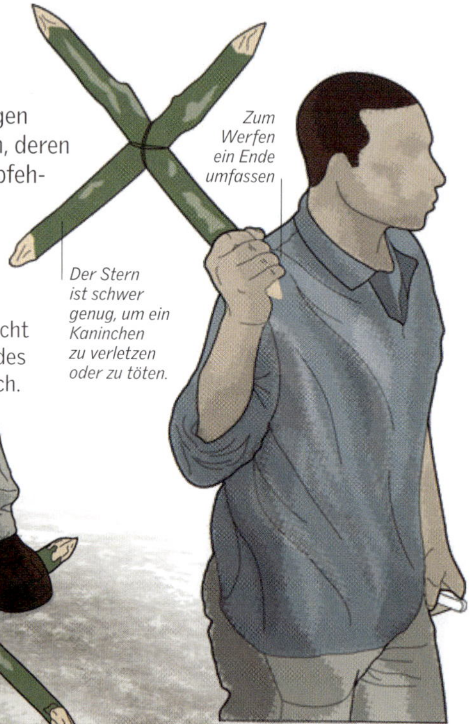

1 Sägen Sie zwei 5 cm dicke und 45 cm lange Äste zu. Schnitzen Sie eine viereckige Kerbe in die Mitte und spitzen Sie die Enden an.

2 Legen Sie die Einkerbungen aufeinander und fixieren Sie die Überblattung mit Nylon- oder Naturseil.

3 Ihr Wurf hat besonders viel Wucht, wenn Sie den Stern im Stehen schleudern. Zielen Sie auf die Beine des Tieres.

GABELSPEER

Mit einem Gabelspeer können Sie kleine Säugetiere aus ihrem Bau holen. Stoßen Sie den Speer in das Loch. Wenn Sie das Tier spüren, drehen Sie den Schaft, bis sich die Spitzen in seinem Fell festgehakt haben. Die Beute vorsichtig herausziehen.

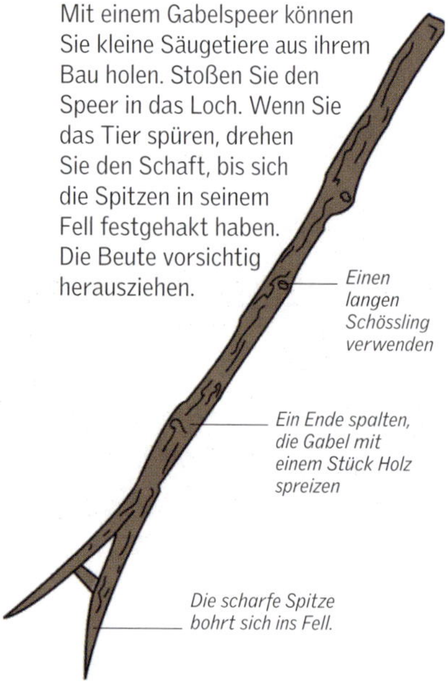

SCHLEUDER

Eine Schleuder eignet sich zum Töten kleiner Tiere. Eine kräftige Astgabel an den Enden ringförmig einkerben. Ein Stück Leder oder Plastik auf einen Schlauch, eventuell aus Ihrer Survival-Box, fädeln und an den Kerben fixieren. Legen Sie einen Stein in die Lasche, spannen Sie das Gummi, und zielen Sie.

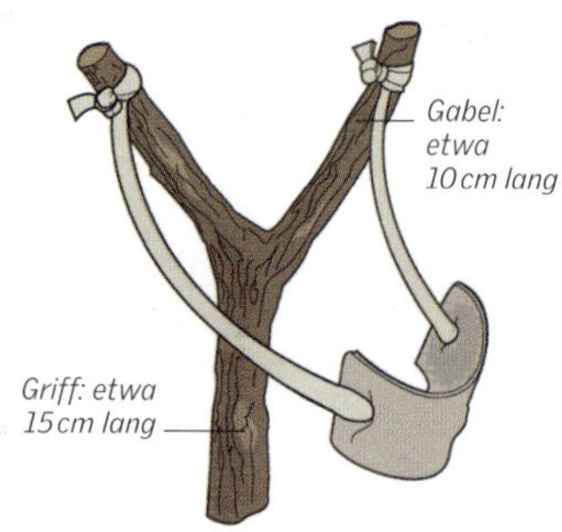

STOCKSCHLINGE

Mit dieser Schlinge können Sie Eidechsen, langsame Säugetiere oder schlafende Vögel einfangen. Verwenden Sie dafür eine Draht- oder Seilschlinge (s. S. 216–217). Sie müssen sich langsam und lautlos anschleichen.

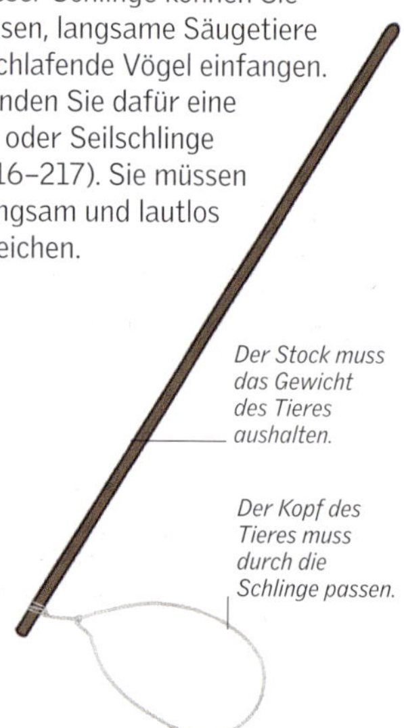

LEICHTE BEUTE

Ameisen gehören zu den sozialen Insekten und die meisten Arten verteidigen ihre Nester erbittert. Manche bespritzen ihre Angreifer sogar mit Ameisensäure. Andererseits können sie Ihnen aber auch zu einer nährstoffreichen Mahlzeit verhelfen. In den nördlichen Regionen z. B. sind die Nester von Waldameisen in den Sommermonaten voller Larven. Mit der im Folgenden beschriebenen Technik können Sie die Ameisen dazu bringen, die Larven für Sie zu sammeln.

AMEISENKÜCHE

Gebratene Ameisenlarven schmecken wie Shrimps. Aber auch Ameisen selbst sind essbar. In Bogotá (Kolumbien) gibt es im Kino geröstete Blattschneiderameisen statt Popcorn.

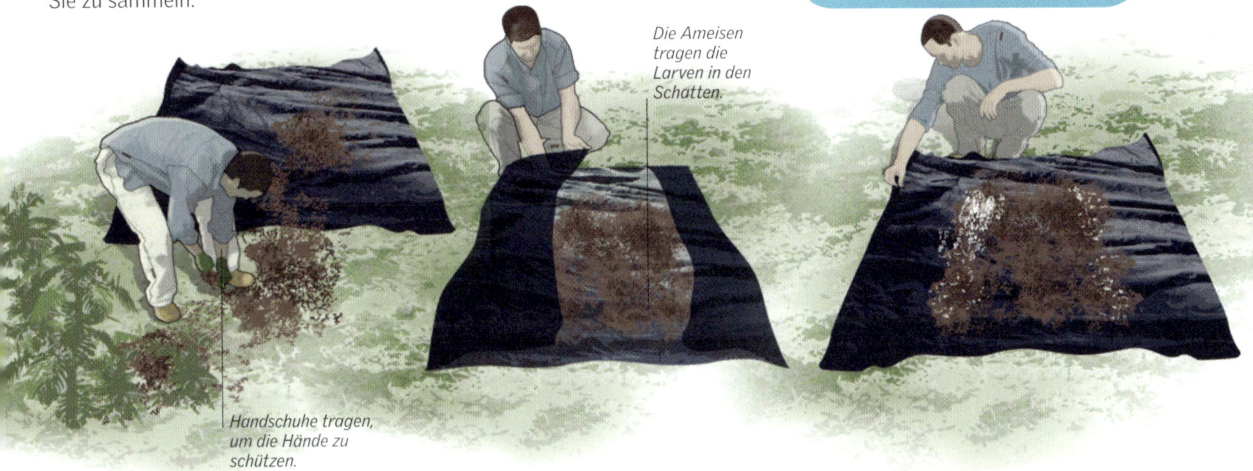
Die Ameisen tragen die Larven in den Schatten.
Handschuhe tragen, um die Hände zu schützen.

1 Legen Sie ein Tarp in der Nähe des Nests in die Sonne. Schaufeln Sie einen Teil des Nests in die Mitte des Tarps.

2 Legen Sie rechts und links Stöcke auf das Tarp und schlagen Sie die Ränder um. Die Ameisen transportieren die Larven in den Schatten.

3 Nach einer Weile schlagen Sie die Ränder wieder zurück und klauben die Larven zusammen. Sie sehen aus wie fette weiße Reiskörner.

INSEKTEN FANGEN

Viele Fluginsekten wie z. B. Termiten sind essbar, doch nicht unbedingt leicht zugänglich. Um Termiten zu angeln, braucht man ein wenig Erfindungsgabe. Für eine Mahlzeit benötigen Sie eine größere Menge.

TERMITEN ANGELN

Termiten sind in den Tropen und in den Subtropen heimisch. Manche Arten leben in Bauten, die sie aus Lehm und Speichel errichten. Wenn ein Fremdkörper die Wand durchbricht, verbeißen sich die Tiere darin.

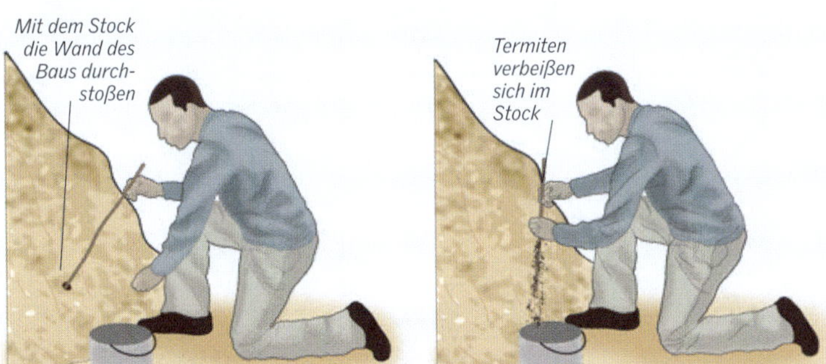
Mit dem Stock die Wand des Baus durchstoßen
Termiten verbeißen sich im Stock

1 Schälen Sie einen dünnen, geraden Stock und stoßen Sie ihn langsam in einen Termitenhügel.

2 Ziehen Sie den Stock wieder heraus und streifen Sie die Termiten in einen Behälter.

NACHTSCHWÄRMER

Nachtschwärmer wie Motten werden vom Licht angezogen. Hängen Sie ein weißes Tuch straff zwischen zwei Äste über einer Schüssel Wasser. Beleuchten Sie das Tuch von hinten. Insekten, die dagegenfliegen, rutschen ins Wasser.

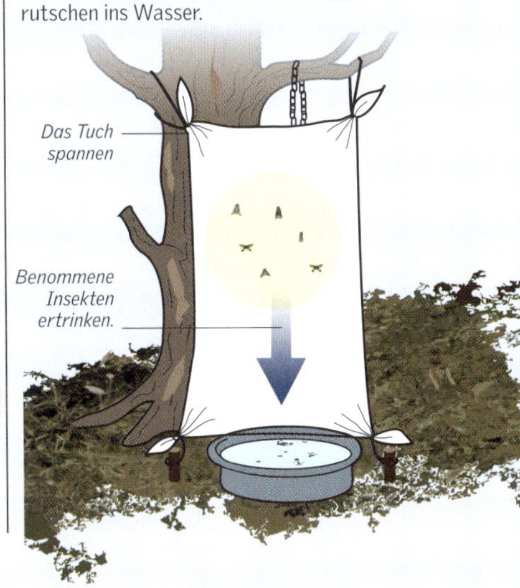

KLEINE SÄUGETIERE

MANCHE PARASITEN, z. B. Flöhe und Läuse, verlassen ihr Wirtstier, sobald es tot ist. Wenn möglich, sollten Sie einen Kadaver daher etwas liegen lassen, bevor Sie ihn verarbeiten, bei Hitze am besten im Schatten. Doch lassen Sie ihn nicht zu stark auskühlen, denn ein noch warmer Körper lässt sich besser häuten.

ACHTUNG!
Nagetiere sind häufig mit Tularämie infiziert – der sogenannten Hasenpest. Sie ist auf den Menschen übertragbar und kann zum Tod führen. Berühren Sie Nager deshalb möglichst nicht mit bloßen Händen. Haben Sie keine Handschuhe dabei, reiben Sie sich die Hände mit Seifenschaum ein. Das Fleisch von Nagetieren sollten Sie außerdem immer gut garen. Myxomatose, eine Viruserkrankung bei Kaninchen, ist für den Menschen dagegen ungefährlich.

KLEINSÄUGER

Nach der im Folgenden beschriebenen Methode können Sie alle Kleinsäuger ausnehmen und abbalgen. Bevor Sie mit dem Ausnehmen beginnen, pressen Sie den Urin aus der Harnblase, indem Sie den Kadaver an den Vorderläufen fassen und von der Brust abwärts in Richtung Darm drücken. Achten Sie darauf, dass der Urin von Ihnen wegspritzt. Auch sämtliche Sekret absondernden Drüsen sind zu entfernen – beim Kaninchen die Analdrüsen –, die das Fleisch verderben könnten.

AUSNEHMEN

Ein Tier sollte, wenn möglich, komplett verwertet werden. Wenn Ihr Lager sich in der Nähe eines Wasserlaufs befindet, bewahren Sie die Eingeweide als Fischköder auf. Gesunde Innereien können Sie essen – die Leber z. B. ist vitamin- und mineralienreich und hat eine kurze Garzeit (möglichst frisch verzehren und Gallenblase entfernen!). Das Gleiche gilt für die Nieren. Werfen Sie blasse, fleckige Organe weg.

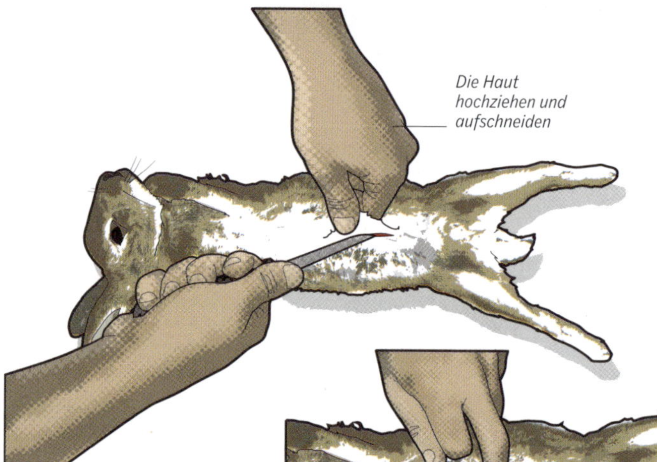

1. Legen Sie den Kadaver auf einer sauberen Unterlage, z. B. Kiefernzweigen, auf den Rücken. Der Kopf zeigt zu Ihnen. Schneiden Sie ein kleines Loch in den Bauch, ohne die Eingeweide zu verletzen.

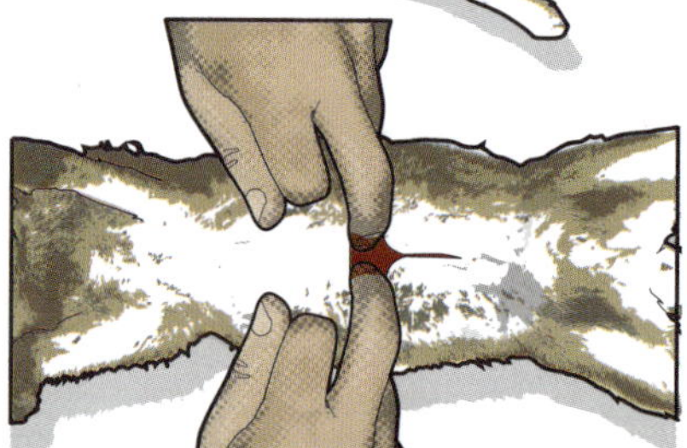

2. Spreizen Sie die Haut am Einschnitt und schieben Sie einen Finger jeder Hand in die Öffnung.

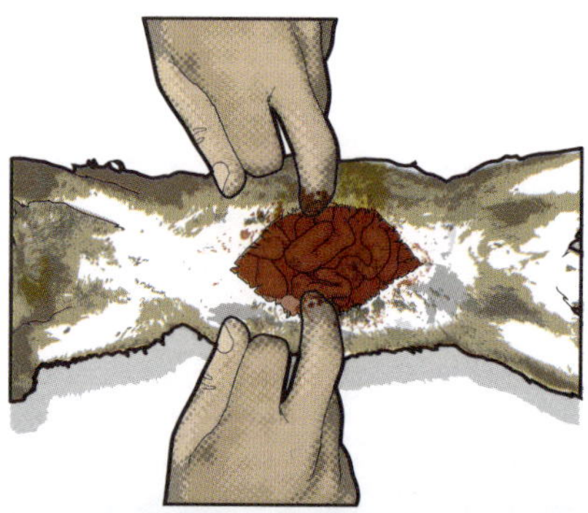

3. Brechen Sie die Bauchdecke auf, und entfernen Sie die Gedärme, Herz, Leber und Nieren. Waschen Sie sich die Hände, ehe Sie das Tier häuten.

ACHTUNG!
Kaninchen sind einfach zuzubereiten, doch ihr Fleisch ist mager und nicht besonders vitaminreich. Wenn Sie sich ausschließlich von Kaninchenfleisch ernähren, werden sich jedoch irgendwann Mangelerscheinungen einstellen. Möglicherweise bekommen Sie Durchfall. Eine einseitige Ernährung ist generell wenig empfehlenswert. Sie sollten Ihren Speiseplan wenn möglich auf jeden Fall durch pflanzliche und fettreichere Nahrung ergänzen.

ABBALGEN

Wenn Sie das Fell aufbewahren möchten (z. B. um sich Fäustlinge zu nähen), sollten Sie beim Abbalgen sehr vorsichtig vorgehen. Der abgezogene Balg muss stark gedehnt werden. Lassen Sie ihn in der Sonne oder in der Nähe eines Feuers trocknen. Einreiben mit Holzasche beschleunigt den Prozess.

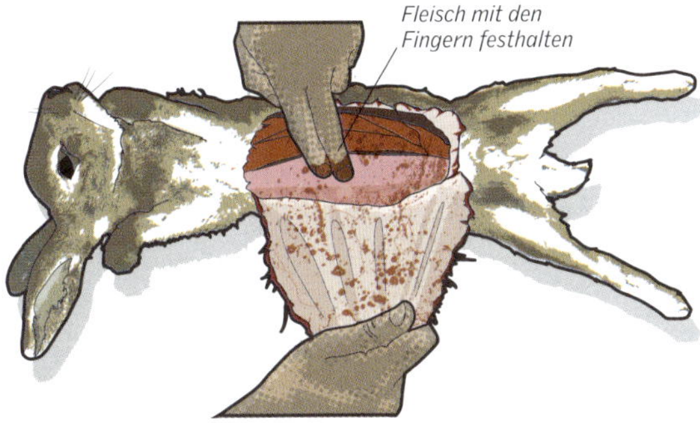

1 Lösen Sie, am Bauch beginnend, die Haut vom Muskelfleisch. Wenn Sie mit zwei Fingern Gegendruck ausüben, lässt sie sich ziemlich einfach abziehen. Sobald Sie den Rücken erreicht haben, die andere Seite häuten.

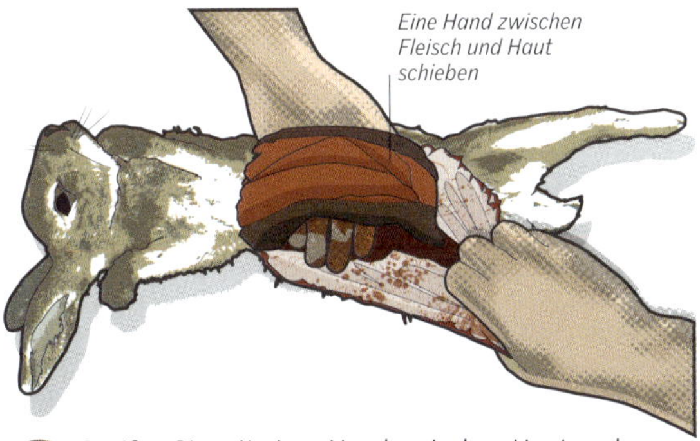

2 Greifen Sie mit einer Hand zwischen Haut und Rückenmuskeln und ziehen Sie die Haut nacheinander über beide Hinterläufe. Den nicht gehäuteten Schwanz abschneiden und die Analdrüsen entfernen.

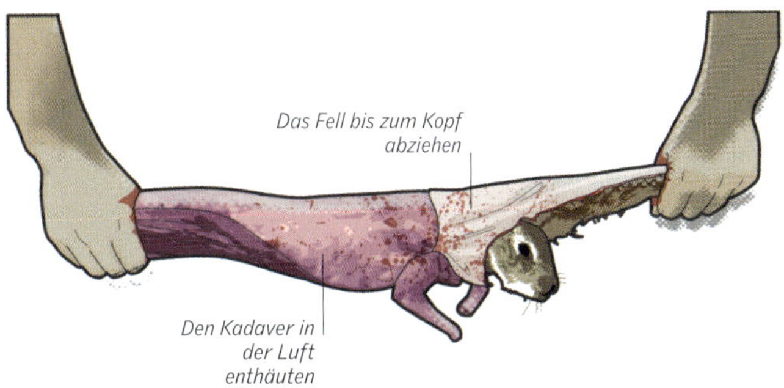

3 Halten Sie den Kadaver an den Hinterläufen fest und ziehen Sie ihm die Haut zuerst über die Vorderläufe, dann über den Nacken. Schneiden Sie den Kopf ab. Waschen Sie das enthäutete Kaninchen sorgfältig.

KLASSISCHE METHODE

Diese Methode hat den Vorteil, dass der Kadaver nicht mit dem Boden in Berührung kommt. Hängen Sie ihn an den Hinterläufen auf, um die Haut abzuziehen.

- Wenn Sie kein Messer haben, brechen Sie einen Vorderlauf und verwenden einen scharfen Knochensplitter zum Schneiden.
- Nehmen Sie das Tier aus und schneiden Sie die Haut um alle vier Pfoten und zwischen den Hinterläufen ein.
- Ziehen Sie den Balg nach unten ab.
- Die Haut über den Kopf ziehen oder den Kopf abschneiden.

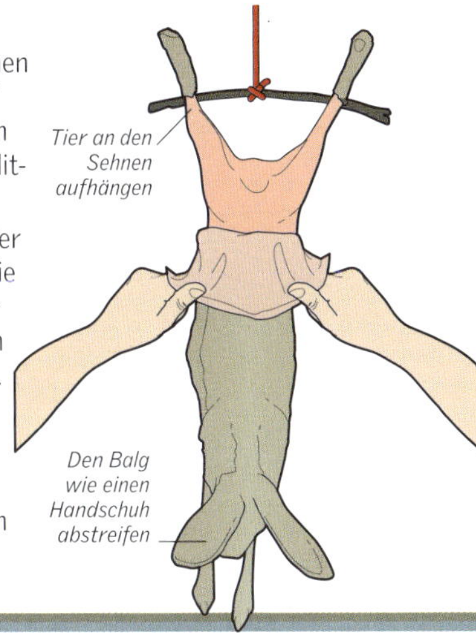

HÄUTEN EINES EICHHÖRNCHENS

Eichhörnchenfleisch ist zart und schmackhaft. Nach dem Abbalgen können Sie es auf einen Spieß stecken und über dem Feuer braten oder Sie schneiden das Fleisch in Stücke und schmoren es. Ein großes Tier reicht für zwei Personen.

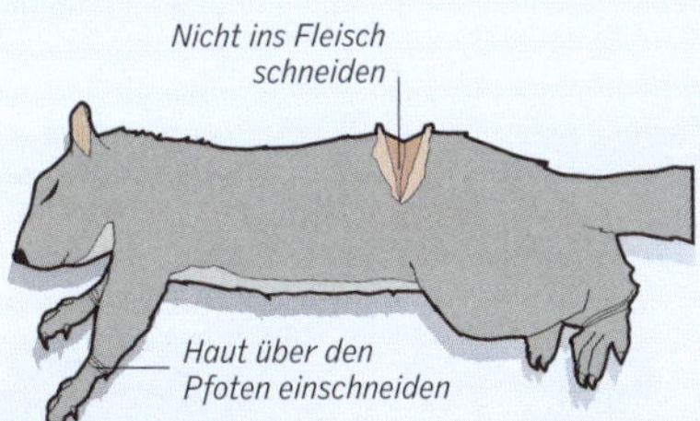

1 Nehmen Sie das Tier aus (s. linke Seite), schneiden Sie die Haut um die Pfoten ein und setzen Sie einen weiteren Schnitt quer über die Rückenmitte.

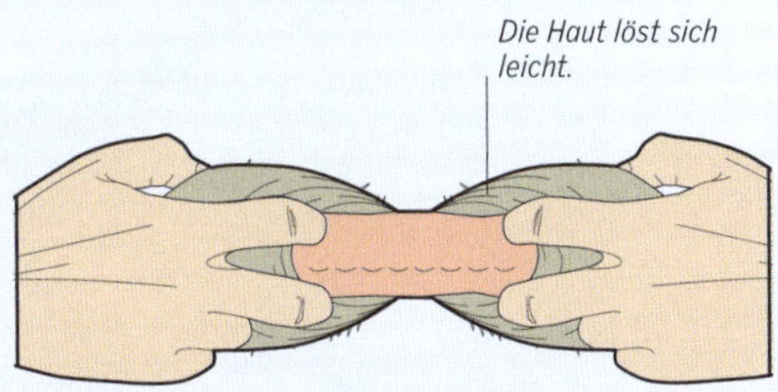

2 Spreizen Sie die Haut auf beiden Seiten des Schnitts mit den Fingern und ziehen Sie sie ab. Waschen Sie das abgebalgte Tier sorgfältig.

GROSSE SÄUGETIERE

GENERELL SIND ALLE großen Säugetiere essbar. Auf die Leber von Eisbären oder Bartrobben allerdings sollten Sie verzichten, denn sie enthält toxische Dosen Vitamin A. Wild ist häufig von Parasiten und Spulwurmlarven befallen. Garen Sie Wild deshalb immer gut durch, um sich nicht zu infizieren.

ACHTUNG!
Nähern Sie sich Wild nur vorsichtig, denn vor allem verwundete Tiere sind extrem gefährlich. Wenn Sie nicht wissen, ob ein Tier bereits tot ist, berühren Sie eines seiner Augen mit einem langen Stock. Sofern es noch lebt, wird es blinzeln. Schlachten, häuten und weiden Sie Tiere immer dort aus, wo sie gejagt wurden, damit der Geruch nach frischem Blut keine Raubtiere oder Aasfresser zu Ihrem Lagerplatz lockt.

VORBEREITUNG

Große Tiere, z.B. Rehe, hochzuheben, kostet Kraft. Wenn Sie alleine sind, weiden Sie das Tier auf dem Boden aus. Zu mehreren können Sie den Kadaver an den Hinterläufen bzw. Fußgelenken zum Ausbluten, Häuten und Ausnehmen an einen kräftigen Ast oder ein selbst gebautes Gestell hängen.

AUSBLUTEN

Es ist wichtig, den Kadaver ausbluten zu lassen, damit das Fleisch nicht verdirbt und zu stark nach Wild schmeckt. Blut ist reich an Vitaminen und Mineralien (u.a. enthält es Salz). Schlitzen Sie dem Tier die Kehle von einem Ohr zum anderen auf, und fangen Sie das Blut in einem Behälter auf, um es später zum Schmoren zu verwenden. Setzen Sie einen Deckel auf, damit keine Fliegen angezogen werden.

HÄUTEN

Wenn Sie das Fell aufbewahren möchten, schlagen Sie das Tier am besten vor dem Ausnehmen aus der Decke, wie die Jäger sagen. Schlitzen Sie das Bauchfell vom Kinn bis zum Schwanz auf. Schneiden Sie an allen vier Läufen die Haut zwischen Fuß und Bauch ein. Wenn das Tier auf dem Boden liegt und Sie das Fell nicht brauchen, decken Sie das Fleisch damit zu, bis Sie den Kadaver ganz zerlegt haben.

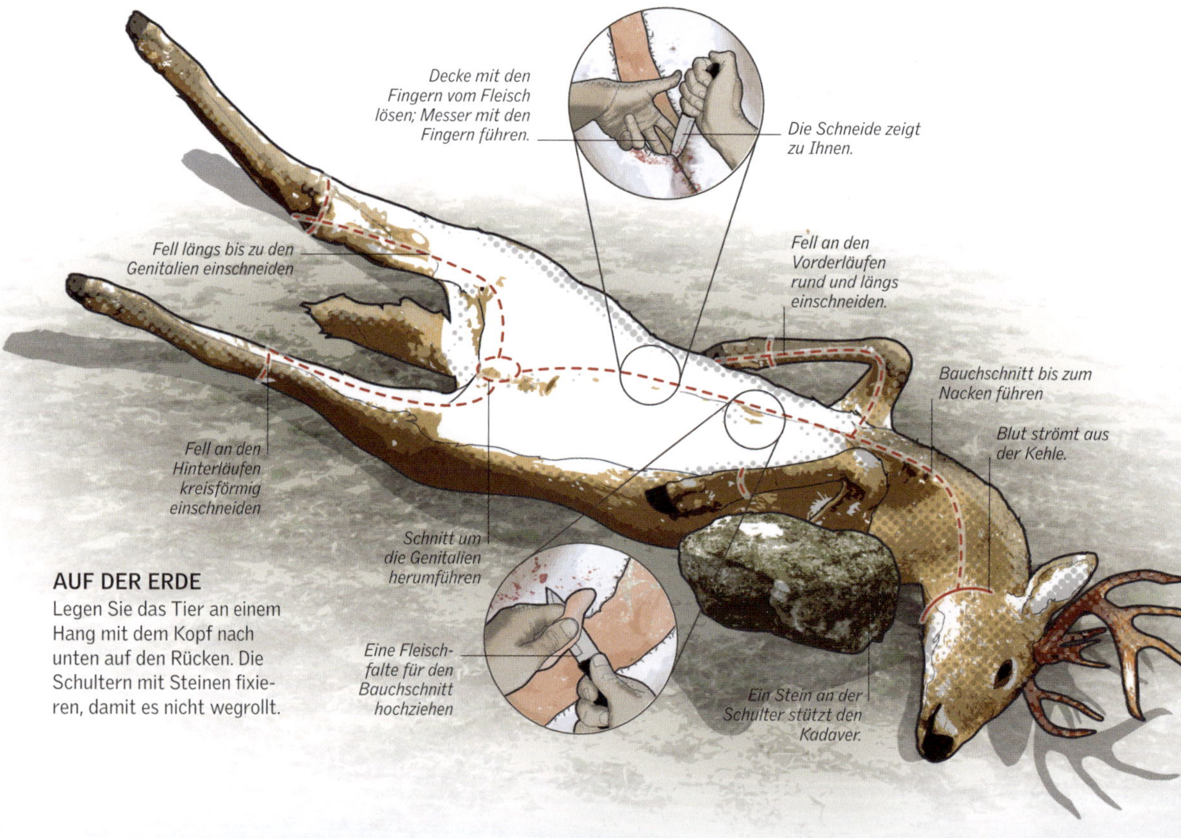

AUF DER ERDE

Legen Sie das Tier an einem Hang mit dem Kopf nach unten auf den Rücken. Die Schultern mit Steinen fixieren, damit es nicht wegrollt.

AUFBRECHEN IN RÜCKENLAGE

Untersuchen Sie Herz, Leber und Nieren auf Parasiten. Wenn die Organe einwandfrei sind, bewahren Sie sie auf. Flecken auf der Leber weisen auf eine Erkrankung hin; werfen Sie dann alle Innereien weg und kochen Sie das Fleisch.

1 Fleisch über dem Brustbein hochziehen und einen Schnitt machen, in den zwei Finger passen. Innere Organe nicht verletzen!

- Führen Sie das Messer mit den Fingern bis zum After und darum herum. Die Messerspitze zeigt nach oben.

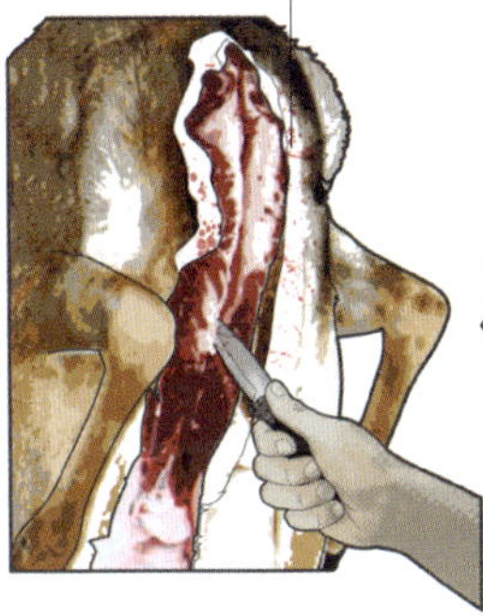

2 Sägen Sie die äußere Muskelschicht und das Brustbein durch, um den Brustkorb zu öffnen.

3 Durchtrennen Sie mit dem Messer das Zwerchfell. Versuchen Sie den Schnitt möglichst dicht an der Wirbelsäule entlangzuführen.

- Entnehmen Sie vorsichtig die Leber. Achtung: Gallenblase nicht verletzen!

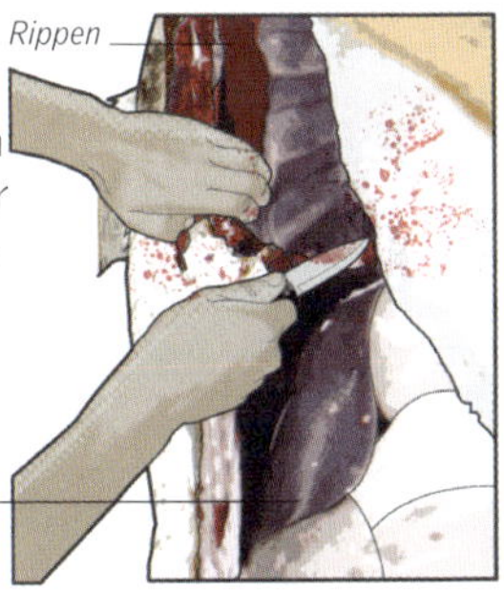

4 Durchtrennen Sie die Luftröhre und die Speiseröhre. Umfassen Sie sie mit einer Hand und ziehen Sie mit einem Griff sämtliche Eingeweide aus dem Kadaver.

- Prüfen Sie, ob der Anus kotfrei ist. Zur Not durchfassen.

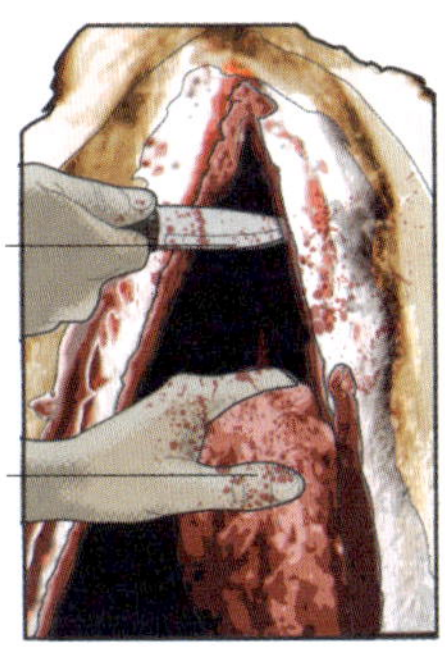

INNEREIEN AUFBEWAHREN!

Wenn Sie einen passenden, dicht verschließbaren Transportbehälter haben, nehmen Sie Innereien, Geschlechtsorgane und Drüsen mit in Ihr Camp. Sie lassen sich als Fischköder verwenden. Die Fettschicht, die sie umgibt, können Sie mitkochen.

ZERLEGEN

Größeres Wild sollten Sie in transportgerechte Portionen zerlegen. Durch Entbeinen reduziert sich das Gewicht weiter. Packen Sie das Fleisch ein, damit es sauber bleibt und keine Fliegen anzieht. In heißen Regionen lagern Sie es im Schatten. Wie ein Kadaver zerlegt wird, hängt u. a. von der Spezies ab. Rücken, Hüfte und Keulen enthalten in der Regel die besten Stücke.

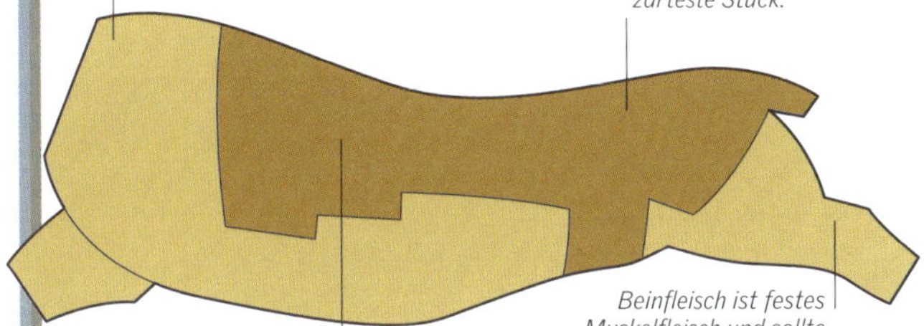

VERWENDUNG VON HÄUTEN

Wenn möglich, sollten Sie das Fell aufbewahren. Man kann es als Decke oder Kleidungsstück verwenden. Leder eignet sich für Gurte, Sehnen für Seile (s. S. 140).

TIERHÄUTE GERBEN

Um ein Tierfell zu reinigen, spannen Sie es am besten auf einen Rahmen. Schaben Sie Fett- und Fleischreste mit einem scharfkantigen Stein oder einem Stück Knochen sorgfältig ab. Jedes Säugetier, ausgenommen der Büffel, besitzt genug Hirnmasse, um ein Fell damit zu gerben. Verrühren Sie das Hirn gut mit warmem Wasser, reiben Sie die Haut mit der Mischung ein und lassen Sie alles 24 Stunden trocknen.

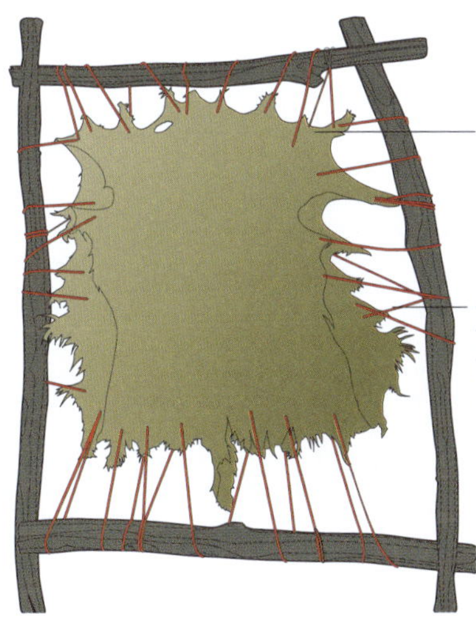

SONSTIGE TIERE

WENN SIE IHRE NÄCHSTE MAHLZEIT planen, sollten Sie alle Tierarten in Erwägung ziehen. Wirbellose sind viel weiter verbreitet und häufiger als Säugetiere und wesentlich bequemer zu sammeln und zuzubereiten. Reptilien und Amphibien eignen sich ebenfalls als Nahrungsquelle.

ÜBERLEBENSNAHRUNG

Der Gedanke an den Verzehr von Raupen oder Grashüpfern ist nicht gerade verlockend, doch in einer Survival-Situation haben Sie vielleicht keine Wahl. Vergessen Sie nicht, dass diese Tiere in manchen Kulturen als Delikatesse gelten. Nicht alle schmecken allerdings. Sie können sie gehackt einem Schmorgericht beigeben.

NACKTSCHNECKEN, GEHÄUSESCHNECKEN, WÜRMER

Nacktschnecken ernähren sich oft von Giftpilzen und eignen sich daher nicht zum Verzehr. Gehäuseschnecken sollten Sie entweder 24 Stunden hungern lassen oder mit sicherer Nahrung, z. B. wildem Knoblauch, füttern. Sie können sie in Wasser kochen oder mitsamt der Schale in der Glut backen. Achtung: Meeresschnecken und Schnecken mit leuchtend gefärbten Gehäusen können giftig sein. Erdwürmer sind roh und gekocht essbar. Legen Sie sie vor dem Kochen in Salzwasser.

ESSBARE INSEKTEN

Insekten sind sehr proteinreich. Meiden Sie jedoch behaarte, leuchtend gefärbte und faulig riechende Insekten (einschließlich ihrer Larven) sowie Arten, die stechen oder beißen. Ameisen und Honigbienen sind jedoch essbar. Die meisten Insekten können roh verzehrt werden, es sei denn, sie besitzen einen Panzer wie z. B. Käfer.

SPRINGSCHRECKEN

Springschrecken haben große Beinmuskeln und sind gegart recht schmackhaft (meiden Sie leuchtend gefärbte Tiere). Entfernen Sie vor dem Braten Fühler, Flügel und untere Beinsegmente.

WITCHETTY-MADEN

Witchetty-Maden sind nährstoffreiche Delikatessen aus dem australischen Busch. Man kann sie – wie die Larven des Palmbohrers – roh und gebraten essen. Gebraten schmecken sie wie Rühreier.

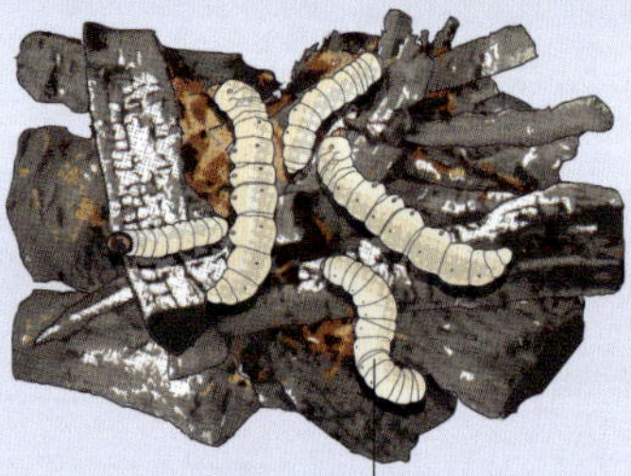

Große weiße Maden sind reich an Protein und Kalzium.

AMPHIBIEN UND REPTILIEN

Alle Echten Frösche (s. S. 292–293) sind essbar. Am meisten Fleisch liefern die Hinterbeine. Nehmen Sie keine Kröten oder leuchtend bunte tropische Frösche zu sich – viele von ihnen sondern hochgiftige Hautsekrete ab. Eidechsen und Schlangen sind eine gute Proteinquelle. Nach dem Häuten und Ausnehmen können sie an einem Spieß gebraten oder klein geschnitten und gekocht werden. Den Schlangenkopf müssen Sie wegwerfen. Schlangenfleisch schmeckt wie Hühnchen.

1 Halten Sie die tote Schlange direkt hinter dem Kopf fest und schneiden Sie den Körper etwa 15 cm unterhalb davon ab.

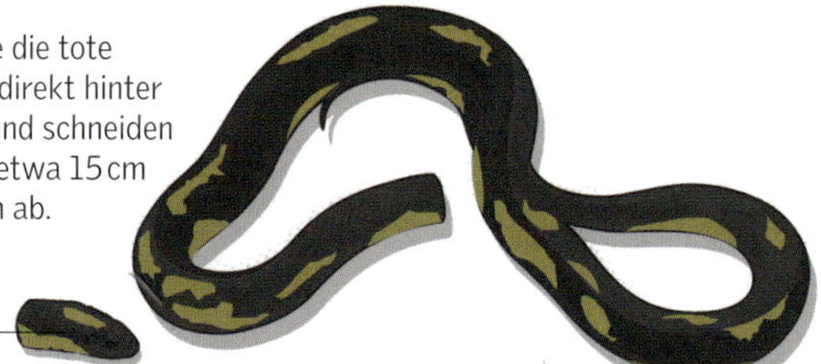

2 Schlitzen Sie den Bauch mit einem scharfen Messer auf und entnehmen Sie die Eingeweide. Werfen Sie sie weg oder bewahren Sie sie als Köder auf.

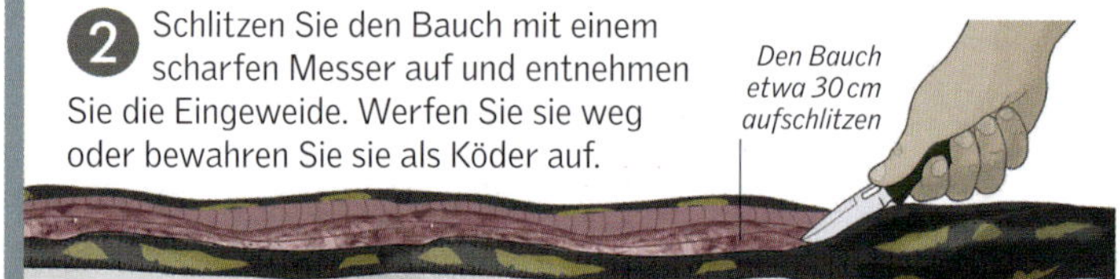

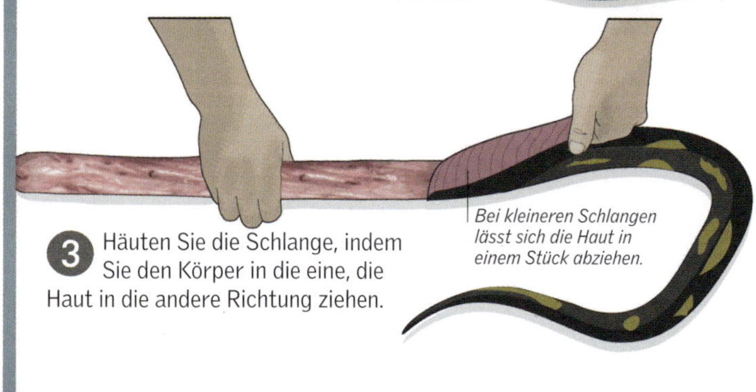

3 Häuten Sie die Schlange, indem Sie den Körper in die eine, die Haut in die andere Richtung ziehen.

KRABBEN ZUBEREITEN

Nehmen Sie sich vor den kräftigen Scheren in Acht – am besten binden Sie sie zu. Töten Sie die Krabbe mit einem gezielten Messerstich zwischen die Panzerplatten oder werfen Sie sie in kochendes Wasser. Die Garzeit beträgt etwa 15 Minuten.

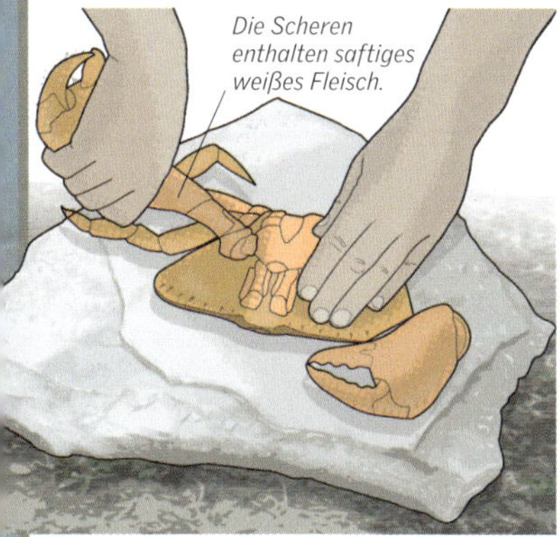
Die Scheren enthalten saftiges weißes Fleisch.

1 Legen Sie die gekochte Krabbe auf den Rücken und drehen Sie Scheren und Beine ab. Schlagen Sie die Schalen mit einem Stein auf.

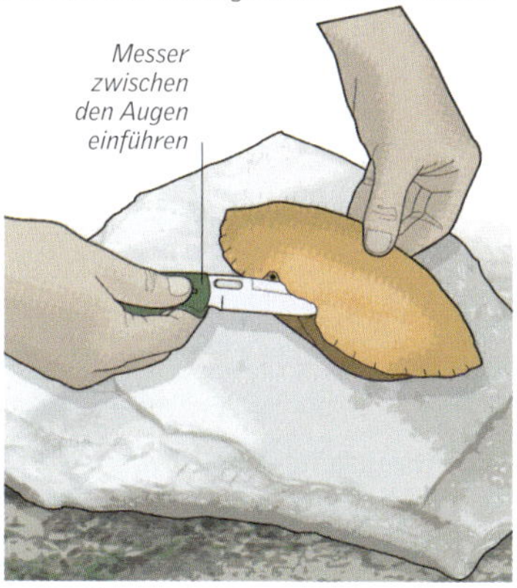

1 Öffnen Sie den Körper, indem Sie ein Messer zwischen die beiden Panzerplatten schieben und drehen. Untere Schale entfernen.

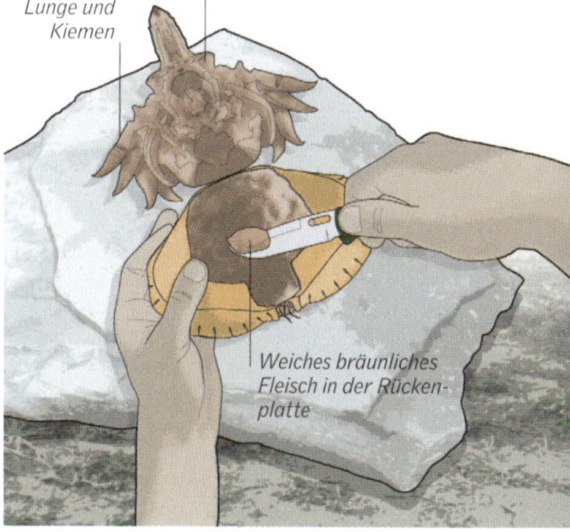
Magensack sitzt zwischen den Augen.
Lunge und Kiemen
Weiches bräunliches Fleisch in der Rückenplatte

1 Entfernen Sie Kiemen, Lunge, Magensack und bei weiblichen Tieren den Rogen. Schaben Sie das Fleisch aus dem Panzer.

KRUSTEN- UND SCHALTIERE

Krusten- und Schaltiere findet man sowohl in Flüssen als auch in Seen und im Meer. Sammeln Sie keine Meeresfrüchte, die sich außerhalb der Flutzone oder in der Nähe einer Verschmutzungsquelle angesiedelt haben. Die Tiere müssen lebend geerntet – Muscheln klappen bei Berührung ihre Schalen zu, Napfschnecken kleben am Felsen fest – und sofort gekocht und gegessen werden.

ACHTUNG!
In den Tropen sollten Sie im Sommer keine Muscheln essen; sie können giftig sein. Schwarze Bohnenmuscheln an den arktischen und subarktischen Küsten sind immer giftig. Eine Muschelvergiftung macht sich mit Übelkeit, Erbrechen, Durchfall, Bauchschmerzen und Fieber bemerkbar.

AUSTERN ÖFFNEN

Austern sind reich an Vitaminen und Mineralien. Schieben Sie ein stumpfes Messer am Scharnier zwischen die Schalen und öffnen Sie sie mit einer schnellen Drehbewegung. In einer Notlage sollten Sie Austern lieber 5 Minuten kochen. Die Schalen öffnen sich dann von selbst. Essen Sie keine Austern, deren Schalen sich beim Kochen nicht öffnen.

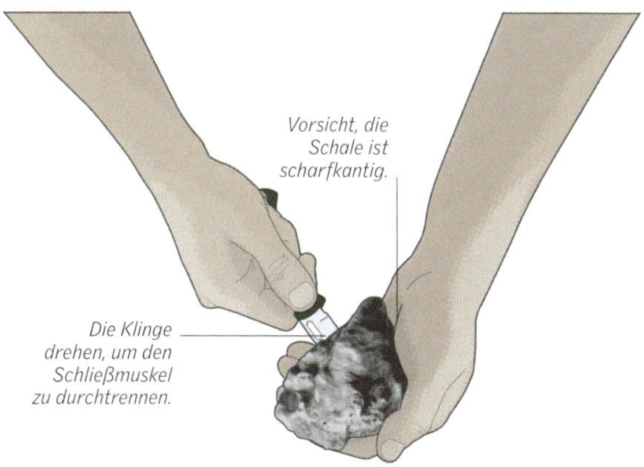

SHRIMPS, KRABBEN UND HUMMER

Kleine Krustentiere wie Shrimps und Garnelen sollten Sie etwa 5 Minuten in Wasser kochen. Bei größeren Krustentieren wie Krabben und Hummern beträgt die Kochzeit bis zu 20 Minuten. Garnelen eignen sich auch zum Grillen. Spießen Sie sie auf Grünholzspieße und garen Sie sie über der Glut eines Feuers.

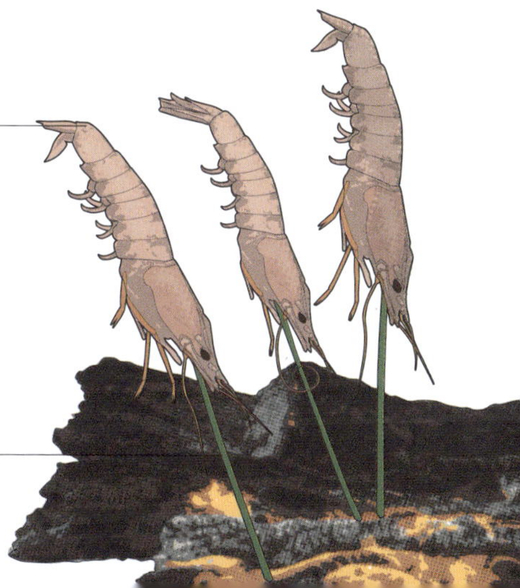
Die Schale färbt sich beim Garen rosa.
Die Spieße schräg in die Glut stecken

VÖGEL FANGEN

SCHLINGEN, NETZE, TUNNELS ODER KÄFIGE sind hervorragende Vogelfallen. Sie können aber auch versuchen, Vögel mit einer Waffe zu jagen. In beiden Fällen müssen Sie ihr Verhalten studieren und Ihre Fang- oder Jagdtechnik darauf abstimmen. Auch ihre Schlaf- und Futterplätze und ihre Flugrouten sollten Sie kennen.

ACHTUNG!
Sowohl das Sammeln von Vogeleiern als auch das Fangen von Vögeln, besonders aus der Luft, ist in vielen Ländern verboten. Vor allem viele Singvögel sind geschützt. Deshalb nur im Extremfall Nester ausnehmen oder Vögel töten.

4ER-FALLE

Diese Falle eignet sich zum Fangen von Bodenvögeln (oder kaninchengroßen Säugetieren), die dabei weder verletzt noch getötet werden sollen. Sie können also selbst bestimmen, wann Sie Ihre Beute zu Frischfleisch verarbeiten wollen. Der Auslösemechanismus sieht aus wie eine »4«.

KONSTRUKTION

Sie brauchen drei Stöcke (für den Köder, den Haltestift und den Auslöser) mit unterschiedlichen Kerben.

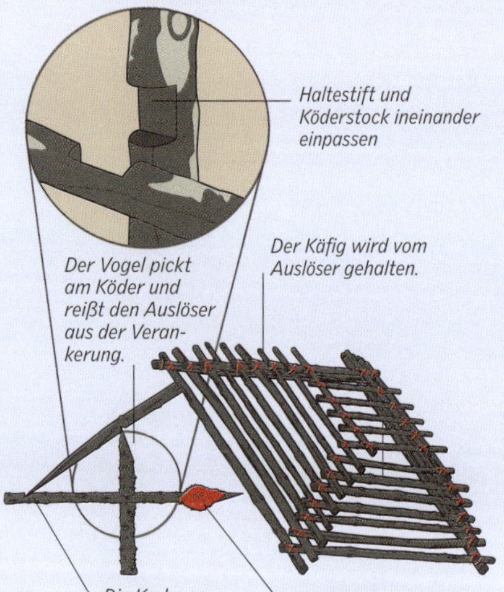

BAU DES KÄFIGS

Bauen Sie eine Holzpyramide, indem Sie kleiner werdende Holzquadrate aufeinanderschichten und an den Ecken fixieren. Den Käfig über dem Auslöser ausbalancieren.

BODENBRÜTER

Federwild wie Wachteln und Aasfresser wie Krähen lassen sich mit den richtigen Ködern in Fallen locken. Wasservögel, z.B. Enten und Gänse, sind im Spätsommer in der Mauser und dann eine relativ leichte Beute, weil sie nicht wegfliegen können.

TUNNELFALLE

Eine Tunnelfalle eignet sich zum Fangen von Federwild. Die Konturfedern dieser Vögel sind sehr steif. Wenn ein Vogel versucht, sich rückwärts aus der Falle zu befreien, verkeilen sich die Federn in der Wand.

- Graben Sie in Bodennähe einen spitz zulaufenden Tunnel in die Erde.
- Legen Sie mit Ködern (Samen oder Beeren) eine Spur zu dem Tunnel.
- Der Vogel dringt beim Fressen in den Tunnel vor und bleibt stecken.

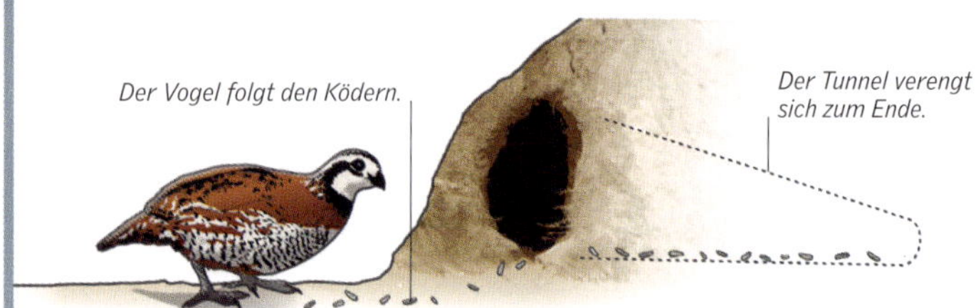
Der Vogel folgt den Ködern.
Der Tunnel verengt sich zum Ende.

VÖGEL IM FLUG FANGEN

Ein feinmaschiges Netz zwischen zwei Bäumen ist eine effektive Methode, um Vögel zu fangen. Eine Bola zu werfen verlangt mehr Geschick. Der Vogel verfängt sich in den wirbelnden Seilen.

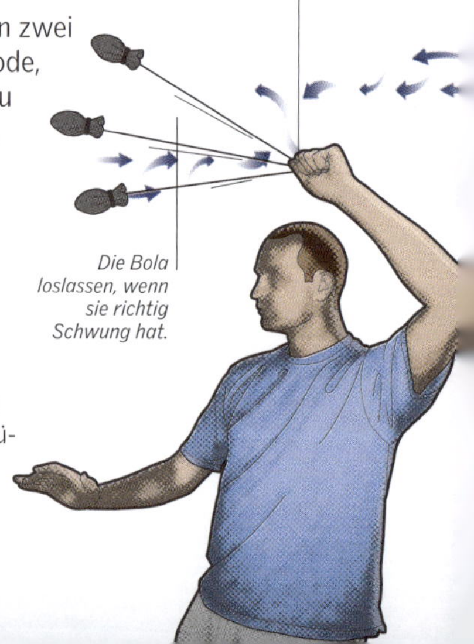

EINE BOLA BASTELN

Binden Sie drei 1m lange Seile an einem Ende mit einem Überhandknoten zusammen (s.S.143). Legen Sie 3 je etwa 200g schwere Steine jeweils auf ein Stück Stoff, verschnüren Sie den Stoff und fixieren Sie die Säckchen an den Seilenden.

VÖGEL IM NEST FANGEN

Vögel sind Gewohnheitstiere. Sie kehren normalerweise jede Nacht zum selben Schlafplatz zurück und sind nur selten im Dunkeln unterwegs. Im Schutz einer Baumkrone sind sie relativ sicher vor Raubtieren. Viele Vögel sind während der Brutzeit eine besonders leichte Beute, denn sie verlassen das Nest stets nur für kurze Zeit. Allerdings sollten Sie nistende Vögel nur im äußersten Notfall fangen.

BAU EINER SCHLINGENFALLE

Diese Falle eignet sich für Vögel, die auf Bäumen schlafen. Sobald Sie einen Vogel gefangen haben, entfernen Sie ihn aus der Schlinge, denn sein Gezeter wird Artgenossen warnen und vertreiben.

- Stellen Sie mehrere Schlingen (s. S. 216–217) mit einem Durchmesser von etwa 2,5–5 cm her, je nach Größe des Vogels.
- Befestigen Sie die Schlingen nahe beieinander in Kerben an einem langen Stock. Die Schlingen zeigen nach oben.
- Binden Sie den Stock an einem Ast fest, auf dem nachts Vögel schlafen.

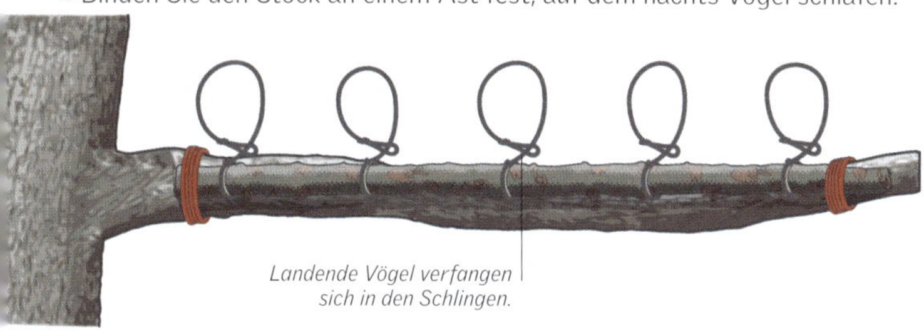

FASANENFALLE

Fasanen suchen zum Schlafen immer denselben Ast auf und verlassen ihn nicht mehr, sobald es dunkel ist. Um einen schlafenden Fasan zu fangen, halten Sie ihm den Stock vor die Nase. Der Vogel wacht auf und knabbert an der Folie. Sobald er den Kopf durch die Schlinge steckt, ziehen Sie am Seil.

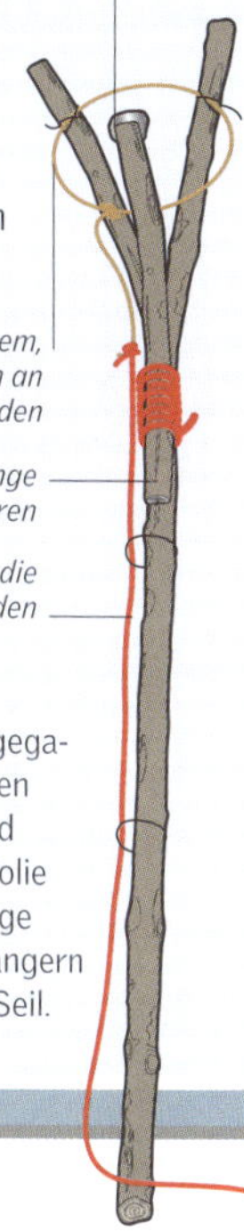

BAU DER FALLE

Schneiden Sie einen langen, gegabelten Ast ab. Binden Sie einen kürzeren Stock in das »V« und befestigen Sie ein Stück Alufolie daran. Fixieren Sie die Schlinge locker an der Gabel und verlängern Sie das lose Ende mit einem Seil.

GALGENFALLE

Enten kommen tagsüber oft ans Ufer und schlafen nachts auf dem Trockenen. Mit dieser Methode fangen Sie sie:

- Schneiden Sie mehrere Schösslinge zu und fertigen Sie Schlingen aus doppelt gelegtem Draht (s. S. 216).
- Stecken Sie die Schösslinge etwa 30 cm vom Ufer entfernt bogenförmig in den Boden. Die Enden sollten sich überschneiden.
- Platzieren Sie die Schlingen über den Laufwegen der Enten. Blockieren Sie die Zwischenräume mit Holzklötzen.
- Hängen Sie eine Schlinge an jeden Bogen.

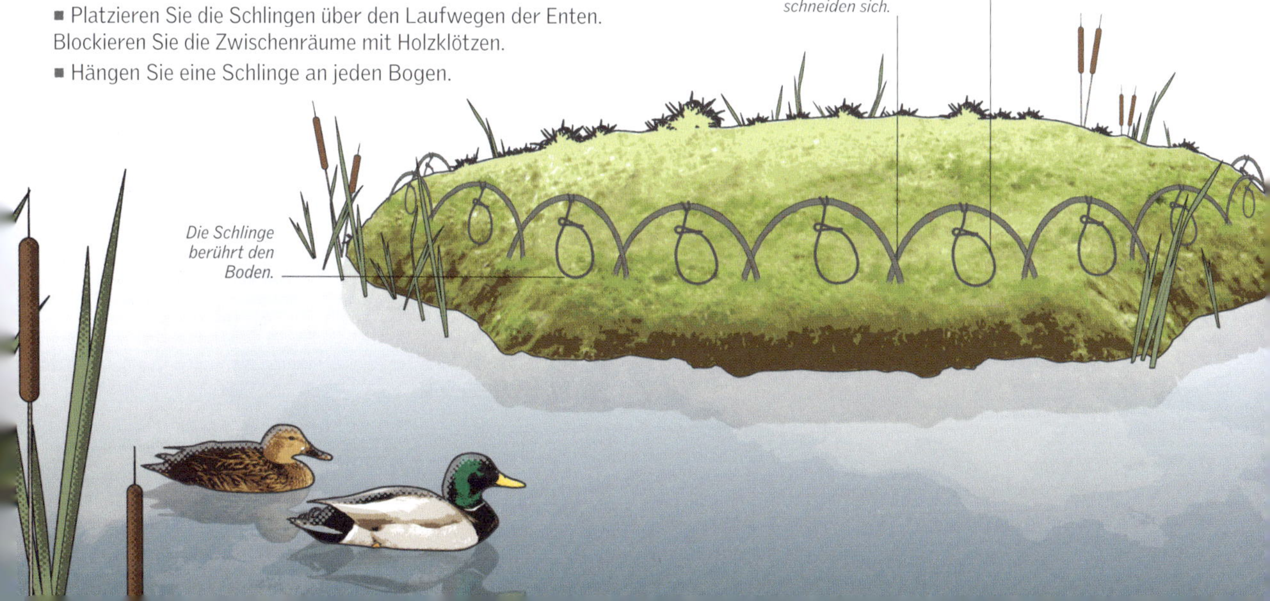
Der Schlingendurchmesser beträgt etwa 5 cm.
Die Bogen überschneiden sich.
Die Schlinge berührt den Boden.

VÖGEL ZUBEREITEN

FEDERWILD UND WASSERVÖGEL sind in kulinarischer Hinsicht die beliebtesten Wildvögel, doch alle Vögel sind – richtig zubereitet – essbar. Am schnellsten gewinnt man das Fleisch durch Enthäuten des Tieres – allerdings unter Verzicht auf die nährstoffreiche Haut, deshalb Vögel besser rupfen.

ACHTUNG!
Meiden Sie Raubvögel und Aasfresser wie Krähen, Bussarde und Geier, denn sie sind häufig voller Läuse und Zecken und neigen zu Infektionskrankheiten.

- Das Fleisch dieser Vögel mindestens 30 Minuten garen, um Krankheitserreger abzutöten. Beim Garen wird es außerdem zarter.
- Waschen Sie sich immer die Hände, wenn Sie einen Vogel angefasst haben.

VORBEREITUNG

Wenn der Vogel noch lebt, müssen Sie ihn töten, z.B., indem Sie seinen Hals lang ziehen und ihm die Kehle durchschneiden (die beste Methode zum Töten von Federwild ist unten beschrieben). Vor dem Rupfen müssen Sie den Vogel ausbluten lassen. Rupfen Sie ihn, solange der Körper noch warm ist.

FEDERWILD TÖTEN

Um einen Fasan oder ein Rebhuhn schnell und schmerzlos zu töten, legen Sie dem Vogel die Flügel an und klemmen ihn unter den Arm. Bedecken Sie seinen Kopf mit Ihrer Jacke, um ihn zu beruhigen (und das Risiko, durch Klauen- oder Schnabelhiebe verletzt zu werden, zu senken). Legen Sie einen etwa 60 cm langen Stock auf den Boden und schieben Sie den Kopf des Vogels darunter. Stellen Sie sich, den Kopf in der Mitte, auf den Stock, und ziehen Sie den Vogel kräftig an den Beinen – der Kopf wird abgetrennt.

WILDERERMETHODE
Legen Sie den toten Vogel mit dem Bauch nach unten auf den Boden. Der Kopf zeigt zu Ihnen. Stellen Sie einen Fuß auf jeden Flügel, packen Sie das Tier an den Beinen, und ziehen Sie kräftig daran. Beine und Brustfleisch lösen sich vom restlichen Körper. Mit einem scharfen Ruck entfernen Sie die Innereien. In einer Überlebenssituation ist dies eine gute Methode, ohne Messer oder Rasierklinge das Fleisch auszulösen.

EINEN VOGEL RUPFEN

Wenn Sie den Vogel vor dem Rupfen in heißes (nicht kochendes) Wasser tauchen, lösen sich die Federn leichter. Bei Wasser- und Seevögeln ist es genau umgekehrt – ihre Federn haften dann umso fester. Den Vogel auf keinen Fall zu stark erhitzen.

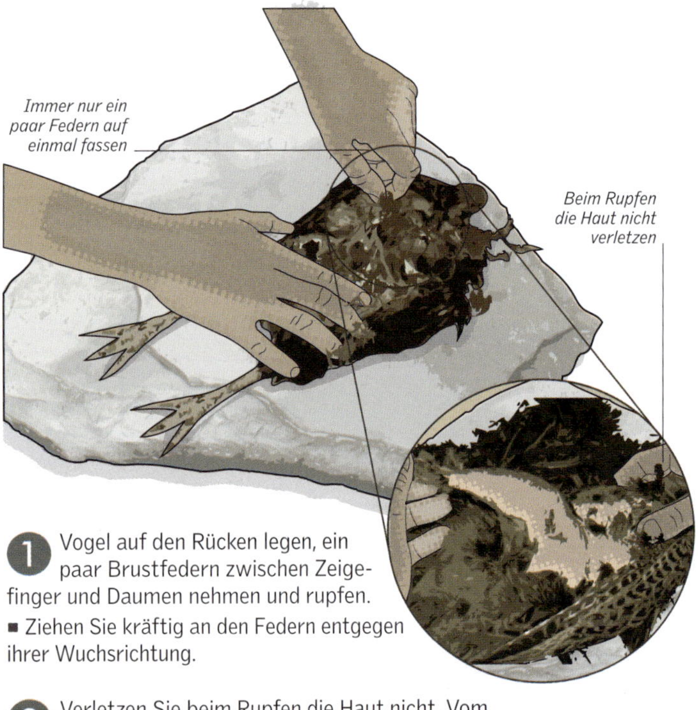

1. Vogel auf den Rücken legen, ein paar Brustfedern zwischen Zeigefinger und Daumen nehmen und rupfen.
   - Ziehen Sie kräftig an den Federn entgegen ihrer Wuchsrichtung.

2. Verletzen Sie beim Rupfen die Haut nicht. Vom Bauch über die Seiten bis zum Rücken vorarbeiten.
   - Bewahren Sie die Federn auf (außer von Aasfressern, s. Kasten oben). Sie können als Zunder, Dämmmaterial oder Fischköder dienen.

VERWERTBARE EXTRAS

Bewahren Sie die Samen und Beeren auf, die Sie in der Speiseröhre von Federwild finden – Sie können sie als Köder für andere Vögel verwenden. Weibliche Vögel sollten Sie auf Eier untersuchen. Herz und Leber eignen sich nur zum Verzehr, wenn sie in gutem Zustand sind. Alte, fleckige Organe werfen sie weg.

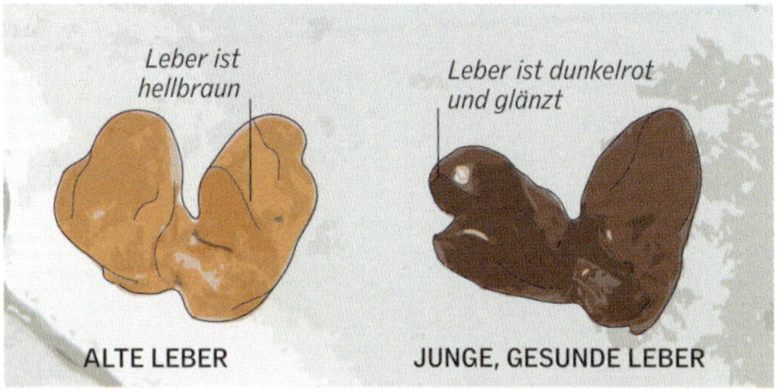

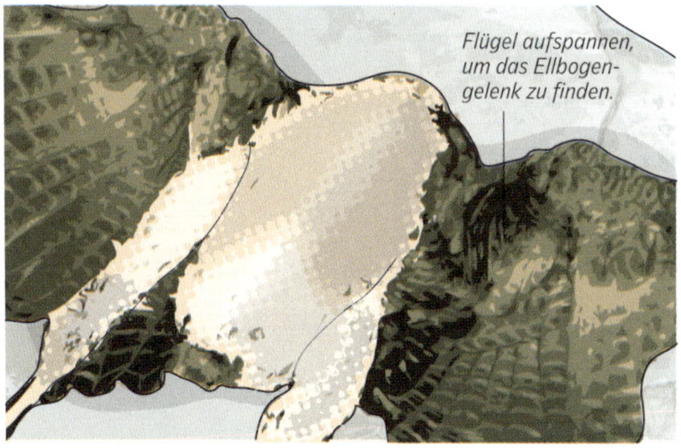

1 Rupfen Sie die Beine und anschließend die Flügel auf dieselbe Weise. Trennen Sie die Flügel zunächst oberhalb der Unterarmknochen ab.

- Schneiden Sie Kopf und Hals des Vogels möglichst nahe am Rumpf ab.

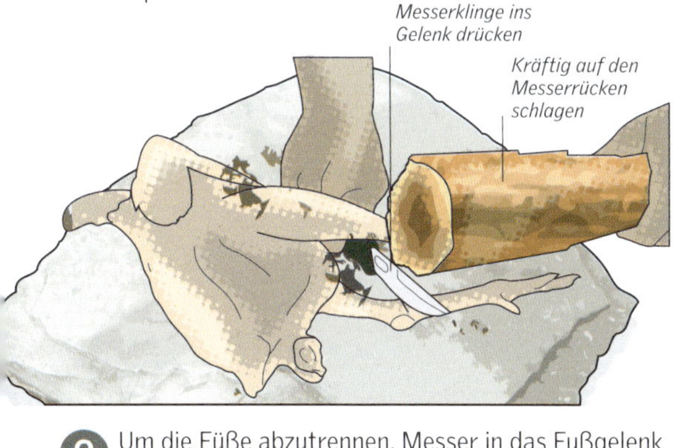

2 Um die Füße abzutrennen, Messer in das Fußgelenk einführen und nach unten drücken.

- Bei einem großen Vogel, etwa einem Truthahn, klopfen Sie mit einem Stock auf den Messerrücken.

VÖGEL AUSNEHMEN

Üblicherweise löst man die oberen Eingeweide am Kopfende und die unteren Eingeweide am Schwanzende aus. Bei der Survival-Methode schlitzt man den Vogel mit einem scharfen Messer von der Kehle bis zum Schwanz auf und entfernt sämtliche Organe mit einem Griff (s. unten). Achten Sie darauf, dass die Gallenblase nicht verletzt wird. Wenn Sie kein Messer haben, können Sie die Haut über dem Bauch auch aufreißen.

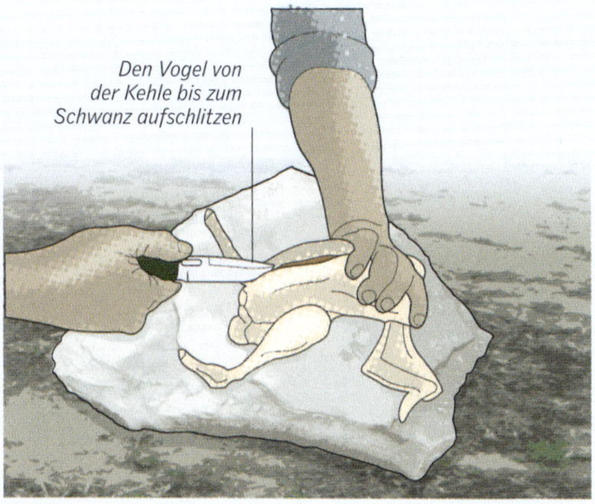

1 Legen Sie den Vogel auf den Rücken und halten Sie ihn mit einer Hand fest. Der Bürzel zeigt zu Ihnen. Führen Sie die Spitze eines scharfen Messers in die Kehle ein.

- Schlitzen Sie den Vogel bis zum Schwanz auf; dabei die Innereien nicht verletzen.

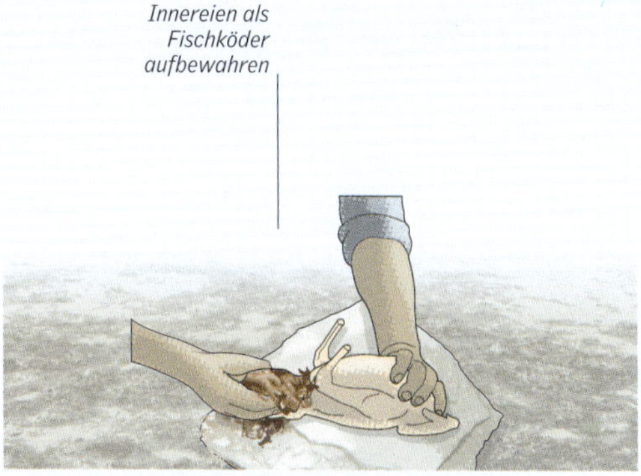

2 Schieben Sie die Finger in die Bauchhöhle und lösen Sie die Innereien aus. Sind Leber und Herz gesund (s. oben links), bewahren Sie sie auf.

- Waschen Sie den Vogel mit kaltem Wasser und waschen Sie dann die Hände sorgfältig.

6

VERHALTEN IN NOTSITUATIONEN

VERHALTEN IN NOTSITUATIONEN

Sie haben erst dann überlebt, wenn Sie gerettet worden sind. Das bedeutet, dass Sie sich entweder selbst aus einer prekären Lage befreien konnten (Selbstrettung) oder von anderen daraus befreit wurden. In manchen Situationen werden Sie entscheiden können, ob Sie Ihre Rettung selbst in die Hand nehmen, in anderen liegt diese Entscheidung nicht bei Ihnen. Die Gründe dafür können ganz unterschiedlich sein: Sie können sich verirrt haben, sitzen in einem überfluteten Gebiet fest oder sind vielleicht durch eine Verletzung nicht in der Lage dazu. In einer solchen Situation ist es wichtig, Aufmerksamkeit zu erregen. Sie müssen versuchen, Kontakt zu Rettungskräften zu bekommen, entweder mit Ihren Ortungshilfen oder durch andere Alarmsignale. Zögern Sie eine mögliche Rettung niemals aus falscher Scham hinaus – das einzig Wichtige ist, dass Sie überleben.

Eine gute Vorbereitung ist der Schlüssel zum Erfolg. Informieren Sie andere über Ihre Pläne, damit jemand Sie vermisst, wenn Sie nicht rechtzeitig

In diesem Abschnitt ERFAHREN SIE ...

- wie man **Überlebenshindernisse erkennt**.
- warum **LEOs** so **wichtig** sind.
- wann man in einer **Holzhütte Feuer** machen sollte.
- dass **Lametta** nicht nur an **Weihnachten** nützlich ist.
- was man **tun sollte**, wenn ein **Flusspferd gähnt**.
- warum man in einer **Lawine »schwimmen«** sollte.
- wie man **Hosenbeine aufbläst**.

zurück sind. Ihre Rettungschancen steigen auch, wenn Sie geeignete Ortungshilfen mitnehmen und wissen, wie man sie am effektivsten einsetzt.

In vielen Survival-Situationen stellt sich die entscheidende Frage, ob Sie dort, wo Sie sind, bleiben oder sich an einen Ort mit besseren Überlebens- oder Rettungschancen begeben sollen. Im Allgemeinen ist Ausharren die bessere Lösung. Allzu leicht trifft man eine überstürzte Entscheidung, die einen nur in noch größere Gefahr bringt.

Ein Handy ist für die meisten Menschen schnell ein unverzichtbarer Gegenstand geworden.

In einer lebensbedrohlichen Situation könnte ein Anruf oder eine Nachricht der schnellste, einfachste und effektivste Weg sein, um jemanden wissen zu lassen, dass Sie in Schwierigkeiten sind.
Ortungshilfe Sie können mit dem Handy auch schnell wichtige Informationen weitergeben, die Rettern helfen – wie Ihre Situation, Lage und den medizinischen Zustand. Die Möglichkeit, mit dem Handy Fotos zu senden, vielleicht von einer Verletzung oder der Umgebung, könnte Rettern auch helfen, richtig zu priorisieren und sich vorzubereiten. Funktionen wie die Taschenlampe und der Kompass sind nützlich. In einer Notlage können Rettungskräfte die Position Ihres Handys tracken.
Netzabdeckung und Batterie Ein Handy ist nicht unfehlbar. Es benötigt ein Funksignal und einen aufgeladenen Akku. Verlassen Sie sich also nicht ausschließlich auf Ihr Handy.
Powerbanks Ein robuster, tragbarer mobiler Zusatzakku kann ein Handy mehrere Male wiederaufladen, während ein Solarladegerät unter günstigen Bedingungen unbegrenzten Strom zum Laden eines Handys liefern kann.

»Sie haben erst **überlebt**, wenn Sie sich **selbst gerettet** haben oder **gerettet worden** sind.«

DIE LAGE EINSCHÄTZEN

WENN SIE NICHT MEHR in unmittelbarer Gefahr sind, überdenken Sie Ihre Lage genau. Zu diesem Zeitpunkt ist es sehr wichtig, klar zu denken – die Entscheidungen, die Sie jetzt treffen, können Entscheidungen über Leben und Tod sein. Meist ist es ratsam, dort zu bleiben, wo man gerade ist, doch diese Maxime lässt sich nicht verallgemeinern: Äußere Umstände und Ihre Möglichkeiten bestimmen mit darüber, was sinnvoll ist und was nicht.

ÜBERLEBENSSTRATEGIEN

In einer Notlage sollten Sie an die vier Prinzipien Schutz, Ortung, Wasser und Nahrung denken. Was am wichtigsten ist, hängt von der jeweiligen Situation ab. Meist sollten Sie zunächst einen sicheren Aufenthaltsort suchen und alles für eine Rettung in die Wege leiten – sofern eine Verletzung oder die Witterungsverhältnisse Sie nicht daran hindern. Die unten aufgeführten Strategien sind als Orientierungshilfe gedacht. Ergreifen Sie die entsprechenden Maßnahmen, um am Leben zu bleiben und gerettet zu werden.

DIE DREIERREGEL

Die Drei ist für Abenteuerreisende eine wichtige Zahl, denn sie markiert mehrere wichtige Zeitlimits. Die Dreierregel kann Ihnen helfen, Entscheidungen nicht hinauszuzögern, sondern tatsächlich zu treffen, vor allem, wenn Sie verletzt sind, weitere schwerere Verletzungen drohen oder eine Naturkatastrophe Sie in Gefahr bringt. Es gilt:

- **3 Sekunden** brauchen Sie, um eine Entscheidung zu fällen.
- **3 Minuten** kommt das Gehirn ohne Sauerstoff aus, ohne irreparabel geschädigt zu sein.
- **3 Stunden** können Sie ungeschützt in extremen Klimaten überleben.
- **Etwa 3 Tage** können Sie ohne Wasser überleben.
- **Etwa 3 Wochen** können Sie ohne Nahrung überleben.

SITUATION EINSCHÄTZEN	REAKTIONSMECHANISMEN	ORTSBESTIMMUNG	ANGST BESIEGEN
▪ Schätzen Sie Ihre Umgebung, Ihren körperlichen Zustand und Ihre Ausrüstung ein. ▪ In einer Gruppe können Sie Aufgaben und Verantwortung teilen. Denken Sie aber daran, dass jeder von den Konsequenzen Ihrer Entscheidungen betroffen ist.	▪ Die meisten Menschen handeln in einer lebensgefährlichen Situation entweder völlig mechanisch (einem angelernten Automatismus entsprechend) oder instinktiv (den Eingebungen von Geist und Körper folgend).	▪ In jeder lebensbedrohlichen Situation ist es hilfreich zu wissen, wo genau man sich befindet, um sinnvolle Entscheidungen über das weitere Vorgehen fällen zu können.	▪ Furcht und Panik können einen Menschen völlig durcheinanderbringen. Es ist daher zwingend erforderlich, dass Sie damit umgehen können, um Ihre Situation nicht noch weiter zu verschlechtern.
▪ Umgebung: Jede Landschaft hat ihre Eigenheiten – sie kann z. B. heiß und trocken, heiß und feucht oder kalt sein, exponiert oder geschützt liegen. Entscheiden Sie, was in der betreffenden Umgebung am wichtigsten ist. ▪ Ausrüstung: Überprüfen Sie Ihre Ausrüstung und überlegen Sie, wie Sie sie in Ihrer Situation am besten einsetzen können. ▪ Körperliche Verfassung: Bringen Sie sich und andere aus der Gefahrenzone und leisten Sie Erste Hilfe. Bedenken Sie, dass man in einer traumatischen Situation Verletzungen bei sich selbst oft übersieht oder unbewusst ignoriert.	▪ Gleichgültig, was geschehen ist – versuchen Sie ruhig und rational zu handeln. Die Situation erfordert sorgfältige Reflexion und Planung. ▪ Überstürztes Handeln erhöht die Gefahr, Entscheidendes zu übersehen, lebenswichtige Ausrüstungsgegenstände zu verlieren oder alles nur noch schlimmer zu machen. Denken Sie an das Sprichwort »Gut Ding braucht Weile«. ▪ Achten Sie auf Ihre Instinkte und Gefühle und handeln Sie danach, wenn Sie Ihnen Gefahr signalisieren.	▪ Ihren genauen Aufenthaltsort zu kennen, hilft Ihnen zu entscheiden, ob Rettungskräfte Sie finden können oder ob Sie sich selbst retten müssen. Sie können dann besser einschätzen, ob Sie bleiben sollten, wo Sie sind, und wo Sie Ihre Ortungshilfen am besten einsetzen können. ▪ Wenn Sie einen Notfallplan (s. S. 24–25) aufgestellt haben, kennt jemand Ihren ungefähren Aufenthaltsort und erwartet Sie zu einem bestimmten Zeitpunkt zurück. ▪ Halten Sie Ihre Ortungshilfen einsatzbereit, wenn Rettungskräfte nach Ihnen suchen.	▪ Panik beeinträchtigt die Fähigkeit, vernünftige Entscheidungen zu treffen. In Panik geratene Menschen reagieren oft völlig irrational und verlieren dabei ihre tatsächliche Situation und ihre Fähigkeiten aus dem Blick. Angst kann Sie handlungsunfähig machen und Ihnen sämtliche Energie rauben. Dies zieht weitere negative Gefühle nach sich. ▪ In einer Gruppe haben Ihre Reaktionen direkte Auswirkungen auf andere. Positive Reaktionen sind produktiv und motivierend, negative hingegen demoralisierend und untergraben das Selbstvertrauen.

ÜBERLEBENSHINDERNISSE

In einer lebensbedrohlichen Situation gibt es sieben Faktoren, die Ihren Überlebenswillen brechen können. In vielen Fällen hilft es bereits zu wissen, um welche Faktoren es sich handelt und welche Auswirkungen sie haben. Es handelt sich sowohl um psychische als auch um physische Faktoren.

LANGEWEILE UND EINSAMKEIT

Mit einsetzender Langeweile wird man träge und büßt seine Effektivität ein. Es ist daher wichtig, aktiv zu bleiben und sich stetig zu beschäftigen. Einsamkeit kann ein überwältigendes Gefühl der Hoffnungs- und Hilflosigkeit auslösen.

SCHMERZ

Schmerzen aufgrund von Verletzungen sollten Sie nicht ignorieren. Kümmern Sie sich um kleinere Verletzungen, ehe sie zu einem größeren Problem werden. Lenken Sie sich ab, indem Sie sich beschäftigen und eine positive Einstellung bewahren.

DURST

Durst ist kein guter Indikator für den Flüssigkeitsbedarf des Körpers. Sie können bereits dehydriert sein, ehe Sie Durst empfinden. Sie sollten also vorbeugen. Räumen Sie der Wasserbeschaffung je nach Umgebung die entsprechende Priorität ein.

ERSCHÖPFUNG

Wer müde ist, macht Fehler, die im besten Fall zu Frustration, im schlimmsten zum Tod führen können. In einer lebensgefährlichen Situation werden Sie Ihre Energiespeicher nur schwer auffüllen können, sodass alles immer schwieriger wird. Für Ihr körperliches und geistiges Wohlbefinden brauchen Sie Ruhephasen!

TEMPERATUR

Wärme bzw. Kälte spielen in jeder Survival-Situation eine entscheidende Rolle. Die Temperatur wird u.a. von Wind, Regen und Luftfeuchtigkeit beeinflusst. Kleiden Sie sich angemessen und achten Sie auf Anzeichen für temperaturbedingte Probleme, etwa Dehydration, Unterkühlung und Hitzschlag (s. S. 272–273).

HUNGER

In einer kurzfristigen Survival-Situation (bis zu fünf Tage) steht die Nahrungsaufnahme nicht an erster Stelle. Um Konditionseinbußen auszugleichen, sollen Sie Wasser trinken und mit Ihren Kräften haushalten. Doch wenn sich eine wenig anstrengende Gelegenheit ergibt, versorgen Sie sich mit Nahrung!

ANGST

Angst gehört zu den wichtigsten Überlebensmechanismen: Sie bereitet den Körper auf sofortiges Handeln vor – kann aber auch lähmen. Angst ist gut, solange man sie unter Kontrolle hat. Der entscheidende Faktor dabei ist Wissen.

IMPROVISIEREN	LEBENSWILLE	LERNEN VOR ORT	PRAXIS ERWERBEN
▪ Die wahre Kunst des Überlebens besteht darin, Probleme zu erkennen und Lösungen dafür zu improvisieren. Haben Sie Kenntnisse und Praxiserfahrung genug, um sich am Leben zu erhalten und um Ihre Rettung zu kümmern?	▪ Es gibt Menschen, die ohne jedes Training und ohne passende Ausrüstung die grauenhaftesten Situationen überlebt haben – schlicht aufgrund ihres unbeugsamen Lebenswillens und ihrer Weigerung aufzugeben.	▪ Gleichgültig, in welcher Umgebung Sie sich aufhalten – Sie können sicher sein, dass Einheimische oder Eingeborene sich so an ihre Umgebung angepasst haben, dass sie darin zurechtkommen.	▪ Das Erlernen grundlegender Fähigkeiten erhöht die Überlebenschancen. Wenn Sie ohne jede Praxiserfahrung aufbrechen, ist Ihr Überleben gegebenenfalls Glückssache. Denn: Übung macht den Meister!
▪ Selbst eine Profiausrüstung kann verloren gehen, beschädigt werden oder einfach verschleißen. Dann hängt es von Ihrem Improvisationstalent ab, ob Sie Ihre Lage einigermaßen im Griff haben oder sich in eine Katastrophe manövrieren. ▪ Seien Sie so kreativ wie jener Kletterer, der ohne Ortungshilfen an einem Berghang festsaß. Er signalisierte einem Rettungshubschrauber seinen Standort mit dem Blitzlicht seiner Kamera. Improvisieren Sie, dann werden Sie auch mit einer prekären Situation fertig!	▪ Wenn ehemalige Kriegsgefangene über ihr Schicksal berichten, zeigt sich oft, was sie am Leben hielt: religiöser Glaube, Gedanken an Familie und Freunde oder pure Entschlossenheit. Nicht immer reicht dies aus, doch es erhöht die Überlebenschancen erheblich. ▪ Machen Sie sich klar, dass Not für jeden Menschen etwas anderes bedeutet und in unterschiedlichen Kulturen unterschiedlich wahrgenommen wird. ▪ In einer Survival-Situation geht es darum, Entbehrungen zu ertragen und den eigenen Lebenswillen zu erhalten. Ohne Lebenswillen hilft auch die beste Ausrüstung nicht viel.	▪ Achten Sie auf Kleidung und Verhalten der Einheimischen: In heißen Ländern wird körperliche Arbeit in den kühlsten Stunden des Tages und möglichst ohne unnötiges Schwitzen verrichtet. ▪ In der Wüste sollten Sie ausfindig machen, wo Tiere Schatten suchen und mit welchen Tricks sie Wasser finden. Die meisten sind nachtaktiv und verbringen den Tag unter der Erde. Schwarzkäfer in der Namibwüste z. B. decken ihren Wasserbedarf mit Nebel, der auf ihren Panzern kondensiert. ▪ Beobachten Sie die Tiere: Wann es plötzlich verdächtig ruhig wird oder Tiere einen Ort fluchtartig verlassen, liegt Gefahr in der Luft!	▪ Eine gute Vorbereitung ist das A und O: Finden Sie heraus, was Sie über Ihr Reiseziel wissen sollten, machen Sie sich mit Ihrer Ausrüstung vertraut und üben Sie grundlegende Handgriffe, bis sie Ihnen in Fleisch und Blut übergegangen sind. Das wird Ihnen helfen, die Angst vor dem Unbekannten zu bekämpfen, und Ihnen das nötige Selbstvertrauen für die Bewältigung von Gefahrensituationen geben.

RETTUNG ERMÖGLICHEN

UM ZU ÜBERLEBEN, müssen Sie sich selbst retten oder von anderen gerettet werden. Wer sich nicht selbst retten kann – etwa, weil er verletzt ist, sich verirrt hat oder von schlechtem Wetter überrascht wurde –, muss mit Ortungshilfen auf sich aufmerksam machen.

ORTUNGSHILFEN

Ortungshilfen können Ihnen das Leben retten; Sie sollten also wissen, wie man sie wirkungsvoll einsetzt. Ein Suchhubschrauber überfliegt eine bestimmte Region vielleicht nur ein einziges Mal. Ihnen bleiben dann nur wenige Minuten, um zu handeln.

KOMMUNIKATION MIT SATELLITEN

Eine eingeschaltete Funkbake sendet ein Notsignal, das von den Satelliten des COSPAS/SARSAT-Systems empfangen wird (LEOSAR- und GEOSAR-Satelliten). Das Signal wird anschließend an die nächstgelegene Rettungsleitstelle übermittelt. Funkbaken senden normalerweise auf der digitalen Notruffrequenz 406 MHz; das Militär nutzt darüber hinaus auch die Frequenzen 243,5 und 282,8 MHz.

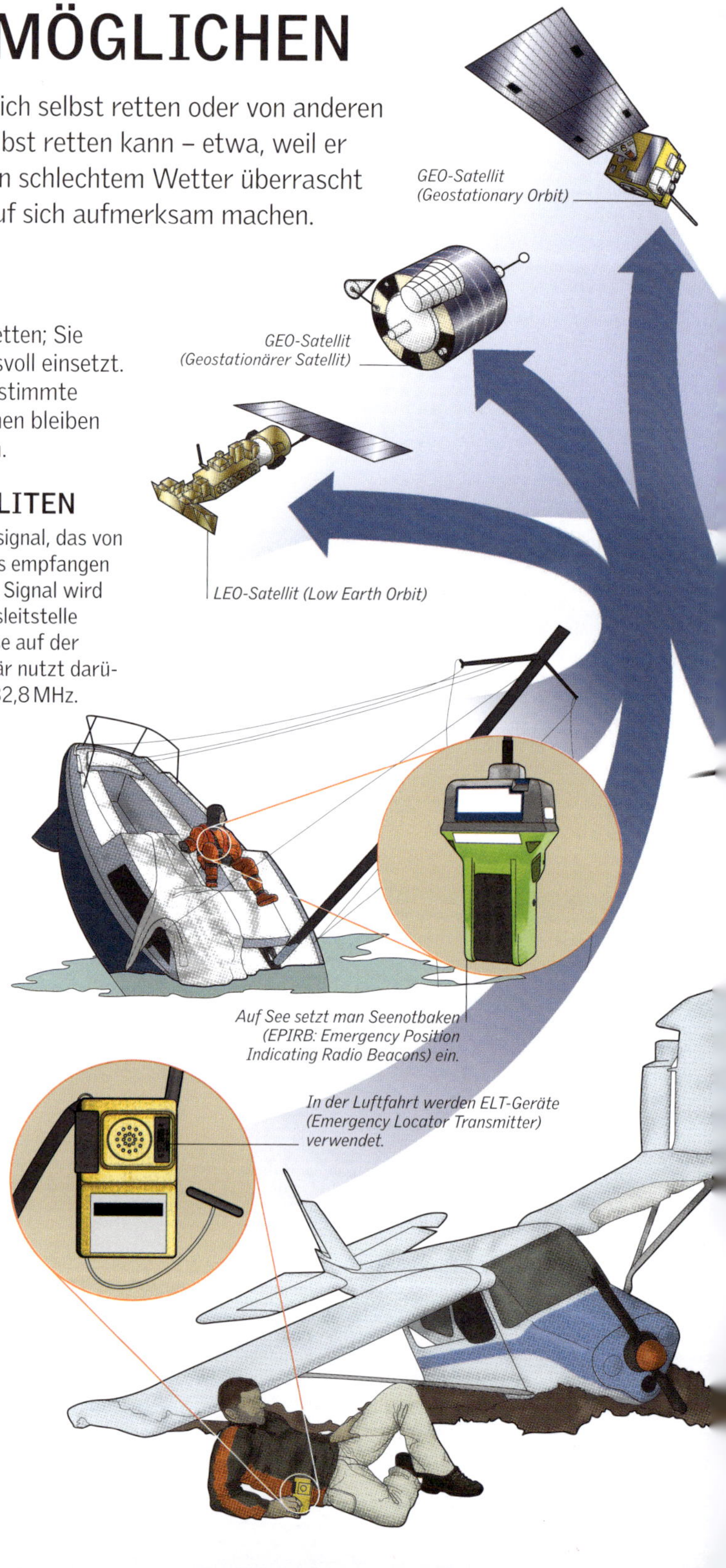

AUFMERKSAMKEIT ERREGEN

Wenn Sie in einer lebensgefährlichen Situation sind, müssen Sie Ihre Ortungshilfen so effektiv wie möglich einsetzen. Beachten Sie dabei die folgenden drei Prinzipien:

- **Aufmerksamkeit erregen**: Suchen Sie sich für den Einsatz von Ortungshilfen einen guten Platz aus, z.B. offenes Gelände oder eine Anhöhe. Platzieren Sie Ihre Ortungshilfen möglichst gut sichtbar. Je klarer ein Signal, desto besser.
- **Aufmerksamkeit halten**: Sie müssen so lange auf sich aufmerksam machen, bis die Rettungskräfte Ihnen ein Zeichen geben, dass Sie sie gesehen haben. Versuchen Sie ihnen mithilfe von Notrufsignalen (s. S. 237–241) wichtige Informationen zu übermitteln (z. B. Verletzungen, die Zahl der Überlebenden).
- **Rettungskräfte leiten**: Wenn die Rettungskräfte alarmiert sind, tun Sie alles, um sie zu Ihrem Aufenthaltsort zu leiten, entweder über ein Telefon oder durch Ortungshilfen. Wenn Sie Ihren Aufenthaltsort verlassen, hinterlassen Sie Notizen, mit genauen Angaben zu Ihren Plänen.

BLEIBEN ODER WEITERGEHEN?

Entscheiden Sie, ob Sie bleiben wollen, wo Sie sind, oder lieber zu einem Ort weitergehen, an dem Sie sich bessere Rettungschancen versprechen. Wenn Sie weiterziehen, beachten Sie Folgendes:

- Halten Sie Ihre Ortungshilfen einsatzbereit. Im Rucksack verpackt nützt z. B. ein Signalspiegel wenig.
- Bringen Sie Ihre Ortungshilfen jeden Abend in Position, selbst wenn Sie am nächsten Morgen weiterziehen.
- Hinterlassen Sie Zeichen, aus denen hervorgeht, wo Sie waren und wohin Sie gehen, z. B. gut sichtbare Notizen, Boden-Luft-Zeichen oder Markierungen an Pflanzen.

MOBILTELEFONE UND FUNKGERÄTE

Nehmen Sie auf Reisen immer ein Mobil- oder Satellitentelefon mit (s. S. 43) – im Notfall ist es lebenswichtig. Auf See benötigen Sie ein UKW-Seefunkgerät.

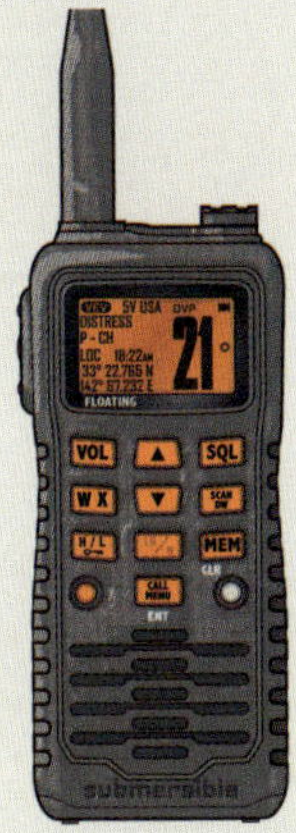

MOBIL- UND SATELLITENTELEFONE

Fast an jedem Ort der Welt können Sie heute Mobiltelefone für regionale Netze leihen oder kaufen. Wählen Sie möglichst eines mit GPS-Einheit zur Positionsbestimmung sowie einer Kamera, um notfalls Bilder von Ihrem Aufenthaltsort oder Verletzungen zu übermitteln. Ein Satellitentelefon für das Iridium-System deckt mit insgesamt 66 erdnahen Satelliten (LEOs) sogar die gesamte Erde (inklusive der Ozeane, des Luftraums und der Polarregionen) ab.

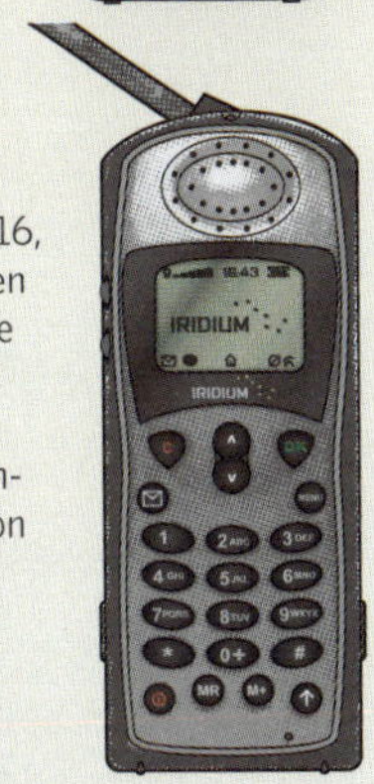

UKW-SEEFUNKGERÄTE

Alle großen Schiffe und die meisten kleinen Wasserfahrzeuge sind mit UKW-Seefunkgeräten ausgestattet. Sie senden und empfangen auf einem Frequenzband von 156 bis 174 MHz – normalerweise auf Kanal 16, dem internationalen Notrufkanal. An manchen Orten kann auch Kanal 9 benutzt werden. Die Übertragungsleistung liegt zwischen 1 und 25 Watt. Dies entspricht einer maximalen Reichweite von etwa 110 km, wenn die Antennen entsprechend hoch montiert sind, und von etwa 9 km zwischen Antennen auf Meeresniveau. Ein Seefunkgerät sollte wasserdicht, schwimmfähig und immer geladen sein.

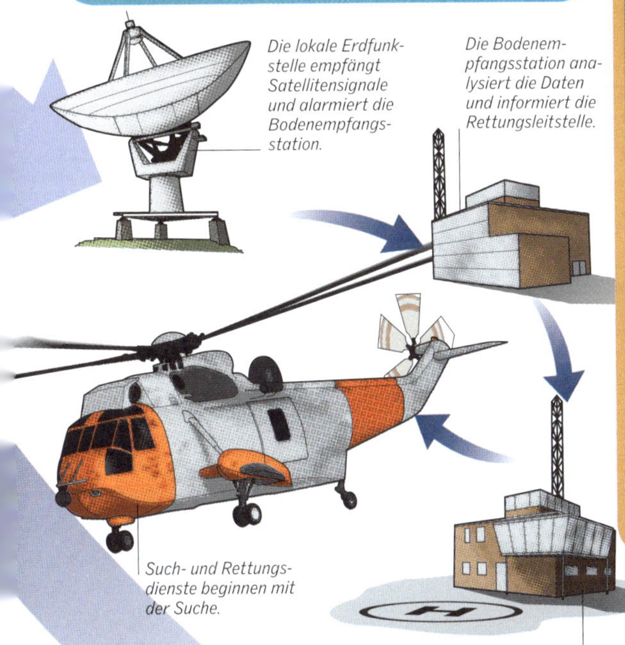

Die lokale Erdfunkstelle empfängt Satellitensignale und alarmiert die Bodenempfangsstation.

Die Bodenempfangsstation analysiert die Daten und informiert die Rettungsleitstelle.

Such- und Rettungsdienste beginnen mit der Suche.

Die regionale Rettungsleitstelle alarmiert Such- und Rettungsdienste.

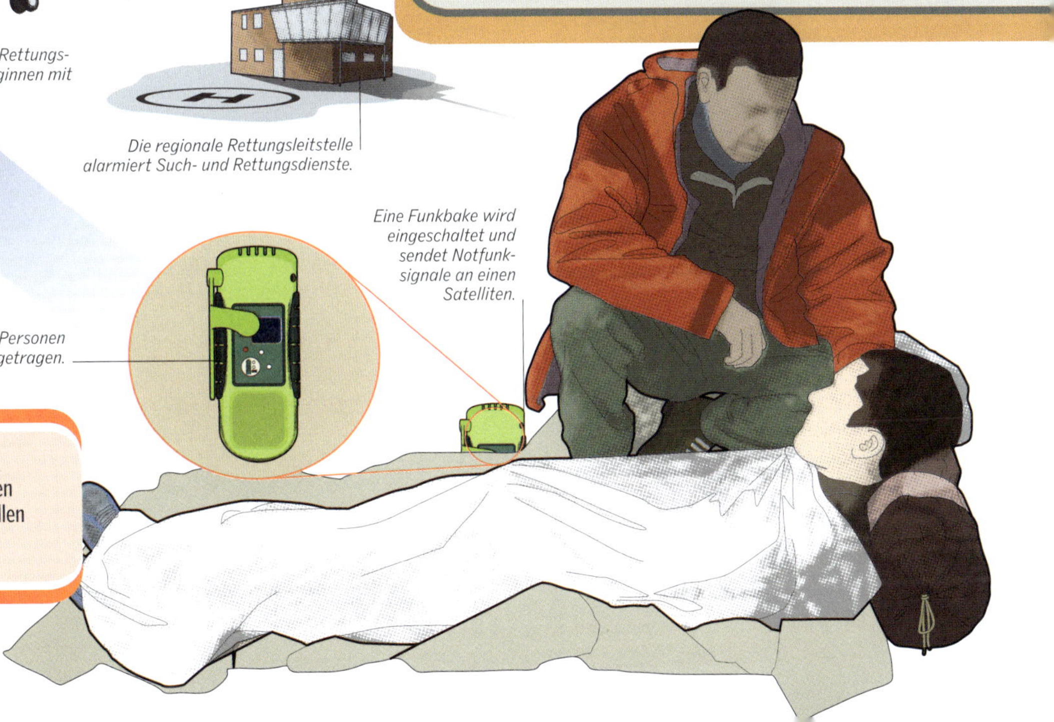

Eine Funkbake wird eingeschaltet und sendet Notfunksignale an einen Satelliten.

Notfunkbaken für Personen werden am Körper getragen.

ACHTUNG!

Notfunkbaken dürfen nur in echten Notfällen eingesetzt werden.

AUFBAU EINES SIGNALFEUERS

Mit einem Signalfeuer können Sie Rettungskräfte gut auf sich aufmerksam machen, doch Sie benötigen das richtige Material und der Aufbau ist recht mühsam. Halten Sie sich an Brandschutzmaßnahmen (s. S. 118/119). Ein gut aufgeschichtetes Signalfeuer erzeugt sehr viel Rauch, der selbst aus großer Distanz zu sehen ist. Zwei Varianten werden hier beschrieben.

DAS BRAUCHEN SIE
- Messer und Säge
- Pfosten und lange Triebe
- Grünes Pflanzenmaterial
- Zunder, Holz, Brennstoff
- Feuerzeug/Streichhölzer

GRUNDREGELN

Bei jedem Aufbau gilt es einige Grundregeln zu beachten, um ein optimales Ergebnis zu erzielen.

FORMENSPRACHE

Errichten Sie möglichst drei Signalfeuer in einer klaren geometrischen Form, etwa als Dreieck oder gerade Linie. Zufällig verteilte Feuer könnten als Buschfeuer oder Lagerfeuer missverstanden werden. Die Distanz zwischen den Feuern sollte mindestens 20 m betragen, je nachdem, wie schnell Sie die Feuer anzünden können.

MATERIALIEN

Es ist sehr wichtig, dass jedes Feuer eine Basis aus trockenem Zunder, Anzündholz und Brennmaterial besitzt, die sich mit einem Funken entflammen lässt.
- Errichten Sie die Basis über dem Boden, damit sie nicht feucht wird, und sorgen Sie für eine gute Luftzirkulation.
- Bedecken Sie die Basis mit vielen Grünpflanzen und anderen raucherzeugenden Materialien, z. B. Autoreifen. Diese Deckschicht hält das Feuernest trocken.
- Sammeln Sie weitere Grünpflanzen in großer Menge zum Nachlegen.

WEITERE UTENSILIEN

Wenn Sie das Signalfeuer vorbereitet haben, müssen Sie folgende Dinge einsatzbereit halten:
- Trockenen Zunder in einem wasserdichten Behälter darunter.
- Trockenbrennstoffwürfel, Kocherbrennstoff, Benzin, Papier oder Birkenrinde, um das Feuer in Gang zu halten.
- Etwas, um einen Funken oder eine Flamme zu erzeugen.
- Einen »Hexenbesen« aus einem Stock, den Sie am unteren Ende spalten und mit Anzündholz oder Rinde spicken. Legen Sie ihn neben Ihr Lagerfeuer, sodass Sie ihn schnell anzünden und das Signalfeuer damit in Brand setzen können.

KUPPELFÖRMIGES SIGNALFEUER

Dieses Feuer entzünden Sie auf einer erhöhten Unterlage unter einem kuppelförmigen Gerüst aus gebogenen Schösslingen. Es wird von unten belüftet. Die grünen Blätter und Zweige erzeugen starke Rauchfahnen. Wenn Sie keine Schösslinge haben, errichten Sie aus Pfosten ein Tipi.

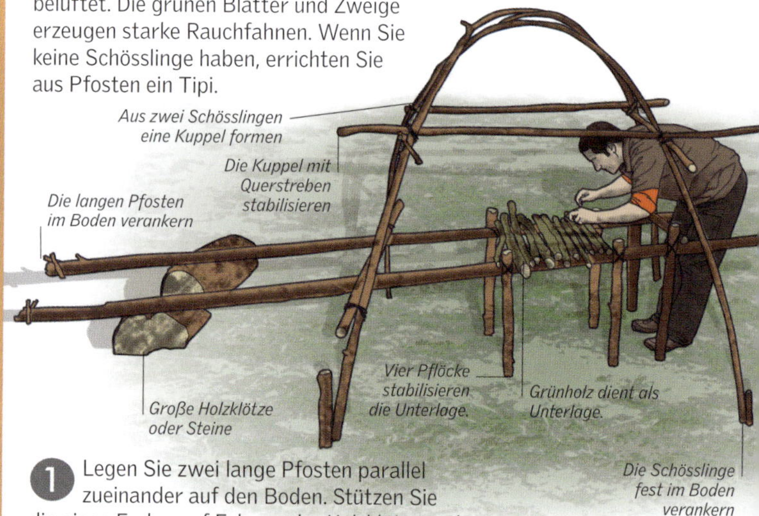

1 Legen Sie zwei lange Pfosten parallel zueinander auf den Boden. Stützen Sie die einen Enden auf Felsen oder Holzklötze und binden Sie die anderen an vier Pfosten fest. Errichten Sie eine Unterlage aus Grünholz.
- Formen Sie mit zwei gekreuzten Trieben über der Feuerstelle eine Kuppel.

4 Häufen Sie grünes Pflanzenmaterial auf die Schösslinge.
- Weiteres Pflanzenmaterial bereithalten, um nachzulegen, wenn das Feuer brennt.

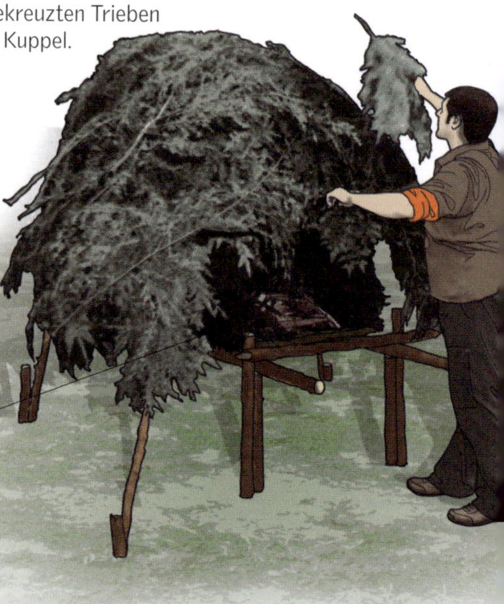
Lassen Sie eine Lücke zum Anzünden des Feuers, Zunder, Anzünd- und Brennholz müssen aber trocken bleiben.

ERRICHTEN EINER KLEINEN »FEUERHÜTTE«

Dieses Signalfeuer wird nach demselben Prinzip errichtet wie eine Blockhütte.

- Als Rahmen dient ein viereckiger Block aus Grünholzästen, die paarweise im 90-Grad-Winkel aufeinandergesetzt werden.
- Legen Sie weiteres Pflanzenmaterial bereit, aber lagern Sie es so, dass es nicht aus Versehen Feuer fangen kann.

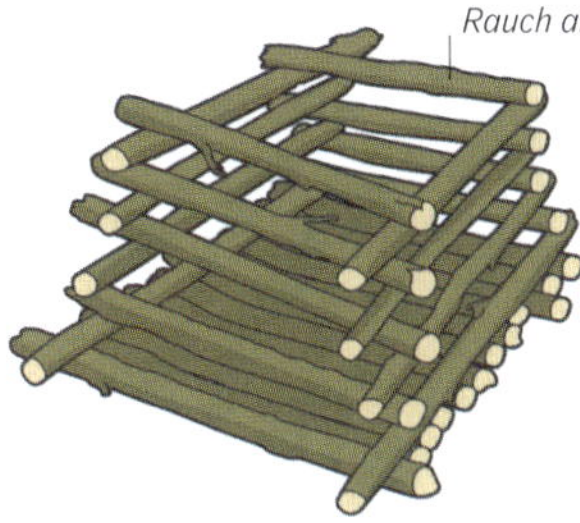
Grünholz erzeugt mehr Rauch als Totholz.

1 Legen Sie eine Schicht Grünholz auf den Boden und darauf Zunder, Anzündholz und Brennmaterial.

- Bauen Sie darüber eine »Hütte« aus Grünholz.

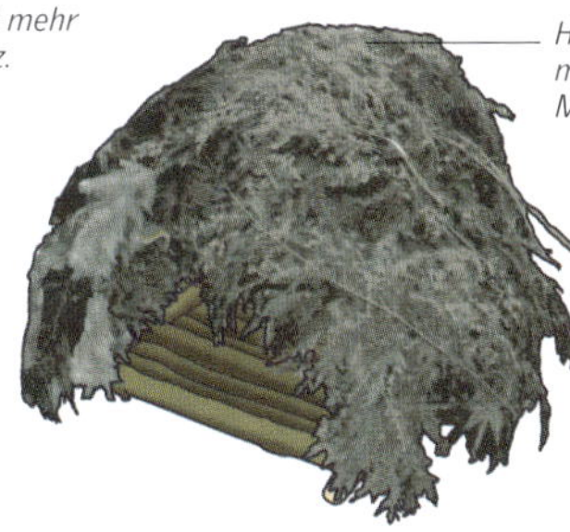

2 Häufen Sie grünes Pflanzenmaterial über die »Hütte«. Es erzeugt später dichten Rauch.

- Lassen Sie vorne eine Lücke, um das Feuer zu entzünden.

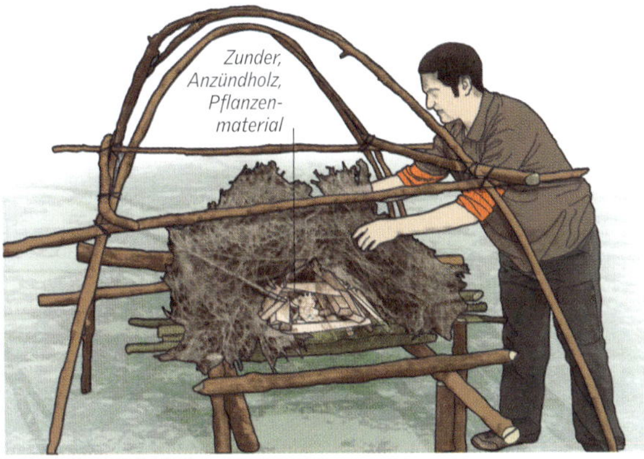
Zunder, Anzündholz, Pflanzenmaterial

2 Schichten Sie Zunder und Anzündholz (s. S. 124–125) auf, legen Sie grünes Pflanzenmaterial darüber.

- Platzieren Sie das Material so, dass es schnell Feuer fängt, aber die Basis des Feuers nicht erstickt.

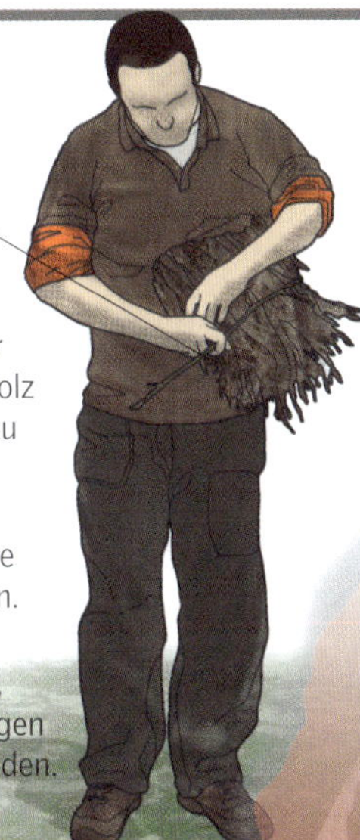
Einen Zweig oder eine Ranke in das Bündel stecken, darum herumwickeln und festklemmen

3 Bereiten Sie ein paar Bündel aus Anzündholz vor, um das Feuer richtig zu entfachen.

- Brechen Sie kleine, tote Äste (so dick wie der kleine Finger) von Baumstämmen.
- Knicken und zu kleinen Bündeln zusammenfassen, diese mit biegsamen Zweigen oder Fasern zusammenbinden.

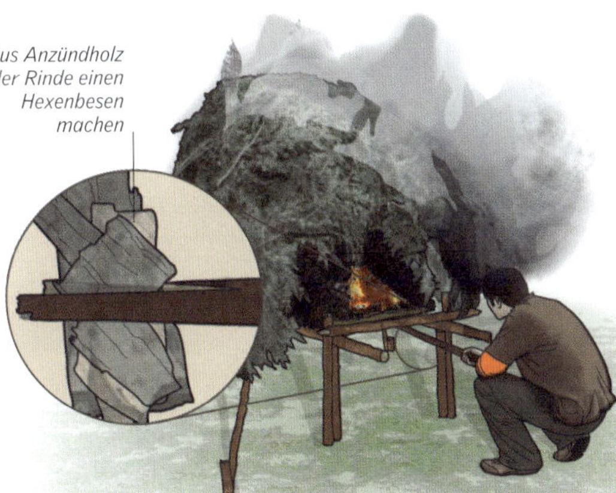
Aus Anzündholz oder Rinde einen Hexenbesen machen

5 Entzünden Sie an Ihrem Lagerfeuer einen »Hexenbesen« (s. Kasten) und damit das Signalfeuer.

- Feuer mit dem Bündel aus Anzündholz in Gang halten.

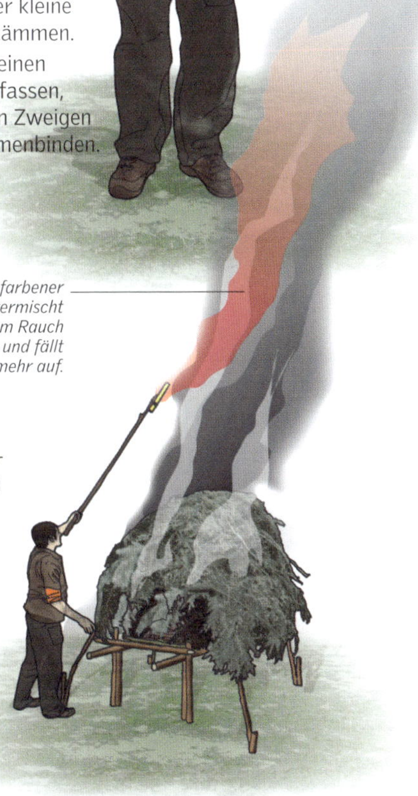
Orangefarbener Fackelrauch vermischt sich mit dem Rauch des Feuers und fällt noch mehr auf.

6 Wenn Rauch aufsteigt, entzünden Sie – sofern vorhanden – eine an einem langen Stock befestigte Signalfackel.

- Halten Sie die Fackel mit dem Stock möglichst hoch in den Rauch.

WEITERE RETTUNGSSIGNALE

Neben Signalfeuern gibt es noch weitere, meist visuelle Hilfsmittel, um Rettungskräfte auf sich aufmerksam zu machen. Manche Signalgeräte sind weniger bekannt, bei anderen, z. B. der Trillerpfeife, liegen Sinn und Verwendung auf der Hand. Wiederholen Sie jedes Signal immer wieder.

FEUERRAD

Wenn Sie einen Leuchtstab mit chemischer Lichtquelle (Knicklicht) an ein etwa 1 m langes Seil binden und vor sich im Kreis schwingen, entsteht ein sehr auffälliger Feuerradeffekt. Je nach Geländebeschaffenheit ist er bis zu 3 km weit zu sehen – von Flugzeugen auf noch größere Distanz. Pfeifen Sie gleichzeitig mit Ihrer Trillerpfeife das Internationale Notrufzeichen (sechs Mal pfeifen, dann eine Minute warten). Die Antwort besteht aus drei kurzen Pfiffen.

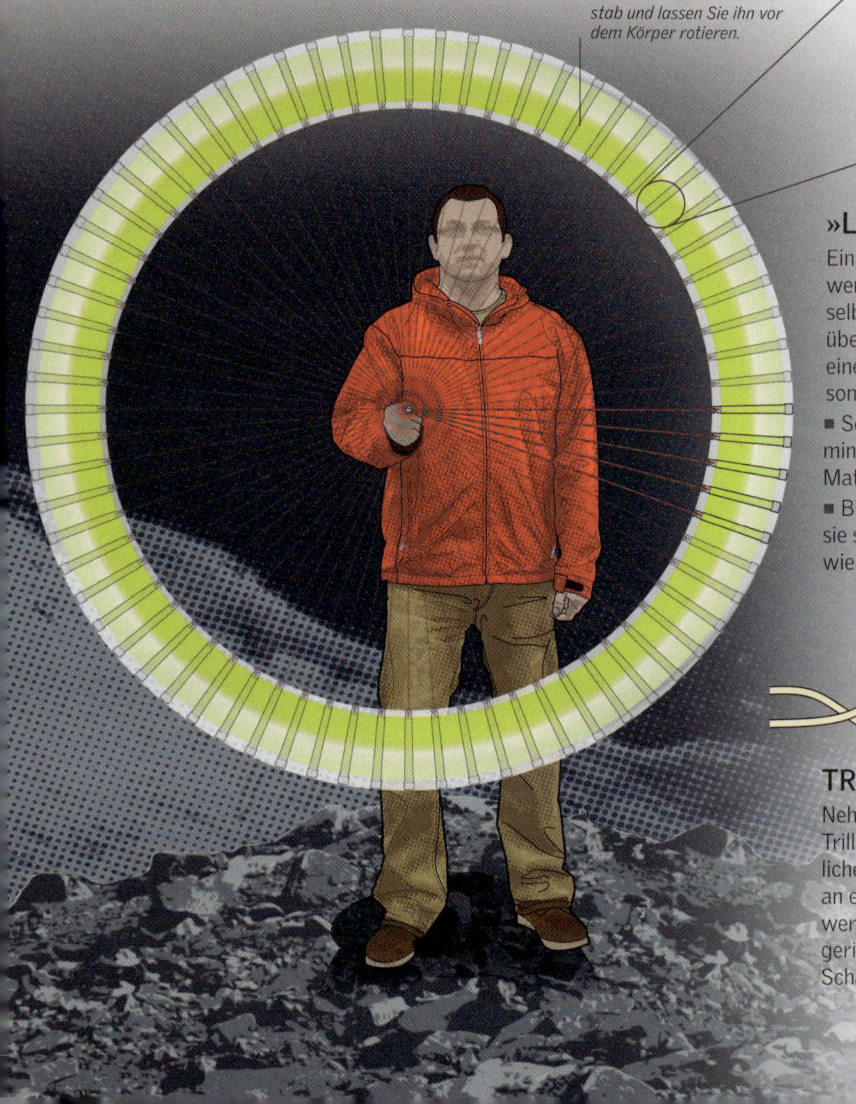
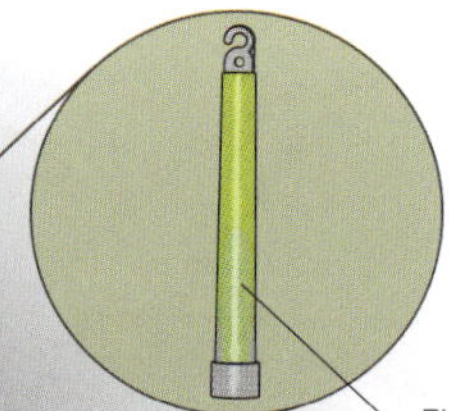

DER STROBOSKOPEFFEKT

LED-Rundumleuchten sind kompakt, robust und wasserdicht. Manche Taschenlampen besitzen integrierte Rundumleuchten. Diese Leuchten sind sehr leistungsstark und aus großer Entfernung sichtbar. Mit einigen von ihnen kann man eine Vielzahl von Blinksignalen erzeugen, darunter auch eine SOS-Meldung im Morsecode. Für Letzteres genügt aber auch eine ganz gewöhnliche Taschenlampe.

»LAMETTABAUM«

Ein »Lamettabaum« ist am effektivsten, wenn man sich eine Weile lang am selben Platz aufhält. Er ist nur tagsüber zu sehen. Suchen Sie sich dafür einen exponierten Baum oder Busch in sonniger Lage.

- Schneiden Sie eine Rettungsdecke, Aluminiumfolie oder anderes reflektierendes Material in Streifen.
- Binden Sie diese an den Baum, sodass sie sich im Wind bewegen und die Sonne wie Spiegel reflektieren.

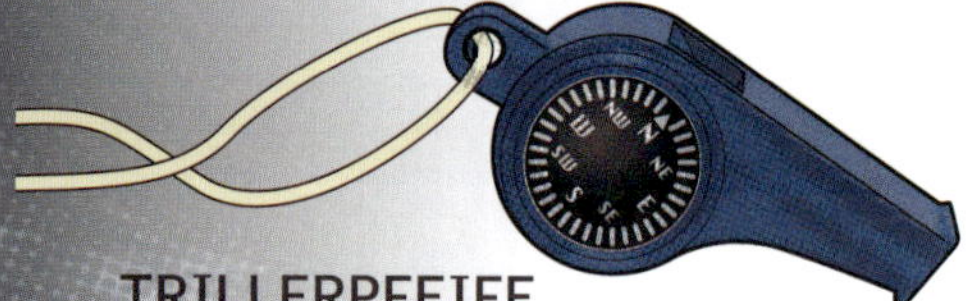

TRILLERPFEIFE

Nehmen Sie in die Wildnis unbedingt eine Trillerpfeife mit. Sie gehört zur unerlässlichen Ausrüstung (s. S. 43) und sollte an einer Schnur um den Hals getragen werden. Vor allem in Gegenden mit geringer Luftverschmutzung trägt Schall unglaublich weit.

NOTRUFE ABSETZEN

Zu den bekanntesten Notrufsignalen gehören rote Blitze oder orangefarbener Rauch. Es gibt verschiedene Signalfackeln und -raketen, von einfachen Handfackeln bis zu Spezialausrüstungen für den Dschungel. Reichweite und Brenndauer sind von Produkt zu Produkt unterschiedlich. Fallschirmsignalraketen steigen bis zu 300 m hoch. Flugzeuge und Rettungsinseln sind immer mit Signalfackeln und/oder -raketen ausgestattet.

SIGNALFACKELN

Signalfackeln gibt es in mehreren Ausführungen. Orangefarbene Rauchkörper können nur tagsüber eingesetzt werden. Rote Fackeln hingegen eignen sich auch für die Nacht. Folgendes ist dabei wichtig:

- Befolgen Sie die Anweisungen auf der Packung.
- Tragen Sie Handschuhe, um Ihre Hände zu schützen.
- Eine Rettungsinsel kann durch die Hitze einer Fackel beschädigt werden, deshalb Abstand halten.

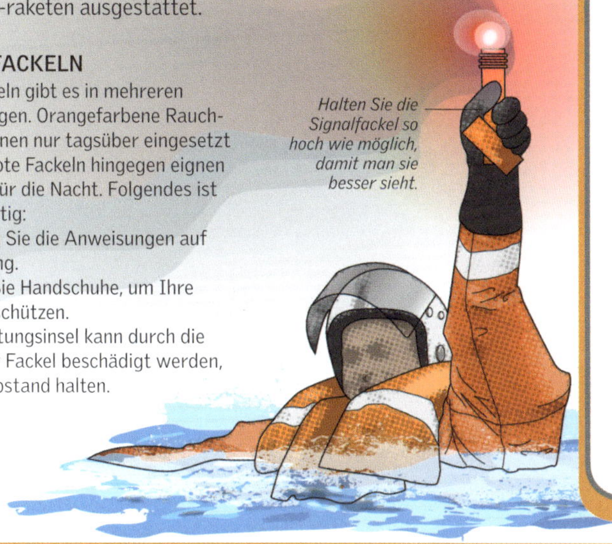
Halten Sie die Signalfackel so hoch wie möglich, damit man sie besser sieht.

BODEN-LUFT-SIGNALE

Um Rettungsflugzeuge auf sich aufmerksam zu machen, eignen sich auch internationale Boden-Luft-Signale.

SICH BEMERKBAR MACHEN

Sorgen Sie dafür, dass die Buchstabencodes sich klar vom Untergrund abheben. Verwenden Sie dafür z. B. orangefarbene Rettungswesten, Algen, Kleidung, Felsbrocken, Äste oder Erde.

- Achten Sie darauf, dass die Signale groß und gut sichtbar sind.
- Kontrollieren Sie die Signale regelmäßig.
- Bei Bedarf legen Sie eines der folgenden Notfallsignale. »SOS« oder »HELP« ziehen ebenfalls die Aufmerksamkeit auf sich.

V	Hilfe benötigt
X	Medizinische Hilfe benötigt
N	Nein oder negativ (nichts benötigt)
Y	Ja oder positiv
↑	Gehe in diese Richtung

SIGNALSPIEGEL

Ein Signalspiegel oder Heliograph besitzt eine glänzende Oberfläche, die die Sone reflektiert und Lichtblitze aussendet. Je nach Strahlungsintensität, Größe des Spiegels und Klarheit der Luft sind diese Blitze bis zu 50 km sichtbar. Selbst bei Vollmond können Sie den Signalspiegel einsetzen. Auch Signale nach dem Morsecode sind möglich.

IMPROVISIEREN

Wenn Sie keinen Spiegel haben, verwenden Sie stattdessen etwas anderes mit glänzender Oberfläche, etwa ein Stück Metallfolie, eine CD oder den Boden einer Getränkedose.

ACHTUNG!
Blenden Sie Rettungskräfte nicht durch ununterbrochene Reflektionen. Mehr Aufmerksamkeit erreichen Sie durch unterbrochene Lichtblitze.

1. Scheuern Sie den Boden einer Dose, bis er glänzt. Als Scheuermittel können Sie mit Wasser vermischte Holzkohle, Zahnpasta oder sogar Schokolade verwenden.

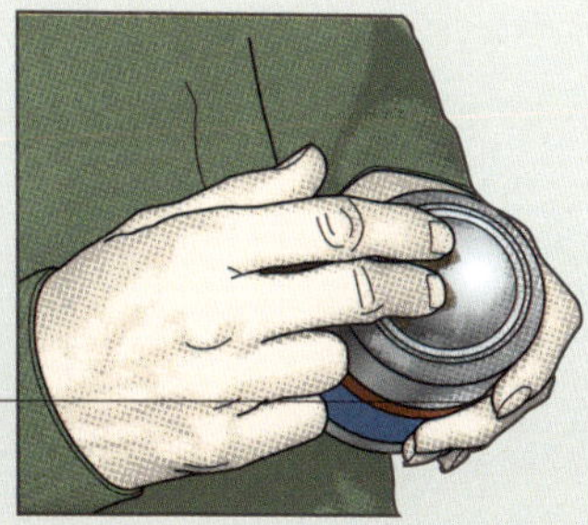

2. Halten Sie die Dose vors Gesicht. Die polierte Fläche zeigt zur Sonne.
- Lenken Sie die Reflexion auf Ihre freie Handfläche, um die Signale zu üben.
- Senden Sie ein Signal zu den Rettungskräften, indem Sie die Hand vor der Dose auf und nieder bewegen, um Lichtblitze zu erzeugen, oder indem Sie diese zwischen einem »V« aus Daumen und Fingern durchleiten.

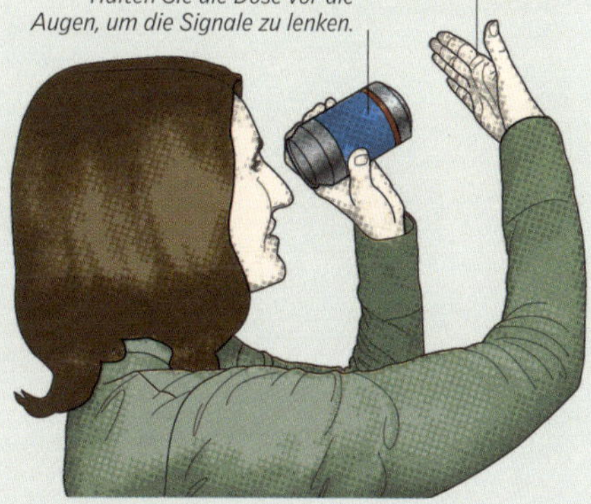
Das »V« erleichtert das Lenken der Lichtblitze.
Halten Sie die Dose vor die Augen, um die Signale zu lenken.

WILDE TIERE

WENN SIE BEIM WANDERN in der Wildnis Alaskas plötzlich auf einen frischen Haufen Bärenkot stoßen, ist das unter Umständen sehr ernüchternd. Schlagartig geht Ihnen auf, dass Sie ein potenzieller Bestandteil der natürlichen Nahrungskette sind. Können Sie sich im Ernstfall effektiv verteidigen oder würden Sie das Tier nur provozieren? Glücklicherweise meiden die meisten Wildtiere die Begegnung mit Menschen instinktiv. Doch sie greifen an, sobald sie provoziert, in die Enge getrieben oder überrascht werden, vor allem, wenn sie Junge haben.

SEIEN SIE VORBEREITET

Falls Sie eine Tierattacke befürchten, treffen Sie die folgenden Vorkehrungen:

- Machen Sie Geräusche, um die Tiere wissen zu lassen, dass Sie da sind – normalerweise werden sie Sie dann meiden.
- Behalten Sie Ihre Waffe immer bei sich.
- Falls Sie rennen müssen, behalten Sie nur einen Arm im Rucksackgurt. Falls er Ihnen als Schutz für Kopf oder Rücken dienen könnte, behalten Sie ihn ganz an.

	BÄREN	GROSSKATZEN	FLUSSPFERDE	ELEFANTEN	KROKODILE
FAKTEN	▪ Braunbären übertreffen Schwarzbären an Größe und Gewicht; Eisbären sind die größten Landraubtiere. Bären besitzen kräftige Tatzen mit scharfen Klauen und sind extrem stark. Braunbären sind schneller als Menschen. ▪ Bären leben in Europa, Asien, Nordamerika und in Teilen Südamerikas.	▪ Tiger sind die größten, Löwen die zweitgrößten Raubkatzen. Alle haben scharfe Zähne und Krallen. ▪ Pumas (Berglöwen), Leoparden und Jaguare sind ebenfalls gefährlich. ▪ Großkatzen gibt es überall außer in Australien, Neuseeland und Ozeanien.	▪ Das Flusspferd ist nach Elefant und Nashorn das drittgrößte Tier Afrikas. ▪ Flusspferde können mehr als 3 Tonnen wiegen. Sie haben lange, rasiermesserscharfe Schneidezähne und stoßzahnartige Eckzähne.	▪ Afrikanische Elefanten haben größere Ohren als indische und sind aggressiver. ▪ Elefanten werden bis zu 4 m groß und wiegen mehr als 6 Tonnen. ▪ Sie erreichen Geschwindigkeiten von über 40 km/h.	▪ Zu den Krokodilen gehören Echte Krokodile, Alligatoren und Gaviale. ▪ Sie können mehr als eine Stunde unter Wasser bleiben, bis zu 32 km/h schnell schwimmen und erreichen auf dem Land bis zu 17 km/h. ▪ Krokodile leben in vielen subtropischen und tropischen Gebieten der Erde.
VORSICHTSMASSNAHMEN	▪ Achten Sie auf Spuren und fragen Sie Einheimische nach Bären. ▪ Bereiten Sie Nahrungsmittel abseits vom Camp zu. Vorräte und Müll außerhalb der Reichweite von Bären lagern. ▪ Meiden Sie Dickicht und Bäche. ▪ Halten Sie Stock, Messer oder Spray bereit.	▪ Meiden Sie den Kontakt mit Großkatzen. Meist greifen sie nicht an, es sei denn, sie werden provoziert oder ihre Jungen werden bedroht. ▪ Eine Ausnahme ist der Puma, der in Nordamerika häufiger bis in Wohngebiete vordringt und Menschen attackiert.	▪ Viele Konfrontationen mit Flusspferden resultieren aus Zusammenstößen im Wasser. Fast alle Angriffe enden für den Menschen tödlich. ▪ Seien Sie in Gebieten mit Flusspferden immer vorsichtig. ▪ Stellen Sie sich nicht zwischen Wasser und Flusspferd.	▪ Meiden Sie von Elefanten aufgesuchte Orte, z. B. Wasserlöcher. ▪ Nähern Sie sich nie einer Herde, vor allem, wenn ein Jungtier dabei ist. ▪ Halten Sie immer schon vorsorglich Ausschau nach einem sicheren Ort, etwa einem Auto, einer Felsnase oder einem Baum.	▪ Meiden Sie Gewässer mit Krokodilvorkommen. Seien Sie stets wachsam. ▪ Ehe Sie zum Wasser gehen, beobachten Sie mindestens 30 Minuten lang das Ufer. ▪ Nie zweimal dieselbe Stelle nutzen; es könnte ein Krokodil auf Sie warten. ▪ Halten Sie eine Waffe, z. B. ein Messer, bereit.
WAS TUN, WENN ...	▪ Wenn ein Bär angreift, stellen Sie sich zunächst tot. Legen Sie sich mit dem Gesicht nach unten, rollen Sie sich ein und bedecken Sie Ihren Kopf und Ihr Genick mit den Händen. Falls der Bär weiter angreift, verteidigen Sie sich: Zielen Sie auf Augen und Nase. ▪ Falls ein Schwarz- oder ein Eisbär angreift, müssen Sie um Ihr Leben kämpfen.	▪ Nähert sich eine Katze, sehen Sie ihr in die Augen und machen Sie Lärm, um sie zu verwirren. Notfalls ein Spray einsetzen (s. rechts). ▪ Nicht umdrehen oder wegrennen. ▪ Ducken Sie sich nicht. Ein aufrecht stehender Mensch wirkt abschreckender auf eine Katze.	▪ Wenn Sie einem Flusspferd begegnen, gehen Sie zurück und suchen Sie eine andere Route. ▪ Gähnt ein Flusspferd Sie an, ist es nicht müde – es droht Ihnen. Mit seinem gewaltigen Gebiss und Kiefer kann es sogar ein Kanu durchbeißen. Ergreifen Sie auf der Stelle die Flucht.	▪ Kommt ein Elefant mit nach vorn geklappten Ohren, trompetend und Staub aufwirbelnd auf Sie zu, fliehen Sie. ▪ Wenn ein Elefant auf Sie zustürmt, verstecken Sie sich (s. oben). ▪ Ist es dafür zu spät, stellen Sie sich tot – wenn Sie Glück haben, verliert er das Interesse.	▪ Wenn Sie an Land auf ein Krokodil treffen, fliehen Sie. ▪ Wenn ein Krokodil Sie erwischt und wieder loslässt – rennen Sie weg. ▪ Wenn es Sie ins Wasser zieht, wehren Sie sich. Stechen Sie ihm ein Messer in die Kehle und in die Augen und schlagen Sie ihm auf die Nasenlöcher.

FÜR ALLE FÄLLE

Wenn Sie in einer Gegend unterwegs sind, in der gefährliche Tiere leben, sollten Sie eine Waffe dabeihaben, etwa ein Messer, einen großen Stock oder Abwehrspray. Im Zweifelsfall ziehen Sie sich lieber zurück.

PFEFFERSPRAY

Pfefferspray enthält Capsaicin, das stark in den Augen brennt. Wenn Sie es einem Tier ins Gesicht spritzen, zieht es sich normalerweise zurück. Bleiben Sie jedoch wachsam, bis die Gefahr vorüber ist.

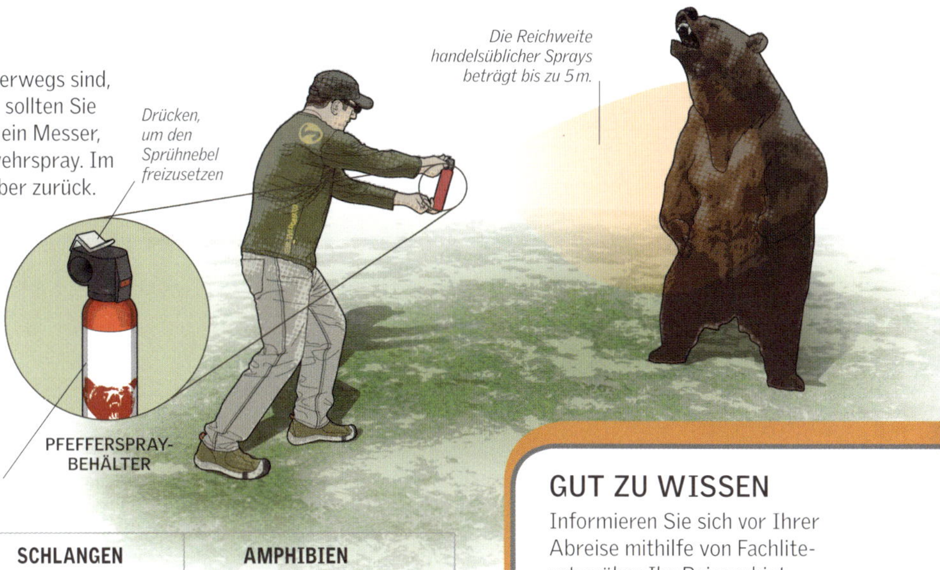
Drücken, um den Sprühnebel freizusetzen
Die Reichweite handelsüblicher Sprays beträgt bis zu 5 m.
PFEFFERSPRAY-BEHÄLTER
Der Behälter steht unter Druck.

	HAIE	SCHLANGEN	AMPHIBIEN
FAKTEN	▪ Es gibt mehr als 450 Haiarten, doch nur einige sind für Menschen gefährlich, u. a. der Weiße Hai, der Bullenhai und der Tigerhai. ▪ Die meisten Haiattacken ereignen sich in küstennahen Gewässern in den Tropen und Subtropen, vor allem in trübem oder aufgewühltem Wasser.	▪ Weniger als 15 Prozent der etwa 3000 Schlangenarten gelten als gefährlich für den Menschen. ▪ Schlangengift wirkt je nach Art auf das Blut, das Nervensystem oder das Herz. ▪ Schlangen gibt es auf der ganzen Welt, außer in sehr kalten Regionen.	▪ Viele Frösche, Kröten und Salamander geben Gift über die Haut ab. Der giftigste bekannte Frosch ist der Goldene Giftfrosch aus Südamerika. ▪ Amphibien leben in feuchtwarmen Klimaten, die ideale Brutbedingungen bieten.
VORSICHTSMASSNAHMEN	▪ Meiden Sie Gewässer, in denen Haie jagen oder wo sie häufig zu finden sind. Fragen Sie die Einheimischen, ob bzw. wo sie kürzlich Haie gesehen haben. ▪ Nehmen Sie einen Stock oder einen Speer mit ins Wasser, den Sie als Waffe benutzen können.	▪ Tragen Sie lange Hosen und Stiefel; Nacken bedecken. ▪ Tasten Sie den Boden vor sich mit einem Stock ab. ▪ Steigen Sie erst auf umgekippte Bäume, nicht sofort darüber. ▪ Hängen Sie Ihre Schuhe nachts mit der Öffnung nach unten auf Stöcke. ▪ Greifen Sie nicht in Löcher oder Spalten.	▪ Sie können einen Giftfrosch oder eine Kröte normalerweise gefahrlos berühren. Das Gift kann nur dann seine Wirkung entfalten, wenn es über eine offene Wunde oder die Schleimhäute von Mund und Augen ins Körperinnere gelangt. In diesem Fall müssen Sie sofort den Rettungsdienst rufen.
WAS TUN, WENN …	▪ Wenn Sie einen Hai sehen: ruhig bleiben und in Sicherheit bringen. ▪ Schwimmt der Hai auf Sie zu, fliehen Sie langsam, aber behalten Sie ihn im Auge. ▪ Rast ein Hai auf Sie zu, schlagen Sie ihm auf die Nase. ▪ Wenn er Sie packt, schlagen Sie auf Augen oder Kiemenspalten ein.	▪ Wenn Sie auf eine Schlange treffen, stehen Sie vollkommen still. Die meisten Schlangen ziehen sich dann zurück. ▪ Geraten Sie nicht in Panik. Wenn Sie einen Stock haben, halten Sie ihn bereit. ▪ Greift die Schlange Sie an, schlagen Sie ihr kräftig auf den Kopf.	▪ Nach dem Kontakt mit einem giftigen Tier waschen Sie die betroffene Stelle sofort. Das verwendete Wasser darf nicht in offene Wunden (z. B. Hautabschürfungen) gelangen. ▪ Waschen Sie sich sorgfältig die Hände; nicht an den Mund fassen oder die Augen reiben.

GUT ZU WISSEN

Informieren Sie sich vor Ihrer Abreise mithilfe von Fachliteratur über Ihr Reisegebiet. Recherchieren Sie, welche Tiere Ihnen gefährlich werden könnten und welche Lebensgewohnheiten sie haben, damit Sie ihnen von vornherein aus dem Weg gehen können.

SPUREN LESEN

Es ist wichtig, das Verhalten gefährlicher Tiere zu kennen: Wann sind sie auf Jagd, wann schlafen, wann trinken sie?

- Lernen Sie, die Zeichen zu erkennen, die ihre Gegenwart verraten: Pfade, Spuren, Kot, Markierungen (platt gedrückte Pflanzen können z. B. darauf hindeuten, dass ein Tier den Boden mit Duftstoffen markiert hat; entrindete Bäume deuten auf Bären hin).
- Seien Sie besonders aufmerksam, wenn Tiere ein Wasserloch fluchtartig verlassen und es plötzlich verdächtig ruhig wird.
- Fragen Sie Einheimische, ob es in jüngster Zeit Angriffe wilder Tiere auf Menschen gab.
- Finden Sie heraus, wie Sie einen Angriff am besten abwehren können (s. links). Manchmal hilft schon eine bestimmte Körperhaltung, etwa eine Unterwerfungsgeste oder das Abwenden des Blicks. Ihr Leben kann davon abhängen, ob Sie richtig oder falsch reagieren.

ERFAHRUNGSBERICHT

ÜBERLEBT – IN DER KÄLTE

NÜTZLICHE AUSRÜSTUNG

- Wasserdichte Kleidung
- Trekkingstock oder Eisaxt
- Kompakte Schneeschaufel
- Taschenlampe, Pfeife, LVS-Gerät
- Tarp
- Karte, Kompass, GPS-Gerät
- Survival-Box, Fahrtenmesser
- Mobil-/Satellitentelefon
- Regenponcho/Biwaksack

DER 34-JÄHRIGE EISHOCKEYSPIELER Eric LeMarque verirrte sich in der kalifornischen Sierra Nevada, als er mit seinem Snowboard die offiziellen Pisten des Skigebiets am Mammoth Mountain verließ. Obwohl er mangelhaft ausgerüstet und schlecht vorbereitet war, überlebte er dank seiner Improvisationskünste sieben Tage in der Wildnis.

Als die Lifte am Freitag, den 6. Februar 2004, schlossen, fuhr LeMarque mit seinem Snowboard abseits der markierten Piste auf frisch gefallenem Pulverschnee. An einer flachen Stelle, an der er nicht weiter als drei Meter sehen konnte, merkte er, dass er sich verirrt hatte. Er trug einen ungefütterten Skianzug und hatte nichts als einen MP3-Player, ein Mobiltelefon mit fast leerem Akku und nasse Streichhölzer dabei. Er begann die Piste zu suchen.

Leider lief er in die falsche Richtung. Als ihm klar wurde, dass er die Nacht draußen würde verbringen müssen, grub er mithilfe seines Snowboards einen Graben und legte ihn mit Rinde aus, die er von einer Kiefer gekratzt hatte. Er versuchte, mit Kiefernnadeln und Stofffasern von seiner Kleidung ein Feuer zu machen, doch seine Streichhölzer waren zu nass. Er aß Kiefernnadeln und Rinde.

»ALS ER NICHT WEITER ALS DREI METER SEHEN KONNTE, MERKTE ER, DASS ER SICH VERIRRT HATTE.«

In den folgenden fünf Tagen geriet er immer tiefer in die Wildnis. Er legte eine Spur aus Stofffetzen und versuchte Flugzeuge mit dem Display seines MP3-Players auf sich aufmerksam zu machen. Er hatte Glück: Ein Suchtrupp folgte den Snowboard-Spuren. Als die Rettungskräfte ihn am 13. Februar fanden, war er kaum noch bei Bewusstsein, dehydriert, unterkühlt und unterernährt. Er hatte 16 kg Gewicht verloren und Erfrierungen an den Füßen. Beide Unterschenkel mussten amputiert werden, doch er hatte überlebt.

WAS TUN?

SIND SIE IN GEFAHR?

NEIN ← → JA

NEIN: In einer Gruppe helfen Sie anderen, die in Gefahr sind.

JA: Schützen Sie sich vor:
Kälte/Wind/Nässe – Führen schnell zu Unterkühlung, deshalb so bald wie möglich Schutz suchen.
Tieren – Konfrontationen und Gefahrenzonen meiden.
Verletzungen – Zustand stabilisieren und Erste Hilfe leisten.

SCHÄTZEN SIE IHRE LAGE EIN

Siehe S. 234–235

WERDEN SIE VERMISST ODER WEISS JEMAND, WO SIE SIND?

NEIN ← → JA

NEIN: Wenn niemand Sie vermisst oder Ihren Aufenthaltsort kennt, müssen Sie andere mit allen Mitteln auf Ihre Notlage aufmerksam machen.

JA: Wenn Sie vermisst werden, wird wahrscheinlich ein Rettungsteam aufbrechen und Sie suchen.

HABEN SIE EIN KOMMUNIKATIONSMITTEL BEI SICH?

NEIN ← → JA

NEIN: Sie müssen eine unbestimmte Zeit überleben – bis Sie gefunden werden oder Hilfe finden.

JA: Wenn Sie ein Mobil- oder Satellitentelefon haben, nutzen Sie es. Wenn Sie glauben, dass Ihre Lage eine Notrettung rechtfertigt und Sie über eine Notfunkbake verfügen, nutzen Sie diese Option.

KÖNNEN SIE DORT, WO SIE SIND, ÜBERLEBEN?*

NEIN ← → JA

NEIN: Wenn Sie dort, wo Sie sind, nicht überleben können und körperlich in der Lage sind, weiterzugehen, müssen Sie einen Ort mit besseren Überlebens- und/oder Rettungschancen aufsuchen.

JA: Folgen Sie den Survival-Prinzipien: Schutz, Ortung, Wasser, Nahrung.

STANDORT VERLASSEN**

AM STANDORT BLEIBEN**

UNBEDINGT (Standort verlassen)

- Überlegen Sie, wo Ihre Perspektiven besser sind.
- Sorgen Sie für Flüssigkeitszufuhr, indem Sie Schnee in Stoff wickeln und daran saugen – aber nur, solange Sie in Bewegung sind und Körperwärme produzieren.
- Prüfen Sie die Schneedecke mit einem Stock. So können Sie auch unsichtbare Senken erkennen.
- Achten Sie auf Anzeichen von Erfrierungen oder Unterkühlung.
- Halten Sie alle Ortungshilfen griff- und einsatzbereit.
- Binden Sie Ihre Handschuhe an eine Schnur, die Sie durch die Jackenärmel ziehen, damit Sie sie nicht verlieren.

NIEMALS (Standort verlassen)

- Den Wasserbedarf unterschätzen, nur weil es kalt ist – auch in kalter Umgebung dehydriert man leicht.
- Anstrengendes Stapfen durch Tiefschnee – bauen Sie sich lieber ein Paar Schneeschuhe.
- Draußen auf dem Boden schlafen – bauen Sie einen Unterschlupf und achten Sie dabei auf Gefahren in der Umgebung.

NIEMALS (Am Standort bleiben)

- Schnee durch die eigene Körperwärme schmelzen, es besteht noch mehr Unterkühlungsgefahr!
- Kalte Hände durch Anblasen erwärmen – die Atemluft enthält Feuchtigkeit, die die Hände abkühlt.
- Auf dem kalten Boden sitzen oder liegen. Improvisieren Sie eine Sitz- oder Schlafplattform.

UNBEDINGT (Am Standort bleiben)

- Suchen Sie nach einem sicheren Platz für einen Unterschlupf. Er sollte groß genug für Sie und Ihre Ausrüstung sein und einen erhöhten Schlafplatz haben.
- Legen Sie Schneid- und Grabwerkzeuge bereit, falls Sie sich aus Neuschnee oder einer Lawine ausgraben müssen.
- Markieren Sie den Eingang Ihres Unterschlupfs, damit Sie ihn wiederfinden.
- Unterhalten Sie ein Feuer, um Schnee zu schmelzen und warm zu bleiben.
- Halten Sie alle Ortungshilfen einsatzbereit.

* Wenn Sie dort, wo Sie sind, nicht überleben können, aber aus irgendwelchen Gründen nicht weiterkönnen, müssen Sie alles tun, um Rettung herbeizuholen.
** Wenn Ihre Lage sich ändert und Sie doch bleiben bzw. doch weiterziehen, gelten die alternativen »Unbedingt«- und »Niemals«-Regeln.

NATURKATASTROPHEN

EINIGE REGIONEN DIESER WELT sind bekannt für plötzliche Wetterumschwünge, extreme Witterung oder unvorhersehbare Umweltrisiken, die Reisende wie Einheimische bedrohen. Machen Sie sich solche potenziellen Gefahren bewusst, bevor Sie aufbrechen, damit Sie vorbereitet sind, wenn sie tatsächlich eintreten.

VORBEREITET SEIN

Viele Naturereignisse – von Lawinen über Vulkanausbrüche und Waldbrände bis hin zu Wirbelstürmen – können Sie plötzlich in eine Notlage bringen. Auch sorgfältige Vorbereitung bietet keine Garantie, dass Sie eine Naturkatastrophe überleben, doch mit der richtigen Ausrüstung, guten Ortskenntnissen und dem Wissen, wie man Gefahren ausweicht oder ihnen entkommt, wird es Ihnen immerhin erspart bleiben, in einer kritischen Situation »Hätte ich doch nur ...« sagen zu müssen.

ALLGEMEINE TIPPS

Es gibt keinen hundertprozentigen Schutz vor gefährlichen Naturereignissen, aber doch ein paar nützliche Hinweise, die Sie beachten sollten:

- Informieren Sie sich über die zur geplanten Reisezeit vorherrschenden Wetterbedingungen in Ihrem Zielgebiet.
- Klären Sie, ob Ihre Reise in eine besonders risikoreiche Zeit fällt – z. B. in die indische Monsun- oder die karibische Hurrikansaison.
- Nehmen Sie Ihre Survival-Box mit (s. S. 60–61).
- Üben Sie Survival-Techniken schon vor dem Aufbruch oder gleich nach der Ankunft – Sie haben vielleicht keine zweite Chance.
- Fordern Sie die Natur nicht heraus – sie verliert nur selten.

AUSRÜSTUNG FÜR LAWINENGEFÄHRDETE GEBIETE

Klären Sie vor Ihrem Aufbruch in die Berge, ob die vorherrschenden Wetterbedingungen Lawinen begünstigen (s. rechts).

- Nehmen Sie eine zusammenschiebbare Schneeschaufel und eine Schneesonde mit.
- Verstauen Sie wichtige Survival-Ausrüstung am Körper, falls Sie Ihren Rucksack verlieren.
- Nehmen Sie ein LVS-Gerät mit.

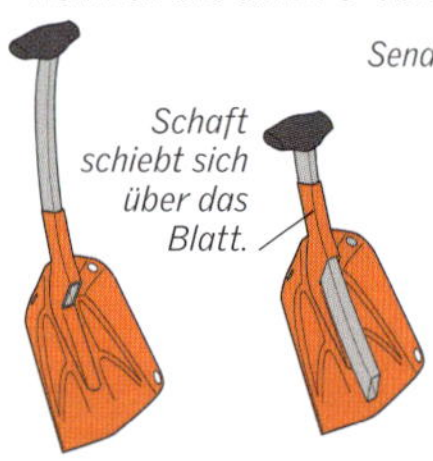

ZUSAMMENSCHIEBBARE SCHAUFEL

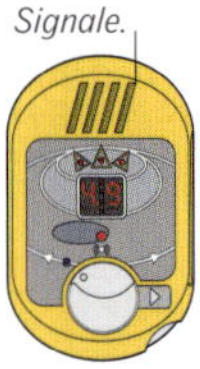

LVS-GERÄT

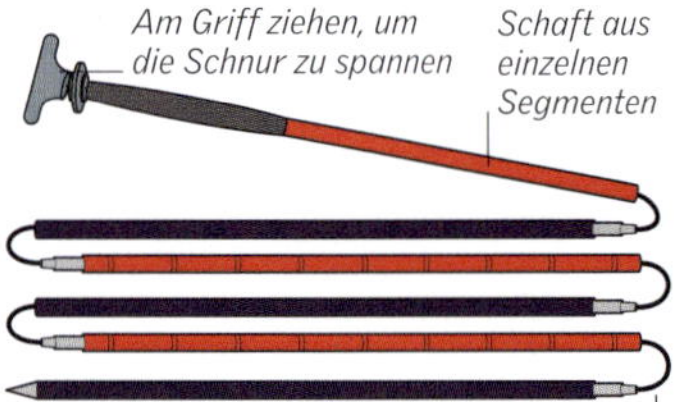

SCHNEESONDE

EINE LAWINE ÜBERLEBEN

Im Winter besteht an schattigen Hängen immer dann Lawinengefahr, wenn eine schwere Schicht Neuschnee über einer dünneren Schicht Altschnee liegt. Eine Lawine kann durch laute Geräusche, Erschütterungen oder die Bewegungen von Skifahrern oder Snowboardern ausgelöst werden. Lernen Sie, die Warnzeichen zu erkennen, nehmen Sie die richtige Ausrüstung mit, und üben Sie Schutzmaßnahmen und Fluchtstrategien für den Ernstfall.

WARNZEICHEN ERKENNEN

Beim Überqueren schneebedeckter Hänge und Talmulden sollten Sie auf folgende Anzeichen für erhöhte Lawinengefahr achten:

- Starkes Gefälle (30–45 Grad)
- Fehlen von Bäumen oder Felsen
- Pulverschnee, der sich nicht verfestigt
- Mehr als 30 cm weicher Neuschnee
- Schnee, der hohl klingt
- Große Flocken, kantige Becherkristalle
- Starker Schneefall (mehr als 2,5 cm pro Stunde)

ÜBERLEBENSSTRATEGIEN

Wenn Sie einen Lawinenabgang sehen oder hören und glauben, die Lawine könnte Sie treffen, ergreifen Sie sofort folgende Maßnahmen:

- Stellen Sie Ihr LVS-Gerät auf Sendebetrieb, für den Fall, dass Sie verschüttet werden.
- Suchen Sie Schutz – z. B. unter einem Felsüberhang in der Nähe (s. unten).
- Wenn Sie keine geschützte Stelle erreichen können, versuchen Sie, seitwärts auszuweichen – im rechten Winkel zur potenziellen Lawinenbahn.

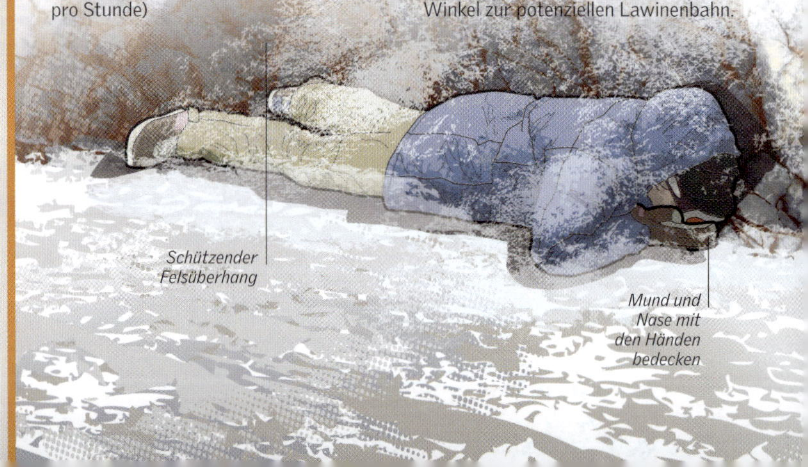

GEFÄHRLICHER UNTERGRUND

Der Bodenbeschaffenheit sollten Sie stets besondere Aufmerksamkeit widmen, denn der Anschein kann sich als trügerisch erweisen. So kann z.B. beim Durchwandern von Feuchtgebieten plötzlich der Boden unter Ihren Füßen nachgeben oder Sie finden sich in Treibsand wieder.

SÜMPFE

Süßwassersümpfe treten in tief liegenden Inlandregionen auf. Sie sind mit Dorngestrüpp, Schilf und Gräsern bewachsen und können ein Lebensraum für gefährliche Tiere wie Krokodile und Schlangen sowie für Moskitos sein, die den Malariaerreger übertragen. Das Wasser ist häufig verschmutzt. Sich durch einen Sumpf zu bewegen ist schwierig: Eben stand man noch auf festem Grund und im nächsten Moment versinkt man bis zur Brust im Morast. Bauen Sie sich ein Floß oder eine Schwimmhilfe und folgen Sie Wasserläufen, um offene Gewässer zu erreichen, wo die Zivilisation näher und die Chance auf Rettung größer ist.

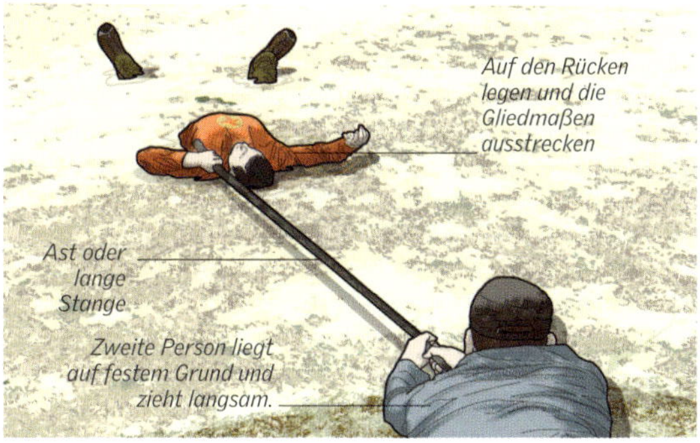

TREIBSAND

Wenn Sie in Treibsand geraten, lassen Sie sich am besten mit ausgestreckten Armen und Beinen auf den Rücken fallen. Versuchen Sie ans Ufer zu paddeln. Schlagen Sie nicht um sich, sonst sinken Sie noch schneller. Wenn Sie in Begleitung sind, sollte die zweite Person sich auf festen Grund legen und Sie mit einer Stange oder einem Seil herausziehen.

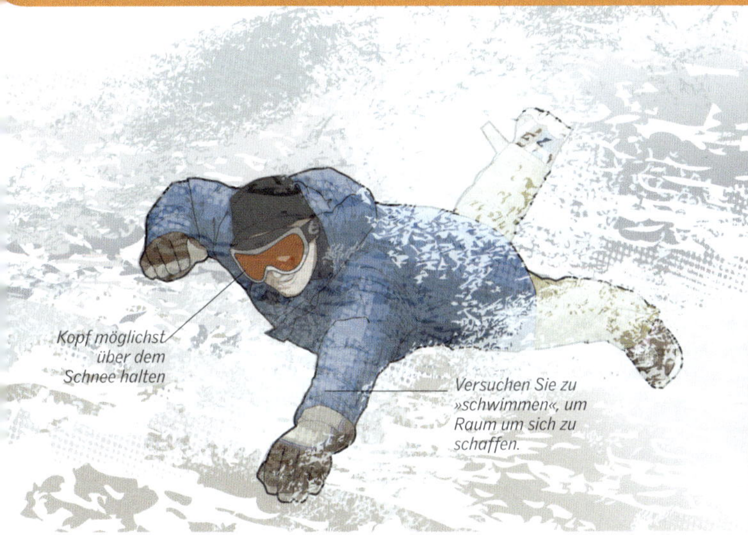
Kopf möglichst über dem Schnee halten
Versuchen Sie zu »schwimmen«, um Raum um sich zu schaffen.

EINER LAWINE ENTKOMMEN

Wenn eine Lawine auf Sie zukommt, ohne dass Sie ausweichen können, versuchen Sie, folgende Maßnahmen zu ergreifen:

- Lösen Sie die Bindungen Ihrer Ski und die Schlaufen Ihrer Skistöcke. Hängen Sie den Rucksack über eine Schulter (bevor Sie sich die Schulter ausrenken, werfen Sie ihn weg).
- Wenn die Lawine Sie erfasst, versuchen Sie zu »schwimmen« (s. oben), um möglichst viel Raum um sich zu schaffen, bevor sich der Schnee setzt. Schaufeln Sie um Ihren Kopf mit den Händen oder einer Schaufel Raum frei, damit Sie atmen können. Die Erstickungsgefahr ist größer als die Gefahr zu erfrieren.
- Wenn Sie nicht wissen, wo oben ist, lassen Sie ein bisschen Speichel tropfen – dann wissen Sie, wo unten ist, und können in die andere Richtung graben.
- Zeit ist der entscheidende Faktor. Graben Sie sich so schnell wie möglich frei, und schreien Sie, sobald Sie Geräusche hören.

VULKANAUSBRUCH

Informieren Sie sich, ob es in der Region, die Sie bereisen, aktive Vulkane gibt. Ist ein Ausbruch zu befürchten, sollten Sie das Gebiet umgehend verlassen. Falls Ihnen das nicht mehr gelingt, beachten Sie folgende Tipps:

- Fahren Sie vorsichtig. Asche und Schlamm verwandeln die Straßen in Rutschbahnen.
- Suchen Sie Schutz vor umherfliegenden Gesteinstrümmern, Gasen und Aschewolken. Das in der Asche enthaltene Schwefeldioxid schädigt die Lungen und reagiert mit Regen zu ätzender Schwefelsäure.
- Wenn Sie in eine Aschewolke geraten, bedecken Sie das Gesicht mit einem feuchten Tuch oder einer Maske. Waschen Sie sich hinterher gut.

ERDBEBEN

Erkundigen Sie sich nach der Erdbebenwahrscheinlichkeit in Ihrem Zielgebiet. Wenn ein Erdbeben bevorsteht:

- Gehen Sie ins Freie, entfernen Sie sich von Gebäuden oder Bäumen und legen Sie sich auf den Boden.
- Bleiben Sie im Freien, bis die Nachbeben aufhören.
- In einem Gebäude gehen Sie ins unterste Stockwerk. Der beste Platz ist neben einer Wand oder unter einem stabilen Tisch. Wenn die Zeit reicht, drehen Sie das Gas ab.
- Wenn Sie im Auto sitzen, halten Sie an, aber steigen Sie nicht aus.

WALDBRÄNDE

Wenn die bodennahe Vegetation so trocken ist wie Zunder, steigt die Gefahr eines unkontrollierbaren Waldbrandes. Waldbrände können durch Blitze, Glasscherben, die wie Brenngläser wirken, weggeworfene Zigarettenkippen oder Funken von einem Lagerfeuer ausgelöst werden. Dabei entwickeln sich starke Hitze, dichter Rauch und giftige Gase, die allen Sauerstoff aufzehren und das Atmen erschweren.

RICHTIGE VORBEREITUNG UND ERKENNEN DER WARNZEICHEN

Wenn Sie in eine Region reisen, in der es häufiger zu Waldbränden kommt, sollten Sie sich über die lokalen Radiosender auf dem Laufenden halten. Nehmen Sie ein Mobiltelefon oder ein Funkgerät mit und informieren Sie andere über Ihre Route und Ihr Ziel. Wenn Sie folgende Warnzeichen beachten, gewinnen Sie wertvolle Zeit:

- In der Regel riecht und hört man ein Feuer, bevor man es sieht. Wenn Sie Brandgeruch wahrnehmen und die Tiere im Wald unruhig werden, kann ein Waldbrand nah sein.
- Der Rauch hilft Ihnen einzuschätzen, wie nah das Feuer ist. Die Richtung, in die er zieht, zeigt Ihnen die Windrichtung an.

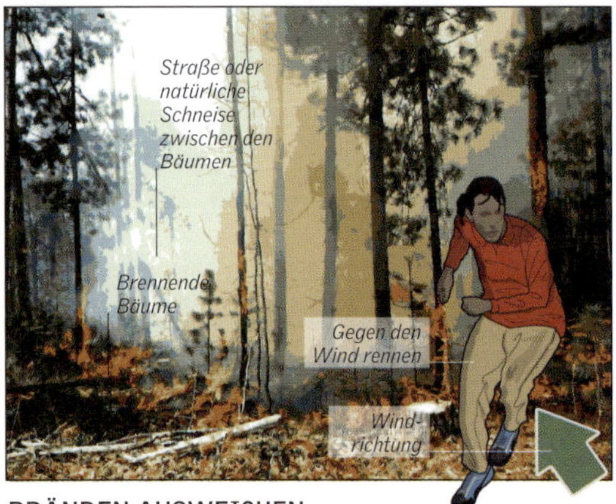
Straße oder natürliche Schneise zwischen den Bäumen
Brennende Bäume
Gegen den Wind rennen
Windrichtung

BRÄNDEN AUSWEICHEN

Wenn der Wind ins Feuer bläst, sollten Sie schnell entgegen der Windrichtung fliehen. Ist der Wind hinter dem Feuer, breitet das Feuer sich schnell in Ihre Richtung aus.

- Versuchen Sie, einen Fluss oder See, eine Straße oder eine andere natürliche Schneise zu finden. Bleiben Sie dort, bis Sie gerettet werden oder das Feuer an Ihnen vorbei ist.
- Meiden Sie erhöhtes Gelände, da sich ein Feuer hangaufwärts schneller ausbreitet.
- Wenn das Feuer nah, die Feuerwand aber nicht homogen ist, kann es am besten sein, durch die Flammen zu rennen: Ziehen Sie alle Kunstfaserkleidung aus (schmilzt auf der Haut), und bedecken Sie Ihre Haut so vollständig wie möglich. Übergießen Sie sich mit Wasser. Holen Sie tief Luft, pressen Sie ein feuchtes Tuch auf Mund und Nase, und rennen Sie, ohne anzuhalten, durch die dünnste Stelle der Feuerwand.
- Mit einem Fahrzeug parken Sie möglichst weit weg von Bäumen. Stellen Sie den Motor ab, schließen Sie die Fenster, legen Sie sich auf den Boden und decken Sie sich zu.
- Wenn Flucht unmöglich ist, Kleidung nass machen und sich tief in die Erde eingraben.

WETTEREXTREME

Heftige Stürme und sintflutartige Regenfälle sind in vielen Regionen der Welt häufige saisonale Wettererscheinungen. Wetterextreme wie Tornados, Hurrikane und Taifune verursachen enorme Schäden und bedrohen viele Menschenleben.

HURRIKANE UND TORNADOS MEIDEN

Wetterdienste können die ungefähre Zugrichtung drohender Hurrikane vorhersagen. Die Notrettungsdienste vor Ort geben dann Anweisungen, die der vorhergesagten Windstärke entsprechen. Wer ein gefährdetes Gebiet bereist, sollte die Langzeitprognosen studieren und darauf vorbereitet sein, seine Pläne sofort zu ändern, denn wenn Sie in einen Wirbelsturm geraten, sind Ihre Überlebenschancen gering. Falls Sie sich während der Hurrikansaison in der Wildnis aufhalten, nehmen Sie ein batteriebetriebenes Radio oder ein Solarradio mit, hören Sie den Wetterbericht und stellen Sie sich darauf ein, schnell in die Zivilisation zurückzukehren. Sollte Ihre Unterkunft in einer tornado- oder hurrikangefährdeten Region liegen, folgen Sie den Anweisungen der Behörden und sorgen Sie vor, damit der Sturm Sie nicht in offenem Gelände überrascht.

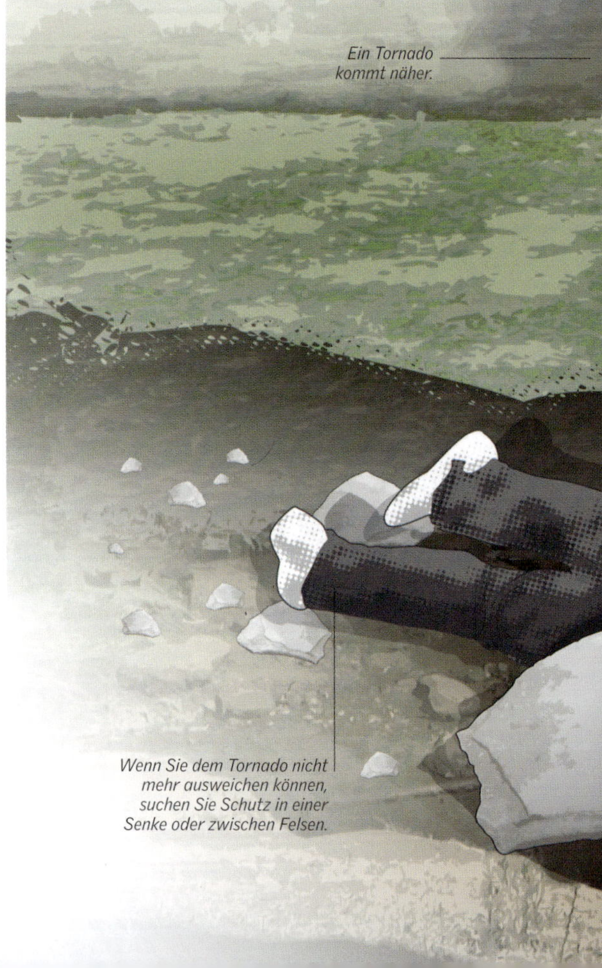
Ein Tornado kommt näher.
Wenn Sie dem Tornado nicht mehr ausweichen können, suchen Sie Schutz in einer Senke oder zwischen Felsen.

DIE EVAKUIERUNG VORBEREITEN

Bei einem Hurrikan oder Tornado können Sie sogar in den eigenen vier Wänden in Lebensgefahr geraten. Die folgenden Tipps sollen größeren Schaden verhindern.

- Sichern Sie rund ums Haus alles, was vom Wind erfasst werden und Schaden anrichten könnte, z. B. Mülltonnen und Gartenmöbel.
- Erstellen Sie einen Evakuierungsplan (auch für Haustiere, falls vorhanden). Erkunden Sie mehrere Routen zu Ihrem Evakuierungsort, falls einzelne Straßen unpassierbar sein sollten. Betanken Sie Ihr Auto, sobald die Hurrikanwarnung ergeht.
- Stellen Sie ein Survival-Paket zusammen, das alles Nötige für die ersten 72 Stunden enthält: Trinkwasser, Kleidung, Lebensmittel, Schlafsäcke, Radio, Taschenlampen und Rufnummern für Angehörige und Rettungskräfte.
- Vernageln Sie Fenster und Türen mit Brettern. Drehen Sie Wasser, Gas und Strom ab.

AN ORT UND STELLE BLEIBEN

Auch wenn Sie beschließen zu bleiben, wo Sie sind, sollten Sie den oben genannten Regeln folgen. Begeben Sie sich mit Ihrem Survival-Paket in den Keller oder in einen fensterlosen Raum.

- Hören Sie Radio und folgen Sie den Anweisungen der Rettungsdienste.
- Gehen Sie nicht nach draußen, bevor die Behörden Entwarnung geben.

DRAUSSEN SCHUTZ SUCHEN

Wenn Sie glauben, dass Sie sich im Durchzugsgebiet eines herannahenden Wirbelsturms befinden, sollten Sie alles daransetzen, dieses Areal zu verlassen – wählen Sie eine Fluchtrichtung, die rechtwinklig zum Zugweg liegt.

- Wenn Sie im Auto sitzen und nicht mehr fliehen können, parken Sie Ihr Fahrzeug in einer Unterführung. Verlassen Sie es und begeben Sie sich an eine möglichst hoch gelegene Stelle in der Unterführung. In freiem Gelände auf der windwärts gelegenen Seite des Fahrzeugs Schutz suchen.
- Legen Sie sich flach in einen Graben oder eine Senke (s. unten), oder zwängen Sie sich zwischen Felsen.

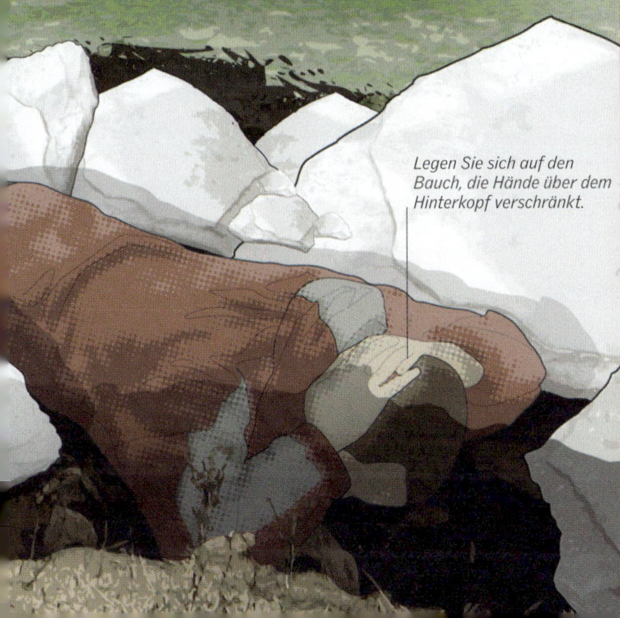
Legen Sie sich auf den Bauch, die Hände über dem Hinterkopf verschränkt.

GEWITTER

Ein Gewitter entwickelt sich, wenn feuchtwarme Luft sehr schnell aufsteigt und auf kältere Luftschichten trifft. Die elektrische Spannung zwischen den wolkenbildenden Wassertröpfchen entlädt sich in Form von Blitzen. So verringern Sie die Gefahr, von einem Blitz getroffen zu werden:

- Vermeiden Sie es, in offenem Gelände in ein Gewitter zu geraten. Suchen Sie Schutz – aber nicht unter einem einzelnen Baum, denn wenn der Blitz dort einschlägt, breitet sich ein riesiges elektrisches Feld am Boden aus.
- Bleiben Sie notfalls in Ihrem Auto – die geschlossene Metallkarosserie wirkt wie ein Faraday-scher Käfig.
- Im Freien sollten Sie sich so klein wie möglich machen (nicht hinlegen!): mit geschlossenen Füßen in die Hocke gehen, den Boden nicht mit den Händen berühren.

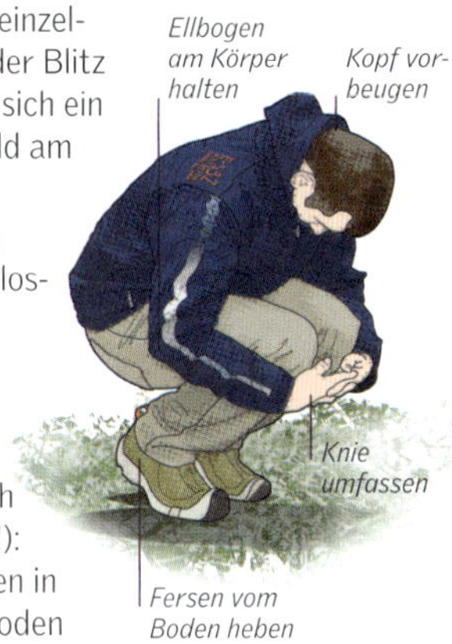

ÜBERSCHWEMMUNGEN

Nach sintflutartigen Regenfällen versickert das Wasser oft nicht im Boden, sondern strömt über die Erdoberfläche und verursacht Überschwemmungen, die das Erdreich, Tiere, Pflanzen, ja sogar Gebäude mitreißen können. Es kann Erdrutsche geben und Flüsse können über die Ufer treten.

- In einem Gebäude gehen Sie ins oberste Stockwerk und nehmen Sie alles Nötige (wie Schlafsack, Proviant, Streichhölzer) mit. Bleiben Sie dort, bis das Wasser zurückgeht oder Sie gerettet werden, es sei denn, das Gebäude selbst ist bedroht.
- Im Freien sollten Sie höher gelegenes Gelände aufsuchen.
- Durchqueren Sie nie überflutetes Gebiet.
- Trinkwasser muss wegen möglicher Verunreinigungen gefiltert und abgekocht werden. Alternative: Regenwasser auffangen.

SANDSTÜRME

Wenn Sie einen Sandsturm kommen sehen, markieren Sie die Richtung, in der Sie weitergehen müssen, und suchen Sie nach einem sicheren Unterschlupf, z. B. hinter Felsen. Drehen Sie sich aus dem Wind und verhüllen Sie sich möglichst vollständig – insbesondere Kopf, Gesicht und Nacken.

ÜBERLEBEN AUF DEM MEER

DAS MEER IST VERMUTLICH die lebensfeindlichste Umgebung überhaupt. Die Ursachen für lebensbedrohliche Havarien auf See sind vielfältig: Sturm, Schiffsbrand, technisches Versagen oder eine Kollision. Für den Notfall gibt es einige hilfreiche Verhaltensregeln und gute Schutzausrüstung.

VORBEREITET SEIN
Begeben Sie sich nicht ohne die nötigen Kenntnisse, Fähigkeiten und ohne Ausrüstung für den Notfall aufs offene Meer.

SCHIFFSKENNTNISSE

Gleichgültig, wie groß Ihr Schiff ist: Informieren Sie sich möglichst detailliert, wie Sie sich bei einem Unglück verhalten sollen, bei dem Sie das Schiff verlassen und sich ins Wasser begeben müssen. Hier einige Hinweise:

GROSSE PASSAGIERSCHIFFE

Wer auf einem großen Schiff, z. B. einer Fähre oder einem Kreuzfahrtschiff, unterwegs ist, sollte sich die Sicherheitsbestimmungen einprägen.

- Nehmen Sie an den Seenotrettungsübungen teil.
- Fragen Sie, welche Signaltöne für Feuer, Kollision und Verlassen des Schiffs gelten.
- Informieren Sie sich, wo die Rettungswesten aufbewahrt und wie sie angelegt werden.
- Prägen Sie sich die Fluchtwege ein.
- Merken Sie sich, wo sich die Rettungsboote befinden und was Sie im Notfall tun müssen.
- Wenn Sie Kinder oder behinderte Menschen bei sich haben, überlegen Sie sich, wie Sie sie im Notfall an Deck bringen.

KLEINE SCHIFFE

Die Besatzungen von Jachten, Booten und Kanus müssen sich auf einen Notfallplan verständigen und die Verantwortungsbereiche entsprechend den Fähigkeiten der Crew-Mitglieder aufteilen.

- Prägen Sie sich ein, wo die Notfallausrüstung verstaut ist und wie sie funktioniert.
- Wenn Ihr Schiff über ein EPIRB-Gerät (Seenotbake, s. S. 236) verfügt, sollte jeder wissen, wo es sich befindet und wie man es bedient. Es gibt Geräte, die sich beim Sinken des Schiffs durch den Wasserdruck automatisch lösen und aktiviert werden.
- Überprüfen Sie, ob Ihr EPIRB-Gerät registriert ist, sodass die Rettungskräfte wissen, zu welchem Schiff das Signal gehört.
- Halten Sie Ihr Notgepäck bereit (s. Kasten rechts).

ÜBERLEBENSANZUG/RETTUNGSWESTE

In einem Überlebensanzug bleiben Sie auch unter extremen Bedingungen und bei rauer See warm und trocken. Eine Rettungsweste hält Ihren Kopf über Wasser, selbst wenn Sie bewusstlos sind.

SCHUTZ

Überlebensanzüge und Rettungswesten sind mit diversen nützlichen Schutzvorrichtungen ausgestattet.

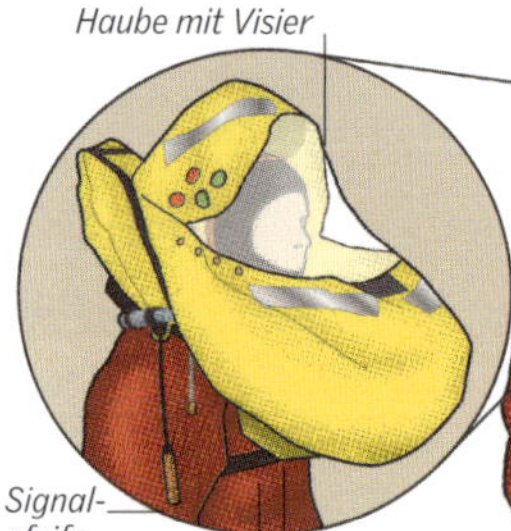

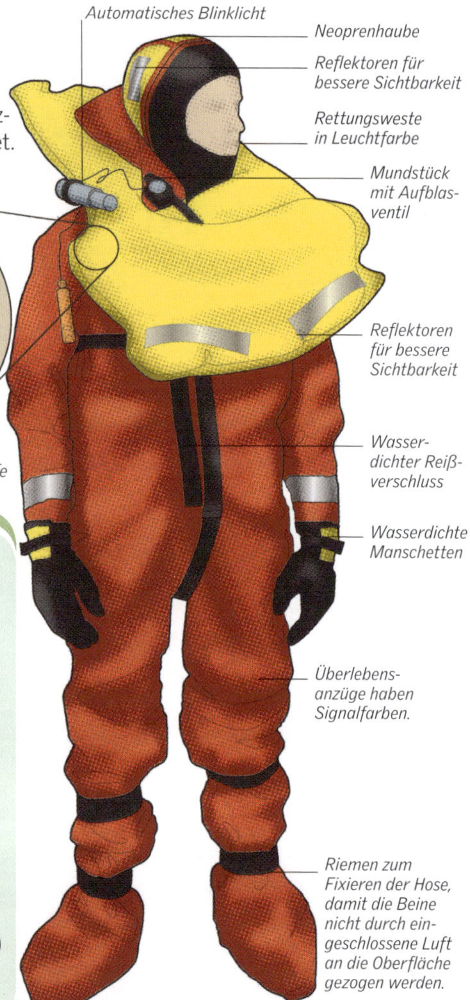

NOTGEPÄCK
Packen Sie Ihre Überlebensausrüstung in eine Tasche, z. B.:

- Notration Wasser
- Erste-Hilfe-Set (s. S. 260)
- Notfunkbake (s. S. 237)
- GPS-Gerät (s. S. 75)
- UKW-Radio
- Mobil-/Iridiumtelefon
- Handfackeln, Leuchtraketen
- Umkehrosmose-Pumpe (zum Entsalzen; s. S. 197)
- Survival-Box (s. S. 60–61)
- Solardestille (s. rechts)

RETTUNGSINSELN UND -BOOTE

Rettungsboote und -inseln für eine bzw. mehrere Personen sind ähnlich aufgebaut und ausgestattet. Mehr-Personen-Rettungsinseln können nicht nur mehr Personen, sondern auch größere Mengen an Trinkwasser und Notproviant transportieren.

EIN-PERSONEN-RETTUNGSBOOT

Dieses kleine Rettungsboot für eine Person kann mit Kohlendioxid, durch manuelles Aufpumpen oder über ein Mundstück aufgeblasen werden.

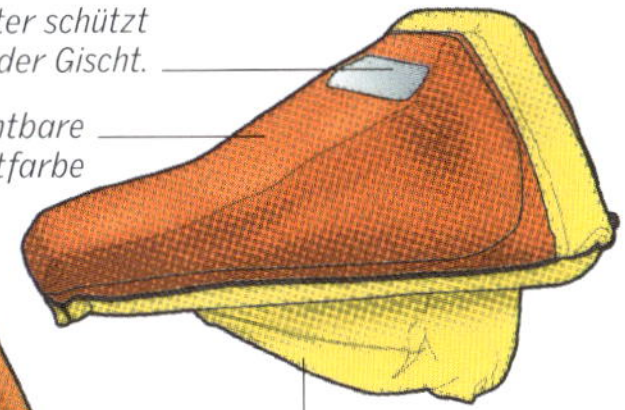

MEHR-PERSONEN-RETTUNGSINSEL

Große Schiffe verfügen meist über Rettungsinseln, die zwischen vier und 25 Menschen aufnehmen können. Viele Modelle haben ein Verdeck, einige enthalten außerdem eine Notfunkbake (s. S. 236), Paddel und eine Solardestille (s. unten).

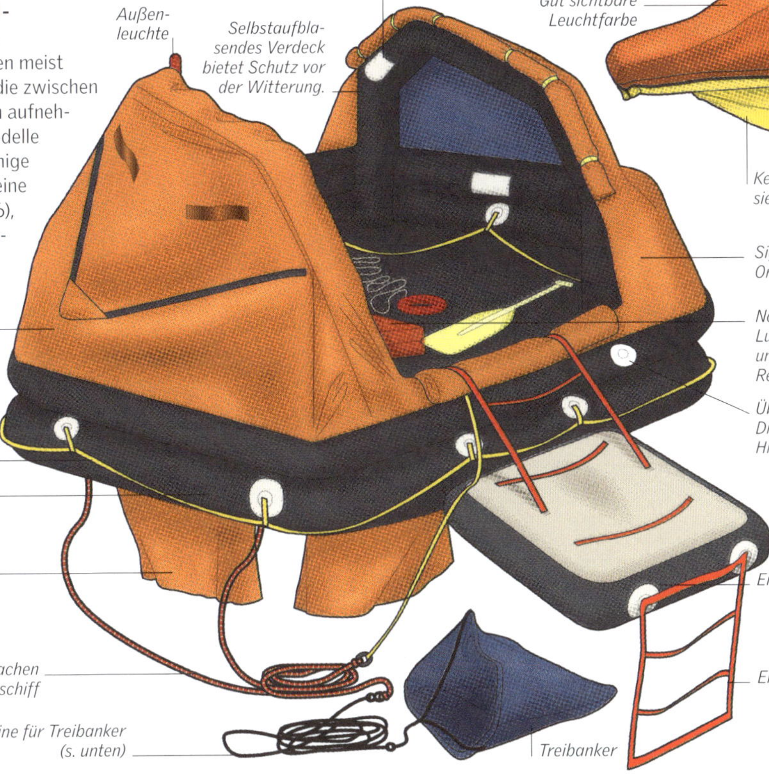
Außenleuchte
Selbstaufblasendes Verdeck bietet Schutz vor der Witterung.
Survival-Instruktionen
Regenwasser-Sammelvorrichtung
Umlaufende Halteleine zum Aneinanderbinden mehrerer Rettungsinseln oder als Haltegriff für Schiffbrüchige, für die innen kein Platz ist.
Aufblasbare Bodenkammern schützen vor der Wasserkälte.
Kentersäcke stabilisieren die Insel.
Reißfangleine zum Festmachen am Rettungsschiff
Leine für Treibanker (s. unten)
Treibanker
Signalfarbe für schnelle Ortung
Notfallausstattung mit Luftpumpe für Boden und Verdeck sowie Reparaturset
Überdruckventil zur Druckregulierung bei Hitze
Einstiegsrampe
Einstiegsleiter

SOLARDESTILLE

Eine Solardestille ist ein leichtes, kompaktes und einfach zu bedienendes Gerät zur Entsalzung von Meerwasser. Die Sonnenhitze bringt das Salzwasser im Inneren der Destille zum Verdunsten. Das Kondenswasser sammelt sich in der Kegelrinne und wird in einen Speicherschlauch geleitet. Abhängig von der Sonneneinstrahlung liefert eine Solardestille bis zu 2 Liter frisches Trinkwasser pro Tag.

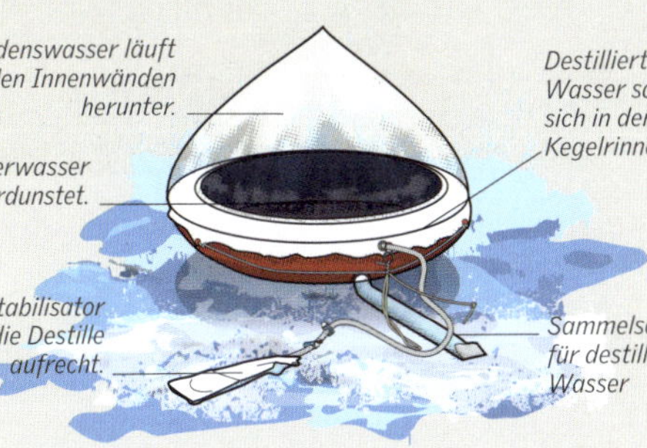
Kondenswasser läuft an den Innenwänden herunter.
Meerwasser verdunstet.
Der Stabilisator hält die Destille aufrecht.
Destilliertes Wasser sammelt sich in der Kegelrinne.
Sammelschlauch für destilliertes Wasser

TREIBANKER

Der Treibanker (oder »Driftsack«) ist ein wichtiger Teil der Ausrüstung, weil er die Abdrift verringert und die Rettungsinsel auch bei rauer See stabilisiert und seetüchtig hält.

STABILISIERUNG

Ein Treibanker verhindert das Kentern der Rettungsinsel, indem er einen Widerstand bildet, der die Insel im Wasser »verankert«.

- Ein Treibanker hält die Rettungsinsel entweder vor dem Wind oder im 90-Grad-Winkel zum Wind.
- Außerdem sorgt er dafür, dass die Insel nicht zu weit abtreibt, und verbessert so die Rettungschancen.

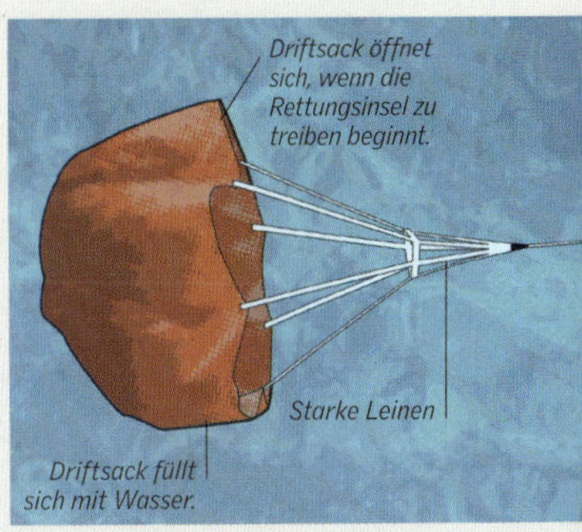

DAS SCHIFF VERLASSEN

Solange Sie an Bord nicht in unmittelbarer Gefahr sind, sollten Sie das Schiff nicht verlassen. Selbst ein schwer beschädigtes Schiff bietet noch Wetterschutz, wichtige Ausrüstung wie Radiogeräte und Signalmittel sowie Wasser und Lebensmittel; außerdem ist es für Rettungskräfte weithin sichtbar. Versuchen Sie das Schiff seetüchtig zu halten.

DROHENDE GEFAHREN

Wenn Sie das Schiff verlassen, werden Sie mit einigen Risiken konfrontiert. Wer sich sorgfältig vorbereitet hat, wird jedoch in vielen Fällen in der Lage sein, sie zu bewältigen. Folgende Gefahren drohen:

- Unterkühlung (Hypothermie) bei unangemessener, nasser Kleidung, windigem und regnerischem Wetter
- Ertrinken (wenn die Rettungsweste fehlt)
- Dehydration durch Wassermangel oder infolge einer Verletzung
- Unter- und Mangelernährung (kein oder zu wenig Proviant)
- Kälteschock (s. S. 254) durch plötzliches Eintauchen in kaltes Wasser

VOR DEM VERLASSEN

Verlassen Sie das Schiff erst, wenn es unbedingt notwendig ist. Setzen Sie ein Seenotsignal ab. Nennen Sie Ihren Namen, machen Sie Angaben zu Ihrer Position, der Größe der Gruppe, zum Zustand der Passagiere und zu den Umständen. Dann führen Sie folgende Maßnahmen durch:

- EPIRB-Gerät aktivieren (s. S. 236).
- Dafür sorgen, dass jeder mehrere Schichten Kleidung trägt und einen Überlebensanzug und eine Rettungsweste hat (s. S. 250).
- Rettungsinseln klarmachen.
- Notgepäck und Wasserkanister bereitstellen (s. S. 250).
- Weitere Behälter mit Wasser füllen.
- Alles Essbare zusammentragen.

IN DIE RETTUNGSINSEL

Lassen Sie alle verfügbaren Rettungsboote und -inseln zu Wasser. Je mehr Inseln im Wasser schwimmen, desto eher werden Sie von Rettungsteams geortet. Außerdem enthalten auch die unbenutzten Rettungsinseln Ausrüstung.

- Viele Rettungsinseln haben eine Reißfangleine, mit der sie am Schiff festgemacht werden können, damit sie nicht wegfliegen, wenn sie über Bord geworfen und aufgeblasen werden.
- Die Fangleine hat eine Sollbruchstelle. Wenn das Schiff sinkt, reißt sie oder kann leicht gekappt werden.

UNTERKÜHLUNG VERHINDERN

Bei einer Temperatur von 5 °C liegen die Chancen einer normal gekleideten Person, die nächste Stunde zu überleben, bei 50 Prozent. Schutzkleidung erhöht Ihre Überlebenschancen um das Sechsfache.

- Besteigen Sie die Rettungsinsel vorsichtig, um nicht nass zu werden.
- Luft zwischen Kleidungsschichten speichert selbst nass etwas Körperwärme. Vergessen Sie Kopf, Hände und Füße nicht.
- Ziehen Sie einen Überlebensanzug an (s. S. 250).

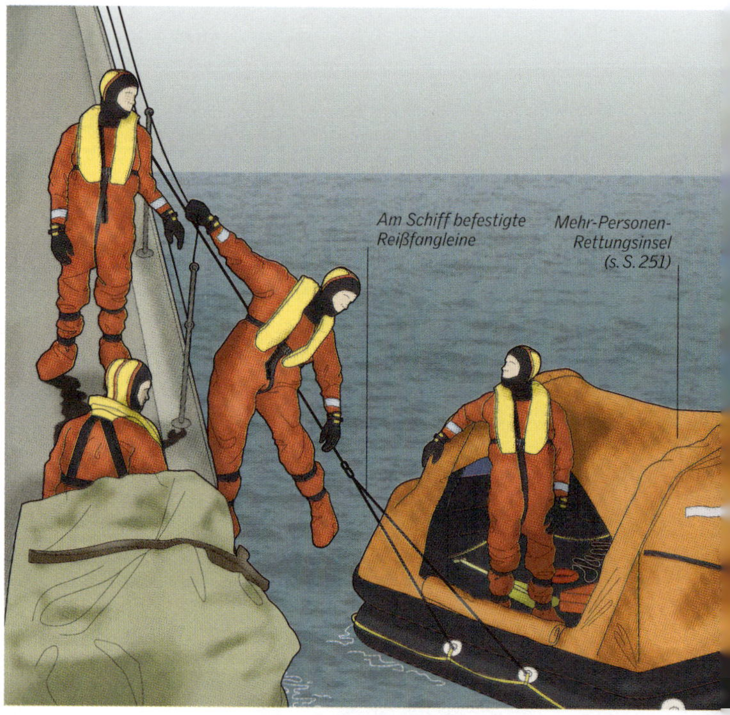

1 Besteigen Sie die Rettungsinsel langsam und vorsichtig. Versuchen Sie, möglichst trocken zu bleiben. Wenn Sie ins Wasser müssen, klettern Sie am Schiffrumpf hinab, statt zu springen.

- Suchen Sie die Survival-Instruktionen in der Rettungsinsel und befolgen Sie die »Sofortmaßnahmen« (s. Kasten rechts oben).

AN BORD DER RETTUNGSINSEL

Wenn Sie die schwierige Prozedur des Von-Bord-Gehens gemeistert und die Rettungsinsel erreicht haben, müssen verschiedene Maßnahmen – Sofortmaßnahmen, sekundäre Maßnahmen und Folgemaßnahmen – ergriffen werden.

SOFORTMASSNAHMEN

- Pumpen Sie die Bodenkammern der Insel auf. Rufen Sie alle in der Gruppe mit Namen auf, um festzustellen, ob jemand fehlt.
- Solange Ihr Schiff auf dem Wasser treibt, sollte die Rettungsinsel an der Fangleine bleiben. Wenn das Schiff sinkt, die Leine nah am Schiff kappen.
- Ist die Fangleine gekappt, sollte der Treibanker gesetzt werden (s. S. 251).
- Schließen Sie bei rauem Wetter die Eingänge der Insel, damit es drinnen warm und trocken bleibt.
- Schöpfen Sie eingedrungenes Wasser ab und trocknen Sie die Insel mit dem Schwamm. Dichten Sie etwaige Lecks mit Material aus dem Reparaturset ab.

SEKUNDÄRMASSNAHMEN

- Behandeln Sie Verletzte.
- Tabletten gegen Seekrankheit.
- Beobachtungsposten einteilen.
- Rettungsinseln verbinden.
- Wärmen Sie sich auf.

ACHTUNG!
Trinken Sie kein Meerwasser, weil das enthaltene Salz die Dehydration beschleunigt. In einer heißen Region ohne Wasser kann die Dehydration innerhalb einer Stunde einsetzen.

FOLGEMASSNAHMEN

- Ernennen Sie eine möglichst erfahrene Person zum Leiter.
- Erfragen Sie, wer über wichtige Fähigkeiten (z. B. eine Erste-Hilfe-Ausbildung oder Survival-Training) verfügt.
- Alle sollen auf spitze Objekte achten, die die Luftkammern beschädigen könnten, und nützliche Ausrüstung melden.
- Stellen Sie fest, welche Ausrüstung vorhanden ist. Machen Sie die Ortungshilfen einsatzfertig (s. S. 236), und zeigen Sie allen, wie man sie benutzt.
- Teilen Sie Wachen ein.
- Beauftragen Sie eine Person mit Reparaturen, eine andere mit der Rationierung und eine dritte mit Erste-Hilfe-Maßnahmen.
- Erfassen Sie die vorhandenen Vorräte und rationieren Sie sie Ihrer Situation entsprechend.
- Setzen Sie Solardestillen (s. S. 251) und Umkehrosmose-Pumpen (s. S. 197) zur Trinkwassergewinnung ein.

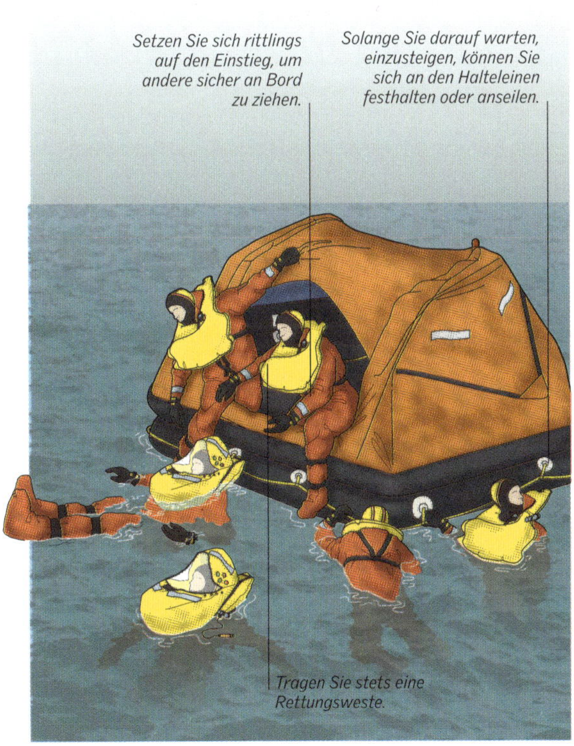

2 Falls Ihre Gruppe im Wasser landet, sollten die beiden Ersten, die in die Insel klettern können, den anderen an Bord helfen.

- Überladen Sie das Boot nicht. Starke Personen können ihre Rettungswestenleine an den Halteseilen befestigen.

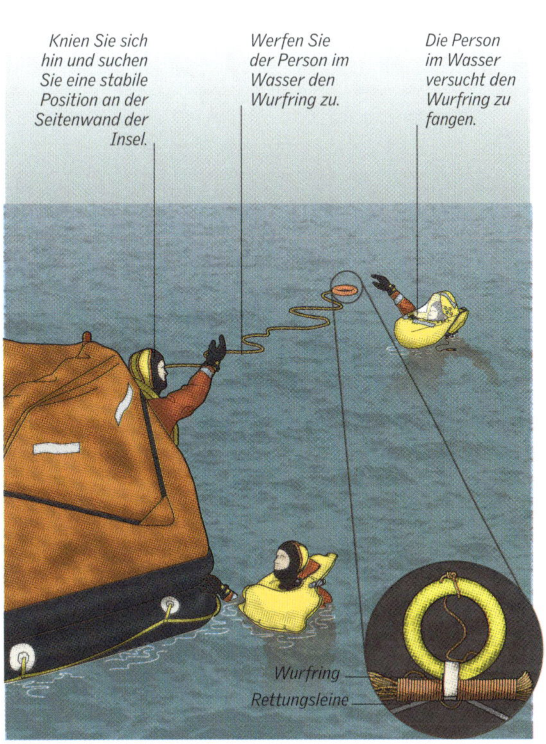
Knien Sie sich hin und suchen Sie eine stabile Position an der Seitenwand der Insel.
Werfen Sie der Person im Wasser den Wurfring zu.
Die Person im Wasser versucht den Wurfring zu fangen.
Wurfring
Rettungsleine

3 Halten Sie Ausschau nach Schiffbrüchigen, die noch im Meer schwimmen und die Rettungsinsel zu erreichen versuchen. Helfen Sie mir der Wurfleine.

- Gehen Sie nicht selbst ins Wasser, es sei denn, Sie müssen einen Bewusstlosen retten.

ÜBERLEBEN IM WASSER

Etwa zwei Drittel derer, die in offenen Gewässern ertranken, waren höchstens 3 m von einem sicheren Ort entfernt, und 60 Prozent von ihnen waren »gute« Schwimmer. Also was tun im Wasser?

INS WASSER SPRINGEN

Wenn Sie ins Wasser müssen, klettern Sie möglichst an Seilen oder Netzen die Bordwand hinunter. Ins Wasser zu springen ist wegen des Kälteschock-Risikos (s. Kasten rechts) gefährlich. Wenn Ihnen keine andere Möglichkeit bleibt, kontrollieren Sie zunächst, ob Ihre Rettungsweste richtig sitzt, und suchen Sie die Wasseroberfläche nach einem sicheren Eintauchpunkt abseits von schwimmenden Menschen, Trümmern und brennendem Treibstoff ab. Wer dem Treibstoff nicht ausweichen kann, sollte unter ihm durchschwimmen. Strecken Sie vor dem Auftauchen eine Hand nach oben, um festzustellen, ob Sie aus der Gefahrenzone heraus sind. Tauchen Sie mit dem Gesicht nach unten auf, um Nase, Augen und Mund zu schützen.

KÄLTESCHOCK

Ein Kälteschock ist eine lebensbedrohliche Reaktion auf das Eintauchen in sehr kaltes Wasser. Symptome sind das Schnappen nach Luft und eine stark beschleunigte Atmung (Hyperventilation), wobei Wasser in die Lungen geraten kann, Desorientierung, Panik und Unterkühlung. Ein plötzlicher Anstieg von Blutdruck und Herzfrequenz kann zu Herzproblemen führen. Dauert der Verbleib im kalten Wasser an, werden Bewegungen (schwimmen, in die Rettungsinsel klettern, eine Signalrakete abfeuern) immer schwieriger.

- Eine gute Konstitution kann helfen, den Aufenthalt im eisigen Wasser zu überleben.
- Schichtweise übereinandergezogene Kleidung oder ein Überlebensanzug verbessern die Überlebenschancen.
- Gehen Sie nur im absoluten Notfall ins Wasser.

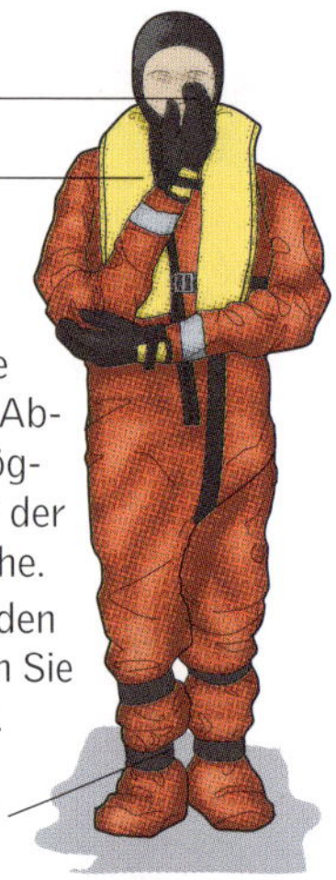
Mund und Nase geschlossen halten
Mit der freien Hand Ellbogen oder Schulter umfassen
Füße schließen

1 Suchen Sie sich einen Absprungpunkt möglichst dicht über der Wasseroberfläche.

- Schließen Sie den Mund und halten Sie sich die Nase zu.

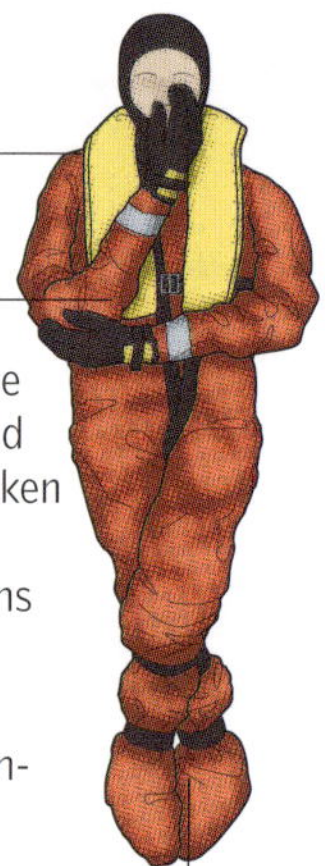
Schultern nach hinten unten ziehen
Arme fest am Körper halten
Beine kreuzen

2 Springen Sie aufrecht und mit geradem Rücken möglichst weit weg vom Schiff ins Wasser.

- Kreuzen Sie die Beine vor dem Eintauchen.

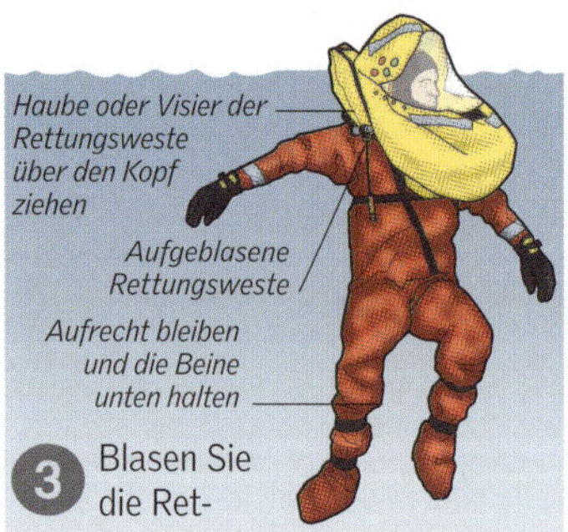
Haube oder Visier der Rettungsweste über den Kopf ziehen
Aufgeblasene Rettungsweste
Aufrecht bleiben und die Beine unten halten

3 Blasen Sie die Rettungsweste auf, sobald Sie im Wasser sind.

- Entfernen Sie Luft aus Ihrem Überlebensanzug, indem Sie die Arme heben und die Manschetten leicht vom Handgelenk abziehen.

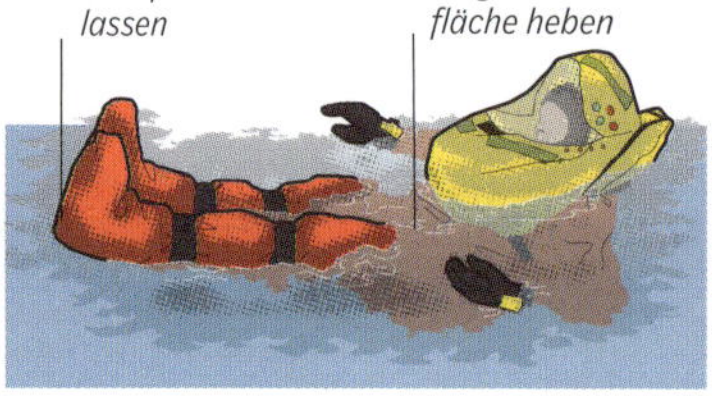

4 Legen Sie sich auf den Rücken und schwimmen Sie so ruhig wie möglich aus der Gefahrenzone.

- Den Kopf nach hinten auf den Kragen der Rettungsweste legen und das Becken heben.
- Mit beiden Armen zugleich rückwärts paddeln.

IM WASSER ÜBERLEBEN

Die Überlebenschancen auf See sind in einer Gruppe am höchsten – selbst wenn keine Rettungsinsel zur Verfügung steht. Sie ist besser zu orten und die Gegenwart anderer Menschen ist gut für die Psyche.

- Sammeln Sie im Wasser treibende Trümmer ein, bevor sie von der Strömung davongetragen werden, um Ihren »Survival-Fußabdruck« zu vergrößern. Sie sind so für Rettungskräfte besser sichtbar.
- Machen Sie alle Ortungshilfen und Ausrüstungsgegenstände einsatzbereit.
- Wenn es Kinder oder Verletzte in Ihrer Gruppe gibt, nehmen Sie sie in die Mitte, und bleiben Sie dicht beieinander.
- Wenn Sie allein sind, machen Sie sich klein, um wenig Körperwärme zu verlieren (s. unten).

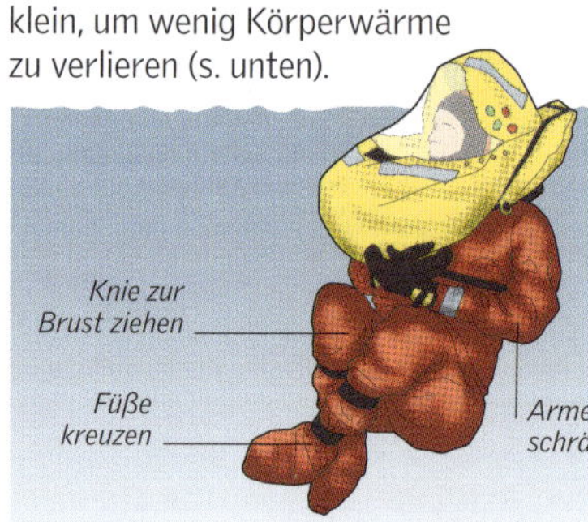

IM WASSER TREIBEN

Wenn Sie ohne Rettungsweste ins Wasser springen müssen, wird zumindest der obere Teil Ihres Kopfs durch den Auftrieb über Wasser gehalten. Kleine, windmühlenflügelartige Bewegungen mit den Armen helfen, auch das Gesicht über Wasser zu halten. Bei rauer See ist es besser, mit dem Gesicht nach unten zu treiben.

POSITIV DENKEN

Konzentrieren Sie sich ganz auf den gegenwärtigen Moment statt auf das, was in den nächsten Stunden oder Tagen passieren könnte.

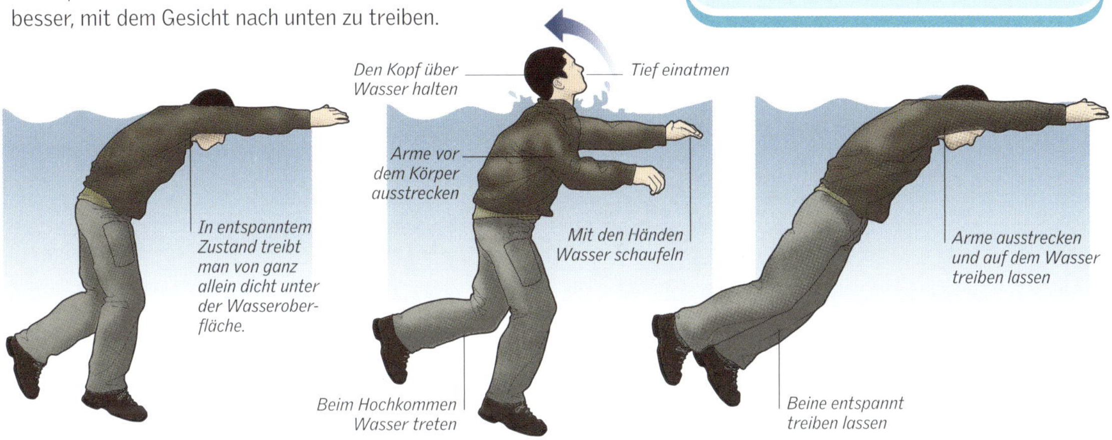
In entspanntem Zustand treibt man von ganz allein dicht unter der Wasseroberfläche.
Den Kopf über Wasser halten
Tief einatmen
Arme vor dem Körper ausstrecken
Mit den Händen Wasser schaufeln
Beim Hochkommen Wasser treten
Arme ausstrecken und auf dem Wasser treiben lassen
Beine entspannt treiben lassen

1 So schwer das in dieser Situation fällt: Es ist wichtig, sich zu entspannen.

- Gesicht aufs Wasser legen und Arme nach vorn strecken.

2 Atmen Sie ins Wasser aus, während Sie den Kopf heben.

- Den Kopf aus dem Wasser heben und die Lungen vollständig leeren, bevor Sie wieder einatmen.

3 Schließen Sie nach dem Luftholen den Mund und tauchen Sie das Gesicht wieder ins Wasser.

- Lassen Sie sich treiben, bevor Sie einen neuen Atemzug nehmen.

EINE AUFTRIEBSHILFE BAUEN

Wenn Sie Hosen tragen, können Sie damit eine Schwimmhilfe improvisieren, die es Ihnen erleichtert, den Kopf über Wasser zu halten. Das Hantieren im Wasser ist zwar nicht ganz einfach, aber das Ergebnis rechtfertigt die Mühe.

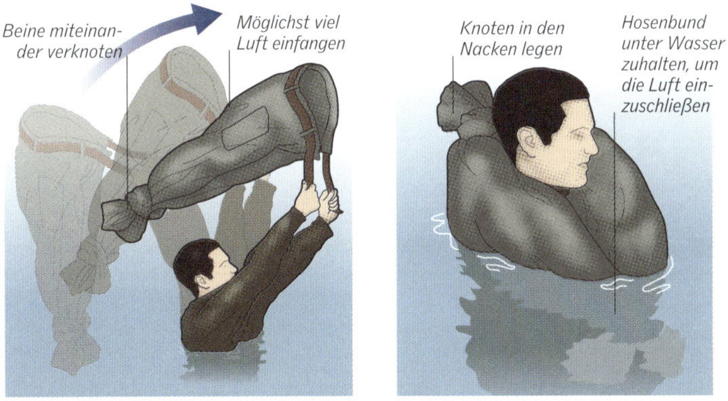
Beine miteinander verknoten
Möglichst viel Luft einfangen
Knoten in den Nacken legen
Hosenbund unter Wasser zuhalten, um die Luft einzuschließen

4 Ziehen Sie die Hose aus und knoten Sie die Hosenbeine unten zusammen (Knoten mit den Zähnen festziehen).

- Die Hose über dem Kopf nach oben halten, sodass sie sich mit Luft füllt, dabei Wasser treten.

5 Packen Sie den Hosenbund und halten Sie ihn fest zu, damit die Luft nicht entweicht.

- Legen Sie sich die Hosenbeine um den Hals.
- Sie müssen den Vorgang regelmäßig wiederholen.

SEKUNDÄRES ERTRINKEN

Beim Beinahe-Ertrinken dringt Wasser in die Lunge ein und kann dort tödliche biochemische Prozesse (das sogenannte »sekundäre Ertrinken«) auslösen. Schon geringe Mengen Süß- oder Salzwasser in der Lunge können lebensgefährlich sein. Sekundäres Ertrinken tritt 24–72 Stunden nach der Rettung aus dem Wasser auf. Ergreifen Sie folgende Vorsichtsmaßnahmen:

- Überwachen Sie alle Personen, die beinahe ertrunken wären oder sich längere Zeit im Wasser aufhalten mussten.
- Bitten Sie sie, ein paar tiefe Atemzüge zu machen, und gehen Sie jedem unerklärlichen Schmerz oder Unbehagen nach.
- Achten Sie auf Symptome wie Husten, Atemnot, Brustschmerzen und schaumig aussehender Speichel.
- Betroffene sollten aufrecht sitzen.
- Wenn möglich, versorgen Sie Betroffene mit Sauerstoff – der Sauerstoffgehalt des Bluts kann schnell sinken –, und beruhigen Sie sie.

7

ERSTE HILFE

ERSTE HILFE

Unabhängig von den Ereignissen, durch die Sie in eine Notlage geraten sind, ist es für Ihre Handlungsmöglichkeiten und Ihr Verhalten maßgebend, ob jemand aus Ihrer Gruppe verletzt ist. Das Überleben eines Verletzten kann entscheidend davon abhängen, ob und wie er behandelt wird bzw. wie die Erstversorgung ausfällt. Deshalb sollte jeder die wichtigsten Erste-Hilfe-Maßnahmen kennen und sicher anwenden können. In einer echten Survival-Situation bedeutet der Satz »Begeben Sie sich in ärztliche Behandlung« nichts anderes als: »Stabilisieren Sie es so gut wie möglich, sodass ein Mediziner die nächste Phase einleiten kann.« Natürlich ist niemand in der Lage, sämtliche Wunden und Erkrankungen zu behandeln – vor dieser Aufgabe würde ohne die passende Ausrüstung auch ein Sanitäter zurückschrecken –, doch die meisten Verletzungen können mithilfe einiger grundlegender Erste-Hilfe-Kenntnisse und etwas gesundem Menschenverstand behandelt oder zumindest erstversorgt werden.

Das Survival-Prinzip »Schutz« (s. S. 27) sollte stets berücksichtigt werden: Bedenken Sie bei jeder Ihrer Handlungen das

In diesem Abschnitt ERFAHREN SIE …

- dass **Maden** sehr **nützlich** sein können.
- wie man eine **Schutzbrille improvisiert**, die vor Schneeblindheit schützt.
- wann Sie **stehen bleiben**, sich **fallen lassen** und **rollen** sollten.
- wie man auf **Schlangenbisse** und Kontakt mit **Quallen** reagiert.
- wann **Holzkohle** und **Rindentee** die beste Medizin sind.
- wie Sie **Erfrierungen** vorbeugen.
- wann der **Gamstragegriff** notwendig wird.

Verletzungsrisiko, denn Vorbeugen ist in jedem Fall besser als Heilen. Wenn Sie gelernt haben, auf die ersten Anzeichen von Hitzeerschöpfung oder Erfrierungen zu achten, können Sie eingreifen, bevor es zu lebensbedrohlicher Dehydration und Hitzschlag bzw. zu irreversiblen Frostschäden kommt. In vielen Fällen kann Schlimmeres verhindert werden, wenn man die in diesem Buch ausführlich erläuterten Grundprinzipien anzuwenden versteht und in der Lage ist, Handlungsoptionen abzuwägen und sich vor der Gewalt der Elemente zu schützen.

Der Überlebenswille ist oft entscheidend, wenn es darum geht, ob man durchkommt oder stirbt – unabhängig von Ausrüstung, Trainingsstand und Können.

WENN DIE TOTALE Katastrophe über Sie hereinbricht – egal, ob durch Menschen oder die Natur verursacht –, wenn es scheint, als gäbe es keine Hoffnung, müssen Sie sich entscheiden: Ergeben Sie sich Ihrem Schicksal oder kämpfen Sie trotz Schmerzen und Unannehmlichkeiten um Ihr Leben?

Für die zweite Möglichkeit entschied sich Aron Ralston. Bei einer Wanderung im Blue John Canyon, Utah, hatte ein 360 kg schwerer Felsblock Ralstons Arm eingeklemmt. Er wusste, dass seine Chancen schlecht standen, denn er hatte kein Wasser und niemand würde nach ihm suchen. Nach fünf Tagen amputierte er sich den Arm mit dem Messer, band den Stumpf ab und konnte sich so retten.

In einem anderen Fall traf der Extrembergsteiger Simon Yates beim Klettern in den Anden die verzweifelte Entscheidung, das Seil zu kappen, an dem sein verletzter Partner Joe Simpson hing. Dieser stürzte in eine Gletscherspalte, und Yates glaubte, er sei tot. Doch wie durch ein Wunder überstand er den Sturz und kämpfte um sein Leben. In drei Tagen erreichte er kriechend und humpelnd, mit etwas Schmelzwasser als einziger Nahrung, das 8 km entfernte Camp.

» Die **meisten Verletzungen** können mithilfe einiger **Erste-Hilfe-Kenntnisse** und dem **gesunden Menschenverstand** zumindest erstversorgt werden. «

ERSTE-HILFE-SET

SICHERHEIT IST DAS ALLERWICHTIGSTE bei jeder Tour. Vor dem Aufbruch sollten Sie sich vergewissern, dass jeder in der Gruppe eine medizinische Grundausrüstung und wichtige Medikamente dabeihat. Verletzungen immer sofort behandeln. Wenn Sie keinen Rettungsdienst verständigen können, sollte eine Person bei dem Verletzten bleiben, während zwei andere Hilfe holen.

ACHTUNG!
Schützen Sie immer zuerst sich selbst. Sie können niemandem helfen, wenn Sie selbst verletzt sind. Wenn der Unfallort nicht sicher ist, nähern Sie sich dem Verletzten nicht – verständigen Sie die Rettungskräfte und überwachen Sie den Verletzten aus sicherer Distanz.

ERSTE-HILFE-SET

Bewahren Sie Ihr Erste-Hilfe-Set trocken und griffbereit auf. Kontrollieren Sie, ob die Versiegelung der Verpackungen intakt sind. Ersetzen Sie beschädigte oder verbrauchte Materialien so bald wie möglich.

VERHALTEN IM NOTFALL

Versuchen Sie, die Situation schnell und systematisch einzuschätzen. Was ist geschehen? Wer ist wie verletzt? Lebensbedrohliche Zustände wie Bewusstlosigkeit oder schwere Blutungen (s. S. 262) sollten zuerst behandelt werden.

- **Ansprechbarkeit** Wenn der Verletzte auf Fragen antwortet, ist er bei Bewusstsein. Es kann sein, dass er nur auf Schmerz reagiert oder gar nicht antwortet. Im Zweifelsfall rütteln Sie ihn leicht an der Schulter.
- **Atemwege** Kann der Verletzte sprechen? Dann sind seine Atemwege frei. Bei Reglosen die Atemwege freihalten (s. S. 276).
- **Atmung** Ist die Atmung normal? Behandeln Sie Atemprobleme, z. B. Asthma (s. S. 275). Wenn der Betroffene reglos ist und nicht atmet, setzen Sie einen Notruf ab, und versuchen Sie ihn wiederzubeleben (s. S. 276–277).
- **Kreislauf** Gibt es Anzeichen für schwere Blutungen? Wenn ja, müssen diese zum Stillstand gebracht werden, bevor Sie den Verletzten von Kopf bis Fuß untersuchen. Fragen Sie, wie der Unfall passiert ist, um auf mögliche Verletzungen schließen zu können.

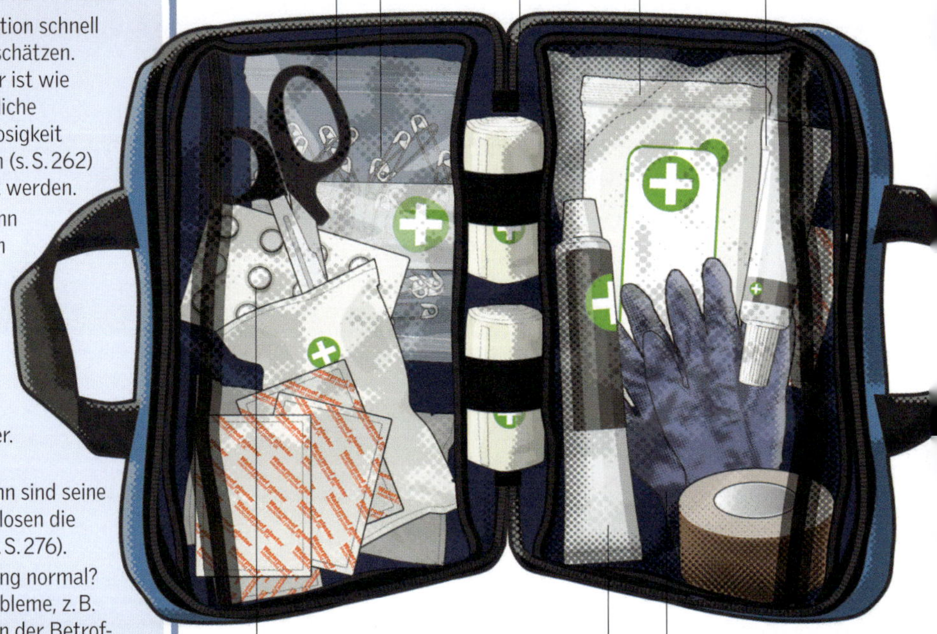

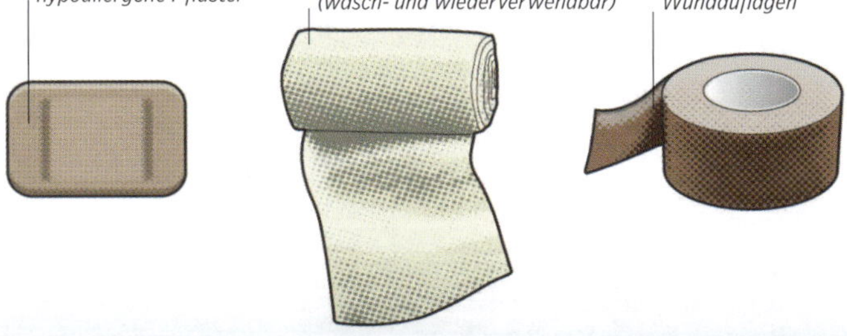
Textil-, wasserfeste und hypoallergene Pflaster
Elastische Mullbinden zum Fixieren von Wundauflagen (wasch- und wiederverwendbar)
Heftpflaster zum Befestigen von Wundauflagen

BEHELFS-SCHLINGEN

Bei Hand-, Arm- oder Schulterverletzungen müssen die betroffenen Partien ruhig gestellt und entlastet werden. Wenn Sie kein Dreiecktuch haben, nehmen Sie ein etwa 1 m^2 großes Stück festen Stoff und falten es zum Dreieck (s. S. 270). Sie können auch Ihre Jacke oder die Gurte Ihres Rucksacks verwenden. Bei Hand-, Handgelenks- und Unterarmverletzungen bietet nur der Jackenumschlag genügend Halt. Der Betroffene sollte den verletzten Arm mit der anderen Hand stützen, während Sie die Schlinge befestigen.

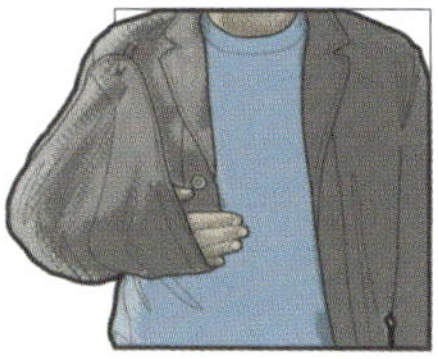

JACKE UMSCHLAGEN
Bei Unterarm- oder Handverletzungen Jackenvorderteil hochschlagen und befestigen.

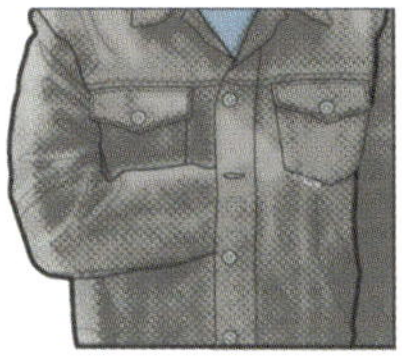

KNÖPFE NUTZEN
Einen Jackenknopf aufknöpfen und den verletzten Arm durch die Öffnung führen.

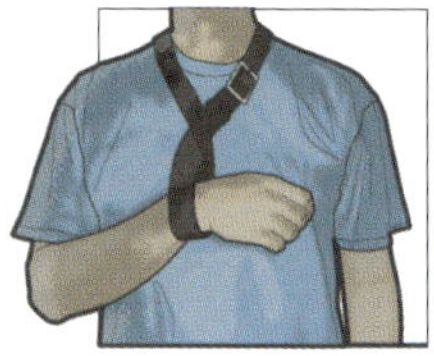

GÜRTELSCHLINGE
Bei Oberarmverletzungen einen Gürtel zur Acht schlingen und um den Hals legen.

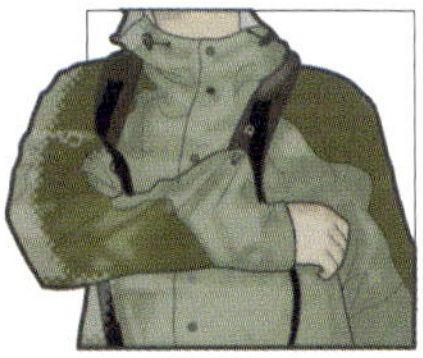

ÄRMEL FIXIEREN
Einen Ärmel mithilfe eines Rucksacksgurts an der Jacke befestigen.

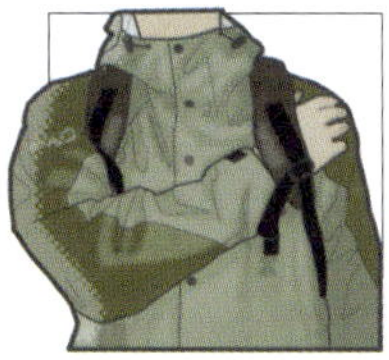

SCHULTERGURT
Verstauchtes Handgelenk unter Schultergurt ruhig stellen.

INFEKTIONSSCHUTZ

Einmalhandschuhe schützen sowohl Sie als auch den Verletzten vor Infektionen. Sie sollten latexfrei sein, um allergische Reaktionen zu vermeiden. Zum Säubern von Wunden antiseptische Tücher verwenden.

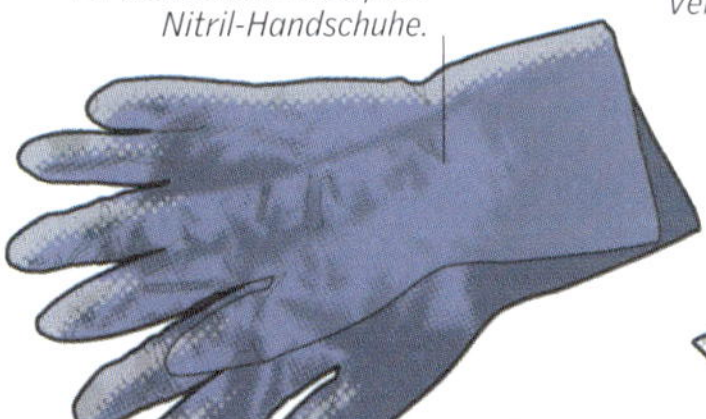

LATEXFREIE EINMALHANDSCHUHE

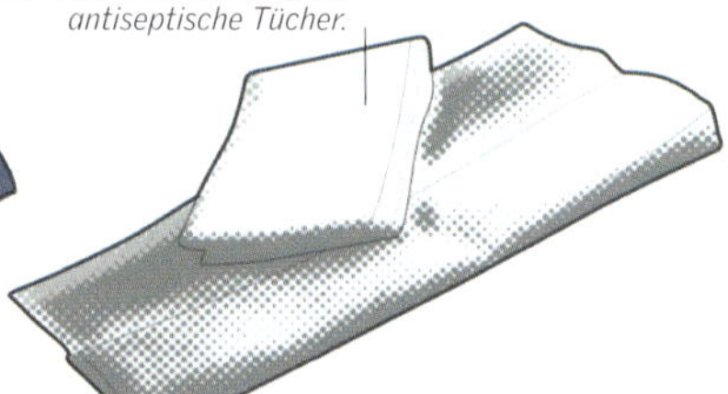

ANTISEPTISCHE TÜCHER

STERILER FERTIGVERBAND

Ein Fertigverband – eine steril verpackte Mullbandage mit Wundauflage – ist einfach anzuwenden und auch als Schlinge nutzbar. Mit Klebeband am Schultergurt befestigt, ist er sofort griffbereit.

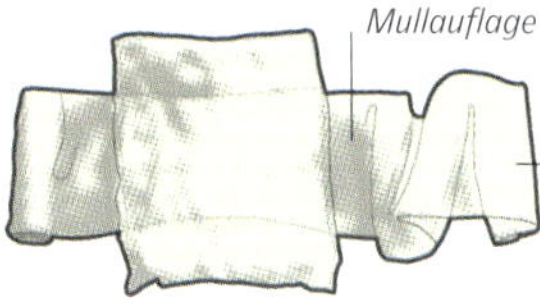

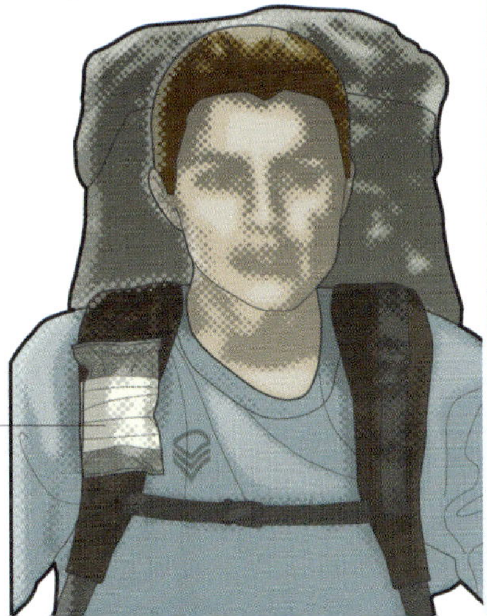

CHECKLISTE

Stimmen Sie Verbandsmaterial und Medikamente auf die Region ab, in der Sie reisen werden.

GRUNDAUSRÜSTUNG

- Alkoholfreie antiseptische Tücher
- Latexfreie Einmalhandschuhe
- Alkoholgel zur Handdesinfektion
- Antiseptische Salbe
- Antibiotische Augensalbe
- Wundpflastersortiment – Textil-, wasserfestes und hypoallergenes Pflaster
- Blasenpflaster
- Sterile Fertigverbände oder sterile Wundauflagen und Mullbinden in verschiedenen Größen
- Elastische Mullbinden – selbstklebende für Gelenkverletzungen, einfache zum Fixieren von Wundauflagen
- Zwei Dreiecktücher
- Heftpflaster
- Schere und Pinzette
- Sicherheitsnadeln
- Einmalspritzen

PERSÖNLICHE MEDIKAMENTE

- Schmerztabletten
- Entzündungshemmer
- Notfallausweis/-marke/-armband
- Verschreibungspflichtige Medikamente (z. B. Asthmainhalator, Adrenalin-Autoinjektor)
- Antihistaminikum
- Medikamente gegen Durchfall
- Elektrolytmischung zur Rehydrierung
- Hydrocortison-Creme

SPEZIELLES FÜR DAS REISEZIEL, Z. B.

- Malaria-Medikamente
- Insektenschutzspray
- Anti-Giftefeu-Salbe
- Sonnenschutzmittel
- Zeckenzange
- DEET-Puder gegen Blutegel

WUNDEN

JEDE HAUTVERLETZUNG birgt die Gefahr einer Infektion, weil Keime in den Körper gelangen können. Eine Wunde in der Wildnis wirklich sauber zu halten, kann zwar sehr schwierig sein, ist aber von entscheidender Bedeutung. Überprüfen Sie vor dem Aufbruch, ob Ihr Impfschutz gegen Tetanus aufgefrischt werden sollte. Eine Tetanusinfektion ist lebensbedrohlich. Sie wird von Bakterien verursacht, die im Boden leben.

MADENTHERAPIE
Wenn Sie kein Antibiotikum haben, eine schwer infizierte Wunde für einen Tag den Fliegen aussetzen und dann abdecken. Die Maden, die sich bilden, fressen das tote Gewebe. Mit sterilisiertem Wasser abspülen, bevor sie gesundes Gewebe bedrohen.

BLASEN UND PRELLUNGEN

Eine Blase entsteht durch ständige Reibung an einer Hautstelle. Eine Prellung ist eine Verletzung durch stumpfe Einwirkung ohne sichtbare Schädigung der Haut, aber mit Einblutung in das umliegende Gewebe (Bluterguss).

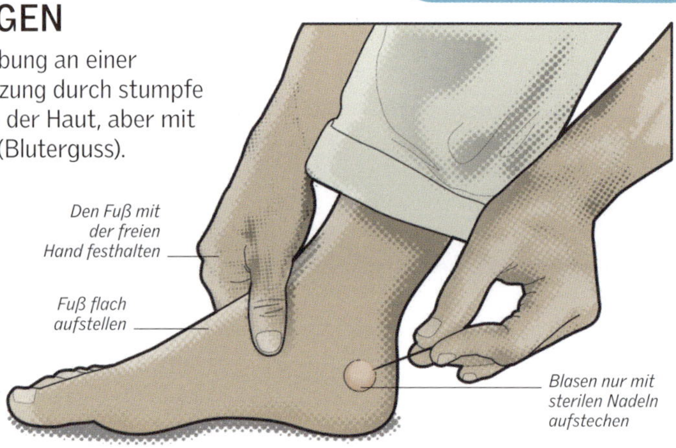

BLASEN BEHANDELN

Blasen behandelt man am besten, indem man sie abheilen lässt. In einer lebensbedrohlichen Situation ist dies selten möglich. Kleben Sie die Blase mit Blasenpflaster ab. Sehr große Blasen muss man oft aufstechen, um weiterlaufen zu können. Stechen Sie jedoch nie eine Brandblase auf – das Infektionsrisiko ist zu groß.

1. Um eine Blase aufzustechen, sterilisieren Sie eine Nadel in einer Flamme und lassen sie abkühlen.
   - Säubern Sie die Haut gründlich, bevor Sie die Blase anstechen.

2. Drücken Sie vorsichtig auf den dem Einstich gegenüberliegenden Rand der Blase, um langsam die ganze Flüssigkeit herauszudrücken.

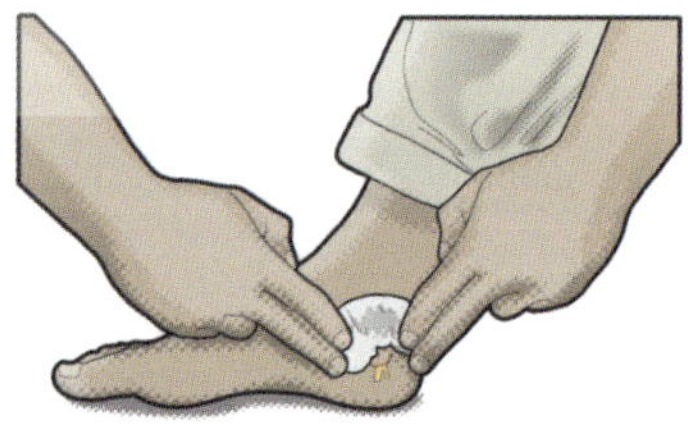

3. Säubern und trocknen Sie die Blase und schützen Sie die Wunde mit einer Wundauflage.
   - Nehmen Sie ein Blasenpflaster oder ein anderes gepolstertes Pflaster oder fixieren Sie etwas Verbandsmull mit Heftpflaster auf der Wunde.

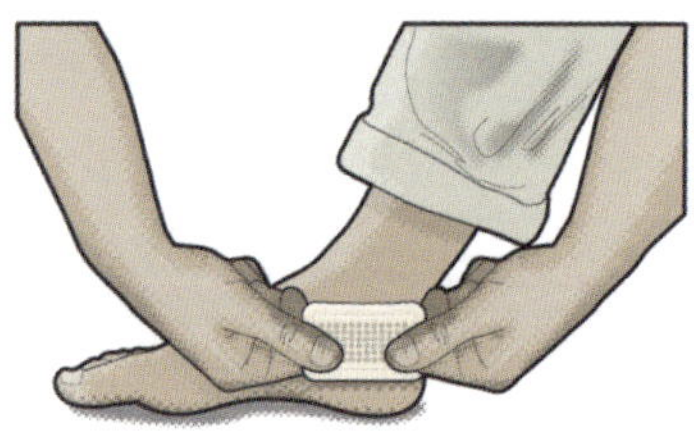

BLASEN VORBEUGEN
Beherzigen Sie die folgenden Tipps, damit sich gar nicht erst Blasen bilden:
- Schuhe oder Stiefel sollten gut sitzen und eingelaufen sein.
- Socken sollten immer sauber, trocken und bequem sein. Nie zwei Paar Socken übereinander anziehen – Falten verursachen Druckstellen.
- Schneiden Sie Ihre Zehennägel kurz und gerade.
- Ziehen Sie die Schuhe aus, während Sie rasten.
- Gereizte oder gerötete Hautpartien sofort mit Gelpflaster polstern oder abkleben.

PRELLUNGEN BEHANDELN

Schwellung und Schmerz lassen sich durch Hochlagern der betroffenen Gliedmaßen und kalte Umschläge lindern. Tränken Sie ein Tuch mit fließendem kaltem Wasser, Eis oder Schnee, und legen Sie es für mindestens zehn Minuten auf die verletzte Stelle. Große Blutergüsse können auf ernstere Verletzungen wie Knochenbrüche (s. S. 271) oder innere Verletzungen (s. Schock, S. 274) hindeuten, die sofort behandelt werden müssen.

BLUTENDE WUNDEN

Blutungen sehen oft beängstigend aus, lassen sich aber meist durch Druck auf den betroffenen Bereich unter Kontrolle bringen. Bleiben Sie ruhig und beruhigen Sie den Verletzten, während Sie Blutung und Schock (s. S. 274) behandeln.

FREMDKÖRPER IN DER WUNDE

Lose Fremdkörper wie Schmutzpartikel oder Kies sollten aus der Wunde entfernt werden, damit sie sich nicht infiziert. Spülen Sie die Partikel mit kaltem fließendem Wasser ab oder entfernen Sie sie mit einer Pinzette. Wunden mit fest eingebetteten Fremdkörpern müssen wie folgt behandelt werden:

1. Versuchen Sie nicht, das Objekt zu entfernen. Stoppen Sie die Blutung durch Druck auf die Wundränder.
   - Die Wundränder zusammenschieben, ohne auf den Fremdkörper zu drücken.

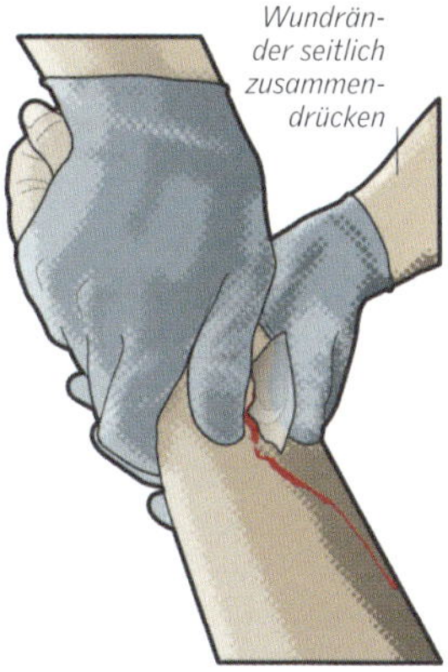

2. Fremdkörper und Wunde mit Mull bedecken, dann den Fremdkörper beidseitig mit gerollten Mullbinden abpolstern. Alles mit einer Mullbinde fixieren.
   - Kontrollieren Sie die Durchblutung unter dem Verband alle zehn Minuten (s. S. 264).

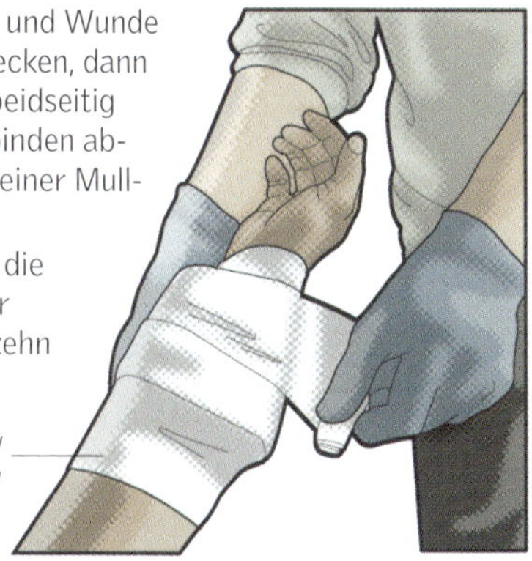

SCHNITT- UND SCHÜRFWUNDEN

Wegen des Infektionsrisikos sollte man auch kleine Hautverletzungen reinigen und verbinden. Spülen Sie die Wunde mit sauberem, kaltem Wasser und tupfen Sie sie trocken. Dann mit einer Wundauflage, die größer ist als die Wunde, bedecken. Für kleine Schürfwunden nimmt man Pflaster, für größere eine sterile Wundauflage.

NATÜRLICHE WUNDAUFLAGE

Der Birkenporling, der auf der Rinde alter oder abgestorbener Birken wächst, eignet sich als natürliche Wundauflage. Wenn Sie den Pilz sicher erkannt haben, befestigen Sie eine Scheibe von seinem Hut auf der Wunde.

WUNDARTEN

Wunden werden anhand des Verletzungshergangs klassifiziert. Für eine korrekte Wundversorgung kann es hilfreich sein zu wissen, um welche Wundart es sich handelt.

QUETSCHUNG (BLUTERGUSS)

Durch einen stumpfen Schlag reißen die Blutgefäße unter der Haut. Es kommt zum Bluterguss. Die Stelle ist geschwollen und blauschwarz.

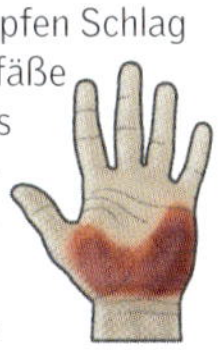

SCHÜRFWUNDE

Verletzung der obersten Hautschichten, z. B. durch Reibung eines Seils oder durch einen Sturz; oft mit Schmutzpartikeln in der Wunde (Infektionsgefahr).

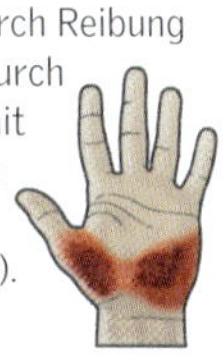

RISSWUNDE

Durch Druck oder Zug kann die Haut aufreißen. Risswunden bluten weniger als Schnittwunden, obwohl meist mehr Gewebe verletzt ist. Infektionsgefahr.

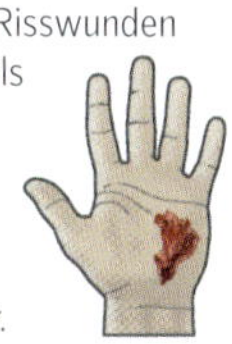

KLEINE STICHWUNDE

Punktförmige Wunde mit kleiner Eintrittsstelle und tiefem Stichkanal durch spitze Gegenstände, z. B. Nägel, Seeigelstacheln. Hohe Infektionsgefahr.

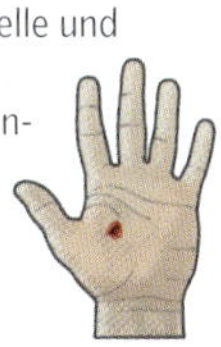

SCHNITTWUNDE

Beim Schnitt in die Haut werden Blutgefäße durchtrennt und es kann stark bluten. Auch Nerven oder Sehnen können dadurch verletzt werden.

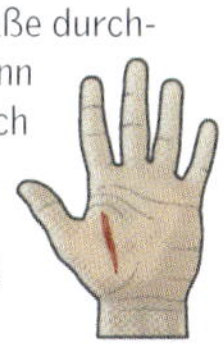

GROSSE STICHWUNDE

Tiefe Stichwunden sind immer gefährlich. Eine Stichwunde am Rumpf kann lebenswichtige Organe verletzen und zu inneren Blutungen führen.

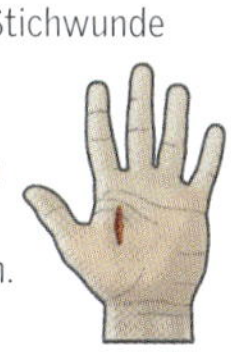

SCHUSSWUNDEN

Gibt es eine Austrittswunde? Ein- und Austrittsstelle einzeln behandeln.

EINTRITTSWUNDE

Ein Geschoss geht tief in oder durch den Körper. Es verursacht eine kleine, saubere Einschusswunde und meist schwere innere Verletzungen.

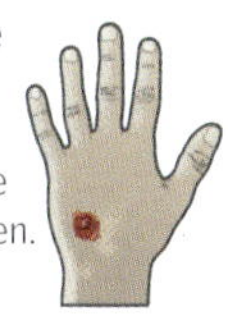

AUSTRITTSWUNDE

Die Austrittswunde bei einem Durchschuss ist groß mit unregelmäßigen Wundrändern. Versuchen Sie bei Steckschüssen nie, die Kugel zu entfernen.

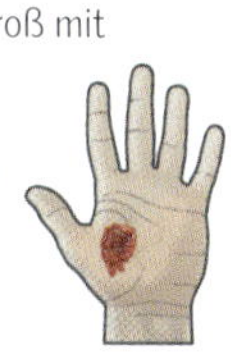

SCHWERE ÄUSSERE BLUTUNG

Stoppen Sie die Blutung durch direkten Druck auf die Wunde. Falls möglich, verständigen Sie den Rettungsdienst. Aderpressen können das Gewebe schädigen, daher nicht verwenden. Bei starkem Blutverlust besteht die Gefahr eines Schocks (s. S. 274).

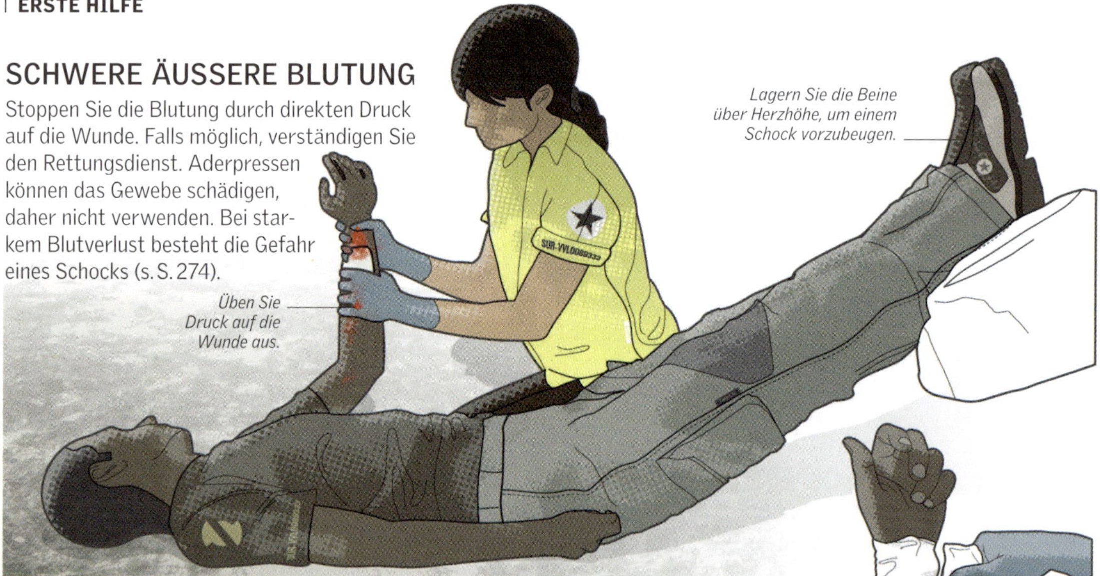

1 Kleidung über der Wunde entfernen. Üben Sie direkten Druck auf die Wunde aus – wenn möglich mit einem sterilen Verband oder einer Kompresse –, um die Gerinnung anzuregen. Helfen Sie dem Verletzten, sich hinzulegen und die Beine hochzulagern.

2 Fixieren Sie die Wundauflage mit einem Verband. Wenn Blut durchdringt, eine zweite Kompresse darüberlegen.

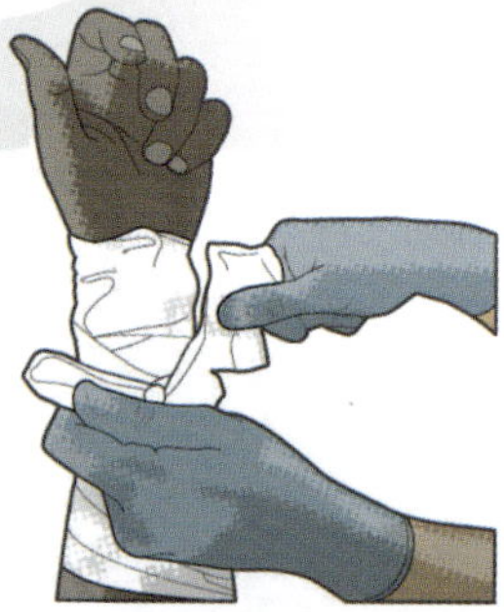

3 Prüfen Sie die Durchblutung alle zehn Minuten, indem Sie unter dem Verband leicht einen Fingernagel in die Haut drücken. Bleibt die Stelle länger weiß, sitzt er zu fest.

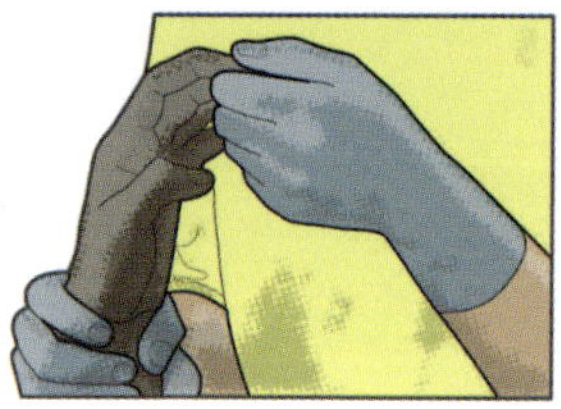

KRAMPFADERBLUTUNGEN

Wenn die Venenklappen nicht richtig arbeiten, staut sich das Blut, die Vene tritt knotig hervor. Durch einen Stoß kann die Venenwand verletzt werden und dann stark bluten.

1 Der Verletzte soll sich auf den Rücken legen. Das verletzte Bein möglichst hoch halten, um die Blutung zu reduzieren. Wunde freilegen und sterile Kompressen dagegendrücken.

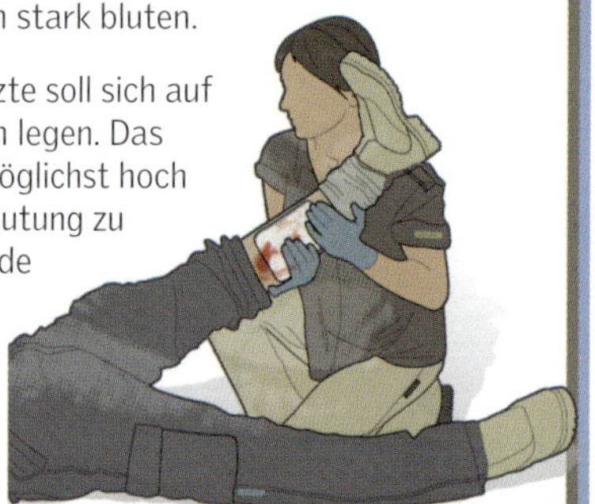

2 Über der Wunde einen Druckverband anlegen und das verletzte Bein hoch lagern. Prüfen Sie regelmäßig, ob der Verband nicht zu fest sitzt (s. oben, Schritt 3).

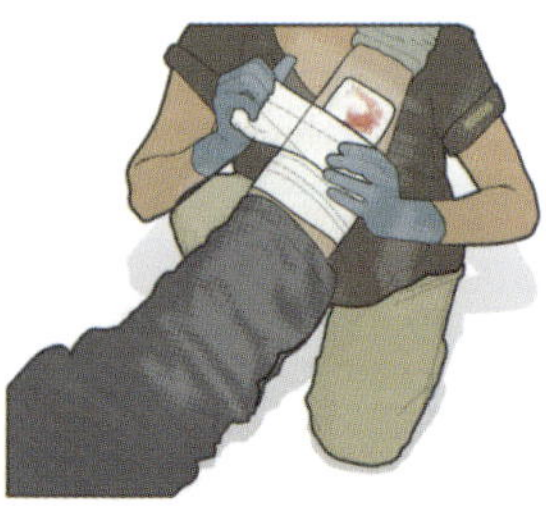

KOPFHAUTWUNDEN

Weil Wunden an der Kopfhaut oft stark bluten, wirken sie meist dramatischer, als sie sind. Ist der Betroffene jedoch benommen, hat Kopfschmerzen oder sieht Doppelbilder, möglichst den Rettungsdienst rufen.

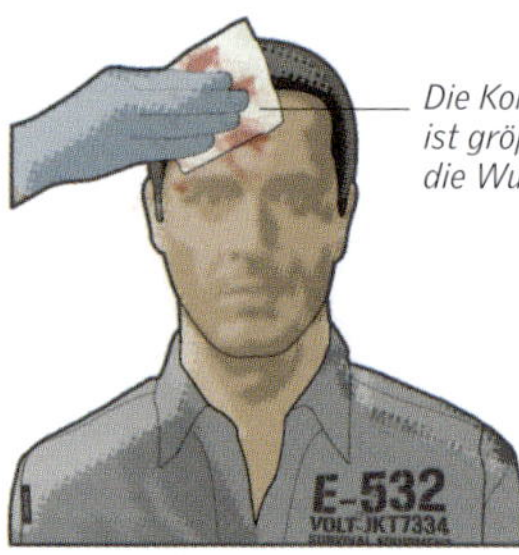

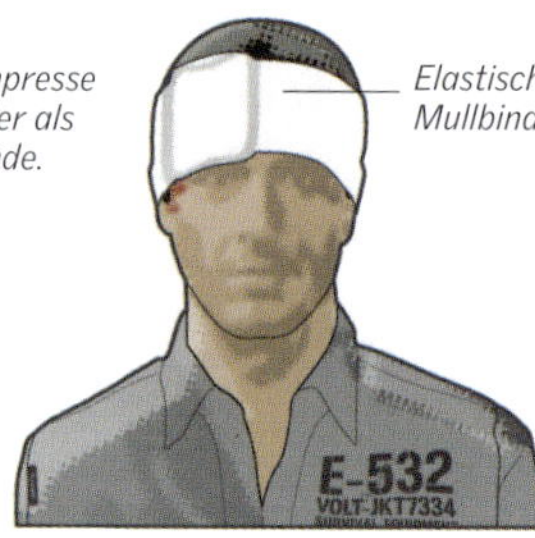

1 Legen Sie lose Hautfetzen vorsichtig auf die Wunde, decken Sie sie mit Druck mit einer sterilen Kompresse ab.

2 Die Auflage mit elastischer Binde fixieren. Holen Sie Hilfe, wenn es dem Verletzten nicht besser oder sogar schlechter geht.

AUGENVERLETZUNGEN

Das Auge kann durch Schläge oder spitze Gegenstände (z. B. Äste) verletzt werden. Dies kann zu Infektionen, Narben oder Erblindung führen. Augen besonders bei dichter Vegetation schützen.

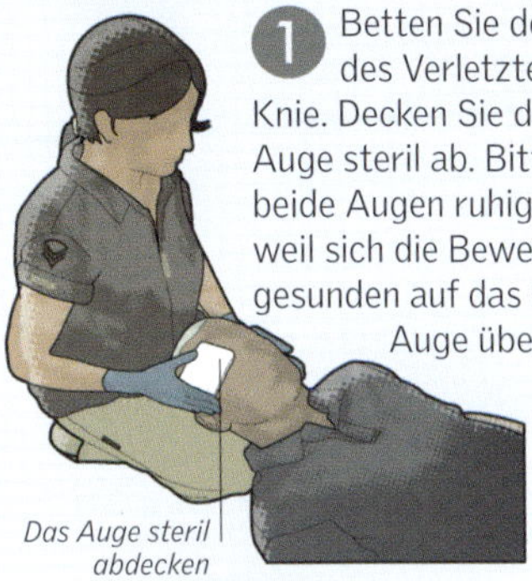

1 Betten Sie den Kopf des Verletzten auf Ihre Knie. Decken Sie das verletzte Auge steril ab. Bitten Sie ihn, beide Augen ruhig zu halten, weil sich die Bewegung des gesunden auf das verletzte Auge überträgt.

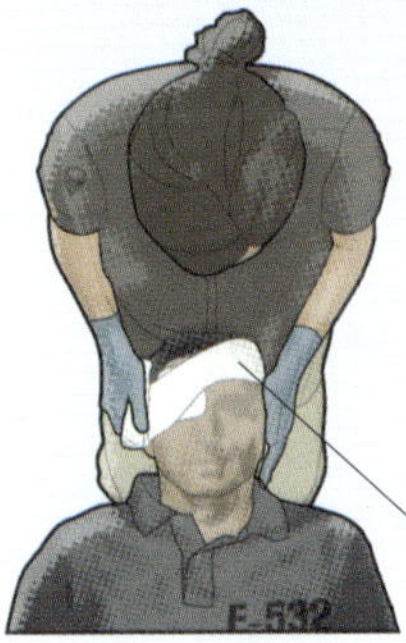

2 Die Auflage mit einem Verband fixieren – oder mit Heftpflaster, wenn Sie selbst verletzt und allein sind. Augen möglichst nicht bewegen.

FREMDKÖRPER IM AUGE

Wenn der Fremdkörper lose auf der Bindehaut liegt, versuchen Sie, ihn mit einem Taschentuchzipfel zu entfernen oder mit sterilem Wasser auszuspülen (vom gesunden Auge weg). Feststeckende Fremdkörper abpolstern, nicht entfernen.

SCHNEEBLINDHEIT

Schneeblindheit, auch als »Verblitzung« bezeichnet, tritt auf, wenn die äußere Hornhaut des Auges durch starke UV-Strahlung, z. B. durch Reflexion des Sonnenlichts über Schnee oder Wasser, geschädigt wird. Eine Sonnenbrille – notfalls aus Pappe oder Birkenrinde – kann das verhindern. Betroffene sollten die Augen mit Mullkompressen bedecken, die mit einem Verband fixiert werden können, bis Hilfe kommt.

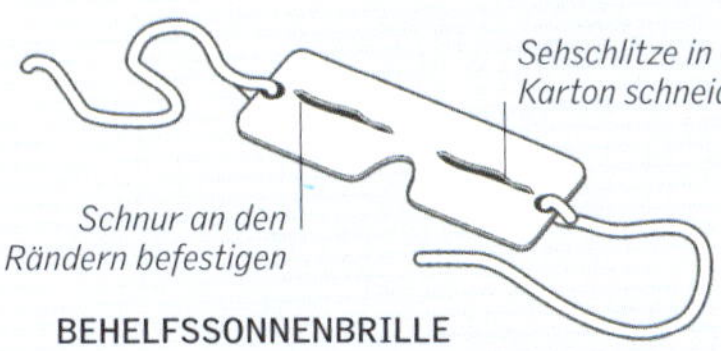

BEHELFSSONNENBRILLE

VERBRENNUNGEN UND VERBRÜHUNGEN

Brandwunden bergen ein hohes Infektionsrisiko. Bei leichten Verbrennungen sind nur die oberen, bei schweren auch die tiefer liegenden Hautschichten beschädigt. Jede Brandwunde, die größer ist als eine Hand, muss ärztlich behandelt werden.

KLEINERE VERBRENNUNGEN

Kühlen Sie die Brandwunde zehn Minuten mit fließendem Wasser oder einer anderen kalten, neutralen Flüssigkeit. Falls nötig, Ringe oder Uhren entfernen, bevor der Bereich anschwillt. Decken Sie die Wunde steril ab.

GROSSE BRANDWUNDEN

Bei großflächigen oder schweren Brandwunden verliert der Körper Flüssigkeit und es besteht akute Schockgefahr (s. S. 274). Durch einen Brand können auch die Luftwege betroffen sein und der Verletzte leidet unter Atemnot. Wegen des hohen Infektionsrisikos sollten Sie Brandblasen nie aufstechen.

ANHALTEN, FALLEN LASSEN, ROLLEN

Wenn Kleidung brennt:

- sofort anhalten,
- auf den Boden werfen,
- sich herumrollen, um die Flammen zu ersticken.

1 Legen Sie den Verletzten auf den Boden (möglichst mit Unterlage). Kühlen Sie die Brandwunde zehn Minuten lang. Achten Sie darauf, dass es nicht zur Unterkühlung kommt.

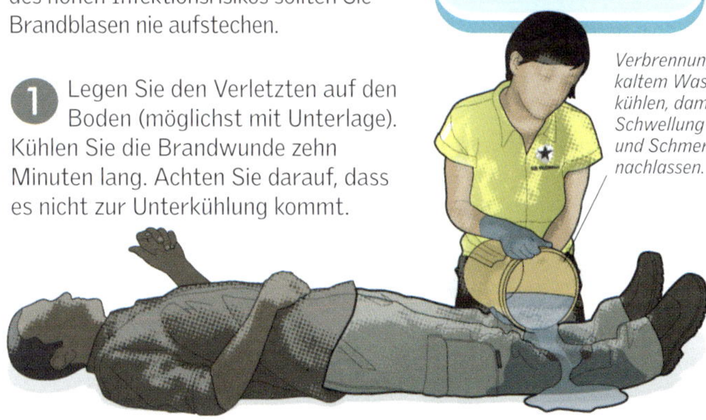

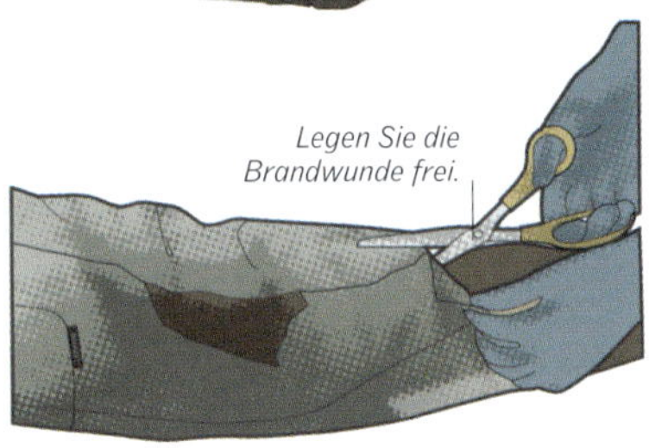

2 Schneiden Sie die Kleidung über der Wunde auf. Berühren oder entfernen Sie jedoch nichts, was an der Wunde haftet.

3 Decken Sie die gesamte Wundregion mit einem sterilen Verbandtuch ab. Holen Sie schnellstmöglich Hilfe.

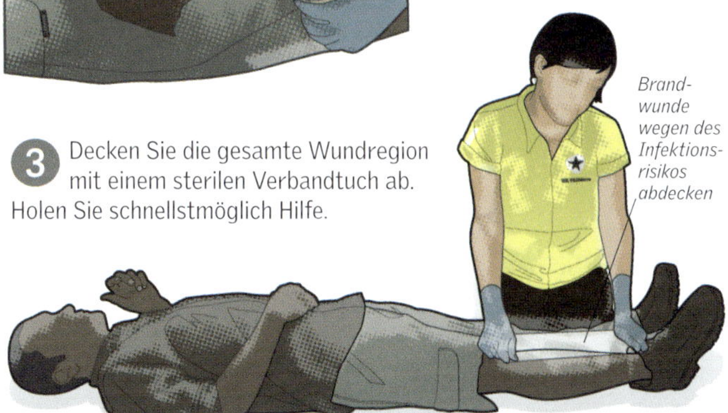

BISSE UND STICHE

BISSE UND INSEKTENSTICHE sind oft schmerzhaft, aber meist leicht zu behandeln. Allerdings ist eine schwere allergische Reaktion (anaphylaktischer Schock) möglich. Bei Hautausschlag, tränenden Augen, Schwellungen der Augenumgebung und/oder Atemproblemen sollte der Rettungsdienst alarmiert werden (s. S. 274).

STACHELSCHWEINSTACHELN

Stachelschweinstacheln müssen aus der Haut gezogen werden, sonst wandern sie tiefer in den Körper und können ein lebenswichtiges Organ verletzen.

- Schneiden Sie die Spitzen der hohlen Stacheln ab; Luft entweicht und sie schrumpfen etwas.
- Ziehen Sie die Stacheln mit einer Pinzette heraus.
- Die Wunden säubern und mit antiseptischer Salbe behandeln.

BISSWUNDEN BEHANDELN

Hautverletzungen sind immer mit einem Infektionsrisiko verbunden. Dieses ist bei Tierbissen besonders hoch, weil ein Tiermaul viele Keime überträgt. Beim Biss einer Giftschlange rufen Sie unbedingt den Rettungsdienst, da der Verletzte nur in absoluter Ruhelage transportiert werden darf, damit sich das Gift nicht im Körper ausbreitet.

SCHLANGENBISSE

Die meisten Schlangen sind ungiftig, doch sicherheitshalber sollte man sich immer so verhalten, als sei die Schlange giftig gewesen. Schlangenbisse hinterlassen in der Regel eine kleine, punktförmige Wunde und sind meist, aber nicht immer schmerzhaft. Zu den Symptomen einer Vergiftung gehören Übelkeit, Erbrechen, Seh- und Atemstörungen.

1. Beruhigen Sie den Betroffenen und lagern Sie seinen Oberkörper hoch.
   - Verletzter muss still liegen. Entfernen Sie Schmuck, der in der Nähe des Bisses getragen wird.
   - Notieren Sie sich den Zeitpunkt des Bisses.

2. Verbinden Sie die betroffene Körperstelle. Die Wunde nicht waschen, Schuhe und Kleidung nicht ausziehen und das Gift nicht aus der Wunde saugen.

3. Legen Sie einen weiteren Verband von der Bisswunde aufwärts um die betroffene Extremität.
   - Durchblutung kontrollieren (s. S. 264).
   - Betroffene Extremität ruhigstellen.
   - Bissopfer nur mithilfe einer Trage bewegen.

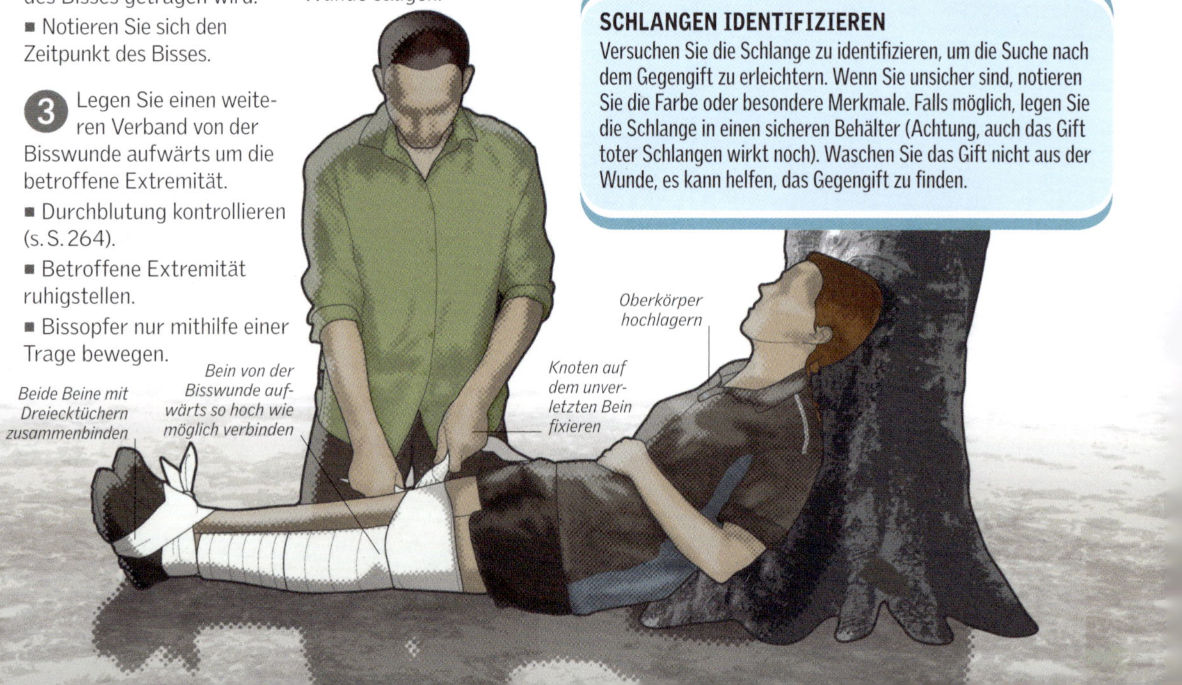

SÄUGETIERBISSE

Bisse von Säugetieren erzeugen durch scharfe Zähne Stichverletzungen, die sich schnell infizieren, weil Keime tief ins Gewebe gelangen (s. S. 263). Bei der Versorgung der Wunden sollten Sie daher Handschuhe tragen. Das umgebende Gewebe kann ebenfalls verletzt sein, außerdem können Bisswunden stark bluten (s. S. 264).

WUNDE SÄUBERN
Die Bisswunde hochhalten, mit Wasser reinigen, trocken tupfen und mit einer Wundauflage abdecken.

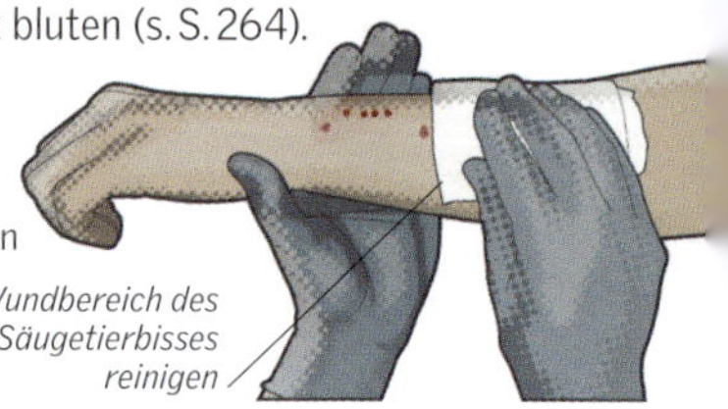

SCHLANGEN IDENTIFIZIEREN

Versuchen Sie die Schlange zu identifizieren, um die Suche nach dem Gegengift zu erleichtern. Wenn Sie unsicher sind, notieren Sie die Farbe oder besondere Merkmale. Falls möglich, legen Sie die Schlange in einen sicheren Behälter (Achtung, auch das Gift toter Schlangen wirkt noch). Waschen Sie das Gift nicht aus der Wunde, es kann helfen, das Gegengift zu finden.

ZECKENSTICHE

Zecken sind winzige Spinnentiere, die in Wäldern und Wiesen leben. Sie bohren sich durch die Haut, saugen Blut und schwellen auf Erbsengröße an. Da sie u.a. Borreliose übertragen, müssen sie entfernt werden.

TRADITIONELLE METHODE

Eine Pinzette dicht an der Haut ansetzen und die Zecke ohne Drehen gerade herausziehen oder -hebeln. Wenn Sie die Zecke aufbewahren, kann sie auf Borrelien getestet werden.

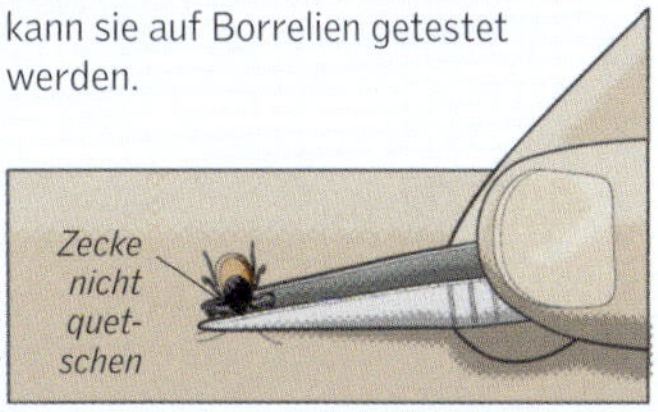
Zecke nicht quet-schen

MIT DEM ZECKENHAKEN

Zeckenhaken aus der Zoohandlung »drehen« den Kopf der Zecke aus der Haut. Schieben Sie den Haken über die Haut, um die Zecke zu fassen, dann den Haken anheben und drehen, um die Zecke zu entfernen.

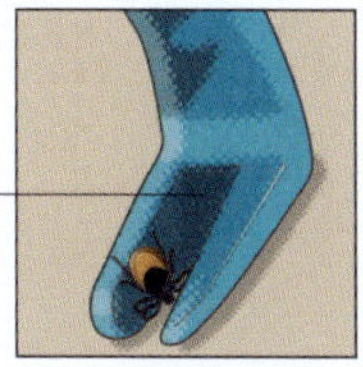

BLUTEGEL

In Gebieten mit Blutegeln sollten Sie sich alle paar Minuten absuchen. Einen festgesaugten Blutegel nie abziehen, um eine Infektion zu vermeiden. Stattdessen:

- Limettensaft, DEET, Alkohol oder Salz auftragen oder Zigarettenkippen in ein Tuch legen, befeuchten und den Nikotinsaft auf den Egel tropfen.
- Sobald der Egel abfällt, die Wunde waschen, um die gerinnungshemmenden Stoffe zu entfernen. Blutungen behandeln (s. S. 263) und die Wunde verbinden.

STICHE BEHANDELN

Insektenstiche sind schmerzhaft, aber selten lebensbedrohlich. Mehrfachstiche können allerdings eine schwere allergische Reaktion auslösen (anaphylaktischer Schock, s. S. 274). Skorpionstiche können äußerst schmerzhaft und gefährlich sein. Sie sollten wie Schlangenbisse behandelt werden (s. S. 266).

ACHTUNG!
Durch Insektenstiche im Mund- und Rachenraum können die Atemwege zuschwellen. Trinken Sie kaltes Wasser.

INSEKTENSTICH

Bienen-, Wespen- oder Hornissenstiche sind oft schmerzhaft. Die betroffene Stelle schwillt an und rötet sich. Achten Sie auf Anzeichen eines anaphylaktischen Schocks.

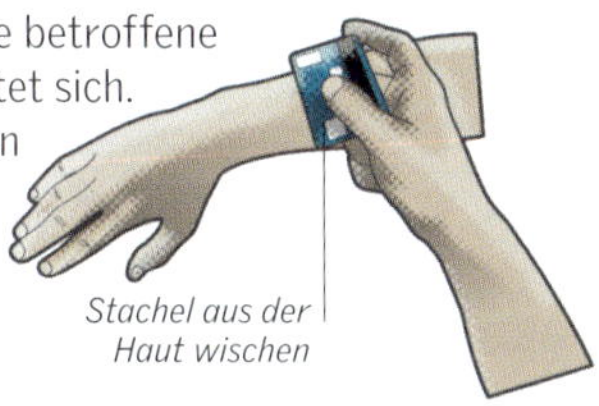

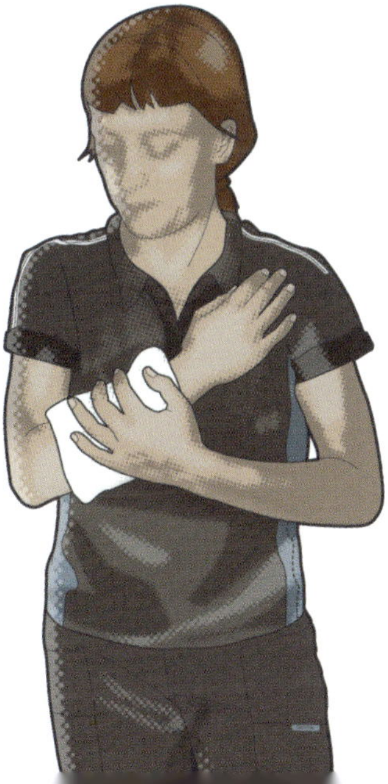

1. »Wischen« Sie den Stachel mit einer Kreditkarte, dem Messer oder dem Fingernagel seitlich aus der Haut.
   - Den Stachel nicht drücken, um kein weiteres Gift freizusetzen.
2. Den betroffenen Körperteil möglichst hochhalten und eine kalte Kompresse auf den Stich pressen.
   - Auf Anzeichen einer allergischen Reaktion (Atemnot, Schwellungen im Gesicht) achten.

MEERESTIERE

Seeanemonen, Korallen, Quallen und die Portugiesische Galeere setzen bei Berührung Nesselgift frei. Nach Kontakt mit Quallen sollten Sie die Haut behandeln wie unten beschrieben; Hautverletzungen durch andere Meerestiere versorgt man mit kalten Umschlägen. Die giftigen Flossenstacheln der Drachenfische können Infektionen auslösen.

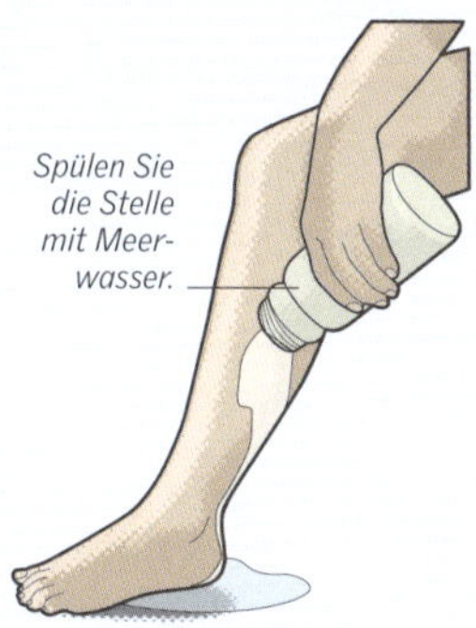

QUALLENKONTAKT

Haut mit Meerwasser begießen, um das Nesselgift zu neutralisieren. Weiter behandeln wie Schlangenbisse (s. links).

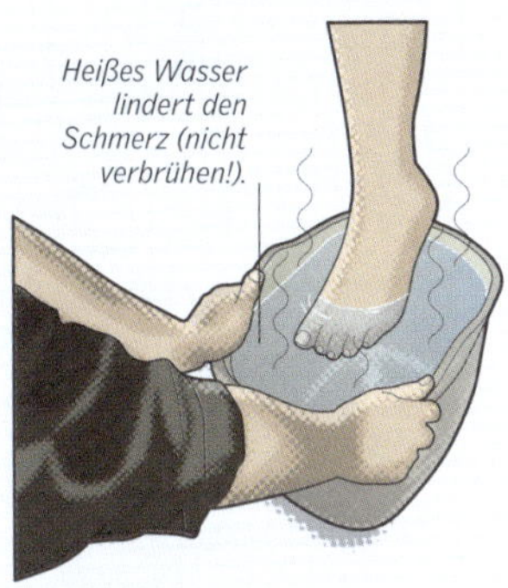
Heißes Wasser lindert den Schmerz (nicht verbrühen!).

SEEIGELSTACHELN

Tauchen Sie den betroffenen Bereich 30 Minuten in möglichst heißes Wasser. Die Stacheln müssen von einem Arzt entfernt werden.

GIFTPFLANZEN UND MAGEN-DARM-PARASITEN

UM IN DER WILDNIS gesund zu bleiben, sollten Sie unbedingt auf eine gute Körperhygiene achten, sämtliches Trinkwasser aus natürlichen Quellen grundsätzlich reinigen (s. S. 198–201) und die Regeln zur Nahrungsmittelsicherheit befolgen. Außerdem sollten Sie Giftpflanzen erkennen, um sie meiden zu können.

ACHTUNG!

Wenn Sie glauben, eine Giftpflanze berührt zu haben, sollten Sie sich die Hände gründlich waschen, bevor Sie empfindliche Körperteile wie Augen, Mund oder Genitalien berühren.

- Wenn sich juckende Blasen auf der Haut bilden, nicht kratzen – sobald die Haut verletzt ist, steigt das Infektionsrisiko.
- Manche Menschen reagieren extrem auf bestimmte Pflanzengifte. Sie sollten überwacht und auf Schock behandelt werden (s. S. 274). Verständigen Sie den Rettungsdienst.

KONTAKTGIFTE

Giftpflanzen sind nicht nur gefährlich, wenn man sie isst: Bei manchen führt schon der Hautkontakt zu Schmerzen, Schwellungen, Rötung, Ausschlag und Juckreiz. Suchen Sie möglichst schnell einen Arzt auf; bis dahin spülen Sie die betroffene Stelle 20 Minuten lang mit kaltem Wasser. Bei Kontakt mit dem Auge sollten Sie es zehn Minuten spülen. Auch Chemikalien, z. B. Brennstoffe, können wie Kontaktgifte wirken.

GIFTPFLANZEN

Giftefeu, Gifteichen und der Kahle Gift-Sumach enthalten Urushiol, ein hautreizendes Öl. Wenn Sie die Pflanze berühren und verletzen, müssen Sie austretenden Saft sofort mit Wasser und Seife von der Haut waschen. Auch Kleidung, die mit den Pflanzen in Kontakt gekommen ist, sollte gewaschen werden. Tragen Sie Anti-Giftefeu-Salbe auf. Viele Menschen entwickeln 4–24 Stunden nach Kontakt mit der Pflanze einen juckenden Ausschlag, oft mit schmerzenden Blasen (s. Kasten oben rechts).

KAHLER GIFT-SUMACH

Wächst in sauren Sümpfen im Osten Nordamerikas und kann bis zu 6 m hoch werden.

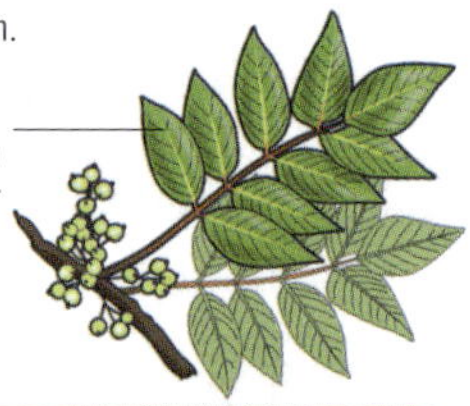
Eiförmige, gegenständige Blätter

GIFTEFEU

Der in nordamerikanischen Wäldern beheimatete Giftefeu ist heute weltweit verbreitet.

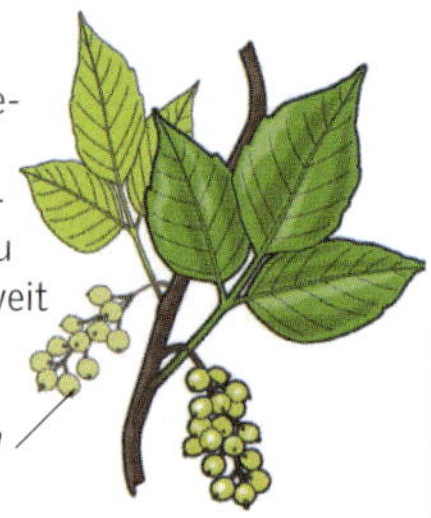
Reife Beeren sind weiß.

GIFTEICHE

Die Blätter der in den Wäldern Nordamerikas vorkommenden Gifteiche sind dreizählig gefiedert.

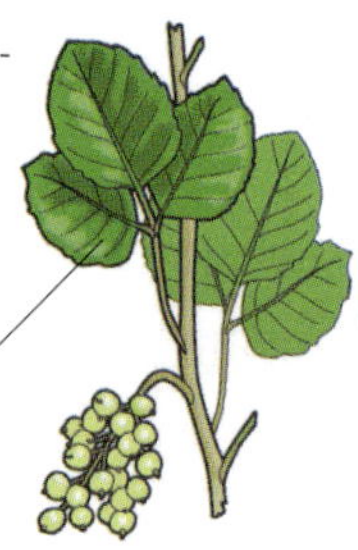
Blätter erinnern an Eichenblätter.

BRENNNESSELN

Wenn die Brennhaare der Brennnessel bei Berührung abbrechen, setzen sie ein Gift frei, das vorübergehend schmerzende Quaddeln verursacht. Kalte Kompressen auflegen oder die betroffene Stelle mit einem Ampferblatt abreiben. Manche Menschen reagieren allergisch auf Brennnesseln.

NATURHEILMITTEL

Wo die Natur Probleme verursacht, liefert sie manchmal auch Lösungen. Folgende Pflanzen lindern die Wirkung von Urushiol:

- Der klebrige Saft zweier Springkrautarten (Impatiens) trocknet die Blasen aus: Stängel längs halbieren und über die betroffene Stelle reiben.

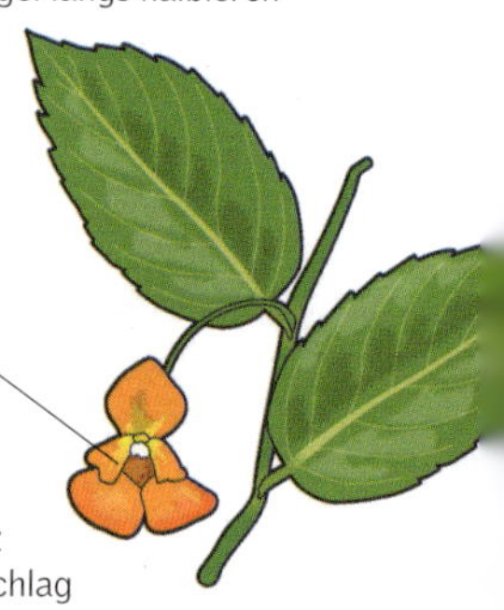
Impatiens pallida *hat blassgelbe,* Impatiens capensis *orangefarbene, getupfte Blüten.*

- Gegen Juckreiz hilft ein Breiumschlag aus Hamamelisblättern: Die Blätter zerdrücken, eventuell Wasser zugeben und auftragen.
- Auch Waschungen mit gerbstoffhaltiger Lösung helfen. Gerbstoffe findet man z. B. in Schwarztee oder Eichenrinde (s. rechts).
- Man kann auch Teebaumöl aus den Blättern des Melaleuca-Baums stark mit Wasser verdünnt auf die betroffene Stelle auftragen.

INNERLICHE VERGIFTUNGEN

Finden Sie heraus, was der Betroffene zu sich genommen hat. Wenn es sich um eine ätzende Chemikalie, z.B. Brennstoff, handelt, bringen Sie ihn nicht zum Erbrechen, da dies die Speiseröhre verätzt. Rufen Sie den Rettungsdienst und überwachen Sie den Betroffenen. Sind die Lippen verätzt, geben Sie ihm schluckweise kalte Milch oder Wasser zu trinken. Hat er giftige Pflanzen oder Pilze gegessen und ist bei Bewusstsein, bringen Sie ihn zum Erbrechen. Verdünnen Sie das Gift, indem Sie ihm viel Wasser, Milch oder mit Holzkohle vermischten Tee zu trinken geben.

DURCHFALL UND ERBRECHEN

In der Wildnis sind Durchfall und Erbrechen potenziell tödlich, weil sie zu Dehydration (s. S. 272) oder Schock (s. S. 274) führen können. Häufige Ursachen sind Nahrungsmittelvergiftungen, verunreinigtes Wasser und Infektionen. Wenn die Symptome länger anhalten, brauchen Sie ärztliche Hilfe. Wichtig sind Ruhe und Wärme. Trinken Sie ausreichend, bei Hunger sind kleine Mengen milder Speisen (z. B. Nudeln) erlaubt.

NATURHEILMITTEL

Es gibt eine ganze Reihe von – mehr oder weniger appetitlichen – Naturheilmitteln, die Durchfall stoppen oder Symptome wie Magenschmerzen lindern können:

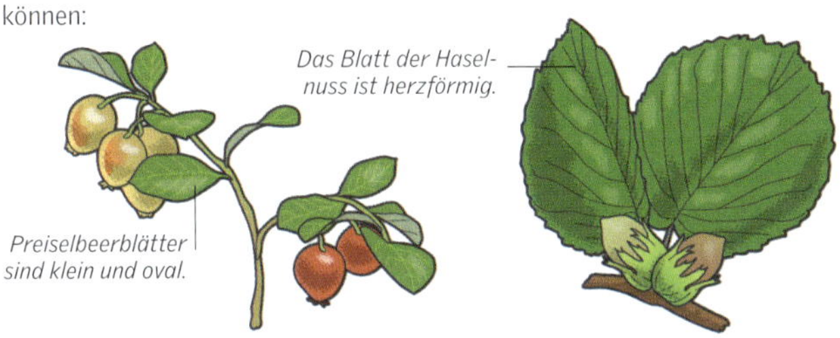
Das Blatt der Haselnuss ist herzförmig.
Preiselbeerblätter sind klein und oval.

- **Tee:** Trinken Sie Tee aus Haselnuss-, Preiselbeer- oder Cranberryblättern.
- **Rinde:** Etwas Rinde (am besten Eichenrinde) vom Baum schälen und die innere Bastschicht mindestens zwölf Stunden kochen. Falls nötig, mehr Wasser zugeben. Die übel riechende Brühe enthält Gerbstoffe, die Durchfall stoppen. Alle zwei Stunden eine Tasse trinken.
- **Holzkohle:** Etwas Kohle von einem halb verbrannten Stück Holz kratzen, eine Handvoll davon mit Wasser einnehmen.
- **Knochen:** Zu Asche verbrennen und mahlen oder Knochen zwischen Steinen zu Pulver mahlen. Mit Wasser zu einer Paste rühren und einen Teelöffel davon nehmen.
- **Kreide:** Vermahlen und mit Wasser zu einer Paste verrühren. Einen Teelöffel davon einnehmen.
- **Holzasche:** Mit Wasser zu einer Paste verrühren und schlucken. Lindert Magenschmerzen.

AUSRUHEN UND TRINKEN

Trinken Sie unbedingt genug Wasser. Mineralsalze ersetzen Sie mit einem Beutel Elektrolytmischung in Wasser oder einem Teelöffel Salz in einem Liter Wasser.

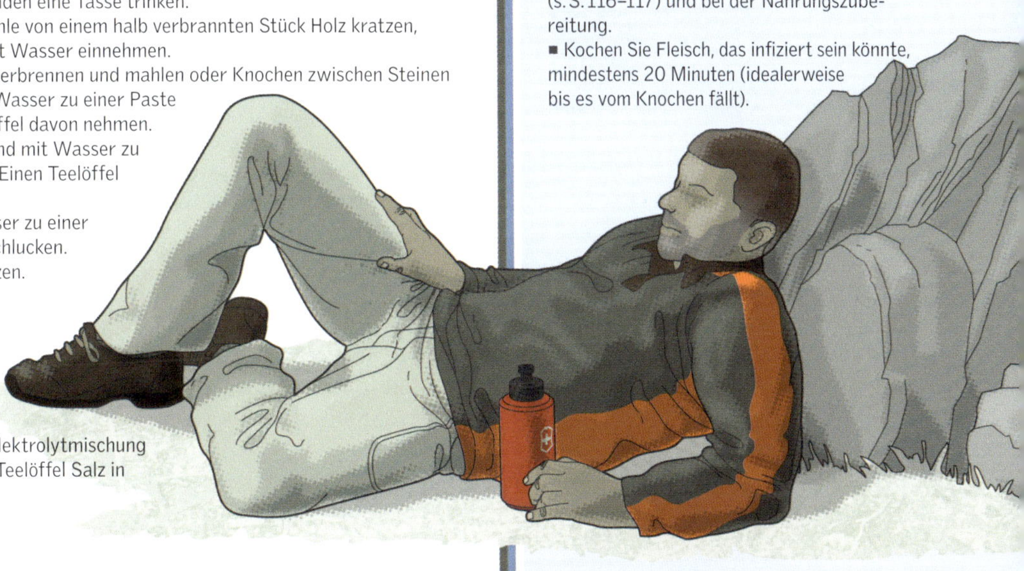

MAGEN-DARM-PARASITEN

Es gibt zwei Hauptarten von Magen-Darm-Parasiten: Würmer (z. B. Band-, Faden- und Spulwürmer) und Einzeller (z. B. Giardia). Die Hauptursachen sind verunreinigtes Wasser, verseuchte Nahrungsmittel und mangelhafte Hy-giene. Symptome: Übelkeit, Erbrechen, Durchfälle (s. links; bei Amöbenruhr schleimig-blutig), Blähungen, Magenschmerzen, Gewichtsverlust und juckende Ausschläge am After. Gehen Sie schnellstmöglich zum Arzt.

WURMKUR UNTERWEGS

Wenn Sie Würmer in Ihrem Stuhl finden, schlucken Sie alle 24 Stunden einen knappen Teelöffel Paraffin oder Kerosin. Das bekommt Ihnen zwar nicht gut, den Würmern aber noch weniger. Benzin funktioniert ebenfalls, ist aber weniger effektiv.

INFEKTIONEN VERMEIDEN

Vorbeugen ist besser als heilen. Um sich gar nicht erst mit Parasiten zu infizieren, sollten Sie folgende Verhaltenstipps beachten:

- Kochen oder desinfizieren Sie sämtliches Wasser (s. S. 198–201).
- Verwenden Sie auch zum Zähneputzen und Mundspülen nur einwandfrei sauberes Wasser.
- In Risikogebieten sollten Sie sich nur in dringenden Notfällen in Flüsse oder Seen begeben.
- Verbinden Sie sämtliche Hautverletzungen.
- Achten Sie auf gute Hygiene im Camp (s. S. 116–117) und bei der Nahrungszubereitung.
- Kochen Sie Fleisch, das infiziert sein könnte, mindestens 20 Minuten (idealerweise bis es vom Knochen fällt).

KNOCHEN, GELENKE, MUSKELN

MUSKELKRÄMPFE

Schmerzhafte Muskelkrämpfe können durch Dehydration und den Verlust von Salzen, z. B. durch Schwitzen, ausgelöst werden. Bei einem Krampf sollten Sie sich hinsetzen, ausruhen und die betroffenen Muskeln dehnen.

FUSS

Helfen Sie dem Betroffenen, auf seinem gesunden Fuß zu stehen, und dehnen Sie die Muskeln, um den Krampf zu lösen. Anschließend massieren Sie die betroffene Stelle.

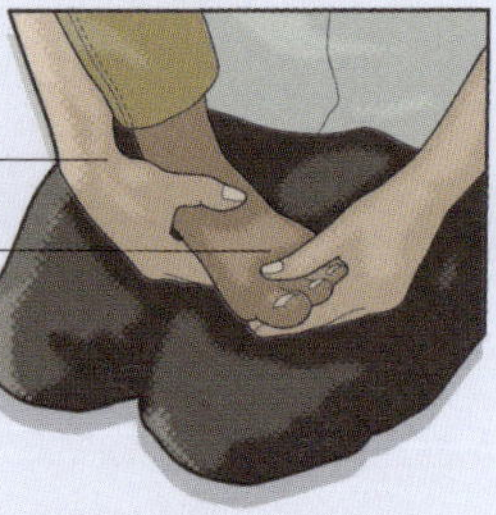

WADE

Der Betroffene sitzt, Sie halten das krampfende Bein und dehnen den Fuß aufwärts, um den Krampf zu lösen. Anschließend massieren Sie die Wade.

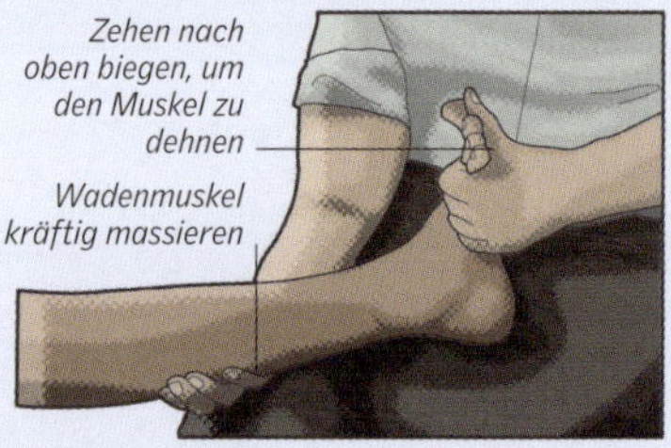

OBERSCHENKEL

Bei einem Krampf an der Oberschenkelrückseite strecken Sie das Bein, um den Muskel zu dehnen, auf der Vorderseite beugen Sie das Bein. Massieren Sie den Bereich, sobald der Schmerz nachlässt.

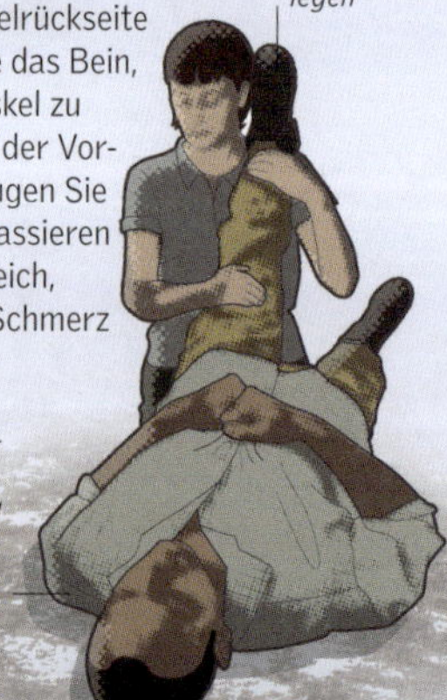

ES IST OFT SCHWER ZU SAGEN, ob es sich um eine Verstauchung, eine Verrenkung oder einen Bruch handelt. Gebrochene Knochen können sich verschieben und Blutgefäße und Nerven schädigen – stellen Sie deshalb den verletzten Körperteil ruhig. Bei Wirbelsäulen- oder Beinverletzungen zum Transport eine Trage benutzen.

VERSTAUCHUNG UND ZERRUNG

Bei einer Zerrung sind Muskelfasern überdehnt, bei einer Verstauchung der Kapsel-Band-Apparat eines Gelenks. Hochlagern, Kühlen und Ruhigstellen sind die Maßnahmen der Wahl. Auch sanfte Bewegung (mit Unterstützung) kann hilfreich sein. Im Zweifel behandeln Sie die Verletzung wie einen Bruch.

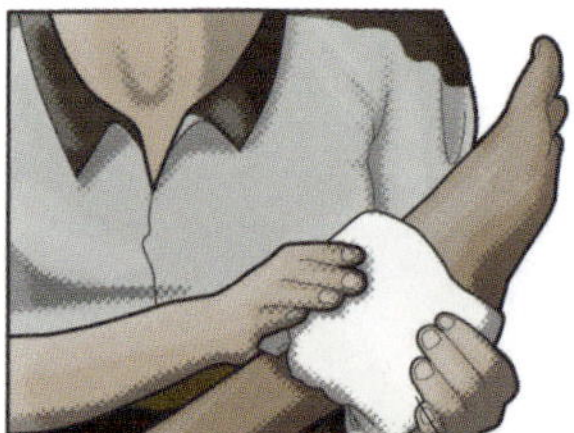

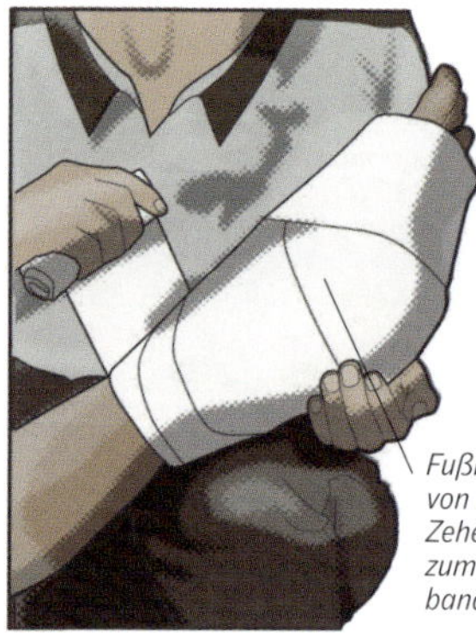

1. Verletzte Extremität ruhig stellen und hochlagern. Kalte Umschläge lindern Schwellungen und Blutergüsse.
2. Den verletzten Bereich polstern und eine unterstützende Bandage um die verletzte Stelle bis zum nächsten Gelenk anlegen.

ARMVERLETZUNG

Ein Sturz kann einen Bruch von Handgelenk, Arm oder Schlüsselbein zur Folge haben. Stellen Sie den betroffenen Arm mit einer Schlinge ruhig. Lässt sich der Arm nicht beugen, ist vielleicht der Ellenbogen verletzt – in diesem Fall das Gelenk abpolstern, verbinden und den Arm mit Dreiecktüchern am Rumpf fixieren. Am Puls des Handgelenks überprüfen, ob der Verband zu eng sitzt.

ARMSCHLINGE KNOTEN

Dreiecktuch zwischen Arm und Brustkorb schieben, unteres Ende um den Unterarm nach oben schlagen und an der gesunden Schulter mit dem anderen Ende verknoten.

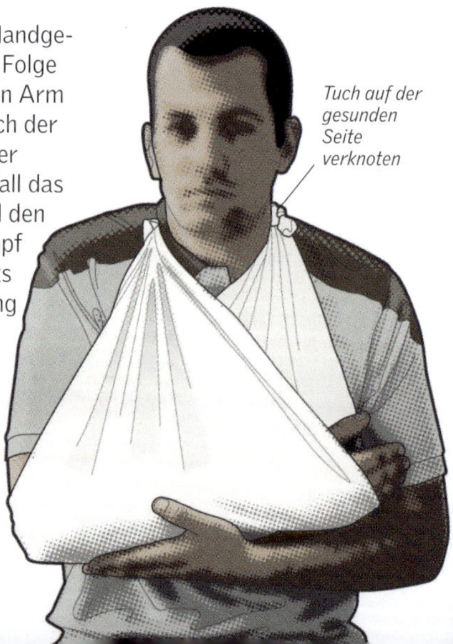

BEINBRUCH

Beinbrüche sind in der Regel sehr instabil, d. h., die Enden des gebrochenen Knochens können Blutgefäße im Bein verletzen und schwere Blutungen verursachen. Bewegen Sie den Verletzten daher nur, wenn es absolut nötig ist, und erst, nachdem Sie das Bein geschient haben. Bei Anzeichen von Schock (s. S. 274) legen Sie den Kopf tiefer, statt die Beine hochzulagern.

HAND-VERLETZUNG

Halten Sie die verletzte Hand hoch und stoppen Sie etwaige Blutungen durch Ausüben von Druck (s. S. 264). Schmuck entfernen, bevor die Finger anschwellen, dann die Hand polstern und mit einer Armschlinge ruhig stellen.

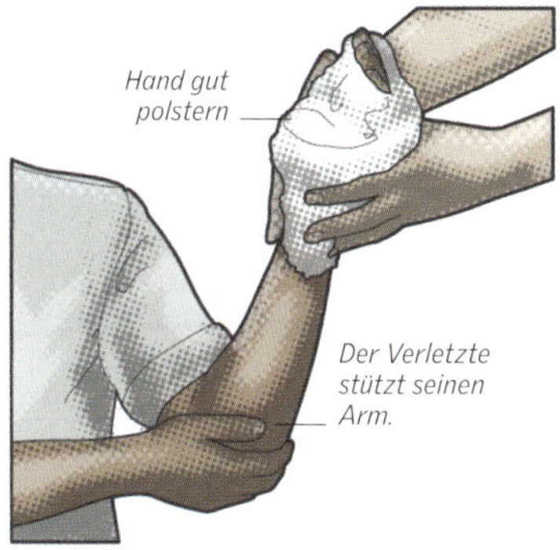

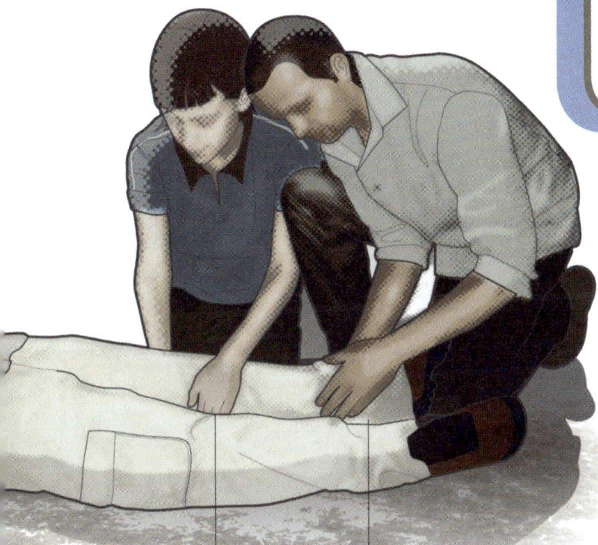

1 Der Verletzte sollte still liegen. Stellen Sie das gebrochene Bein ruhig – z. B. mit aufgerollten Jacken und Decken –, um weiteren Schaden zu verhindern, bis der Rettungsdienst eintrifft.

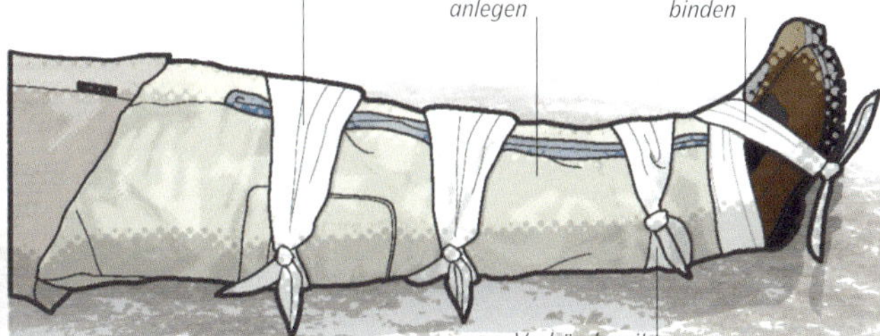

2 Wenn Hilfe auf sich warten lässt oder der Verletzte transportiert werden muss, fixieren Sie das gebrochene Bein an Knie- und Fußgelenk (bei Oberschenkelbrüchen auch am Becken) am gesunden Bein.

WIRBELSÄULENVERLETZUNGEN

Nach einem Sturz auf den Rücken oder aus großer Höhe sollte man sicherheitshalber annehmen, dass Wirbelsäule und Kopf verletzt sind. Halten Sie den Kopf und Nacken des Betroffenen gerade in Verlängerung der Wirbelsäule. Bewegungen können das Rückenmark verletzen und zur Querschnittlähmung führen. Setzen Sie einen Notruf ab oder schicken Sie nach Hilfe, während Sie bei dem Verletzten bleiben. Wenn Sie ihn bewegen müssen, weil er in Gefahr ist, nutzen Sie die Rolltechnik (s. S. 279).

KOPF UND NACKEN STÜTZEN

Knien oder legen Sie sich hinter den Verletzten. Stützen Sie die Unterarme auf den Oberschenkeln ab, und legen Sie dem Betroffenen Ihre Hände an beide Seiten des Kopfes, um diesen gerade zu halten.

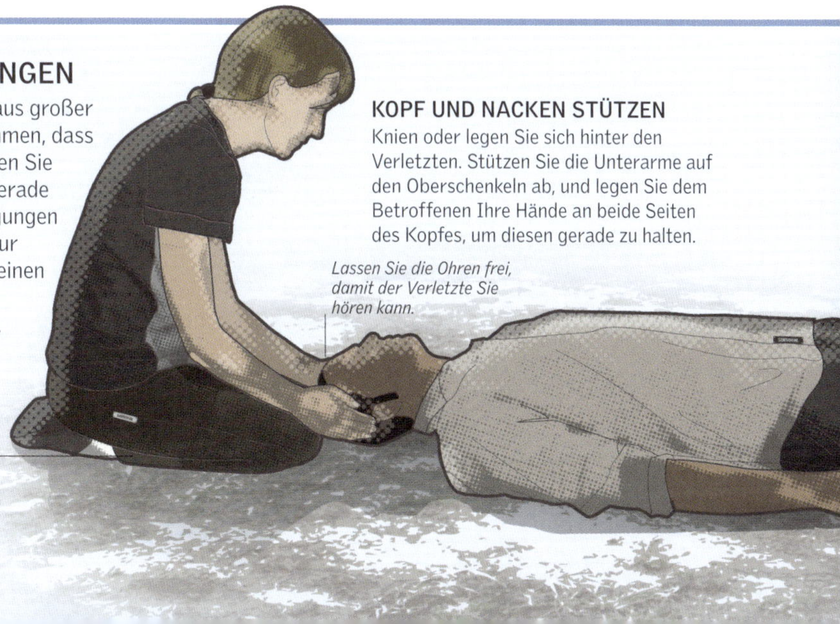

HITZE UND KÄLTE

DURCH EXTREME HITZE ODER KÄLTE können die Temperaturregulationsmechanismen des Körpers stark gestört werden. Beide Extreme können zu lebensbedrohlichen Zuständen führen, die sofort behandelt werden sollten. Lassen Sie Betroffene nicht allein – rufen Sie Hilfe oder schicken Sie jemanden nach Hilfe.

ACHTUNG!
Verliert der Betroffene das Bewusstsein, beginnen Sie mit Wiederbelebungsmaßnahmen (s. S. 277).

HITZEBEDINGTE ERKRANKUNGEN

Bei Hitze sollten Sie eine Kopfbedeckung tragen, Sonnencreme auftragen und sooft wie möglich den Schatten aufsuchen. Ihr Körper trocknet schnell aus, wenn Sie die beim Schwitzen verlorene Flüssigkeit nicht durch ausreichendes Trinken ersetzen.

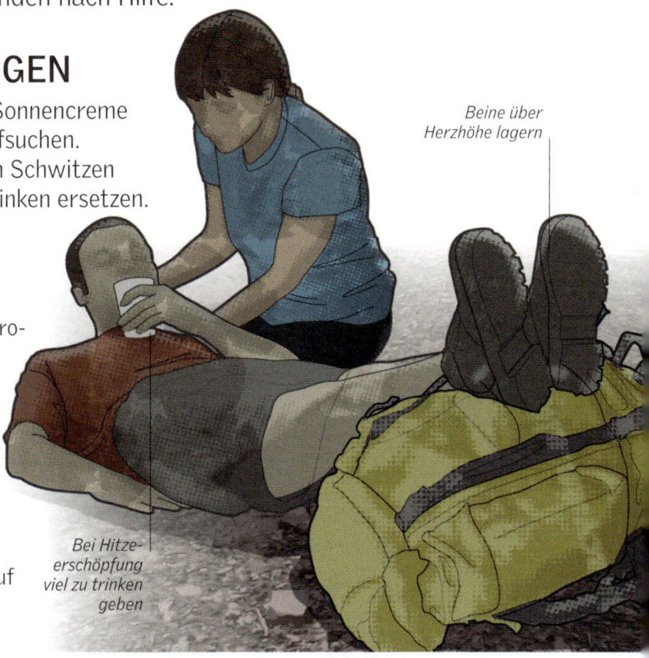

DEHYDRATION

Der Betroffene sollte sich hinsetzen und Flüssigkeit zu sich nehmen – Wasser oder in Wasser aufgelöste Elektrolytmischungen. Klagt er über Krämpfe, helfen Sie ihm, die verkrampften Muskeln zu dehnen und zu massieren (s. S. 270).

HITZEERSCHÖPFUNG

Bringen Sie einen Betroffenen, der benommen wirkt und stark schwitzt, aber feuchtkalte Haut hat, in den Schatten und geben Sie ihm zu trinken. Helfen Sie ihm, sich hinzulegen, und lagern Sie seine Beine hoch (z. B. auf den Rucksack). Überwachen Sie ihn, ob er sich erholt.

HITZSCHLAG

Zum Hitzschlag kommt es, wenn die Wärmeregulation des Körpers versagt. Dieser Zustand kann auf Hitzeerschöpfung folgen oder ohne Vorwarnung eintreten und ist lebensbedrohlich. Alarmieren Sie den Rettungsdienst, wenn der Betroffene über Kopfschmerzen und Schwindel klagt, heiße, trockene Haut hat und Bewusstlosigkeit droht.

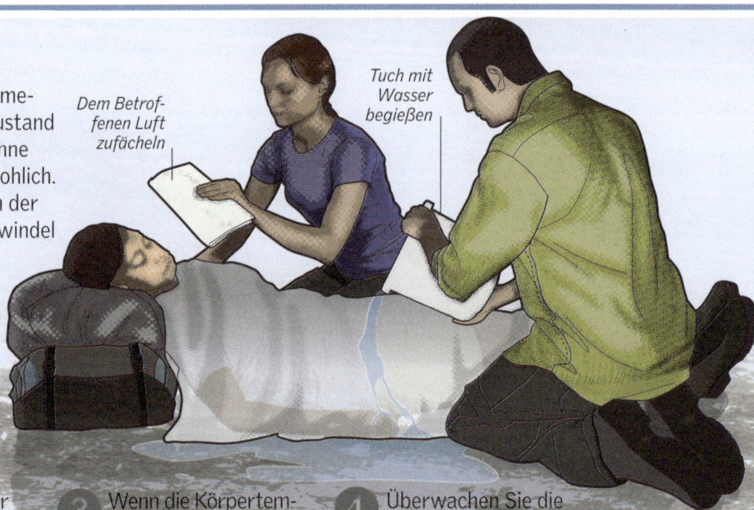

1. Bringen Sie den Betroffenen an einen kühlen, schattigen Ort. Lagern Sie ihn mit erhöhtem Oberkörper und entkleiden Sie ihn.
2. Versuchen Sie die Körpertemperatur zu senken, indem Sie den Betroffenen in ein feuchtes Tuch hüllen, das Sie immer wieder mit kühlem Wasser benetzen.
3. Wenn die Körpertemperatur unter 38 °C sinkt, ein trockenes Tuch verwenden.
4. Überwachen Sie die Vitalfunktionen (Bewusstsein, Atmung, Puls). Steigt die Körpertemperatur erneut, wiederholen Sie die Behandlung.

KÄLTESCHÄDEN

Bei starker Kälte kann es zu Erfrierungen an exponierten Körperstellen kommen. Bei einer Unterkühlung (Hypothermie) sinkt die Körperkerntemperatur gefährlich tief ab.

ERFRIERUNGEN

Wenn Kälte auf exponierte Körperteile (meist Gesicht und Extremitäten) einwirkt, verengen sich die feinen Blutgefäße, wodurch sich die Durchblutung vermindert. Dauert die Kälteeinwirkung an, können tiefer liegende Gewebe und Nerven geschädigt werden und absterben. Die Haut ist dann grau und gefühllos.

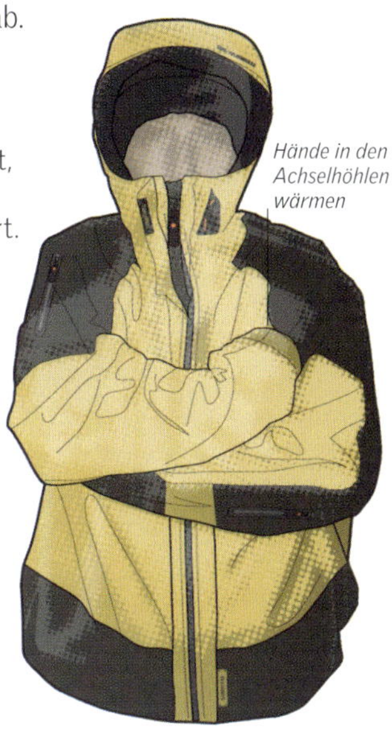

Hände in den Achselhöhlen wärmen

BEHUTSAMES ERWÄRMEN

Erfrierungen behandelt man, indem man die betroffenen Körperteile langsam erwärmt, z. B., indem man die Hände unter die Achseln steckt oder die Füße eines Betroffenen in den eigenen Achselhöhlen wärmt oder den betroffenen Körperteil mit warmem Wasser behandelt. Ringe entfernen, betroffene Extremitäten hochlagern, damit sie nicht anschwellen, und steril verbinden.

UNTERKÜHLUNG (HYPOTHERMIE)

Zu einer lebensbedrohlichen Unterkühlung kommt es, wenn die Körpertemperatur unter 35 °C sinkt. Die Behandlung zielt darauf ab, weiteren Wärmeverlust zu verhindern. Platzieren Sie keine Heizquellen direkt neben dem Verletzten, weil er sich sonst verbrennen könnte. Falls der Verletzte reglos wird, führen Sie Wiederbelebungsmaßnahmen durch, bis Hilfe kommt – egal, wie niedrig seine Körpertemperatur sinkt. Bei Unterkühlung kann der Betroffene sogar längere Zeiträume der Reanimation überleben.

1. Bringen Sie den Betroffenen an einen geschützten Ort, um weiteres Auskühlen zu verhindern. Bitten Sie jemand anderen, Hilfe zu holen.

2. Falls es ohne weiteres Auskühlen möglich ist, ersetzen Sie nasse Kleidung durch warme, trockene, aber nehmen Sie dazu nicht Ihre eigene Kleidung.

3. Betten Sie den Betroffenen auf eine dicke Schicht Laub, um ihn vor Bodenkälte zu schützen. Decken Sie ihn mit einem Schlafsack und (falls vorhanden) einer Rettungsdecke zu.

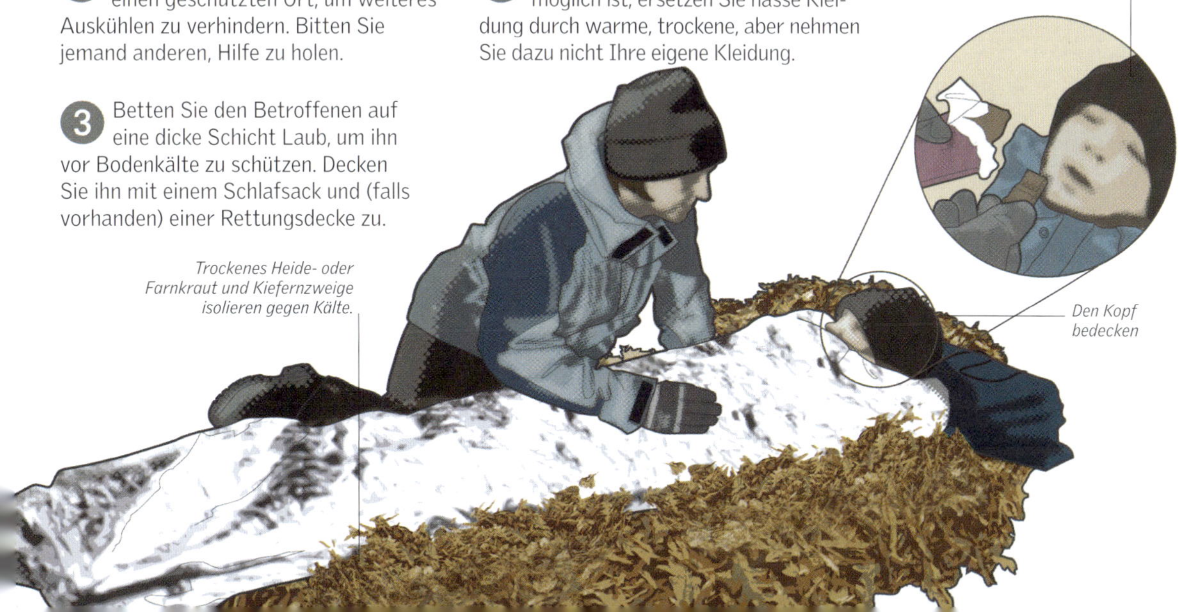

Etwas Warmes (nicht Heißes!) zu trinken und hochkalorische Nahrung wie Schokolade verabreichen

Trockenes Heide- oder Farnkraut und Kiefernzweige isolieren gegen Kälte.

Den Kopf bedecken

ERTRINKEN

Bei einem Aufenthalt in kaltem Wasser ist das Hypothermierisiko hoch. Die Kälte kann zu Herzversagen führen, auch ein Stimmritzenkrampf ist möglich. Durch in die Lungen eingedrungenes Wasser kann es auch Stunden nach der Rettung noch zum sekundären Ertrinken kommen (s. S. 255).

ERTRINKENDE RETTEN

Lagern Sie einen aus dem Wasser Geretteten flach. Ersetzen Sie nasse durch trockene Kleidung und behandeln Sie ihn, falls nötig, auf Unterkühlung (s. unten). Bei Bewusstlosigkeit mit Atemstillstand nach fünf Atemspenden mit der Herz-Lungen-Wiederbelebung (s. S. 277) beginnen.

HÖHENKRANKHEIT

Zu den Symptomen der Höhenkrankheit gehören Übelkeit, Appetitmangel, Kurzatmigkeit und Kopfschmerzen, die auf Medikamente nicht ansprechen. Auch Schlafstörungen können auftreten. Die einzige Lösung ist, sofort abzusteigen und sich einige Tage in tieferen Lagen aufzuhalten. Schwer Erkrankte müssen getragen werden.

SCHOCK

SCHOCKZUSTÄNDE SIND LEBENSBEDROHLICH und resultieren aus einer Kreislaufstörung, z. B. bei schweren Blutungen, Verbrennungen oder sogar starkem Erbrechen oder Durchfall. Betroffene haben anfangs einen beschleunigten Puls und blasse, kaltschweißige Haut, dann wird die Atmung schneller und flacher, der Puls schwächer und die Haut verfärbt sich bläulich. Unbehandelt führt ein Schock zu Bewusstlosigkeit.

ANAPHYLAKTISCHER SCHOCK

Ein anaphylaktischer Schock ist eine seltene, aber sehr schwere allergische Reaktion. Allergiker, die von ihrer Gefährdung wissen, haben meist einen Adrenalin-Autoinjektor dabei. Ist ein Betroffener zu schwach, um den Injektor zu benutzen, entfernen Sie die Sicherheitskappe und pressen den Injektor mit der Faust – notfalls durch die Kleidung – in seinen Oberschenkel.

SCHOCKBEHANDLUNG

Geben Sie Betroffenen nichts zu essen oder zu trinken, da später eventuell eine Narkose durchgeführt werden muss. Setzen Sie einen Notruf ab. Der Verletzte muss in Schocklage transportiert werden.

1. Behandeln Sie die Ursache (z. B. Blutung, Verbrennung, s. S. 265). Denken Sie auch an Schock, wenn Sie die Symptome, aber keine Verletzung feststellen – auch innere Blutungen können die Ursache sein.

2. Legen Sie den Betroffenen hin und schützen Sie ihn mit Decken oder Farnkraut vor Bodenkälte. Lagern Sie seine Beine über Herzhöhe.

3. Lockern Sie enge Kleidung. Der Kopf sollte tiefer liegen, um einer Bewusstlosigkeit vorzubeugen. Halten Sie den Betroffenen mit einer Decke oder einem Schlafsack warm.

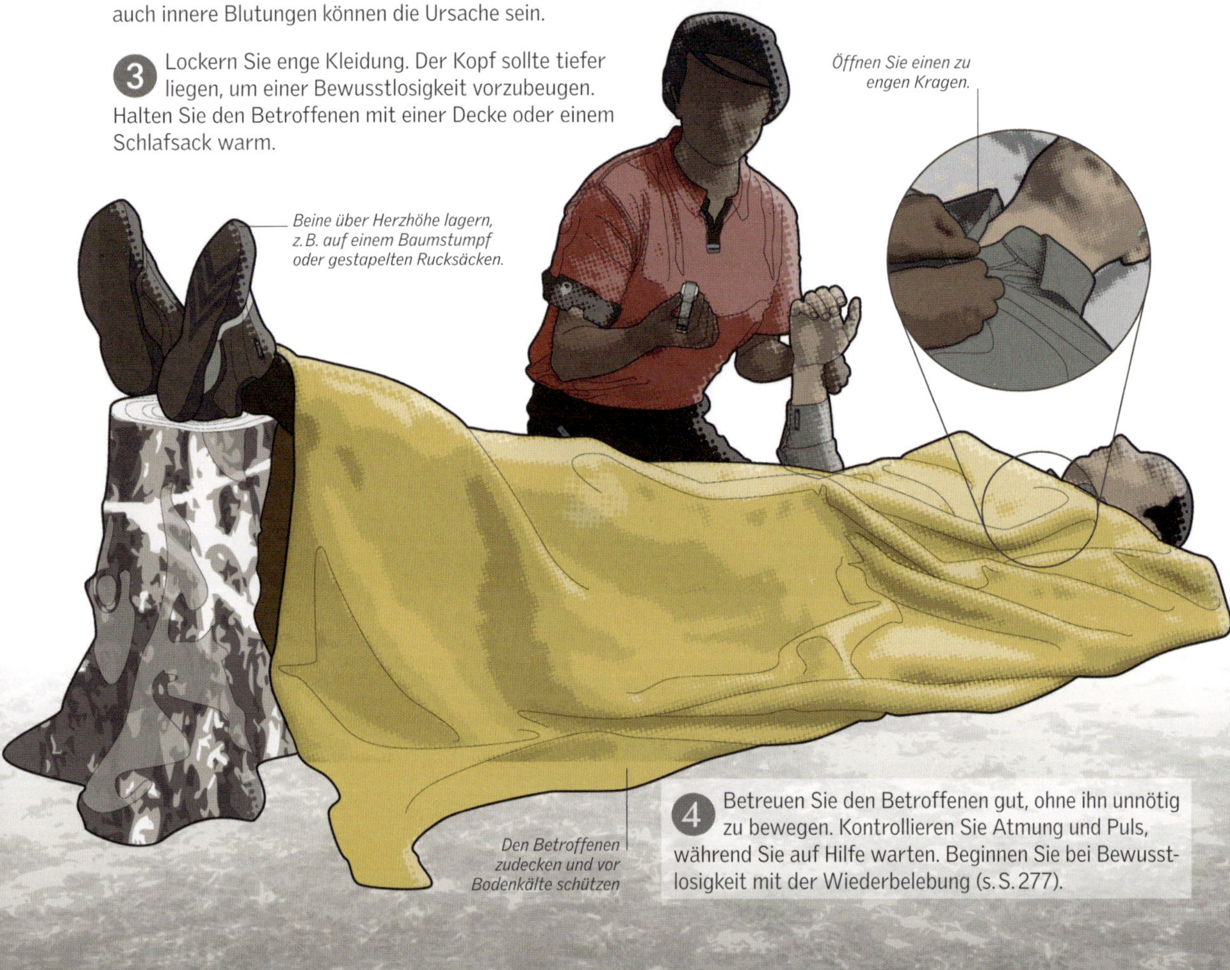

4. Betreuen Sie den Betroffenen gut, ohne ihn unnötig zu bewegen. Kontrollieren Sie Atmung und Puls, während Sie auf Hilfe warten. Beginnen Sie bei Bewusstlosigkeit mit der Wiederbelebung (s. S. 277).

ATEMPROBLEME

Atemprobleme müssen sofort behandelt werden, weil die Sauerstoffversorgung des Körpers gefährdet ist. Die Ursache kann vorübergehend sein (z. B., wenn ein Fremdkörper die Atemwege blockiert oder Rauch eingeatmet wurde) oder chronisch (z. B. Asthma). In schweren Fällen müssen Sie den Rettungsdienst verständigen.

ACHTUNG!
Verliert der Betroffene das Bewusstsein, legen Sie die Atemwege frei (s. S. 276) und prüfen die Atmung. Oft entspannt sich die Halsmuskulatur so weit, dass Atmung möglich ist. Falls nicht, beginnen Sie mit der Herz-Lungen-Wiederbelebung (s. S. 277).

VERSCHLUCKEN VON FREMDKÖRPERN

Ein Fremdkörper in Speise- oder Luftröhre kann Muskelkrämpfe verursachen, die die Atemwege blockieren. Ist der Betroffene in der Lage, zu sprechen, zu husten oder zu atmen, ist die Blockierung nicht vollständig und kann wahrscheinlich durch den Betroffenen selbst behoben werden.

1. Fordern Sie den Betroffenen auf zu husten. Kann er nicht sprechen oder husten, helfen Sie ihm, sich vorzubeugen. Stützen Sie seinen Oberkörper und klopfen Sie mit der flachen Hand fünfmal kräftig zwischen die Schulterblätter.

2. Wenn das nicht hilft: Ihre Arme von hinten um seine Taille schlingen. Machen Sie eine Faust und ziehen Sie diese mit der anderen Hand fünfmal kräftig nach oben (sog. Heimlich-Griff; nur im Notfall anwenden, da Gefahr von Milz- und Leberrissen). Sichtbare Fremdkörper entfernen.

3. Hat sich der Fremdkörper nicht gelöst, rufen Sie Hilfe, falls noch nicht geschehen. Machen Sie mit Klopfen und Heimlich-Griff weiter, bis Hilfe kommt oder der Betroffene reglos wird. (s. S. 276–277).

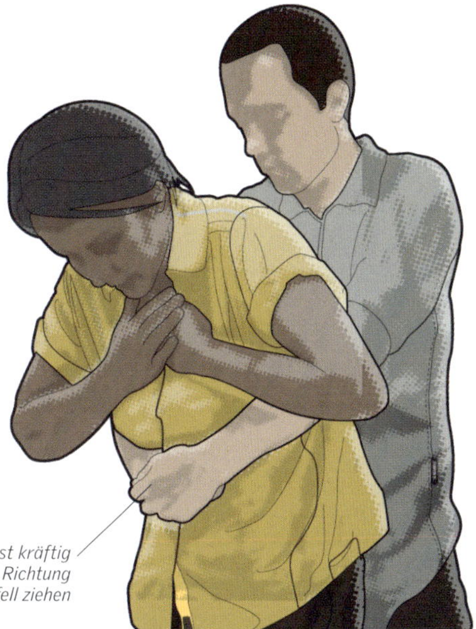

Faust kräftig Richtung Zwerchfell ziehen

ASTHMAANFÄLLE

Bei einem Asthmaanfall fällt das Atmen schwer, weil die Bronchien sich krampfartig verengen. Asthmatiker führen meist einen Inhalator mit sich, oft sogar zwei – ein Spray zur vorbeugenden Dauermedikation, das andere für akute Anfälle. Hat die betroffene Person keine Medikamente bei sich, fordern Sie sie auf, sich hinzusetzen, und rufen Sie den Notarzt.

1. Fordern Sie den Betroffenen auf, sich so aufrecht wie möglich hinzusetzen, einen Hub aus dem Inhalator zu nehmen und langsam und tief zu atmen. Der Anfall sollte in wenigen Minuten abklingen.

2. Hält der Anfall an, sollte der Betroffene einen weiteren Sprühstoß des Medikaments nehmen und ruhen. Wenn keine Besserung eintritt, ist eine notärztliche Behandlung notwendig, weil der Betroffene das Bewusstsein verlieren kann.

VERHALTEN IN SURVIVAL-SITUATIONEN

Am besten kennt man die Auslöser eines Asthmaanfalls und meidet sie. Falls jemand dennoch einen Anfall bekommt und keinen Inhalator hat, tun Sie Folgendes:

- Fordern Sie den Betroffenen auf, vollständig auszuatmen, um alle verbrauchte, sauerstoffarme Luft aus der Lunge zu entfernen. Das mag schwierig sein, weil man bei einem Anfall instinktiv nach Luft schnappt, aber es funktioniert.
- Anschließend soll der Betroffene langsam, gleichmäßig und mit geschlossenen Augen einatmen, um sich zu beruhigen.

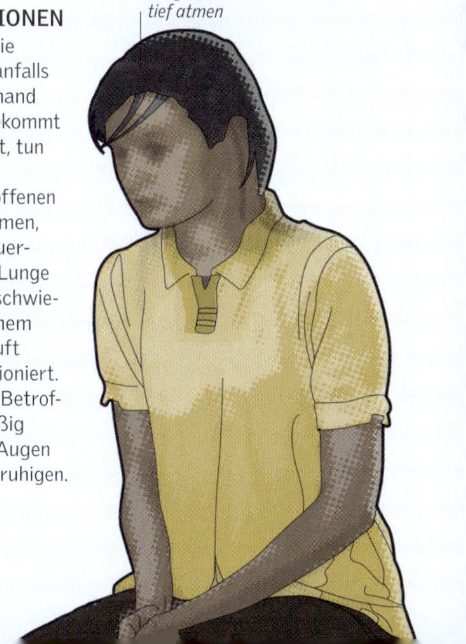

Langsam und tief atmen

REGLOSE VERLETZTE

WENN JEMAND DAS BEWUSSTSEIN VERLIERT, legen Sie zuerst seine Atemwege frei. Setzen Sie einen Notruf ab bzw. bitten Sie andere darum, während Sie den Bewusstlosen behandeln. Bewegen Sie ihn nicht und lassen Sie ihn nicht allein, es sei denn, Sie müssen selbst Hilfe holen.

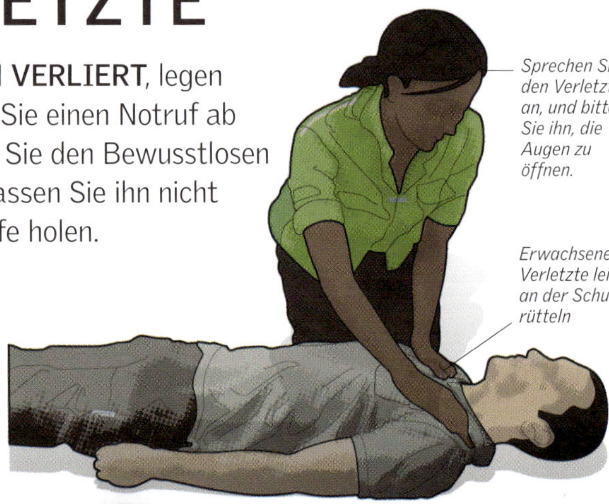

ANSPRECHBARKEIT

Rütteln Sie den Betroffenen leicht an der Schulter (Kinder nur antippen). Sprechen Sie ihn an. Wenn er normal antwortet, ist er bei vollem Bewusstsein. Wenn er nur teilweise bei Bewusstsein ist, öffnet er vielleicht seine Augen oder reagiert schwach auf Fragen oder Schmerzen. Reagiert der Betroffene gar nicht, ist er bewusstlos.

ATEMWEGE FREIMACHEN

In der Rückenlage können die Atemwege durch die nach hinten fallende Zunge blockiert werden. Durch Überstrecken des Kopfes nach hinten hebt sich der Zungengrund und die Atemwege sind frei.

ATMUNG KONTROLLIEREN

Legen Sie dem Bewusstlosen eine Hand auf die Stirn. Heben Sie mit der anderen Hand sein Kinn und überstrecken Sie seinen Kopf nach hinten. Können Sie Atembewegungen sehen, hören oder fühlen? Atmet er normal, bringen Sie ihn in die stabile Seitenlage (s. unten). Atmet er nicht, beginnen Sie mit der Herz-Lungen-Wiederbelebung (s. S. 277).

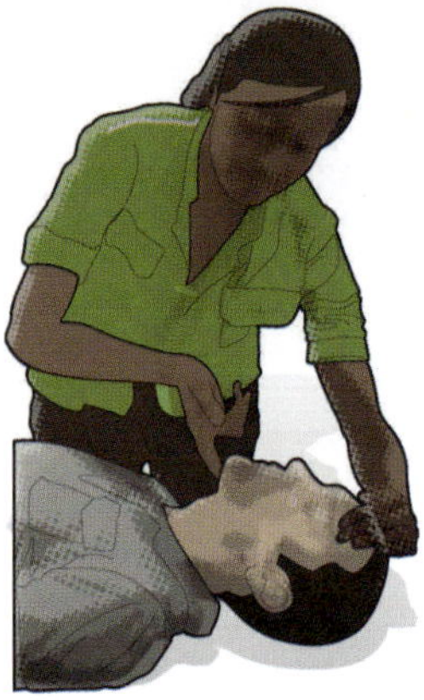

1 Kopf an Stirn und Kinn halten und nach hinten überstrecken.

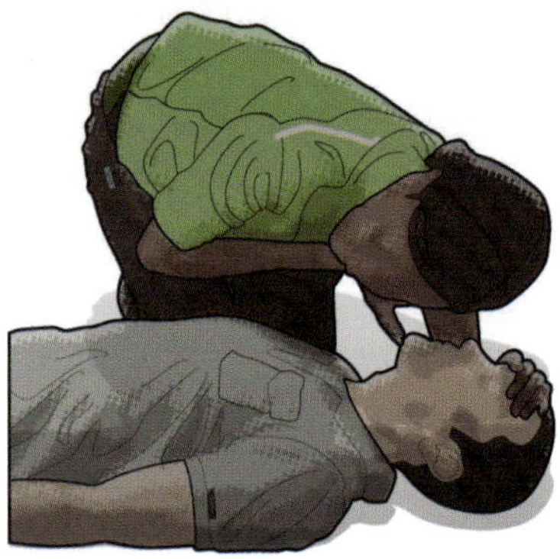

2 Zehn Sekunden Atemkontrolle: Hebt sich der Brustkorb? Spüren Sie Atem an der Wange? Hören Sie Atemgeräusche?

STABILE SEITENLAGE

Wenn der reglose Verletzte atmet, entfernen Sie störende Gegenstände aus seinen Taschen und knien Sie sich neben ihn. Beugen Sie den Ihnen am nächsten liegende Arm an. Führen Sie den anderen Arm über den Brustkorb und legen Sie die Hand unter die Ihnen am nächsten liegende Wange. Beugen Sie das von Ihnen abgewandte Bein, fassen Sie das Knie und ziehen Sie den Betroffenen zu sich herüber in die stabile Seitenlage.

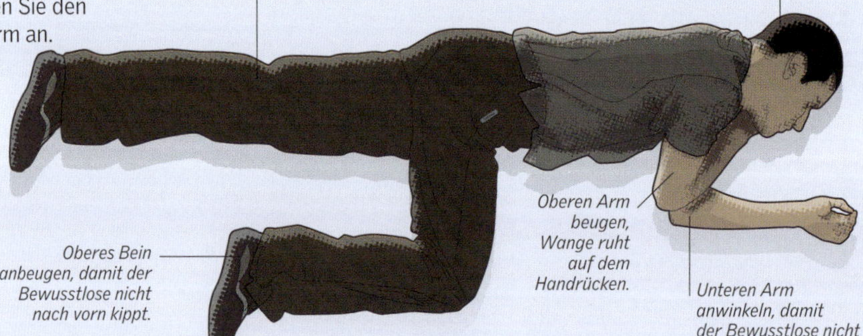

HERZ-LUNGEN-WIEDERBELEBUNG

Atmet ein Verletzter nicht mehr und ist kein Puls tastbar, müssen Sie mit der Herz-Lungen-Wiederbelebung – einer Kombination aus Atemspende und Herzdruckmassage – die Sauerstoffversorgung des Organismus sichern, bis der Rettungsdienst eintrifft. Wenn der Puls tastbar ist, Sie den Betroffenen aus dem Wasser gerettet haben sowie bei Kindern (s. rechts) beginnen Sie zunächst mit Atemspenden. Wer dies nicht beherrscht, kann die Herzdruckmassage auch ohne Atemspende durchführen.

SO GEHEN SIE VOR

Knien Sie in Brusthöhe neben dem Betroffenen, damit Sie die Position nicht wechseln müssen, wenn Sie von der Druckmassage zur Atemspende übergehen. Wenn ein zweiter Helfer da ist, wechseln Sie sich jeweils nach einem Zwei-Minuten-Zyklus ab, damit Sie nicht ermüden.

1 Legen Sie einen Finger auf das Brustbeinende und kopfwärts daneben zwei Finger der anderen Hand. Die erste Hand lösen und den Handballen kopfwärts neben die zwei Finger legen.

2 Hier ist der Druckpunkt. Die zweite Hand lösen und auf die erste legen, um die Druckkraft zu verstärken.

3 Ellenbogen durchdrücken und Ihre Schultern senkrecht über das Brustbein des Bewusstlosen bringen. Drücken Sie das Brustbein etwa fünf bis sechs Zentimeter tief ein. Entlasten Sie den Brustkorb wieder, ohne die Hände abzuheben. 30-mal wiederholen.

4 Überstrecken Sie den Nacken des Betroffenen, um die Atemwege frei zu machen, und halten Sie seine Nase zu. Seinen Mund leicht öffnen. Heben Sie mit der anderen Hand das Kinn an.

5 Atmen Sie normal ein und legen Sie Ihre Lippen fest um den Mund des Bewusstlosen. Blasen Sie Ihre Atemluft langsam in seinen Mund, sodass sich sein Brustkorb hebt. Heben Sie den Kopf und prüfen Sie, ob sich die Brust wieder senkt. Wenn sich der Brustkorb nicht hebt, wiederholen Sie den Vorgang. Nach zwei Atemspenden mit der Herzdruckmassage fortfahren.

6 Fahren Sie im Rhythmus 30 : 2 (30 Druckmassagen, 2 Atemspenden) fort, bis der Verletzte seine Augen öffnet, spricht und/oder sich bewegt und zu atmen beginnt, Hilfe eintrifft oder Sie so erschöpft sind, dass Sie abbrechen müssen.

- Wenn der Bewusstlose normal zu atmen beginnt, bringen Sie ihn in die stabile Seitenlage (s. links). Überwachen Sie seine Vitalfunktionen, bis Hilfe eintrifft.

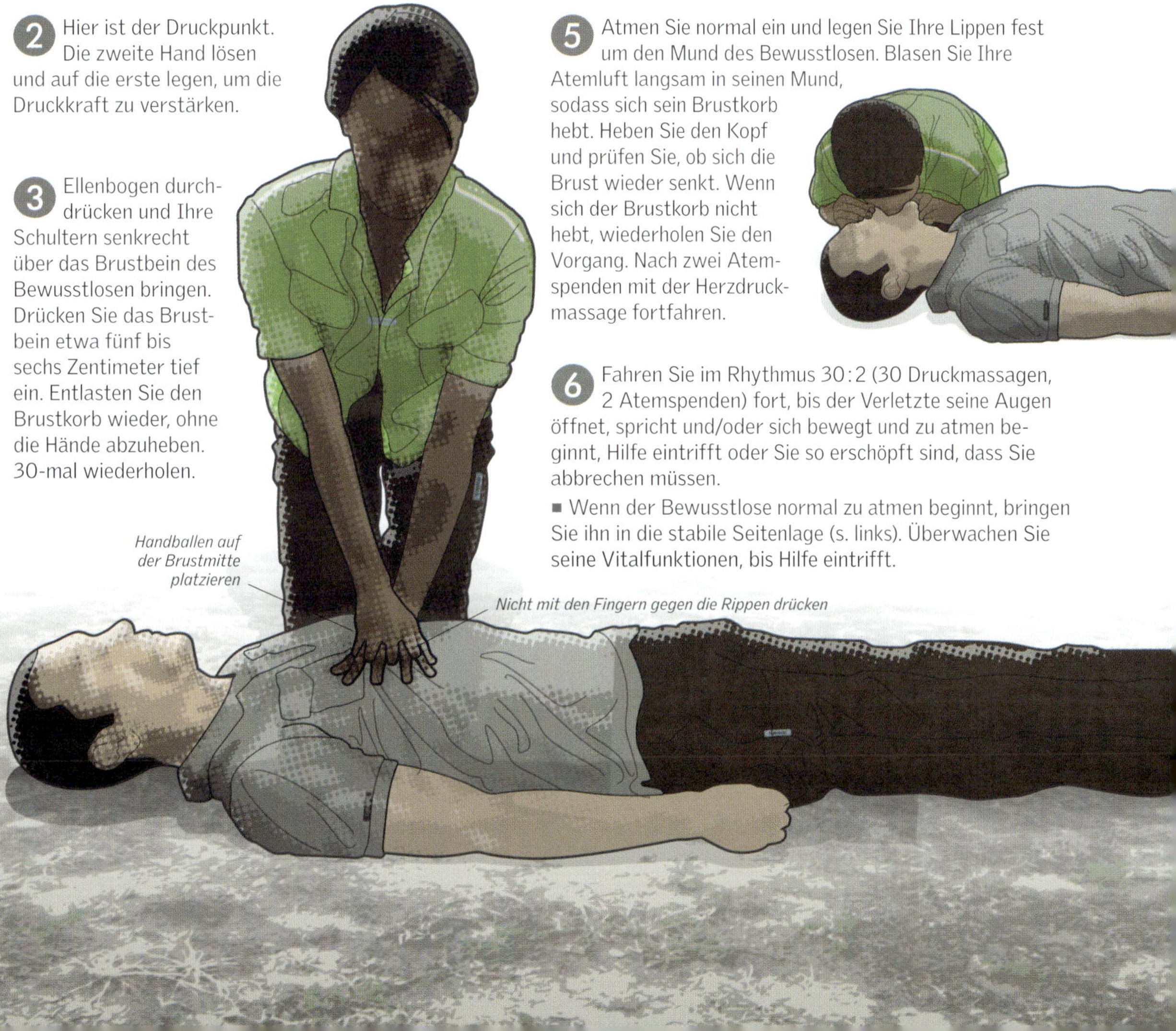

WIEDERBELEBUNG BEI KINDERN

- Beginnen Sie mit fünf Atemspenden.
- Es folgen 30 Druckmassagen mit nur einer Hand und weniger Druck als bei einem Erwachsenen. Drücken Sie den Brustkorb um etwa ein Drittel seiner Höhe ein.
- Fahren Sie im Rhythmus 2 : 30 (2 Atemspenden, 30 Druckstöße) fort.
- Wenn Sie allein sind, machen Sie eine Minute Herz-Lungen-Wiederbelebung, bevor Sie einen Notruf absetzen.

VERLETZTE TRANSPORTIEREN

EIN VERLETZTER SOLLTE MÖGLICHST in der Position behandelt werden, in der Sie ihn vorgefunden haben. Sorgen Sie dafür, dass er möglichst bequem liegt, und warten Sie auf Hilfe. Wenn der Betroffene transportiert werden muss, stellen Sie den verletzten Bereich unbedingt zunächst ruhig.

ACHTUNG!
Bewegen Sie einen Verletzten grundsätzlich nur dann, wenn sein Leben dort, wo Sie ihn gefunden haben, bedroht ist, und selbst in diesem Fall nur, wenn Sie sich dadurch nicht selbst in Gefahr bringen. Bleiben Sie, wenn möglich, bei dem Verletzten und beauftragen Sie andere, Hilfe zu holen.

ABTRANSPORT VORBEREITEN

Bereiten Sie den Transport vor und wählen Sie eine für die jeweilige Verletzung geeignete Methode. Beziehen Sie Helfer mit ein und ermutigen Sie auch den Verletzten, Sie zu unterstützen.

GAMSTRAGEGRIFF

Mit dem sogenannten Gams- oder auch Schultertragegriff können Sie einen Verletzten, der bei Bewusstsein ist, über kurze Strecken transportieren. Er sollte nicht angewandt werden, wenn der Betroffene Kopf- oder Gesichtsverletzungen oder einen Arm- oder Beinbruch hat. Holen Sie die Kraft aus Ihren Beinen, um Ihren Rücken zu schonen.

1 Polstern Sie den verletzten Bereich ab und helfen Sie dem Verletzten aufzustehen.
- Stehen Sie rechtwinklig zu dem Verletzten. Gehen Sie direkt vor ihm in die Hocke.
- Ihre Schulter sollte sich neben der Leiste des Verletzten befinden.

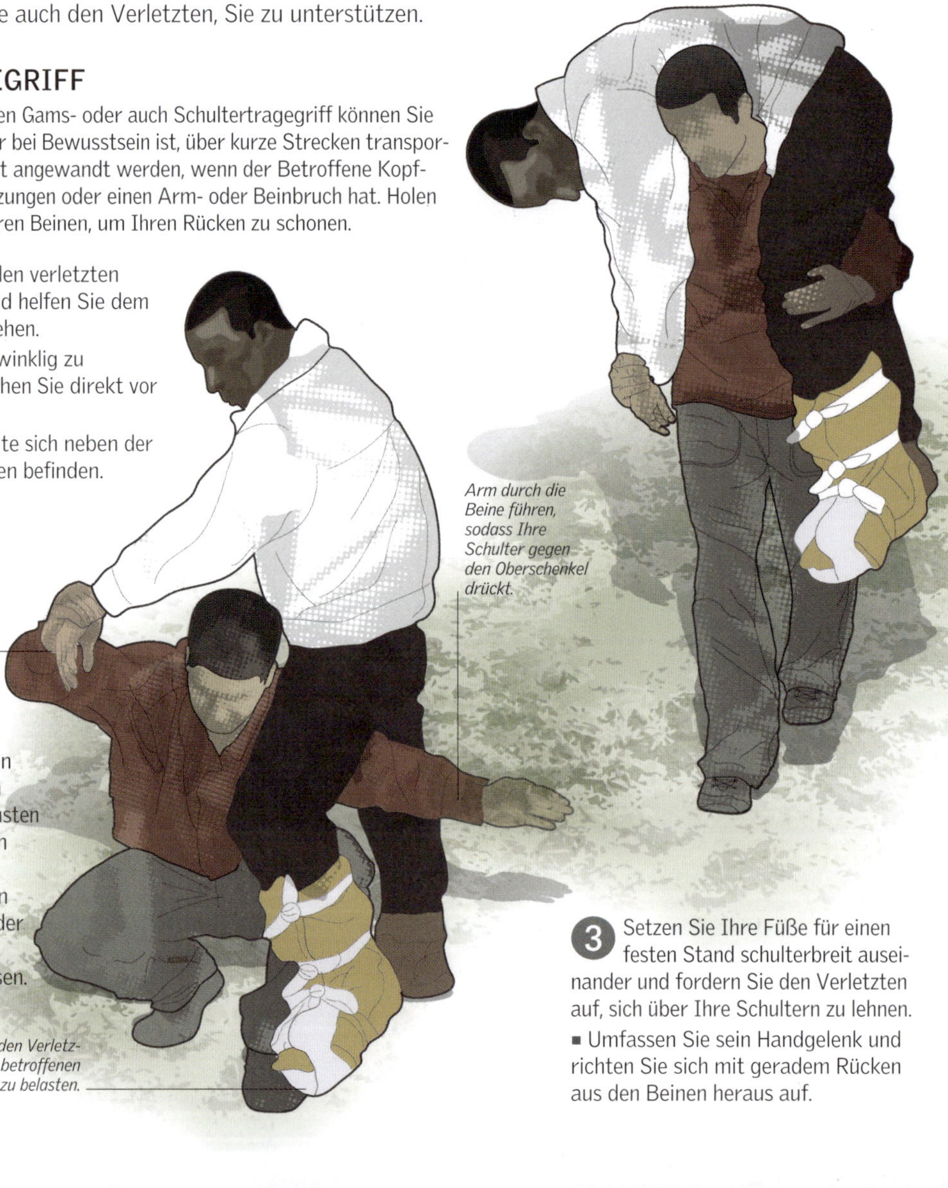

2 Führen Sie den Arm, der dem Verletzten am nächsten ist, zwischen dessen Beinen hindurch, umfassen Sie seinen Oberschenkel. Mit der anderen Hand sein Handgelenk umfassen.

3 Setzen Sie Ihre Füße für einen festen Stand schulterbreit auseinander und fordern Sie den Verletzten auf, sich über Ihre Schultern zu lehnen.
- Umfassen Sie sein Handgelenk und richten Sie sich mit geradem Rücken aus den Beinen heraus auf.

BEHELFSTRAGBAHRE

Wenn ein Verletzter bewusstlos ist, ein gebrochenes Bein oder eine Wirbelsäulenverletzung hat und es Ihnen nicht gelingt, den Rettungsdienst zu verständigen, brauchen Sie eine Trage, um den Verletzten zu medizinischer Versorgung zu bringen. Nutzen Sie Vorhandenes (wie Hürden oder Gatter) oder bauen Sie eine Trage aus Stangen und Jacken.

ACHTUNG!
Keine Kleidung für den Bau der Trage opfern, die Sie selbst als Sonnen- oder Kälteschutz benötigen.

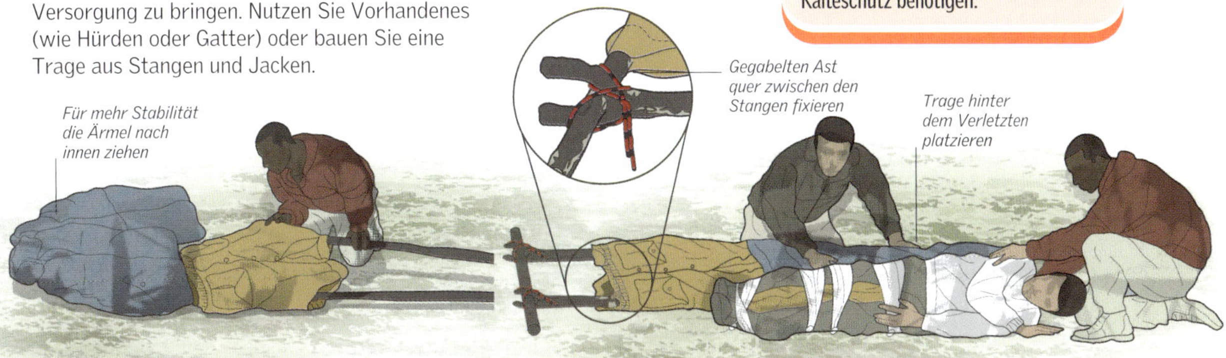

1 Schließen Sie die Reißverschlüsse oder Knopfleisten von zwei bis drei Jacken. Schneiden Sie zwei stabile Äste zu Tragstangen (sie sollten 1 m länger sein als der Verletzte). Zwei kurze, gegabelte Äste dienen als Querstangen (s. S. 166–167).

1 Stellen Sie verletzte Körperteile ruhig (s. S. 271), rollen Sie den Verletzten auf die unverletzte Seite. Ein Helfer stützt den Kopf, zwei andere halten Oberkörper und Beine gerade. Schieben Sie die Trage dahinter und rollen Sie den Verletzten darauf.

TRAGESITZ

Wenn Sie zu zweit sind, können Sie einen Verletzten, der gehunfähig, aber bei Bewusstsein ist und sich mit den Armen festhalten kann, mit dieser Methode transportieren. Einer von beiden Helfern sollte die Kommandos geben. Achten Sie darauf, dass Ihr Rücken gerade bleibt.

1 Beide stellen sich hinter den Verletzten und umfassen erst ihr linkes Handgelenk mit rechts, dann mit links das freie Handgelenk ihres Partners.

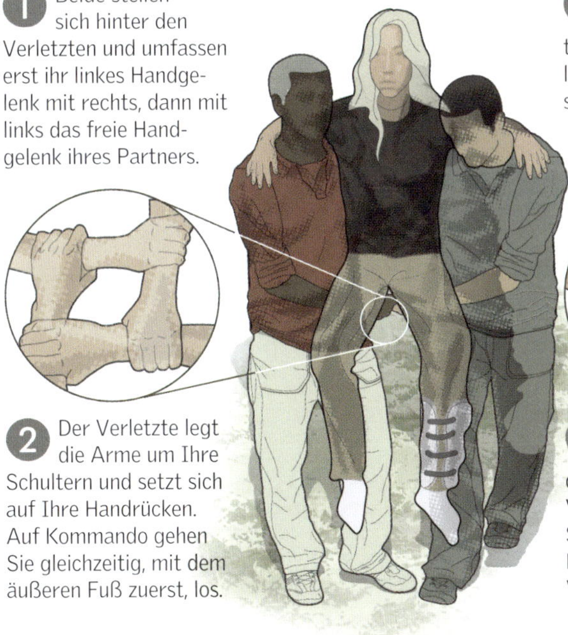

2 Der Verletzte legt die Arme um Ihre Schultern und setzt sich auf Ihre Handrücken. Auf Kommando gehen Sie gleichzeitig, mit dem äußeren Fuß zuerst, los.

SITZ MIT OBERKÖRPERSTÜTZE

Um jemanden mit einer Armverletzung zu transportieren, kann der Tragesitz (s. links) so angepasst werden, dass der Oberkörper gestützt wird. Gehen Sie im Gleichschritt und mit geradem Rücken und pausieren Sie, sobald es für Sie oder den Verletzten zu unbequem wird.

1 Beide Helfer stehen neben dem Verletzten einander gegenüber, legen ihre Arme um seinen Rücken und fassen dessen Kleidung auf der jeweils anderen Seite.

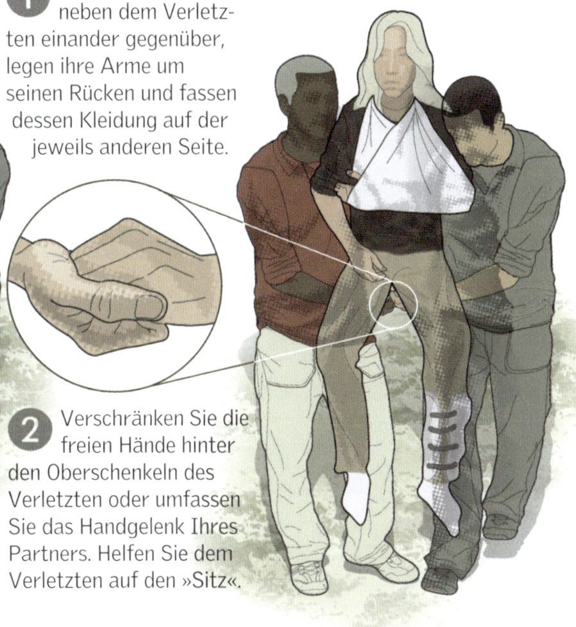

2 Verschränken Sie die freien Hände hinter den Oberschenkeln des Verletzten oder umfassen Sie das Handgelenk Ihres Partners. Helfen Sie dem Verletzten auf den »Sitz«.

ESSBARE WILDPFLANZEN

VIELE GIFTIGE PFLANZEN der gemäßigten Regionen ähneln essbaren Pflanzen – essen Sie daher grundsätzlich nur Pflanzen, die Sie sicher identifizieren können. Wenn Sie Zweifel haben, sollten Sie den Essbarkeitstest durchführen (s. S. 206–207). Denken Sie daran, dass manche Pflanzen nur zu einem bestimmten Stadium ihres Lebenszyklus essbar sind. Essen

NAME	GEBIET	MERKMALE	ESSBARE TEILE
BROMBEERE *Rubus fruticosus*	▪ In gemäßigten Regionen weltweit beheimatet; vor allem auf Buschland, in lichten Wäldern und an Waldrändern zu finden.	▪ Stacheliger, meist laubwerfender Strauch mit gefingerten oder gefiederten Blättern und weißen oder rötlichen Blüten. Die blauschwarzen Früchte reifen im Spätsommer.	▪ Früchte ▪ Junge Triebe ▪ Blätter
BUCHWEIZEN *Fagopyrum esculentum*	▪ Offenes Grasland weltweit	▪ Bis zu 60 cm hohe Pflanze mit rötlichem Stängel und grünen, herzpfeilförmigen Blättern und weißen oder rosafarbenen Blütenrispen. Dreikantige »Nüsschen«.	▪ Früchte (Nüsschen)
GROSSE BRENNNESSEL *Urtica dioica*	▪ Auf feuchten, nährstoffreichen Böden, z. B. an Waldrändern in Nordamerika, Eurasien und Nordafrika.	▪ Krautige, 50–150 cm große Pflanze. Die grünen gezähnten Blätter sind herzförmig und mit Brennhaaren besetzt. Winzige helle, manchmal blassviolette Blüten.	▪ Junge Triebe und Blätter
HUNDS-/HECKENROSE *Rosa canina*	▪ In Hecken, Dickichten und an Waldrändern in Europa, Nordwestafrika und Westasien, Einzelvorkommen auch in anderen Regionen.	▪ Kletternder, laubwerfender, stacheliger Strauch. Dunkelgrüne, gesägte Fiederblätter. Duftlose weiße oder rötliche Blüten mit fünf Kronblättern. Orangerote Hagebutten.	▪ Hagebutten ▪ Knospen und Blüten ▪ Junge Blätter
LÖWENZAHN *Taraxacum* spp.	▪ In den gemäßigten Regionen Eurasiens verbreitet, einige Arten auch in Nord- und Südamerika, Australien und Neuseeland.	▪ Grundständige Blattrosetten mit grünen, lanzettlichen, oft gezähnten Blättern. Pfahlwurzeln und gelbe Blütenkörbe; kugelförmiger Fruchtstand mit Samenschirmchen.	▪ Blätter ▪ Wurzeln
WALNUSS *Juglans* spp.	▪ Gemäßigte Regionen Eurasiens und Nordamerikas, auch im Himalaja verbreitet.	▪ Bis zu 25 m hoher, laubwerfender Baum mit gefurchter Borke und grünen, gefiederten Blättern. Die Nussfrüchte sind von einer dicken grünen Hülle umgeben.	▪ Nüsse
WASSERNUSS *Trapa natans* und *T. bicornis*	▪ In langsam fließenden Gewässern der warm-gemäßigten Regionen Eurasiens und Afrikas; auch in Nordamerika und Australien.	▪ Grüne dreieckige, gesägte Schwimmblätter. Weiße Blüten mit vier Kronblättern. Die dornigen, vierkantigen Früchte mit hartem Kern reifen unter Wasser.	▪ Samen
WEINREBE *Vitis* spp.	▪ In Nordamerika und Eurasien weit verbreitet.	▪ Rankende Kletterpflanze mit großen, meist gelappten Blättern. Aus den Blütenrispen entwickeln sich bernsteingelbe bis dunkelblaue Trauben.	▪ Früchte ▪ Junge Blätter
WIESENKNÖTERICH *Polygonum bistorta*	▪ Feuchtwiesen in Nordamerika und Eurasien	▪ Mehrjährige, 40–100 cm hohe Pflanze mit dunkelgrünen, länglich ovalen Blättern. Zylindrische Blütenstände mit rosaweißen Blüten auf langen, unverzweigten Stängeln.	▪ Junge Triebe und Blätter ▪ Rhizom
ZUCKERAHORN *Acer saccharum*	▪ Wälder im Nordosten Nordamerikas	▪ Laubwerfender, 25–35 m hoher Baum. Graubraune, bei jungen Bäumen glatte, bei älteren gefurchte Borke. Grüne, fünflappige Blätter, die im Herbst leuchtend rot werden.	▪ Saft ▪ Innenschicht der Rinde

GEMÄSSIGTE REGIONEN

Sie niemals Wildpflanzen, wenn Sie unter Allergien leiden, chronisch krank oder schwanger sind. Der Essbarkeitstest gilt nicht für Pilze – verzichten Sie daher auf Pilze, die Sie nicht sicher bestimmen können. Bei der Vorbereitung Ihrer Tour sollten Sie sich mit den essbaren Pflanzen der Zielregion und ihrer saisonalen Verfügbarkeit vertraut machen.

	VERWENDUNG	ÄHNLICHE PFLANZEN	VORSICHT	ZUSATZINFORMATION
	▪ Früchte und geschälte Jungtriebe sind roh essbar. ▪ Für Tee die Blätter mit kochendem Wasser übergießen.	▪ Die Wilde Himbeere (*Rubus idaeus*) hat hellrote Früchte. Tee aus Himbeerblättern hilft gegen Durchfall.	▪ Brombeergehölze sind ausgesprochen stachelig (Verletzungsgefahr!).	▪ Brombeeren und Himbeeren liefern viel Vitamin C und Zucker. Brombeerblättertee hilft bei Erkältungen und Husten.
	▪ Früchte zu Buchweizenmehl verarbeiten ▪ Früchte rösten und mit Wasser zu Grütze kochen		▪ Auch die Blätter sind essbar, können aber, in größeren Mengen verzehrt, die Lichtempfindlichkeit der Haut erhöhen.	
	▪ Pflanze 10 Minuten kochen, um die Ameisensäure und das Histamin in den Brennhaaren zu zerstören.	▪ Auch Taubnesseln sind gekocht essbar. Sie haben herzförmige Blätter, weiße oder lilafarbene Blüten und keine Brennhaare.	▪ Pflanzen wegen der Brennhaare vorsichtig – am besten mit Handschuhen – sammeln und verarbeiten.	▪ Frische Nesseln haben viel Eiweiß und Vitamin K. Fasern der Stängel können zu Seilen gedreht werden (s. S. 138–141).
	▪ Knospen und Blüten sind roh essbar. ▪ Das Fruchtfleisch roher Hagebutten kauen oder trocknen ▪ Für Tee Blätter in Wasser kochen		▪ Die Hagebutten aller Wildrosen sind essbar (Samen nicht mit verzehren, weil sie Rachen und Magen reizen können).	▪ Hagebutten enthalten viel Vitamin C. Für Sirup die zerdrückten Früchte in Wasser kochen und durch ein Sieb streichen.
	▪ Junge Blätter kann man roh essen; ältere Blätter zum Entbittern kochen, Wasser dabei einmal wechseln. ▪ Wurzeln kochen			▪ Die gerösteten und gemahlenen Wurzeln sind ein Kaffeeersatz. Blätter enthalten viel Vitamin A und C, Eisen und Kalzium.
	▪ Schalen aufbrechen und die reifen Nüsse roh verzehren.			▪ Reich an Fett, Proteinen und Vitaminen. ▪ Hüllen der Schwarznuss (*J. nigra*) sind für Fische giftig (Fischfang!).
	▪ Die Samen können roh oder geröstet gegessen werden.			▪ Wassernüsse sind reich an Kohlenhydraten.
	▪ Reife Trauben am besten roh essen. ▪ Junge Blätter kochen.		▪ Der Mondsame (*Menispermum*) hat ähnliche, aber giftige Früchte. Anders als essbare Trauben haben sie nur einen Samen.	▪ Reife Trauben enthalten viel Vitamin C und Zucker. Aus den Stängeln kann Wasser gesammelt werden (s. S. 192).
	▪ Junge Triebe und Blätter können roh oder gekocht verzehrt werden. ▪ Rhizom wässern, dann kochen oder rösten.	▪ Der Knöllchenknöterich (*P. viviparum*) wächst auf felsigen Böden im hochalpinen und arktischen Raum.		▪ Das kräftige, s-förmig gedrehte, schlangenartige Rhizom ist stärkehaltig und kann zu Mehl verarbeitet werden.
	▪ Saft zu Sirup einkochen ▪ Innenschicht der Rinde roh essen oder zu Gelee kochen, rösten und vermahlen.	▪ Auch Rotahorn (*A. rubrum*) produziert zuckerhaltigen Saft. ▪ Bei Birken (*Betula*) ist die Innenschicht der Rinde essbar.		▪ Stamm v-förmig anritzen, darunter ein Loch bohren und ein Blatt hineinstecken, das die Tropfen in ein Gefäß leitet.

ESSBARE WILDPFLANZEN

MANCHE DER HIER AUFGEFÜHRTEN PFLANZEN liefern nennenswerte Mengen Wasser bzw. Flüssigkeit. Wenn Sie in der Wüste in eine Survival-Situation geraten und kein Wasser haben, sollten Sie möglichst wenig essen, da der Körper bei der Verdauung Wasser verbraucht. Essen Sie nur Pflanzen, die Sie identifizieren können. Im Zweifel sollten Sie den

NAME	GEBIET	MERKMALE
AFFENBROTBAUM *Adansonia* spp.	▪ Afrika und nördliches Australien	▪ Große Bäume mit sukkulenten, oft angeschwollenen Stämmen, die bis zu 9 m Durchmesser haben können. Grüne, gefingerte oder fingerlappige Blätter und runde, eiförmige oder zylindrische, bis zu 20 cm lange Früchte.
AGAVE *Agave* spp.	▪ Südliche USA und Mexiko, Mittelamerika, Karibik und nordöstliches Südamerika	▪ Rosetten bildende Sukkulentenarten mit fleischigen, gezähnten Blättern und scharf bestachelten Blattspitzen. Blüten an blattlosen, hohen, aus der Rosettenmitte entspringenden Trieben.
AKAZIE *Acacia* spp.	▪ Afrika, Südasien, Australien sowie Nord- und Südamerika	▪ Dorniger, mittelgroßer Baum mit grau-weißer Rinde. Die grünen Blätter haben wechselständige lanzettliche bis eiförmige Fiedern. Kugelförmige gelbe, weiße oder rosafarbene Blütenköpfchen.
AMARANT *Amaranthus* spp.	▪ Nord- und Südamerika, Afrika und Asien	▪ Große Staude mit wechselständigen Blättern und aufrechten, fleischigen Stängeln. Winzige braune oder schwarze Samen (eine Pflanze produziert 40 000–60 000 Samen).
DATTELPALME *Phoenix dactylifera*	▪ West- und Nordafrika, Naher Osten, Indien; kommt heute auch in Mexiko und den USA vor.	▪ Hohe, schlanke Palme mit großer Krone. Die grünen Blätter bestehen aus vielen, in mehreren Ebenen stehenden Fiedern. Die reifen Dattelfrüchte sind rötlich braun.
FEIGENKAKTUS *Opuntia* spp.	▪ Ursprünglich in Nord- und Südamerika, heute auch in der Karibik, im Mittelmeerraum, Afrika und Australien verbreitet.	▪ Polsterförmige flache, bei einigen Arten auch kugelige oder zylindrische gegliederte Sprosse mit Stacheln. Rote oder gelbe Blüten. Reife Früchte sind rot.
HOODIA *Hoodia* spp.	▪ Südwestafrika	▪ Bis zu 2 m große Sukkulente mit verzweigten, stacheligen Sprossen. Sternförmige oder trompetenförmige Blüten, die nach verrottetem Fleisch riechen.
JOHANNISBROTBAUM *Ceratonia siliqua*	▪ Südwestafrika	▪ Immergrüner, bis zu 15 m hoher Baum mit glänzenden grünen, paarig gefiederten Blättern. Kleine rote Blüten. Die Hülsenfrüchte werden 10–25 cm lang, ihre ledrige Schale ist erst grünlich, später dunkelbraun. Harte braune Samen.
WILDE KÜRBISGEWÄCHSE Cucurbitaceae	▪ Kalahari (Namibia), Sahara, Inseln im Mittelmeerraum, Naher Osten und Südostindien	▪ Krautige grüne, rankende Pflanzen mit leuchtend gelben Blüten. Apfelsinengroße grüne oder gelbe Früchte.

WÜSTENPFLANZEN

Essbarkeitstest durchführen (s. S. 206–207). Manche Pflanzen sind nur in einem bestimmten Stadium ihres Lebenszyklus essbar. Essen Sie niemals Wildpflanzen, wenn Sie unter Allergien leiden, chronisch krank oder schwanger sind. Bei der Vorbereitung Ihrer Tour sollten Sie sich mit den essbaren Pflanzen der Zielregion vertraut machen.

ESSBARE TEILE	VERWENDUNG	VORSICHT	ZUSATZINFORMATION
▪ Schösslinge und Blätter ▪ Samen	▪ Fruchtfleisch roh essen ▪ Schösslinge und Blätter kochen ▪ Samen rösten		▪ Die Buschmänner der Kalahari saugen mit Halmen Wasser aus dem Stamm.
▪ Blütenstängel vor der Blüte ▪ Knospen und Blüten	▪ Stängel rösten ▪ Knospen und Blüten kochen	▪ Der Saft vieler Arten kann eine Kontaktdermatitis mit Rötung und Blasen verursachen. Die Blätter können seitliche und endständige Dornen haben.	▪ Der geröstete Stängel schmeckt sirupartig.
▪ Samen (in dunkelbraunen Hülsen) ▪ Junge Blätter und Schösslinge	▪ Samen rösten ▪ Blätter und Schösslinge kochen	▪ Die Bäume haben spitze Dornen (Verletzungsgefahr!).	▪ Die Wurzeln kann man anzapfen, um Wasser zu gewinnen.
▪ Junge Triebe und Blätter ▪ Samen	▪ Triebe und Blätter roh, gekocht oder angebraten essen ▪ Spreu von den Samen trennen, Samen wie Popcorn zubereiten oder zu Mehl mahlen.	▪ Amarantblätter in Maßen essen. Sie sind reich an Oxalsäure, die den Darm reizen und die Bildung von Nierensteinen fördern kann.	▪ Amarantblätter werden in tropischen und warm-gemäßigten Regionen als Blattgemüse verzehrt.
▪ Datteln ▪ Palmherzen ▪ Junge Blätter ▪ Saft	▪ Datteln roh essen oder in der Sonne trocknen ▪ Blätter und Herzen kochen ▪ Saft zu Sirup einkochen		▪ Dattelpalmen wachsen immer in der Nähe von Wasser. Die Blätter können zum Eindecken eines Unterschlupfs verwendet werden.
▪ Früchte ▪ Samen ▪ Sprosssegmente	▪ Früchte schälen und roh essen ▪ Samen rösten und mahlen ▪ Junge Sprosssegmente schälen oder die Stacheln abbrennen, dann kochen oder grillen.	▪ Vorsicht vor den Stacheln. Ähnlich aussehende Kakteen mit milchigem Saft meiden – sie könnten giftig sein.	▪ Den klaren Saft aus den Sprossabschnitten zur Flüssigkeitsversorgung nutzen.
▪ Sprosse	▪ Sprosse zur Wassergewinnung anzapfen		▪ Die Sprosse wirken appetitzügelnd. Die Buschmänner der Kalahari kauen die Sprosse einiger Arten auf ausgedehnten Jagden.
▪ Hülsen ▪ Samen	▪ Das süße, nahrhafte Fruchtfleisch in den Hülsen roh essen ▪ Samen zu Mehl mahlen und mit Wasser zu Brei verarbeiten		
▪ Früchte (nur Wilde Wassermelone) ▪ Blüten ▪ Samen ▪ Junge Blätter und Triebe	▪ Fruchtfleisch roh essen ▪ Blüten roh essen ▪ Samen rösten oder kochen ▪ Blätter und Triebe kauen	▪ Die Frucht des Koloquintenkürbis (*Citrullus colocynthis*) ist sehr bitter und ein drastisches, den Darmtrakt stark reizendes Abführmittel.	▪ Das Fruchtfleisch der Wilden Wassermelone (*C. lanatus*, auch Tsamma-Melone genannt) ist sehr wasserhaltig.

ESSBARE WILDPFLANZEN

EINE VIELZAHL VON PFLANZEN gedeiht im warm-feuchten Klima der Tropen das ganze Jahr über – die hier aufgeführten Arten sind nur eine kleine Auswahl. Bei der Vorbereitung Ihrer Tour sollten Sie sich mit den essbaren Pflanzen der Zielregion vertraut machen. In tropischen Regenwäldern wachsen die meisten Früchte oben in der Kronenschicht – außer

NAME	GEBIET	MERKMALE	ESSBARE TEILE
BAMBUS Bambuseae	▪ Wälder der Tropen und der Subtropen	▪ Grasartige, verholzende Pflanzen mit glatten, segmentierten hohlen schwarzen, grünen oder goldfarbenen Stängeln. Grüne, lineal-lanzettliche Blätter. Manche Arten werden bis zu 3,5 m hoch.	▪ Junge Schösslinge ▪ Samen
BANANE/KOCHBANANE *Musa* spp.	▪ In Australien und Südostasien beheimatet; in andere tropische Regionen eingeführt.	▪ Palmenähnliche, bis zu 10 m hohe Stauden mit riesigen grünen, oft paddelförmigen Blättern. Hängende, büschelartige Blüten- und Fruchtstände.	▪ Früchte ▪ Knospen und Blüten ▪ Schösslinge ▪ Wurzeln
ERDNUSS *Arachis hypogaea*	▪ Tropische Regenwälder Süd- und Mittelamerikas; heute auch in anderen tropischen und einigen gemäßigten Regionen.	▪ Bis zu 50 cm hohe, buschige Pflanze mit paarig gefiederten grünen Blättern und gelben Blüten. Die unterirdisch reifenden Hülsen enthalten 1–4 Samen.	▪ Samen (»Nüsse«)
FEIGENBAUM *Ficus* spp.	▪ Unterschiedliche Lebensräume tropischer und subtropischer Regionen	▪ Immergrüne Bäume, Sträucher oder Kletterpflanzen, Letztere mit langen Luftwurzeln (Würgefeigen), mit ledrigen grünen Blättern und birnenförmigen Früchten.	▪ Reife Früchte
MALABAR-SPINAT/ INDISCHER SPINAT *Basella alba* und *Basella ruba*	▪ In tropischen Wäldern weitverbreitet	▪ Kriechende oder kletternde Pflanzen mit bis zu 30 m langen Trieben und grünen oder purpurroten Blattstiele. Fleischige, ovale, grüne oder purpurrote Blätter.	▪ Junge Blätter und Stiele
PAPAYA *Carica papaya*	▪ In den tropischen Regenwäldern Süd- und Mittelamerikas sowie in anderen tropischen und einigen temperierten Regionen	▪ Baumartige, bis zu 6 m hohe Pflanze mit nicht verholzendem, hohlem »Stamm«, siebenlappigen Blättern und melonenartigen gelben oder orangefarbenen Früchten.	▪ Früchte ▪ Junge Blüten, Blätter und Stiele
PARANUSS *Bertholletia excelsa*	▪ Flussufer in den Regenwäldern Südamerikas	▪ Bis zu 45 m hoher Baum mit länglichen, am Rand gewellten Blättern (fallen in der Trockenzeit ab); gelbe Blüten. Die kokosnussgroßen Früchte enthalten 8–24 Samen.	▪ Samen (»Nüsse«)
SAGOPALME *Metroxylon sagu*	▪ Im feuchten Tiefland der tropischen Regenwälder Südostasiens beheimatet.	▪ Bis zu 10 m hohe Palme mit teilweise stacheliger Rinde und rosettenförmig wachsenden Fiederblättern an der Sprossspitze.	▪ Mark ▪ Junge Schösslinge ▪ Junge Früchte
SEEROSE *Nymphaea* spp.	▪ Seen, Teiche und Flüsse in tropischen und subtropischen Regionen weltweit; auch in gemäßigten Regionen verbreitet.	▪ Grüne, herzförmige Schwimmblätter; große, duftende Blüten, weiß, gelb, rötlich oder blau gefärbt, und beerenartige, unter Wasser reifende Früchte.	▪ Knollen ▪ Blattstiele ▪ Samen

TROPISCHE PFLANZEN

Reichweite, es sei denn, man kann und will klettern. Essen Sie nur Pflanzen, die Sie identifizieren können. Wenn Sie Zweifel haben, führen Sie den Essbarkeitstest durch (s. S. 206–207). Einige Pflanzen sind nur in bestimmten Stadien ihres Lebenszyklus essbar. Essen Sie keine Wildpflanzen, wenn Sie unter Allergien leiden, chronisch krank oder schwanger sind.

VERWENDUNG	ÄHNLICHE PFLANZEN	VORSICHT	ZUSATZINFORMATION
▪ Harte Außenhülle entfernen, Schösslinge kochen oder dünsten ▪ Samen kochen oder mahlen, mit Wasser zu Teig rühren und backen		▪ Schösslinge des Riesenbambus (*Cathariostachys madagascariensis*) enthalten Zyanid.	▪ Rohr geeignet zum Wassersammeln (s. S. 192), Kochen (s. S. 204) und für des Bau des Unterschlupfs (s. S. 169).
▪ Früchte und Blüten können roh oder gekocht gegessen werden. ▪ Schösslinge und Wurzeln kochen			▪ Enthalten viel Kalium und die Vitamine A, B6 und C. Unreife Kochbananen sind nur gekocht essbar.
▪ Hülsen ablösen und die Samen (Nüsse) roh essen		▪ Bei einer bestehenden Erdnussallergie die Erdnusspflanzen meiden und die Samen nicht essen.	▪ Erdnüsse liefern viel Protein, B-Vitamine und Mineralstoffe.
▪ Früchte roh essen oder kochen		▪ Essen Sie keine holzigen, harten oder behaarten Früchte.	▪ Reife, essbare Früchte sind weich und grün, rötlich oder schwarz gefärbt.
▪ Blätter und Stiele dünsten, kochen oder anbraten		▪ Wegen der leicht abführenden Wirkung nicht in großen Mengen verzehren	▪ Die jungen Blätter und Stiele sind vitaminreich.
▪ Reife Früchte roh essen, unreife müssen gekocht werden. ▪ Blüten, Blätter und Stiele kochen, dabei Wasser mehrmals wechseln.		▪ Der milchige Saft unreifer Früchte kann, wenn er ins Auge gelangt, zeitweise blind machen.	▪ Reife Papayas enthalten viel Vitamin C. Unreife Früchte reifen in der Sonne rasch nach.
▪ Fruchtkapsel aufbrechen, Schalen knacken und die Samen roh verzehren	▪ Die Sapucaia-Nuss (*Lecthis* spp.) produziert ähnliche Kapselfrüchte mit essbaren Samen (»Paradiesnüsse«).		▪ Reife Fruchtkapseln fallen zu Boden und locken Nagetiere und Affen an. Die Samen sind reich an Fett und Selen.
▪ Mark zerdrücken, mit Wasser verkneten, sieben, ausdrücken und trocknen. Mit kochendem Wasser eine Paste rühren.	▪ Viele Palmen haben essbare Teile. Der Saft der Zuckerpalme (*Arenga pinnata*) z. B. kann zu Sirup eingekocht werden.	▪ Essen Sie niemals Palmfrüchte, die Sie nicht als essbare Art identifiziert haben, da manche Früchte schädliche Stoffe enthalten.	▪ Eine reife Sagopalme direkt vor der Blüte ergibt 150–300 kg Sagostärke – praktisch reine Kohlenhydrate.
▪ Knollen schälen, in Scheiben schneiden und roh verzehren ▪ Stiele kochen ▪ Samen trocknen und mahlen	▪ Alle Teile der Lotusblume (*Nelumbo* spp.) sind roh oder gekocht essbar.		▪ Die Knollen sind stärkehaltig, die Samen schmecken bitter, sind aber essbar.

ESSBARE WILDPFLANZEN

BEI DER VORBEREITUNG IHRER TOUR sollten Sie sich mit den essbaren Pflanzen der Zielregion und ihrer saisonalen Verfügbarkeit vertraut machen. Essen Sie nur Pflanzen, die Sie sicher identifizieren können. Falls Sie Zweifel haben, führen Sie den Essbarkeitstest durch (s. S. 206–207). Vergessen Sie nicht, dass einige Pflanzen nur in bestimmten Stadien

	NAME	GEBIET	MERKMALE
FLECHTEN	**ISLÄNDISCHES MOOS** *Cetraria islandica*	▪ Arktische, subarktische und kaltgemäßigte Gebirgsregionen und Tundren in Nordamerika und Europa	▪ Matten bildende, bis zu 10 cm hohe Flechte mit graugrünen bis blass rotbraunen, geweihartig verzweigten und rinnig gebogenen, am Rand gezähnten Gewebslappen
FLECHTEN	**NABELFLECHTEN** *Umbilicaria* spp.	▪ Auf Steinen und Felsen in arktischen, subarktischen und in den nördlichen temperierten Regionen	▪ Trichterförmig von einem Punkt aus wachsende Flechten, abgerundet, mit welligen Rändern, meist grau oder braun.
FLECHTEN	**RENTIERFLECHTE** *Cladonia rangiferina*	▪ Tundren, Moore und lichte Wälder der arktischen, subarktischen und der nördlichen temperierten Regionen	▪ Matten bildende, 5–10 cm hohe Strauchflechte. Die grauweißen Röhren (Podetien), die sich in Äste verzweigen, erinnern an Geweihe.
PFLANZEN	**ARKTISCHE WEIDE** *Salix arctica*	▪ Tundren in Nordamerika, Europa und Asien sowie Gebirgsregionen der nördlichen gemäßigten Zone	▪ 30–60 cm hoher kriechender Strauch mit runden, glänzenden grünen Laubblättern und gelblichen, kätzchenförmigen Blütenständen.
PFLANZEN	**BÄRENTRAUBE** *Arctostaphylos uva-ursi*	▪ Gebirgsregionen der arktischen und subarktischen Klimate	▪ Immergrüner kriechender Zwergstrauch mit dicken, ledrigen, umgekehrt eiförmigen grünen Blättern und rosaweißen, urnenförmigen Blüten. Die leuchtend roten Beeren wachsen in Trauben.
PFLANZEN	**GRÖNLÄNDISCHER PORST** *Ledum groenlandicum*	▪ Sümpfe und Gebirge in arktischen, subarktischen und temperierten Regionen Nordamerikas und Europas	▪ Immergrüner, 30–90 cm hoher, buschiger Strauch mit schmal ovalen, ledrigen grünen Blättern, die an der Unterseite filzig sind und duften. Die weißen, duftenden Blüten erscheinen in Schirmrispen und sind klebrig.
PFLANZEN	**KERGUELENKOHL** *Pringlea antiscorbutica*	▪ Felsige Gebiete der subantarktischen Inseln im südlichen Indischen Ozean	▪ Ausdauernde Pflanze mit grundständiger, kohlkopfähnlicher Blattrosette. Die Blätter sind blaugrün und eiförmig.
PFLANZEN	**MOLTE-/MULTBEERE** *Rubus chamaemorus*	▪ Sümpfe, Moore und Feuchtwiesen in alpinen und subarktischen Regionen von Nordamerika, Europa und Asien	▪ 10–25 cm hoher mehrjähriger Strauch mit weichen grünen, fünf- bis siebenlappigen Blättern, aufrechten Stängeln und endständigen weißen Blüten, aus denen sich gelborangefarbene, himbeergroße Früchte entwickeln.
PFLANZEN	**SCHWARZE KRÄHENBEERE** *Empetrum nigrum*	▪ Tundren, Moore, Sümpfe und Nadelwälder der arktischen, subarktischen und der nördlichen temperierten Zone, auch in den Anden	▪ Immergrüner, Matten bildender Zwergstrauch mit kurzen, blassgrünen, nadelförmigen Blättern und kleinen, purpurroten Blüten. Die Beeren sind schwarz.

ihres Lebenszyklus essbar sind. Essen Sie keine Wildpflanzen, wenn Sie unter Allergien leiden, chronisch krank oder schwanger sind. Es gibt zwar keine giftigen Flechten (s. aber den »Vorsicht«-Hinweis zu den Nabelflechten), dennoch müssen alle Flechten über Nacht in Wasser eingeweicht und gut gekocht werden, bevor man sie essen kann.

ESSBARE TEILE	VERWENDUNG	VORSICHT	ZUSATZINFORMATION
▪ Alle	▪ Mehrere Stunden einweichen und gut kochen	▪ Rohe Flechten enthalten eine die Magenschleimhaut reizende Säure.	▪ Flechten enthalten wenig Protein, aber viele Kohlenhydrate (Flechtenstärke).
▪ Alle	▪ Mehrere Stunden einweichen und gut kochen	▪ Es wurde vereinzelt von Vergiftungen berichtet, daher besser den Essbarkeitstests durchführen.	
▪ Alle	▪ Mehrere Stunden einweichen und gut kochen	▪ Rohe Flechten enthalten eine die Magenschleimhaut reizende Säure.	▪ Reich an den Vitaminen A und B. Bedeutende Nahrungsquelle für Rentiere. Hirten schätzen die teilweise verdauten Flechten aus den Mägen von Rentieren als Delikatesse.
▪ Junge Sprosse ▪ Blätter ▪ Junge Wurzeln	▪ Äußere Rinde abschälen und Sprosse roh essen ▪ Blätter roh essen ▪ Wurzeln schälen; roh essen		▪ Die Blätter der Arktischen Weide haben 7–10-mal mehr Vitamin C als Orangen.
▪ Beeren	▪ Beeren kochen	▪ Vorsicht, die Beeren locken Bären an.	▪ Die Pflanze bildet in arktischen Regionen Matten.
▪ Blätter	▪ Mit kochendem Wasser aufgießen und als Tee trinken		▪ Pflücken Sie einzelne Blätter von mehreren Pflanzen, statt ganze Äste abzuernten. Auch die Blätter des Sumpfporsts *(Ledum palustre)* ergeben einen schmackhaften Tee.
▪ Blätter	▪ Blätter gut kochen		▪ Die Blätter schmecken bitter und sind reich an Kalium und Vitamin C. Entdeckungsreisende und Walfänger aßen Kerguelenkohl, um nicht an Skorbut zu erkranken – daher sein botanischer Name.
▪ Beeren	▪ Beeren roh verzehren	▪ Vorsicht, die Beeren locken Bären an.	▪ Unreife Beeren sind hellrot. Moltebeeren enthalten viel Vitamin C.
▪ Beeren	▪ Beeren roh oder gekocht essen	▪ Achtung, die Beeren locken Bären an.	▪ Die Beeren bleiben bis zum nächsten Frühjahr an der Pflanze. Frische Beeren können durch Trocknen haltbar gemacht werden. Sie enthalten Gerbstoffe und Vitamin C.

ESSBARE WILDPFLANZEN

ES GIBT ZWAR KEINE GIFTIGEN ALGEN, doch einige Arten können Magen-Darm-Beschwerden verursachen. Die unten aufgeführten Algenarten sind weitverbreitet und im Wachstumsstadium essbar, sollten aber vorsichtshalber zunächst nur in kleinen Mengen verzehrt werden. Verzichten Sie außerdem auf Algen, wenn Sie nur wenig Trinkwasser

	NAME	GEBIET	MERKMALE
ALGEN	**DARMTANG** *Enteromorpha* spp.	▪ Auf Salzwiesen, in Felstümpeln und auf Steinen im Flachwasser in kaltgemäßigten Küstengebieten weltweit	▪ Blassgrüne bis leuchtend grüne Grünalgen mit 20–40 cm langen unverzweigten »Röhren«.
ALGEN	**GROSSE BRAUNALGEN** *Alaria* spp., *Laminaria* spp., *Macrocystis* spp.	▪ Felsige Küsten des Atlantischen und des Pazifischen Ozeans	▪ Sehr lange, streifenförmige olivgrüne bis braune »Wedel«. Der Riesentang (*M. pyrifera*) mit einer Länge bis zu 45 m ist die größte Alge der Erde.
ALGEN	**HAUTTANG** *Porphyra* spp.	▪ Felsige Küsten weltweit	▪ Sehr dünnschichtige, unregelmäßig geformte, glänzende Rotalgen, die bis zu 50 cm lang werden können. Die Farbe variiert von Braungrün über dunkles Purpur bis zu Braunschwarz.
UFERPFLANZEN	**KOKOSPALME** *Cocos nucifera*	▪ Tropische und subtropische Sand- und Felsstrände und Korallenküsten	▪ Bis zu 22 m hohe Palme mit einem Schopf langer, vielfach gefiederter, leuchtend grüner Blätter. Der schlanke graue Stamm ist unverzweigt und an der Basis verdickt.
UFERPFLANZEN	**LÖFFELKRAUT** *Cochlearia* spp.	▪ Salzwiesen und Felsküsten in Nordeuropa, Asien und im Norden Nordamerikas	▪ Krautige, 10–40 cm hohe Pflanze mit glänzenden dunkelgrünen, fleischigen, herzförmigen Blättern. Kleine weiße Blüten mit vier Kronblättern.
UFERPFLANZEN	**MEERSENF** *Cakile* spp.	▪ Sandstrände in Nordamerika, Europa, Asien und Australien	▪ Bis zu 40 cm hohe krautige Pflanze mit spiralig angeordneten, fleischigen grünen, meist fiederspaltigen Blättern. Blasslilafarbene Blüten mit vier Kronblättern.
UFERPFLANZEN	**MELDEN** *Atriplex* spp.	▪ Weltweit an Küsten und in Salzmarschen verbreitet	▪ Krautige Pflanzen mit kleinen, gelblich-grünlichen Blüten und blass- oder silbergrünen, bei manchen Arten gelappten Laubblättern, die lanzettlich, dreieckig oder pfeilförmig sein können.
UFERPFLANZEN	**QUELLER** *Salicornia* spp.	▪ Salzwiesen, Watt und schlickige Sandböden der Küsten im Westen und Osten Nordamerikas, in Westeuropa und im Mittelmeerraum.	▪ Gegliederte, 10–30 cm hohe stammsukkulente Salzpflanzen von grüner, grüngelber oder rötlicher Farbe mit schuppenähnlichen Blättern und winzigen, in die Hauptachse eingebetteten Blüten.
UFERPFLANZEN	**SCHRAUBENBÄUME** *Pandanus* spp.	▪ An tropischen Küsten von Madagaskar bis Südasien und auf Inseln im südwestlichen Pazifik verbreitet	▪ Bis zu 9 m hohe immergrüne, baumartige Gewächse, deren Stämme von Stelzwurzeln gestützt werden. Die linealen Blätter sind stachelig gesägt. Große orangefarbene, Ananas-ähnliche Früchte.
UFERPFLANZEN	**WILDRÜBE/ SEE-MANGOLD** *Beta vulgaris maritima*	▪ Salzwiesen, Kiesstrände und Felsküsten in Europa	▪ Bis zu 1 m hohe einjährige Pflanze mit glänzenden grünen Blättern, häufig rötlich gefärbten Blattstielen und winzigen, in Quirlen erscheinenden grünen Blüten.

KÜSTENGEBIETE

haben. Essen Sie nur Pflanzen, die Sie sicher identifizieren können. Im Zweifel sollten Sie den Essbarkeitstest (s. S. 206–207) durchführen. Essen Sie keine Wildpflanzen, wenn Sie unter Allergien leiden, chronisch krank oder schwanger sind. Bei der Vorbereitung Ihrer Tour sollten Sie sich mit den essbaren Pflanzen der Zielregion vertraut machen.

	ESSBARE TEILE	VERWENDUNG	VORSICHT	ZUSATZINFORMATION
	▪ Alle	▪ Roh essen oder in der Sonne trocknen und zu Pulver verreiben		▪ Darmtang ist ein guter Indikator für Süßwasservorkommen an Meeresufern, weil er an diesen Stellen besonders stark wächst.
	▪ Wedel	▪ Wedel am besten kochen. Junge Wedel können auch roh gegessen werden.	▪ Hohe Dosen Jod können gesundheitsschädlich sein.	▪ Zuckertang (*L. saccharina*) schmeckt süß und kann gebraten oder gekocht verzehrt werden. Braunalgen enthalten viel Jod, ein in kleinen Mengen für die Gesundheit wichtiges Spurenelement.
	▪ Alle	▪ Kochen und pürieren		▪ Die Walliser mischen *P. umbilicalis* mit Hafermehl und backen daraus »Laverbread«. *P. tenera* wird in Japan »Nori« genannt und zu hauchdünnen Blättern (zum Einrollen von Sushi) gepresst.
	▪ Früchte (Kokosnüsse)	▪ Kokosmilch roh trinken ▪ Fruchtfleisch roh essen oder in der Sonne trocknen	▪ Um Kokosmilch zu verdauen, braucht der Körper Wasser. Sie wirkt außerdem abführend.	▪ Grüne, unreife Kokosnüsse enthalten viel Wasser (s. S. 190). Kokosmilch ist reich an Zucker, Protein und Vitaminen. Das ölige Fruchtfleisch ist sehr nahrhaft.
	▪ Blätter	▪ Blätter roh essen oder den Saft auspressen und trinken		▪ Löffelgras ist reich an Vitamin C – Seeleute aßen die Blätter oder tranken den Presssaft, um Skorbut vorzubeugen. Die Blätter sind bitter, daher am besten mit Wasser auslaugen.
	▪ Blätter ▪ Junge Schoten	▪ Blätter und junge Schoten können roh verzehrt werden.		▪ Meersenfblätter schmecken pfeffrig scharf. Eine Art (*C. arabica*) wächst auch in den Wüsten der arabischen Halbinsel.
	▪ Blätter	▪ Junge Blätter können roh gegessen werden, ältere sollte man kochen.		▪ Atriplex-Arten wachsen auf Salzböden. Man findet sie nicht nur in Küstengebieten, sondern auch im Inland in Salzpfannen und Wüsten. A. cinerea wächst im australischen Busch.
	▪ Stängel	▪ Stängel dünsten oder kochen		▪ Die Pflanze wird auch »Meeresspargel« genannt. Die fleischigen Blätter des ähnlichen, aber nicht mit dem Queller verwandten Meerfenchels (*Crithmum maritimum*) sind ebenfalls essbar.
	▪ Früchte	▪ Das Fruchtfleisch reifer Früchte kann man roh essen. Das Fleisch halb reifer Früchte zwei Stunden backen.	▪ Die Blätter sind scharfrandig, bei manchen Arten auch bestachelt, und können die Haut verletzen.	▪ Unreife, grüne Früchte sind ungenießbar.
	▪ Blätter	▪ Blätter roh oder gekocht verzehren		▪ Die Wildrübe ist die wilde Vorfahrin der Roten Bete, der Zuckerrübe und des Mangolds.

ESSBARE WILDTIERE

ALLE SÄUGETIERE SIND ESSBAR, doch manche Arten sind vom Aussterben bedroht und daher gesetzlich geschützt. Daher sollten Sie Tiere nur im äußersten Notfall jagen und töten. Die unten aufgelisteten Arten sind in ihrem Verbreitungsgebiet recht zahlreich vertreten und normalerweise nicht gefährlich, wenn man sich ihnen vorsichtig nähert und

	NAME	GEBIET	MERKMALE
LUFT	**FLEDERTIERE** Chiroptera	▪ Gemäßigte und tropische Regionen weltweit	▪ Fledermäuse und Flughunde sind die einzigen Säugetiere, die wirklich fliegen können. Ihre Flügelspannweiten reichen von 15 cm bis zu über 1,5 m beim Kalong, einem Flughund (Megachiroptera).
BÄUME/BODEN	**BAUMHÖRNCHEN** *Sciurus*	▪ Nord- und Südamerika, Europa und temperierte Regionen Asiens	▪ Kleine bis mittelgroße Nagetiere mit großem, buschigem Schwanz
BÄUME/BODEN	**STACHELSCHWEINE** Hystricidae	▪ Nord- und Südamerika, Afrika und tropische Regionen Asiens	▪ Große Nagetiere mit plumpem Körperbau und einem mit Borsten und Stacheln durchsetzten Haarkleid.
BODEN/BAUE	**ANTILOPEN UND HIRSCHE** Bovidae und Cervidae	▪ Nord- und Südamerika, Afrika und Eurasien	▪ Langbeinige Huftiere. Männliche Antilopen werfen ihre Hörner nicht ab.
BODEN/BAUE	**KÄNGURUS** *Macropus* spp.	▪ Australien	▪ Kängurus sind die größten Beuteltiere und haben einen langen, kräftigen Schwanz, lange Hinterbeine und kurze Vorderbeine.
BODEN/BAUE	**KANINCHEN UND HASEN** Leporidae	▪ Weltweit und in vielen Lebensräumen von den arktischen Tundren bis zu Halbwüsten verbreitet	▪ Kleine bis mittelgroße Pflanzenfresser mit großen Ohren und runden, pelzigen Schwänzen. Das Fell ist meist braun oder dunkelbraun. Der Polarhase (*Lepus arcticus*) hat ein weißes Winterfell.
BODEN/BAUE	**STACHELIGEL** Erinaceinae	▪ Europa, Afrika und Asien; inzwischen auch in Neuseeland	▪ Kleine, kurzbeinige Insektenfresser mit Stacheln am Rücken und an den Seiten
BODEN/BAUE	**WILDMEER-SCHWEINCHEN** *Cavia aperea*	▪ Nordwestliches, zentrales und südöstliches Südamerika	▪ Kleines, schwanzloses Nagetier mit dunkelgrauem, rauem Fell und kurzen Beinen
BODEN/WASSER	**BIBER** *Castor* spp.	▪ Nordamerika und Nordwesteurasien	▪ Große, semi-aquatische Nagetiere mit rauem braunem Fell, Schwimmhäuten und abgeflachtem Schuppenschwanz, der beim Schwimmen als Steuerruder dient.
BODEN/WASSER	**ROHRRATTEN** *Thryonomys* spp.	▪ Afrika südlich der Sahara	▪ Große, mit den Stachelschweinen verwandte Nagetiere mit borstigem braunem Fell und langem, unbehaarten Schwanz. Die Große Rohrratte (*T. swinderianus*) gehört zu den semi-aquatischen Nagern.

ihr Fleisch richtig zubereitet. Machen Sie sich bei der Vorbereitung Ihrer Tour mit den Säugetieren, die im Zielgebiet leben und gejagt werden dürfen, und ihrem saisonalen Verhalten vertraut. Viele Länder verlangen einen Jagdschein oder eine Jagderlaubnis. Hinweise zu Fang- und Zubereitungsmethoden finden Sie auf S. 216–223 und S. 204–205.

LEBENSRAUM	VORSICHT	ZUSATZINFORMATION
▪ Nachtaktiv; schlafen tagsüber in Kolonien in Höhlen und Bäumen. Die in temperierten Regionen lebenden Arten halten Winterschlaf.	▪ Fledertiere haben scharfe Zähne und können Krankheiten (z. B. Tollwut) übertragen (s. S. 300–301); Fleisch immer durchgaren. In Europa und Teilen Nordamerikas geschützt.	▪ Große, von Früchten lebende Fledertiere wie der Indische Riesenflughund *(Pteropus giganteus)* gelten in manchen Tropenregionen als Delikatesse.
▪ Meist tagaktiv, leben in Bäumen und auf dem Waldboden und ernähren sich von Schösslingen, Nüssen und Vogeleiern. Nester (Kobel) in Astgabeln.	▪ Baumhörnchen haben scharfe Zähne und Krallen.	▪ Gleithörnchen (*Pteromyini*) sind nachtaktive Verwandte, die dank einer Gleithaut zwischen Vorder- und Hinterbeinen von Ast zu Ast segeln können.
▪ Einige neuweltliche Arten klettern zur Nahrungssuche auf Bäume. Altweltliche Stachelschweine leben ausschließlich auf dem Boden und sind in den unterschiedlichsten Lebensräumen zu Hause.	▪ Stachelschweinstacheln sind hart und sehr spitz (s. S. 266).	▪ Stachelschweine sind langsam und daher leicht zu jagen. Sie haben im Unterschied zu anderen kleinen Wildtieren recht fettes Fleisch.
▪ Antilopen leben hauptsächlich in der Savanne und im Marschland, Hirsche in Wald- und Tundrengebieten.	▪ Achtung vor Hörnern und Geweihen.	▪ Horn- und Geweihträger sind dämmerungsaktive Tiere, die meist in Herden leben.
▪ Kängurus leben hauptsächlich in Baumsavannen und gehen nachts und in der Dämmerung auf Nahrungssuche. Bei Trockenheit versammeln sie sich an Wasserstellen.	▪ Achtung, die Krallen sind scharf. Außerdem können Kängurus kräftig treten.	▪ In einigen australischen Bundesstaaten sind Kängurus geschützt, in anderen dürfen sie, eine Jagderlaubnis vorausgesetzt, gejagt werden.
▪ Kaninchen graben Baue und leben in großen Kolonien, während Hasen in Bodenmulden (Sassen) schlafen. Nahrungssuchende Kaninchen folgen Pfaden.	▪ Kaninchen und Hasen können Krankheiten übertragen und sollten daher nur durchgegart verzehrt werden. Ihr Fleisch ist sehr mager; am besten mit grünem Blattgemüse ergänzen (s. S. 220).	▪ Hasen und Kaninchen kann man gut in Fallen fangen. Das europäische Wildkaninchen (*Oryctolagus cuniculus*) gilt in Australien als Schädling.
▪ Igel bewohnen eine Vielzahl von Lebensräumen, von lichten Wäldern über Grasländer bis hin zu Wüsten. Igel sind nachtaktiv und ernähren sich von Würmern und Insekten.	▪ Stacheligel haben spitze Stacheln und sind häufig mit Parasiten verseucht – nur durchgegart verzehren.	▪ Eine traditionelle Zubereitungsform besteht darin, den Igel ringsum mit Lehm zu bestreichen und in der Glut zu garen (s. S. 205).
▪ Wildmeerschweinchen gehen hauptsächlich in der Dämmerung auf Nahrungssuche und besiedeln Trockensavannen und Buschland.	▪ Vorsicht, Meerschweinchen haben scharfe Zähne.	▪ Meerschweinchen haben gemeinsam genutzte Nahrungspfade. Als Köder für Fallen eignen sich alle Blattgemüse.
▪ Charakteristische Dämme aus Schlamm und Stöcken, die aus Seen und Flüssen ragen. Biber verlassen ihre Baue nachts und leben von Wasserpflanzen und am Ufer stehenden Bäumen.	▪ Biber haben kräftige, meißelähnliche Zähne. Der Europäische Biber (*C. fiber*) ist in vielen Ländern geschützt.	▪ Biber nutzen Nahrungspfade an Flussufern. Auch der Schwanz ist essbar.
▪ Rohrratten fressen nachts. Sie ernähren sich von Schilfrohr und Gräsern und leben im Marschland, an Flussufern, in Feuchtsavannen und in felsigem Hügelland.	▪ Vorsicht, Rohrratten besitzen scharfe Zähne.	▪ In West- und Zentralafrika sind Rohrratten wertvolle Fleischlieferanten. »Echte« Ratten (*Rattus* spp.) sind ebenfalls essbar, übertragen aber Krankheiten.

ESSBARE WILDTIERE

ALLE VÖGEL SIND ESSBAR, aber manche schmecken überhaupt nicht (z.B. der Paradiesvogel). Federn und Haut von Pitohuis sind beispielsweise sogar giftig. Manche Arten sind vom Aussterben bedroht und gesetzlich geschützt. Die unten aufgeführten Gattungen und Arten sind in ihren jeweiligen Lebensräumen weitverbreitet. Bei der Planung Ihrer Tour

NAME	GEBIET	MERKMALE
AFRIKANISCHER STRAUSS *Struthio camelus*	▪ Südlich der Sahara sowie Südafrika	▪ Strauße sind die größten Vögel der Welt. Sie können bis zu 100 kg wiegen und sind flugunfähig. Sie besitzen einen langen Hals und lange, kräftige Beine mit zwei Zehen. Männliche Tiere haben schwarz-weißes Gefieder, weibliche braunes.
EULEN Strigiformes	▪ Alle Kontinente außer der Antarktis	▪ Eulen haben gedrungene Körper, flache Gesichter mit großen, nach vorne gerichteten Augen und spitze Krallen. Der Schnabel ist stark gekrümmt.
GÄNSEVÖGEL Anseriformes	▪ Weltweit, außer in der Antarktis	▪ Mit ihren kurzen Beinen wirken Gänsevögel eher plump. Die Schwingen sind kräftig, die Zehen durch Schwimmhäute verbunden, der Schnabel meist breit und flach. Enten haben normalerweise einen kürzeren Hals als Gänse und Schwäne.
GREIFVÖGEL UND NEUWELTGEIER Falconiformes und Cathartidae	▪ Alle Kontinente, außer Antarktis und Australien, Neuseeland und Ozeanien	▪ Große Vögel mit mächtigen Schwingen, kräftigen Krallen und Hakenschnabel. Kopf und Hals sind bei Geiern oft kahl oder nur spärlich befiedert. Greifvögel ernähren sich meist von lebender Beute, Geier sind in der Regel Aasfresser.
HÜHNERVÖGEL Galliformes	▪ Weltweit, außer in der Antarktis	▪ Hühnervögel haben plumpe Körper, kleine Köpfe und kurze Flügel. Das Artenspektrum reicht von der etwa 50 g leichten Zwergwachtel bis zum Truthuhn (*Meleagris galloparvo*), das bis zu 10 kg schwer werden kann.
REGENPFEIFERARTIGE Charadriiformes	▪ Weltweit	▪ Größe und Form variieren stark, doch die meisten Arten haben gedämpft braunes, graues, schwarzes oder weißes Gefieder. Schnepfenvögel sind leicht und langbeinig. Möwen sind kompakter gebaut.
SCHREITVÖGEL Ciconiiformes	▪ Weltweit, außer in den Polarregionen	▪ Alle Schreitvögel besitzen einen großen Rumpf, lange Beine, einen langen Hals und kräftige Schnäbel. Die kleinsten Rohrdommeln sind nur 25 cm groß, die größten Störche bis zu 1,5 m.
TAUBENVÖGEL Columbiformes	▪ Weltweit, außer in den Polarregionen	▪ Plumper, kräftiger Körper mit kleinem Kopf und kleinem Schnabel. Dickes, weiches, braunes oder graues, bei tropischen Arten auch leuchtend gefärbtes Gefieder.

sollten Sie sich darüber informieren, welche Vögel in Ihrer Zielregion gejagt werden dürfen und zu welcher Jahreszeit sie dort am ehesten auftreten. Viele Länder verlangen einen Jagdschein und/oder eine Jagderlaubnis. Zu Fangmethoden s. S. 226–229; Zubereitungsvorschläge finden Sie auf S. 204–205.

LEBENSRAUM	VORSICHT	ZUSATZINFORMATIONEN
▪ Offene, halbtrockene Landschaften (von Wüste bis Savanne) und offenes Waldland	▪ Strauße können schnell rennen und kräftig treten. Sie verteidigen Eier und Küken aggressiv.	▪ Straußeneier sind die größten Vogeleier überhaupt. Sie sind bis zu 2 kg schwer. Strauße legen Gemeinschaftsnester an, die bis zu 40 Eier enthalten können.
▪ In den meisten Lebensräumen von der Tundra bis zu dichten Wäldern	▪ Schnabel und Krallen sind gefährliche Waffen.	▪ Die meisten Eulen jagen nachts und verbringen den Tag auf Bäumen. Sie nisten meist in Baum- oder Erdhöhlen oder unter Felsüberhängen.
▪ Arktische Tundra, Feuchtgebiete, Flüsse und Seen. Enten und Schwäne gründeln im Wasser, Gänse grasen an Land.	▪ Gänse und Schwäne können sehr aggressiv werden, vor allem in der Brutzeit. Der Höckerschwan (*Cygnus olor*) wird bis zu 12 kg schwer.	▪ Viele Arten ziehen zwischen arktischen Brutgebieten und südlicher gelegenen Winterungsquartieren hin und her. Während der Mauser im Spätsommer sind sie für ein paar Wochen flugunfähig und leicht zu fangen.
▪ Offene Gebiete wie Gebirge, Hochebenen, Wüsten und Savannen	▪ Schnabel und Krallen sind sehr spitz. Diese Vögel möglichst wenig berühren, da sie oft mit Parasiten verseucht sind und an Infektionskrankheiten leiden. Das Fleisch mindestens 30 Minuten kochen.	▪ Aasfresser können mit Fleischködern in Fallen gelockt werden.
▪ Vielfältige Lebensräume, vom Hochgebirge über tropische Wälder bis zur arktischen Tundra	▪ Die Tiere besitzen kurze, scharfe Schnäbel und Krallen. Bei manchen Arten, u.a. beim Fasan (*Phasianus colchicus*), haben die Hähne scharfe Sporen an den Beinen.	▪ Fast alle großen, wild lebenden Hühnervögel suchen ihre Nahrung am Boden und sind Bodenbrüter. Viele übernachten auf Bäumen.
▪ Tundra, Feuchtgebiete und küstennahe Lebensräume, z. B. Watt, Strände und Klippen	▪ Die Vögel haben spitze Schnäbel. Möwen und Seeschwalben verteidigen ihre Nistplätze aggressiv.	▪ Die meisten Vögel dieser Ordnung nisten oft in großen Kolonien am Boden oder auf Felsvorsprüngen und legen etwa vier gut getarnte Eier.
▪ Sumpfgebiete, Flüsse, Seen, Moore, Sümpfe, Mangrovensümpfe, Lagunen, Wattland	▪ Schreitvögel haben einen langen, spitzen Schnabel.	▪ Normalerweise gehen sie nur in Wassernähe auf Futtersuche, nisten aber oft in Kolonien in Bäumen.
▪ Waldgebiete aller Art, von offenem Waldland bis zum tropischen Regenwald; Grasland und halbtrockene Gebiete		▪ Treten in Schwärmen auf und schlafen meist gemeinschaftlich in Bäumen. Wenn man sich lautlos nähert, kann man schlafende Vögel mit der Hand fangen.

ESSBARE WILDTIERE

EINIGE AMPHIBIEN UND REPTILIEN sind vom Aussterben bedroht und gesetzlich geschützt. Die unten aufgeführten Arten sind in ihren jeweiligen Lebensräumen weitverbreitet. Bei der Vorbereitung Ihrer Tour sollten Sie sich darüber informieren, welche Reptilien und Amphibien in Ihrer Zielregion leben und welche geschützt sind. Viele Länder

	NAME	GEBIET	MERKMALE
FRÖSCHE	**AMERIKANISCHER OCHSENFROSCH** *Rana catesbeiana*	▪ Nordamerika; nach Europa und Asien eingeführt.	▪ Der grüne Körper ist am Rücken braun, am Bauch weiß gefleckt. Körperlänge: 9–20 cm. Kräftige Beine und großes Trommelfell.
FRÖSCHE	**GLATTER KRALLENFROSCH** *Xenopus laevis*	▪ Afrika südlich der Sahara; nach Nordamerika, Südamerika und Europa eingeführt.	▪ Flacher brauner Rumpf, 6–13 cm lang, mit hellen Pigmentflecken an den Seiten. Muskulöse Beine mit krallenbewehrten Zehen.
FRÖSCHE	**SÜDAMERIKANISCHER OCHSENFROSCH** *Leptodactylus pentadactylus*	▪ Mittelamerika und nördliches Südamerika	▪ Gelblicher oder hellbrauner Körper mit dunklen Flecken, 8–22 cm groß
SCHILDKRÖTEN	**MALAISCHE DORNSCHILDKRÖTE** *Cyclemys dentata*	▪ Südostasien	▪ Ovaler, hell- bis dunkelbrauner Panzer, 15–24 cm lang, mit gesägtem Rand in der Schwanzregion. Kopf und Beine sind rötlich braun.
SCHILDKRÖTEN	**PELOMEDUSENSCHILDKRÖTE** *Pelomedusa subrufa*	▪ Afrika südlich der Sahara	▪ Abgeflachter, brauner Panzer, 20–23 cm lang
SCHILDKRÖTEN	**ZIERSCHILDKRÖTE** *Chrysemys picta*	▪ Südliches Kanada, USA und Nordmexiko	▪ Relativ flacher, glatter Panzer, 15–25 cm lang, Rückenpanzer braun, Brustpanzer gelb, manchmal gemustert. Gelbe oder rote Streifen am Nacken.
SCHLANGEN	**ABGOTTSCHLANGE** *Boa constrictor*	▪ Mittelamerika, Südamerika und einige Karibikinseln	▪ Mehrere Unterarten; charakteristisch sind dunkle Sattelflecken auf dem Rücken und dunkle Streifen hinter jedem Auge. Schmaler Kopf, spitzes Maul.
SCHLANGEN	**AFRIKANISCHE EIERSCHLANGE** *Dasypeltis scabra*	▪ Afrika südlich der Sahara	▪ Rotbrauner oder grauer Körper mit dunklen, rautenförmigen Flecken. Schlank, 70–100 cm lang, rundliches Maul.
SCHLANGEN	**PILOTNATTER** *Elaphe obsoleta spiloides*	▪ Südliches Kanada, mittlere und östliche Vereinigte Staaten	▪ Gehören zu den Kletternattern; Färbung von gelborange bis hellgrau mit dunkleren Flecken. 1,2–1,8 m lang. Langer Kopf, gerundetes Maul.
SCHLANGEN	**TEPPICHPYTHON** *Morelia spilota*	▪ Indonesien, Neuguinea und Australien	▪ Mehrere Unterarten. Alle sind kräftig, etwa 2 m lang und unregelmäßig gemustert; Grundfarbe von rötlich braun über braun und schwarz bis zu grau.
ECHSEN	**GRÜNER LEGUAN** *Iguana iguana*	▪ Mittelamerika und nördliches Südamerika	▪ Körper grün oder gräulich, 1–2 m lang; Schwanz gestreift; lange, kräftige Beine. Ausgewachsene Tiere, besonders Männchen, haben eine Kehlwamme.
ECHSEN	**SIEDLERAGAME** *Agama agama*	▪ West-, Zentral- und Ostafrika	▪ Männchen verfärben sich in der Sonne: Der Kopf wird orangerot, der Körper stahlblau bis türkis. Weibchen und Jungtiere sind grau. Länge: 30–40 cm.
ECHSEN	**WALDEIDECHSE** *Zootoca vivipara*	▪ Europa bis zum Polarkreis, Zentral- bis Ostasien einschließlich Japan	▪ Der Körper ist normalerweise olivbraun, auch schwarz. Bauch: beim Männchen hellgelb oder orange, beim Weibchen cremeweiß; 10–18 cm lang.
	WESTLICHER STACHELLEGUAN *Sceloporus occidentalis*	▪ Südwestliche Vereinigte Staaten und nordwestliches Mexiko	▪ Brauner Körper mit spitzen Schuppen. Die blauen Flecken am Bauch sind bei den Männchen besonders auffällig. Körperlänge: 15–23 cm.

verlangen einen Jagdschein und/oder eine Jagderlaubnis. Auf S. 218 sind einige Fangtechniken beschrieben, auf S. 224 erfahren Sie, wie man die Tiere zubereitet. Meiden Sie grell gefärbte tropische Frösche; sie sind häufig giftig. Auch Dosenschildkröten können gefährlich sein, da sie sich u. a. von Giftpilzen ernähren.

LEBENSRAUM	ÄHNLICHE ARTEN	ZUSATZINFOMATIONEN
▪ Feuchtgebiete	▪ Alle Echten Frösche (*Ranae*) sind essbar. Zur Gattung gehören u. a. Europäische Braunfrösche und Europäische Wasserfrösche.	▪ Die Hinterbeine können so groß werden wie Hähnchenkeulen. Alle Arten der gemäßigten Zonen fallen in Winterstarre.
▪ Feuchtgebiete und Wasserlöcher in Savannen und tropischen und subtropischen Wäldern		▪ Auch als Afrikanischer Krallenfrosch und Apothekerfrosch bekannt.
▪ Tropische Wälder und Regenwälder		▪ Nachtaktiv. Wird der Frosch angegriffen, stößt er einen lauten Schrei aus, um seinen Angreifer zu erschrecken.
▪ Seichte Wasserläufe in den Bergen oder Niederungen		▪ Die Dornschildkröte ist sehr aktiv an Land und im Wasser.
▪ Wasserlöcher und Regenpfützen in offenem Gelände		▪ In der Regenzeit wandert die Schildkröte von Wasserloch zu Wasserloch. In der Trockenzeit buddelt sie sich in Schlamm ein.
▪ Seen, Teiche, langsam fließende Bäche und Flüsse		▪ Tagaktiv. Oft versammeln sich Zierschildkröten auf Steinen oder Holzklötzen zum Sonnenbaden.
▪ Weitverbreitet, von tropischen Regenwäldern bis zu Trockensavannen	▪ Zu den Boaschlangen gehört auch die größte Schlange der Welt, die Große bzw. Grüne Anakonda (Eunectes murinus).	▪ Tötet ihre Beute durch Erwürgen. Großen Abgottschlangen nicht nähern; sie können bis zu 4 m lang sein.
▪ Savannen und lichte Wälder		▪ Diese nachtaktive, zahnlose Schlange ernährt sich von Vogeleiern in der Brutzeit, sonst fastet sie.
▪ Felsige Abhänge mit offenem Waldland	▪ Andere Kletternattern wie z. B. die Kornnatter (*Elaphe guttata*). Sie kommen in Europa, Asien, Afrika und Amerika vor.	▪ Wie die *Boa constrictor* töten Kletternattern ihre Beute durch Erwürgen.
▪ Weitverbreitet		▪ Ist nicht giftig, kann aber schmerzhafte Bisswunden zufügen. In Australien sehr häufig.
▪ Tropische Wälder und Regenwälder		▪ Wehrt sich mit peitschenartigen Schwanzhieben und den Krallen gegen Angreifer.
▪ Offenes Gelände		▪ Um Angreifern zu entgehen, werfen Siedleragamen den Schwanz ab. Er wächst nach.
▪ Vielfältige Lebensräume		▪ Eidechsen lassen sich nicht fangen, indem man sie am Schwanz packt; sie werfen ihn ab.
▪ Felsen und anderen exponierte Stellen in temperierten Wäldern und Nadelwäldern	▪ Der Zaunleguan *(Sceloporus undulatus)* ist im Südosten der USA und im Nordosten Mexikos weitverbreitet.	▪ Leguane können den Schwanz abwerfen.

ESSBARE WILDTIERE

BEI DER PLANUNG IHRER TOUR sollten Sie sich über die Fischarten in Ihrer Zielregion, ihre saisonale Verfügbarkeit und die besten Fangmethoden informieren (auf S. 208–211 erfahren Sie, wie man Angel und Netz improvisiert und sie einsetzt). Viele Länder verlangen einen Angelschein und/oder eine Angelerlaubnis. Manche Fischarten dürfen gar nicht oder nur zu

NAME	GEBIET	MERKMALE
ATLANTISCHER LACHS *Salmo salar*	▪ Nordatlantik, arktische Meere, Baltische See mit Flüssen; auch Argentinien, Australien, Ozeanien	▪ Bis zu 1,5 m lang, kräftiger, stromlinienförmiger, silbern schimmernder blaugrauer Körper
BARRAMUNDI *Lates calcarifer*	▪ Westlicher und östlicher Indischer Ozean, Nordwest- und Westpazifik	▪ Bis zu 2 m lang mit abgerundeter Schwanzflosse. Dunkelgrünlich-graue Oberseite, silberfarbener Bauch; hoher Rücken
BRACHSE *Abramis brama*	▪ Europa bis Zentralasien	▪ Die bis zu etwa 80 cm lange Brachse hat einen schmalen Körper, der an den Seiten bronzefarben schimmert. Die Schwanzflosse ist stark gegabelt.
FORELLE *Salmo trutta*	▪ Temperierte Gewässer weltweit	▪ Stromlinienförmiger Körper; Körperlänge je nach Unterart 20–120 cm. Die Bachforelle (*Salmo trutta fario*) ist schwarz und rot gepunktet, die Seeforelle (*Salmo trutta lacustris*) hat an den silbrigen Flanken nur schwarze Flecken.
KARPFEN *Cyprinus carpio*	▪ Europa und Asien; auch in Nordamerika, Australien, Neuseeland und Ozeanien verbreitet.	▪ Karpfen werden bis zu 1,5 m lang. Der Rücken ist tief goldfarben, der Bauch glänzt silbern.
NILBARSCH *Lates niloticus*	▪ Nördliches, zentrales und östliches Afrika	▪ Bis zu 1,9 m langer Fisch mit abgerundeter Schwanzflosse. Dunkel-graublauer Rücken, silberfarbener Bauch.
ROTFEDER *Sardinius erythrophtalmus*	▪ Europa und Asien	▪ Die Fische werden bis zu 45 cm lang, die Schwanzflosse ist stark gegabelt. Der Rücken ist graugrün, der Bauch silberfarben. Bauchflossen und Afterflosse sind rot.
SCHLEIE *Tinca tinca*	▪ Europa und Asien; in Nordamerika eingeführt.	▪ Fisch mit olivgrünem Rücken, goldfarbenem Bauch und gerade abschließender Schwanzflosse. Kleine Bartfäden am Maul. Durchschnittliche Länge: 70 cm.
STEINBUTT *Psetta maxima*	▪ Nordostatlantik bis zum Polarkreis und Mittelmeer	▪ Fast kreisrunder Plattfisch mit einem Körperdurchmesser von bis zu 1 m. Sandfarbene, braun oder schwarz gesprenkelte Oberseite.
TARPUN *Megalops atlanticus*	▪ Ost- und Westatlantik, Golf von Mexiko, Karibik	▪ Bis zu 2,5 m langer Knochenfisch mit tief gegabelter Schwanzflosse. Der Körper ist mit hellsilberfarbenen großen, harten Schuppen bedeckt.

bestimmten Jahreszeiten gefangen werden. Achtung: In manchen Regionen sind die Gewässer stark verschmutzt und die Fische daraus nur bedingt empfehlenswert. Sprechen Sie mit den Einheimischen, um zu erfahren, welche Fische sich zum Verzehr eignen. Auf den Seiten 212–213 erhalten Sie Tipps zur Zubereitung von Fisch.

LEBENSRAUM	ÄHNLICHE ARTEN	ZUSATZINFORMATIONEN
▪ Kalte, schnell strömende Flüsse und Küstengewässer	▪ Pazifischer Lachs der Gattung *Oncorhynchus*	▪ Lachse kehren zum Laichen im Winter an ihren Geburtsort zurück und ziehen die Flüsse Nordamerikas und Europas hinauf.
▪ Tropische, langsam fließende Gewässer und Trichtermündungen. Die Fische verstecken sich zwischen Mangrovenwurzeln und Felsen.		▪ Vorsicht – die hochstrahlige Rückenflosse hat scharfe Spitzen.
▪ Bodennah in stehenden und langsam fließenden Gewässern, typischerweise in Seen, Flüssen und Teichen. Brachsen leben in Schwärmen.	▪ Güster (*Blicca bjoerkna*) und Zobel (*Abramis sapa*)	
▪ Bäche, Flüsse, Seen, Küstengewässer	▪ Z. B. die Regenbogenforelle (*Oncorhynchus mykiss*) und die Yellowstone-Cutthroat-Forelle (*Oncorhynchus clarki*)	▪ Meerforellen ziehen im Herbst zum Laichen in Süßgewässer. Beim Verzehren auf die feinen Gräten Acht geben.
▪ Stehende und langsam fließende Gewässer, oft zwischen ufernahen Pflanzen in Seen oder Teichen.	▪ Wildkarpfen, Spiegelkarpfen und Lederkarpfen sind verbreitete Unterarten.	
▪ Seen und breite Flüsse	▪ Andere Barsche (*Perciformes*)	▪ Nehmen Sie sich vor der Rückenflosse und den Zähnen in Acht (Raubfisch). Nilbarsche können 70–200 kg auf die Waage bringen.
▪ Seen und breite Flüsse	▪ Rotauge (*Rutilus rutilus*)	
▪ Stehende und langsam strömende Gewässer, gerne in der Nähe dichter Vegetation. Beste Fangzeit ist die Morgendämmerung.		
▪ Sandiger, felsiger oder gemischter Bodengrund in flachen Küstengewässern und Brackwasser	▪ Andere Plattfische (*Pleuronectiformes*) in küstennahen Gewässern, z. B. Seezunge, Scholle und Flunder	
▪ Mündungen, Lagunen, Watt und Mangrovensümpfe. Sie ernähren sich von Schwarmfischen und jagen in Schulen.	▪ Der Indopazifische Tarpun (*Megalops cyprinoides*) ist kleiner und seltener.	▪ Tarpune sind wegen ihres knochigen Mauls schwierig zu angeln. Sie wiegen bis zu 160 kg.

ESSBARE WILDTIERE

MANCHE WIRBELLOSE sind vom Aussterben bedroht und gesetzlich geschützt. Die hier aufgeführten Arten sind in ihrem jeweiligen Lebensraum weitverbreitet. Bei der Vorbreitung Ihrer Tour sollten Sie sich über die essbaren Arten in Ihrer Zielregion und die geeigneten Fangmethoden (s. S. 219) informieren. Viele Länder verlangen einen Jagdschein und/oder eine

	NAME	GEBIET	MERKMALE
WEICHTIERE	**MIESMUSCHEL** *Mytilus edulis*	▪ Gezeitenzone von Trichtermündungen und Küsten des Nord- und Südostatlantik sowie des Nordost- und Südwestpazifik	▪ Dunkle, länglich ovale Muschel von etwa 10–15 cm Länge
WEICHTIERE	**ACHATSCHNECKEN/ AFRIKANISCHE RIESENSCHNECKEN** *Achatina* spp.	▪ Subtropische und tropische Gebiete Afrikas; in die asiatisch-pazifische Region eingeschleppt.	▪ Große Landschnecken von bis zu 30 cm Länge und 10 cm Körperdurchmesser. Gewundenes, konisch geformtes bräunliches Haus mit dunkleren Bändern.
GLIEDERFÜSSLER	**FELDHEUSCHRECKEN** Acrididae	▪ Weltweit auf bodennaher Vegetation	▪ Geflügelte Insekten mit kräftigen Hinterbeinen, 1–8 cm lang. Normalerweise sind sie gut getarnt und gemustert.
GLIEDERFÜSSLER	**HONIGTOPFAMEISEN** *Myrmecocystus* spp.	▪ Halbtrockene und trockene Gebiete im Südwesten der USA, in Mexiko, Afrika und Australien	▪ Segmentierte Körper mit sechs Beinen und einem Fühlerpaar. Ausgeprägter Hinterleib. Farbe und Größe variieren; die Körperlänge beträgt 2–12 mm. Spezielle Speichertiere bewahren Nektar im Hinterleib auf, der bis zur Größe einer Traube anschwellen kann.
GLIEDERFÜSSLER	**WITCHETTY-MADE** *Endoxyla leucomochla*	▪ Die Larven ernähren sich vom Holz der australischen Akazienart *Acacia kempeana*, die auch als »Witchetty-Busch« bezeichnet wird.	▪ Die weißen Larven sind bis zu 7 cm lang und haben einen braunen Kopf.
KRUSTENTIERE	**GROSSKREBSE/ FLUSSKREBSE** Astacidea	▪ Weltweit in fließenden Gewässern	▪ Segmentierter sandbeigefarbener, grüner, dunkelbrauner oder blaugrauer Körper. Zehn Beine; das erste Beinpaar ist zu Scheren umgebildet. Länge: etwa 8 cm. Manche Arten werden allerdings viel größer.
KRUSTENTIERE	**LANDASSELN** Oniscidea	▪ Weltweit in terrestrischen Lebensräumen, meist in feuchter Umgebung, etwa in verrottenden Bäumen oder in Falllaub.	▪ Flache, segmentierte, bis zu 2 cm lange, hellbraune bis schwarze Körper. Die Rollassel (*Armadillidium vulgare*) rollt sich bei Gefahr zusammen.
WÜRMER	**REGENWURM** *Lumbricus terrestris*	▪ Temperierte Zonen Europas; heute fast überall auf der Welt verbreitet.	▪ Rötlicher Wurm mit bis zu 35 cm Körperlänge

Jagderlaubnis. Manche Tiere dürfen nur zu bestimmten Jahreszeiten gesammelt werden. Sprechen Sie mit den Einheimischen, um zu erfahren, welche Wirbellosen sich zum Verzehr eignen. Achtung: In manchen Regionen sind die Gewässer stark verschmutzt und auch die Wirbellosen stark belastet. Auf den Seiten 224–225 erhalten Sie Tipps zur Zubereitung.

ÄHNLICHE ARTEN	VORSICHT	ZUSATZINFORMATIONEN
▪ Die meisten lebend gesammelten Muscheln, Meeres- und Süßwasserschnecken sind essbar.	▪ Sammeln Sie keine Meeresschalentiere, die bei Flut nicht überspült werden. Die in arktischen Gewässern lebende Schwarze Bohnenmuschel (*Musculus niger*) kann das ganze Jahr über giftig sein. Tropische Muscheln sind im Sommer giftig.	▪ Gesunde Muscheln schließen ihre Schalen bei Berührung. Beim Kochen sollten sich die Schalen öffnen. Gesunde Meeresschnecken, etwa Napfschnecken, lassen sich nur schwer vom felsigen Untergrund lösen.
▪ Viele Land- und Süßwasserschnecken sind essbar. Die Gemeine Strandschnecke (*Littorina littorea*) gehört zu den essbaren Meeresschnecken.	▪ Meiden Sie Landschnecken mit grell gefärbten Häusern und alle Meeresschnecken, die Sie nicht eindeutig als essbar identifizieren können; sie könnten giftig sein.	▪ Vor dem Verzehr sollten Schnecken zur Darmreinigung 24 Stunden fasten oder mit ungiftigen grünen Blättern gefüttert werden. Mindestens 10 Minuten kochen.
▪ Die meisten Echten Grillen (Gryllidae) und Laubheuschrecken (Tettigoniidae) sind essbar.	▪ Meiden Sie grell gefärbte Heuschrecken; sie könnten giftig sein.	▪ Fühler, Flügel und Beine entfernen. Heuschrecken braten, um Parasiten abzutöten.
▪ Die meisten Ameisenarten sind essbar. Aus Larven der Waldameise (*Formica* spp.), die in den gemäßigten nördlichen Regionen verbreitet ist, lässt sich im Sommer eine nahrhafte Mahlzeit zubereiten. Der Hinterleib der südostasiatischen und australischen Weberameisenart *Oecophylla smaragdina* schmeckt wie Zitronensorbet. Auch Termiten (Isopterae) sind essbar (Tipps dazu s. S. 219).	▪ Die meisten Ameisenarten verteidigen ihr Nest aggressiv und beißen ihre Angreifer. Manche verspritzen Ameisensäure.	▪ Die dicken Hinterleiber der Speichertiere enthalten eine nährstoffreiche Flüssigkeit. ▪ Die Speichertiere leben tief im Nestinneren, müssen also ausgegraben werden.
▪ Zu »Witchetty-Maden« gehören Holzbohrerlarven (Cossidae), aber auch Wurzelbohrer- (Hepialidae) und Bockkäferlarven (Cerambycidae). Sagowürmer sind die essbaren Larven des Rüsselkäfers (*Rynchophorus ferrugineus*). Sie leben in den Stämmen von Sagopalmen (s. S. 284–285) in Südostasien.	▪ Sammeln Sie keine toten Insektenlarven. Lassen Sie außerdem die Finger von Exemplaren, die krank aussehen, schlecht riechen oder die Haut reizen.	▪ Essen Sie die Larven roh oder braten Sie sie kurz in heißer Glut.
▪ Zehnfußkrebse wie Krabben, Hummer und Garnelen sind ebenfalls essbar.	▪ Die Tiere können mit Parasiten verseucht sein. Gut kochen!	▪ Töten Sie Krebse erst unmittelbar vor dem Verzehr. Tipps zur Zubereitung finden Sie auf S. 225.
		▪ Kochen oder braten. Beim Kochen färben sich Asseln – wie Krabben – zartrosa.
▪ Regenwürmer sämtlicher Gattungen sind essbar.		▪ Der Regenwurm ist leichter zu sammeln als andere Würmer, weil er an der Erdoberfläche nach Nahrung sucht.

GEFAHREN

BEI DER PLANUNG IHRER TOUR sollten Sie sich über gefährliche Tiere in Ihrer Zielregion informieren. Bringen Sie in Erfahrung, auf welche Weise Sie Ihnen gefährlich werden und wie Sie ihnen aus dem Weg gehen können. Besteht ein Verdacht auf Vergiftung, verständigen Sie sofort einen Rettungsdienst. Weitere Hinweise zur Behandlung von Bissen und Stichen

	NAME	GEBIET	MERKMALE
SÄUGETIERE	**VAMPIRFLEDER-MÄUSE** Desmodontinae	▪ Regenwald, Wüste und Grasland von Mexiko bis zum nördlichen und mittleren Südamerika	▪ Kleine Fledermäuse mit einer Körperlänge von 7–9 cm und einer Spannweite von 35–40 cm. Dunkles, braungraues Fell, am Bauch heller.
SÄUGETIERE	**RATTEN** *Rattus* spp.	▪ Weltweit, außer in den Polarregionen	▪ Mittelgroße Nagetiere mit einer Körperlänge von mindestens 12 cm und einem langen, kahlen Schwanz. Braunes, graubraunes oder schwarzes Fell, am Bauch heller. Rosa Pfoten.
SCHLANGEN	**SPEIKOBRA UND RINGHALSKOBRA** *Naja* spp. und *Haemachatus haemachatus*	▪ Warm temperierte, subtropische und tropische Regionen Asiens und Afrikas	▪ Hellbraune bis schwarze, bis zu 2 m lange Schlangen. Bei Bedrohung richten sie sich auf und spreizen ihren auffällig gezeichneten Nackenschild.
FISCHE	**ZITTERAAL** *Electrophorus electricus*	▪ Amazonas- und Orinoco-Gebiet; oft in flachen Gewässern	▪ Es handelt sich nicht um einen echten Aal, sondern einen Neuwelt-Messerfisch. Er erreicht eine Länge von bis zu 2,5 m und kann so dick werden wie ein menschlicher Oberschenkel. Die Afterflosse verläuft fast über die gesamte Körperunterseite.
FISCHE	**STEINFISCHE** Synanceiinae	▪ Küstennahe tropische Gewässer des nördlichen Indischen Ozeans und des Südwestpazifik	▪ Dieser plumpe, bis zu 40 cm lange Fisch lauert auf felsigem Untergrund auf Beute. Um sich zu tarnen, passt er seine Farbe dem Gestein an. Seine Flossen sind mit Giftstacheln gespickt.
ANDERE TIERE	**HUNDERTFÜSSLER** Chilopoda	▪ Weltweit in Laub und Erdspalten in temperierten, subtropischen und tropischen Regionen	▪ Lange, abgeflachte Körper mit mindestens 16 Segmenten; die meisten davon mit je einem Beinpaar. Tropische Arten sind grell gefärbt – gelb, rot, orange oder grün – und haben dunkle Streifen. Der größte Hundertfüßler, der Brasilianische Riesenläufer (*Scolopendra gigantea*), kann 30 cm lang werden.
ANDERE TIERE	**KEGELSCHNECKEN** Conidae	▪ Gezeitenzonen und Korallenriffe in den Meeren der warm temperierten, subtropischen und tropischen Regionen weltweit	▪ Leuchtend gefärbtes und gemustertes Gehäuse. Die bis zu 23 cm langen Schnecken töten ihre Beute mit einem »Giftzahn«.
ANDERE TIERE	**WÜRFELQUALLEN/ SEEWESPEN** Cubomedusae	▪ An der Oberfläche tropischer Gewässer des Südwestpazifik und des östlichen Indischen Ozeans	▪ Transparente Qualle mit würfelartigem Schirm mit bis zu 25 cm Durchmesser. Bis zu 60 lange Tentakel mit Nesselzellen.

erhalten Sie auf S. 266–267. Wird ein Betroffener bewusstlos, legen Sie die Atemwege frei und kontrollieren Sie die Atmung (s. S. 276). Stellen Sie sich darauf ein, dass Sie eine Herz-Lungen-Wiederbelebung durchführen müssen (s. S. 277). Falls vorhanden, verwenden Sie eine Beatmungsmaske oder einen Mundschutz (siehe dazu auch S. S. 242–243).

GEFAHRENQUELLE	ERSTE-HILFE-MASSNAHMEN	VERMEIDUNG
▪ Rasiermesserscharfe Zähne. ▪ Viele Säugetiere sind mit Tollwut infiziert. Da Vampirfledermäuse sich vom Blut ihrer Beute ernähren, kann das Virus über den Speichel übertragen werden. Symptome: Fieber, Kopfschmerzen, Angst (vor Wasser) und Krampfanfälle.	▪ Wenn eine Vampirfledermaus oder ein anderes potenziell mit Tollwut infiziertes Tier Sie beißt, reinigen Sie die Wunde sorgfältig und gehen Sie sofort zum Arzt. Die ersten Symptome treten normalerweise 2–8 Wochen nach der Infektion auf. Die Krankheit verläuft fast immer tödlich.	▪ Die Tiere schlafen in hohlen Bäumen und Höhlen und jagen nachts. Nicht in Fledermaushöhlen übernachten (der Kot löst Atemwegserkrankung aus). Nachts zudecken und ein Moskitonetz benutzen. Für tollwutgefährdete Gebiete vorher impfen lassen.
▪ Ratten sind häufig mit Parasiten infiziert und können Infektionskrankheiten übertragen. Leptospirose ist eine bakterielle Erkrankung, die u. a. durch Kontakt mit Rattenurin übertragen wird. Auch die Weil-Krankheit gehört dazu.	▪ Bei Kontakt mit potenziell bakterienverseuchtem Wasser und grippeähnlichen Symptomen (Fieber, Kopf- und Muskelschmerzen) sofort untersuchen lassen. Im Frühstadium lässt sich die Weil-Krankheit gut mit Antibiotika behandeln.	▪ Vor Zähnen und Krallen in Acht nehmen; nach Kontakt mit Ratten sorgfältig die Hände waschen. Rattenfleisch muss gut gekocht werden. In gefährdeten Gebieten darauf achten, dass kein Wasser in Wunden gelangt.
▪ Speikobras spritzen Angreifern gezielt Gift in die Augen. Es verursacht heftige Schmerzen. Die Augen tränen, die Lider schwellen an. Hornhautgeschwüre können zur Erblindung führen.	▪ Verständigen Sie den Rettungsdienst. Spülen sie die Augen 10 Minuten lang mit kaltem Wasser und tragen Sie eine antibiotische Augensalbe auf.	▪ Wenn Sie auf eine Speikobra treffen, versuchen Sie vollkommen still zu stehen. Warten Sie, bis die Schlange sich verzogen hat (s. S. 243).
▪ Zitteraale erzeugen Spannungen von bis zu 600 Volt. Die Stromschläge (auch noch 8 Stunden nach dem Tod) können für Menschen tödlich sein.	▪ Rufen Sie den Rettungsdienst. Wenn der Verletzte bewusstlos wird, die Atemwege freilegen und die Atmung kontrollieren (s. S. 276). Herz-Lungen-Wiederbelebung vornehmen (s. S. 277).	▪ Beim Durchqueren von Flüssen die Schuhe anbehalten. Vorsichtig beim Waschen: Zitteraale teilen ihren Lebensraum oft mit Piranhas (Serrasalminae).
▪ Einige Arten sind extrem giftig. Durch die Stacheln wird Gift in die Stichwunde injiziert; die Verletzung ist sehr schmerzhaft und kann tödlich sein. Symptome sind u. a. Lähmungserscheinungen und Herzrhythmusstörungen.	▪ Rufen Sie den Rettungsdienst; es gibt ein Antiserum. Den verletzten Körperteil mindestens 30 Minuten lang in möglichst heißes Wasser (s. S. 267) tauchen; nicht ruhigstellen! Beginnen Sie mit Wiederbelebungsmaßnahmen, wenn der Betroffene bewusstlos wird (s. S. 276–277).	▪ Tragen Sie Schuhe, wenn Sie in flachem Wasser waten. Petermännchen (Trachinidae) und Skorpionfische (Scorpaenidae) besitzen ebenfalls Giftstacheln.
▪ Sie sind am Kopf mit einem Paar großer Giftklauen ausgerüstet. Bisse sind schmerzhaft und verursachen Schwellungen; Folgen können lokale Lähmungserscheinungen oder ein anaphylaktischer Schock sein.	▪ Rufen Sie den Rettungsdienst. 10 Minuten lang eine kalte Kompresse auflegen, um die Schwellung zu lindern. Bei einem anaphylaktischen Schock (s. S. 274), Wiederbelebungsmaßnahmen beginnen (s. S. 277).	▪ Generell sollten Sie alle »Vielfüßler« meiden. Krabbelt ein Tier auf Ihnen herum, bürsten Sie es sanft in Laufrichtung ab.
▪ Bei Berührung feuern die Schnecken eine Art »Harpune« ab. Das Gift größerer Arten kann für Menschen tödlich sein. Symptomen sind u. a. Schwellungen, Benommenheit und Atemprobleme.	▪ Rufen Sie den Rettungsdienst und behandeln Sie die Wunde wie einen Schlangenbiss (s. S. 266). Wenn der Betroffene bewusstlos wird (s. S. 274), beginnen Sie Wiederbelebungsmaßnahmen (s. S. 277).	▪ Sammeln Sie auf keinen Fall Schneckengehäuse. (Es gibt kein Gegengift. Lediglich die Symptome können behandelt werden.)
▪ Berührungen sind extrem schmerzhaft. Das Nesselgift verursacht schwer heilende Wunden. Seewespen (*Chironex fleckeri*) gehören zu den giftigsten Tieren überhaupt. Ihr Gift kann in wenigen Minuten zum Tod führen.	▪ Rufen Sie den Rettungsdienst; es gibt ein Antiserum. Die Verletzung mindestens 30 Sekunden lang mit Essig oder Salzwasser spülen (s. S. 267). Beginnen Sie Wiederbelebungsmaßnahmen, wenn der Verletzte bewusstlos wird (s. S. 276–277).	▪ Tote Quallen niemals berühren. Alle Quallen, Seeanemonen, Korallen und die Portugiesische Galeere (*Physalia physalis*) setzen bei Berührung Nesselgift frei.

GEFAHREN

BESTEHT EIN VERDACHT auf Vergiftung durch einen Spinnenbiss oder Skorpionstich, müssen Sie sofort den Rettungsdienst verständigen. Weitere Informationen zur Behandlung von Bissen und Stichen finden Sie auf S. 266–267. Verliert ein Betroffener das Bewusstsein, legen Sie die Atemwege frei und kontrollieren Sie die Atmung (s. S. 276). Stellen Sie sich

	NAME	GEBIET	MERKMALE
INSEKTEN	**BIENEN, WESPEN UND HORNISSEN** Apiformes, Vespinae	▪ Weltweit in unterschiedlichen terrestrischen Lebensräumen	▪ »Wespentaille«, oft schwarz-gelb gestreift. Hornissen werden bis zu 3,5 cm lang. Bienenstacheln besitzen Widerhaken, die Stacheln von Wespen und Hornissen sind glatt.
INSEKTEN	**STECHMÜCKEN** Culicidae	▪ Weltweit in vielfältigen terrestrischen Lebensräumen in Wassernähe, vor allem in wärmeren Regionen	▪ Schmale, bis zu 2 cm lange Körper und lange, schlanke Beine. Weibchen durchbohren die Haut ihrer Opfer mit Stechborstenbündeln.
SPINNENTIERE	**BRAUNE EINSIEDLERSPINNE** *Loxosceles reclusa*	▪ Mittlerer Westen und südliche Vereinigte Staaten bis zum Golf von Mexiko	▪ Kleine braune, etwa 1,25 cm große Spinne mit dunkler, geigenförmiger Zeichnung auf der Oberseite des Vorderkörpers
SPINNENTIERE	**ECHTE WITWEN** *Latrodectus*	▪ Warm gemäßigte, subtropische und tropische Regionen weltweit	▪ Kleine Spinnen mit dunklen, glänzenden Körpern und roten, gelben oder weißen Flecken auf dem Hinterleib, die bei manchen Arten wie eine Sanduhr geformt sind.
SPINNENTIERE	**SKORPIONE** Scorpiones spp.	▪ Wüsten, Grasland, Waldland und Wälder in warm gemäßigten, subtropischen und tropischen Regionen weltweit	▪ Segmentierte, 8–20 cm lange Körper; große Pedipalen mit Schere und Giftstachel am Schwanzende. Je nach Art sind Skorpione gelb, braun oder schwarz gefärbt.
SPINNENTIERE	**SYDNEY-TRICHTER-NETZSPINNE** *Atrax robustus/ Hadronyche* spp.	▪ Feuchte, kühle, geschützte Lebensräume in Ost- und Südaustralien	▪ Große, bis zu 4,5 cm lange Spinnen mit glänzendem dunkelbraunem oder schwarzem Körper und kurzen Beinen
SPINNENTIERE	**VOGELSPINNEN** Theraphosidae	▪ Wüsten und Wälder der Tropen und Subtropen weltweit	▪ Sehr große Spinnen mit einer Körperlänge von bis zu 12 cm und einer Beinspannweite von bis zu 28 cm. Körper und Beine sind mit borstigen Haaren bedeckt. Das Farbspektrum reicht von Hellbraun bis Schwarz mit rosafarbenen, roten, braunen oder schwarzen Flecken.
SPINNENTIERE	**ZECKEN** Ixodidae	▪ Gras- und Waldland weltweit	▪ Rundlicher, gelblicher bis rot- oder schwarzbrauner, bis zu 1 cm langer Körper ohne erkennbare Gliederung. Zecken haben paarig angelegte Kieferklauen, mit denen sie die Haut von Warmblütlern einritzen, um ihren Stechapparat in die Wunde zu stecken und Blut zu saugen.

darauf ein, dass Sie eine Herz-Lungen-Wiederbelebung (s. S. 277) durchführen müssen. Bei einer Atemspende sollten Sie eine Beatmungsmaske oder einen Mundschutz verwenden. Informieren Sie sich vor Reiseantritt über gefährliche Insekten und Spinnentieren (Spinnen, Skorpionen und Milben) in Ihrer Zielregion.

GEFAHRENQUELLE	ERSTE-HILFE-MASSNAHMEN	VERMEIDUNG
▪ Beim Bienenstich bleibt der Stachel mit Giftblase stecken, die Biene stirbt. Wespen und Hornissen können mehrmals stechen. Die Einstichstelle rötet sich und schwillt an. Die Stiche können sogar einen anaphylaktischen Schock auslösen (s. S. 274).	▪ Entfernen Sie den Stachel, indem Sie ihn mit dem Fingernagel seitlich herauswischen. Nicht drücken! Die Stelle mindestens 10 Minuten mit einer Kompresse kühlen (s. S. 267). Achten Sie auf Symptome einer allergischen Reaktion.	▪ Beim Obstsammeln und beim Umgang mit Fisch oder Wild sollten Sie vorsichtig sein – der Geruch lockt Wespen und Hornissen an. Nester nicht zerstören!
▪ Weibliche Tiere ernähren sich teilweise von Blut. Ihre Stiche können zu Hautirritationen führen. Zu den wichtigsten von Stechmücken übertragenen Infektionskrankheiten gehören Malaria, Gelbfieber und Denguefieber.	▪ Behandeln Sie juckende Stiche mit einer Antihistaminsalbe; nicht kratzen (Infektionsrisiko)! Treten Kopfschmerzen und Fieber auf, gehen Sie zum Arzt. Ruhen Sie sich aus, trinken Sie viel Wasser und nehmen Sie verordnete Medikamente.	▪ Nach Sonnenuntergang Arme und Beine bedecken, Insektenschutz und ein Moskitonetz benutzen. Bei Bedarf Medikamente zur Malariaprophylaxe einnehmen und gegen Gelbfieber impfen lassen.
▪ Bisse können Fieber, Schüttelfrost, Erbrechen und Gelenkschmerzen auslösen. Sie verursachen meist nur kleine Wunden, die sich aber ausweiten. Manchmal stirbt sogar das Gewebe ab. Selten tödlich.	▪ Behandeln Sie die Verletzung wie einen Schlangenbiss (s. S. 266) und rufen Sie den Rettungsdienst. Die Wunde mit einer Kompresse kühlen. Achten Sie auf Symptome einer allergischen Reaktion und eines anaphylaktischen Schocks (s. S. 274).	▪ Die Spinne verkriecht sich gern an dunklen Stellen. Vorsicht beim Barfußgehen! Suchen Sie Ihre Schlafunterlage vor dem Zubettgehen stets nach Spinnen ab.
▪ Bisse sind schmerzhaft und führen zu lokalen Rötungen und Schwellungen. Symptome sind starkes Schwitzen, Bauch- und Brustschmerzen, Übelkeit und Erbrechen. Selten tödlich.	▪ Kühlen Sie die Wunde mit einer Kompresse und nehmen Sie ein Schmerzmittel. Bei starken Symptomen rufen Sie den Rettungsdienst; es gibt ein Antiserum. Achten Sie auf allergische Reaktionen (s. S. 274).	▪ Echte Witwen spinnen ihre Netze an trockenen, geschützten Orten (z. B. in Büschen oder Holzblöcken); diese möglichst meiden.
▪ Stiche können sehr schmerzhaft, unter Umständen auch tödlich sein. Einige Arten injizieren Nervengift in die Wunde, das zu einer temporären Lähmung (1–2 Tage) führen kann.	▪ Stiche wie einen Schlangenbiss behandeln (s. S. 266) und die Wunde kühlen. Rufen Sie den Rettungsdienst. Auf allergische Reaktionen (s. S. 274) achten. Versuchen Sie die Skorpionart zu identifizieren.	▪ Skorpione verkriechen sich tagsüber. Suchen Sie Ihre Schlafunterlage sowie abgelegte Schuhe und Kleidung ab. Vorsicht beim Sammeln von Feuerholz und unter Steinen.
▪ Bisse sind sehr schmerzhaft. Zu den Symptomen gehören starkes Schwitzen, Übelkeit, Erbrechen, Speichelfluss, Tränenfluss, Herzrasen und Atemnot. Selten tödlich.	▪ Die Wunde wie einen Schlangenbiss behandeln (s. S. 266) und den Rettungsdienst rufen; es gibt ein Antiserum. Achten Sie auf allergische Reaktionen und Anzeichen eines anaphylaktischen Schocks (s. S. 274).	▪ Seien Sie vorsichtig beim Umdrehen von Steinen und Holzklötzen.
▪ Bisse sind schmerzhaft, aber für Menschen meist ungefährlich. Provoziert man Vogelspinnen, streifen sie spezielle Beinhaare ab, die ein brennendes Jucken verursachen; Haut und Nasenschleimhaut schwellen an, die Augen tränen.	▪ Nehmen Sie ein Schmerzmittel und kühlen Sie die Wunde mit kalten Kompressen. Achten Sie auf Symptome einer allergischen Reaktion und eines anaphylaktischen Schocks (s. S. 274). Die Haare mit kaltem Wasser abwaschen.	▪ Vogelspinnen sind nachtaktiv und jagen auf Bäumen und auf dem Boden. Ziehen Sie sich zurück, wenn Sie eine Spinne gestört haben. Fassen Sie sie nicht an.
▪ Zecken übertragen Krankheiten wie Borreliose, Hirnhautentzündung und Rocky-Mountain-Fleckfieber. Borreliose kann einen charakteristischen Hautausschlag (Wanderröte) auslösen und führt nach einiger Zeit zu grippeartigen Symptomen.	▪ Entfernen Sie die Zecke mit einer Pinzette oder einem Zeckenhaken (s. S. 267). Reinigen Sie die Wunde. Wenn sich Symptome wie Kopfschmerzen oder Fieber zeigen, gehen Sie sofort zum Arzt.	▪ Helle, dichte Kleidung tragen; Zeckenabwehrmittel benutzen. Untersuchen Sie regelmäßig Haut und Kleidung.

ANHANG

GEFAHREN

BESTEHT DER VERDACHT AUF EINE PFLANZENVERGIFTUNG, müssen Sie sofort den Rettungsdienst verständigen. Wird ein Betroffener ohnmächtig, legen Sie die Atemwege frei und kontrollieren Sie die Atmung (s. S. 276). Stellen Sie sich darauf ein, dass Sie eine Herz-Lungen-Wiederbelebung (s. S. 277) durchführen müssen. Bei einer Atemspende sollten Sie

	NAME	GEBIET	MERKMALE	GIFTIGE TEILE
KONTAKTGIFT	**GIFTEFEU** *Toxicodendron radicans*	▪ Waldgebiete Nordamerikas; in anderen Regionen vielfach verbreitet.	▪ Siehe Abbildung auf S. 268	▪ Sämtliche Teile
	JUCKBOHNE *Mucana pruriens*	▪ Buschland und lichtes Waldland in den Tropen und in den USA	▪ Kletterpflanze mit Blättern aus elliptischen bis länglich geformten Fiedern. Behaarte, zartviolette Blütentrauben. Behaarte braune Samenhülsen.	▪ Blüten ▪ Hülsen
	MANGROVEART AVICENNIA MARINA *Avicennia marina*	▪ Mangrovensümpfe vom tropischen Afrika bis Indonesien, Australien, Neuseeland und Ozeanien	▪ Schlanker Baum mit blasser Rinde und Luftwurzeln. Grüne, eiförmige, ledrige Blätter. Gelbe Blüten und fleischige, blassorangefarbene Samenkapseln.	▪ Saft
VERDAUUNGSGIFT	**BRECHNUSS** *Strychnos nux-vomica*	▪ Tropische und subtropische Wälder Indiens, Südostasiens und Australiens	▪ Immergrüner Baum mit gegenständigen, eiförmigen gestielten Blättern. Grünlich-weiße, endständige Blüten. Große orangerote Beeren.	▪ Alle; die Samen enthalten tödliche Dosen Strychnin.
	CHRISTOPHSKRÄUTER *Actaea* spp.	▪ Temperiertes Waldland der Nordhalbkugel	▪ Krautige Pflanzen mit gezähnten Laubblättern, gefiedert oder ungleich gefiedert. Kleine weiße Blüten, weiße, schwarze oder rote Beeren.	▪ Alle; die Beeren sind am giftigsten.
	GEFLECKTER SCHIERLING *Conium maculatum*	▪ Feuchtgebiete der gemäßigten Zone Europas und Asiens; in Nordamerika und Australien verbreitet.	▪ Großes krautiges Doldengewächs mit dreifach gefiederten Blättern und weißen Blütendolden; Stängel im unteren Bereich rötlich gefleckt.	▪ Alle; am giftigsten sind die Wurzeln.
	JOCHLILIE *Zigadenus* spp.	▪ Grasland, Waldland und felsige Gebiete in den gemäßigten Zonen Nordamerikas	▪ Zwiebelgewächs mit langen, grasartigen, meist grundständigen Blättern; Blüten in Rispen oder Trauben. Sechs weiße Blütenblätter mit grünem Auge.	▪ Alle
	PANGIUM EDULE *Pangium edule*	▪ Tropische Wälder Südostasiens	▪ Großer Baum mit grünen, herzförmigen Blättern. Grüne, ährenförmige Blütenstände. Große, bräunliche, birnenförmige Früchte.	▪ Alle; die Samen enthalten Blausäure.
	PURGIERNUSS *Jatropha curcas*	▪ Tropisches Waldland, südliche Vereinigte Staaten	▪ Großer Strauch mit großen grünen, efeuartigen Blättern. Kleine grüngelbe Blüten. Apfelgroße gelbe Früchte mit großen Samen.	▪ Alle; die Samen sind besonders giftig.
	WUNDERBAUM *Ricinus communis*	▪ Buschland oder Ödland in tropischen Regionen; in gemäßigte Regionen eingeführt.	▪ Großer Strauch mit glänzenden grünen oder dunkelvioletten gefingerten Blättern. Blütenähren mit gelben Blüten. Rote Kapselfrüchte mit Stacheln.	▪ Alle, doch die Samen sind besonders reich an Rizin.

eine Beatmungsmaske oder einen Mundschutz verwenden. Informieren Sie sich vor Reiseantritt über Giftpflanzen, die in Ihrer Zielregion wachsen, und wie Sie sich davor schützen können. Weitere Hinweise zur Kontaktgiften und Verdauungsgiften sowie zur Behandlung von Vergiftungen in einer Survival-Situation finden Sie auf S. 268–269.

AUSWIRKUNGEN	ERSTE-HILFE-MASSNAHMEN	ZUSATZINFORMATIONEN
▪ Rötung, Juckreiz, Schwellungen mit Blasenbildung innerhalb von 4–24 Stunden nach Kontakt. Es besteht die Gefahr eines anaphylaktischen Schocks (s. S. 274).	▪ Waschen Sie die betroffene Stelle mit Seife und kaltem Wasser. Tragen Sie Anti-Giftefeu-Salbe auf. Gegebenenfalls eine Schockbehandlung durchführen (s. S. 274).	▪ Gifteichen (*T. diversilobum; T. pubescens*) und Kahler Giftsumach (*T. vernix*) lösen ebenfalls Kontaktallergien aus (s. S. 268).
▪ Reizung der Haut. Augenkontakt kann zur Erblindung führen.	▪ Rufen Sie den Rettungsdienst. Haut 20 Minuten lang mit kaltem Wasser spülen, Augen 10 Minuten. Nicht im verwendeten Wasser stehen bleiben.	
▪ Der Saft führt zur Entstehung von Blasen und bei Augenkontakt zu temporärer Blindheit.	▪ Rufen Sie den Rettungsdienst. Spülen Sie die Haut 20 Minuten mit kaltem Wasser, Augen 10 Minuten. Gegebenenfalls Schockbehandlung durchführen (s. S. 274).	▪ Der Saft des Agalloche-Blindbaums (*Exoecaria agallocha*) ist ebenfalls giftig.
▪ Tödlich giftig. 10 Minuten nach Verzehr setzen Muskelkrämpfe ein. Der Tod tritt innerhalb von 2–3 Stunden durch Atemlähmung oder Erschöpfung ein.	▪ Rufen Sie den Rettungsdienst. Möglichst Erbrechen herbeiführen; viel Wasser, Milch oder mit Kohle vermischten Tee trinken, um das Gift zu verdünnen.	▪ Achtung: Strychnin kann auch durch Augenkontakt in den Körper gelangen.
▪ Schwindel, Erbrechen, Reizung des Magen-Darm-Traktes. Der Verzehr insbesondere von Beeren kann zu Herzstillstand und damit zum Tod führen.	▪ Rufen Sie den Rettungsdienst. Möglichst Erbrechen herbeiführen; viel Wasser, Milch oder mit Kohle vermischten Tee trinken, um das Gift zu verdünnen.	
▪ Tödlich giftig. Schon eine geringe Dosis kann zum Tod durch Atemlähmung führen. Frühe Symptome sind Übelkeit, Erbrechen und Herzrasen.	▪ Rufen Sie den Rettungsdienst. Möglichst Erbrechen herbeiführen. Versuchen Sie die Wirkung des Gifts abzuschwächen (s. o.). Bei Atemspende Mundschutz oder Beatmungsbeutel verwenden.	▪ Wasserschierling (*Cicuta virosa*) sieht ähnlich aus und ist ebenfalls tödlich giftig. Ähnelt wilden Karotten oder Pastinaken.
▪ Tödlich giftig. Symptome: starker Speichelfluss, Erbrechen, Durchfall, Verwirrtheit, unregelmäßiger Herzschlag, niedrige Temperatur, Atemprobleme, Bewusstlosigkeit.	▪ Rufen Sie den Rettungsdienst. Möglichst Erbrechen herbeiführen; viel Wasser, Milch oder mit Kohle vermischten Tee trinken, um das Gift zu verdünnen.	▪ Die Pflanze gleicht der wilden Zwiebel – einer essbaren Pflanze. Allerdings schmecken Jochlilien nicht nach Zwiebeln.
▪ Tödlich giftig. Löst Bewusstlosigkeit und schwere Atemprobleme aus, die unbehandelt zum Tod führen.	▪ Rufen Sie den Rettungsdienst. Möglichst Erbrechen herbeiführen. Versuchen Sie das Gift zu verdünnen (s. o.). Betroffene ruhig und warm halten.	▪ Bei Bewusstlosigkeit und Atemstillstand mit Wiederbelebungsmaßnahmen beginnen. Für Atemspende Mundschutz oder Beatmungsbeutel verwenden.
▪ Schwerer Durchfall und Erbrechen	▪ Rufen Sie den Rettungsdienst. Möglichst Erbrechen herbeiführen; viel Wasser, Milch oder mit Kohle vermischten Tee trinken, um das Gift zu verdünnen.	▪ Die Samen sehen aus wie Betelnüsse und schmecken süß. Auch *J. gossypifolia* ist in allen Teilen giftig.
▪ Der Verzehr löst schweren Durchfall aus und kann zum Tod führen.	▪ Rufen Sie den Rettungsdienst. Möglichst Erbrechen herbeiführen; viel Wasser, Milch oder mit Kohle vermischten Tee trinken, um das Gift zu verdünnen.	▪ Reife Samenkapseln explodieren und verteilen dabei die ovalen, glänzenden braun gesprenkelten Samen, die Bohnensamen ähnlich sehen.

HILFREICHE ADRESSEN

INTERNETSEITEN UND FOREN

www.outdoorseiten.net

Deutschsprachiges Forum für Outdoor-Aktivitäten und Survival.

www.globetrotter.de

Onlineshop für Outdoor-Ausrüstung und -Aktivitäten in großer Auswahl.

www.meteoalarm.eu

Unwetterwarnungen und Wetterextreme in Europa.

www.wetter.com

Wettervorhersagen, Unwetterwarnungen und Webcams zu vielen Gebieten.

www.timeanddate.com

Auskunft über die verschiedenen Zeitzonen und Tabellen zur Bestimmung der Ortszeit, aber auch Entfernungen weltweit.

www.fit-for-travel.de

Reisemedizinischer Infoservice mit Reiseimpfberatung.

www.who.int

Internetportal der Weltgesundheits-organisation mit ausführlichen Länder-informationen und Hinweisen zu Gesundheitsrisiken und -vorsorge.

www.landkartenindex.de

Übersicht über verfügbare Landkarten, Stadtpläne, Routenplaner sowie viele Links zum Thema Karten und Pläne.

www.ruf-der-wildnis.de

Private Internetseite der „Waldläufer" mit vielen gut erklärten Basics für das Leben in der Natur. Außerdem bietet es ein Forum zum Austausch und für Fragen.

www.desertusa.com

Englischsprachige Internetseite mit allem, was man zum Leben und Überleben in der Wüste und speziell im Südwesten der USA wissen muss.

DEUTSCHLAND

Auswärtiges Amt

11013 Berlin
Tel. 030 18 170
www.auswaertiges-amt.de

Länderinformationen der Bundesrepublik Deutschland mit Einreise- und Sicherheitsbestimmungen sowie Reise- und Gesundheitshinweisen.

Bergwacht in Deutschland

DRK Generalsekretariat
Carstennstr. 58
D-12205 Berlin
Tel. 030 85 404 404
www.bergwacht.de

Rettungsdienst in Kletter- und Wandergebieten in deutschen Mittelgebirgen und in den Deutschen Alpen.

Deutsche Gesellschaft zur Rettung Schiffbrüchiger

DGzRS, Postfach 10 63 40
28063 Bremen
Tel. 04 21 5 37 07-0
www.seenotretter.de

Die Organisation führt Seenotrettung an der deutschen Nord- und Ostseeküste durch.

EUROPARC Deutschland e.V.

Pfalzburger Str. 43/44
D-10717 Berlin
Tel. 030 28 878 820
www.europarc-deutschland.de

Dachverband der Nationalparks, UNESCO-Biosphärenreservate und Naturparks in Deutschland; Download-Möglichkeiten von Infobroschüren zu deutschen Schutzgebieten.

ÖSTERREICH

Bundesministerium für Europa, Integration und Äußeres

Minoritenplatz 8
A-1010 Wien
Tel. +43 (0) 5 011 500
www.bmeia.gv.at

Außenministerium Österreichs mit ausführlichen Länderinformationen.

Österreichischer Bergrettungsdienst

Schelleingasse 26/2/2
A-1040 Wien
www.bergrettung.at

Ausführliches Onlinemagazin zu Touren in den Alpen und in Gebirgen weltweit, außerdem Links zu Wetterinfos und Ausrüstern.

Zentralanstalt für Meteorologie und Geodynamik

Hohe Warte 38
A-1190 Wien
Tel. +43 (0) 1 36 0 26
www.zamg.ac.at

Die Internetseite bietet Wetter- und Reisewetter-Vohersagen, Übersichten zum Weltwetter und Unwetterwarnungen sowie ein hilfreiches Wetterlexikon.

SCHWEIZ

Eidgenössisches Departement für auswärtige Angelegenheiten (EDA)

Effingerstr. 27
CH-3003 Bern
Tel. +41 (0) 800 24 7 365
www.eda.admin.ch

Das Auswärtige Amt der Schweiz gibt neben Reise- und Länderinformationen auch Auskunft über Hilfe im Ausland und konsularische Einrichtungen.

WSL-Institut für Schnee- und Lawinenforschung SLF

Flüelastr. 11
CH-7260 Davos Dorf
Tel. +41 (0) 81 4 170 111
www.slf.ch

Schnee- und Lawineninformationen sowie Hinweise zum Verhalten bei Lawinenunfällen.

Alpine Rettung Schweiz

Rega-Center, Postfach 1414
CH-8058 Zürich-Flughafen
Tel. +41 (0) 44 6 543 838
www.alpinerettung.ch

Organisation des Schweizer Alpen-Clubs zur Bergrettung mit 98 Rettungsstationen im Alpenraum und im Jura.

MeteoSchweiz
Operation Center 1
Postfach 257
CH-8058 Zürich-Flughafen
Tel. +41 (0) 58 460 91 11
www.meteoschweiz.admin.ch

Die Internetseite des Bundesamtes für Meteorologie und Klimatologie Meteoschweiz bietet neben Wettervorhersagen und Detailprognosen auch einen Umrechner für Temperaturen (Celsius/ Fahrenheit) sowie andere Einheiten.

INTERNATIONALE ADRESSEN

RETTUNGSDIENSTE

International Federation of Red Cross and Red Crescent Societies
Chemin des Crêts 17
CH-1209 Genf
www.ifrc.org

Anschrift des Dachverbandes der Internationalen Rotkreuz- und Rothalbmond-Gesellschaften. Informationen zu Reisezielen und -bestimmungen sowie zu Hilfe im Ausland.

Maritime and Coastguard Agency
Spring Place
105 Commercial Road
Southampton
SO15 1EG
www.gov.uk/government/organisations/maritime-and-coastguard-agency

Englische Gesellschaft für Seenotrettung und Küstenwache mit englischsprachiger Internetseite, auf der u.a. die örtlichen Rettungsstationen aufgeführt sind.

New Zealand Land Search & Rescue (LandSAR)
Unit 8, 35 Sir William Pickering Drive
Canterbury Technology Business Park
Christchurch 8053
PO Box 13182, Christchurch 8141
Tel. +64 (0) 3 374 24 24
www.landsar.org.nz

Neuseeländischer Rettungsdienst mit mehreren Rettungsstationen in ganz Neuseeland. Auch die Bergrettung und Suchhundestaffeln gehören dazu.

United States Coast Guard
2703 Martin Luther King Jr Ave SE
Washington, DC 20593
www.uscg.mil

Rettungsorganisation der US-Küstenwache; englischsprachige Internetseite mit allen Stützpunkten des Rettungsdienstes.

www.coastguard.com.au

Englischsprachige Internetseite der Australischen Küstenwache (Australian Volunteer Coast Guard Association), die auch Seenotrettungen durchführt.

WETTER

www.weather.gc.ca

Englisch- und französischsprachige Seite des Meteorological Service of Canada (MSC) mit Wettervorhersagen und Unwetterwarnungen für Kanada. Außerdem hilfreiche Erklärungen zu Wetterextremen.

www.metoffice.gov.uk

Englischsprachige Wettervorhersagen für Europa und weltweit inklusive Unwetterwarnungen und Klimainformationen.

www.bom.gov.au

Englischsprachige Internetseite des australischen meteorologischen Instituts mit ausführlichen Wettervorhersagen und Unwetterwarnungen für den ganzen Kontinent.

NATIONALPARKS

National Park Service (USA)
1849 C Street NW
Washington, DC 20240
USA
www.nps.gov

Übersicht über alle Nationalparks in den USA mit vielen Detailinformationen.

New Zealand Tramper
www.tramper.co.nz

Online-Führer zu Nationalparks und Waldreservaten in Neuseeland mit vielen Outdoor-Informationen.

South African National Parks
P O Box 787
Pretoria 0001
South Africa
www.sanparks.org

Offizielle, englischsprachige Internetseite der Nationalpark-Verwaltung in Südafrika. Neben einer Liste aller Parks gibt es viele hilfreiche Informationen zu Unterkünften, Gesundheit und Natur.

Parks Canada National Office
30 Victoria Street
Gatineau, Quebec
J8X 0B3 Canada
www.pc.gc.ca

Englisch- und französischsprachige Homepage der kanadischen Nationalparkverwaltung mit der Beschreibung aller Nationalparks und vielen Informationen für die Tourenplanung in Kanada.

WANDERINFORMATIONEN

Bushwalking Australia
www.bushwalkingaustralia.org

Ausführliche Outdoor- und Wanderinformationen zum australischen Busch, auch hilfreiche Tipps für die Vorbereitung.

British Mountaineering Council (BMC)
The Old Church
177-179 Burton Road
West Didsbury
Manchester, M20 2BB
UK
Tel. +44 (0) 161 445 6111
www.thebmc.co.uk

Offizieller Wanderverband in Großbritannien, der umfassende Informationen zu den Themen Wandern, Klettern, Ausrüstung und Sicherheit bietet.

GLOSSAR

GLOSSAR

Anabatische Winde Steigende Winde.
Anaphylaktischer Schock Schwere allergische Reaktion, die durch einen Biss oder Stich ausgelöst werden kann.
Anzündholz Holzspäne, die zu brennendem Zunder hinzugegeben werden, um ein Feuer zu entfachen.
Atmungsaktive Kleidung Kleidung, die Schweiß in Form von Wasserdampf von innen nach außen ableitet, zugleich aber wind- und wasserdicht ist.
Auffangbehälter Plastiksack, der über einen belaubten Zweig gestreift wird, um Verdunstungswasser aufzufangen.
Außenschicht Äußere Kleidungsschicht. Idealerweise sollte sie wasserdicht sein, Schweiß (in Form von Wasserdampf) jedoch nach außen ableiten.

Basisschicht Unterste, direkt auf der Haut getragene Kleidungsschicht, die den Schweiß vom Körper wegtransportiert.
Beaufort-Skala Zwölfstufige Skala zur Klassifikation der Windgeschwindigkeit, entwickelt von Sir Francis Beaufort im Jahr 1805. Die Skala reicht von 1 bis 12.
Biwaksack Großer, wasserdichter Sack, der als Schlafsacküberzug oder zum Bau eines improvisierten Unterschlupfs verwendet werden kann. Kleiner und leichter als ein Zelt.
Biwakzelt Kleines, einwandiges Einpersonenzelt, kaum größer als ein Biwaksack.
Bodenplane Wasserdichte Zeltplane, auch als Schlafunterlage nutzbar.
Bola Jagdinstrument aus mehreren, miteinander verknoteten Seilen mit jeweils einem Gewicht am Ende. Die Bola wird ähnlich wie ein Lasso geschwungen und geschleudert.
Bothy Bag Große, leichte Nylontasche, die vor Wind und Wetter schützt.

COSPAS/SARSAT-System Satellitengestütztes Ortungssystem zur Positionsbestimmung von Verunglückten. Es besteht aus geostationären Satelliten (GEOSAR) und Satelliten in polar-orbitärer Umlaufbahn (LEOSAR-Satelliten). Die empfangenen Notrufsignale werden an Bodenstationen weitergeleitet.

Dehydration Austrocknen des Körpers. Fortschreitende Dehydration führt zum Tod.
Drahtsäge Kleine Säge aus einem dünnen, gezahnten Sägedraht mit Ringen an beiden Enden.

Entsalzungsgerät Gerät zur Entsalzung von Meerwasser.
EPIRB-Gerät (Emergency Position Indicating Radio Beacon) Satellitengestützte Seenotbake.
Erfrierungen Gewebeschädigung durch Einwirkung extremer Kälte. Das Gewebe kann bis auf den Knochen frieren und wird dabei völlig zerstört. Meist treten Erfrierungen als Erstes an den Extremitäten auf. Erfrierungen werden je nach Schwere in vier Grade unterteilt.
Eskimorolle Technik zum Aufrichten eines gekenterten Kajaks.
Essbarkeitstest Testfolge, mit der sich herausfinden lässt, ob eine Pflanze essbar ist oder nicht.

Fahrtenmesser Vielseitiges Messer, das vor allem zum Schnitzen, Schneiden und zum Spalten von Holzscheiten verwendet wird.
Fallholz Tote, aber noch nicht abgebrochene Äste, die jederzeit zu Boden fallen können.
Fallschirmseil (Paracord) Nützliches Kernmantelseil, das ursprünglich für Fallschirmleinen entwickelt wurde.
Feuerbogen Eine der ältesten Methoden zur Erzeugung von Glut.
Feuerdose Dose mit wachsgetränkter Pappe, die zum Entzünden eines Feuers oder auch direkt zum Kochen verwendet werden kann.
Feuerset Enthält alles, was man braucht, um Glut zum Entzünden eines Feuers zu erzeugen.
Feuerunterlage Stabile, feuerfeste Grundlage für ein Lagerfeuer.
Finnischer Marshmallow Schneeklumpen aus Pappschnee, der über einem Feuer geschmolzen wird, um Wasser zu gewinnen.
Firststange Lange Stange, die als Dachfirst dient.
Firstzelt Einfacher, A-förmiger Zelttyp mit einer einzigen, von vorne nach hinten verlaufenden Firststange.
Flaschenfilter Wasserfilter, der in eine Flasche eingesetzt ist.
Flint-Stahl-Zünder Stab, meist aus Magnesiumlegierung, und Zündblech zum Schlagen von Funken.
Föhn Hangabwärts wehender Wind auf der Leeseite eines Berges oder Hügels.

Gamaschen »Schläuche« aus wasserdichtem Material, die zum Schutz vor Feuchtigkeit und Dornen über die unteren Hosenbeine gezogen werden.
Gamstragegriff Tragetechnik zum Schultern und Transportieren eines Verletzten.
Geografische Breite Nördliche oder südliche Entfernung eines Punktes vom Äquator. Die Breite kann zwischen 0° (Äquator) und ±90° (Pol) liegen.
Geografische Länge Position eines Punktes östlich oder westlich des Nullmeridians. Der Nullmeridian verläuft durch die Sternwarte im englischen Greenwich.
Geografischer Nordpol Nördlichster Punkt der Erde. Schnittpunkt der Erdachse und der Erdoberfläche.
Gitternord Kartografischer Norden. Die auf der Karte eingezeichneten Meridiane sind parallel zu einem Zentralmeridian ausgerichtet, der direkt nach Norden weist. Da die Erde elliptisch geformt ist, ist die zweidimensionale Darstellung verzerrt: Die Linien weichen vom Zentralmeridian jeweils nach rechts oder links um einen bestimmten Winkel ab.
GPS-System (Global Positioning System) Satellitengestütztes Navigationsgerät zur Positionsbestimmung.
Grabstock Stabiler Holzstock mit angespitztem Ende.

Grad Maßeinheit zur Bestimmung eines Winkels. 1 Grad entspricht dem 360. Teil eines Kreises.

Handriss Schmale Spalte in einer Felswand, in die sich die ganze Hand einführen lässt.
Heißer Stein Methode zum Schmelzen von Eis über einem Feuer.
Herz-Lungen-Wiederbelebung Wiederbelebungsmaßnahme, bestehend aus Herzdruckmassage und Atemspenden.
Hexenbesen Stock, der am unteren Ende mit Anzündholz oder trockener Rinde gespickt ist und zum Anzünden eines Feuers verwendet wird.
Hirnödem Flüssigkeitsansammlung im Gehirn. Beeinträchtigt die Gehirnfunktion und kann zum Tod führen.
Hitzeerschöpfung Störung, die durch Wasser- und Elektrolytverluste bei extremem Schwitzen entsteht und mit Schwindel, Kopfschmerzen, kaltschweißiger Haut und flacher Atmung verbunden ist; oft Vorbote eines Hitzschlags.
Hitzschlag Lebensbedrohlicher Zustand, der durch starke Überhitzung des Körpers entsteht.
Hochwert Nördlicher bzw. südlicher Abstand eines Punktes zum Äquator. Der Hochwert wird nach Norden und Süden positiv gezählt.
Höhenkrankheit Erkrankung, die durch den mit zunehmender Höhe abnehmenden Luftdruck verursacht wird. Gefahr der Flüssigkeitsansammlung im Gewebe, vor allem in der Lunge.
Höhenlinien Auf topografischen Karten benachbarte Punkte gleicher Höhe. An den Höhenlinien lässt sich die Geländebeschaffenheit ablesen.
Höhenlinien folgen Ein Hindernis auf einer bestimmten Höhe umgehen.
Hyperthermie Abnormal hohe Körpertemperatur, potenziell tödlich.
Hyponatriämie Zu niedrige Natriumkonzentration im Blut, die zur Einlagerung von Wasser und zu einem tödlichen Hirnödem führen kann.
Hypothermie Lebensbedrohliche Unterkühlung, deren Symptome meist in dieser Reihenfolge auftreten: unkontrolliertes Zittern (das aufhören kann, wenn die Körpertemperatur weiter sinkt), irrationales Verhalten, Verwirrtheit, Stimmungsschwankungen, Zurückgezogenheit, blasse, kalte Haut, undeutliche Aussprache und/oder Stottern. Bei entsprechender Vorsicht und sofortiger Reaktion auf frühe Symptome lassen sich schlimmere Folgen oft verhindern.
Hypoxie Sauerstoffmangel in Blut oder Körpergewebe. Potenziell tödlich.

Iglu Hütte aus Schneeblöcken.
Isobaren Auf Wetterkarten eingezeichnete Linien gleichen Luftdrucks.

Jod Chemisches Element, das zur Desinfektion von Wasser verwendet werden kann.

Kajak Paddelboot mit geschlossenem Verdeck für ein oder mehrere Personen.
Kaliumpermanganat Stark oxidierender kristalliner Stoff, der z.B. zum Anzünden eines Feuers, aber auch zum Desinfizieren von Wasser verwendet werden kann.
Kälteschock Lebensbedrohliche Reaktion des Körpers auf das Eintauchen in sehr kaltes Wasser. Symptome: Schnappen nach Luft, Hyperventilation, Desorientierung, Panik, Hypothermie, Herzprobleme. Es kann Wasser in die Lungen gelangen.
Kaminklettern Klettertechniken, mit denen man einen Kamin – d.h. einen etwa einen Meter breiten Felsspalt – erklimmt.
Kanu Paddelboot mit offenem Verdeck für eine oder mehrere Personen plus Ausrüstung; wesentliche Gattungen: Kajak und Kanadier.
Karabiner Metallhaken mit Verschluss, z.B. zum Einhaken von Gurten.
Katabatische Winde Hangabwärts strömende kalte Winde, die in klaren Nächten mit leichter Brise entstehen.
Kescher Schöpfnetz zum Einfangen von Fischen, die zu klein sind, um sie zu angeln.
Knopfkompass Kleiner, einfacher Kompass, eignet sich ideal als Ersatzkompass.
Knopfverschluss Befestigung eines Seils an einem Stück Stoff unter Zuhilfenahme eines kleinen Steins. Der Stoff wird dabei nicht beschädigt.
Kohlenmonoxid Farb-, geruch- und geschmackloses, hochgiftiges Gas.
Kohletuch Baumwolltuch, das ohne Zufuhr von Sauerstoff verschwelt wurde und zum Entzünden eines Feuers verwendet werden kann.
Kompass Navigationsinstrument mit frei rotierender Nadel, die auf Öl oder Wasser schwimmt und stets zum magnetischen Nordpol zeigt.
Kontinentale Luftmassen Luftmassen, die über Land strömen. Sie führen in der Regel weniger Feuchtigkeit mit sich als maritime Luftmassen.
Krampf Schmerzhafte Muskelverspannung, oft infolge von Dehydration.
Kreuzpeilung Anpeilen von zwei oder drei auf einer Karte eingezeichneten Orientierungspunkten, um den eigenen Standpunkt zu ermitteln.
Kukri Gekrümmtes Messer mit breiter Klinge aus Nepal, Hiebwaffe.
Kumulonimbus Hoch aufgetürmte Schichtwolke, die Gewitter und starke Regenfälle »im Gepäck« hat.
Kumulus Schönwetterwolke, die aussieht wie ein Wattebausch.

Landwind Nächtlicher Wind, der vom Land aufs Meer bläst.
Lean-to Unterschlupf mit Pultdach, das gegen eine horizontale Stange gelehnt wird.
LED-Rundumleuchte Sehr effektive Ortungshilfe, die mit hoher Blinkfrequenz Leuchtsignale in alle Richtungen streut.
Lee(seite) Windabgewandte Seite.
Leitlinie Fluss, Straße, Pfad usw., die in die Nähe eines angepeilten Ziels führen.
Linsenkompass Kompass für sehr präzise Peilungen.
Luftmassen Ströme warmer, kalter, feuchter oder trockener Luft unterschiedlichen Drucks.
Lungenödem Flüssigkeitsansammlung in der Lunge. Löst Atemprobleme aus und kann zum Tod führen.
LVS-Gerät Lawinenverschüttetensuchgerät, das die Ortung von Verschütteten ermöglicht.

Machete Etwa 45–50 cm langes Messer mit breiter Klinge; Schneidwerkzeug und Hiebwaffe.
Magnetisch Nord Richtung, in die die Magnetnadel des Kompasses zeigt.
Maritime Luftmassen Feuchte Luftmassen, die über Meeresgebiete strömen.

Mayday Internationales Notrufsignal im Sprechfunk.
Meridian Halber Längenkreis, vom Nordpol zum Südpol verlaufend. Verbindet alle geografischen Orte, an denen die Sonne gleichzeitig im Mittag steht.
Mittelschicht Isolierende Kleidungsschicht (häufig aus Fleece) zwischen Basisschicht und Außenschicht.
Motorschlitten Motorisierter Schlitten, mit dem man auf Schnee und Eis in kurzer Zeit weite Strecken zurücklegen kann.

Nadelabweichung Winkeldifferenz zwischen magnetisch Nord und Gitternord.
Nahziel ansteuern Ansteuern eines markanten Geländepunkts in der Nähe des Ziels, wenn dieses selbst schwer auszumachen ist.
Naismiths Regel Methode zur Berechnung von Gehzeiten unter Berücksichtigung von Entfernungen und Geländebeschaffenheit.
Notfallplan Dokument mit wichtigen Informationen (z. B. Telefonnummern) und Routendetails, das (z. B. bei Angehörigen) hinterlegt wird, um im Notfall eine Rettungsaktion zu erleichtern.
Notfalltreffpunkt Treffpunkt, der von allen angesteuert wird, wenn eine Gruppe auseinandergerissen wird.
Notfunkbake (PLB) Satellitengestützter Notrufsender für den Gebrauch an Land. Signale werden an eine Basisstation weitergeleitet, die die Rettungsaktion einleitet.

Okklusionsfront Treffen eine Warm- und eine Kaltfront aufeinander, vereinigen sie sich zu einer Okklusionsfront.
Öse Metallring (in einem Kleidungsstück).

Packtiere Z. B. Esel oder Pferde, die zum Lastentransport eingesetzt werden.
Parang Malaiisches Messer mit breiter Klinge; Schneidwerkzeug und Hiebwaffe.
Peilung Bestimmung einer Richtung bzw. eines Winkels in Bezug auf den eigenen Standpunkt, in der Regel durch die Angabe der Himmelsrichtung in Grad.
Permafrost Dauerfrost. Die größten Permafrostgebiete befinden sich in den Polarregionen.
Psychogener Schock Sehr starker psychischer oder emotionaler Stress, der durch eine plötzlich hereinbrechende Katastrophe verursacht wird.
Pulk Einfacher, kufenloser Schlitten zum Transport von Waren; wird heute überwiegend aus Plastik hergestellt.
Pulverschnee-Graben Schlafgrube in weichem Schnee, die mit einem Tarp abgedeckt wird.

Quinzhee Kuppelförmige Schneehütte, die durch Aushöhlen eines Schneehügels geformt wird.

Rechtswert Östlicher bzw. westlicher Abstand eines Punktes zum Mittelmeridian. Der Rechtswert wird nach Osten positiv gezählt.
Rettungsdecke Dünne Folie, auf einer Seite mit Aluminium (wärmereflektierend), auf der anderen Seite mit goldfarbenem Kunststoff (wärmeabsorbierend) beschichtet.
Ruhepuls Herzfrequenz im Ruhezustand.
Ruhr Durch verunreinigtes Wasser ausgelöste Erkrankung, die zu schwerem Durchfall führt.
Rundhütte Kuppelförmige Hütte aus gebogenen Hölzern oder Schösslingen, die mit Ast- und Blattwerk verkleidet werden.

Salzwiese Krautige Vegetation am Übergang zwischen Land und Meer. Salzwiesen werden in unregelmäßigen Abständen vom Meer überflutet.
Schlafmulde Einfacher Unterschlupf, der in einer natürlichen Senke errichtet wird.
Schleuder Jagdwaffe aus einer Astgabel, einem Stück Gummi und einer Lasche. Man legt einen Stein in die Lasche, spannt das Gummi und zielt.
Schlinge Drahtschlinge zum Einfangen von Tieren.
Schmelzbeutel Improvisierter, mit Schnee gefüllter Beutel aus wasserdurchlässigem Material, der über ein Feuer gehängt wird, damit der Schnee schmilzt.
Schneeblindheit Augenschaden, der durch starke ultraviolette Strahlung – z. B. über Schnee- oder Wasserflächen – verursacht wird.
Schneegraben in Pappschnee Schlafgrube in festem Schnee mit Satteldach. Es müssen Schneeblöcke aus- und zugesägt werden.
Schneehöhle Höhlenartiger Unterschlupf, der an der Leeseite eines Hügels in Pappschnee gegraben wird.
Schneeschuhe Breitflächige Unterlagen für die Schuhe, die verhindern, dass man im Schnee einsinkt.
Schock Lebensbedrohlicher Zustand, der durch Kreislaufversagen hervorgerufen wird, oft verursacht durch starke Blutungen, Verbrennungen oder plötzliches Eintauchen in sehr kaltes Wasser.
Schritte zählen Methode zur Messung von Entfernungen. Es ist wichtig zu wissen, wie viele Schritte man für eine bestimmte Distanz benötigt.
Seewind Wind, der tagsüber vom Meer zum Land weht.
Sekundäres Ertrinken Potenziell tödliche Veränderung in den Lungen nach Beinahe-Ertrinken, verursacht durch das Eindringen (auch kleinster Mengen) von Wasser in die Lunge.
Serpentinen gehen Zickzack gehen. Kraftsparende Methode zum Ersteigen von Steilhängen. Auch zum Abstieg geeignet.
Sichern Präventivmaßnahme beim Klettern. Um Stürze abzumildern, sichern Kletterer sich selbst und Kletterpartner mit Seil und Haken.
Signalfackel Handfackel, die orangefarbenen oder roten Rauch produziert, der weithin sichtbar ist.
Signalspiegel Einfache Ortungshilfe, die das Sonnenlicht reflektiert.
Silva-Kompass Kompasstyp, der sich besonders gut zum Wandern eignet.
Skifahren ohne Ski Abstiegstechnik für verschneite Hänge.
Solardestille Gerät zur Herstellung von Trinkwasser. Die Sonneneinstrahlung wird genutzt, um Wasser zu verdunsten und dann zum Kondensieren zu bringen.
Spanstab Ein Stock mit geschabten Spanlocken zum Anzünden eines Feuers.
Stabile Seitenlage Standardlagerung eines Bewusstlosen mit ausreichender Atmung. Sie dient dazu, den Verletzten vor dem Ersticken durch Blockierung der Atemwege zu bewahren.

Stehendes Totholz Holz von Bäumen, die abgestorben, aber noch nicht umgestürzt sind. Exzellentes Brennholz. Gefahr von Astbruch. Manchmal stürzen auch ganze Bäume um.
Steigeisen Stahlplatte mit Zacken, die an den Schuhen befestigt wird und auf vereisten Flächen Halt gibt.
Steinhaufen/Steinpyramiden Wegmarkierung aus aufgetürmten Steinen, die selbst in dichtestem Nebel sichtbar ist.
Stellnetz Fischernetz, das wie eine Wand in strömende Gewässer gestellt wird.
Stockbrot Brot, das ohne Hefe zubereitet und am Lagerfeuer gebacken wird.
Stratus Stratuswolken bilden eine leichte graue Wolkendecke und bringen anhaltenden Regen.
Streichholzloses Feuerset Enthält alles, was man zum Feuermachen braucht: Zunder, Brennstoff und Anzündhilfe.
Sumpf Feuchtgebiet mit stehendem Wasser, vor allem im Bereich von Flussniederungen und Seeufern. Der Wasserspiegel liegt normalerweise unter dem Grundwasserspiegel.
Survival-Box Box mit den überlebensnotwendigen Ausrüstungsgegenständen.
Survival-Trinkrohr Wasserfilter, der ähnlich wie ein Strohhalm funktioniert. Survival-Trinkrohre sind vor allem im englischsprachigen Raum verbreitet und arbeiten entweder auf Aktivkohle- oder Jodharzbasis. Man taucht sie direkt ins Wasser. Beim Ansaugen wird das Wasser gefiltert.

Taiga Borealer Nadelwald der kalt-gemäßigten Klimazone auf der Nordhalbkugel.
Tarp Kurzform für »Tarpaulin«. Wasserdichte, stabile Plane.
Taufalle Methode zum Auffangen von Tau.
Taupunkt Temperatur, bei der Wasserdampf zu Wasser kondensiert.
Tetanus (Wundstarrkrampf) Potenziell tödliche Infektionskrankheit, verursacht durch Bakterien, die im Boden leben.
Tipi Kleiner Unterschlupf aus geraden, an den Spitzen zusammengebundenen Stangen. Die Seiten werden mit Tierhäuten oder Gras verkleidet.
Topografische Karte Karte, die wichtige geografische Punkte (Siedlungen, Erhebungen, Wasserläufe usw.) enthält und über die Geländebeschaffenheit informiert.
Treibanker, auch Driftsack Wasseranker zur Stabilisierung eines Bootes.
Treibsand Suspension aus Sand in Wasser, die auf Druck sofort nachgibt, sodass Menschen und Gegenstände darin versinken.
Trockenbrennstoffkocher Kleiner, meist zusammenlegbarer Kocher, der mit Hexamethylentretramin-Tabletten oder -würfeln (Esbit) statt mit Gas oder Flüssigbrennstoff betrieben wird.
Tropflappen Hilfsmittel zum Auffangen von Wasser. Man bindet ein Stück Stoff um einen Baumstamm, um herablaufendes Wasser in einen Behälter zu lenken.
Tundra Baumloser Landschaftsgürtel zwischen der Taiga und den polaren Kältewüsten.

Überlebensanzug Wasserdichter, schwimmfähiger Anzug in Signalfarben, der das Überleben im Wasser erleichtert.
UKW-Seefunkgerät Seefunkgerät zum Absetzen von Notrufen. Die Funkgeräte senden und empfangen Signale auf einem Frequenzband von 156 bis 174 MHz, normalerweise auf Kanal 16, dem internationalen Notrufkanal.
Umgehen Vermeiden eines Hindernisses, indem man von seiner eigentlichen Route abweicht und später wieder zu ihr zurückkehrt.
Umkehrosmosepumpe Handpumpe, mit der man Meerwasser unter sehr hohem Druck durch eine Membran presst, die das Salz herausfiltert.
UTM-Gitter Gitternetzlinien nach dem Universal-Transverse-Mercator-System (UTM-System). Die vertikalen Linien heißen Hochwerte, die horizontalen Rechtswerte. Das Gitternetz entsteht durch Kreuzung dieser Linien. Die Kreuzungspunkte werden als Koordinaten bezeichnet.

Vierradantrieb Verteilung der Antriebskraft auf alle vier Räder eines Fahrzeugs. Dadurch verbessert sich seine Bodenhaftung.
Vorsätzliches Abweichen Bewusst nach rechts oder links von einem Ziel abweichen, um infolge eines Hindernisses die Orientierung nicht zu verlieren.

Wärmereflektor Eine Art Paravent, der die Wärme des Lagerfeuers zum Unterschlupf zurückstrahlen soll.
Wasserdesinfektion mit UV-Licht UV-Licht zerstört die DNA schädlicher Mikroorganismen. Daher kann man Wasser desinfizieren, indem man es dem Licht aussetzt.
Wasserfilter Gerät zur Wasserentkeimung. Das Wasser wird durch verschiedene Filter gepresst, die Bakterien, Schwebstoffe und organisches Material sowie Mikroorganismen herausfiltern. Chemikalien töten Bakterien und Viren ab.
Wasserhaushalt, ausgeglichener Der körpereigene Wasserhaushalt ist ausgeglichen, wenn man das Wasser, das man z.B. durch Schwitzen verliert, wieder ersetzt. Wird zu wenig Wasser zugeführt, beginnt der Körper zu dehydrieren.
Wegmarkierungen Symbole auf Felsen oder Bäumen, Wegweiser, Steinhaufen oder Richtungszeichen – visuelle Informationen, die der Wegfindung dienen.
Wetterkarte Karte, die die Wetterverhältnisse einer Region zu einem bestimmten Zeitpunkt darstellt.
Winkelmesser Gerät zum Ausmessen von Winkeln.
Wurfstern Jagdwaffe aus zwei an beiden Enden angespitzten Holzstücken, die kreuzweise miteinander verbunden werden.

Zigeunerbrunnen Methode zur Grundwassergewinnung mithilfe eines Grablochs in der Nähe eines Gewässers.
Zirrus Zarte, hohe Wolke aus Eiskristallen.
Zunder Trockenes, leichtes, schnell entflammbares Material zum Anzünden eines Feuers.
Zündstahl Stab aus Mischmetall. Durch Streichen mit dem dazugehörigen Zündblech kann ein Funke erzeugt werden.
Zwiebel- oder Schichtprinzip Statt einer oder zwei dicker Schichten werden mehrere dünne Kleidungsstücke übereinander getragen. Die oberen Schichten können je nach Witterungsverhältnissen an- oder abgelegt werden, sodass die Körpertemperatur konstant bleibt.

REGISTER

F

G

REGISTER

REGISTER

W

Z

ÜBER DEN AUTOR

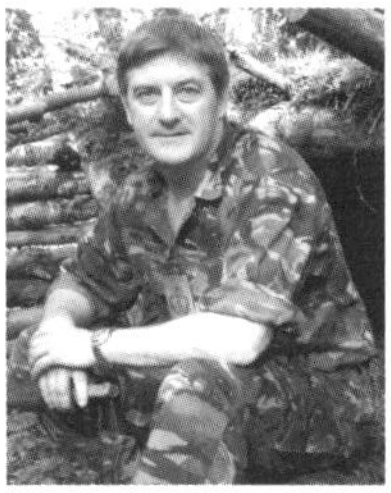

Nach seinem Eintritt in die Royal Navy im Jahr 1977 qualifizierte sich Colin Towell beim 22. Regiment der Special Air Services, einer Spezialeinheit der britischen Armee, als Combat Survival Instructor. Über 40 Jahre lang lehrte er Angehörige der britischen Armee, der Royal Marines und der Air Force, wie man an Land, auf See, in der Wüste, im Dschungel, in der Kälte und in Gefangenschaft überlebt. Towell war Chief Survival Instructor der Royal Navy und drei Jahre lang Chief Instructor der US Navy SERE School (Survival, Evasion, Resistance and Extraction). Er war auf den Falkland-Inseln, in Bosnien, Deutschland, den USA und Nordirland eingesetzt und ist bis heute Reserve Chief Instructor der britischen Defence SERE Training Organisation, wo er Lehrkräfte wie Auszubildende unterweist. Er übernahm das Survival-Training, die Zusammenstellung der Ausrüstung und die Koordination der Bergungsmaßnahmen für Richard Branson, der mehrmals versuchte, die Welt im Ballon zu umrunden, und testet, beurteilt und lehrt weltweit die Anwendung spezieller Survival-Ausrüstung.

www.colintowell-survival.com

DANK

DANK DES AUTORS

Bevor ich anfing, Survival-Kurse zu geben, habe ich während meiner Ausbildung selbst an einer Reihe von Seminaren teilgenommen. Dadurch habe ich ein Gespür dafür entwickeln können, was meine Schüler körperlich, seelisch und geistig erleben, wenn sie sich einem Überlebenstraining unterziehen. Als Autor war ich erneut in der Position eines Schülers, den das Team von Dorling Kindersley unter seine Fittiche genommen hat. Diesem Team möchte ich für seinen Einsatz, seine Professionalität, seinen Weitblick und seinen Humor danken: Stephanie, Lee, Nicky, Richard und Michael für die Leitung des Teams, Phil und Pip, Clare und Katie, Gill und Sarah, Christ und Tracy, Jill, Bob, Brian, Sharon, Chris, Gareth und Conor für die redaktionelle Betreuung und den Entwurf des wunderbaren Layouts. Danken möchte ich auch den Illustratoren, die meine Kritzeleien in Kunstwerke verwandelt haben.

Dank gebührt außerdem folgenden Personen für ihre Unterstützung: Flt Lt John Hudson, Royal Air Force, Defence SERE Training Centre; Lt Carlton Oliver, Royal Navy, Defence SERE Training Centre; Chief Petty Officer (SE) Keith Spiller; Petty Officer (METOC) Kirk Davidson; Petty Officer (SE) Stephen Paris-Hunter; Tony Borkowski (Royal School Military Survey); Mike Dymond M.R.I.N. N.DipM (RYA); Robert (Baldy Bob) Whale; Charlie Tyrrell; Collin Knox (Pre-Mac); Murray Bryars, Paul Baker (Bushman.UK Knifes) sowie Kimball White.

Schließlich möchte ich mich noch bei der Defence SERE Organisation und dem Survival Equipment Branch der Royal Navy bedanken, die mir eine erstaunliche Laufbahn ermöglicht haben (die ich, um die Wahrheit zu sagen, auch unbezahlt eingeschlagen hätte) und mir die Gelegenheit gaben, von den allerbesten Survival-Experten in der ganzen Welt zu lernen.

DANK DES VERLAGES

Außer den oben genannten Personen und Institutionen möchte Dorling Kindersley folgenden Personen für ihre Unterstützung bei der Umsetzung dieses Buches danken: Bei der Royal Navy: Cdr Alan George RN, Lt Cdr Adrian Mundin RN, Lt Cdr Paula Rowe RN und Lt Cdr Phil Rosindale RN. Bei IMG: Olivia Smales und Simon Gresswell. Dank gebührt auch: Chris Stone, Conor Kilgallon, Rupa Rao und Virien Chopra für die Lektoratsassistenz; Jillian Burr und Tracy Smith für ihre Hilfe bei der Buchgestaltung; Priyanka Sharma, Rakesh Kumar und Saloni Singh für das Coverdesign; Satish Guar und Tarun Sharma für die Herstelung; Sue Bosanko für die Zusammenstellung des Registers.

Cover: *Vorn* und *hinten:* **Dreamstime.com:** Anton Starikov (Metallstruktur); *vorn:* **Dreamstime.com:** Anatolii Riabokon (gol)

NOCH MEHR ZU DEN THEMEN OUTDOOR, ABENTEUER UND NATUR

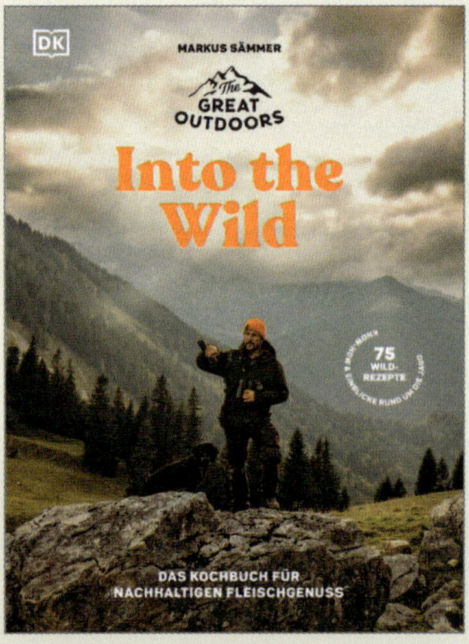

ISBN 978-3-8310-4466-5

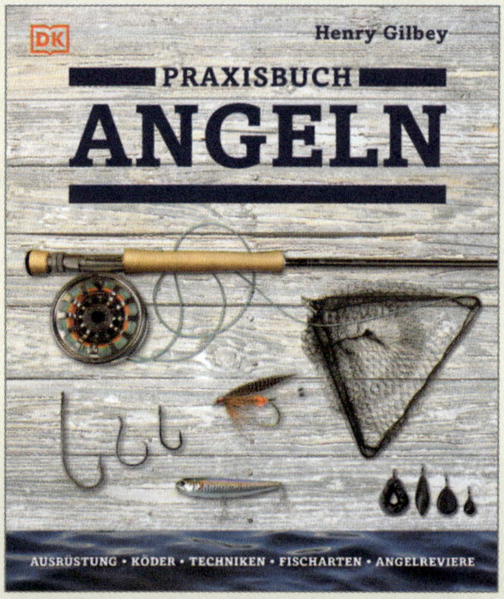

ISBN 978-3-8310-4425-2

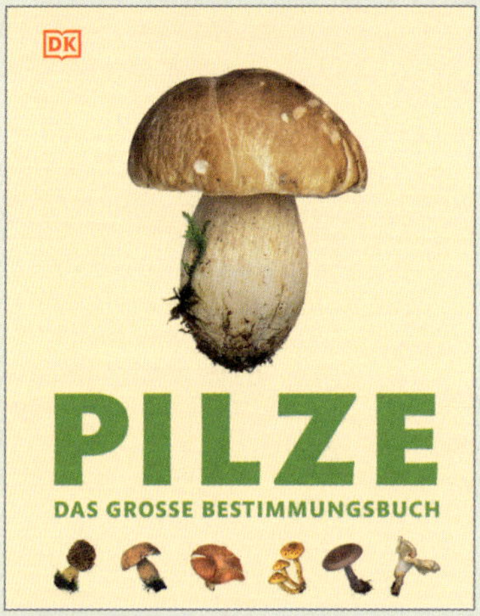

ISBN 978-3-8310-3613-4

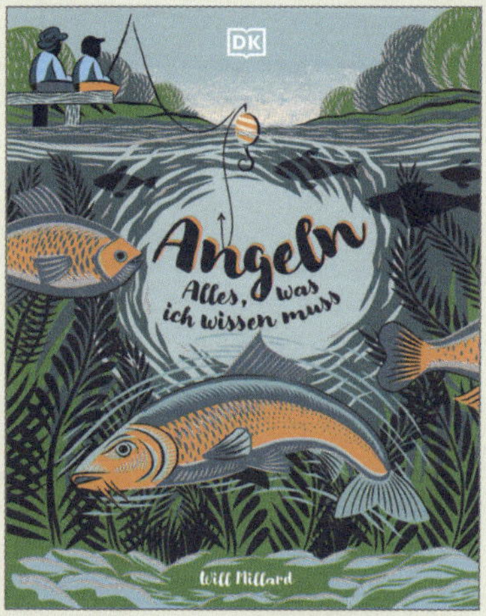

ISBN 978-3-8310-4978-3